天津市科协资助出版

Chiropractic Technique：Principles and Procedures

Third Edition

美式整脊技术——原理与操作

（第3版）

编著　〔美〕托马斯·F·伯格曼

　　　〔美〕大卫·H·彼得森

主译　王　平

天津出版传媒集团

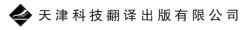

天津科技翻译出版有限公司

著作权合同登记号:图字:02-2012-268

图书在版编目(CIP)数据

美式整脊技术:原理与操作/(美)伯格曼(Bergmann,T.F.),彼得森(Peterson,D.H.)编著;
王平等译.—天津:天津科技翻译出版有限公司,2013.12
书名原文:Chiropractic Technique:Principles and Procedures
ISBN 978-7-5433-3302-4

Ⅰ.①美… Ⅱ.①伯… ②彼… ③王… Ⅲ.①脊柱病–按摩–美国 Ⅳ.①R454.4

中国版本图书馆 CIP 数据核字(2013)第 233565 号

Chiropractic Technique:Principles and Procedures

Thomas F. Bergmann, David H. Peterson

ISBN-13: 978-0-323-04969-6

ISBN-10: 0-323-04969-9

天津市科协资助出版。

授权单位:Elsevier (Singapore) Pte Ltd.

出　　版:天津科技翻译出版有限公司

出 版 人:刘 庆

地　　址:天津市南开区白堤路 244 号

邮政编码:300192

电　　话:022-87894896

传　　真:022-87895650

网　　址:www.tsttpc.com

印　　刷:山东鸿杰印务集团有限公司

发　　行:全国新华书店

版本记录:889×1194　16 开本　31 印张　600 千字
　　　　　2013 年 12 月第 1 版　2013 年 12 月第 1 次印刷
　　　　　定价:180.00 元

(如发现印装问题,可与出版社调换)

译者名单

主　译　王　平

译　者　(按姓名汉语拼音排序)

程　磊　金哲峰　李　庆　李来月　李远栋
刘　毅　刘爱峰　陆　军　欧　威　苏　瑾
王　雷　王　平　王为民　王晓东　王玉龙
王遵来　吴　思　谢海波　杨　光　张　超
张君涛　张小青　赵　强　赵玉生　周　鑫

中文版序一

应编译组邀约,很高兴为本书中文版作序,这缘起于我曾非常荣幸地接受美国明尼苏达西北健康大学的邀请访问该校。在那个湖光与绿树掩映的校园的早晨,我院受赠了这册被美国国家整脊考评委员会列为整脊实践考试重要参考书的著作,当然,校长还特别介绍了它的编著者之一,Thomas F.Bergmann 先生。

我实地观摩了 Thomas F. Bergmann 先生的实践授课,并参观了大学的设施与临床门诊,感受到源自美国现已影响全球的整脊技术与中国传统手法整骨技术竟然如此"殊途同归"。这次访问的另一收获是,中国天津中医药大学第一附属医院与美国明尼苏达西北健康大学缔结了友好的合作协议。

中药、针灸、手法等组成了中国传统医药具有鲜明特色与临床疗效优势的干预手段,越来越多的基础研究和临床研究试图揭示其作用机理、物质基础、作用途径。同时,包括循证医学在内的多种疗效评价方法试图对其效果进行检验。在中国中医药发展传承的历史上,历来是开放和包容的,善于汲取其他学术流派的理论、学说、技术,并不断充实与完善着自身的体系。

本书中文版的编译组由我院中医骨伤科手法专业技术人员组成,他们都受过系统、专业的硕士、博士课程教育与专业训练,重要的是这个团队长期将手法技术应用于临床,形成脊柱、关节疾患治疗的优势和特色,可谓"内行人翻译内行书"。我相信,中外整脊技术理论与实践的互补将为这个行业的未来发展注入新的生机和活力。

本书第 3 版最鲜明的特点是在详细阐述整脊技术、解剖学、生物力学的基础上,对于成熟的美式手法矫正技术做出了可操作性的综合展示,书中丰富的图文证实了这一点。书中每一个技术程序的评估和矫正都采用了美国国家整脊考评委员会规定的模式,这种规范化的研究方法对我国读者的技能提高、教学指导和临床应用都具有重要的实用价值。

Thomas F. Bergmann 先生还向我院赠送了本书的韩文版和日文版,但是我十分期待和乐于见到中文版的出版。因为中国是世界人口大国,有着广泛的疾病适用人群和中西结合医学的大批优秀人才,整脊矫正技术将在我国真正形成"古今中外"流派精华凝聚的良好趋势。中文版的发行对于本书原著作者来说也是一件乐事,因其必将为造福人类健康做出贡献。此外,感谢天津市科学技术协会"自然科学学术著作出版资助项目"对本书出版的大力支持。

天津中医药大学第一附属医院院长、教授

中文版序二

　　本人非常荣幸能为这部《美式整脊技术——原理与操作》的中译本作序。整脊疗法的操作形式表现为高速、低频的作用力，与中国传统医学及中医推拿手法操作形式的历史相比较，整脊疗法的发展及其操作形式的历史比较短。本书的主要目的是为了促进整脊专业与其相关专业，如理疗、西医、正骨、针灸之间的知识交流。通过专业合作，尤其是把满足患者的需求当做主要目标进行合作，会有很多收获。整脊专业致力于将手法作为一种治疗手段，通过手法影响人体生物力学、软组织和神经系统的改变，激发人体自然痊愈的能力。这与中国传统医学在研究人体自然力和生命力的基础上提出天人相应和调和气血的治疗理念有着相似之处。主要目的都是利用这种与生俱来的人体的自我调节能力，建立一个整体大于部分、阴阳互补的自我平衡状态。

　　整脊手法的使用，需要基于公正和理性的态度及现有的证据支持。它的基本原则是需要对治疗方法进行评估、选择的，并且要对如何运用具体的调整技术进行描述。本书也涵盖了对整脊历史的回顾，对联合检查的详细描述，对脊柱、骨盆和四肢的调整技术的介绍。

　　我希望本书中的概念和示范操作将有助于扩大整脊手法操作在中国传统医学中的应用，并为我们两个国家之间的专业协作提供合作平台。

美国明尼苏达州布卢明顿
西北健康科学大学整脊学院教授
Thomas F. Bergmann

序　言

啊！该从哪里开始写起呢？我写过很多书、论文和报刊文章,也做过编辑工作,但我认为写序言是最具有挑战性的工作。一方面,我对本书的作者 Thomas F. Bergmann 博士和 David H. Peterson 博士怀有深深的敬意,以至于在写本书推介时,我不得不控制自己以免序言中尽是溢美之词;另一方面,我已经很少有机会给读者推荐一部卓越不凡的书,我想要理智地把握这次机会。

先来说说那些当之无愧的赞美和评论:这部著名的《美式整脊技术——原理与操作》(第3版)为新老读者提供了一部关于整脊手法操作方法的百科全书(正如副标题所描述的:原理与操作)。它引用了最新的证据,配以极其丰富的插图,有些地方虽然存在争议但仍具有合理性,是作者丰富经验的真实积累,非常具有可读性。在1970年早期我接受整脊培训时,如此有价值的指导只能存在于我的想象里! 在那个时代,帮助我们学习整脊技术的大多是一些并不规范统一的个人指导和简单的静态图。现在,通过利用这本极好的参考书,新一代的整脊医师们有望得到一个全新的、具有持续性的医疗标准,更不用说指导老师们还会为学习者设计可靠和统一的评估方法。根据美国国家整脊考评委员会通用的操作及特殊专业术语,每一个整脊手法和手法操作程序都已被统一命名。对所有的学习者来说,这无疑增加了本书的实用性。

我对整脊的历史特别感兴趣。我承认一个事实,那就是很多常见的手法操作程序是通过久远的传统和经验性的证据证明有效的,有些甚至可以追溯到几个世纪之前。也就是说,对这些操作程序,我们目前的和今后需要继续细化的理解都要依据现代科学,如生物力学和运动功能学,工程学,以及诊断成像学。多年来,整脊技术的重要元素如"预应力"的思想,已经被重新重视,一些手法操作技术也被允许首先进行重大改进。与整脊技术的快速发展共进是每一位整脊医师的职业责任。这本教科书为我们与时俱进地了解这个领域的导向和科学进展提供了一个全面的参考。

除赞美之外,最后是我对于这本新教材的评论,也许有点自我矛盾。在第3章中,作者指出"半脱位的概念在业界存在着广泛的争议和分歧,目前仍未被明确定义"。我同意这种说法。很多掌握了现代科学理论的整脊医师也认识到了这个说法的重要性,以及长久以来被我们称之为"半脱位"的这个现象所具有的双刃剑的特性。另一把双刃剑是现在世界各地出现的各种各样的整脊行业方法和实践。其中有很多已经增加了整脊技术的多样性,在引起争论的同时,也促进了治疗技术更好、更有效的发展。然而在我看来,这常常由于医生们因武断造成的分歧和临床实践及行业标准上缺少统一的规范造成。我真诚地希望和期待本书能帮助未来几代整脊医师形成一个更为明确和统一的医学方法,同时也希望大家不要忘记那些经过多年实践后目前仍在应用的技术。如果我们将要在国家健康保健系统中扮演重要的角色,那么医生之间对患者的治疗意见和方法达成共识是非常重要的。

如果我有决定权,我将坚决要求每一位整脊医师和每一个整脊学院都要拥有和学习这本书,并将Bergmann 和 Peterson 已经详细描述的技术付诸于实践。

Michael R. Wiles

前　言

本书第 3 版深入讨论了手法的治疗作用,它以目前的临床发现为基础,用不带偏见的理性的方式强调了发力技巧,继续着重于传授整脊技术和手法治疗。它对于基础的及先进的治疗技术做了可操作的和综合的展示,这些技术对于评估关节功能、传递和不传递爆发力的技巧是十分必要的。因此它有助于规范教学和这些操作程序的应用。

第 3 版别出心裁的地方是对每一个矫正程序进行命名。对教学和考试来说,给每一个技术程序定义一个明确的名称是非常有必要的。本书中矫正技术的名称是依据相关的关节或区域、患者体位、临床医生的触诊、躯体按压和其他附加的信息(推、拉、分离等,例如:被引发的关节移动)来确定的。这些名称都采用美国国家整脊管理委员会规定的模式,是为便于教学和能力测试而进行设计的。

第 3 版的结构仍然是每一章能独立成章,不存在必须阅读某一章节的信息之后才能理解其他章节内容的情况。

第 1 章以不断发展的眼光看待整脊行业的过去、现在和将来。同时也关注其他行业,包括推拿疗法。

第 2 章介绍了骨骼肌肉的解剖和基本的生物力学原理,这些对理解和应用整脊矫正程序是必要的。相关信息已被更新,这些信息主要涉及:对所有形式结缔组织上的载荷所造成的影响,对施加于人体的外力与外力对人体运动的影响之间的关系。同时,根据目前的参考资料,对第 3 章和第 4 章进行了重新修订。

第 3 章是对关节功能障碍评估的基本原则进行全面论述,并对肌肉骨骼系统在健康和疾病中起到的重要作用进行了阐述。本章对"将整脊手法操作损伤部位列为半脱位和关节功能障碍"的观点持批判的眼光,显然这是一个充满激情和争论的话题。此外,我们还讨论和描述了各种用来鉴别关节功能障碍的临床表现的评估程序,采用相应的附录来演示已知程序的可靠性和有效性。

第 4 章回顾了目前对手法力学的认识,对目前研究和理论模型的作用提供一定见解,对各种不同形式的手法治疗应用时会发生的情况进行分析。对任何想成为整脊医师的人来说,这一章节是非常重要的,因为它提供了关于矫正矢量、力和力在关节软组织分布情况的信息。它表明,我们声称已经在做的,和我们现在真正在做的,很可能是完全不同的两件事。

第 5 章和第 6 章对一些操作程序进行了更新和修改。这两章的布局出现了显著的变化,它们被设计为一种实用手册和技术说明的形式,与插图紧密结合,并根据患者体位进行了分组。名称的变更,依据于美国国家整脊考评委员会的标准。

第 7 章是目前关于松动术、牵引和软组织程序应用的信息。显然,高速度、低振幅形式的手法操作程序不能被所有的患者耐受,应当应用其他形式的手法治疗。本章为很多无推力技术提供了基础理论和描述。

我们仍然认为,本书的鲜明特点在于它全面和广泛地对整脊矫正技术的应用方法进行了理性的研究。其主题所覆盖的广度使它非常适合作为整脊技术学习者的核心教材,以及任何使用手法和推拿治疗者的参考书。

我们非常高兴这本书被收集在国内外的很多整脊机构,美国国家整脊考评委员会把它列为整脊实践考试的参考书。我们对这本书赋予的期待是,让它成为一个有助于整脊诊断和矫正方法教学标准化的综合资源。

Thomas F. Bergmann,　David H. Peterson

目 录

整脊行业概况 第 **1** 章

　　虽然整脊行业仅有一个世纪的历史，但是人类利用多种形式的手法治疗疾病却由来已久。尽管没有相关记载，但手法操作程序可追溯到 4000 年前，这从当时的泰国艺术品中可见一斑。古代的埃及、中国和日本的文献都有关于手法操作治疗疾病的描述。很多图画都证明，从古希腊时期到中世纪，在东西方的不同区域都存在过这种治疗形式。手法操作也是美洲和印度文化的一部分。当然，希波克拉底（公元前 460–公元前 355）使用手法治疗脊柱畸形早已为众人所知，著名医生 Galen（131–202），Celsus 和 Orbasius 也在他们的著作中提到过手法操作。19 世纪美国和英国"接骨师"的崛起，其中最为众人所熟知的是 Hutton 先生，他影响了 James Paget 爵士和 Whanton Hood 的思想和著作。在过去，接骨师常为多种类型疾病提供治疗，呈家族性从业，从外行开始，并在农民群体中发展壮大，于 17 世纪走向衰退。

　　直到整脊和整骨疗法的创始人 Daniel David Palmer 和 Andrew Taylor Still 活跃那个年代，这些治疗操作才被归纳整理为一个系统。Palmer 和 Still 与很多接骨师相熟，并熟悉接骨这项技术。此外，两人都致力于磁疗，这是一种可被偶尔采用的有力的椎旁推拿，属于反射疗法范畴[1]。他们在接骨术和磁疗的基础上确立了整脊和整骨疗法。早期的整脊和整骨疗法主要是在操作程序方面努力进行尝试，并为以后的发展打下坚实的基础，尽管手法的操作程序主要于 19 世纪末期在美国得到发展，但在世界的其他地方也已有了雏形。同时，直到 20 世纪早期，在美国和英国工作的接骨师仍然继续着他们的工作。在当今的日本，接骨师仍然在健康保健服务上很有影响力。在美国，D. D. Palmer 与其子 B. J. Palmer 引导着整脊技术不断发展，同时，世界各地的医疗操作人员也有了明显的进步，比如，早期的骨科研究者 Mennell，Cyriax 和 Paget 等人在这方面的工作也具有非常重要的价值。

　　肌肉骨骼系统是整脊和整骨疗法共同关注的焦点，尽管从某种角度来说二者方式不同。Andrew Still 很重视疾病所涉及的躯体组成，主要是肌肉骨骼系统及其在功能与结构上的关系。Palmer 则假设半脱位或椎体间关系异常能影响人体神经系统运行，以及躯体内在的自我修复本能。两者都强调肌肉骨骼系统在健康与疾病中起到的核心作用。

　　Coulter 将整脊疗法的历史概念描述为：最初是一个年轻的有待成长的行业，而后出现了不断发展的医疗基本原理[2]。他认为整脊疗法的独特之处在于它是主要依靠按压来进行修复的治疗艺术，倡导了医疗方式的改变，并推行了具体的哲学原理，如批判理性主义、整体主义、人文主义、自然主义等。该技术的很多治疗原则已经被成功确立，且其地位在行业中也有了明显提升[3]。

　　无论如何，要在动态多变的医疗健康行业环境中获得成功，就必须将整脊技术同其他技术区分开来。关键是要明确该技术的哪些方面是重要的，哪些方面是不必要的。因为那些不必要的方面经常会造成一些代价高昂的干扰[4]。在开始了解整脊专业的内涵孰轻孰重之前，我们应首先回顾过去，审视现在，展望将来。

过去

Daniel David Palmer(1845–1913)是公认的整脊之父。1865 年，Palmer 从加拿大安大略佩里港口来到美国。在此之后的 20 年中，他先后从事了各种职业，如耕作、养蜂和经营商铺等。1885 年，Palmer 开始以磁疗师为职业，在爱荷华市的达文波特进行医疗实践，尽管之前他并没有在这方面接受任何正式的训练。

在 19 世纪，学术界存在着各种形式的唯心论和形而上学的猜想，这一切都激起了 Palmer 的好奇心。他受到了幻术师动物催眠术概念和 Mary Baker Eddy 精神概念的影响，并开始对其进行研究，其中，精神概念在当时曾被基督教使用来进行治疗。同时影响 Palmer 的还有梭罗和爱默生的先验论者哲学体系。其强调对自然的热爱和独立思考，为新的治疗方法的开拓者提供支持性环境，其中也包括 Palmer[5]。Palmer 把公认的精神和形而上学的概念与当时盛行的科学原理结合在一起，创造了一种具有独特理念的整脊治疗艺术[6]。

据称，Palmer 制定的整脊疗法实践和理论是从其手法操作推力转变而来的，他称之为矫正。Harvey Lillard 就是他的患者之一。这次治疗发生在 1895 年 9 月(巧合的是，与伦琴发现 X 线同年)，并已从一个简单的故事被传为经典。随着治疗的进展，针对第四胸椎椎体的手法矫正治疗使 Lillard 恢复了听力。Palmer 根据疾病的病因设计治疗方案，然后对其他存在各种问题的患者采取同样的治疗思路，每次都用椎体的棘突作为杠杆来进行矫正。他是第一位宣称使用椎体的棘突和横突作为杠杆的方法(即短杠杆接触)进行脊柱有效手法矫正的医生。这为整脊技术成为一门艺术、科学和职业奠定了良好的基础。

Palmer 写道："我是整脊技术的创始人，认为疾病的根源是机体功能亢进或不足。我创建了用棘突和横突作为杠杆进行椎体矫正的技术，并将积累知识、能力的心理行为与身体活动定义为人体智力和

体力的增长。而整脊技术的科学性、艺术性和哲学性的不断发展，必须与之相符[7]"。

因一个偶然的机遇，整脊技术最终达到了成为一个行业的高度。在这个过程中，Palmer 提出了"半脱位"的概念，他认为"错位"产生的压力可能影响神经根，并将其作为疾病的致病因素。在最初的 2 年时间里，Palmer 开设了整脊学校并开始治疗，很快他有了第一批学生。在 1902 年，Palmer 的儿子 Bartlett Joshua(通常称 B. J.)已经在他父亲的学院注册，并于 2 年后获得了学院经营权。1907 年，B. J.成为校长，直到 1961 年逝世，他一直担任这一职务。

在这期间，父子之间产生了一些矛盾。Palmer 曾清楚地写道，B. J. Palmer 的唯一原则就是贪婪、腐败；当 B. J.还是十几岁的小伙子时[7]，他就渴望成为父亲所说的那种技术的发现者、开发者和奠基者。后来，老 Palmer 离开了学校，将自己的名字传播到了美国各地。在加利福尼亚、俄勒冈、俄克拉荷马等州，他建立了至少四家整脊机构。他也曾因为没有证件而被短期抓进监狱。老 Palmer 完全可以通过付一小笔费用而避免入狱，但是他没有这么做，因为他相信自己要坚持一个重要的原则。他不是最后一个因为这种罪而入狱的；在随后的 20 年中，整脊医师因为没有临床医疗证书仍时有入狱[8]。在当时全面关注整脊实践的合法权利，毫无疑问会导致行业把资源集中在政治、思想和经济问题上，而不是那些可能影响医学科学的研究上[9]。

1913 年，老 Palmer 在与其子和解后逝世，当时 B. J. 已经领导了老 Palmer 初创的学校近 7 年。自 1906 年起，老 Palmer 就已不在该校执教。这一年也是很有意义的，因为它标志着一种有别于早期整脊行业的全新的思维模式的出现。John Howard，作为 Palmer 学校的第一届毕业生，由于无法接受许多关于健康医疗的思想理念而离开了 Palmer 学校。他在离 Palmer 学校不远的达文波特建立了国家整脊学院。正如 Beideman 所描述的[10]，Howard 将传授整脊技术视为己任。在他的努力下，学校搬到了芝加哥，教授整脊的基础和临床科学方面的必要课程，并建立了实验室、解剖室和诊所。这两所学校(现为学院)至今仍然存在。

Willard Carver 是老 Palmer 的一位老友。当 Palmer 因无证行医被逮捕时，他曾作为律师为其辩护。Willard Carver 也想在整脊行业中占有一席之

地。在老 Palmer 把整脊学校卖给 B. J. 后，Carver 与 Palmer 的关系开始疏远。此人与 B. J. 没有很深的交情，并且由于在对"半脱位"的本质和治疗范围的认知上同 B. J. 存在分歧，因此，他在俄克拉荷马建立了自己的机构。

Carver 对整脊治疗的观点与 Palmer 相反。Carver 坚持被他称为"结构路径"的理念，这一理念从本质上是一种与"半脱位"相似的系统。他认为脊柱关节间关系紊乱是半脱位代偿和适应的结果。他也曾经倡导矫正技术之外的其他治疗程序，这种治疗不属于一般的整脊治疗范围，如物理疗法。这使得他的理念与 Palmer 的整脊方法很不相符。

Carver 以致力于为整脊行业立法而闻名。他不仅在多个城市建立整脊学校，还著有 8 部极具影响力的早期整脊教科书，并出版学报杂志《科学头条》(*Science Head News*)，其研究角度与当时盛行的 Palmer 的观点完全不同。他还帮助整脊行业建立起最初的认证和法规。

其他整脊院校也纷纷在美国各地建立。与此同时，在整脊从业者之间也出现了越来越多的自相竞争和诋毁。B. J. Palmer 将他本人作为整脊基本形式（现在被称为正统整脊）的维护者。

1910~1926 年，Palmer 失去了很多重要的管理人员，他们中的大部分人在离开后成立了自己的机构。而从 1924 年开始，直到 1961 年他去世为止，他仅仅是其学院名义上的领导者。但作为为数不多的整脊学派原创者，Palmer 仍保持着与大多数同行竞争的热情。在他看来，他的竞争对手终将像飞蛾扑火一样消逝在充满诱惑的医学火焰中[11]。

尽管当时一些哲学观点在不断争辩，至今仍使这个行业存在分歧，但是如果没有 B. J. Palmer 传教士般的热情和具有创业精神的才华，就不会有今天的整脊行业。他作为整脊行业"创立者"的称号是通过真诚的努力赢得的。

现状

基本原理

广义的整脊疗法的健康保健模式是整体论的一部分。在这种模式中，治疗被看做是一个复杂的过程，在这个过程中，身体各部分和各系统尽量保持自我平衡，借此来应对动态环境下内在或外在的改变。人体在出生时就被赋予了先天的能力（先天禀赋）来应对内在或外在环境的改变。早先的医疗保健先驱将此视为自然治疗效果的证据，尊重自然的痊愈力量。这个概念强调了在保持健康与恢复的过程中固有的自我修复能力，以及患者在治疗及预防疾病的过程中积极参与的重要性。有机体中影响健康与疾病的固有能力，在许多不同的保健医疗学科中已经被描述出来，如表 1-1。

广义的整脊疗法对整体医疗保健，以及使患者健康优化具有重要意义。尽管整脊疗法行业对于全面健康的主要贡献是评估与治疗神经肌肉骨骼系统失调，但对于整脊医师来说，对患者的生活方式，诸如日常饮食、营养、锻炼和压力管理的问题等提出建议，也是很常见的。

同时期的整脊疗法主张其重点在于神经肌肉骨骼系统失稳的评估与保守治疗，并关注肌肉骨骼系统功能与全部平衡健康之间的重要关系。任何形式的肌肉骨骼系统的功能障碍或疾病都被看做是运动系统失调的潜在因素，这可能会损害人体的各种功能。整脊疗法的这种模式由强调人体结构与功能之间的重要关联的基本原理所支持。

除了将脊柱和外周关节功能障碍的矫正治疗（手法）专门化以外，在患者管理与促进健康方面，整脊医师通常还会采用其他的治疗方法，包括改变饮食、补充营养、物理治疗及功能锻炼等。

整脊师认为肌肉骨骼系统是在临床上被忽视的身体组成部分，尽管肌肉骨骼系统功能障碍很常见

表 1-1	被认为对身体健康与疾病有影响的"微妙"的能量
能量名称	创始人
普拉纳	印度人
气	中国人
息	日本人
生命力	弗洛伊德
生命能量	赖希
生命活力	柏格森
先天禀赋	整脊疗法
尊重自然痊愈的力量	医疗
情绪的生物化学	帕特

而又需要消耗大量时间治疗与修养。因此，当患者就诊时，肌肉骨骼系统应被充分地考虑与评估。很多患者正是由于忽视这方面的症状才导致最终不得不接受治疗的。

肌肉骨骼系统应被看做是身体的一部分，并且应受到与身体其他系统一样精心的诊断评估。肌肉骨骼系统能带来许多人体功能上的变化，因此即使是在肌肉骨骼系统障碍问题最初出现时，也需要多加注重并且明确诊断。

而且，人的肌肉骨骼系统占人体体积的一半以上，是最大的能量消耗者。肌肉骨骼系统需要大量的能量，这些能量需要通过身体其他系统得到供应。如果肌肉骨骼系统活跃性过高，其增长的需求会强加于身体其他的系统，来满足新的、更高能量的需求。整脊疗法注重在肌肉骨骼具有系统有效运动的能力下，出现疾病或功能障碍的情况，因为这会导致体内其他系统承担更大的负荷。

整脊疗法一个重要的原理是，由于神经系统在人类身体内高度发达，并且影响身体内所有其他的系统，因此它在健康与疾病中扮演了十分重要的角色。肌肉骨骼系统功能障碍与神经向体内其他系统传导过程之间的准确关系目前仍未可知。整脊疗法的一个持久的基本原则，即结构和功能上的失常会损害到健康与身体舒适的感觉。神经系统通过免疫应答来对抗疾病、影响机体的能力就证明了这个概念[25]。

神经系统也同内分泌系统相关联，来维持内稳定状态，简称为生理学稳定。尽管外部在改变，身体内部仍趋向于维持稳定的状态，或者寻求平衡（希波克拉底称之为"ponos"）。Palmer最初的"先天禀赋影响健康"的概念就是这样一种理论。

手法，特别是矫正手法被应用于处理局部神经肌肉骨骼系统功能障碍，以及改善神经肌肉骨骼系统功能，也可以说是人体自我管理的能力的改进，最终使身体达到动态平衡并改善健康。在Haldeman的操作步骤大纲里，手法治疗改善肌肉骨骼系统功能，会引起内部神经系统的改变，然后可能对其他神经肌肉骨骼系统组织、器官的功能障碍、组织病理条件或是复杂症状产生积极影响[26]。支持这些理论的反射机制已经被真实记录，而手法对于这些反射机制的影响则早已得到充分的评定和证明[27-30]。

根据"半脱位影响机体健康状态"的理论，Palmer进一步发展了"半脱位影响神经系统"的理论

模式。在这个模式中，"健康状态"指的是神经系统的运转效率，以及身体自我调节的能力。这个观点与现在注重微生物与疾病关系的药物理论中对健康状态的定义相对立。

尽管许多早期的整脊疗法的先驱将半脱位视为身心健康疾患的根本原因，并应用"一种病因，一种疗法"的治疗理念，但绝大部分整脊医师仍不承认疾病的单一致病源理论。如今他们接受了细菌存在并导致疾病的事实。整脊疗法和医学的模式都认识到人体的健康和抵抗力是对抗感染的关键因素。而且，整脊疗法行业认为宿主的敏感性是基于多种因素的。整脊疗法模式将关节的功能障碍或者半脱位认定为导致机体抵抗力降低的原因之一。在这些病例中，解除关节功能障碍与半脱位被认为是最优的治疗方法。

早期整脊疗法遵循着健康和疾病的哲学模式，不过这种哲学模式的价值与重要性仍存在着争议。有些人担心关于基础核心价值的分歧会淡化整脊医师在健康保健方面的独有性，并因此对是否应严格遵循早期基本范例发表了不同意见。其他人则认为，坚定地依从这种独有理念，最终会导致形成一种反智慧的教条主义风潮，进而阻碍从业人员对整脊诊断和治疗操作进行调查研究，以及将有效的诊断和治疗与无效的区别开来。历史上许多整脊疗法哲学的传人都认为整脊理论是一种既不能被驳倒，又不能确定的理念系统。当然，从业人员在早期坚定地遵循其核心原则也有助于使整脊行业成为拥有独特价值的治疗艺术的分支。但这些核心的价值观使其对健康护理的认识显得保守，它们强调的是人体自身的恢复力。而可能正是由于对这些核心价值观的固执的坚持，影响了整脊医师对本专业的自我评价，同时妨碍了临床研究的进展。而在这种哲学争议之下，我们很难来回答整脊疗法究竟"是否能起效"，或者"是否有效"的问题。

从专业上来说，哲学探讨的是有关自然真理（认识论）、现实（玄学）、美德（伦理）和美（美学）的问题[31]。所有的这些都是与经验主义科学研究格格不入的。证明整脊有效，已经成为这个触犯科学情感的行业最大的诉求。然而，仅建立在信仰或直觉基础上的概念绝不能与注重数据和事实的科学理论相混淆。

我们不能认为一个行业所有的程序和操作都是

有效的，正如现有研究无法证明内科学或牙科学的全部治疗都是有效的一样。恰恰相反，引用具体的研究往往可以证明某一具体的治疗方法在某一特定的情况下是有效的。对通过研究证明广义的治疗有效性的做法，我们要抱怀疑态度，因为这种证明本身并不客观。此外，整脊疗法必须被视为一种职业，而非一种治疗方式。我们必须意识到，我们只能无限接近科学真理而永远不能绝对化[31]。传统整脊专业的哲学语言会在保持其原有哲学思想的同时，通过不断修改而越来越与当今的生物和生命科学的现代语言保持一致[32]。

整脊疗法教育

起初，医学界并不接受整脊疗法，但一些医学史上的重大事件却推动了整脊疗法专业的发展。发表于 1910 年的《弗莱克斯纳报告》(The Flexner Report)，便对整脊疗法产生了深远的影响[33]。这个报告在美国的医学教育领域有着举足轻重的地位。它建议医学的专科院校从属于大学，以获得大学师资力量的支持。正如 Beideman 观察到的那样，从报告发表的年份起近 15 年的时间，整脊疗法开始经历传统医学所曾经历过的变革，以提高它的教育水平[34]。

这些变革并没有持续很长时间，但它们曾经确实被大众所认同和接受。这些改变最终促使了整脊疗法教育委员会(CCE)的成立，并随后被美国教育部(即当时的卫生、教育和社会福利部)任命为整脊疗法专业的评审机构。

到了 20 世纪 60 年代末期，CCE 要求它的鉴定机构将两年的职前教育经历纳入入学考试的评判标准之一。在 1968 年，整脊疗法学位(DC)成了受公众认可的专业学位。而到了 1971 年，CCE 成为了一个独立的机构。除了 CCE 和美国教育部这样的全国性认证机构，区域认证机构也已经接受并对整脊学院进行审核。全国除了两家以外，其余的学院均已获得了认证。与此同时，这种自我评估和认定过程也使得整脊培训机构将它们的专业标准提高到了一个前所未有的高度。CCE 的理念影响着整个整脊疗法教育的方方面面，它要求每一个学院都必须将特定的专业知识传播到每一个学生个体，并为之建立有效的监督和引导机制，而这种做法也被证实是行之有效的。如今，所有经 CCE 认证过的机构都要求学生为入学考试提供至少 3 年的学院学分(90 学分时或

134 学季时)。必修课程包括 24 学分时的基础科学，即生物、化学、物理以及 24 学分时的人文社会科学。入学要求包括的是 1 年的生物、普通化学、有机化学和物理。

所有 CCE 认证的机构教授的内容综合涵盖了基础科学(如生理学、解剖和生物化学)、临床科学(如实验室诊断、影像学诊断、矫形术、神经病学和营养学)，以及实习医生临床实践。整脊疗法的教育规划至少为 4 年，总计 4800 个课时。第一年和第二年主要学习的是基础科学、整脊疗法总原则和技术技能发展。第三年着重于临床和整脊疗法科学，让学生为进入四年级做准备并积累在学校诊所治疗患者时学到的实用临床经验。政府调查和比较评价表明，整脊学院和医学院在基础科学上的课程和教学时间是非常接近的。一般的整脊专业的学生会在解剖和生理学上花更多的时间，而在公共卫生课程上花的时间较少。在临床领域，整脊专业的学生所接受的药理学和急救护理方面的培训非常有限，但在临床生物力学，NMS 诊断，手法治疗和运动康复方面，接受了更为专业的培训。

对于认证的过程，CCE 建立了一套特殊的标准，任何一个想获得并维持认证的整脊教育机构都必须遵循这套标准[35]。并且 CCE 保持足够重视，以确保认证要求与整脊医师机构合理的现状相一致。要求这个词包含了一组条件，必须得到 CCE 的认可，才能给予认证。同时为了认识到它们潜在的独特性，在这些待认证机构遇到某些要求时，要适当给予它们一些宽容。但是，每一个认可的机构都必须遵守所有的要求。

尽管标准化的课程使公众确信，绝大多数 CCE 认证的机构能为学生提供足够的教育，但每个学院没有必要教给它们的学生相同的整脊手法技能。学校与学校之间教育和哲学理念上的差异，能够很明显地影响每个学校所教授的课程。不同的诊断范围和治疗程序的先后顺序，会使不同学校的毕业生有不同的成果和实践方法。各个学校间最主要的区别在于循证教育范畴的，以及那些以关节半脱位和哲学为基础的教育理念。

每个认证的机构都必须向学生们传授矫正技法，但每个学校的教学程序和意图都是不一样的。尽管整脊矫正技术的众多形式在很多地方上相似，但其处理方法会有很大的不同。一个整脊院校的毕业

生会发现，很难与另一个学校学习手法的毕业生去分享关于替代方法的信息。而且，技术的多样性可以在研究生研讨会这种形式上显示出其价值，因为很多的研讨会不需要受限于监督或认证过程的影响，可以最大限度地保证学术水平或能力。

整脊疗法医生们留意到他们的研究结果的规律性，充满兴趣并乐于探索的他们开始思考为什么会出现这样的结果，这就成为了整脊技术系统的基础。这是一个伟大的成功的自我突破；这种获取新知识并传播它的动力是自发的，并通常有助于形成系统的诊断和治疗（"系统技术"）。早期的努力虽然值得称赞但结果却很有限，因为它们通常基于一个生物学上有争议或过分简单的基本原理，这样的原理很少或完全没有系统性的临床研究调查。人体是一个非常复杂和完整的有机体，单一的评估或未经临床验证的治疗措施很难说是经深思熟虑的临床实践。本书希望通过建立一套最基础的标准和适用于所有变通的推力技术的运动技能，来提高整个整脊疗法的教育环境。附录 1 收录了大部分已经命名的整脊技术，而且很多整脊技术体系的分类在《整脊技术的体系》（*Technique Systems in Chiropractic*）一书中都有描述，该书由 Robert Cooperstein 和 Brian Gleberzon 撰写（Elsevier，2004）。

随着整脊疗法教育被日益普及的循证实践（EBP）所证实，它也得到了持续的创新和发展。1999年，美国国家补充替代医学中心（NCCAM）建立了一项"R25 教育项目资助计划"，以鼓励在医学教育方面拓展补充和替代医学（CAM）的相关知识。一期投资集中在医学院校，要求他们在医学课程发展方面与 CAM 专业保持同步一致。这将增加 CAM 在医学院毕业生和住院医生中的认知度。

新一轮 NCCAM 的"R25 教育项目资助计划"拨款开始于 2005 年，CAM 从业者科研教育项目资助合伙企业，将投资重点放在 CAM 的健康护理机构，并着重提高课程中循证临床研究内容的数量和质量。此次拨款要求将 CAM 机构打造成研究型机构，以提高 CAM 学生的循证实践能力。在首期的投资中，有五家机构获得了合作资助。其中的两个是整脊疗法学院（美国国立卫生科学大学和西方州立整脊医学院），而随后的投资中，另外两个机构（美国西北健康科学大学和帕默整脊专科学院）也获得了合作资助。

许可证的获得

要获得执照，从业者必须通过四个国家委员会的考试。第一部分考查基础科学相关知识，第二部分评估临床科学学科，第三部分是临床能力考试的笔试部分，而第四部分则是实体结构实践能力考试，即考察学生阅读和诊断 X 线片，以及整脊技术和病例管理的能力。除了国家委员会的考试，美国大部分州都要求考生参加法理学的考试，主要考查实践能力和行政法规。

如今，整脊疗法在美国联邦法律治理下的 50 个州和加拿大的一些省份，乃至大多数其他国家都已经获得了批准认可。在美国从事整脊工作要受州法令和各个州委员会整脊考官的约束。整脊疗法实践法案规范了本地的整脊治疗行为，建立了核发执照和惩戒的条例，确立了全美共计 60 个辖区的行医范围。

各个州的实践管理法案都不一样，对这些法案的定义和解释的不一致导致了各个州的执业范围混乱令人迷惑[36]。这种多样性和变异性破坏了许多整脊医师内心的愿望，他们认为他们的行业应该是有明确的实践和治疗标准的[37]。众多行医法案表明整脊疗法被接受的范围非常广，但同时也暴露出这个行业缺乏统一的认知标准。这导致了其内部的混乱，也让那些来整脊行业寻求服务的人，以及想与这个行业的从业人员开展业务的人感到困惑[38]。

从业范围

在全美的 50 个州，整脊医师被授权作为基础医疗服务的主要联络门户。他们接受伤员鉴别归类、鉴别诊断及与非整脊治疗相关病例方面的培训。整脊医师在整形外科、神经病学和手法查体方面都有一套标准体检程序。同时整脊医师被授权可以在全美 50 个州从事 X 线诊断的操作工作，如有需要且州法律允许，还可以申请特殊检测（如血液学检查、其他影像学检查等）。

虽然在州与州之间，整脊治疗的范围有很大的不同，但几乎所有的整脊医师都使用不同的手法治疗，尤其是一些特殊的适应性技法。其替代治疗包括手法治疗、物理治疗、脊椎调整锻炼，以及营养和膳食咨询等。

整脊医师自诩为 NMS 护理方面的专家，以及其他慢性疾患者群的补充替代看护者。他们常常联合应用其他干预方式，如饮食、营养及生活方式方面的咨询来处理以上情况。有时他们也会治疗或协同治疗患有高血压、糖尿病或高脂血症的患者。

患者访问和整脊疗法的应用

整脊是最大的补充和替代医学（CAM）专业，约有 60 000 从业人员，且应用最为广泛（年度就诊率约 30%）。每年约有 11% 的人群接受整脊服务。据估计，1/3 的人会在其一生的某些时间就医于整脊医师。被调查的整脊医师中接近（98%）表示曾建议患者去看内科医生，北卡罗来纳州的研究表明，65% 的内科医生在他们职业生涯的某一时刻也曾求助于整脊医师。大多数整脊师（77%）认为，他们从内科医生那里得到了指导。整脊的保险范围是相当广泛的，根据医疗保健和医疗补助法律，它被纳入了 50 个州的工人赔偿保险范围内。约 50% 的健康维护和 75% 的私人健康保险计划涵盖了整脊治疗。

最近的立法又大大扩展了整脊服务在国防部和退伍军人管理局（VA）的健康保健计划中的范围。这项立法促使美国国防部对整脊保健疗法出资赞助一个独立的示范项目。该项目产生的数据确认了整脊服务的成本效益。根据患者报告，在肌肉骨骼疾病的医疗保健方面，整脊治疗与内科治疗的效果一样好，甚至优于后者。2001 年末，美国国会颁布了一个为军队提供整脊治疗的议案。在美国本土和世界各地，由活跃的美国军事人员建立的社区中，人们都可以看到整脊服务。

在公共卫生与职业病危害退伍军人健康管理局的报告中，列举了肌肉骨骼损伤的头号投诉者（占总投诉量的 41.7%）：伊拉克和阿富汗战争的美国退伍老兵[39]。通过与内科医生和其他在 VA 机构中工作的健康保健者合作，整脊师可能会使美国退伍军人的关节和背部疼痛的状态得到极大的改善。

在过去的几十年里，整脊疗法的医院服务范围已经日益扩大。这种发展是由医学界发起的打击反垄断行动成功的结果。根据 1990 年 2 月 7 日的威尔克的调查结果，美国第七巡回上诉法院宣布美国医学协会（AMA）有破坏整脊专业竞争性的非法阴谋。这一判决源于五个整脊医师提出的诉讼，该指控诉讼称 AMA 连同其他几个医疗保健组织，企图通过持续地、非法地抵制整脊专业来对其进行抑制。但这

无法掩盖一个无可争议的事实，即整脊治疗已经成为有效的甚至更有效的解决健康问题的治疗手段。

反对整脊疗法的声音最初是那么强烈，而今它却已逐渐减弱。越来越多的整脊医师寻求并获得了工作特权。

CAM 的应用范围在过去的几十年里急剧增加[40,41]。最近的 2002 年国民健康访问调查显示，62.1% 的美国成年人在过去一年中接受过 CAM 疗法[42]。在 CAM 的社团中，整脊疗法提供了最大的患者群和最多的就诊次数。CAM 逐步扩大的数据库和服务需求使内科医学团体认识到，CAM 专业应该是医学专业的必要组成部分。调查显示，绝大多数医科大学教师和学生要求在学校的课程中纳入 CAM 和综合治疗的相关知识[40,41]。而最近的调查表明，学生们用于学习 CAM 的时间在增加，对 CAM 的理解在加深，对应用 CAM 治疗患者的能力也更有信心。一些有声望的综合性医学院对综合治疗和 CAM 疗法均产生了兴趣，其数量在过去 5 年中急剧增加，综合治疗的学术健康中心协会会员机构院校从 11 所增加到了 39 所[42]。

学术研究

在 20 个世纪 90 年代，对整脊技术的认可度和资金支持急剧增加，很多研究机构得到了充足的研究经费。这些经费被用于整脊研究中心的发展，并每年资助一些研究工作室。1996 夏天召开了整脊疗法发展研讨会。从临床研究、基础研究、教育研究、成果研究和卫生服务研究五个具体方面探讨整脊疗法。小组专家对每个主题的具体建议都进行了研究，也包括研究存在的障碍。显然，参会人员希望找到克服研究障碍的方法。会议记录均已发表。研究组织者得到了来自卫生资源管理处的持续性资金支持，这确保了研究工作迈向未来。

1998 年，国会成立了美国国立卫生研究院（NIH）资助的美国国立补充替代医学中心（NCCAM），这使得整脊研究得到了更多的研究经费支持。该中心的目的是为公众的利益刺激、开发 CAM 研究，并提供经费支持。补充和替代医疗的实质是健康保健和医疗实践，但尚未被接受为传统医学的组成部分。随着 CAM 的实践和疗法的不断变化，它已被证明是安全有效的、"主流"的健康保健医学。NCCAM 致力于在严谨的科学领域探索 CAM 实践

的治疗作用,培训 CAM 疗法研究者和传播权威的信息。NIH 为 NCCAM 提供研究资金,并由其转授给整脊机构。

2006 年,一组专业的研究人员对过去十年整脊疗法研究的成果和状态进行了全面回顾。他们的结论是,在过去的十年中,整脊医师已经积累了相当数量和质量的诊治下腰痛、颈痛、头痛和其他脊柱病的证据[43]。

他们建议,从业者和职业教育机构应努力加强对整脊疗法的研究,并将研究结果付诸实践,专注于循证医学和最佳临床实践并将其广泛传播。

护理和指导标准

1990 年初,整脊从业者举行了首次旨在对整脊疗法和护理标准达成共识的会议[44]。该会议汇集了研究人员、学者、技术开发商、政府官员及其他各行各业的整脊医师,目的是开发一个评估整脊操作有效性的系统。会议以圆桌会议和陪审讨论的形式讨论了关于技术有效性的多个主题,并做了进一步研究。

对整脊疗法的第一个主要评估意见来自专业委托的 1992 年度 RAND 报告[45]。这个项目的目的是调查整脊师和临床医生采用脊柱手法治疗下背部疼痛的临床应用标准。该项目涉及四个研究阶段:一是对手法治疗下背部疼痛进行文献回顾,二是召集不同学科的专家对手法治疗下背部疼痛时如何选取适应证进行讨论,三是召开一个完全由整脊师参加的会议对上述适应证进行评估,四是对整脊疗法的服务进行评估[46]。

专家小组发现,应用脊柱手法治疗急性机械源性的无神经根受累症状的腰背痛,有明确的临床疗效数据支持。第四阶段的结论是,脊柱整脊的比例符合其合理性的标准,与先前描述的医疗程序的比例相类似[46]。

另一个类似的研究计划检验了颈椎手法治疗的合理性,得出的结论也差不多[47,48]。多学科专家小组能够确定整脊手法治疗颈腰椎特定临床疾病的合理性,而研究的效果恰在于此。

还有另外一个达成共识的过程,即通过慈善会议[49]。这样称呼它是因为它发生在加利福尼亚慈善中心。在会议上,整脊疗法的临床专家齐聚在一起,探讨解决整脊临床实践标准的问题。本次会议开始

审视整脊操作的全部步骤,包括诊断的和临床的。这里存在两个问题,一是是否有任何科学的数据支持应用整脊检查或操作;二是如果不存在这样的数据,那么对于整脊检查或操作是否存在共识?

以下是已刊登的会议记录的章节列表,它指出了此次会议的覆盖范围和产生的指导准则:

- 病史和身体检查
- 诊断成像
- 仪器仪表
- 临床实验室
- 保存记录和患者知情
- 临床印象
- 护理模式
- 护理频率和持续时间
- 重新评估
- 结果评价
- 协同护理
- 禁忌证和并发症
- 预防和维持护理及公共保健
- 职业发展

尽管仍存在一些争议,但本次会议在探讨整脊专业实践模式方面仍产生了显著的影响。为了努力保持慈善会议的势头,并形成通用的和公平的循证指南,1995 年成立了整脊指南和实践参数委员会(CCGPP),它被授权检验所有现有的整脊指导方针、参数和协议,以及在美国和其他国家对整脊指南的最佳实践。

CCGPP 为整脊师和其他相关者研究和评估了汇编于摘要文件中的临床证据。该研究计划的八个临床部分中的各种信息被 CCGPP 整合成为综合文献。整脊师在重视临床经验的同时,也要重视这些文献综述,加上患者自身的偏好,才能确定患者的最佳治疗方案。经过几年的工作,CCGPP 的研究团队已经完成了不少章节,并上传到互联网上。

20 世纪 90 年代,对背痛的处理,还有另外两个重要的独立分析——Manga 报告,以及健康保健政策和研究中心(即现在的医疗保健与质量研究中心,AHRQ)所编著的《成人急性下腰痛问题指南》(Guidelines for Acute Low Back Problems in Adults)[50]。对整脊治疗都具有非常积极的意义。

Manga 报告调查了在美国安大略省应用整脊术治疗下腰痛的有效性和成本效益[51]。或许最令人感兴

趣的是首诊的效果:"在最科学有效的临床研究中得到的证据表明,整脊师应用整脊手法治疗下腰痛比替代疗法更有效。"他们还进一步得出结论认为,整脊是安全的,"比内科医学处理下腰痛更安全",整脊疗法被确定为比内科保健更具成本效益的医疗管理,且安全得多。

作者的结论是,整脊治疗可以大幅降低医疗成本,减少住院次数,避免慢性残疾。最后作者提出建议,要充分保证安大略健康保险计划中整脊治疗的部分,扩大医院的权限,并增加整脊的研究和教育基金。

在后续研究中,Manga 和 Angus 得出的结论是:"有证据表明,如果更多的下腰痛患者转诊接受整脊治疗,可以使医疗管理更合算,并显著节约成本[52]"。

针对下腰痛的处理办法,AHRQ 发布了 "14 号指南"[50]。这个文件对美国成人急性下腰背部疼痛的评估和管理提出了一个最好的临床数据综述。一个治疗腰部疼痛的专家小组被请来参与完成这个工作,其内容当然会涉及整脊技术。他们得出了许多重要结论:

- 急性腰部疼痛最初的评估主要侧重于危险信号的检测。
- 如果患者没有危险体征,则影像和其他的检查在最初的 4 周内没有显著意义。
- 专业的整脊治疗是非药物治疗或脊柱手法治疗这些安全的治疗手段中效果最为显著的。
- 卧床休息超过 4 天对患者没有益处甚至有害。
- 患者需要被鼓励尽快恢复工作。
- 坐骨神经痛的患者恢复起来比较慢,但是远期疗效好。80%的患者可以经非手术治疗达到痊愈。

在加利福尼亚州,有人对一个健康管理网站170 万名会员的综合数据进行了为期 4 年的分析研究,结果表明整脊治疗可以减少健康支出,并且具有许多优势,包括:①主动规避风险;②代替传统的脊柱药物治疗;③治疗手段更保守,侵入性更少;④较低的治疗费用。系统的整脊治疗不仅疗效优越,而且可以减少医疗费用[53]。

前景

整脊技术的发展任重而道远,未来还面临着极大的机遇与挑战,首当其冲的就是要达成应用共识与专业认证。临床应用者需要明确一点,即:他们是仅仅满足于成为一个背部疼痛的专家,还是要把自己的治疗理念延伸到其他方面,如手足疾病、运动医学、功能代谢医学和饮食营养咨询等。

作者很清楚整脊行业拥有足够的基础知识、能力及专业知识来扩展公众对于该项技术广阔治疗范围的认知和观念,特别是在治疗某些严重疾病及功能障碍方面。而行业形象的拓展只能通过达成专业共识来实现。在这种状况下,整脊行业必须打破门户之见,将确保医学毕业生和从业者可以安全有效的治疗多种疾病作为其工作重心。

各地的整脊医师必须提供一致的品牌及服务。2001 年,巴黎整脊联盟提出建立整脊院校,明确整脊协会统一的任务和目标,即解决脊柱半脱位和关节功能障碍,以及脊柱的生物力学和神经完整性的健康问题[54]。

作为著名整脊学者及专家,Wardwell[9]从行业外的角度提出了整脊行业的五种可能的结局。一是整脊行业和其他行业(如物理与药物治疗)融合,共称为综合性治疗。二是整脊成为药物和物理治疗的辅助手段。三是整脊向着与药物治疗融合的方向发展;四是该行业可能演变为一个专科,类似于牙科、足病科、眼科或心理科。最后一种是,它可能仅仅停留在它今天所处的位置,其应用的范围、公众的认知度、接受度会提高,但在主流治疗之外。

Wardwell[9]喜欢第四种情况,即整脊演变成治疗肌肉骨骼疾病的局限性学科。这样就把这个行业定位成与药物治疗协同而不是对立的位置[55]。

尽管这个行业的服务项目面临着一些严峻的挑战和竞争,但是它似乎不大可能被物理治疗及药物治疗取代。整脊将来是否会演变为一个专科,还需要看其未来的发展状况,以及大众对于整脊及其他补充和替代医学治疗的认可度。

整脊行业在它诞生的头一个世纪经受了严峻的考验,而它也注定会随着公众接受度增加的同时快速发展。然而,与公众认知度、接受度共同增长的还有其安全性的问题。未来有机遇也有挑战,也许会失去一些既得的成绩。为了确保一个光明的未来,整脊行业需要继续致力于批判性的自我评价和审查,并将患者的实际需要放在经济利益之上。

未来的挑战之一是对整脊技术的分类与定位,

其目的是构建一个框架以确定该行业是否有事实依据。这项工作现在已经在进行中了。整脊行业开始淘汰那些不被接受的手法，其中很多是某些创始人个人所推崇的。这个行业需要鼓励优秀的整脊医师创造自己的手法，并允许其发展。这些手法正在严格的审查中。

本书中的技术不属于任何特定的体系，而是代表众多体系的操作手法的汇总，从而提供了人体矫正治疗的广阔范畴。整体上说，这是一部整脊医师的工作指南。它力图使人们相信，可接受的合理的整脊方法是在临床上有效的。

结语

整脊学科正在向整脊艺术方向发展。我们要继承和发展整脊的科学研究以保持其实用性。行业共识、研究工作及临床指南必须与时俱进，不断发展。Phillips 认为整脊的科学性探索已经形成了一个"新的灵魂"，它愿意寻求真理，挑战"现状"及自我反省[56]。

整脊疗法正在迅速为人们所认可。现在它拥有许多可信的研究支撑。其科研能力在不断提高，临床文献报道不断增加，并且拥有许多优秀的科学研究杂志（其中至少有一个是世界性杂志），以及高质量的著作。早期迹象显示针对患者治疗的循证实践研究是一种新兴形式。越来越多的整脊学院被授予EBP课程开发补助金，其中大多数还鼓励和支持将教学与临床 EBP 相结合。许多研究生 EBP 课程都是有价值的。整脊 EBP 资源也同样是可用的，并在不断发展。

Meeker 和 Haldemans[57]注意到，在一些主流医疗手段在过去的 20 年里不断发展的同时，整脊行业还处于"过渡阶段"，它在未来的医疗系统中扮演的角色还不明确。他们认为原因在于这个行业仍未解决专业问题和社会认可问题。

这个行业的从业者，不管是什么身份都必须拥有整脊教育经历、职业素养、实践能力并且能够认清医疗市场走向。目前看来，大多数人仍把整脊行业作为一个治疗背痛的专科看待，就像牙痛看牙医一样。

在加拿大、丹麦、英国这些国家，整脊行业高度发展。除美国以外，其他的一些国家的整脊院校都附属于大学，而整脊行业则属于国家的医疗系统。整脊业被定位于治疗肌肉骨骼疾病，尤其是脊柱疾病的专科[58]。

北俄亥俄大学的一项社会调查表明，整脊行业正在解决自身的一些重要问题，包括多种医疗服务的合理性、对于处方药及免疫类药物的正确态度，以及特殊或常见的内科疾病是否与半脱位及其复位有关等等。这项调查表明，北美整脊行业正在告别以往那种充满戒备心理的、专制、好斗的陈规陋习，其从业者已经认识到他们能为患者提供有价值的服务。该调查留给人们的印象是：整脊业是一个自信、务实的行业，它有能力融入到多学科综合的医疗环境中[59]。

关节解剖和基础生物力学 第 2 章

本章讲述关于肌肉骨骼系统的应用解剖和临床生物力学的学术概况。人体可以看做是一个由许多不同部分组成的可以运动的机器。这些运动发生在许多关节，而关节则由人体肌肉骨骼系统的特定结构组成。尽管学者们对于这些复杂运动的研究仍存在一些争议和猜测，但本文所提出的关于运动的理论对于理解其临床运用及与临床的联系还是有必要的。临床生物力学和应用解剖学是运用力学运动事件及其概念、原理、术语、方法论和数学理论来解释和分析正常和异常人体解剖学和生理学的学科。在本章讨论的内容中，需要理解特定术语以便不同学科之间的交流。生物力学以其突出的数学和工程学的特点而被广泛应用。本章将运用非数学方法定义临床用于描述和解释关节功能变化的生物力学概念。关于生物力学概念的完整解释在其他论著中讨论[1-3]。

基本概念、原理及术语

力学是研究力及其作用的学科。生物力学是力学原理和方法在生物体，特别是人体运动系统中的应用。因此生物力学是研究骨骼、肌肉和关节相互关系的学科。骨骼是杠杆，围绕关节的韧带是枢纽，肌肉提供动力使杠杆围绕关节产生运动。力作用于人体，使其状态发生改变或产生运动。肌肉骨骼杠杆所涉及的最重要作用力是由肌肉、重力和人体接触物体所作用的。

运动学是力学的一个分支，运用几何学来描述和研究物体的运动，包括位移、速度和加速度，而不考虑产生运动的力。然而动力学研究的是作用于物体上的力与其要使物体运动产生改变之间的相互关系。

了解关节力学与关节结构以及力对人体产生的影响，对手法操作特别是整脊术具有重要意义。力具有矢量特性，它的方向是沿施力点延伸的；此外，力的大小变化影响着受力物体的加速度。

杠杆

杠杆是指在力的作用下围绕一固定点（称之为轴或支点）转动的刚性杆。人体内受的力是肌肉沿某一杠杆的某个轴点上施加的，使身体某一部位克服阻力产生运动。杠杆是最简单的一种机械装置(可以称之为机器)。根据支点与作用力和阻力的关系可以区分不同类型的杠杆。

第一类杠杆,轴(支点)位于作用力和阻力之间;

第二类杠杆,阻力位于轴(支点)和作用力之间;第三类杠杆,作用力位于轴和阻力之间(图 2-1)。人体内每一块可移动的骨均可单独或联合作用,驱动具有第一类和第三类杠杆特性的杠杆系统。人体几乎没有第二类杠杆,只有抗阻力张口是一个例外。

第一类杠杆,杠杆臂越长,克服阻力需要的作用力越小。力臂可以长于、短于或等于阻力臂,但支点始终位于这两个点之间。举个例子,在肘关节中,前臂通过肱三头肌的收缩由屈曲位变为伸展位,就是人体的第一类杠杆。

第三类杠杆是人体中最常见的类型,因为它允许肌肉附着在关节附近,尽管耗力但可以提高运动速度。动力臂一定要小于阻力臂,所施加的力离支点的阻力更近。例如,通过收缩肱二头肌屈曲肘关节就是第三类杠杆。

人体平面

划定涉及人体特定的参考平面是必要的,它们

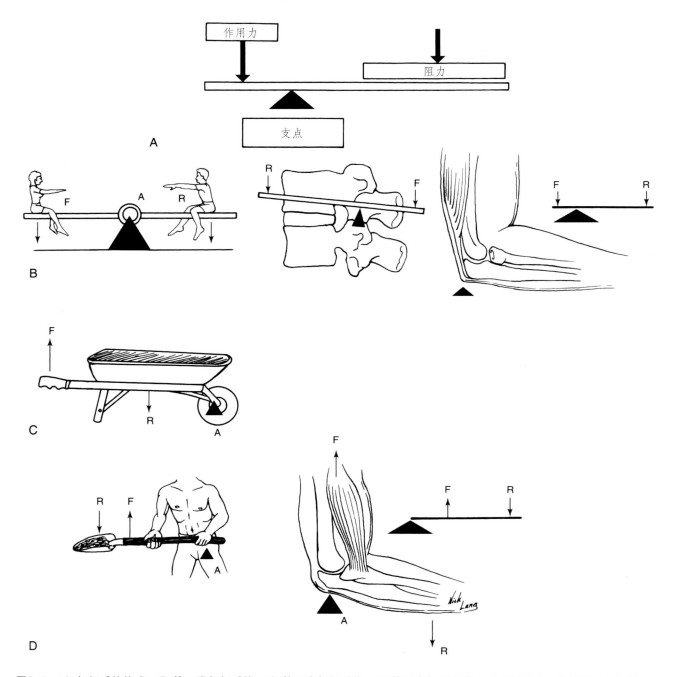

图2-1 (A)杠杆系统构成。(B)第一类杠杆系统。(C)第二类杠杆系统。(D)第三类杠杆系统。 A:轴(支点);F:作用力;R:阻力。

可用于描述人体的结构位置和功能运动方向。标准体位或解剖学体位是身体直立，面朝前，手位于体侧，手掌朝前，足尖朝前。身体平面源自空间维度，它们彼此互成直角。矢状面是由前向后贯穿人体的垂直面。它的名称来自人类颅骨矢状缝的方向，也被称为正中矢状面。矢状面将人体分为左右两部分（图2-2A，表2-1）。冠状面是从人体一侧到另一侧的垂直面。它的名称来自人类颅骨冠状缝的方向，也可称为额状面，将身体分为前后两部分（图2-2B）。横切面就是水平面，将人体分为上下两部分（图2-2C）。

运动轴线

轴线是一条围绕其产生运动的直线。轴线与参考平面有关，主轴线彼此之间互成直角。这些轴线用 X，Y 和 Z 标注，表示为三维坐标系统（图2-3）。该坐标系在确定每个关节可能发生的旋转、平移和曲线运动的类型和范围方面具有重要意义。围绕某条轴线发生的各种运动都可被看做是旋转运动，而沿某条轴线和穿过某一平面的线性运动则称之为平移运动。曲线运动发生在平移运动伴有旋转运动时。产生旋转运动的载荷称之为扭力，产生平移运动的力称之为轴向力或剪切力。

关节运动

运动可以被定义为物体位置的连续变化，并可以被描述为旋转、平移或曲线运动。旋转运动是围绕轴线发生的。平移是线性运动，或简单地说，是沿在一条直线的运动。滑动和滑行用于表示关节面之间的平移运动。曲线运动兼有旋转和平移运动，是人体关节产生的最常见运动形式（图2-4）。

两个平面的交界处形成三个运动轴（x、y 和 z）。冠状面和横切面的交界处形成 x 轴。冠状面和矢状面的交界处形成 y 轴。矢状面和横切面的交界处形成 z 轴。每个关节均能展现出三种平移运动和三种旋转运动，构成6个自由度。发生运动所围绕或沿着的轴线以及运动所通过的平面，用来定义特定的运动或者其最终体位。

x 轴从躯体的一侧延伸到另一侧。屈伸运动是

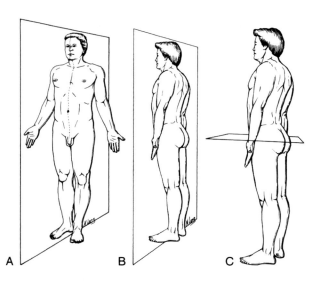

图2-2 （A）正中矢状面。屈伸运动是围绕矢状面的轴线发生的。（B）冠状面。外展和内收运动（侧屈）是围绕冠状面的轴线发生的。（C）横切面。内外旋是围绕横切面轴线发生的。

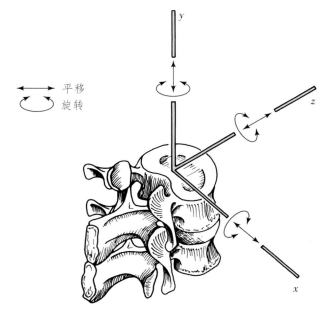

图2-3 三维坐标系统用以标示沿着三个轴的平移和（或）围绕三个轴的旋转运动，可产生6个自由度。

表2-1	人体运动平面	
运动平面	轴线	关节运动
矢状面	x	屈曲与伸展；外侧向内侧及内侧向外侧的滑动
冠状面	z	外展与内收（侧屈）；由前向后及由后向前的滑动
横切面	y	内旋与外旋（轴向旋转）；由下向上及由上向下的滑动（压缩和牵拉）

围绕该轴发生的并穿过矢状面。头部、颈部、躯干、上肢及髋部各关节的屈曲是向前方的运动。膝、踝、足及足趾的屈曲是向后方的运动。伸展运动正好与屈曲运动相反(图2-5A)。外侧向内侧滑行和内侧向外侧滑行是通过冠状面沿 x 轴的平移运动。

　　z 轴沿水平方向从前向后延伸。四肢的外展和内收,以及脊柱侧屈运动,均围绕该轴并通过冠状面。侧屈是旋转运动,用来描述头部、颈部和躯干在冠状面上的横向移动(图2-5B)。人体的侧屈通常伴有一定的旋转。外展和内收运动同样发生在冠状面。外展运动远离躯体,而内收运动靠近躯体,参考平面是正中矢状面。这一点适用于四肢的每个部位,但除

外拇指、手指和足趾。对于这些部位,参考点往往在四肢的末端。从前向后滑移(骶骨后移)和从后向前滑移(骶骨前移)是通过矢状面沿 z 轴的平移运动。

　　纵轴(y 轴)是从头延伸到足的垂直线。四肢的内外旋运动和脊柱的轴向旋转运动,都是通过横断面围绕 y 轴发生的。除了肩胛骨和锁骨,身体每个部位的此种类型运动都用轴向旋转来描述。除股骨围绕机械轴旋转外,其他的旋转都围绕解剖轴线[4]。人体四肢是以肢体的前面作为参照面的,前面朝向身体正中矢状面的旋转是内旋,而远离正中矢状面的旋转则是外旋(图2-5C)。旋后和旋前是前臂的旋转运动。牵拉和压缩(骨间间距的改变或上下滑行)是

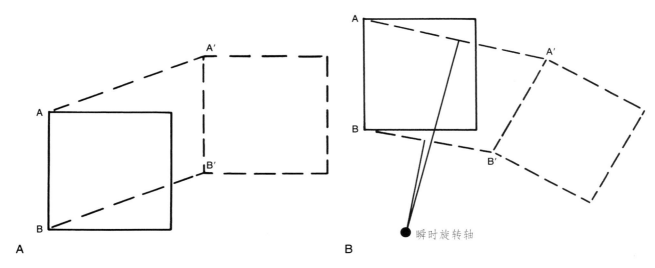

图 2-4　(A)平移运动。(B)曲线运动:平移和旋转运动的组合。

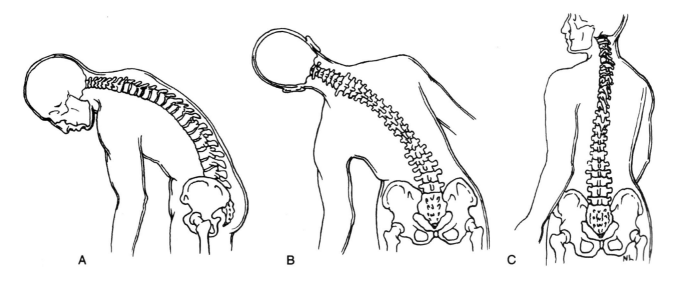

图 2-5　(A)矢状面的屈曲运动。(B)冠状面的侧屈运动。(C)横切面的轴向旋转运动。

通过横断面沿 y 轴的平移运动。

因为头部、颈部、胸部和骨盆的旋转是在正中矢状面上围绕纵轴发生的，所以这类旋转不能参考正中矢状面来命名。左旋和右旋用来描述头部、脊柱和骨盆的旋转。顺时针或逆时针用来描述肩胛骨的旋转运动，其旋转是围绕矢状轴而不是纵轴发生的。

各种运动的范围或多或少与关节（特别是关节面）的解剖有关，这一特点对脊柱各关节尤为重要。人体每个关节都能呈现不同程度的屈曲、伸展、左右侧屈、左右侧旋、前后滑动、左右滑动、牵拉和压缩。

首先按功能来对关节进行分类，然后再根据它们的结构特点进一步细分。不动关节几乎不能做任何活动，微动关节可凭借其组成结构能做少量活动，可动关节或真正的滑膜关节，能进行明显的运动。这些关节的结构特点详述于表2-2。

滑膜关节

滑膜关节是人类四肢骨骼中最为常见的关节，代表高度进化的可动关节。虽然认为这些关节可以自由移动，但其运动程度取决于各自的结构形态、关节面和主要功能（活动与稳定性）。一个典型的滑膜关节由骨性结构、关节软骨、纤维软骨、滑膜、关节囊和关节受体组成。了解滑膜关节的基本解剖结构，是评价引起关节功能障碍的关节内临床病变的基础。

骨性结构

骨性结构是关节的支撑结构，通过形成施加内部及外部作用力的杠杆臂，使该关节具有特定的性能。骨实际上是一种含有无机成分（石灰盐）的结缔组织。皮质骨坚硬的外壳围绕着松质骨并提供结构支撑，松质骨内含有骨髓和提供营养的血管。松质骨由骨小梁排列而成，骨小梁的排列形态与该骨所需的及所承受的机械应力相一致（图2-6）。骨还具有重要的造血作用（血细胞的生成）。此外骨内储存有钙和磷，用以与血液和组织液相交换。最后，与其他机体组织修复中用到的纤维瘢痕组织不同，骨有着独特的自身修复能力。骨是一种非常活跃的组织，能不断重塑自身结构以适应身体活动产生的力，并适应激素调节全身钙平衡。到目前为止，在构成关节的所有组织当中，骨的重塑、修复和再生能力最好。脊柱的骨性结构是椎体和椎弓。外层皮质骨（密质骨）和内部网状骨（松质骨）在承重和吸收压缩载荷中发挥着重要的作用。从 C1 到 L5，椎体的抗压强度逐渐增加。

关节软骨

关节软骨是一种覆盖在滑膜关节表面的特殊类型的透明软骨，有利于传递载荷及减少摩擦。它通过

表2-2	关节的分类	
关节类型	**结构**	**举例**
微动关节		
纤维连接	骨缝—几乎没有运动	颅缝关节
	韧带联合—仅有少量运动	胫腓骨远端关节
软骨连接	临时软骨联合	骶板
	纤维软骨联合	耻骨联合
		椎间盘
可动关节		
单轴	屈戌关节（铰链关节）	肘关节
	滑车关节（枢轴关节）	寰枢关节
	髁关节	掌指关节
双轴	椭圆关节	桡腕关节
	鞍状关节	拇指腕掌关节
多轴	三轴关节	肩关节
	球窝关节	髋关节
无轴心（平面）		腕骨间关节
		脊椎后侧关节突关节

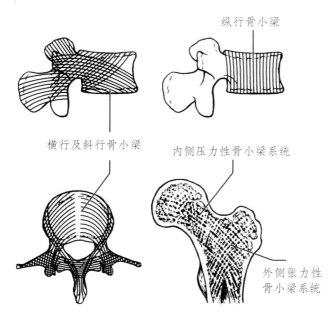

纵行骨小梁

横行及斜行骨小梁

内侧压力性骨小梁系统

外侧张力性骨小梁系统

图 2-6 在髋关节和脊椎中骨小梁的分布模式与机械应力相一致。(Modified from Hertling D, Kessler RM: *Managememt of common musculoskeletal disorders*: *Physical therapy principles and methods*, ed 2, Philadelphia, 1990, JB Lippincott.)

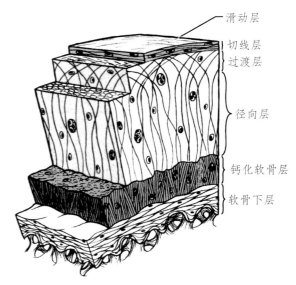

滑动层
切线层
过渡层
径向层
钙化软骨层
软骨下层

图 2-7 关节软骨的显微解剖。

钙化区(X 线层上可见的骨端)与软骨下骨牢固地结合在一起。X 线片上可见的关节间隙由滑膜腔和未钙化的关节软骨组成。在正常结构中,关节软骨有四个组织学分区(图 2-7)。对这些分区已做了深入研究,从而发现了有关软骨的大量新的信息资料。

软骨最外层被称为滑动层,其自身又包括浅表层(外层)和切线层(内层)。外层仅由不规则排列的薄束状胶原纤维组成。切线层由密集的胶原纤维层组成,其走向平行于关节表面[5]。这种沿着关节运动方向的走向,意味着外层胶原纤维在作用力平行于关节运动方向时更强健[6]。胶原纤维这种特殊的走向使关节在正常活动时具有强大力量。滑动区在保护更深层的弹性软骨方面也有一定作用。

过渡层在滑动层的下方。在这个区域纤维的走行不再和滑行层平行而是垂直于径向层。因此纤维的方向略微倾斜,并以不同的角度由葡萄糖醛酸和 N-乙酰半乳糖胺通过 4-硫酸盐或 6-硫酸盐组成。角蛋白化合物由半乳糖和 N-乙酰半乳糖胺形成。上述过程在连续的单元重复出现(图 2-8)。

通常认为关节软骨是无血管的,而且缺少软骨膜,不存在成纤维细胞的修复途径。关节软骨必须通过其他途径获取营养,修复自身和排除代谢产物。因

此间断性压缩(加载)和牵拉(卸载)对充足的营养及代谢产物的交换就变得非常重要。高度血管化的滑膜被认为是其所覆盖的关节软骨的一个重要的营养来源。关节软骨无血管分布的性质,限制了愈合所依赖的修复物质的获取,从而也限制了软骨修复的可能。软骨细胞是软骨的基本细胞,维持并合成基质。软骨细胞包含在胶原蛋白和蛋白多糖网内,不允许它们从邻近正常软骨迁移到受损部位[7]。此外,关节的软骨基质可能含有抑制血管和巨噬细胞浸入以及血凝块形成的物质,而这些物质是愈合所必需的[8]。关节软骨损伤后,在一过性滑膜炎消失后,关节可无症状表现。关节软骨的退化取决于的病变的范围和程度、周围关节面的完整性、患者的年龄和体重、相关的半月板和韧带损伤、以及其他各种生物力学因素[7]。连续被动运动增加了关节软骨全层缺损的修复能力,其产生的组织与透明软骨非常相似[9]。

纤维软骨

纤维软骨比其他类型的软骨具有更高的纤维含量。它具有不规则致密结缔组织和关节软骨的双重属性。纤维软骨形成椎间盘及位于耻骨联合和其他四肢关节(如膝关节)之中的软骨盘。其作用是支持和稳定关节,并分散作用于关节上的压力。纤维软骨所需的营养很大程度上依赖于相邻松质骨所含营养素的扩散。因此,它依赖于"载荷-去载荷"机制来促

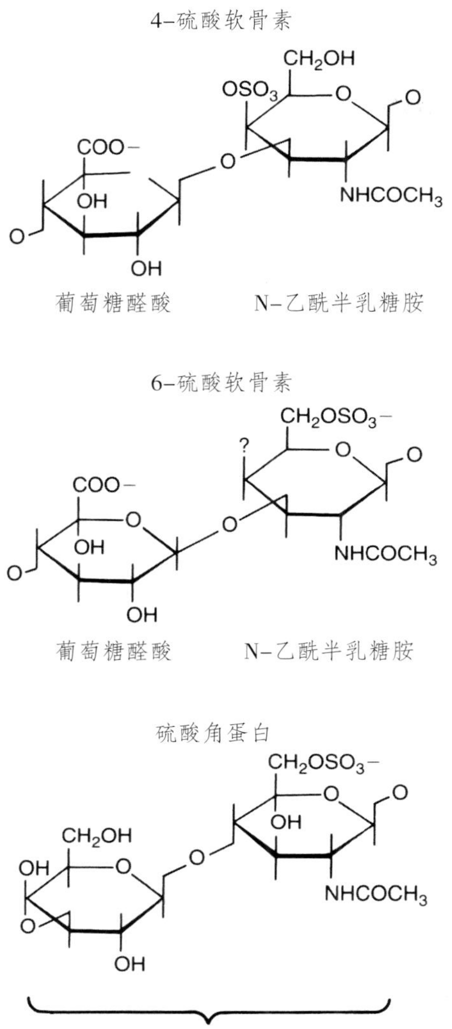

4-硫酸软骨素

葡萄糖醛酸   N-乙酰半乳糖胺

6-硫酸软骨素

葡萄糖醛酸   N-乙酰半乳糖胺

硫酸角蛋白

图 2-8 软骨素和角蛋白化合物的结构。

进营养物质的扩散和代谢废物的清除。

韧带

滑液关节的主要韧带结构是关节囊，薄而松弛的关节囊贯穿整个脊柱，关节囊附着于相邻椎体上下关节之间。脊柱关节囊共有三层[10]。最外层是由平行的胶原纤维束形成的致密弹性纤维结缔组织组成。中间层是由疏松结缔组织和含有血管结构的蜂窝组织组成。内层由滑膜组成。一般情况下，纤维垂直于关节面走行。关节囊覆盖在关节突关节的后侧与外侧，关节囊韧带保证了颈椎的屈曲稳定性[1]。从第 2 颈椎至第 1 骶椎，有韧带覆盖在关节囊前侧和内侧，并通过相邻椎板连接在一起。这些韧带被称为黄韧带，由大量的弹性纤维构成。这样一来，即使在较大牵拉力作用下，韧带也不会产生永久性变形。在

临床上，当脊柱突然从完全屈曲到完全伸直位时，韧带就会表现出这个重要特征。黄韧带的高弹性特性将使脊髓遭受冲击的机会得以最大限度地减少。前纵韧带(ALL)是附着于包括骶骨在内的椎体前面的纤维组织。ALL 牢固地附着在椎体前缘而非椎间盘纤维环之上，它在间盘水平变窄。后纵韧带(PLL)附着于所有椎体后缘，并一直延伸到尾椎。它与椎间盘相互交织在一起，其在椎间盘水平宽阔，在椎体水平较狭窄。两个相邻的椎体分离和靠近，以及椎间盘膨出时 ALL 和 PLL 都会变形。现已发现 ALL 的强度是 PLL 的两倍[1]。横突间韧带附着于横突之间，在胸椎处大而结实，而在腰椎处较小。棘间和棘上韧带附着于棘突之间(图 2-9)。

滑液

滑液是通过滑膜产生的，为无血管的关节软骨提供营养，并产生有助于润滑和保护关节软骨面的血液渗滤液[11]。研究人员一直在寻找滑液为可动关节提供近乎无摩擦的性能的重要活性成分。最初，透明质酸被认为是润滑剂，但它并没有表现出关节所需的承重性能。目前黏多糖(表面区域蛋白)已经作为一种滑液可能所必需的物质被研究。表面区域蛋白是由表面软骨细胞和滑膜细胞分泌的滑液中的糖蛋白。它已被证明具有相同的润滑性，因为在其表面存在有活性的磷脂[12,13]。

虽然滑液的确切作用仍然未知，但它被认为是一种关节润滑液，或者至少与关节软骨交互影响，可以减少关节面之间的摩擦。临床中长期制动的关节会发生软骨退变[14]。滑液的成分类似于血浆，但其含有特殊高分子量的黏蛋白(透明质酸)。关节有三种润滑作用，但却没有哪一种适用于所有关节的润滑。

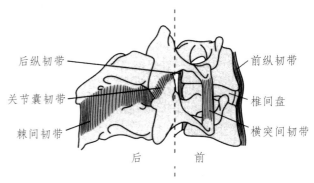

图 2-9 侧面图示出颈椎的运动节段，可确定各韧带结构。

根据流体动力学模型，滑液填充在关节面间隙之中。在关节运动时，滑液被吸引到关节表面之间的接触面，从而使运动面之间得到流体膜的养护。这种运动模式被认为可促进有效的快速运动，但它不会为缓慢运动和增加载荷运动提供足够的润滑作用。

弹性流体动力学模型是一个改进的流体动力学的模型，认为关节软骨具有黏弹性，因此在载荷下关节面会发生变形，使关节面之间接触增大。这将有效地减少润滑液的压缩应力。尽管这个模型考虑到了载荷力，但它并不能解释滑液在运动初始阶段或在往复运动的相对零速度期的润滑作用[15]。

在边界润滑模型中，滑液被吸附在关节面上，通过填充和有效覆盖关节面来减少关节面的粗糙度。该模型考虑了关节的初始移动和零速度运动。此外，边界润滑模型与弹性流体动力学相结合所形成的混合模型，更符合人类滑膜关节的需要（图2-10）。

关节神经学

关节神经学为关节疼痛的本质提供了相关依据，揭示了关节疼痛与关节功能障碍的关系，以及关节疼痛发生的机制。脊柱弹性结构包括椎间盘、关节囊和韧带，有丰富的本体感觉和动觉信息传入[16]。因此，脊柱的结构非常适合于监测感觉信息并提供动觉感知以协调相关运动。

滑膜关节是由三或四种包含丰富的神经元的神

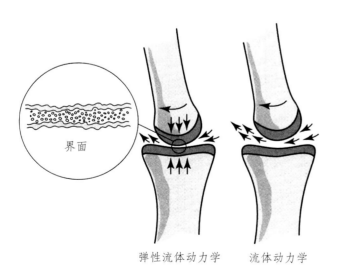

弹性流体动力学　　流体动力学

图2-10　滑膜关节的润滑模型。（Modified from Hertling D, Kessler RM:*Management of common musculoskeletal disorders:Physical therapy principles and methods*, ed 2, Philadelphia, 1990, JB Lippincott.）

经受体支配。不同神经元有着不同的直径和传导速度，表现为最大的有髓鞘的A型α-神经纤维到最小的无髓鞘的C型神经纤维的连续统一体。所有神经元都源自脊神经的背侧和腹侧支，从每个脊神经节段返回的脑神经的也是如此（图2-11）。由于多级上行和下行传入神经的原因，来自感受器的信息在许多节段之间传递。根据它们的神经组织学特性，感受器被分成四类，其中包括三种微粒机械感受器和一种疼痛感受器[17]。

Ⅰ型感受器仅限于关节囊的外层，可通过主动或被动关节运动来刺激。它们的激发率受关节末端控制。它们对运动非常敏感，阈值很低。有些感受器的敏感性是恒定的，因为即使在没有任何关节运动时，它们也不断被激发。因为它们是慢适应的，所以对运动的影响持久。Ⅰ型感受器的兴奋与下列因素有关：

（1）姿势的反射性调整，以及通过持续监控关节表面张力进行运动（运动感觉）。

（2）体位和运动觉。

（3）通过脑啡肽突触中间神经元递质来抑制疼痛感受器的传入。

（4）对颈部、四肢、下颌和眼部肌肉下运动神经元的兴奋作用。

Ⅱ型感受器位于关节囊深层。它们的阈值也低，甚至受到关节内微小张力的变化也会被激发。然而，与Ⅰ型感受器不同，当运动停止时Ⅱ型感受器可迅速被抑制。关节不活动时，Ⅱ型感受器完全静止。Ⅱ型感受器的功能可能包括以下几点：

（1）对反射作用和知觉的运动监控。

（2）通过脑啡肽突触中间神经元递质来抑制疼痛感受器的传入。

（3）对颈部、四肢、下颌和眼部肌肉下运动神经元的运动相作用。

Ⅲ型机械感受器存在于关节内外韧带之中，但在过去它们不被认为存在于脊柱滑膜关节之中。然而，McLain[18]在检查3个正常受试者的颈椎关节囊时发现了Ⅲ型感受器，但其数量比Ⅰ型或Ⅱ型感受器要少。这些感受体具有非常高的阈值及非常迟缓的适应性，因为它们由较大的带有髓鞘的神经纤维支配。它们似乎与高尔基腱器（Golgi tendon organ）类似，表现出同样的对运动神经元抑制作用。Ⅲ型感受器的作用虽未完全明了，但很可能表现如下：

（1）监控运动方向。

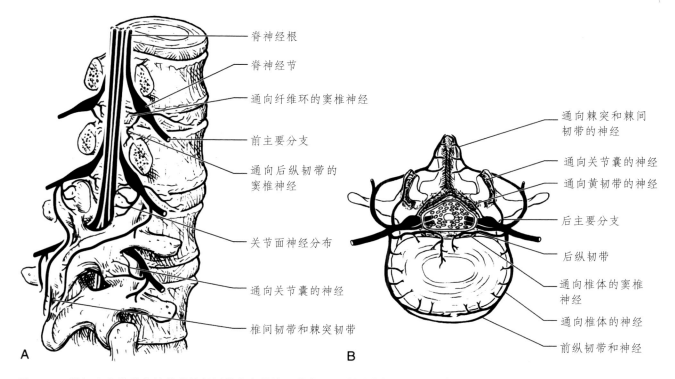

图 2-11　椎间盘和关节突关节囊外侧纤维的窦椎神经分布。(A)斜后方视图。(B)上方视图。(Modified from White AA, Panjabi MM: *Clinical biomechanics of the spine*, Philadelphia, 1978, JB Lippincott.)

（2）对部分肌张力产生反射作用，提供一种"制动机制"，以防止关节过度活动。

（3）识别潜在的有害动作。

Ⅳ型感受器由游离的无髓鞘神经末梢网组成。它们兼有疼痛感而且有多种不同类型，感觉范围很宽，包括瘙痒感。它们与机械性感受器密切相关，遍布关节囊及韧带的纤维部分。虽然在滑膜皱襞中发现了Ⅳ型感受器，但关节软骨和滑膜不存在该型感受器[19,20]。它们是高阈值的感受器，在正常关节之中并不活跃。急慢性炎症伴发的关节囊压迫、椎间盘变窄、椎体骨折、关节突关节脱位、化学性刺激及间隙水肿，均可激活伤害感受系统。伤害感受器的基本功能如下：

（1）产生疼痛。

（2）颈部、四肢、下颌和眼部肌肉的兴奋作用。

（3）与疼痛抑制有关的中枢反射。

（4）与各种自主神经活动有关的中枢反射。

姿态控制表现出感觉和运动系统之间复杂的相互作用，涉及感知周围环境的刺激，对内环境变化的反应，并保持身体的重心[21,22]。体内环境状态的信息主要来自本体感觉、皮肤、视觉及前庭系统。研究人员[23-25]认为，人主要依靠本体感觉和皮肤的输入以维持正常的静止姿势，并能完成大部分的日常生活活动，但由于活动复杂多变且需要提高体位稳性，必须整合来自多种感觉系统的信息。

机械和伤害感受器之间的关系是，当机械感受器功能正常时，伤害感受器的活动便会抑制[17]。反过来也是如此，当机械感受器无法正常发挥功能时，伤害感受器的抑制便减少，疼痛便会被感知[17]。

关节的机械感受器放电是多突触的，并在脊椎肌肉组织中产生协调的易化性和抑制性反射变化。这将有利于对这些肌肉活动的反射性控制[17]。Gillette[19]提出，整脊矫正治疗可产生足够的作用力来激活椎旁组织中多种机械性敏感受体。A-δ机械感受器和C多形态感受器可以在刺激中及之后产生冲动，快速、低振幅的手法操作带来的撞击在生理上很可能引起传入冲动。对本体感觉、动觉和反射调节功能的整合对关节的正常功能而言是必不可少的。

疼痛敏感性纤维也存在于椎间盘的纤维环之中。Malinsky[20]证实，在纤维环的外1/3处存在一些游离的复杂的神经末梢。椎间盘后方受窦椎神经的支配，侧方由灰交通支支配。在对脊柱融合术前切除的椎间盘进行评估过程中，Bogduk[26]发现椎间盘中有不同形态的丰富的神经末梢。神经末梢包括游离的终端、复杂的分支和错综复杂的纤维缠绕等几种类型。此外,这些神经末梢大多含有 P 物质,即一种假定的与伤害感受有关的递质。

Shinohara[27]报道了在退变的椎间盘髓核中存在伴有肉芽组织的神经纤维。Freemont 及其同事[28]观察了无背部疼痛到有背部疼痛患者的椎间盘。他们确定在不伴有疼痛的样本中,神经纤维分布在纤维环的外 1/3,而在伴有疼痛的样本中,神经纤维延伸到纤维环内 1/3 并进入髓核。他们发现,病变的椎间盘内有独立表达 P 物质的神经纤维,这些神经纤维可能在慢性腰痛的发病机制中发挥着重要的作用。大量的证据表明此类椎间盘可以产生疼痛,这些都证明游离神经末梢具有感受伤害的作用[20,26-36]。

关节的结构和功能是相互依存的,因此对关节特征的研究不应该把两者隔离开来。关节的结构属性被定义为解剖性关节,由周围有关节囊和韧带的关节面及所有关节内的结构组成。功能属性被定义为生理性关节,由解剖性关节及周围的软组织,包括肌肉、结缔组织、神经和血管组成(图 2-12)。

关节功能

由于肌肉收缩或重力的作用,每个关节都可产生生理运动,这种运动被称为骨运动学运动。骨运动学描述了每个骨关节与其他骨关节相互运动的关系。可以从两个角度描述发生在关节上的运动:近端对着相对固定的远端发生转动,或远端对着相对固定的近端发生转动。例如,膝关节屈曲可发生在足固定于地面深度屈膝时或足离地坐着时。肢体一系列的铰接式的连接,如上肢的肩胛带、上臂、前臂、手腕和手,被看做是一个运动链。运动链可以是开放或闭合的。开放的运动链是指肢体末端未被固定到一个固定物体上,因此可以自由活动,如上肢的手。封闭的运动链是指肢体末端被固定在一个固定物体上,只有近段可发生自由移动。

关节运动学运动是指发生在关节面上的那些特定运动。只考虑骨之间的运动或骨运动学运动是不充分的,因为未考虑发生在关节上的运动,而且因为运动通常涉及围绕不同轴线的耦联运动。此外,关节运动学既考虑施加于关节的作用力,而且还包括特定关节中存在的附属运动。

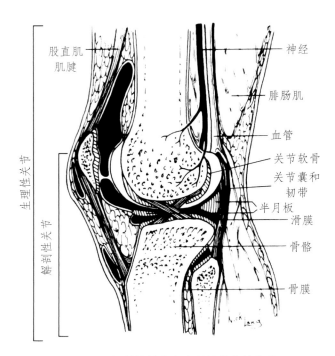

图 2-12　解剖性关节和生理性关节的构成。

(图中标注:股直肌肌腱、生理性关节、解剖性关节、神经、腓肠肌、血管、关节软骨、关节囊和韧带、半月板、滑膜、骨骼、骨膜)

因此,在评价关节活动时,将骨运动和关节运动联系起来至关重要(图 2-13)。这涉及要确定活动骨力学轴相对于固定关节面的运动。关节的力学轴是指穿过活动骨的一条直线,当骨与静止关节面的中心接触时这条直线与此关节面是垂直的(图 2-14)。

当一个关节面相对于另一关节面运动时,可发生旋转、滚动、滑动或上述运动的组合运动。MacConnail 和 Basmajian[37]用术语"旋转"来描述围绕力学轴的旋转运动,只有在髋部、肩部和桡骨近端,才可能作为一种单一的运动出现。滚动发生在一块骨表面上的各点与另一块骨相同间距的各点相接触时。滑动发生在移动关节面上只有一个点与相对关节面上各个不同点相接触时(图 2-15)。

在人体大多数关节,这些运动是同时发生的。凹凸律与这种预期的转动(滚动)和平移(滑动)的组合有关。凹形表面在凸形表面上移动时,滚动与滑动运动发生在相同的方向上。然而,当凸形表面在凹形表面上移动时,滚动与滑动则发生在相反的方向上(图 2-16)。单纯的滚动运动往往导致关节脱位,而单纯的滑动运动会导致关节面相互撞击。此外,滚动和滑动相结合在解剖结构上是十分重要的,因为必须减少关节软骨才能让关节运动,并降低关节的磨损(图2-17)。

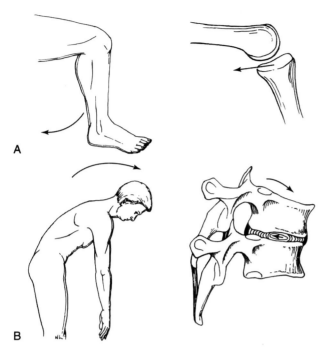

图 2-13　(A)屈膝和胫股关节的骨运动学运动。(B)躯干屈曲和 T6 到 T7 关节的关节运动学运动。

这些概念有助于制定恢复受限关节活动的临床决策。可以用被动运动手法来促使功能障碍关节的关节运动学运动以恢复其滚动和旋转能力。手法(整脊)技术可用来恢复滑动运动,也可用于恢复滚动和旋转运动[38]。

此外,当物体运动时,运动所围绕的轴线可以产生位置的瞬间变化。术语"瞬时旋转轴线"(instantaneous axis of rotation, IAR)用来表示此位置点。加在关节上的不对称作用力可以使正常的 IAR 移位。对 IAR 理解得越全面深入,越容易分析脊柱的运动(图 2-18)。White 和 Panjabi[1]指出,这一概念的意义在于,任何形式的平面运动都可以用 IAR 来描述。复杂运动可简单地视为具有多个不断变化的 IAR 的许多非常小的运动[1]。IAR 这个概念用于描述平面运动,即二维运动。

当物体间发生三维运动时,空间中的一个独特轴线称之为"螺旋运动轴"(helical axis of motion, HAM)(图 2-19)。HAM 是描述不规则形状物体间运动的最精确方法,如解剖结构之间的运动,因为难以用其他方法为此类物体连续准确地确定参考点。

显然,大多数运动都是围绕和通过几条轴线同时发生的,所以人类的躯体很少发生单一运动。关节运动的性质和范围由关节结构所决定,具体而言,是

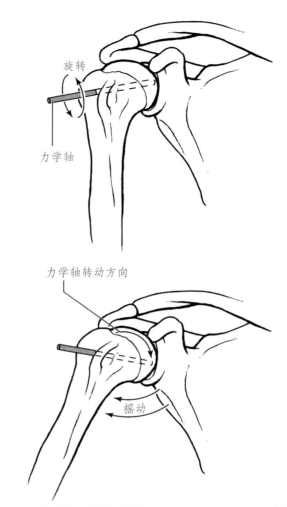

图 2-14　关节的力学轴,以及 MacConnail 和 Basmajian 有关旋转和摆动的概念。

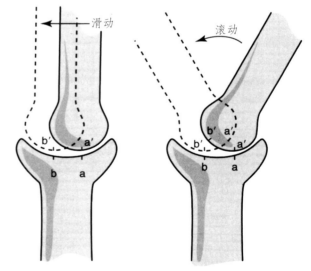

图 2-15　关节运动学的滚动和滑动运动。(Modified from Hertling D、Kessler RM: *Management of common musculoskeletal disorders: Physical therapy principles and methods*, ed 2, Philadelphia, 1990, JB Lippincott.)

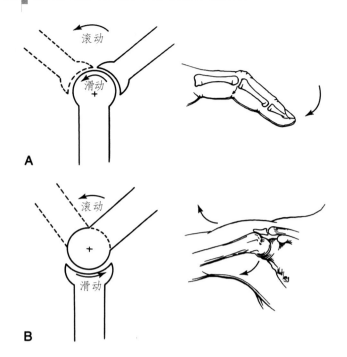

A

B

图 2-16　凹凸律。(A)凹面在凸面上的运动。(B)凸面在凹面上的运动。

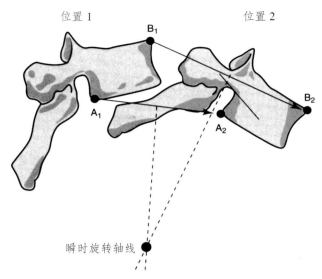

图 2-18　瞬时旋转轴线。(Modifited from White AA, Panjabi MM: *Clinical biomechanics of the spine*, Philadelphia, 1978, JB Lippincott.)

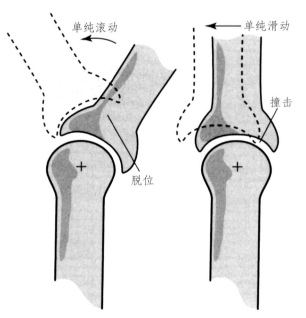

图 2-17　单纯滚动或单纯滑动运动的后果。(Modified from Hertling D, Kessler RM: *Management of common musculoskeletal disorders: Physical therapy principles and methods*, ed 2, Philadelphia, 1990, JB Lippincott.)

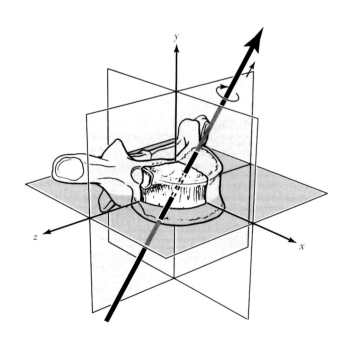

图 2-19　螺旋运动轴。(Modifited from White AA, Panjabi MM: *Clinical biomechanics of the spine*, Philadelphia, 1978, JB Lippincott.)

由关节面的形状和方向决定的。没有哪两个关节面是完全匹配的，更不是完美的几何学结构。所有关节面的曲度在某种程度都不是恒定的，而是逐点变化

的。由于关节面之间的不一致性，为了使关节自如活动，必须有一定的关节间隙和活动范围。这种活动范围是关节发挥正常功能必不可少的。

大多数滑膜关节只在一个位置上关节表面最为匹配,通常处在或邻近运动终端位置。该位置被称为"关节紧张位"。在这个位置上大多数韧带处于绷紧状态,关节面之间有着最大的接触,关节非常稳定,不易移动或分离。关节活动中的其他位置称为"关节松弛位"。一般情况下,在该位置关节面之间接触较少,韧带和关节囊呈松弛状态。对于大多数滑膜关节,松弛位趋向于屈曲。在关节休息位(最大的松弛位),即关节的中立位,关节囊最为放松,活动量最大。损伤时,关节通常会处于最大松弛位,以利于关节肿胀的消退。

在关节通过活动范围时,关节面相互靠近或分离。这就是挤压和牵拉运动。关节朝向紧张位运动会经受挤压,关节朝向松弛位运动时会经受牵拉[37](表2-3)。

关节活动包括5种运动特性,这是正常关节必须具备的功能。这5种运动特性是关节活动度、主动活动度、被动活动度、活动终末感及精神生理活动。应从关节中立紧张位考虑关节活动度,此后是在肌肉控制下的主动活动度。被动活动度是由检查人员引起的,包括主动活动度加上在弹性范围内的小限度活动。此后会遇到弹性阻力屏障,呈现特征性的终末感运动。越过弹性屏障后得到的这种小限度运动通常会产生后空化现象(postcavitation),并将其归类为精神生理活动。超过精神生理屏障的关节活动将使关节超过其解剖完整性极限,进入病理性活动区。关节一旦进入病理性活动区,就会损伤包括骨和软组织在内的关节结构(图3-22和图3-23)。

关节活动度及活动终末感是关节发挥正常功能所必需的,缺少哪一个都会引起关节活动受限和疼痛。主动活动受功能锻炼和活动的影响,被动活动受牵拉和某些活动的影响,但在关节越过弹性屏障时会影响终末活动,产生突然的关节屈从和特征性的弹响声(空化现象,cavitation)。这个动作可以用深层活动法以及快速、低幅度按摩手法来完成。

作用于结缔组织的外力

了解关节结构是构建理论基础之所需,而了解影响关节的各种外力的动力学,则有助于解释关节

表2-3	各关节的紧张位	
部位	关节名称	关节紧张位
手指	末节指间关节	最大伸展位
	近节指间关节	最大伸展位
	掌指关节	最大屈曲位
手	掌骨间关节	最大对掌位
腕	腕骨间关节	最大背屈位
前臂	尺桡关节	5°旋后位
肘	肱尺关节	旋后伸展位
	肱桡关节	旋后屈曲位
肩	盂肱关节	外展外旋位
	肩锁关节	90°外展位
	胸锁关节	最大上举位
足趾	远节趾间关节	最大伸展位
	近节趾间关节	最大伸展位
	跖趾关节	最大伸展位
足	跖骨间关节	最大对掌位
踝	跗跖关节	最大内翻位
	胫距关节	最大背屈位
膝	胫股关节	最大伸展、外旋位
髋	髋股关节	最大伸展、内旋、外展位
脊柱	三关节复合体	最大伸展位

的损伤和修复机制。在功能上,骨最重要的性质是它的强度和硬度, 在施加载荷时二者是极其重要的特性(图2-20)。活性组织会受到许多不同外力的组合作用,以满足日常生活的需要。虽然下面会单独描述每一种类型的载荷力,但事实上大部分活动是由所有作用力的不同幅度组合而产生的。

张力

张力出现在关节结构被纵向拉伸时。张力载荷引起拉伸动作可产生大小相等、方向相反的载荷,方向从关节面向外,其拉伸应力和应变向内。因此,拉力会使关节结构的间距增加, 导致结构的横断面面积减少。当材料沿拉方向伸展时,会在其他两个方向收缩。如果主要作用力是拉力,将会产生附带的压缩力,反之亦然。

人体张力由软组织(筋膜、肌肉、韧带和结缔组织)提供,而作为躯体的组成部分其在很大程度上已经被忽略。在人体结构中,这些部分并不是次要的,而是组成人体不可分割的一部分。在脊柱结构中,韧带可加载张力[39]。张力也发生在椎间盘在前屈、后伸、轴向旋转及侧屈的旋转运动中。髓核倾向于承受压缩载荷,而纤维环倾向于承受拉伸载荷。

压缩力

压缩出现在载荷将物体推挤在一起时, 会产生变形应力。组织结构受压缩时的特性,在很大程度上取决于其长度以及施加载荷的大小与时间长短。

压缩力可传递到脊柱的椎体和椎间盘。髓核呈半流体或凝胶状,具有流体或液压结构的特性。髓核是不可压缩的,因此在压缩载荷下必然会变形。髓核通过放射状结构重排列来抵消压缩力。

临床上需要注意的是,当压缩力过大时,结构破坏首先发生在软骨终板。结果导致髓核疝入椎体,形成施莫尔结。然而,当脊柱屈曲或伸展承重时,损伤可能会减轻。屈曲时施加压缩负荷,会造成终板或椎体(骨性结构较弱的部位)的前方塌陷。伸展时施加压缩负荷,压缩力的很大一部分会传导至关节面,导致关节囊损伤。

围绕长轴的扭转力所施加的压缩载荷, 可能会在椎间盘纤维环产生环状撕裂。对骨结构施加压缩载荷(轴向载荷),可产生大小相等、方向相反的朝向关节面的力,以及向内的压缩应力和应变,使结构变得短而宽。椎体压缩性骨折是椎体无法承受压缩力的典型例子。

弯曲载荷是拉伸和压缩载荷的组合。其大小取决于作用力到中立轴的距离。长骨骨折通常是通过这种机制发生的。

剪切力

如果载荷、应力和应变都来自拉伸或压缩,生物体的生物力学效应将会更容易理解。然而,生物体也在承受剪切力的作用。剪切力引起滑动,或者更确切地说是为了阻止滑动。剪切载荷以成角方式导致组织结构内部变形,这是由于施加的载荷与结构表面是平行的。

首先,脊柱关节和纤维环的纤维会抵抗脊柱活动节段的剪切力。在正常的生理条件下,当关节面互相接触时,可以抵抗剪切力。然而,椎间盘退变导致椎间盘变薄时间盘间隙会变窄,异常高的应力可能会作用于脊柱关节上,但抵抗此种应力的极限尚无明确的文献记载[40,41]。

因为目前尚没有抵抗剪切应力的有效措施,相

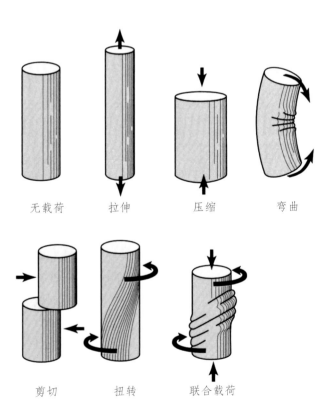

无载荷　　拉伸　　压缩　　弯曲

剪切　　扭转　　联合载荷

图2-20　作用于骨的载荷。(Modified from Soderberg GL: *Kinesiology*:*Application to pathological motion*, Baltimore, 1986, Williams & Wilkins.)。

比于压缩载荷，椎间盘在拉伸载荷下损伤的风险更大[1]。但已发表的研究资料表明，对剪切力影响的研究大多数是在尸体上进行的，脊柱后方的部件已被除去了。腰椎关节面在矢状面上大多处于对位状态，因为它有一种铰锁机构，只允许几度旋转。因此，至少在下腰段，脊柱关节可对抗剪切力。在剪切载荷作用下，松质骨最容易发生骨折，股骨髁与胫骨平台经常受累及。

扭力

物体扭曲时发生扭转，引起扭曲的力被称为扭力。扭力是围绕结构的长轴沿相反方向施加的平行作用力所产生的载荷。在脊柱这种弯曲结构中，施加扭力载荷时，也会发生弯曲。

Farfan 和他的同事[42]推断：抵抗一个运动节段扭力的大约90%是由该节段椎间盘提供的。他们进一步指出，腰椎的纤维环提供了大部分抗扭阻力，并推测，扭转扭伤时纤维环各层将会撕裂，从而导致椎间盘退变[42]。形成这一概念所依据的观点是，在脊柱上产生扭转力的朝向某个方向的纤维环纤维将会伸展，而在其他方向上的纤维将会松弛。结果导致只有一半的纤维抵抗扭力。

然而，Adams 和 Hutton[43]不同意 Farfan 及其同事的观点，认为主要是关节面在抵抗腰椎承受的扭力，而且受到压缩的关节面是在扭力达到极限时首先屈从的结构。其他人进行的实验进一步说明并支持下述观点：包括脊柱关节和韧带在内的脊柱后侧结构，在抵抗扭力中起着重要作用[44,45]。考虑到 Farfan 和他同事的结论，这些作者认为，单纯扭力不是造成椎间盘退变和脱出的主要致病因素，因为旋转是由随意肌的活动产生的，而且椎间盘受到的应力和应变也比较小。Bogduk 和 Twomey[46]认为，轴向旋转会通过扭转拉伸纤维环，但纤维环通常受到脊柱关节的保护。腰椎的正常旋转会引起脊柱关节的撞击，防止了纤维环3%以上的应变。随着旋转力进一步增加，受到挤压的脊柱关节可起到新旋转轴的作用，让一些附加的侧方剪切力施加在纤维环上。过大的扭转力可导致任何一个抵抗扭力的结构受到损伤[46]。骨折可发生在受到挤压的脊柱关节；关节间部也会发生骨折；关节囊撕裂可发生在未受挤压的脊柱关节中；椎间盘周缘撕裂可发生在纤维环上（图2-21）。螺旋骨折是扭转载荷作用于长骨导致的另一个例子。

牛顿运动定律

运动的结果取决于运动物体所受到的作用力。牛顿在伽利略学说的基础上观察到，作用力与物体的质量和运动之间的相关性是可预见的。他的"运动定律"为描述作用于人体上的力和这些力对人体运动的影响之间的关系提供了框架。牛顿运动定律包括惯性定律、加速度定律和作用力与反作用力定律。

惯性定律（第一运动定律）

第一运动定律描述为，任何物体在不受到外力的作用时，始终保持匀速直线运动或静止状态，除非外力迫使它改变状态。因此，需要某种力的作用，才能开始、停止或改变直线运动。惯性与改变物体运动速度或克服其阻力所需要的能量有关。每个物体都有一个点，它的质量围绕这个点是均匀分布的。这个点就是所谓的质量中心，被认为是重力加速度对物体的作用点。对于完全直立的人体而言，质量中心位于第二骶椎的正前方。

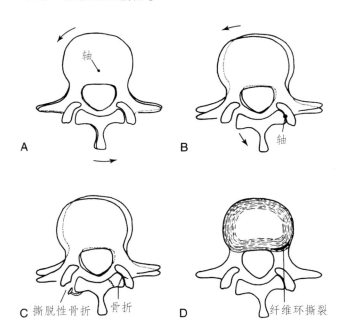

图 2-21　旋转对腰椎节段的影响。（A）旋转受到脊柱关节撞击的限制。（B）更大力度的旋转会导致旋转轴移位。（C）受到挤压的关节面会发生骨折，移位的关节面会造成撕脱或关节囊撕裂。（D）椎间盘会受到侧向剪切力，从而导致纤维环周缘撕裂。（Modified from Bogduk N, Twomey LT: *Clinical anatomy of the lumbar spine*, ed 2, Melbourne, Australia 1991, Churchill Livingstone.）

加速度定律（第二运动定律）

第二运动定律描述为，物体的加速度与作用力成正比，与物体的质量成反比，加速度的方向与作用力的方向相同。根据这个定理推导出方程式：作用力(F)等于质量(m)乘以加速度(a)。牛顿第二定律也可以用来表述功与能量的关系。功等于作用在物体上的力和物体运动距离的乘积。此外，还可以用功除以时间来计算出能量。

作用力与反作用力定律（第三运动定律）

第三运动定律描述为，任何运动都存在作用力和反作用力，二者大小相等而方向相反。这就意味着，每一种相互作用，都有一对作用力作用在两个相互作用的物体上。作用于第一个物体上的力和作用在第二个物体上的力大小相等，而作用在这两个物体上的作用力的方向都相反。力总是成对出现的，即成对的大小相等、方向相反的作用力与反作用力。当这两个大小相等、方向相反的力作用于同一个物体时，二者相互抵消，所以不会产生加速度(甚至无任何运动)。这个例子不属于第三定律，而是力之间的平衡。牛顿第三定律是宇宙的基本对称法则之一。

结缔组织的性质

和软组织相比，结缔组织对各种应力载荷的反应对于引起关节功能障碍的作用更为明显。在过去的几十年中，大量的科学研究对结缔组织的物理性质做出定义。构成关节相关结缔组织的各生物学材料的成分、比例及分布，对关节的机械性能有着很大的影响。组织这些生物学材料包括纤维、基质和细胞，依据关节的力学要求按不同比例混合而成[47]。

结缔组织通过抗作用力的旋转力矩来维持关节的动态稳定性和完整性。当这些旋转力矩较大时，结缔组织要有相当大的能力才能维持所需的关节稳定性和完整性。结缔组织是由不同密度和空间排列、嵌入在蛋白质多糖基质（通常称为基质）中的胶原纤维所组成。胶原是一种纤维状蛋白，具有非常高的拉伸强度。胶原组织可构成多种不同的高级组织结构，包括肌腱、韧带、关节囊、腱膜和筋膜鞘。在关节运动的正常极限处，主要的被动抵抗源包括韧带、肌腱和肌肉。因此，在正常和病理状况下，人体大多数关节的活动度主要受一种或多种结缔组织的限制。每种结缔组织在抵抗中所起的作用因人体的部位而异。

所有的结缔组织都具有弹性拉伸和塑性(黏性)拉伸(图2-22)两种性质。术语"拉伸"是指在直线方向上的拉长和长度的增加。因此，拉伸是指拉长的过程。弹性拉伸是一种弹性性质，拉伸载荷产生的拉长在载荷去除后可恢复到起始状态。因此，它也被称之为暂时性或可恢复的拉长。塑性(黏性)拉伸指的是油灰状性质，拉伸应力的线性变形即使在去除应力后依然存在。它也被称之为永久性或不可恢复的拉长。

术语"黏弹性"(viscoelastic)用来描述具有黏性和弹性两种性能的组织。大多数生物组织，包括肌腱和韧带，都具有黏弹性。黏弹性材料具有时间依赖性、速率敏感性及应力应变相关性[48]。黏滞性产生随时间变化的塑形或永久性变形；而弹性可导致弹性变形或可恢复变形，使其恢复到原先的大小、形状和长度。

是结缔组织的塑性成分还是其弹性成分在起主要作用，受多种不同因素的影响。这些因素包括作用力的大小及其持续时间。因此，影响结缔组织变形的主要因素是作用力和时间。作用力大到足以克服关节的阻力而且作用时间较短，则产生弹性变形。然而，当相同的力作用时间较长时，就会发生塑性变形。

当结缔组织被拉伸时，弹性和塑性变形的相对比例差异很大，取决于进行拉伸的方式和条件。当拉力连续施加到结缔组织时，使结缔组织拉伸到特定的程度所需的时间与所用力的大小成反比。因此，低强度拉伸法要达到强力拉伸法所产生的相同伸长量，需要更长的时间。但是，在拉伸应力去除后保持的组织延长比例，是低强度长时间拉伸法的较大。当然，强力时间拉伸也会造成结缔组织伸长，还可能断裂。

当结缔组织结构被永久性拉长时，即使没有发生彻底断裂，也会出现一定程度的功能衰退。衰退程度取决于组织被拉伸的方式以及拉伸的量。然而，对

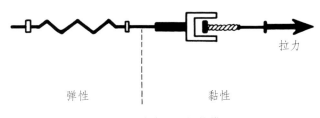

图 2-22 结缔组织性能模型。

于相同量的组织伸长，强力拉伸法产生的衰退要比低强度缓慢拉伸法大。

由于塑性变形涉及结缔组织的永久性改变，因此必须了解什么时候最可能发生塑性变形。长时间将应力集中于某些部位时，产生的影响最大。不适当的睡眠姿势和长时间的静止站立可产生塑性变形，可能会使骨骼错位、关节功能障碍和关节失稳。

外伤或手术后，人体修复过程中涉及的结缔组织常会妨碍功能；它可能会由于纤维组织替代了弹性组织而异常地限制关节的活动度。瘢痕组织、粘连和纤维化挛缩是脊柱按摩疗法必须处理的、常见的结缔组织病理类型。

结缔组织在与其相关的关节制动时可能会丧失其可伸展性[49]。制动时蛋白多糖分子中的水会释放出来，使结缔组织纤维互相接触，促使异常交联的形成，导致其失去可伸展性[50]。据推测，手法治疗可以打破异常交联以及关节内任何的纤维脂肪粘连，从而提供自由运动，并减少水分流失。此外，按摩可以拉伸各部分肌肉，刺激纺锤体反射，从而可能会降低高张性状态[51]。

结缔组织对各种应力载荷的反应对关节功能障碍的软组织成分有极大的促进作用。在过去的几十年中，大量的科学研究针对的都是如何定义结缔组织的物理性质。

肌肉

肌肉的作用是移动骨骼使人体完成日常工作。正常男性，肌肉占体重的 40%~50%；女性的肌肉占体重的30%左右。人体肌肉有三种类型：横纹肌（骨骼肌）、平滑肌和心肌。这三类肌肉中，只有骨骼肌受人的意识支配。

人体共有三种类型的横纹肌（图 2-23）。平滑肌由沿肌纤维平行走行通过肌肉全长，终止于肌腱。虽然通常其不能产生很大的力量，但是平滑肌是特定进行迅速收缩的。羽状肌的纤维覆盖于中央肌腱上。其中一种的纤维只附着于中央肌腱的一侧，叫半羽肌；如果肌纤维附着于中央肌腱的两侧，则叫羽状肌。还有一种多羽肌，其肌纤维从各种不同的方向插入肌腱。虽然横纹肌比平滑肌反应更慢，但这种肌肉可以产生较大的收缩力。

肌肉由三层组织组成（图 2-24）。肌外膜由肌肉周围的结缔组织形成；肌束膜把肌纤维分成大小不

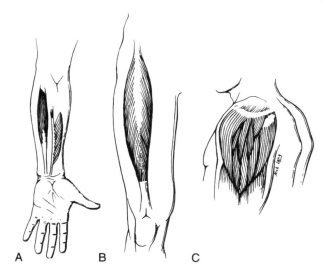

图 2-23　肌肉形态学分型。（A）半羽肌。（B）羽状肌。（C）多羽肌。

同的肌束；肌内膜围绕着各个肌肉细胞。肌纤维也有三层。最外层由胶原纤维组成。基底膜层包括多糖和蛋白质，大约 500Å 厚。最内层（肌纤维膜）是肌肉的兴奋膜。

肌纤维含有可收缩蛋白组成的柱状细肌丝。横纹肌中这些分子是一层层相互关联的肌动蛋白和肌球蛋白分子。这些肌原纤维悬浮在被称为"肌浆"（sarcoplasm）的基质中，基质由通常的细胞胞内成分组成。肌浆液富含钾、镁、磷酸盐和蛋白酶。许多线粒体位于 I 带肌动蛋白丝附近，表明肌动蛋白丝在利用由线粒体形成的三磷酸腺苷中发挥着重要作用[52]。肌质网的功能是维持钙离子平衡。横纹小管系把肌膜

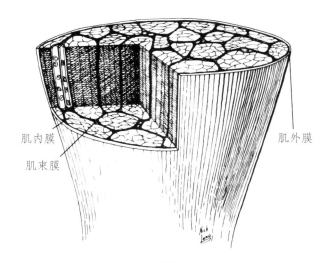

肌内膜
肌束膜
肌外膜

图 2-24　结缔组织层次。

的去极化从肌肉细胞传递到蛋白质。位于肌浆内的还有肌红蛋白，它是氧结合和氧转移所必需的。

骨骼肌有两种形式，最初被称为白肌和红肌。白肌是一种快肌，或相位肌。它的收缩时间短，含有大量糖酵解酶。从本质上讲，这种肌肉可以迅速发挥功能，这是短期内快速收缩所必需的。红肌是一种慢肌，或紧张肌。它含有大量肌红蛋白和氧化酶，其收缩速度比白肌要慢得多。红肌在需要持久肌肉收缩的静态活动中较为重要。站立就是一个很好的例子。在人体中，每块的肌肉都由这两种类型的肌肉混合构成。

当一个刺激从运动神经传递到肌肉时，肌肉内的所有纤维就会同时收缩[53]。已定义了两种肌肉收缩类型。等张收缩期间，肌肉在恒定载荷下缩短其肌纤维。等长收缩期期间，肌肉的长度不变。这会产生张力，但不做功。没有哪块肌肉可以进行纯粹的等张收缩，因为等张收缩必须由等长收缩引发。

肌肉收缩是指肌肉内形成紧张，并不一定会引起肌肉短缩。当肌肉紧张到足以克服阻力，使肌肉明显缩短引发躯体运动时，便可说出现了同心收缩。肌肉具有加速的能力，可以给骨性杠杆上施加一个同心收缩力，围绕支点产生预定范围的动。

当某一给定的阻力克服了肌肉张力使肌肉发生实际的伸长时，称之为离心收缩。减速是肌肉能在可控速率下可松弛（离心收缩）的一种特性。肌肉的离心收缩有许多临床应用，特别是在摆放体位时。

肌肉可以执行多种功能，因为它们有收缩和松弛的能力。肌肉的主要功能有三种：一是减震，另一种是加速，第三种是减速。对人体整体生物力学的理解而言，每种功能都很重要，以下分别进行讨论。对轴向压缩冲击的缓冲作用主要由肌肉-肌腱系统来完成。因此，撞击可导致许多肌肉骨骼疾病。胫骨痛、足底筋膜炎、跟腱炎、肱骨外上髁炎，以及某些背部疼痛，均由身体无法充分吸收和消除撞击带来的损伤所致。

肌肉系统是关节的主要的稳定装置，如果肌肉被破坏，韧带承受巨大的应力，关节将变得不稳定。这经常出现在足踝扭伤时，当肌肉无法快速反应以保护关节和韧带的，便出现踝关节扭伤或韧带撕裂。如果韧带被拉伸但未完全撕裂，可导致踝关节发生慢性不稳定，尤其是在周围的肌肉组织还没有充分修复时。当肌肉被破坏时，韧带不能为关节提供足够的稳定性，应力不能被韧带完全吸收，骨及其他结构就会承受更多的应力。

在关节任何位置施加作用力都可能导致骨性结构、韧带和肌肉的损伤。肌肉收缩所产生的拉力可以使骨的连续性中断，导致骨折（最为常见的是腓骨短肌拉伸致第五跖骨基底骨折）。同样，跟骨骨折也是通过此种机制发生的。因为密质骨的位置靠近关节面并且由关节囊紧密包绕，不当的外力可能会引起骨折、关节脱位或韧带撕裂。Kaltenborn[54]认为，了解每个关节密质骨的位置特别重要，因为对关节活动度的检查和按摩手法的施行不应该作用于密质骨的部位（表2-3）。当不当的力被施加在开放式关节松弛位置时，伴随稳定性的丢失可能产生韧带和肌肉组织的损害。

脊柱节段性功能障碍的表现之一是肌张力过高。局部触诊或肌电图检测，可以检查到椎旁肌肌张力的增加。Janda[55]发现肌张力增高有五种不同类型，分别为：边缘功能障碍、节段性肌痉挛、反射性痉挛、触发点和肌肉紧张。Liebenson[56]论述了采用主动性肌肉收缩和放松的方法来治疗这五种类型的肌张力增高。

肌肉急性损伤通常由短时间的暴力所引起，主要影响结缔组织的弹性变形。如果外力超出了结缔组织的弹性范围，则会引起结缔组织塑性变形。当外力超过塑性变形的范围时，组织就会破裂。按摩师经常遇到的是，在工作和生活活动中由于姿势不当而重复发生的轻微损伤引起关节功能障碍，当这种作用长期存在时，可形成塑性变形。

僵直往往与肌肉弹性下降有关。这种情况被称为肌肉挛缩，但其作用机制尚不清楚。肌肉被固定在短缩的位置，其收缩力量减少，比可自如活动肌肉的静息长度变短[57]。为此，推荐进行有力的肌肉伸展活动使肌肉紧张[55]。然而，有效拉伸应建立在邻近关节能自由运动的基础之上。因此，在对患者进行肌肉拉伸前，常常需要活动相关的关节。现已证实，Ⅱ型快速收缩肌纤维的选择性萎缩和与疼痛相关的关节僵直有关[58]，进一步支持了关节适当功能活动的重要性。

韧带

韧带通常呈条索状或束带状，由类似于肌腱的致密结缔组织构成。韧带是由Ⅰ型和Ⅲ型胶原纤维组成，成行排列的成纤维细胞分布其中。胶原纤维束互相交织在一起，也提供了可伸展的弹性纤维。不同韧带的弹性纤维数量有所不同。韧带表现出所谓"皱缩"(crimping)的力学性能，为韧带提供了一种吸收冲击的能力，这有助于韧带灵活性的发挥。

脊柱的韧带发挥两种作用，既保证了脊柱在正常运动范围内活动，也通过限制过度运动和吸收负荷来保护脊髓[59]。Jiang[60]认为脊柱韧带的拉伸，导致了"脊髓两侧的几个脊髓水平一连串的感觉反馈"。这些感觉信息可上传到更高的中枢（大脑皮层）。这些发现提供了令人振奋的证据，即脊柱的韧带、Z 关节囊和脊柱的小肌肉(棘间肌、横突间肌和横突棘肌)，在脊髓本体感觉(关节的位置觉)中发挥了重要的作用，并可能在与脊髓矫正相关的神经活动中发挥作用[61]。

大的负荷可能会超过韧带的抗拉性能，从而导致韧带完全或部分撕裂损伤。韧带愈合的基本机制是炎症、修复和重塑。韧带组织制动后，导致小直径的纤维[62]数量减少，可能会引起关节僵硬。然而，韧带制动导致关节僵硬的确切机制尚未明了。这很可能是由关节内形成粘连和韧带成纤维细胞的主动收缩共同造成的[63-65]。利用猫动物模型研究发现，棘上韧带的变形或压力，可能促使多裂肌拉紧一至三个腰椎节段，以防止椎体失稳[66]。强有力的肌肉活动所施加的负荷可能会造成韧带的永久性损伤，表明痉挛性肌肉活动及疼痛可能由韧带过载引起。

脊柱关节

从寰枕关节至骨盆的脊髓节段的共同特点是后侧都有两个脊柱关节。这些成对的组件称为椎骨关节突(意为"椭圆形分支")，它们被包裹在一个稍微宽松的囊内，具有一定程度的弹性。除了颞颌关节和胸锁关节外，关节突关节附有关节软骨，所有关节面相互接触。这些关节囊内有纤维软骨盘，使关节面互相分离。

和椎间盘相比，与关节突关节相关的生物力学研究很少见。然而，正是脊柱关节控制着运动的方式，保护椎间盘免受剪切力的影响，并对脊柱提供支撑。关节突关节表面的走向因不同脊柱节段而不同，每个节段的大部分自由度都可调整(图 2-25)。

因为这些关节是真正的可动(滑膜)关节，因此每个关节都有滑膜结构，通过分泌滑液来为关节表面提供营养。滑液的确切作用仍然未知，但它被看做是一种润滑剂，或者至少与关节软骨互相作用，以减

少关节面之间的摩擦力。此外，滑膜可能是无血管分布的关节软骨的营养源。关节面之间间断的挤压和分离，必须发生在营养物质和代谢废物充分交换的前提下[2]。而且之前已经提到过，固定的关节会发生关节软骨的退化。有证据显示关节突关节承受相当大的压力时，可出现退行性改变[14]。显然，滑膜关节的功能的正常发挥和润滑液的作用关系密切。

关节囊受到丰富的伤害性感受器(疼痛)及机械性感受器(本体感觉)支配，允许支撑结构对不同的姿势和身体活动所施加的张力和压力做出反应。关节的每种运动，首先要克服关节囊的表面张力，然后才能够维持关节返回到其初始位置。关节囊的外侧部分更加宽松，并且含有更少的弹性纤维[67]。持续的腰椎屈曲过程中发生的蠕变比反复的腰椎屈曲更为明显，这表明松弛的关节囊可能增加潜在的关节疼

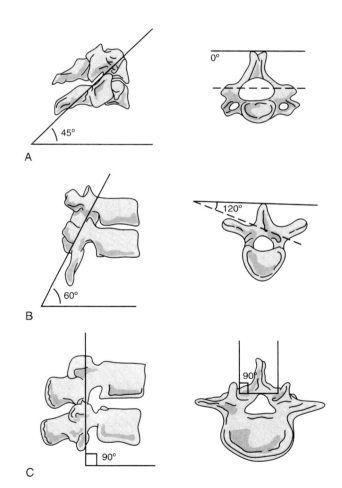

图 2-25　从侧面和上面观察的每个脊柱区域的关节突平面。(A)颈椎(C3 到 C7)。(B)胸椎。(C)腰椎。(Modified from White AA, Panjabi MM: *Clinical biomechanics of the spine*, ed 2, Philadelphia, JB Lippincott, 1990.)

痛，并造成直接或间接的关节拉伸[68]。

虽然后侧关节不能承受更多的重量，但它们可以发挥椎间盘承重作用的 1/3。此外，作为三关节复合体的一部分，如果椎间盘发生退变并且失去高度，更多的负重功能将由关节突关节所承担。长时间的轴向负荷时，由于水分丢失使椎间盘高度丢失，从而导致关节突关节承受更多的重量。

后侧关节也有纤维脂肪性的新月状结构，显然新月状结构的存在是为了适应排列不一致的关节面，但其临床意义仍存在争议。Bogduk 和 Engel[69]对腰椎关节突关节的新月状结构做了一个很好的回顾。其论述内容来源于文献综述，支持新月状结构是由于卡压造成腰部急性绞锁的起因这一论点，该文章还对腰椎新月状结构做了全面论述。

新月状结构似乎是关节周围的组织连续形成的滑膜皱襞，包括囊内和囊外两部分。在显微镜下，该组织由疏松的结缔组织和脂肪组织构成，夹杂着许多血管（图 2-26）。新月状结构可能存在不同的形状，包括胸椎的环形新月状结构及腰椎的舌状和丝状新月状结构[70]。

当关节软骨表面未接触时，这些新月状结构可以伸入关节间隙。Bogduk 和 Engel[69]记录了两个类型，一类位于关节前后侧的边缘，一类位于关节的上下方。在他们看来，只有那些位于关节前后侧的边缘的才是

真正的新月状结构。在功能上，Bogduk 和 Engel 认为，因为可以在更广泛的范围内分担载荷，这些结构可能对稳定腰椎关节突关节提供更多的帮助。用他们的话来说，新月状结构发挥了"空间填充"的作用[69]。

不论是在理论上，还是在临床中，这些新月状结构都有可能被卡压[71]。关节面之间新月状结构的卡压本身不会产生疼痛，疼痛可能通过牵引关节囊新月状结构基底部所产生。通过一系列活动，可能会引起腰部更多的疼痛和反射性肌肉痉挛，称为"腰部急性绞锁"，运用按摩疗法可解除上述症状。当关节屈曲且新月状结构被关节挤出不能重新回纳时，可能会发生新月状结构的卡压。它被骨性结构或关节软骨的边缘卡住，引起关节囊的膨胀，最终导致关节囊占位性病变。关节囊膨胀时可产生疼痛[72]。

Giles 和 Taylor[67,73]同时使用光学显微镜和透射电子显微镜观察腰椎关节突关节新月状结构（滑膜皱襞）的神经分布。腰椎椎板切除术术后，作者沿着邻近的黄韧带和滑膜襞切除部分后内侧关节囊，并用不同的方式来固定这些标本，把它们放在显微镜下观察。他们证实有神经结构分布在这些标本之中。结果显示，滑膜皱襞中神经的直径为 0.6~12μm。而这些神经结构可能会引起腰部疼痛。

Taylor 和 Twomey[74]认为，由于它们丰富的血液供应，脊椎关节的新月状结构不会经历像椎间盘及关节软骨那样随着年龄增长而带来的退化。然而，伴随椎间盘尤其是关节软骨的退行性改变，新月状结构内容物遭受异常的生物力学影响，可能会导致其丧失作用。

Adams 和 Hutton[75]研究了来自尸体上的腰椎关节突的机械性能。作者研究了这些关节在各种负荷下的功能。他们发现，腰椎在前凸姿势时，腰椎关节突关节可以抵御大部分的椎间盘剪切力。这些关节也可以帮助抵抗椎间盘的压缩力，并能有效防止过度运动损伤椎间盘。椎间关节表面保护后侧纤维环，而关节囊韧带有助于对抗屈曲运动。作者指出，在完全屈曲时，关节囊韧带提供了近 40% 的关节阻力。他们的结论是："腰椎关节突关节的功能是允许椎体之间有限的活动，以保护椎间盘免受剪切力、过度前屈及轴向旋转[75]。"

Taylor 和 Twomey[74]研究了年龄如何影响关节突关节的结构和功能。他们选择从胎儿到 84 岁之间尸体腰椎的横断面，并用染色介质来染色。他们指

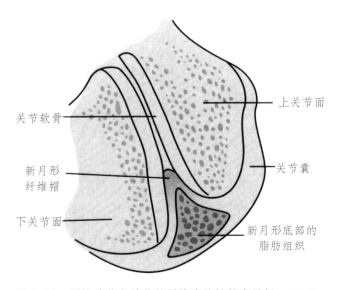

关节软骨

新月形纤维帽

下关节面

上关节面

关节囊

新月形底部的脂肪组织

图 2-26　腰椎关节突关节的纤维脂肪性的半月板。(Modified from Bogduk N, Engel R: The menisci of the lumbar zygapophyseal joints: A review of their anatomy and clinical significance, *Spine* 9:454, 1984.)

出，胎儿和婴儿的腰椎关节突沿冠状面走行，后来才成为弧线形或双平面形(幼儿时期)。在成人中，关节突关节结构的前1/3是冠状面，后2/3是矢状面。该关节一般呈半圆柱形。

前1/3的结构主要是关节软骨和软骨下骨，往往表现出与弯曲载荷相关的结构变化。关节后侧的部分显示出了与年龄相关的各种不同的变化。这有可能是由剪切力的变化所引起。伴随年龄增长，软骨下骨变厚且出现楔形改变。这些变化发生的原因是加载了屈曲应力[74]。

Taylor和Twomey[74]谨慎地指出，他们的研究结果可能没有临床相关性，这是尸体研究的不足之处。但他们认为，这项工作具有生物力学方面的意义。他们认为，腰椎关节突关节限制腰椎向前移动，屈曲只会产生一个很小的位移。事实上，他们认定腰椎关节突关节可能是限制腰椎向前屈曲最重要的组成部分。虽然腰椎关节突关节朝向矢状面，但它们绝不仅仅在矢状面运动，关节突关节的撞击会有效限制椎体前移和屈曲的运动[57]。

椎间盘

椎间盘是位于相邻椎体之间的黏多糖纤维软骨结构。成人有23个椎间盘，每个依据上段椎体给定数字名称。因此，腰五椎间盘位于第五腰椎与骶骨之间，同样腰四椎间盘在第四和第五腰椎之间。在人生命的早期，骶段间的椎间盘由骨组织所代替，但椎间盘仍然是其基本的结构，尽管它们通常无临床意义。

椎间盘独特的弹性结构，使其具有负重和运动的功能。两个椎体前面的结合部是通过两个椎体终板和椎间盘形成的微动关节。椎间盘高度大约占到整个脊柱高度的1/4。椎间盘高度越高，椎间盘与椎体的比值越大，则相应脊柱节段的活动性越大。这个比值在颈椎最大(2:5)，而胸椎最小(1:5)，处于两者之间的是腰椎 (1:3)。椎间盘由三个不同的部分组成，即纤维环、髓核和软骨终板。

软骨终板由透明软骨组成，其不但将椎间盘隔离，而且还将椎间盘附着于椎体之上。在该处椎体的透明软骨和含有血管的松质骨之间的骨皮质没有闭合。终板的功能是固定椎间盘，在未成熟的椎体中形成生长区，并为椎间盘和椎体提供一种可渗透的屏障。这种作用有助于无血管分布的椎间盘获取营养及进行自身修复。

纤维环是一个纤维软骨环，其作用是包绕并保存髓核，虽然营养转换较为缓慢，但纤维环最内层和最外层没有明显的区别。纤维环的纤维组织呈同轴心的、分层的条带样排列，彼此倾斜交叉，每个排列与椎体约成30°角(图2-27)。内层的纤维环附着于软骨终板，外层通过沙比(Sharpey)纤维直接连接到椎体的骨组织[76]。

从表面上看，前纵韧带和后纵韧带的存在加固了纤维环。后纵韧带的临床意义在于，其经过尾骨，直到覆盖腰椎椎间盘约50%的中央部时宽度变小。该狭窄区域是纤维环最脆弱的部分，因此该处后外侧是最容易受损的部位。这也是最有可能发生腰椎椎间盘突出的位置[77]。

纤维环包含少量的弹性组织，拉伸量被限制到其原始长度的1.04倍。进一步拉伸时，纤维环会被撕裂。纤维环的功能包括包容和保持髓核组织，吸收压缩带来的冲击，在椎体间形成一个结构单元，并允许和限制运动。

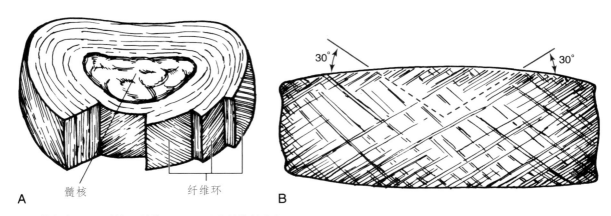

图2-27 椎间盘。(A)髓核和纤维环。(B)环形纤维的走行。(Modified from White AA，Panjabi MM；*Clinical biomechanics of the spine*，Philadelphia，1978，JB Lippincott.)

髓核在椎间环的中间，是胚胎脊索的衍生物。它约占椎间盘体积的 40%，是一种半流质的凝胶，容易变形，但被认为是不可压缩的。髓核由松散的纤维网状结构构成，富含包括黏多糖、硫酸软骨素、透明质酸和硫酸角质素的黏蛋白基质。这些大的分子具有很强的亲水性，能够结合自身体积 9 倍左右的水。因此，椎间盘有较高的含水量。年轻人椎间盘的含水量接近 90%，并保持约每平方英寸 30 磅 (约为 2.11 kg/cm²) 的内部压力[1]。但是，椎间盘含水量随着年龄的增长而逐渐降低。髓核的结构产生弹性间隔，允许脊柱不同节段间的运动，虽然它并没有真正的减震功能，但可分散压缩力。

必须摒弃把髓核视为两个坚硬表面之间的圆球的印象。因为这会给人留下髓核在两个终板之间来回滚动的印象。髓核迁移的唯一途径是通过撕裂的环形纤维，从而使髓核形状发生改变。但实际上只是髓核位置的移动。髓核迁移的结果是潜在的瞬间轴的运动变化和潜在的异常节段运动。

椎间盘是脊核高效运作的一个极其重要的组成部分。椎间盘和椎体共同构成脊柱前侧承重和抵消震荡的功能单位。这样一来，它可分散载荷，在刚性椎体之间形成灵活的缓冲区。在低负荷时，允许脊柱适当的运动，在高负荷时为脊柱的稳定性提供保障。

简单的抗压试验是研究椎间盘最流行的试验，因为它是脊柱一个主要的承载因素。直立的姿势下，轴向压缩力不断作用于椎间盘。髓核首先承担这些作用力的 75%，并将其中的一些重新分配至纤维环。

此外，椎间盘具有吸收水分的能力，导致它在不可伸长的壳体内的"膨胀"。因此，在正常髓核中的压力从来不会为零，这被称为"预载荷状态"。预载荷状态下髓核可对抗更大的压缩力。

随着年龄的增长及受到生物力学作用的影响，椎间盘的化学性质会发生改变，产生更多的纤维。这势必会减少髓核吸收水分的作用，预载荷的状态也会随之发生改变。其结果是椎间盘弹性变小，会有更多的外力施加在纤维环和终板的周围。受损的椎间盘产生明显的畸形。

预载荷状态也可以用来解释椎间盘的弹性性能。外力作用于椎间盘，椎间盘表现出相应的减震作用。但是，如果作用力过大，震荡的强度可能破坏纤维环，在反复应力的刺激下，椎间盘发生退化。

压缩力通过纤维环和髓核在终板之间传递。压

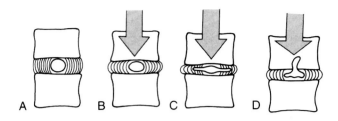

图 2-28　轴向负荷对椎体和椎间盘的影响。(A)正常椎间盘高度。(B)轻中度轴向载荷下的正常椎间盘，呈现出椎间盘高度轻微丢失。(C)在相同轴向载荷下损伤的椎间盘，可见高度明显丢失。(D)重度轴向负荷下终板骨折，并形成施莫尔结。

缩发生时，椎间盘在水平面内膨胀。病变的椎间盘会受到更多的压缩，脊柱功能单元的其他部分应力分布不尽相同，特别是关节突关节。因为椎间盘抵消了轴向的压缩力。但应该指出，在足够大的载荷下，终板会发生骨折(施莫尔结)(图 2-28)或椎体前侧出现塌陷。纤维环在前屈、后伸和侧屈运动时也可产生轴向拉伸应力。运动可产生椎间盘同侧的压缩应力和对侧的拉伸应力。这将导致椎间盘在凹陷平面上膨胀，凸起平面上收紧(图 2-29)。

脊柱的轴向旋转也可产生椎间盘的拉伸应力。现有研究已经表明，最大的拉伸应力出现在椎间盘的前侧和后侧区域。椎间盘的中央部最为薄弱。对椎间盘进行扭转，会产生水平面和轴向平面的剪切应力。剪切应力作用在水平面，垂直于脊柱的长轴。研究发现，扭转力和剪切力是可以引起椎间盘损伤的负荷因素。在正常活动时，椎间盘因腰椎关节突关节的保护，而免受过度的扭转和剪切力。

包括椎间盘在内的所有黏弹性结构，具有黏滞和蠕变的性质。Twomey 和 Taylor[78]通过尸体来研究腰椎的蠕变和黏滞的特点。黏滞是指当椎间盘或其他黏弹性结构遭受周而复始的负荷和去负荷时发生的能量损失。它由变形的结构吸收或消耗。例如，当一个人上下跳动，冲击能量被从尾侧至头侧的椎间盘吸收。载荷越大，黏滞性越明显[1]。当第二次施加载荷时，滞后作用减小，这意味着有更少的容量来吸收冲击能量(载荷)，椎间盘抵抗反复载荷时所受保护的作用减少。

蠕变是在恒定载荷下结构的渐进式变形。当载荷施加到黏弹性结构时，该结构会立即变形。如果保持载荷，随着时间的推移，结构将继续变形。正如我们所预期的，蠕变和黏滞可能会产生不同类型的载

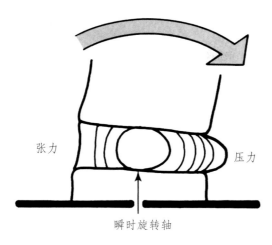
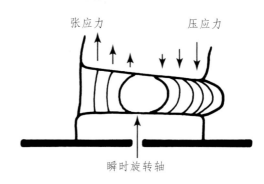

图 2-29 前屈、后伸及侧屈运动时椎间盘的应力分布。凸面侧产生张力,而压缩和膨胀发生在凹面侧。

荷力(例如,弯曲载荷和拉伸载荷),但是在腰椎中并没有量化这些作用力。

因为椎间盘受到髓核预载荷状态的影响,髓核和纤维环对不同运动有不同的反应。当椎间盘纵向拉伸时,纤维环上的张力增加,髓核内部的压力降低。当均匀地施加一个轴向压缩力时,髓核内部的压力增加,并将该作用力传递到纤维环。垂直压力转化为向外的侧方挤压力。

前屈、后伸和侧屈的不对称运动发生时,压缩力施加到运动的一侧,张力发生相对的一侧上。髓核到纤维环张力的传递依靠纤维环"弓弦状"的拉力,有助于椎体恢复到原始位置,进而发挥椎体正常的功能。

轴向旋转时,纤维环的一些层面被拉伸,其他的层面被压缩(放松)。在纤维环内层,张力达到最大值。髓核可以抵抗很强的压缩力,随着压缩力的增加,其内部压力也会增加,而且和旋转的程度呈正相关。

Kurowski 和 Kubo[79]研究了腰椎在载荷条件下椎间盘如何发生退化。椎间盘退变很常见,几乎都是通过影响腰椎的活动和负重能力引起腰背部功能障碍的。Kurowski 和 Kubo[79]使用有限元分析的方法测试了腰椎不同数量退变椎间盘的载荷传递。他们发现,在一个正常椎间盘中,椎体终板中心的有效应力最高。但在受损和退化的椎间盘中,这些应力集中在终板的侧方、皮质壁和椎体周缘。

脊柱功能模型

研究表明,了解人类脊柱的全部功能十分困难,且研究结果并不理想。但将脊柱视为一个整体的功能单元是十分重要的。此外,脊柱还是大型运动系统的组成部分之一,如果不能将其放在整个运动系统内综合考虑,那将可能导致不良的临床效果。

脊柱是一个机械结构,其特征在于脊柱之间通过复杂的杠杆(椎体),枢轴(关节面和椎间盘),被动约束(韧带)和能量支持(肌肉)相互关联[1]。脊柱有三个重要和基本的生物力学功能[1]。首先,脊椎必须容纳和保护脊髓,并允许神经冲动在其中往复传导。第二,它必须能够保证人体的直立姿势,通过缓冲震动和压力,将头部和身体产生的合成扭矩转移到骨盆支承体重。最后,必须允许身体有六个自由度的生理运动。脊柱既是一个由椎体相互连接组成的灵活的轴,同时又必须是刚性的以保持直立的姿势,但它也可改变形状以使身体移动。此外,它容纳并保护脊髓,并为神经冲动产生和传导提供通道。

许多脊柱模型已被开发出来[80-84],每一个模型都试图根据新的和不同的参数来定义脊柱的功能。然而这些模型都忽略了脊柱复杂完整的结构特点和功能关系。其中一个脊柱模型是依据脊柱结构的完整性,模拟脊柱如何维持特定的直立姿势。而脊柱被定义为多种物质组合而成的承受负荷的结构。每一个生命体都需要被包含于某种结构之内。即便是最原始的单细胞生物也需要柔韧的细胞膜保护,并且能适应繁殖过程中细胞分裂的需要。随着生命形式的不断进化,对这种结构的要求更为复杂。大部分的活组织需承受一种或多种机械负荷,肌肉可以改变形状以承受负荷。通过把肌肉收缩作为受拉构件、骨骼作为受压构件这种形式,高度发达的脊椎动物已经能够承受必要的负荷,从而运动、成长和进化。

脊柱和船的桅杆之间的相似之处是，压缩载荷分别集中在椎体和船的木质桅杆。张力载荷分别扩散到肌腱、皮肤等机体软组织和船舶的绳索及船帆以保持人体和船的直立姿势。然而，船舶桅杆是不可动的、刚性的、垂直的且依赖于重力，它的刚性结构需要坚实的基础以支撑载荷。相比之下，脊椎动物必须具有可以移动、柔韧、低能耗及完整的结构，并可在失重状态下发挥正常的功能[85]。

脊柱同样被拿来和桥形结构比较。四足动物（如马）的肌肉骨骼系统依靠四个细长抗压的结构（下肢骨）及各种受拉结构（肌腱、肌肉和皮肤），能够承受它自身的重量之外的更大的载荷。该结构是有弹性的、光滑的铰链，关节无屈曲，支撑结构仅承受拉伸力或压缩力，施加在任意一点的负荷转化为拉力或压力，在构架内分散开来。

尽管这种脊柱模型听起来很有道理，但它并不是一个完整的力学解释。大多数模型设计的受力杠杆都固定在一个方面，而未将运动功能考虑在内。这意味着它们无法完整说明脊柱的功能。全方位的结构对于描述脊柱功能是必需的。此外，桥梁不需移动，而脊椎动物需要移动。更进一步地说，不能简单地将人体的骨骼与其进行类比，因为人体骨骼是直立的，力作用于它的长轴不是纵轴。

Levin[85]提出了另一种称为张力结构的结构体，一个全方位的立体结构。不管受力方向如何，张力结构都能发挥功能。这种结构符合正二十面体（tensegrity icosahedron）的要求。在这种结构中，外壳处在外部张力作用下，各个顶点则在张力网络内部的类似处于漂浮状态的压力支柱作用下而保持分离（图2-30）。在建筑学中，稳定的结构是通过许多相互依赖的结构之间协调平衡保持稳固的，其中每个独立体都处在不平衡的状态下。复杂的建筑只有在失去这种保持内部稳固的能力的情况下才会被破坏成碎片。在生物体系统中，每个功能单位的整体功能都大于其全部构件之和[86]，这一点尤为重要。

许多建筑结构依靠其自身强大的内部压力维持稳定，其具有坚固的特性，但很难适应迅速变化的外界环境。而自然产生的个体则依赖自然力量保持其完整性[87]。人体被认为是一个张力结构，其张力的完整性（张拉整体）靠覆盖在抗压的骨骼上的肌肉来维持。

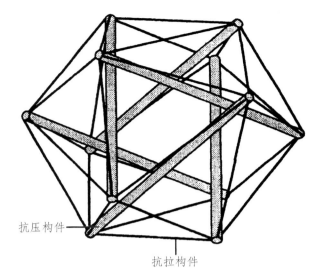

抗压构件

抗拉构件

图2-30　正二十面体结构由刚性受压构件和弹性受拉构件组成，是多个单位共同承担压缩的脊柱结构模型。（Modified from Bergmann TF, Davis PT：*Mechanically assisted manual techniques：Distraction procedures*，St Louis，1998，Mosby.）

Fuller[88]提出组织结构在持续张力作用下产生的效率最高。Fuller关于张力的理论源于圆顶建筑的结构，它是最有效的建筑形式。他研究了压力在结构中的分布。张力系统被称为由彼此不直接接触而是通过张力结构相互连接（肌肉和韧带）的抗压结构（骨骼）组成的建筑结构[86]。由于作用力和反作用力大小相等、方向相反，张力需和大小相等、方向相反的压力相抵消，反之亦然。

万有引力是恒定的躯干系统的压力源，但也常常被忽略。可以通过观察静止和运动状态来评估万有引力的作用。人体变换体位时可以通过肌肉神经的持续调整来保持重力静态对线稳定。如果保持同一姿势时间过长，静态对线为适应内在结缔组织结构会产生相应变化，动态姿势下也是如此。

肌肉韧带功能也受静态对线和动态对线极大的影响[89]。导致脊柱不对称性功能障碍的原因可能不止一个，而其中一个主要原因是软组织内部压力的转移，导致力的方向改变和出现不对称的张力，也就是张拉整体机制。

综合上述各项原则和研究，可以更全面了解脊柱的生物力学和病理学变化，最终脊柱的相关研究可能得到更好的发展。

关节评估的原则和程序　第 **3** 章

　　整脊医师认为，人作为一种充满活力的、整体的、复杂的生物，有一种原始的本能，即自愈能力[1-6]。整脊行业注重的是对脊柱序列紊乱的评估和治疗，这种紊乱往往是慢性疼痛的基础，但这并不意味着可以忽视复杂的致病因素及人维护健康的本能[7,8]。

　　作为健康之门的守护者，整脊医师应遵守良好的生活信念和责任感，必须具备广泛和严谨的诊断技能。整脊教育法案(CCE)中明确规定:整脊医师的初级保健护理工作是提供保健服务时给予相关的指导。整脊医师的职责包括(1)询问病史;(2)完成和解释物理查体和特殊诊断;(3)评估患者大体的健康状态和诊断结果;(4)对整脊医师或者相关的其他健康医疗提供者来说，要按照整脊医疗的规定和相关的咨询进行管理;和(5)维持并发展与患者的健康医疗合作关系[9]。提供治疗前,整脊医师必须确定患者是否有需要治疗的临床依据。选择限制治疗替换药物的临床整脊医师必须掌握必要的技巧来决定：寻找他们保健治疗的患者是否对医师所提供的特殊治疗手段产生共鸣[10]。这提示如果整脊医师想要保持自己首诊接触优势，他们必须培养对患者的主诉进行评估的能力。为了明确哪些条件符合或者不符合整脊治疗，他们必须有足够深度的诊断技能去鉴别这些身体系统疾病。社会及医疗常规要求首诊接触者应当对患者健康状态进行适当的评估，并记录患者的最初临床印象。

　　整脊医师关注的核心问题是评估 NMS 系统,本章主要讲述的是关于一个患者是否符合整脊治疗的条件,以及整脊治疗的原则和评估程序。

手法可治疗的损伤

手法治疗是针对常见疾病的一种有效治疗方法，这些疾病主要起源于运动系统和滑膜关节的病理力学或病理生理改变。因此，手法治疗主要基于一个对 NMS 系统功能和结构改变的评估程序。Haldeman[11]称此过程为对手法可治疗损伤的识别。但鉴于没有更多关于其病理力学特性的理论支持，所以现在人们认为[12]这种损伤可能是一组造成患者症状的个体疾病[13,14]。

损伤的功能性和结构性定义对于疾病的诊疗十分重要，但是这也导致一个误区，即所有的关节紊乱会有同样的病理基础。对紊乱部位进行的整脊矫正治疗有效，说明了其能改变关节和躯体的功能，但除紊乱之外还有很多病理过程可以引起关节功能障碍。

关节功能障碍综合征的诊断意味着存在局部力学环境的改变，但这并没有定义出功能障碍的本质。虽然关节紊乱可以表现为独立的临床综合征，但更常见的是伴有其他 NMS 系统疾病和损伤的症状[15-23]。

如果整脊医师不对关节功能障碍进行结构和功能体征的检查和鉴别，将会影响他们对紊乱的认识程度及治疗效果。例如，两个患者，一个是急性间盘突出，另一个是急性局部症状，他们同时出现关节功能障碍的临床体征。如果仅仅局限于对关节功能障碍的评估检查很可能不会发现二者在病理力学和病理生理学上本质的不同，这种本质上的不同决定了必须对二者在治疗上有所区别。另外，矫正治疗禁忌的其他疾病或创伤性事件也可能会引起脊柱错位或固定。

如果关节功能障碍或者半脱位综合征单独存在，并定义为唯一的损伤，应当把这种情况视为典型病例。如果关节紊乱是功能障碍的唯一原因，矫正治疗就是其唯一的治疗方案。然而，如果矫正治疗效果不好，或关节功能障碍是次要的病因，则应提供其他有效的治疗，或给患者转诊。

不应仅仅依据固定，错位，或脊椎的位置的变化决定是否进行矫正治疗。应该根据生物力学改变因素，决定是否需要矫正治疗或者其他形式的按序治疗[23]。

半脱位

在整脊业内，手法可治疗的损伤已等同于术语：关节半脱位。半脱位的概念是一个重要的临床定义，并且在业内是一系列争辩和分歧的来源[24]。Mootz认为整脊行业对半脱位的关注（正反两方面），存在于该行业的每一个层面，在临床上、科学上、哲学上、政治上无不如此[25]。他定义了四种区分半脱位的方法，其中各有优点和缺点。它们是[25]：

- 半脱位作为整脊理论：半脱位作为整脊干预物理效应的一种解释机制。

- 半脱位作为专业定义：半脱位是整脊疗法实践形成的整个基础。

- 半脱位作为临床发现：半脱位是手法治疗和矫正干预的定位目标。

- 半脱位作为临床诊断。如：半脱位代表一个独特的临床疾病或综合征。

从整脊史上来看，关节半脱位主要是在结构上定义的[1,2,23,26-30]。整脊创始人 D.D. Palmer 定义关节半脱位为"在关节表面的部分或不完全分离，并在局部保持接触[31]"。Palmer 原始半脱位假说的核心是这样一个概念，即椎体间半脱位可能会影响通过椎间孔出口的脊神经根（NRS），阻碍中枢神经系统的重要神经冲动传递到周围，引起局部神经支配的组织抵抗性降低并导致潜在疾病的发生[1,2,8,29,31-35]。Palmer 的理论存在至今，这说明所有疾病的首要病因都可能与半脱位及正常的 "张力–神经太紧张或者太宽松"模式被干扰有关[1,8]。

最支持这一概念是 D.D. Palmer 的儿子 B.J. Palmer.。在他的职业生涯中，B.J. Palmer 积极地促进了疾病单一病因概念的发展[8,27,28,36,37]，并特别指出，整脊疗法是 "一个可被科学证明的关于疾病病因的知识，该病因即对抽象的中枢冲动或者神经电流从上到下，从里到外的传导的内在干预[36]"。

现在专业上强调健康与 NMS 系统的结构和功能的重要关系[4-7,32-35,37-39]，而不提倡半脱位是引起疾病的单一因素概念[7-10,37-40]。单因素概念违背了现在大量专业文献[24,34,35,37-39]和大多数整脊练习者认可的观点[8]。尽管一小部分整脊医师仍然提倡这种极端的观点，但是专业的国家协会和 CCE 已经对此进行了否认[9,39]。

从 Gillet[41-46]，Illi[47] 和 Mennell[48,49] 出版著作开始，到后来 Sandozzs[23,30,50,51] 和 Faye[52,53] 的著述，关节半脱位的动态特征的重要性被提到了到最前沿。因此，对关节完整性的定义已经不仅体现在结构上更扩展至功能方面[23,30,34,35,42-56]。通过这些，关节半脱位的定义更加广泛，毫无疑问，关节错位已成为关节功能障碍的一个征象。

这一观点认为，小关节错位并不一定意味着关节功能障碍或导致活动受限[23,30,50-54]。根据这个观点，不是只有关节错位才会导致功能失调。关节固定发生在关节处于中立位时，也可能会在多平面出现关节受限[23,30,50,57,58]。因此，矫正治疗和矫正矢量主要决定于错位的方向，这就需要我们开始对患者功能状态进行评估，包括对关节运动的评估[41-55]。现在，人们开始从静态和动态两方面关注脊椎功能障碍，例如在负重情况下会不会出现关节疼痛（关节刺激/考验）[23,32,34]。

在手法领域，其他保健医师也有多个对手法可治疗损伤的定义和解释[59-63]。框 3-1 是一个术语和定义的列表，这些术语通常用于描述滑膜关节的功能或结构紊乱。所有这些概念背后的普遍原则是疾病的躯体组成部分和 NMS 系统的功能障碍，它可以影响患者的整体健康状况以及自愈能力。

椎体半脱位复合体

持续的专业辩论和不断提高的科学探究，产生了视半脱位为复杂临床现象的趋势*。半脱位的概念不是根据一个或两个特征来定义的，它是一个复杂的、多方面的病理实体，称为椎体半脱位复合体（VSC）（见图 3-1）。椎体半脱位复合体是一个概念模型，不应与椎体半脱位综合征混淆。椎体半脱位/功能障碍综合征是一个根据目前的症状和体征定义的临床疾病。

Gitelman 和后来的 Faye 首次改进了这一模型及其理论组成部分，使之被更多的人接受[5]。最近，Lantz 和 Gatterman 也支持这种观点。在 1994 年，业内一致为 VSC 提出的一个更广泛的定义，使其在认识和接受上更加完善。

尽管半脱位学说广阔的发展前景推动了脊柱

健康行业从简单还原论模型中脱离出来，但是在其存在和性质方面，却没有更深层次的研究。在对半脱位理论及其相关的临床脊柱失稳患者的研究中，人们得出了一致结论：目前还没有相关证据证明整脊医生所谓的半脱位相关病灶的存在。Faye 认为半脱位复合体是与治疗相关的很重要的信息，这让整脊医师可以通过经典的骨神经学和生物力学两个方法途径来诊断一个患者，达到双重诊断的目的[68]。首先这有助于评估病理组织的变化状态，也有助于判断预后。其次还可以决定治疗程序和治疗方案。

Nelson[24] 认为半脱位理论缺乏一些必要的属性，这些属性可以为研究提供工具。首先，一个理论应当能解释相关的现象以及事物存在的理由，VSC 理论并没有解释任何具体的临床现象，Lantz[67] 强调：在复杂半脱位发展过程中，VSC 没有将任何单一的事件或过程定义为唯一的致病元素。其次，一个理论应该具有预测性，VSC 理论没有这个功能。在特定方向、区分点或者具体结论上它都没有起到任何的引导作用。VSC 理论认为任何一个病理因素都可能影响组织，却没有提出哪一种病理因素更重要[67]。最后，一个理论应当具有可测试性和可证伪性，这样就能为研究提供一种质疑或者是驳斥这个理论的方法。VSC 理论包罗万象，难以准确评估。Nelson[24] 指出这种循环式的论证和推理（重言式）验证本身只是将半脱位作为一个新的重命名的理论或原则。重言式的优点无可辩驳，但它什么都没有解释，没有结论，没有区别，并不能验证。

能够在脊柱运动单位功能失调的病理及病理生物力学组成上达成一致的 VSC 理论模型仍然是一个需要研究的理论模型。它不应该被视为一个大的理论，而是一系列连锁和相互依存的原则。这个以重视半脱位存在的意义和重要性为基础的原则应与当前的基本科学规律相符合。他们必须反映当前的实践和教育标准及临床意义，并提供一个独特的视角。遗憾的是，现有的研究数据很少能给我们提供关于传统整脊损伤的临床意义。一个概念的实际价值在于指导医生正确的解决患者的健康问题，半脱位在这方面的临床意义已经存在。但是，它还没有一个系统的预测能力，（如果有的话）这个能力有助于指导对任何特定的疾病或"情况"进行半脱位矫正。而到目前为止，包括半脱位元素在内，还没有一个关于脊

---

* 相关 23，26，30，31-35，39，55，56，60，64

框 3-1　滑膜关节功能或结构紊乱的描述

骨关节半脱位

部分或不完全脱位[59]

半脱位

正常相邻关节的解剖结构或生理关系的动态改变[56];在这一运动节段,尽管关节面之间的接触是完整的[60],但运动的完整性或生理功能却被改变;两个相邻关节的结构异常关系可能会留有功能或病理后遗症,导致这些关节的结构或躯体在生物力学或神经反射上的改变,这些改变可以直接或间接的影响关节的结构或躯体功能[10]。

半脱位综合征

一系列涉及骨盆、脊柱运动节段或外周关节的病理生理或功能不全的症状和体征[60]。

半脱位复合体

运动功能障碍的理论模型(半脱位),包含了复杂的相互作用,以及在神经肌肉,韧带,血管,结缔组织上的病理改变[10]。

关节功能障碍

关节生物力学揭示了没有结构改变的功能障碍区-影响关节的运动和范围的微关节功能障碍。功能障碍体征以运动减小,运动增加,或运动异常为代表[61]。

关节低移动性:成角或线性关节运动能力的降低。

关节高活动性:关节成角运动或线性运动幅度增加;通常不表现出典型的异常关节运动。

关节失稳:线性运动增加;瞬时旋转轴(重心)和运动模式的干扰。

躯体功能障碍

相关的躯体成分如(骨架)系统、骨骼、关节与血管,淋巴管和神经元素的功能改变或受损[62]。

骨性损伤

在肌肉框架结构或者功能障碍的基础上,同时伴随着其他生物力学的功能障碍。骨性损伤是一个通常用来描述局部肌紧张或者僵硬及失序并影响到其他生物系统的词汇,(例,其会影响神经反射通路,包括与脊柱节段相关器官之间的的自主神经传导)[63]。

关节固定

即一个关节暂时处在一个位置而非运动的状态,它通常会出现在生理运动的任何阶段;如果这个关节休息或者当关节在运动中处在一个休息体位时,表示这个关节在运动位置中固定[30]。

椎手法疗效的临床对照试验研究[69,70]。

Keating 和他的同事指出,整脊半脱位的概念如今发展的非常好,这是一个尚未经过验证的有趣的概念[71]。虽然大家都有建造半脱位模型的强烈愿望,以及针对半脱位的补救措施,但是现在还没有科学的"黄金标准"检测这些临床实体[72]。整脊半脱位的术语未来会有更多的政治科学意义[73]。

半脱位现在仍然是用来描述脊柱关节紊乱最常见的术语[74]。然而,整脊医师更倾向于认为半脱位疾病不是简单的关节错位,可能会有其他结构性或功能性问题。此外,VSC 的理论病理成分,大致分为力学,炎症-血管和神经生物类别。虽然这些分类是根据以前作者的观点建立的,但他们并不代表专业惯例。在这一章节里我们只是对 VSC 理论进行简单的概述,而不对其种类进行详尽的论述。如果这些种类

被分别论述,必须要强调的是它们的这些特性可能单独发生,但也可以组合出现。根据发病模式、恢复率和治疗时间的长短,有些特性显得尤为重要。

力学结构

力学结构是指会导致关节结构和功能改变的紊乱或失调的躯体结构。关节软组织紊乱和关节功能障碍可能造成急性损伤、慢性重复性的损伤、不良姿势或不协调、退变、固定化、静态超压、先天性或发育缺陷,或其他主要的疾病状态[*]。

关节错位

在历史上,半脱位来源于这样一个概念,即创伤

_____

[*] 相关 15-23,26,30,34,50,54,56,75-93

事件可能导致关节位置的改变，这种错位会干扰神经冲动。整脊医师(以 D. D. Palmer 为代表)和骨科医师(以 A. T. Still 为代表) 都强调关节位置对正常关节功能是非常重要的[1,94]。

关于手法操作的古代文献中提到，结构和功能是相互依存的。换句话说，结构决定功能，功能也决定着结构。有一个结构变化，就会有一个功能变化。因此，如果确诊存在结构改变，相关的功能变化也会被推测出来。脊柱关节损伤可以来自急性创伤或慢性反复劳损，其依据是一个假设，即不对称的肌肉紧张可能会导致关节偏离它的正常位置。而这个假设的中心思想是，骨骼部分的位置异常可导致运动受限、相关的炎症变化，并刺激感受器导致疼痛。从历史的角度来看，整脊行业主要是将脊椎半脱位看作是导致身体功能改变的结构障碍[95]。

然而，静态椎体偏歪这一概念并没有得到大部分人的认同，Trianon 引用的证据表明，在历史上关于椎体半脱位的争论中，没有提及椎体之间的"正常位置"。脊柱及其组成部分在生长发育过程中不是完全对称的，特别是棘突非常容易长偏，所以不能通过触诊棘突几毫米位移或角度的偏歪来判断椎体错位。关节错位的判定主要是通过静态触诊或射线测定，这些程序是公认的。然而，至今为止，没有证据证实手法干预能引起椎体序列的变化。显然，"骨错缝"概念不是半脱位的唯一解释[25,96]。

关节低移动性

一个合理的脊柱关节疼痛生物模型应包含异常的关节力学和一个假设，即由于从脊椎及椎旁组织感觉输入的信息的改变，椎体的低移动性可能会引起疼痛和脊柱力学的异常改变。由 Henderson 及其同事提供的初步解剖证据表明，脊柱力学的改变可能会导致背角脊髓皮质神经可塑性变化[97-99]。他们在对大鼠第 4 腰椎进行慢性脊椎低移动性(固定)实验后，发现低移动性可以影响其背角脊髓水平表面突触的密度和形态[99]。

软组织损伤与修复 对关节固定(低移动性)和功能障碍常见的解释是关节周围软组织损伤后产生的纤维化及弹性和力量的丢失[15-22,54,56,57,75-77]。软组织损伤及纤维化可能由急性或慢性重复的肌肉、肌腱、筋膜或韧带损伤引起。无论哪种损伤机制都会触发[57]炎症反应，导致细胞外渗出液和血小板不断

的积累增加，血小板释放凝血酶原使纤维蛋白原转化为纤维蛋白，纤维蛋白组成胶状的瘢痕组织，由此产生各种软组织和关节粘连。这一过程被认为是非特异性的，经常发生于创伤性 NMS 疾病中[15,79]。因此，早期保守治疗往往是限制这些炎症反应的程度，这有助于减轻疼痛和缓解肌肉痉挛，促进早期无痛活动和弹性修复[79,83-85,93,100-113]。积极的早期护理和运动对患者的治疗和早期恢复非常重要。长期的卧床休息和不活动会导致残疾和劳动能力丧失的概率增加[103,105,114,115]。

损伤和炎症的渗出物为结缔组织修复过程提供了很好的物质基础，如肉芽组织和瘢痕形成所需的基质。肉芽组织形成主要是指成纤维细胞增殖和胶原组织的合成。最初，胶原蛋白较少且分布没有条理，组织需要更多的胶原蛋白以相互联系交织，提高损伤区域的拉伸强度。这一修复和重建的过程大约需要几个月的时间，虽然时间很长，但组织的延展性可能最终也恢复不到其最佳状态。固定使修复的过程变慢，导致组织力量和柔韧性丧失，并造成关节内脂肪粘连[75,76,83-93]。固定还会导致脱水，并使蛋白多糖粘在一起[83,84,88]。如果损伤或固定导致关节灵活性下降，那么关节调整或关节运动就应直接指向运动功能的恢复[15,79,82,102]。

肌筋膜循环 在疼痛的刺激下能够引发持续肌肉收缩，这些将限制关节活动度(图 3-1)。

肌肉收缩一旦激发，便有可能成为一个自我持续疼痛和肌肉紧张的根源*。

反应性的肌肉僵硬可能会进一步加剧这一过程，它主要是通过限制关节被动运动和关节机械性刺激感受器对疼痛的抑制能力来实现的[120]。长时间的持续收缩可能会导致肌肉顺应性下降和弹性的丧失，最终使功能丧失或减弱。虽然目前还缺乏直接证据证实持续的肌肉收缩是引起椎间功能障碍的一个原因，但我们应提前预防肌肉僵硬[121]。很多疾病能产生急性肌肉收缩，包括创伤、肢体缺陷、内脏疾病、情绪抑郁、受寒[122,123]。

关节间紊乱 很多关节内的紊乱可能会引起关节交锁和背部疼痛。它们包括椎间盘(IVD，椎间盘阻滞)内部紊乱，脊柱后部小关节的紊乱(关节内，半月板样物阻滞)[50,51,77,78,130-146]和压缩屈曲损伤[12,13]。这

---

* 相关 34, ,54,56,76,78,116-119

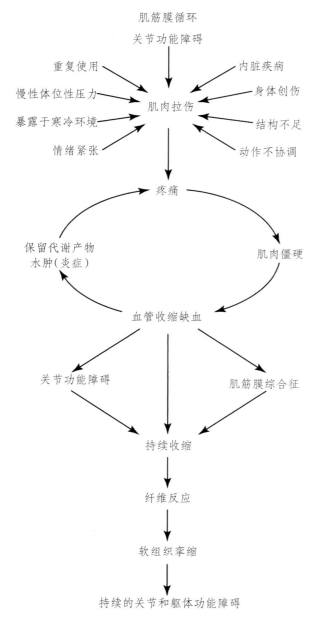

肌筋膜循环

关节功能障碍

重复使用　　　　　　　内脏疾病

慢性体位性压力　　　　　　身体创伤

暴露于寒冷环境　　肌肉拉伤　　结构不足

情绪紧张　　　　　　　　动作不协调

疼痛

保留代谢产物
水肿(炎症)　　　　　　　肌肉僵硬

血管收缩缺血

关节功能障碍　　　　　　肌筋膜综合征

持续收缩

纤维反应

软组织挛缩

持续的关节和躯体功能障碍

图 3-1　很多因素可以引起肌筋膜环境的改变,这时肌筋膜会成为自我持续的疼痛、肌肉痉挛及关节功能障碍的来源。

是滑膜的叶状脂肪褶皱嵌顿[131-141]。这种关节内的半月板样物与关节囊内表面相连接并突出到关节腔内部。目前,研究表明这些半月板样物存在于所有的后路脊椎关节中。

Bogduk 和 Jull[140]认为这些多余的半月板样物可能是限制关节运动的原因之一。他们推测很可能下关节突关节在颈部屈曲向上运动时偶然将这种半月板样物挤出了它的中间位。在颈部伸直时,下关节返回其中间位,但半月板样物不是重新进入关节腔,而是碰撞关节软骨的边缘并扣紧,在关节囊下面形成的空间占位性损害。此时由于关节囊的紧张产生疼痛和关节伸直功能的受限。对关节或关节间隙的牵拉使关节面分离,并使在关节外扣紧的半月板恢复到正常位置(见图 3-3)[140,147]。

Maigne 等[78]制作了一个骨突间的半月板样物嵌顿模型,在这个模型中,半月板位于在关节边缘,此时脊柱运动处于低连续性或者维持在一定的压力位置上。当恢复正常位置时,嵌入的半月板或者是紧张的关节囊会引起疼痛,这诱发了反应性的肌肉僵硬和关节交锁。肌筋膜组织的疼痛反应会引起肌肉收缩,导致肌肉疲劳、缺血和进一步疼痛。如果痉挛和交锁持续存在,关节软骨可能会围着囊半月板生长塑形,导致关节内变得更狭窄[116-118]。为了打破疼痛、肌肉痉挛和关节交锁的循环,可以进行牵张分离矫正治疗,它能使关节分离,关节腔间隙增大并释放被嵌顿的半月板(见图 3-2)[118]。很重要的一点就是

些紊乱导致机械性阻挡和运动节段非水平面运动,造成关节囊,纤维环紧张或两者同时紧张。关节囊和后部纤维环对疼痛特别敏感,这些部分承受张力过大会引起肌肉疼痛性僵硬增加,进一步加剧机械性阻挡和关节运动受限程度。因此机械关节功能障碍被认为是一个重要的、常见的引起脊柱疼痛和潜在脊柱退变的原因。

　　关节内阻滞　嵌顿是后关节紊乱的原因之一(图 3-2)或(图 3-3),即关节内半月板样物嵌顿或

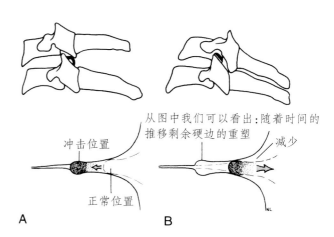

从图中我们可以看出:随着时间的推移剩余硬边的重塑

减少

冲击位置

正常位置

A　　　　　　B

图 3-2　半月板样物嵌顿理论。(A)图解半月板样物嵌顿诱导屈伸错位,关节囊紧张,疼痛,并限制脊柱的运动。(B)使关节关节面分离的操作,使半月板样物返回到一个中间位置。

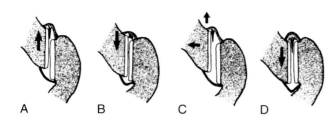

图3-3 半月板样物嵌顿理论。(A)前屈,关节突关节的下关节突带着半月板一起向上移动,(B)试图后伸,下关节朝向它的中间位置返回,但半月板不是重新进入关节腔,而是与关节软骨的边缘扣紧,在关节囊下面形成的空间占位性损害。(C)手法操作产生关节间隙,使半月板样物返回到它的中间休息位(D)。

半月板样物紊乱只是一个假设的关节功能障碍的原因。有人认为,在普通创伤导致急性关节发炎或交锁及相关肌肉痉挛的情况下,半月板样物紊乱是关节功能障碍一个更重要的原因[139]。

间盘阻滞 紊乱的椎间盘可能导致关节功能障碍,这一假设主要是基于老化、退行性间盘疾病和创伤三者相关的病理生理变化而提出。Farfan[153]提出了一个关于反复旋转应力能加快运动节段椎间盘紊乱的模型。他认为,随着时间的延长,重复扭转载荷会导致纤维环外部纤维疲劳损伤。这一过程开始于轴向畸变,先是外侧纤维环裂开,随后进展为髓核辐射状裂变并向外迁移。另一个观点认为,间盘紊乱,裂隙和突出,这三者的发生是从最里面的纤维环开始,并逐步向外发展[154]。

疲劳率和损伤率取决于持续的时间和应力的级别。在个别的生物力学节段中,这个过程可能会加速运动轴的改变,导致椎间盘旋转应力的增加,通过对尸体解剖研究发现,退变的间盘纤维环中确实存在辐射状裂缝。Cyriax[155]认为,沿着不完全裂隙移动的髓核是造成关节固定的原因。通过计算机断层扫描(CT)已经证明了沿着辐射裂缝的核迁移跟患者疼痛是有关系的[156]。

在椎间盘退行性疾病的自然历史进程中,急性发作的背部疼痛和关节交锁可能只是其中一个片段。Maigne[78]和其他人[23,129-131]假定阻滞事件发生在躯干过度弯曲时,恰当此时核碎片卡在纤维环后部裂缝(间盘阻滞)(图3-4),导致纤维环后部的紧张并引起其他运动节段的参与,引发局部肌肉保护作

用和关节锁定。Cyriax[126]提出,这些病变可引起硬脊膜的紧张,引起下背痛(LBH)和肌肉僵硬。一旦发生局部疼痛和肌肉僵硬,一个疼痛、痉挛的恶性自身循环就开始,这个循环可能会导致关节交锁。

整脊治疗已经被认为是一种可行的打断这种恶性循环的治疗方案。除了对后关节进行牵张外,矫正治疗还对椎间盘有直接作用。它可以是直接使髓核的碎片回到一个更好的中心位置,亦或者是使髓核碎片向一个更不影响脊柱力学结构和神经功能的位置移动(见图4-18和图4-19)。有些脊柱关节(寰枕、寰枢椎关节)没有椎间盘,但它们有共同的功能障碍位置。这清楚地表明,椎间盘紊乱不是脊柱关节半脱位或功能障碍的唯一原因。

压缩屈曲损伤 Triano认为压缩屈曲损伤可能是手法可治疗的损伤的原因之一[12,13]。

椎间屈曲可能是神经肌肉调控错误的结果,这个调控错误有可能是对脊柱节段提供的前稳定不够,或是在细小干扰下产生异常的肌肉收缩[157]。

当脊柱的功能单位发生机械性超负荷,无论是外伤或者积累性损伤,都会导致出现一个屈曲荷载。局部应力可能会集中于个别结构元素(间盘,关节,韧带,神经,肌肉),导致受影响的特定组织产生功能障碍和症状。"最终结果是导致局部炎症或生物力学的变化[158,159]。

每一个关节都拥有其自身的稳定性,这些稳定来源于周围韧带及关节囊的紧张,进一步的稳定和控制则由神经肌肉系统提供,在一个特定的脊柱节段中,运动神经失控可能会导致肌肉力量和肌肉紧张度不在正常水平。这可能会损伤节段的稳定性[160],

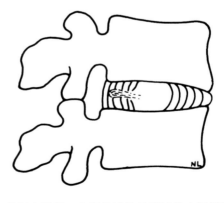

图3-4 椎间盘阻滞,上图描述的是髓核从中间纤维环向后侧迁移,导致后侧纤维环的紧张。

使椎间损伤瞬间发生[161]。这是个超过其生理安全范围的运动，会导致周围软组织（韧带，椎间盘等[157]）过度承受载荷。另外，接触振动和前椎间盘损伤可能会增加屈曲损伤概率，椎间屈曲导致椎体被内在肌肉维持在不对称的位置，同时会导致脊柱功能单位的低移动性。

关节失稳和高活动性

关节功能障碍引起的软组织损伤或变性并不一定导致关节低移动性。异常的脊柱功能如关节紊乱和功能障碍也可造成的关节稳定性的丧失，一般称为关节高移动性或失稳。两个术语常常交替使用，这些术语并没有标准定义。在临床和生物力学的文献中，不同的临床医师和作者有不同的定义[162,163]。

虽然许多定义比比皆是，但似乎都将肌紧张或感觉运动控制的丢失作为影响关节结构稳定的原因[162-165]。肌紧张的损失与过量或异常运动导致疼痛、逐渐发生的畸形，或损害神经结构，这些在临床都有一定相关性。运动异常可以体现在质量（异常耦合）或数量（增加运动）上。

有人试图将关节失稳与高活动性区别开来（表3-1），两者间的差异取决于参与关节稳定的结构，及其病理变化的程度和复杂度。高活动性的关节在正常生理负荷下是稳定的，它表现出更多的节段性运动，但仍保持正常的运动模式。很可能是一种不与任何异常水平直线运动相关的运动[166,167]。

相比之下，失稳的关节可能正处于无效的运动神经控制下，或其稳定结构有更进一步的变化[168]。关节稳定结构的破坏会导致异常运动耦合模式、直线平移运动或多个平面异常关节运动。

这种失稳不应等同于源自骨折或脱位的广义骨科失稳。

在临床上，对脊柱失稳的存在毫无争议，但目前缺乏定义后背疼痛敏感性和特异性的方法[162]。该病表现为典型的反复发作的背部疼痛。原因通常是脊柱过度屈曲或扭曲，导致各个方向的运动受限，或形成异常的疼痛弧。其症状通常在几天内消失，稍后又会反复出现[165]。

虽然物理检查工具越来越多，但是对其使用是有限的[162,168]。被动前后滑动式触诊是一种用于检查过度剪切和失稳的物理手段。最近的一项调查表明，作为参考标准的屈伸位X线片显示，脊柱的俯卧位由后到前（P-A）的被动关节检查（JP）评估可以准确地判断脊柱节段的异常变化[169]。这项试验结果有良好的显著性（89%）也有低敏感性（29%），阳性比为2:52。对那些将参加腰椎稳定的功能锻炼计划的后背疼痛患者来说[168]，俯卧位由后向前（P-A）的被动关节运动检查和俯卧位"失稳试验"对其诊断是有预见性的。俯卧位失稳试验需要患者俯卧在检查床上，患者的脚在地板上。医生应用节段被动由后向前按压患者，如果患者疼痛，让其双脚抬高离开地面。此时如果疼痛减轻；表明该试验阳性，提示节段性失稳。

动力位屈伸片和侧弯片是失稳常用的影像学检测的最终鉴别方法，但他们没有提供节段性运动在中间过程中的运动信息。在骨性标志物上采用传感器或标记检测的方法缺乏准确性，因为骨性标志物与皮肤之间有滑动。采用嵌入在棘突间衡量运动方法有足够的精度，但这些方法是侵入性的，不符合临床实际操作要求[162]。

要检测脊柱关节失稳，目前还没有金标准诊断工具，整脊医师应密切观察临床表现，包括病历和体格检查，反复发作的背部疼痛在手法操作后若症状只是暂时缓解，则应该考虑脊柱失稳，可以加拍动力位下X线屈伸位片，但这可能会有假阴性结果。如果仍怀疑失稳，可以做一个保守试探性治疗，即通过针对本体和具体的脊柱稳定运动锻炼达到加强脊柱稳定的目的[168]。

脊柱功能障碍和退变的力学模型

同行们非常重视关节功能障碍和半脱位的力学组成，关节功能障碍的力学变化被认为是脊柱疼痛和潜在脊柱退变的一个重要和常见的原因*。

表3-1	关节高活动性与失稳		
	运动范围	平移运动	耦合运动
高活动性	增加	正常比例	正常
失稳	增加或正常	比例增加或异常	异常

脊柱被视为一个与其他的运动系统相互依存的系统。在脊柱的运动节段中，改变一个运动节段的力学组成，不可避免会对其他功能单元产生力学影响。以下是一系列概述功能障碍和退变的相互影响几个模型。

Gillet 模型。Gillet[41-46,53]认为关节力学功能障碍的发展是通过三个不同阶段的关节固定来实现的：1 肌肉固定，2 韧带固定，3 关节固定。肌肉固定主要是由于局部肌肉张力过高和肌肉过度收缩造成；韧带固定，是由于关节囊和关节周围韧带挛缩和缩短造成的；关节固定则是由于关节表面之间纤维粘连造成的，关节粘连最末期将会导致完全骨强直和不可逆转的固定。

可以通过对肌肉紧张度和关节运动受限程度的触诊来定义肌肉固定。肌肉固定会导致末端活动范围受限，但同时关节活动还能保持一定的弹性。韧带固定主要是限制关节运动，在触诊时会有硬而坚韧的感觉。关节固定是指关节在各个活动方向上受限。Gillet 认为韧带或关节固定是最重要的。他认为肌肉固定是其他固定的中间代偿。因此，他介绍了一个对主要固定进行鉴别的方法。Gillet 将主要固定进行分类以便能进行更好的演示。他认为这些固定状态往往不是症状的最终点，但却是抑制疼痛和约束脊柱功能的关键。尽管 Gillet 的观点独具匠心且有深远的影响，但它们都没有被实验证实。

Kickaldy-Willis 模型。结构改变经常会引起局部力学的紊乱，导致脊椎退变。依据这一理论原则 Kickaldy-Willis[169,170]提出一个脊柱退变的模型。

在他的假设中，脊柱退变的过程从单个局部运动功能失调激活开始，紧接着是局部肌肉紧张度及功能改变。紊乱导致功能失调这个假设很普遍，大部分紊乱都是引起关节活动过度的潜在原因之一[26]一旦存在关节活动过度，将会改变单个椎体的生物力学，最终启动椎体退变的恶性循环*。

如果存在重复的异常力学载荷紊乱，最终将会导致关节软组织的损伤和变薄。局部关节失稳进一步发展，将会导致关节囊松弛和椎间盘内部破坏[26,170,171]。如果紊乱足够严重，将导致骨结构改变，这种改变能引起退行性关节疾病 X 线上的变化（见

---

* 相关 26,34,39,50-54,56,75,167
* 相关 26,34,39,50-54,56,75,167

图 3-5）[170]。

退变循环过程最后通过软组织纤维化及骨质增生稳定下来。因此，在稳定的后期，脊柱疼痛的发生率可能会减少[26,170]。然而，神经根的骨性压迫及椎管狭窄的发生率将大大增加，这将导致下肢疼痛及下肢神经损伤的概率增加[170,171]。

运动节段退变和补偿适应模型适用面非常广，这个模型不仅适用于关节的高活动性、失稳性及在同一运动节段中所有的关节退变性疾病，它还适用其他脊柱节段功能障碍的代偿和退变，或者运动系统的其他关节的退变[26,34,46,51-53,75]。

当然，不是所有的关节功能障碍都适合这一模型。大部分的功能障碍是自限性的，或者是局部功能障碍程度很轻，不至于引起结构和功能的改变。如果功能障碍持续存在，局部和远处可能会发生关节退变。整脊专业非常注重在早期发现持续的力学功能失调，并争取在其发展为不可逆的或永久的病变之前消除这种因素。

神经生物组成

椎间侵占和神经根受压的理论

在历史上，同行已经强调脊神经根受压是椎体半脱位伴随神经失调的标志，脊柱半脱位在椎间孔内直接压迫神经组成（基于无神经冲动模型），造成神经根受压（图 3-6）。神经根功能失调导致其所支配的躯体部分或内脏组织功能障碍。重度或长期的压迫能造成功能丧失。中度的压迫会导致神经活动

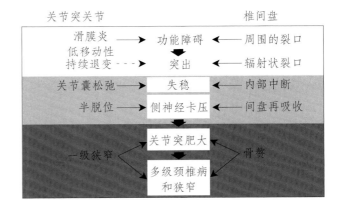

图 3-5　关节突关节和椎间盘的病理改变并导致生物力学紊乱。（From Kirkaldy-Willis WH, Bernard TN Jr: Managing low back pain, ed 4, New York, 1999, Churchill Livingstone）

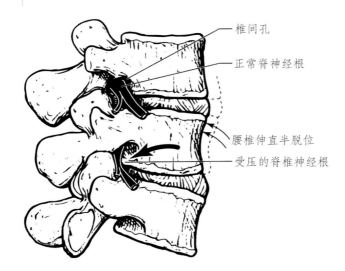

图 3-6 图说明腰椎后伸半脱位,半脱位压迫通过椎间孔的脊神经根。

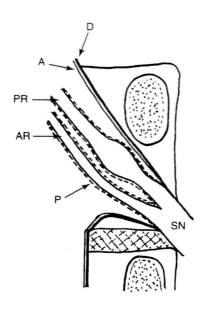

图 3-7 的图显示椎弓根区。腰椎运动节段。包含的区域内的硬脑膜(D),蛛网膜(A),前根(AR),软脑膜(P),后根(PR),神经节,脊神经(SN)。注意神经结构与椎弓根周围接近度。(Modified from Giles LGF:J *Manipulative Physiol Ther* 17:4,1994.)

的活跃和疼痛的增加、感觉异常、肌肉和肌张力的亢进[2,3,27-28]。

骨性结构造成神经根受压的初始模型已存在,并得到业内人士普遍的认可,但是同样受到业外人士的质疑[35,38,172]。在 1973 年,Crelin[172]声明半脱位造成神经根受压在解剖学上是可行的。他对尸体的腰椎进行解剖并测量椎间孔的侧边边界,认为椎间孔侧面的骨性边界构成了围绕神经根的空间,该空间最小为 4mm[173,174]。另外神经根在椎间孔的入口处受到硬脊膜的保护,这减少了神经根受压的可能。他的最终结论是:在没有关节退变和椎间盘疾病的情况下,关节半脱位很难对脊神经根造成直接的解剖压迫。

1994 年,Giles[175]重温 Crelin 关于脊柱半脱位造成神经根受压的模型。再一次完成腰椎的尸体解剖,但是这一次他们的解剖包括在椎弓根区的水平,不仅仅是重复 Crelin 已经做过的椎间孔侧边边界的解剖。在椎弓根区域的数据测量显示围绕每个神经根和后根中心有一个平均 0.4 到 0.8mm 的空间(图 3-7)。

这些边距只有 Crelin 描述的最初空间的 10%~20%那么小,如此小的空间完全可能被关节功能障碍和半脱位所影响。但他的这种研究方法和结论没有考虑到一些结构变异如椎间孔韧带,或者功能的改变如水肿[176]。

脊神经根在通过椎间孔水平时缺少神经根外膜

的覆盖,这样会使其容易受压,导致进一步的炎症和缺血。在这个空间的背根神经节,特别容易受压[177],这也能反映机械变形引起的长期反复的神经根背侧损伤[178]。

此外,对脊神经根来说,骨性结构直接受压并不是引起其病理性功能障碍的唯一原因。

椎间孔由动脉,静脉,脊膜神经返支,淋巴,脂肪,网状结缔组织等及其他的结构占据,这些组织也可以对神经组织造成机械压迫。脊柱运动部分的边线持续异常和炎性刺激可能会牵拉或压迫局部血管结构,导致神经血供的毁坏和神经缺血[35,179]。有研究表明,脊柱节段的机械性压迫和紧张,可能会产生很多神经生理学上的改变,从神经蛋白组成的改变到神经传导性质的改变,这些改变还达不到临床诊断标准,我们称之为亚临床表现[180,183]。

在人体细胞和背根神经节细胞初始段上钠离子通道密度相对增高,提示这些区域可能有异常兴奋[184]。这些特性提示在椎间孔内的神经组织更容易受到椎间盘或侧方小关节的影响,以致引起机械压迫和化学环境的改变[185]。大量证据表明,很低的压力就会对神经组织产生损害和改变,所以背侧脊神经根和背根神经节比神经末梢的轴突更容易受到机械压迫的影响[185,186]。脊柱治疗是否能通过改变机械压迫力或者减少代谢物的浓度起到改变神经功能作用是未知的[187]。

已经有人完成突出的椎间盘对神经根功能影响的研究，突出的椎间盘能直接压迫神经根或背根神经节，这很容易被人理解[187]。然而突出的椎间盘还能通过调节刺激神经组织的化学物质的释放来影响神经根的功能[188]。这就是为什么在没有直接压迫的情况下，突出的椎间盘也能产生神经系统症状。最近的研究表明髓核对腰椎神经根影响包括造成远端肢体痛觉过敏、导致背侧神经根节缺血和水肿[189,190]。另外，伴随椎间盘突出[188,191]产生的炎性介质，磷脂酶A2，在高浓度时对传入神经有毒害作用[192]。在中等剂量时会增加背根神经节的力学敏感性，产生持久的放电，并能使之前静止的背根神经节细胞放电[192,193]。

椎管及其各个运动部分都有一个由脊柱动静脉组成的血管供应体系。脊柱的动脉给脊髓背侧和腹侧神经根提供含氧血液，这些血管非常柔软并且比它们所供应的神经更容易受压或牵拉，所以脊柱小关节功能紊乱在没有对神经直接压迫的情况下，也会造成局部的神经水肿。

如果关节错位确实造成脊神经根功能障碍，那么椎间孔的狭窄更容易造成脊神经根功能障碍。此外，如果关节半脱位是继发于已经导致侧隐窝狭窄的疾病，如椎间盘突出或者其他空间占位损伤，椎间盘退变，关节疾病和关节失稳，那将会对神经根功能有更潜在的影响。

尽管最近的解剖研究已经揭示了关节半脱位引起神经根功能障碍的机制，但是它的说服力不是很强。已有出版的临床文献记载椎间孔内神经结构的侵占可能会产生神经根的功能障碍，但是它没有确定是否只有脊柱半脱位单独存在时（没有其他脊柱压迫源）才能导致神经活动的改变。因此当半脱位发生在正常运动范围节段时非常具有研究价值。每一节段的椎间孔会在运动时改变大小和形状，向同一侧方向上最大限度旋转侧屈后伸会使椎间孔变小，但是神经根没有受压。因此，要想使持续存在的关节错位产生神经根的压迫症状，必须有附加因素，如炎症、椎间盘的变形或血管的变化。

总之，早期的关节半脱位不稳定状态和神经根受压模型不是特别合理。关节半脱位单独存在不太可能在椎间孔的边缘造成脊神经根压迫。

躯体和内脏反射理论的改变

躯体反射和躯体内脏反射。由于缺乏支持神经根受压假说的证据，该行业建立了一个-半脱位综合征诱导神经改建模型（神经冲动模型）。神经功能障碍的神经冲动模型已经被Homewood和Korr的工作中进一步发展[2-35,37-39,194]。

躯体组织（肌肉骨骼系统和皮肤的真皮）受到刺激后出现躯体自主反射，这是自主神经系统功能改变的表现[32-35,37-39,194]。脊柱内脏反射是躯体自主反射的一个类型，即对脊柱的刺激可以改变内脏的功能[195]。

这一假说认为椎间关节功能障碍作为一种损伤诱导，会长期改变疼痛和本体感觉的传入。

力学改变，疼痛和潜在的局部炎症，这三者的持续传入，会触发一个节段性脊髓反应，这反过来又导致病理躯体反射或躯体内脏反射的发展。这种持续感觉改变的传入，会激活局部脊神经元池并且建立异常躯体或躯体内脏反射。这种反射一旦建立，就会成为改变躯体和内脏功能的潜在驱动力。如果这些反射持续存在，很可能会诱导其所支配的躯体或内脏在结构或功能上发生改变[32-35,37-39,56,196-198]。

因此，关节半脱位/功能障碍综合征（JSDS）可能会在节段神经支配的组织上引起继发的功能障碍。事实上，临床调查表明，肌肉张力的改变，深肌腱反射和交感神经活动的改变可能与关节紊乱和功能障碍相关[199-203]。很多这种类似的改变已证明与神经根功能障碍相关。节段性肌肉力量亢进可能与节段关节功能障碍有关，这是躯体反射很典型的临床实例；颈椎失调继发于颈椎关节功能障碍，这是躯体内脏反射障碍的实例（图3-8）[201]。

关节半脱位或功能障碍能产生一系列的神经系统症状，其中包括：牵涉痛，张力过高，感觉过敏，或出现交感神经活动异常如温度调节改变和皮肤电导的改变[199-203]。手法治疗，包括软组织的治疗技术和其他形式的矫正治疗，都将会阻止由神经反射改变引起的局部和远端的躯体或内脏症状。

内脏躯体（自主）反射。内脏结构的病理变化会诱导其他躯体或内脏结构反射性的功能障碍。内脏疾病或功能障碍可能会激活自主神经系统，这主要是通过影响脊髓侧角细胞实现的，脊髓侧角细胞的变化会引起血管舒缩，营养、内脏或新陈代谢的变化

（见图 3-8）。许多疾病都与交感神经系统过度紧张有关；其中包括各种类型的心血管、胃肠道、泌尿生殖系统疾病，以及某些肌肉骨骼疾病，如复杂的局部疼痛综合征。

有人认为，内脏疾病在体壁的表现是疾病进程的一个组成部分，而不仅仅是一个体征和症状[204]，尽管内脏疾病与其在体外表现的因果关系至今仍然未知。大部分疾病的早期征象即症状和体征，是对损伤或应力常见的一种反应模式。急性躯体疼痛是内脏功能障碍一个常见的症状。如果触诊到一过性肌肉亢进、刺激或者是皮下水肿，则可能提示不确切的亚临床状态[205]。而且，如果能在皮肤组织纹理上触诊到关节位置和关节活动的细微变化，则往往提示内脏疾病的存在。

在对重症监护病房的心脏病患者进行的一项研究中[206]，已标出了一些引起脊柱自主信号变化的相关内脏（框 3-2）。在 Kelso 的研究中发现[207]，如果内脏环境改善，躯体的应力分布也会改善，这被视为一个典型的内脏反射模式。因此，长期慢性反射活动会导致皮肤和皮下组织的营养变化以及局部肌肉紧张度的变化。这可能会导致关节失调和局部节段活动度下降。然而，躯体反射功能障碍的持续存在是否与最初的内脏疾病有关，或者它是否是长期内脏疾病改变的结果，这不得而知。

在一个对 25 例患者的双盲研究中，Beal[208]通过压力试验能够准确地区分出心脏病患者与胃肠道疾病患者，精确率达 76%，该试验主要检查软组织纹

框 3-2	软组织的自主神经变化决定了患者内脏的问题

血管舒缩反应——皮肤温度升高
运动神经反应——增加皮肤水分
肌张力和收缩的增加
皮肤纹理增厚改变
皮下积液增加

理的变化和节段运动抗阻。利用相类似的方法，Beal 和 Dvorakz[209]通过医生单盲下对 50 例患者进行了检查，结果他们能详细的辨别出患有心血管，肺，胃肠，肌肉骨骼疾病的人群。

总之，脊柱功能障碍既是躯体或内脏功能失调的原因也是结果。文献支持躯体内脏和内脏躯体反射的存在[210-212]，但是很少有甚至没有证据支持椎体半脱位复合体能导致这些反射长时间的异常放电。也没有文献支持，这些反射的持续激活可引起相关的病理变化及内脏疾病。更没有文献支持脊椎矫正手法治疗可以改变这种反射的持续异常放电，并在一定程度上逆转变性的病理组织[213,214]。虽然已经有通过动物模型来做关于力学刺激对血压，心率和肾交感神经活动的影响研究[215-220]，但是不幸的是，关于人类对脊柱疼痛或者是良性力学刺激反应的生理学研究却几乎没有。此外，大部分实验数据主要来源于伤害性刺激。目前鲜有论点支持无痛性脊柱功能障碍能对器官产生影响，这并不奇怪，因为所有的生理基础研究都是在麻醉的动物中完成。但确实有证据表明：在颈椎椎旁肌的肌梭实际上是能够引起躯体自主反射[221]。

复杂的 NMS 系统对整脊医生和其他手法治疗师要求非常严格，他们必须掌握造成患者痛苦的潜在原因。脊柱疼痛和功能障碍可能继发于失稳，这种情况就不适合做手法治疗。当 JSDS 继发于躯体或内脏疾病，也不能做单独的手法治疗。

炎症和血管组成

关节损伤、慢性力学关节紊乱或关节固定，可能会引起椎体半脱位复合体炎症和相关血管组成的变化[34,54,56,75]。这些组成包括血管充血、缺血和炎症。

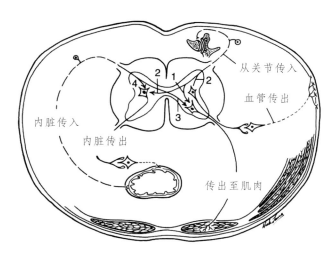

图 3-8　来自躯体和内脏的传入途径可产生躯体-躯体（1），躯体-内脏（2），内脏-躯体（3）和内脏-内脏反射现象（4）。

血管充血

目前，我们还不清楚脊柱节段功能或功能障碍在局部血管充血中所起的作用。其机制可能是节段静脉的血液流动受到阻碍。众所周知，静脉压力非常低，主要依靠脊柱静脉中的重力作用维持压力，这就使其非常容易受压导致静脉充血。Lantz通过研究表明，固定可能会导致局部的静脉血液淤滞，造成负压和静脉引流减弱，最终导致炎症。

静脉回流系统分部在每个椎管及相关的运动节段。每个节段静脉接受来自内部静脉丛的静脉血（巴特森），同时接受来自椎体的静脉血，使每个椎体静脉血回流（图3-9）。椎管内静脉丛位于硬膜外腔，由两对纵行柱组成，它们通过横向静脉进行沟通。在这些结构中缺乏静脉引流导致静脉毛细血管的压力增加，动脉的血流量减少，产生局部缺血、炎症，并导致关节僵硬[223]。另外，还可能会造成脆弱的静脉撕裂，产生血肿，这又进一步增加血管内压，造成空间占位性损害。因为静脉从每个间盘两侧后外侧垂直经过，当间盘突出或静脉扩大时会产生相同的临床表现。区别二者的唯一方法是做磁共振成像（MRI），填充在血肿中的血液会在T2加权像上表现出更多的水的信号。

炎性反应

炎性反应是由血管系统来调节的，炎性反应产生的细胞及体液是造成疼痛和血管舒张的根源[224]。外来治病因素或者感染导致肌肉结构的损伤或者功能障碍，这导致炎性反应激活。尽管这是一个正常的保护反应，但这可能会增加疼痛反应，延长机体恢复时间并且造成关节永久性功能障碍。疼痛伴随炎症可能会激发局部肌肉收缩反射，这种超长时间的肌肉收缩反射会导致局部缺血、疼痛和肌肉的僵硬的进一步加重，导致持久性的恶性循环 *。如果肌肉收缩持续存在，并且当肌筋膜的结构变短和纤维组织浸入时，可能会发展成为肌肉挛缩[170,225]。

一定要正确的处理由此而产生的软组织失序和收缩，否则它们将会造成持续的疼痛和反复的关节半脱位及功能障碍。

伴随着炎症和疼痛的持续存在，外周或中枢神

* 相关 34,51,54,56,76,78,116-119

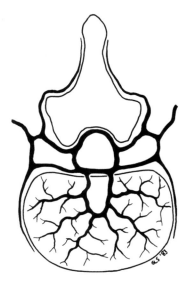

图 3-9　节段静脉引流的内部和外部系统。（From Kirkaldy Willis WH, Bernard：*Managing low back pain*, New York, 1999, Churchill Livingstone.）

经系统可能会发生可塑性的改变，从而导致痛阈降低、异常性疼痛升高（正常很轻微的刺激会产生疼痛）、高感觉过敏（对正常疼痛刺激产生剧痛）和中枢神经系统的致敏（痛觉过敏）。正常关节存在的传入神经纤维可能会变得活跃，并开始向中枢神经系统传输疼痛信息，这种典型的非疼痛刺激也会像疼痛一样，使中枢神经系统变得非常敏感。

此外，由于不断的刺激和滑液分泌，慢性关节炎症可能导致滑膜组织增生肥厚[229,230]。从而进一步阻碍关节的运动[225,231]。最终，滑膜结缔组织层的纤维增生可诱导血管分布消失和滑液分泌的减少[148]。

如果患者的疼痛持续，应该怀疑是否有某种程度上关节或软组织的炎症。这些炎症的临床症状包括肌肉僵硬，软组织肿胀和温度变化。与脊柱关节损伤或者功能障碍的炎症不太相同，这种炎症反应可能会产生明显的体表水肿。有些人提出关节功能障碍可能与局部交感神经反射改变有关，这些改变可以在节段组织表面上产生轻微海绵样变。

关节半脱位/功能障碍综合征

在临床上，关节半脱位功能障碍综合征（JSDS）是通过脊柱，骨盆或者外周关节功能障碍所表现出的一系列症状和体征来诊断的[232,233]。这是一个功能

学(生物力学)诊断,而不是结构性(病理)诊断。具体到脊柱来说,这意味着脊柱的节段运动和相关的软组织是患者症状的来源。与椎间盘紊乱、扭伤或拉伤、椎管狭窄这些传统的结构性诊断不同,关节半脱位功能障碍综合征并不注重脊柱运动节段具体的疼痛原因。对 JSDS 的诊断通常是通过静态或动态的触诊复制或加重局部脊柱轴向疼痛来实现。这可能与运动到极限时的牵扯痛有关系。对整脊医师来说,一旦诊断为关节半脱位功能障碍综合征就可以进行手法治疗;高速度低幅度的矫正治疗是最常用的治疗方法。

关节功能障碍可以单独发生,但通常是伴随着其他类似的功能及生理解剖紊乱的情况下发生。在业内的整脊医师对患者所有的评估和管理中,都应当包含这些诊断。

脊柱列表

随着整脊行业的发展,对异常关节位置或者运动有很多不同的描述,导致这个行业有很多的术语(列表制度)来描述脊椎半脱位和固定。新的描述性术语产生的同时,旧的仍然存在。每种技术有其独特的列表制度,这对相关技术的推广可能有用,但其中有很多不能被普通人所理解。

作为医疗保险方案进程的一部分,在 1997 年休斯敦召开的美国整脊协会试图使列表系统标准化。该会议确实在医疗保险发展要求的一般习惯命名法上有所成功,但遗憾的是没有达成更大规模的专业共识。在涉及列表制度问题上,整脊医师和国家考核委员会之间仍然有很大的差异。

学院处在一个不断重复的教学中,描述关节错位和固定的方法常常自相矛盾,这一直使学生们感到困惑。目前,常用描述关节错位的系统是 Medicare,Palmer-Gonstead 和 National-Diversified 系统。为了减少混乱和冗余,这本书强调标准的运动术语和 Medicare 列表系统。用关节错位这个词来描述位置上的偏差,用受限这个词来描述运动局限。

脊柱关节列表制度应该只能在脊柱 JSDS 中应用。它们描述了半脱位和功能障碍综合征的特点,但却不成为独立的诊断术语。脊柱列表应只作为一种速记方法,即记录哪个关节变化应该用哪种手法治疗(图 3-10)。

对运动节段错位的描述是指上位椎体相对于下椎体而言。例如,屈曲椎体错位是指这个椎体相对于其下面的椎体已经偏离到一个屈曲的位置上,屈曲受限指两个椎体之间关节活动的受限或者丧失。

躯干和颈部的运动是用运动学术语,根据椎体运动而不是棘突运动来描述的。躯干的左旋由椎体向左后旋转,而不是棘突的右旋来定义。

关节半脱位 / 功能障碍综合征的临床评估

在应用矫正治疗之前,整脊医师必须听取患者的陈述并决定其(病变)是否符合整脊要求。如前所述,在哪里治疗?怎么治疗?这主要依据对 NMS 系统的评估和对损伤,紊乱,或疾病导致的功能改变来进行测定。

尽管关节功能障碍定义为需要手法治疗的一系列临床疼痛症状,但是在治疗之前一定要评估功能障碍的特性。仅仅存在关节半脱位或功能障碍并不能确定是否需要矫正治疗。对整脊医师来说,一旦诊断为关节半脱位功能障碍综合征就可以进行手法治疗。关节功能障碍可能是由于疾病或者对关节紊乱不恰当或者是不适合的治疗造成的。须对 NMS 系统关节紊乱进行彻底的评估和优选治疗,关键是辨别出是否适合整脊治疗。

区分力学与非力学环境,评估主诉的原因,理解关节紊乱潜在的病理力学和病理生理学机制,这些对整脊治疗的成功非常关键。因此,在开始治疗之前,医生一定要进行详细的病史采集、物理查体和其他适当的影像学或实验室流程检查,以排除矫正治疗的禁忌证。应当对功能障碍进行评估,如关节功能障碍是否伴随着关节的高移动性或者低移动性及关节固定、异常活动。

检查程序和诊断标准

单纯的 JSDS(关节功能半脱位)的临床诊断是由所收集的症状和物理查体确定的,而不是靠一个独立实验室检测程序就能实现,目前没有一个金标准能检测出关节半脱位或功能障碍。往往是在排除其他具有相似症状的疾病情况下,才考虑对其诊

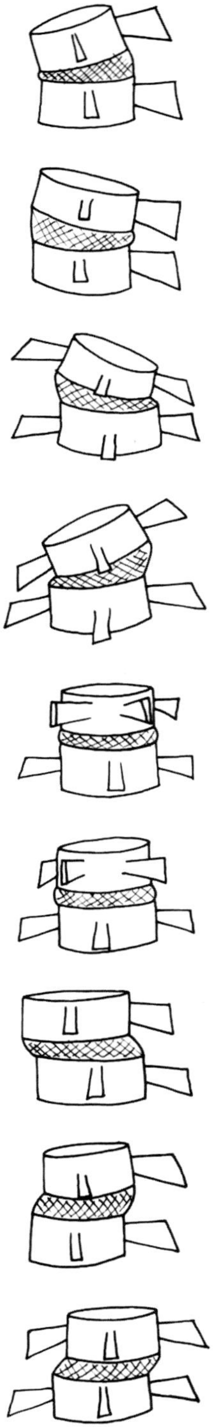

	椎体参考	棘突参考	椎体参考
	屈曲错位	无	前下
	伸直错位	向后	后下
	右侧屈曲错位	无	右下
	左侧屈曲错位	无	左下
	左旋错位	后面棘突向右	左后
	右旋错位	后面棘突向左	右后
	前滑脱	无	前
	后滑脱	后	后
	右侧滑脱	无	右侧

图 3-10 静态列表系统的比较表。(Modified from ACA Council on Technic: JAm Chiropr Assoc 25 [10]:46,1988.)

断。对患者试行手法或者松动术后,如果患者的疼痛下降或者功能改善,其异常的体格检查好转,则表明对患者的物理检查及手法治疗是合理并且有效的。

病史

JSDS 是一种常见症状,但诊断并不取决于患者的症状。而对于无症状 JSDS,通过进行体格检查就

椎体参考	棘突参考	椎体参考
左旋错位 左旋屈曲错位	后右 上位棘突	左后下
左旋错位 右侧屈曲错位	后右 下位棘突	左后上
右旋错位 右侧屈曲错位	后左 上位棘突	右后下
右旋错位 左侧屈曲错位	后左 上位棘突	右后下

动态(运动)列表:指定异常关节运动
限制:关节半脱位功能障碍中运动方向受限

动态列表命名
1.屈曲受限
2.伸直受限
3.侧屈受限(左或右)
4.旋转受限(右或左)

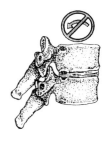 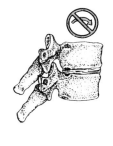 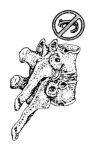 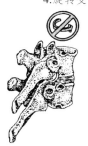 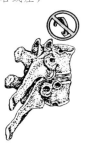 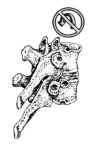

伸直受限　　　屈曲受限　　　右旋受限　　　左旋受限　　　右侧屈曲受限　　　左侧屈曲受限

图 3-10 续

能得出支持该诊断依据。脊柱 JSDS 患者陈述的疼痛通常位于中线旁区,可能不伴有四肢的放射痛。虽然躯体疼痛通常不会牵扯到膝关节或上臂,但有时疼痛却可放射到脚或手。然而,患者主诉疼痛的位置、性质和类型对诊断来说不是特异性的。这些症状与一些其他脊柱中轴主诉的症状重叠,不能据此将 JSDS 与其他脊柱力学失调区分开来。病史对区分非特异性的力学或非力学的神经肌肉骨骼系统疾病非常重要。它也有助于表明神经病学的复杂原因,明确有关 JSDS 的可能损伤机制和敏感载荷。

体格检查

除了影像学评估，大部分常用的评估关节结构和功能完整性的检查程序是体格检查，包括标准的骨科学、神经病学体格检查程序和各种各样独特"技术"的诊断程序。视诊和触诊是最常用的体格检查程序，其中包括对姿势和步态的评估、软组织和骨性触诊、全身的运动范围和节段的运动范围试验或者是相关的被动椎体间运动试验[55,74,234-239]。手法触诊是首要的评估工具，这需要长时间的练习和全神贯注的学习才能形成完美的触诊技巧。关节手法操作的应用主要依赖于临床医生对标记点、疼痛的肌肉骨骼组织、疼痛的关节运动、僵硬的肌肉、运动的受限和硬 EP 阻力的定义和识别能力[240]。

专业实验室检查如温度和肌电图(图)，目前尚未用于 JSDS 临床检查。在完全应用于临床实践之前，非常有必要对其做进一步的研究。经典的物理迹象表明，JSDS 是引起疼痛、异常活动、异常关节抵抗运动和组织结构改变的原因。Bergmann[241] 修改缩写 PARTS，Bourdillon 和 Day[242] 定义的五种诊断种类常常被整脊医师用来定义关节功能：疼痛和压痛；不对称性；ROM 异常；健康状态，结构和温度异常；特殊试验 6 个。各种调查表明，对欲行手法操作的脊柱病位的检查不应依赖于单一的评估方法。

在脊柱的评估中，体格检查应该致力于定义患者痛苦的原因和区分节段与非节段的原因。脊柱 JSDS 诊断的阳性检查结果应当分为首要和次要的等级并且列在表 3-3 里。JSDS 体格检查评估注重关节疼痛的触诊、关节激惹和质疑程度的重现。尽管一些手法检查结果已经支持紊乱的存在，骨和椎旁软组织柔软度或者由关节活动或末端运动重现的疼痛是最可靠和有效的诊断工具[243-246]。

这种试验被认为是一种多维途径的归类[247-251]。2006 年由 Stochkendahl 和他的助手做的回顾性文章总结出了"全面评估"(即，节段性静态和动态的压痛、关节运动的体表改变、明显的组织变化)证实并重现了检查者本身的可靠性(0.44 卡)。然而，目前没有足够的证据对检查者本身的可靠性进行汇总计算。医疗融资管理机构要求这种多维途径要更富有意义，即体格检查要支持该损伤可通过手法治疗[252]。1974-1999 年的医疗保健计划中的整脊保健保险项目中写明，医疗保险需要 X 线表明脊柱的半脱位，因此临床需要整脊医疗。2000 年初，医疗保险允许用体格检查的结果(疼痛和压痛、不对称或错位、异常 ROM 及组织或健康状态的变化[PARTs]多维方法)代替 X 线证实半脱位：依据体格检查证实关节半脱位的存在，在体格检查中所提到的四个标准中有两个是必备的，其中之一必须是不对称/紊乱或异

框 3-3 体格检查结果支持脊柱关节半脱位／功能障碍综合征的诊断

主要结果

明显的节段性骨或软组织压痛／感觉迟钝

疼痛或改变节段运动性试验

通过最大活动范围及关节运动程序对关节的运动进行评估。运动范围包括节段运动范围和运动末期范围。关节运动的所有三个组成被评价为质量，数量和疼痛反应。临床研究证实对疼痛反应关节活动和末端运动比关节运动范围评估更可靠。

椎旁软组织纹理和紧张度明显的改变

组织纹理结构的改变代表着在这一节段水平或者在相邻的两个节段之间椎旁组织对称性的丢失。这些结构变化的特点是肌肉休息张力(低或高或痉挛)的明显改变，及明显的组织硬结或纤维

化。

次要结果

明显的错位(即棘突偏离)

注：由于个体差异和不对称的高发病率，很多手法治疗师不认为这是关节错位的一个指标。

在末端运动限制方向上重复的载荷，可改善症状

在部分或者全身运动范围的改变

全身活动范围的减少及各种主动的骨科疼痛激惹试验阳性，不是关节功能障碍诊断的主要特征，因为其与复杂的疼痛性肌肉骨骼疾病有很多共同的地方。注：在关节功能障碍综合征中运动的活动范围可能是正常，这是由于脊柱在其他节段水平有代偿能力。

常 ROM[252]。

疼痛和压痛

疼痛和压痛的感知主要从位置，质量和强度方面进行评估。肌肉骨骼紊乱最主要的表现是疼痛反应。通过疼痛反应可以获得患者对疼痛和位置的描述。此外，对骨和软组织的触诊，要标记下压痛的位置和强度。疼痛和压痛可利用视诊、叩诊、触诊和骨科激惹试验来确定。患者的描述和疼痛的位置可从口头表述获得，也可以通过对疼痛的复制获得。压痛的位置和强度通过对骨和软组织的触诊被确定和记录下来。疼痛强度的变化可以使用视觉模拟尺度，痛觉测验计和疼痛问卷具体化。

检查者之间和检查者自身已经具备对骨和软组织进行触诊检查的水平[244,246,253-256]。通过运动触诊或者通过触诊诱发疼痛来确定脊柱关节疾病，或者来评定治疗效果是非常局限的。很多研究结果各不相同，但仍有些研究值得推崇[257-262]。尽管对节段运动的评估不是很可靠，但是在一些研究腰椎由后向前移动性的评估中确实成功达到了预期的分数（可能性比），这些预期结果主要是对各类疗法进行分类和管理（例如，手法治疗与练习）[263,264]。在这些研究中，P-A 移动性试验仅是几个表象或者物理查体结果中的一个，这些结果或表象主要用来对患者进行归类，在预测结果中，由后向前的流动性试验可能不是一个重要因素。

不对称

不对称性主要发生在局部或者节段水平。不对称性的检查包括对姿势和步态的视诊，以及触诊错位的椎体和四肢关节结构。通过观察（姿势和步态分析）、对紊乱椎体部分的静态触诊和静态 X 线片来确定是否存在不对称。复杂的人体结构，特别是其骨架，通常是完全或不完全对称的。因此，局部对称性的变化可能有临床意义也可能没有临床意义，这必须通过全面的临床表现及检查判断其偏差的程度和范围才能确定。

运动范围异常

局部和节段的关节主动、被动、辅助运动变化非常重要。这些变化可能表现为运动范围的增大、减少或异常的运动。一般认为运动范围减小是关节功能

障碍的常见表现。整体关节活动度的衡量需要用测角计或测角仪来测量。节段性的关节活动异常要通过系统的关节运动触诊和严格的 x 光测量来确定。

张力，纹理和温度的异常

软组织的相关变化，包括皮肤、筋膜、肌肉和韧带也非常重要。组织张力、纹理和温度（皮肤血管的外在反映）的变化需要通过望诊、触诊、仪器测量其长度和强度来明确。

特殊检查

特殊检查主要包括两个主要部分。一部分检查程序是针对整脊系统的，像下肢长度检查（如 Derifield）和肌肉检查（如臂窝试验）。另一部分是实验室检查程序，如 X 线检查、肌电图检查和热成像检查。

系统技术评价程序是典型的手工检查程序，它们一般是个人创新的结果。它们不同于其他的体格检查程序，因为它们有独特的应用和与之相关的技术名称。这些操作中大部分还没有经过检验，所以它们的可靠性和有效性还没有评估。

有很多实验程序被用来检测 JSDS，这些程序在对 NMS 系统疾病的评估中一直很有价值。然而，它们中的大部分还缺乏对其自身能力，即检查脊柱节段关节功能障碍能力的深度评估。另外，脊柱单个节段或者多个节段的功能障碍可能还会引起内脏疾病（例如上胸椎会导致哮喘）。

关节评估程序的临床有效性

尽管整脊技术治疗颈椎病及后背疼痛已经得到证实（见第 4 章），但 JSDS 的许多诊断程序，其临床价值和实用性还没有得到彻底或正确的评估[236,244,253,256-272]。一个临床操作的有效性取决于它是否能够为医疗保健提供确切的、可以评估一个操作程序的可靠性、有效性、确切性和实用性的信息。

不单单是整脊医学需要发展严格的诊断和治疗程序[273-277]。在诊断性试验应用方面，其他的健康学科也面临着一些重要的改变，其中许多诊断性试验缺乏实验数据评估和证明[278]。谨慎的医务工作者应当对未经证实的和生物学上难以实施的主张保持怀疑态度，但同时也必须对那些未验证的程序保持虚心和支持的态度。它们不一定无效，只是还未经验证，而且缺乏明确的证据，不能因为这样就全盘否定。

然而,有些检查程序仅仅依靠手法操作评估,这难免会出现一些误差。此外,由于缺乏一个比较标准,因此对手法操作技术的评价就比较困难[240]。整脊医师必须明确这些限制,然后创新性地应用这些评估技术,以增加患者的信心和依从性。体格检查在临床诊断印象中起着重要的作用。在这种情况下,重要的不是应用某一操作程序,而是运用综合诊断手段和侧重证据方法,针对患者的健康问题构建出一个可靠的临床印象。

可靠性

"可靠性是可重复性的测量与诊断的相符合,其特点是重复检验可以产生相同的结果[271]"。可靠性的评价包括检查者本身与检查者之间的评估,反复评估以确定结果的一致性和可重复性。幸运的是,现在这个行业正越来越关注评估诊断程序。所以,有可能对常规整脊诊断程序的可靠性做一些推广。

1991 年,Haas[265]查阅脊椎关节评估程序的文献,发现许多研究的设计和统计存在问题。从那以后,这些结论已经经过多次修改及验证[243,244,256,279-284]。另外,大多数的研究一次仅评估一种程序。这为进一步评估其可靠性遗留了许多难题;各种评估程序相互联合使用可能会提高可靠性[244,245,253,285,286]。此外,多种方法联合使用更加符合临床实际操作[262,286]。有很多关于多维评估程序功效的研究调查[256,286-291]。一个初期的研究证实这种可靠性能达到令人满意的水平[256]。2006 年,一个系统的回顾调查表明,多种治疗方案确实证实了检查者之间的可靠性[244]。根据现有的研究,在对手法操作部位进行多维手法检查程序时,没有足够的证据判定检查者自身的水平的可靠性。当然,对多维途径进一步调查研究是非常有必要的。

有效性

可靠性检测是很重要的,但是在评估诊断操作的临床价值中它只是其中一个因素,它不能与有效性混淆。一个操作程序的准确性或有效性,或检测评估程度及目的,都是至关重要的[271]。有效的医疗健康程序对帮助医生作出准确和有效的卫生保健决定是很关键的。

在过去的几十年中,虽然脊椎关节评估程序可靠性的测试仍然处于起步阶段。大多数整脊师和按摩师接受常见关节评估[292]程序的表面效度,但其大多数操作都没有严格的实验评价。表面效度是衡量一个用于评估已知现象合理性(生物合理性)的标尺。

诊断程序的实验性评估必须建立在诊断某一特定疾病的准确性基础上。在建立和规范有效性实验中,可以打破对有效性的评估。当参考标准不可行时,需要评估一个程序的准确性。构建准确性测试"一种检查的能力需要达到预期的治疗标准[293]"。

Hass 和他的同事[293]举了一个关于构建关节活动触诊准确性评估的例子。运动触诊理论表明运动末端限制很明显,不能完全相信手法和整复后的即时效果。

标准的有效性测试允许诊断评价程序和现阶段诊断标准以及金指标做比较[294]。糖耐量测试是反映血糖水平的既定标准。这个测试可能会用来作为比较标准的新试验。因为目前还没有诊断 JSDS 的金标准。

应答性

反映一个诊断程序的能力主要是看其应对变化情况能力或对现象进行评估的能力。一个检查程序是否有效,要看它能不能随着本质的评估改变。如果一个给定的检查程序具有应答性,必须有能力反映改善或恶化的条件或功能。因此应答性测试在评价治疗的有效性以及有效成果度量方面是很有价值的。

效用性

检查的功用是指一个检查的实际诊断作用。其临床功用是通过已有的程序来衡量健康状况,它反映一个程序在患者治疗过程中的价值。一种新的诊断方法对患者有利,有害亦或是相当,这就是其实用性的体现。如果一种放射性检查和普通查体所得的信息量相当,那么它就没有诊断价值,因为它提供相同的信息却增加了患者的费用及检查的风险。

疗效评定程序

对病性、病因、病理生理条件及 JSDS 诊断标准的局限理解,已经刺激着人们对一种可替代的更有效的脊柱治疗方法进行研究。不断升级的医疗费用和恰当有效地治疗需求刺激着这个行业发展和更为有效方案的应用[295]。与单纯应用传统方法确诊 JS-

DS 不同的是,整脊师也要应用针对患者症状和功能进行有效的治疗。在这方面,名称和疾病性质受到越来越少的重视,人们目光集中在治疗是怎么对患者起作用的[55,296,297]?

整脊师的治疗主要包括患者的疼痛以及活动功能障碍,所以患者疼痛程度与日常生活中的活动能力都是整脊治疗有效性的重要指标。在这种背景下,现阶段有许多的操作可以应用,有些在指导临床决策上更为有效。每一种检查及疗效评估方法都需要简要论断该操作的有效性和恰当性。

关节半脱位/功能障碍综合征

疼痛是 JSDS 最重要的临床症状,但是不能单凭是否存在疼痛来确诊或排除 JSDS。一般认为疼痛是患者的主观感受,有些理论认为患者的主观感受比客观指标重要。然而这种所谓的主观检查依赖于患者对疼痛的反馈。例如,直腿抬高试验被认为是客观试验,但它却要靠患者对腿部疼痛的反馈来实现。因此,通过按压骨或软组织结构来确定患者有无疼痛是非常重要的。应用刺激性检查具体定位患者疼痛点,可用于确诊包括 JSDS 在内的肌肉骨骼系统疾病。这些徒手的体格检查主要是为了解患者症状以及确定疼痛部位,从而了解现阶段功能障碍程度。通常情况下,这些拉伸、压缩或刺激特殊解剖结构的试验要根据患者反馈的疼痛特点进行诊断。如果做体格检查试验,患者产生疼痛,往往就能明确其临床症状的产生机制。

关节功能障碍是个非常典型的疾病,但是不一定有症状。关节疼痛和功能障碍的病性及病因不能仅仅凭借疼痛来鉴别。关节疼痛不能和关节半脱位、增生和失稳截然分开。此外并不是所有的滑膜关节都对疼痛敏感。有些部位对疼痛不敏感,还有一些对疼痛完全无反应。关节软骨、髓核和软骨终板就缺乏痛觉神经[131]。因此,某些组织结构病理变化可能是产生疾病和病情发展的先兆。

脊柱或四肢关节疼痛往往缺乏明确的定位,疼痛部位和病理条件并不一定与患处对应:肌肉骨骼系统的疾病往往是相关区域的牵涉痛和痛觉减退[298,299]。

牵涉痛是致硬化、混合性、深疼痛。它是深部组织共同参与产生的。从解剖方面看,牵涉痛符合组织受同一节段神经支配的理论(图 3-11)。

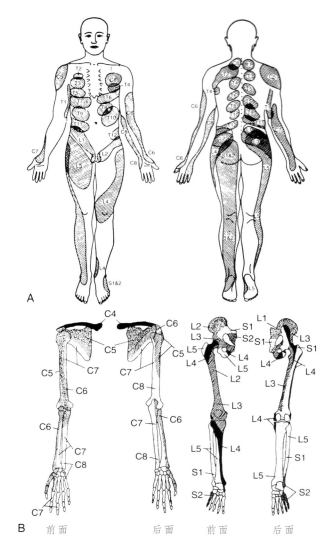

图 3-11　躯体深部疼痛节段分布区域。(A)棘突间韧带注射-kellgren。(B)骨痛区域。(A from Lewis T: *Pain*, New York, 1942, Macmillan. B from Grieve GP: *Common vertebral problem*, ed 2, Edinburgh, 1988, Churchill Livingstone.)

触诊检查时,牵涉痛有时比外伤性疼痛更加敏感。常见的伴随颈椎间盘突出症或关节紊乱出现的肩胛骨间的疼痛就能说明这一点。相对于深部骨关节的疼痛,机体对于表面的疼痛识别力更强[298,299]。一般受损的部位越接近表面,这种识别力越强。

机械性损伤造成的关节疼痛往往是持续性的,还会伴有炎症。关节运动以及日常生活中的活动会加剧这种疼痛。虽然减少运动会缓解疼痛,但是完全固定却会加重疼痛反应。疼痛量表、VAS 评分(图 3-12)以及功能能力问卷能很好帮助评估疼痛程度[300-306]。

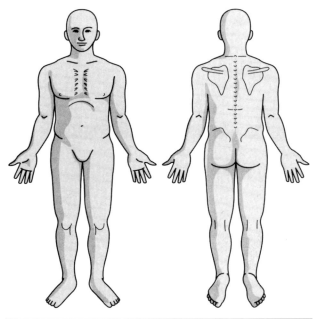

麻木	= = = =	灼痛的	x x x x
针刺感	0 0 0 0	刺痛的	/ / / /
		酸痛的	a a a a

疼痛表现评分表

记录任何位置	1
非生理的疼痛类型	1
非生理的感觉异常	1
多于一种疼痛形式	1
身体的表层及深层组织均涉及	1
体表标志	1
非特定的体征	1

1 分=正常； ≥5 分=功能的异常

A

疼痛的视觉模糊评分法

说明：请在下面提供的直线上做标记,这与你现在的疼痛感觉一致。

无痛 ——————————————— 可想象的最严重的疼痛

B

图 3-12 定位和记录疼痛强度的工具。(A)疼痛图表。(B)视觉模拟程度。(A adapted from Mooney V, Robertson J:*Clin Orthop* 115:149,1976.)

不同个体及紊乱其疼痛的性质、位置、质量和程度有很大的不同,所以在手法矫正治疗之前,通过对所有引起疼痛的关节紊乱进行体格检查以排除禁忌证是非常有必要的。

视诊

任何部位疾病的检查都是从对体表有无创伤和炎症等症状的观察开始的。这些症状包括皮擦伤、伤口、瘢痕、污点、挫伤、红斑、苍白、肿胀或对位不良。急性损伤、先天和后天的缺陷以及 NMS 的多系统疾病,可以通过对异常姿势及步态的观察而得到反应。

人体骨、关节、肌肉、韧带组成一个独特的三维空间以适应姿势和活动[307]。因此,NMS 功能的观察评估常包括对患者身体的对称性、姿势及运动的评价。这些观察的前提是存在一个作为参照标准的理想姿势。姿势、步态或运动的偏差可用来鉴别 NMS 疾病及 NMS 功能失调,或辨别患者有无 NMS 疾病或 NMS 功能失调的倾向。姿势不良被视为是骨、韧带和肌肉的失调,引起骨、韧带和肌肉所支持的结构的压力增加,导致它们维持机体平衡的功能下降。

大量的证据表明 NMS 的疼痛障碍与关节活动受限及姿态的异常相关[308-321]。

证据也提示,姿势的偏差可能使患者容易出现 NMS 功能失调和关节退变[199,322-326]。然而,影响患者健康的最小偏差量还未被确定。在限制关节功能失调及关节退行性疾病的发生和进展方面,个体的生物学差异和代偿能力发挥很大作用。这些使得标准的姿势范围变得狭窄,并且 ROM 将会忽略那些提示正常个体变异范围的研究证据。

步态评估

在体格检查过程中,对步态评估检查操作要严格,患者进入检查室时评估即开始。该检查涉及运动系统的多个组成部分的相互协调,因此步态分析成了 NMS 功能检查的有效方法。

步态分析的目的是识别偏差,获得有助于判定引起偏差原因的信息,为治疗方法的使用及改善步态的辅助设备的使用提供依据[336]。正常的步态形式有两个时相:一个是负重阶段(站立位时相),另一个是非负重阶段(摆动时相)(图 3-13)。病态或功能失调影响一个阶段而不影响另一个阶段,必须仔细评估这两个阶段。

从对运动的第一感觉开始评估,是运动受限还是有疼痛?有无因保护某一部位或者不愿意两条腿承担同样的重量?

记录上下肢的运动。步幅、旋前旋后的角度、骨

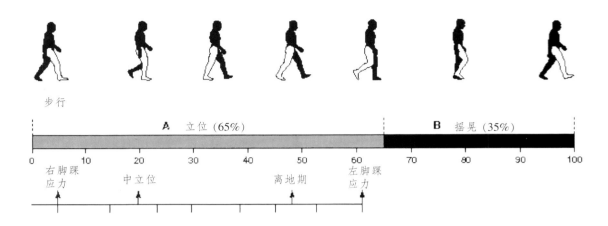

图 3-13　步态时相：(A)负重位时相。(B)摆动位时相。(Modified from Adelaar RS *Am J Sports Med* 14:497,1986.)

盆的倾斜程度、肩胛带的代偿运动、手臂的摆动都应评估。步态评估的具体内容见框 3-4,可能造成步态改变的功能失调见框 3-5。

经步态分析鉴别的、与理想模式明显异常的结果或者偏差,必须经其他检测方法验证,这包括肌肉力量、长度、紧张度、结构及关节功能的检查。

姿态评估

与其他体格检查技巧一样,应当掌握和运用姿态评估。可靠而精确的评估是基于对恰当技术的熟悉。检查室光线合适,能清楚地显示被检查的部位,并防止阴影产生错误的轮廓。医生应当面向患者,优势眼定位于被对比标志之间。若患者仰卧或者俯卧位,医生应该站在优势眼的这一侧。

框 3-4	步态评估的内容

头、双肩、躯干的对称性

四肢的活动幅度及对称性

步态的对称性、长度、时间及同步性

评估同一节奏的垂直摆动

评估不同步态时相骨盆的旋转、前后旋转、侧倾、侧方移位

评估从摆动到负重位,下肢是否先居中旋转再侧方旋转

评估在一个步态周期内是否有两次屈曲和伸展的交替

评估从负重时相到摆动时相,踝关节是否从背伸到跖屈

框 3-5	能引起步态改变的功能失调

在负重位时相疼痛或者不适

肌力下降和不平衡

关节活动受限—主动、被动或者辅助运动

由于神经病学状态导致的运动共济失调（例如:帕金森病）

骨或软组织的改变和畸形

框 3-6	优势眼的测定

将两只手置于一起,用拇指和食指形成一个圆圈伸直双臂,睁开双眼,透过这个小圆圈观察屋子另一端的物体。

闭上一只眼,如果这个物体仍能被看见,睁开着的眼就是优势眼。例如如果右眼是闭着的,这个物体仍能被看见,左眼就是优势眼。如果右眼是闭着的,而这个物体不能被看见,那么右眼就是优势眼。

在 NMS 失调的评估中,对称性、运动、姿态的评估至关重要,他们是 NMS 疾病或损伤的客观迹象,是管理患者过程中有效的检查方法。应当对那些不对称的部位进行进一步的评估,因为部位的不对称不能确认或者排除半脱位和功能失调综合征的存在。

对不对称的部位进行触诊时,将手和眼统一于同一参照面非常重要。例如:评估患者髂嵴的相对高度时,医生应当将双手分别放在两侧髂嵴,然后将眼

定位于双手连线的中线处。

姿势不对称是对自身平衡调节的挑战，它提示有潜在区域的肌力不平衡、骨不对称和机械压力。这不能忽略与原发性、因素性和持续性的部分功能失调的关系。为了快速找到脊柱 JSDS 的特定节段，脊柱按摩师往往忽略重要的失代偿姿势，这些失代偿可能使患者易发生疼痛或者功能失调。有四肢或者脊柱疾病的患者可能直到步态及姿态的压力被解除，局部的治疗才会有反应。

脊柱姿势评估。尽管脊柱姿态的异常不能鉴别是否存在特定节段的脊柱功能失调，但这些偏差确实提供了很多潜在的与姿势症状相关的证据或者提供了 NMS 疼痛原因的证据。作为一个区分正常的和疼痛的背部筋膜的筛查方法，脊柱姿势的评估已被证实具有令人满意的可靠性[309,338-340]和准确性。在这方面，这种方法可以作为一种有效的疗效验证手段，用来证明疼痛缓解的姿势改变与 NMS 疾病及功能失调相关。

站立位评估时，患者应放松，面向前方，两脚分开 4~6 英尺，手臂自然下垂。患者应当穿宽松的衣服或者只穿内衣，不穿鞋。假如患者身上带有矫形器或者穿有矫形鞋类的东西，评估患者带矫形器与不带矫形器时的立姿。从前、后方进行评估，以判定体重的分布及冠状位体表标志的对称性，并从一侧去评估与重心线相关的姿势及体表标志。此外，检查上下肢是否存在畸形，有无旋前旋后、外展内收。

这些检查包括重心的测量、关键骨及软组织标志的对称性。测量并记录任何成角畸形、脊柱侧弯、肋间距及脊柱的弹性(Adams 测试)。

利用后垂直线、体位测量器、脊柱侧凸测量计、平衡秤来辅助对脊柱姿势的评估。后正中线应与重力线重合，将身体分为左右两部分，垂线应该从枕骨粗隆，经过脊柱中心，到骶骨中心并经过与双侧膝、踝关节中央。侧垂线是用重力线将身体分为完全相等的前后两个部分，垂线从外耳道口，向下降经过肩关节到股骨大转子，下至膝关节中线的前方和外踝的稍前面。

怀疑患者有脊柱侧弯时，应对下肢是否等长进行评估并且还应进行解剖性不等长或是功能性不等长的筛查评估。如果有重要的临床意义，怀疑有解剖性的不等长时应进行测量并做放射学检查以确诊。

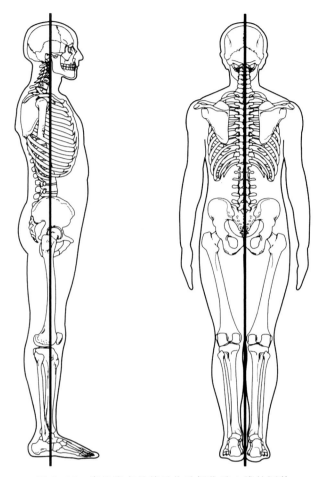

图 3-14 脊柱姿态的前后位及侧位重心线的评估。

侧位	膝关节中线正前方
重力线应该经过：	髂嵴
臀横纹	外踝正前方
耳垂	髂后上棘
双膝关节中央	前后位
肩关节的正前方	胸腔
双踝关节中央	重力线应该经过：
胸廓中线	肩胛下角
L3 椎体中心	颅骨中线
不均衡或者不对称时应评	肩胛骨的脊柱缘
估以下标志：	棘突
臀沟	肩锁关节
大转子	耳垂
臀部轮廓	

常见的异常姿势及可能的肌肉失衡，见表 3-2。

姿态失衡的鉴定有助于功能失调的诊断及指导临床治疗。在很多情况下，为鉴别潜在的功能失调，例如特发性侧弯，它是主要的手段；而且在其他

表 3-2	常见异常姿态及可能的肌肉失衡
前后位或者后前位	**检查**
头部倾斜	颈部伸肌群和/或斜角肌
头部旋转/倾斜	SCM
肩部倾斜	斜方肌(上、下)背阔肌
翼状肩	前锯肌
高肩胛	菱形肌
臂旋转	肩胛下肌、小圆肌、冈下肌
骨盆不平衡	TFL、内收肌、腰大肌、腰方肌、臀肌
膝外翻/内翻	TFL、缝匠肌、股薄肌
腿旋转	腘绳肌、胫骨前肌、腓骨肌、梨状肌、腰大肌
侧位	**检查**
头前移	颈部伸肌、颈长肌、斜角肌
胸椎后凸畸形	斜方肌(中、下)
腰椎前凸	腰大肌
骨盆倾斜	四头肌、腘绳肌、缝匠肌、股薄肌、腹肌、臀大肌
前倾	腓肠肌、比目鱼肌
膝关节过伸	股四头肌、腘肌、腓肠肌、比目鱼肌

A-P,由前向后的;P-A,由后向前的;SCM,胸锁乳突肌;TFL,阔筋膜张肌

情况下,它有助于指导临床治疗决策,例如姿态失衡及LBP患者的功能锻炼方法。随后的评估可用来监测疾病的进展和调整治疗方案。这些评估的意义和用处,依赖多次可重复的评估,这样能确保症状的改变归因于规定的治疗方案,而不是任何自然发生的姿态变化。这可能不适用于临床所有的情况;Dunk 及其合作者证明患者恢复和开始同样的姿态的可重复能力是低到中等。这就引出一个问题:在临床决断时使用与理想姿态有小偏差的脊柱姿态的优势和准确性。因此,运用姿态分析系统的医生应当解释与理想姿态相对比的那些小到中等的偏差,因为这其中有许多可归咎于这些被测量姿态的自身变异性的内部因素[341]。研究同样证明,视觉评估时,颈椎和腰椎曲度的增加和减少是不可靠的和不准确的[342,343]。

下肢长度的评估

对于下肢长度不等,要充分考虑两下肢解剖性的及功能性的差异。解剖性的不等长主要源于骨的不对称。

功能性的下肢不等长提示下肢解剖长度相等而存在 NMS 功能失调。解剖性的不对称常视为潜在的紊乱和功能失调原因,这可能需要使用增高鞋跟及鞋底进行治疗。功能性的不对称被认为主要是功能失调的结果。

整脊疗法时进行下肢评估由来已久,下肢功能性不等长被视作脊柱和骨盆半脱位/功能紊乱综合征的重要标志[344]。据推测,椎体关节紊乱可能通过反射改变棘肌平衡和使得骨盆及腿结构失衡,从而影响下肢长度[344-346]。

骶髂关节功能紊乱和骨盆对位不良能引起隐匿的扭转力改变并使股骨头位置改变或者髋部屈肌和伸肌失衡,从而影响腿的长度[344]。大量的临床整脊医生和系统检查方法强调下肢长度的评估在诊查脊椎半脱位和功能紊乱及指导制订治疗方案(在何部位、何时及如何调整)过程中的重要作用[345-347]。下肢准线的变化是对激发的弹力(脊椎激惹)的反应,这被一些整脊技术所应用,用来判定脊柱功能失调的节段及矫正按压冲力的方向[346]。

腿长度相等(双下肢等长)可用体格检查或者放射学手段评估。可直接用绳子测量或者视诊,也可以联合视诊和触诊评估下肢的对称性。在筛查下肢不等长、判断明显的差异和鉴别下肢解剖学不等长与功能性不等长这些方面,体格检查是非常适用的。但体格检查不能反映解剖长度的精确差异。

当需要下肢长度的精确差值时,放射学评估是必需的。放射照相术的手段不用于常规筛查下肢。只有当下肢解剖长度不等的疑问被证实,并且考虑用矫正鞋或鞋跟时,才将 X 线评估方法纳入考虑范围。放射学拍片包括拍摄站立位与仰卧位。在确定下肢解剖长度不等时,它被认为是一种可信赖的有效方法。

站立位拍片的方法用来评估股骨头的相对高度,并包括整个脊柱、腰椎与股骨头片。股骨头片能对股骨头高度提供精确的评估。因为它能消除患者在摆位过程中因骨盆的旋转导致的不等长的假象。需要精确的对比时,仰卧位的拍片方法也常被采用。

在这些测量方法中,图像扫描的方法是经常应用的。

脊柱按摩中最常用的体格检查评估方法是结合视诊及机体对称的骨性标志的触诊。医生站在整脊床的尽头,患者脱鞋或者穿鞋,仰卧或俯卧位,完成治疗前的检查。医生通过触诊对比双侧内踝尖、两足底及患者足跟,评价下肢相等(与否)。如果穿鞋存在重要的意义或者医生怀疑患者的鞋与足跟不能紧密接触时,建议脱鞋后检查。用鞋跟或足跟作为对比的标志时,医生应使患者踝关节处于中立位,防止因为外翻或者内翻形成的双下肢不等长的假象,这一点很重要。

如果俯卧位患者下肢明显不等长,医生可让患者屈膝90°再次观察。若仍存在不等长,则考虑一侧胫骨短缩;如果两足跟接近或者达到同一高度,则考虑下肢功能性不等长。下肢的长度检查,被翻译成多种语言,得到改善并广泛应用。在这一点上,Derifield骨盆-腿检查居首位,并常体现于 Activator and Thompsom 整脊技术系统[348,349]。本书第5章有关于这一检查的详细描述,此处略过骨盆检查评估方法。

尽管体格检查常用于检测下肢不等长,但这种方法的临床意义、可靠性及正确性、响应性,这些值得注意的问题仍然存在。使用卷尺测量、髂嵴相对高度测量或者视诊评估下肢的相对长度,得出一个模糊的结果。这些方法能证明差的和优秀的检查者之间的可靠性。很多目测下肢长度的研究因为拙劣的实验设计及数据分析已遭到批评。下肢不等长的检查不能对胸椎旋转时预测脊柱的改变及胸椎的适应性调整做出回答。Schneider 及其同事对俯卧位腿长分析方法进行了一个检查者之间可靠性的评估,发现俯卧位时膝关节伸直,判定较短侧下肢时可信度较高,而用来判定较短一侧下肢长度与另一侧的精确差异时可信度很低。另外,他们还发现在这些患者中评价患者腿长度变化时用头部旋转试验是不可靠的,并且患者所表述的疼痛侧腿与短缩侧之间没有关联性。值得注意的是:临床医生发现这45个试验者均有下肢不等长的情况。在下肢长度检查方法中,最薄弱的环节是第二个体位,膝关节屈曲90°,在这一过程中,临床医生认可率低,仅达到25%。

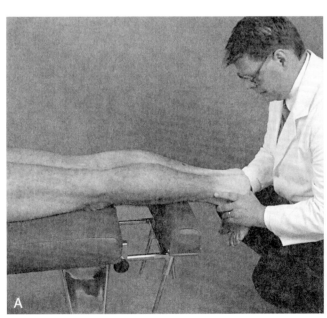
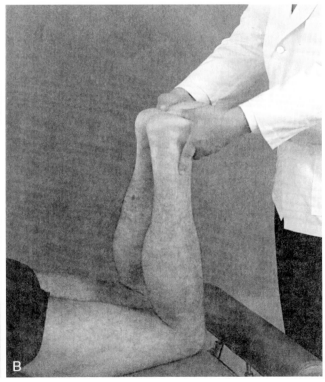

图 3-15 俯卧位下肢长度评估。(A)通过对比患者双侧足跟及双踝下极来评估下肢长度是否对称。(B)屈膝对比双侧足跟以评估胫骨长度。

下肢视诊在测量下肢的解剖精度或检查有无半脱位及功能障碍，这些方面的正确性已经过临床评估。Cooperstein 和他的同事确定在测量人为因素所导致的腿不等长时，下肢视诊是准确的。到目前为止，还没有相关研究来测量脊柱功能失调或治疗结果与腿不等长的关系。因为缺乏有效的试验（研究），所以很难对这些检查方法的临床效用得出结论。

关节活动度的评估

关节活动的测量是 NMS 评价中的一个关键因素，并且关节活动定性、定量的评估是 NMS 检查系统的一个基本组成部分。关节活动的明显受限或不对称被认为是 NMS 受损的证据。并且局部活动的改善，在评估治疗的有效性时是一个有价值的测量结果。

个别关节和局部椎体运动范围改变的相关疾病范围非常广泛。这些疾病包括：关节半脱位/功能障碍，脱位，关节积液，关节内有游离体，肌纤维变性，关节粘连，肌肉肥大，退行性关节病，肌肉僵硬，骨折。其他非创伤类疾病对身体及神经系统造成的病理影响也会导致运动异常。

局部关节的 ROM 评估已证实能区别出有腰背痛病的患者[310,360]，而在 GROM 中，查明脊柱异常对于鉴别和监测 NMS 功能障碍，比确定关节半脱位或者功能障碍的具体等级更有价值。在脊柱运动范围内局部的异常是功能障碍的潜在信号，但是这并不意味着部分关节功能障碍的存在。在脊柱受伤或者脊柱疾病影响广泛的躯干组织及椎间关节的附属结构时，GROM 可能出现假阳性。此时，脊柱部分节段的运动功能已经发生了变化，而其他脊柱运动节段经证明则是正常的关节活动与末端运动。相反地，当个别的脊柱关节运动受限被邻近的关节的代偿性过度运动所掩盖时，部分关节的 ROM 可能会出现假阴性。

重复的局部脊柱运动评估，结合疼痛及运动受限的描述，已经推广为患者背痛级别诊断的有效工具。患者症状及体征信息的获取，有助于临床医生决定在诊疗计划中允许或者规避特殊的运动、姿势及活动。

Mckenzie 评估及治疗方法运用重复运动对患者背痛分级，被广泛地采用。整脊医师普遍运用 Mckenzie 诊断方法，这种方法被理疗师更广泛地使用。Donelson，Aprill 和 Grand 证实这种方法能可靠地辨别盘源性疼痛与非盘源性疼痛。与 MR 相比，这种方法在辨别疼痛源自非间盘组织的疼痛更有优势。在随后的一篇评论文章中，Delany 和 Hubka 再次评估了原始研究数据，并做出结论：在检测盘源性疼痛时，这种方法广泛适用。他们推断：这种鉴别方法具有高敏感性，但不具有低中等特异性。

Mckenzie 方法早期的可信度检验得出模糊的结果，然而最近的研究断定：基于重复运动和疼痛集中化原则的 Mckenzie 方法，将患者进行不同病症种类的分类，具有良好的可信度。

测量步骤

关节活动度的评估方法被广泛地运用，包括视诊和工具测量。从量角器和测斜仪的测量到技术含量更高的计算机化的感应测量方法，都包括在内[308,369]。视觉观察和记录指尖到地板运动的方法的可信度模糊[370]，而且被认为是无效的测量，因为它不能有效地把腰椎运动与臀部或者胸椎的运动区分开。改良的 Schober 腰椎测量方法显示出较为一致的可信度，但是由于它仅仅测量腰椎的曲度，因而临床使用受限[370-372]。

测斜仪对脊柱 ROM 的使用和测斜仪或量角器对手足 ROM 的测量逐渐成为最低标准[359]。Mayer 和他的同事[308]认为，对于脊柱，（使用）一个或者两个测斜仪的测量方法是可信、廉价、有效的手段。一个研究意外发现[373]，不同的检查者用手持式测斜仪评估脊柱运动结果一致[308,370,371,372-376]。当脊柱在屈曲时，测斜仪能用于所有椎体运动的测量，包括躯干的旋转（图 3-16 和 3-17）。然而，脊柱屈曲时，躯干的旋转明显受限。

在脊柱，由于关节难以触及和受限的 ROM，关节活动的定量测定主要依靠局部的 ROM。通过触诊评估个体脊柱运动量及质量的方法已经被提高并且在第 5 章的部分篇目将有所论述。

脊柱与手足活动性评估必须考虑存在于不同个体及不同性别之间的正常的变异。活动度的改变有可能是职业、娱乐、年龄变化的结果，可能与功能失调及疼痛没有关系。这样就增加了进行双侧关节活动度及脊柱两侧活动对比的重要性。

脊柱和手足关节活动度测量的度数是相对于"中立位 0°"或者关节运动的起始位置而言。一个患

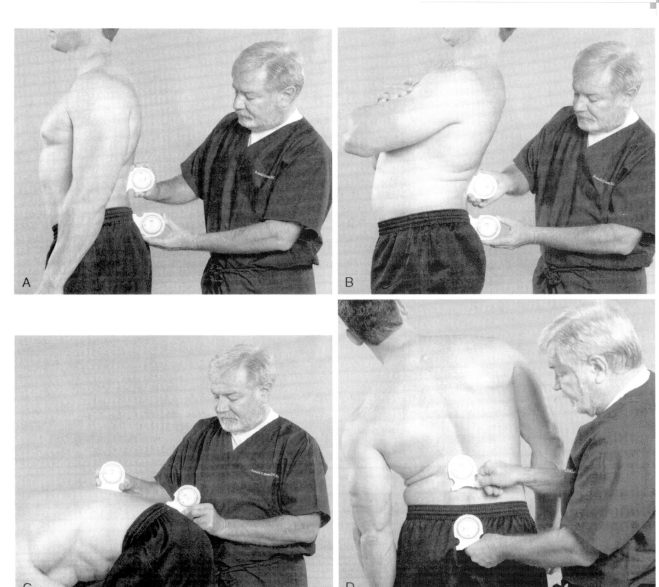

图3-16 使用两个测斜仪测量腰椎的活动范围。(A)中立的开始位置在评估前屈及后伸(之前);(B)后伸测量;(C)前屈测量;(D)左侧屈测量。(Evans,R:*Illustrate orthopedic physical assessment*,ed 3,Mosby,Elsevier,St. Louis,Mo2009.)

者的颈椎后伸为50°,屈曲为55°,则记录为后伸/屈曲50-0-55。双侧0°以上的所有的生理性的运动都应被测量和记录。第3章第三节概述了记录脊柱及手足ROM的一般格式。

触诊

触诊是运用不同指压力,透过身体的表面,判断皮下组织的柔软度、形状、大小、(和周围组织的)一致性、位置和内在的活动度。它能充当患者和医生之间交流的重要工具,通过触诊患者能了解他们自身存在的问题的严重性,因为触诊能激惹出患者的疼

痛感及抵抗感。此外,触诊是整脊师用来诊查半脱位及功能障碍的最古老的诊查技术。

如同观察法,触诊技巧需要花费时间和练习才能掌握。优秀的触诊技巧是体能及意识的共同结果。一个熟练的触诊者应当养成一种聚精会神辨别病情的能力。

触诊步骤常被划分为静态与动态(触诊)(两)方面。静态触诊被进一步划分为骨性的及软组织触诊,触诊时患者处于静止的状态。动态触诊通过患者的主动或被动运动来完成并且涉及附属关节运动的评估。自从动态触诊方法问世,它已经成为脊

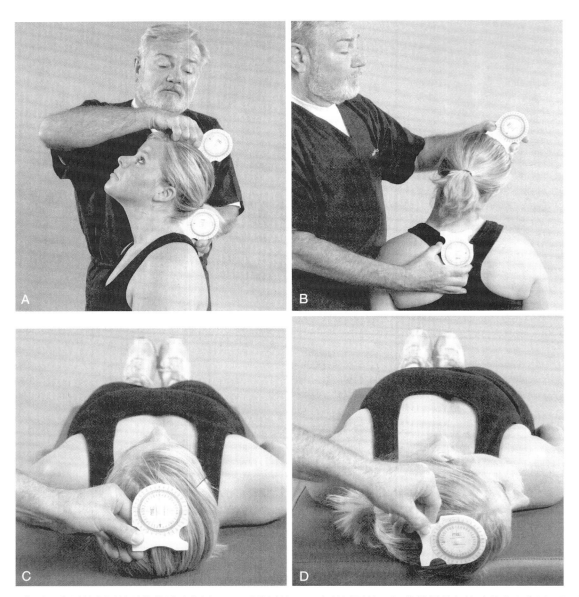

图 3-17　使用两个测斜仪测量颈椎的活动范围。(A)后伸测量;(B)右侧屈测量;(C)旋转测量起始时的中立位置;(D)右旋测量。(Evans,Rc *Illustrate orthopedic physical assessment*,ed 3,Mosby,Elsevier,St. Louis,Mo 2009.)

柱矫正中的一个完整部分,但是直到 Gillet[41-45] 和 Faye[52-53] 的工作和努力才形成正式的技术,并被广泛传播。

触诊方法的可信度

在最近几十年,触诊的临床评估显著增加。大多数的试验是关于触诊的可信度的研究。关于各种人工触诊的可信度检测结果仍然是模糊的。对于骨性对位及肌张力的触诊,检查者之间的可信度差;而对骨和软组织的压痛触诊,检查者之间的可信度好,甚至达到优秀[245,255,377-386]。骨和软组织触诊常被当做鉴别功能障碍最有临床价值的线索之一及脊柱整复的目标。Schneider 及其同事的研究证实疼痛激惹的可信度。他们在有 LBP 病史的 39 个患者中进行了脊柱触诊的可信度测试,包括部分节段活动度检查及疼痛激惹。该研究 Kappa 值显示建立在患者疼痛自我报告基础上的弹性触诊有普遍的好的可信度,但是关于活动度的评估可信度较差[386]。

手法治疗关节动态触诊,特别是被动末端运动评估,被认为是药物治疗的基础,并且作为脊柱操作与调整的指征,被整脊师、理疗师、整骨理疗师、临床医学实践操作者广泛使用。然而,尽管在鉴别优秀的

表3-3	脊柱及手足活动评估		
脊柱活动度			
后伸	0	屈曲	
右侧屈	0	左侧屈	
右旋	0	左旋	
手足活动度			
伸	0	屈	
外展	0	内收	
外旋	0	内旋	
旋后	0	旋前	
桡偏	0	尺偏	
内翻	0	外翻	

检查者之间和检查者自身的可信度方面有一些值得注意的异议[384,385,388-391]，但是大多数评估脊柱和骶髂关节活动度的研究能确定检查者之间的可信度较差，而检查者自身的可信度很好 *。对一些年轻的、无症状的群体进行的研究显示动态触诊的临床可信度不明显[407-410]。大多数其他研究得出差的或者是模糊的结果[247,378,391]，少数的动态触诊检查的可信度能让人接受[392,398]。Haneline 和 Cooperstein 对动态触诊、疼痛点激惹、机体（骨性）标志定位及调整的可信度研究进行了总结，这些内容都在附录 2 中。

对于检查者间可信度差而检查者自身的可信度好的情况，应当予以警惕。检查者自身的良好可信度允许检查者评估检查方法如何反映治疗结果，并对指导患者的个性化治疗可能很有帮助；但是如果不同的检查人员对他们的检查结果意见不一致，检查者间可信度的价值就会很有限[271]。

检查者之间可信度差，可能是多因素导致的结果，在大多数评估动态触诊的研究中得到证实。即使努力尝试，也许只有很小的定性及定量的改善。部分关节运动正常与非正常的界限并不是那么清晰[411]，在这种情况下，每位检查者总结出自己判定病理运动的标准。因为缺乏普遍的对比依据，每位检查者必须完善自己的用来判别病理活动的"感觉"。大范围的技术传授及每个操作者的改良与习惯，使得可信度具有争议。检查者不能精确或重复识别脊柱骨性标志和部分关节触诊节段时，以及检查能力缺失时检查者之间的可信度将产生负面影响[391,412]。对于动

---

* 参考 253,268,269,369,378,380,383,385,391-406.

态触诊，检查者之间可信度可能得出差评。这不是因为检查者在觉察运动改变时不够精确，而是因为他们找错体表标志和不认同这些关节均可以触诊。而且，越来越多的证据显示整脊的生物力学影响可能不像以前所设想的是（对）特定关节[413,414]。而如果这种影响的范围太广，则很可能诱导我们将注意力集中于错误的临床问题。研究一个区域、两个或者三个脊柱运动节段脊柱的动态触诊评估的可信度，可能是一个更加适合的临床课题。

对于脊柱疼痛体检的多维度诊断方法能否得到更多可靠的结果，这方面曾经有过有限的调查。研究者们设计了一个用来评估检查者自身及检查者之间的可信度的研究方案，结果证实在判断治疗的具体节段及协调检查者之间的意见时，检查者自身可信度为中等。但这个研究的结果表明常用的检查方法（包括姿势视觉分析、患者的疼痛描述、腰椎静态平片、腿不等长、神经功能测试、动态触诊、静态触诊、骨科检测）用于慢性 LBP 的患者时不具备可重复性。他们还建议这些检查技术的单独运用不能提供可靠的用于指导慢性 LBP 患者治疗的信息[291]。

根据相关信息，以下推断似乎合理：对骨和软组织的疼痛触诊及运动引起的关节疼痛（关节激惹和诱导）是可信赖的脊柱人工检查方法。脊柱动态触诊的检查者之自身的可信度是模糊的，检查者之间可信度通常差。因为其难度可能在于检查方法的标准、识别触诊的特定节段和细小的脊柱功能障碍变化方面，评估动态触诊的检查者之间的可信度是困难的。以下列表提供了一个现阶段关于脊柱触诊可信度的更详细的总结。

1. 检查者之间节段的 ROM 触诊和末端运动的可信度通常差。

2. 对于末端运动评估，检查者之间和检查者自身的可信度稍好于节段 ROM 触诊评估。

3. 对于末端运动动态触诊，检查者之间可信度好。

4. 对于关节疼痛激发测试，检查者之间和检查者自身的可信度是从一般到好。

5. 对骨和软组织疼痛的触诊，检查者之间和检查者自身的可信度好。

6. 对于软组织组织改变的触诊，检查者之间和检查者自身的可信度差。

7. 对于节段 ROM，检查者之间和检查者之间的

8.对于俯卧、伸膝位对腿长的评估,检查者之间和检查者自身的可信度好,而俯卧、屈膝位评估时可信度差。

如果学术界能完善异常脊柱节段活动的鉴别标志,并且对特殊关节的活动度达成一致,那么脊柱动态触诊具备提高有经验的检查者之间可信度的潜力。Harvey 和 Byfield 通过实验阐明如何用教育方式完成这个假设研究[415]。他们构造了一个力学的脊柱模型,在模型的表面覆盖与皮肤相似的革,其内部是仿生的脊柱节段固定装置。装备上能发生类似于人的固定部分节段运动的设备。8 个已经毕业的整脊研究生和 19 个即将毕业的研究生分别对该装置进行运动和不动操作,结果证实了检查者之间良好的一致性。如果能设计出经济的力学模型,并模仿各种受限运动的角度,而不是运动缺失,这将在指导和改善触诊可信度方面发挥十分重要的作用。

触诊的正确性

尽管有很多关于脊柱动态触诊方法可信度的评估,但是相关于触诊准确性的文献却十分有限。关于准确性研究的文献归纳在附录 3 中。早期有关脊柱关节评估准确性的研究之一是由 Jull,Bogduk 和 Marsland(进行)[290]。他们对颈部疼痛人工检查方法定位的准确性进行了研究,且这些关节由神经障碍诊断确认。应用疼痛反应及附件关节生理运动,一批治疗师鉴别出合适的个体并对异常的颈椎关节疼痛用进行分级具有 100% 灵敏度和特异性。在另一个研究中[416],理疗师能从 26 个患者中鉴别出 24 个脊柱疼痛节段,这与通过超声检测的单侧多裂肌单一节段耗损相关。这个检测由节段动态触诊方法和疼痛激惹评估,及运动的异常抵抗组成。

虽然这些结果很不可思议,但也有些令人怀疑。在研究过程中,没进行安慰效果对照,可能出现假阳性反应。假阳性反应可能引起对照组注射作为对比金标准的准确性的质疑[417]。而且,两个研究都包括活动度和疼痛的评估,这样就不能识别是哪一个方法或者哪些方法的联合运用在鉴别疼痛的关节时起主要作用。一些研究人员认为疼痛的激惹和患者口头的疼痛线索对鉴别有症状的脊柱关节功能失调起主要作用。

在随后的单盲研究中,Jull,Rreleaven 和 Ver-

sace[419]能证实:颈椎关节功能失调在没有详细的脊柱疼痛报告时即可鉴别。这个研究不仅仅依靠对异常活动的评估,而且允许检查者通过组织僵硬和肌肉的反应或者运动范围内增加的抵抗来决定有症状的功能失调的等级/节段。作者推断"部分僵硬组织的力学改变导致了临床症状的发生",这些改变都能被检查出。

King 和他的同事[258]重复了 Jull 和他同事们[257]的研究,他们用安慰剂对照侧方关节阻滞试验来判断手工检查对颈椎关节疼痛诊断的敏感性、特异性、可能性的比率。关节动态触诊对部分有症状的颈椎关节疼痛触诊有高度的敏感性,但是特异性较差。可能性的比率几乎很少高于 1:0,这表明关节疼痛触诊缺乏正确性。然而,这个研究存在重要的方法学限制,这些限制会影响它的价值。触诊不是由整脊师管理,而是由一个只有有限的手工检查训练的检查者来操作;参照标准只适用于有阳性的触诊结果的患者而不适用于有阴性结果的患者。

Humhreys 及其同事[420]运用有先天发育障碍的椎体作为金标准来研究动态触诊的正确性。20 个即将毕业的整脊实习生在三个具有先天障碍的椎体中鉴别低活动度节段,他们发现所有发育障碍椎体的一般检查的敏感度是 74%,特异性是 98%,Kappa 值是 0.67,这个结果令人满意。假定这些阻滞椎能清楚地显示脊柱关节活动度下降,他们推断这些大量的经过证实的意见支持动态触诊在大部分颈椎定位中的正确性。

有人通过对 LBP 状态的自我问答形式,进行了一个关于评估主动动态触诊结果流行性的研究(叫作重视和忽视疼痛反应),目的是确认动态触诊技术在骶髂关节及腰椎关节的敏感性及特异性[421]。关于患者 LBP 状态,研究中没有发现符合逻辑的定位及自发的疼痛反应。疼痛和定位的敏感性低,但是在腰椎中段疼痛的特异性显著的高。然而,作为对触诊研究的回答,定位与检查者对疼痛反应的解释之间没有较强的关联性。这样就导致了动态触诊在鉴别患者是否患有 LBP 时不准确[421]。因此,有可能存在定位结果与疼痛反应分离[421]。

俯卧位由后向前活动度检查中活动度下降的结果有助于鉴别哪些患者最有可能从手法治疗中获益[260,261]。这个方法将少于 16 天的持续痛、无膝以下的放射痛及较低的害怕回避值相结合作为选择患者的标准,然后进行短期的手法治疗。随后的评估显示其他的标准对结果更有预见性,由后向前活动度检查可能没有增加有意义的价值。

另一个有关正确性的研究是用动态的 x 线作为参照标准,比较了下颈段颈椎侧面的滑动触诊和前屈侧位片,展示了颈部疼痛的机制[422]。在这一小部分患者中颈椎侧面的滑动检查在诊断低位颈椎间关节功能不良时与放射学评估方式一样好。

这些结果表明颈椎侧面的滑动检查在鉴别下段颈椎关节活动受限时,与颈椎屈曲侧位片同样精确。

诊断方法的临床价值亦能被评估,涉及到它改变治疗的能力。动态触诊对矫正治疗反应的调查局限于一个随机、对照的关于胸椎旋转调整的研究中。患者胸椎的旋转末端运动限制被评估,并且随机地分配治疗组和对照组。由不知情的评估员再次进行评估,这些接受过治疗的患者末端运动受限的情况明显的降低。节段的末端运动触诊发现:把功能作为一项对有胸椎症状或者轻微症状的患者治疗后的评估测试[293],是个令人鼓舞的证据,整脊师可能触诊到治疗后节段末端运动限制的改变。

当触诊的可信度和准确性不理想时,问题在于有关是否触诊的可信度和准确性被证明不如最理想的结果,整脊师询问错误的问题却没有相应的实验研究。大部分评估方法均以一个前提为基础,即在实行有效的治疗之前脊柱功能失调的精确定位必须确定。Hass 和 Panzer[271]质疑这是否是个精确的假设。他们认为精确定位 "对纠正真正潜在的可调节的半脱位综合征可能不是必须的",并提出另一种可能性,即确定功能障碍所在区域就足以保证疗效了。

如前所述,如果对功能障碍所在区域的确诊能够满足治疗需要,那么这样的确诊可能比明确一个功能失调的特殊节段更令人信服[271]。也许这个观点是正确的,但 Hass 和 Panzer[271]恰当地还需要进一步检验。在尚未建立一个可供选择的"能提示临床证据变化的范围和部位的生物力学模型"的情况下就抛弃精确定位的诊断法,显然是不明智的。

为了解决这个问题,Hass 和他的同事[423]进行了一个初步的调查去评估特殊的诊断指标(部分的末端运动)的功效,观察它是否能改善整脊的效果。他们评估了颈项部疼痛的患者,这些患者随机地接受通过触诊确认受限节段后的颈部按摩和计算机随机产生的局部按摩。结果显示在接受了一个 HVLA 颈

椎调整后,两组患者有相同的、个别患者有显著的症状上的直接改善。这个研究结果显示颈椎末端运动指导的按摩没有改善当天的疼痛和僵硬。这个结果支持这个假说———脊柱按摩在解除减轻症状方面可能是一个更一般化的,非特殊性的作用机制。它同样暗示与脊柱按摩相关的力学影响可能缺少空间的特异性和矫正接触的特异性,而且矫正的矢量可能和一般认为的不一样重要。

尽管来自这个研究的证据显示使用末端运动鉴别功能失调的节段没有改善测量结果,但是仅从这个研究就得出结论是不合适的。这是这个课题的唯一的临床调查,并且有很多的限制,这些限制明显地影响研究的临床意义。第一,它是仅仅调整一次并在同一天就立即进行疼痛和僵硬的缓解程度检测。有可能按摩存在剂量依赖性的治疗学影响[424],并且这个试验与典型的整脊治疗相差较远。对于颈部疼痛症状在几周内一般需要 12 次治疗。在治疗后当天对疼痛评估,EP 评估可能不是一个有效的评估指标,这个有效性在指导治疗时对其他的临床结果,例如疼痛和功能,存在影响。两组患者中即刻的疼痛缓解及僵硬的缓解可能要归功于安慰剂隐藏在两组之间的随着时间已经发生变化的差别有关。

尽管围绕动态触诊技术和废除动态触诊技术的呼声矛盾,大部分的整脊师和其他的按摩师仍然使用这些方法并认为它们是可信赖的、有价值的方法[74,283,292,387]。虽然整脊师可能不是所了解的那样,并且它们应该对动态触诊也存有疑问,但是动态触诊方法的评估是不完全的,这一点是没疑问的。虽然脊柱节段间 ROM 触诊的检查者之间可信度差的证据正在形成,但证据仍暗示配合其他检查方法,特别是合并疼痛激惹时,它可能有临床价值。动态触诊的工具是多样的,在很多病历中缺乏足够说服力。抛弃一个安全、经济、很可能有用的方法是不明智的。这时候没有足够的证据对这些人工检查方法下结论。进一步的不同的触诊研究是必需的,以评估和鉴别临床中中肯、有用的检查方法。在这种环境中,仍然熟悉但是不过分依赖任何一种检查方法,联合使用各种诊断方法,并增加对患者疾病建立临床印象的证据是非常重要的。

强调所有的临床诊断方法的可信度及准确性是不完美的,这也是非常重要的。Saal[426]回顾关于有创性的脊柱诊断检查(成像研究、关节平面诊断封闭、

感觉丧失障碍、腰椎间盘造影、神经根封闭、坐骨神经阻滞、次要的分支阻滞和皮下注射）并推断：这些临床诊断方法的准确性评估存在内在的限制。尽管所有的触诊方法的可信度比不上体温计和血压测量（血压测量法），但这还是能和心脏听诊相比。观察者和正确鉴别心音 S₃ 和 S₄ 的金标准——心音图之间的一致性差，并且这个结果好像不受观察者经验的左右。当 S₄ 或者 S₃ 单独存在时，所有的观察者间一致性比它们同时存在时差[427]。然而心脏听诊仍然被传授和使用，因为听诊本身的危险性低且能获得临床信息。这个问题关键在于临床医生理解它们可能使用的检查方法的作用和限制。临床决定与诊查方法的申请、解释，及治疗方法有关，因此应该基于最有效的临床证据。

对于每一个检查方法，理解它的好处、限制及费用是非常重要的。有效掌握诊断方法的特异性，敏感性，预测性的价值和可能的比率，能带来更好收益的评估。

骶髂关节

许多评估骶髂关节功能的专用人工检查方法已经明显改进，这就为一个单独的、专门的关于骶髂关节的讨论提供了良好的基础[428]。骶髂关节功能失调被定义为骶骨和髂骨之间相对活动度的下降，这可能与二者位置的改变相关[429,430]。动态触诊和疼痛激惹试验被以各种形式运用，使用手法评估和治疗骶髂关节功能失调被许多专业人士倡导[431-435]。然而对运动检测和疼痛激惹试验的可信度研究结果是模糊的。在 1994 年 Laslett 和 Williams[436] 报道如果使用足够的压力加压骶髂关节，在高标准下执行，那么骶髂关节疼痛激惹测试是可信赖的。Wurff 和他的同事[437]回顾了骶髂关节检查的结果，不能得出可信赖的结论，并且总结认为没有证据支持骶髂关节活动度试验能进入日常临床实战。Hungerford 和他的同事[438]证实在 Stork 测试（一个改良的 Gillet 检查的解读）中一个经过改良的骨盆内的活动方式可能是一个可信赖的触诊方式并被认可，而且在承重时，操作者能区别无关的运动和前面的隐匿的旋转[438]。

激惹患者疼痛的试验似乎比假定测量骶髂关节的韧带和运动更支持用来鉴别患者是否可能存在骶髂关节区域的功能失调[439]。骶髂关节疼痛激发试验对后背疼痛的患者比普遍能耐受骶髂关节疼痛患者

更有阳性意义[440]。这说明个别的试验被大量的假阳性反应混淆。Laslett 和他的同事[441]验证了为减少或消除患者疼痛，疼痛激发试验并发现任何四个阳性测试（分离、挤压、大腿推力或者骶骨推力）中的两个、或三个或者更全面的检查（分离、挤压、大腿推力、骶骨推力、和 Gaeslen 信号）是应用骶髂关节间隙麻醉注射最好的预测因子。他们进一步推断当所有的骶髂关节疼痛激惹试验都是阴性时，那么骶髂关节的病变可能被排除，他们认为骶髂关节疼痛激发试验有显著的诊断实用性。

Arab 和他的同事[442]评估了骶髂关节动态触诊和疼痛激发试验检查者自身和检查者之间的可信度，发现两种检查方法有一样的可信度。他们也着眼于动态触诊和疼痛激发试验"簇"，发现可信度由中等到优秀。把动态触诊和疼痛激发试验相结合，检查者自身和检查者之间的可信度被认为是从充分到优秀的。因此他们推断将动态触诊和疼痛激发试验结合运用于临床中骶髂关节的评估中有足够高的可信度[442]。

骶髂关节的手法治疗是明确地或者隐含着带有这样一个假设基础：即某种生物力学失调是引起骶髂关节或者关节周围软组织疼痛的原因。这个假说可能遭到质疑，因为鉴别功能失调的方法是建立在关于骶髂关节功能失调检测方法的可信度及准确性仍存在争议或冲突[443]。

骨骼触诊（摸骨）

摸骨的主要目的是定位骨性标志和对关节位置不正、异常和压痛，进行骨骼位置的评估。通常使用指腹或者拇指，因为他们含有丰富的感觉受体。对于表层组织运用轻压力，对更深层的标志轻轻增加压力。

脊柱触诊时，患者骨盆、腰椎和胸椎常采取俯卧位，颈椎则采用坐位或仰卧位。整个脊柱的棘突--颈椎的关节突，胸椎的横突，腰椎的乳状突均被触摸，寻找压痛，并对比（左右）边界和（上下）对位（图3-18）。

透过覆盖的肌肉层，颈椎的关节突和胸椎的横突要被触摸，并且这些组织的压痛必须与软组织的压痛相区别。大多数人的腰椎的乳突是不能被直接地被触摸的。对腰椎乳突的触诊，需要透过覆盖的肌肉层触摸深部的抵抗感。个体的运动节段常通过他

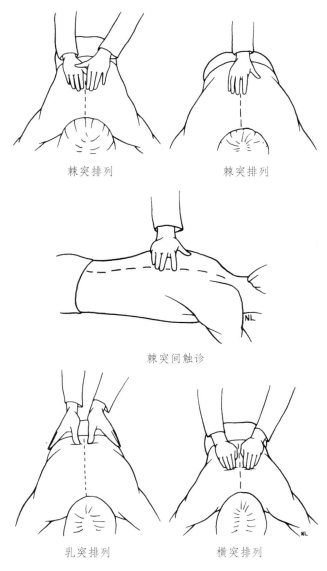

棘突排列   棘突排列

棘突间触诊

乳突排列   横突排列

图 3-18 部分脊柱标志的压痛与定位触诊。

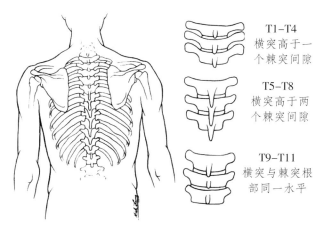

T1-T4
横突高于一
个棘突间隙

T5-T8
横突高于两
个棘突间隙

T9-T11
横突与棘突根
部同一水平

图 3-19 胸椎棘突与横突之间的关系

特别是棘突,易发生先天的或者继发的畸形。相邻棘突的异常关系常常是假阳性,不能用来反映真实的位置不良。而且脊柱是可调整的链式结构,某一个节段的脊柱疾病或者功能失调会使中立位的邻近节段发生适应性的改变。这些代偿改变的位置可能触诊为位置不良(偏离正中线),却是正常的无痛的状态。静态的骨触诊不确定关节活动度或者软组织的完全延展性,也不能区别正常的代偿和关节半脱位/功能障碍。

在脊柱,常在棘突和棘突间的位置触诊寻找压痛以筛查可能的病变节段或者功能失调节段。从神经共同支配区组织的敏感性和附属于这些骨性位置的结构的力学的改变,来推断棘突和棘突间的压痛与功能障碍的关系。

谨记骨性压痛可源于很多不同的病理过程,例如骨感染,骨瘤,骨质疏松和骨折。另外,按压有疼痛感,原因要么关节失用,要么过度活动,或者不稳定。鉴于前面描述过的原因,对于上述二者,建议在确诊关于半脱位或者功能障碍之前一定要考虑其他的临床原因。

软组织触诊

常用来描述脊柱功能障碍的诊断性特点之一就是已经改变的部分组织的紧张度和结构。软组织触诊的主要作用是确定轮廓、一致性、特性、及在皮肤、皮下或者深部功能组织层有无疼痛。真皮层合并皮肤层;皮下层包括皮下脂肪、筋膜、神经和血管。功能层由肌肉、肌腱、腱鞘、滑囊、韧带、血管和神经组成。表层组织触诊主要是对温度、湿度、活动度、一致性

们的骨性标志定位,熟悉横突到相对应的棘突之间的解剖关系很重要(图 3-19)。

关节标志的压痛是一个重要的潜在的 JSDS 信号。所有 JSDS 的诊断信号中,压痛触诊似乎是最值得信赖的[244,255,256,382,444-446]。然而,关节功能失调并不等同于关节疼痛。关节功能失调有可能会或者不会直接引发关节疼痛。虽然 JSDS 通常与疼痛相关,慢性关节功能失调可能没有疼痛,但是潜在性的关节活动发生改变的区域容易使关节变形和在其他地方发生疼痛。

关节结构的偏移可能暗示关节半脱位或者功能失调的表现,可是明显的关节位置不正可能会导致异常或代偿现象,却没有功能障碍。脊柱体表标志,

和组织敏感性(例如感觉过敏、压痛)的检查。触诊技巧包括用指腹或拇指轻轻地触摸皮肤。当徒手评估表层组织体温时,常使用手背(图 3-20)。表层组织的活动度及敏感性也需要通过卷起皮肤的方法评估(图 3-20)。

　　对皮下及更深层组织的触诊是对内部的排列、轮廓、一致性、柔韧性和压力反应的检查。更深层组织的探查常用指尖或者拇指(图 3-21)。脊柱旁软组织的触诊常在骨性触诊之后立即进行。颈椎的触诊,患者常仰卧位或者坐位,腰骶部或者胸椎区域的触诊常采用俯卧位。

　　功能层的触诊检查是软组织触诊的决定性因素,是为了寻找关节功能失调的迹象。肌肉和结缔组织的柔韧度和弹性,对关节的功能而言是重要而必需的。肌肉和肌筋膜的功能失调被认为是身体和关节疼痛综合征的常见原因[118,447]。

　　部分组织结构的改变可能包括深层脊旁肌肉的异常僵硬、萎缩或者增粗。肌肉功能失调诊查的可信度及准确性在科学论文中还没有确定[121,449]。

　　软组织疼痛的表现和不对称的紧张度被认为是关节功能失调的重要指征[419]。Grieve[449]认为它可能是肌肉异常(可触摸到的结节、条索状、纤维性物)的客观的表现并且肌肉压痛代表了关节周围组织改变的外部证据。此外,肌肉痛有时是急性的而且无症状的,直到通过仔细的触诊后患者才意外的知道。使用0-3 的疼痛评分,这包含患者口头的和非口头的反应,Nilsson[382]发现竖脊肌压痛触诊可接受的可信度。Christensen 和他的同事[450]同样报道了胸椎脊柱旁肌肉压痛检查者之间有良好的可信度。检查者们认为对肌肉组织内部结构改变的诊查似乎不如压痛诊查值得信赖。

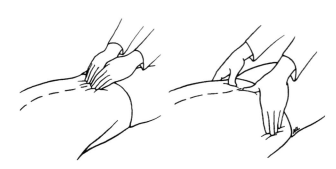

图 3-21　用指尖评价椎旁深部软组织的紧张度及结构。

　　健康人中,正常的神经肌肉相互作用通常不会明确显露出来;只有在功能失调时,深层组织运动的复杂性才变得明显而且肌肉间相互作用的干扰也变得明显[449]。甚至,在关节功能失调被整复后,软组织的异常形式和表现也有可能持续。尽管慢性的肌力不平衡对关节和躯体疼痛的产生及持续有一定作用,但是强调由于韧带的失衡、去神经支配、或者因疼痛而产生的抑制,都是次要的。只对关节调整而不注意软组织对关节的支撑和控制,关节功能失调很有可能再次发生。

　　软组织的不对称可能源自先天或者继发性改变,或者是功能紊乱未矫正的结果。因此,任何明显的软组织异常均需要对大片组织检查后评估。骨和软组织静态触诊的方法和技巧都被包含在框 3-7 和框 3-8 中。

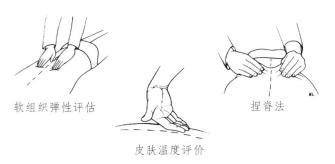

软组织弹性评估　　　　捏脊法

皮肤温度评价

图 3-20　浅表软组织温度、压痛、紧张度、和结构变化的评估方法。

框 3-7　如何使用触诊工具

尽可能使用最小的压力。人的触觉受体只有当接触不是太紧时才会做出反应。

逐渐减小压力而不是增加压力,并且操作者灵敏的触觉会改善。

如果可能,试着不引发过度疼痛。疼痛会诱发保护性的肌肉痉挛作用,并且使触诊更加困难。

在完成触诊前尽量不要脱离与皮肤的接触。

只要有可能尽量广泛的触诊。对于深部组织,使用广泛的触诊法能诊查到所期望的组织,然后用你的手指触诊,避免触诊的手的其他手指与上层组织接触。

闭眼以增加触诊体会。

| 框 3-8 | 触诊的提示和意见 |

集中部位和结构触诊,不要随意触诊。

注意力不要被无关的感觉带走。

凝神于手指;不要触摸你注意或者期望感觉到的东西。

集中注意力,不要自欺欺人;不要让注意力离开手指。

形成自己的触诊习惯,并坚持下去。

通过多次的对比,运用每次机会丰富自身的触觉词汇。

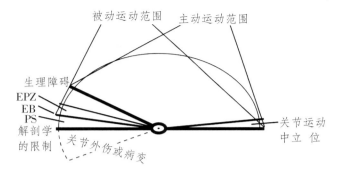

EPZ=终末运动范围

EB=弹性障碍

JP=关节运动

PS=超生理空间

图 3-22　关节运动从中立位开始。从中立位开始的是关节活动(JP)的评估。关节活动是关节主动运动和被动运动的组成部分。它由检查者和关节本身,还有关节囊的弹性共同引出。主动运动的范围由患者主动产生。被动运动范围由检查者产生,因为患者的肌肉不是主动的而是放松的,所以被动运动的范围常常稍微大点。沿着被动运动的末端,终末运动区出现。EPZ 代表增加的抵抗,这被认为是达到关节的弹性限制。弹性障碍代表关节弹性限制的终点,并且在这个位置额外的运动只有在关节表层分离后才可能发生。这个位置的关节表面分离通常仅仅在关节空穴后才发生。空穴后,超生理的空间(PS)延伸了被动运动的范围。在 PS 的终点关节的解剖学的限制出现。如果关节运动超过了解剖学的限制,就会出现损伤的结果。

动态触诊

动态触诊是使用手去评估关节活动度的方法。它不仅依靠技能训练而且要掌握基本的功能解剖、生物力学、发病机制。每个人的手足关节和脊柱部分有独特的模式和 ROM,如果整脊学生想掌握动态触诊这门艺术,就必须学会这些。

动态触诊包含很多检查方法,这些检查方法常常被划分作评估主动、被动运动和附属关节运动技巧。主动运动源于机体内部的驱动,是肌肉主动收缩的结果。在主动运动评估时,医生可能会帮助指导患者完成一个指定的运动,患者通过肌力去引发关节运动。主动运动的范围由关节特殊的构成和与关节相关的肌肉、肌筋膜、韧带结构的内在张力、弹性决定。Greeman[337]在《生理障碍》中已经标注了关节主动运动的终点(图 3-22)。

相反,被动运动是不主动的运动。患者处于放松体位,检查者按照关节能发生的活动弧度活动关节。关节被动运动的范围较主动运动的范围稍大,因为肌肉活动的减少。被动运动的范围同样依赖于关节的构成和关节周围软组织的弹性。

当接近关节被动运动的极限时,因为关节的弹性限制受到挑战,所以额外的抵抗出现。运动到这个区域,EPZ(见图 3-22)可能包含患者肌肉强力的阻力,或者由检查者提供的额外的压力。在这个时候如果解除压力,关节会从它的弹性限制弹回。评估关节囊和关节周围软组织的弹性时,运动到这个区域是有意义的。

超过 EPZ 的运动是可能的,但是通常仅仅只有在关节之间的液态张力被克服的情况下。这个过程

与关节的撕裂相关。Sandoz[50]将之命名为 the zone of paraphysiologic movement,并用 the elastic and anatomic barriers 一词鉴别了它的范围(参考图 3-22)。在一些环境下,关节囊特别有弹性,即使没有关节撕裂也可能发生关节分离。在关节的表层,没有液态压力的存在,松弛的关节囊允许关节表面的分离[451]。

关节撕裂后关节活动范围的增加容易被误导为超生理的运动。尽管 PS 适当地认同增加的活动范围,但是它仍是在关节弹性范围内和解剖限制内活动。运动到这个范围不会引发关节损伤。然而,运动到 PS 之外,结构的变形和关节损伤就会发生(图 3-23)[50]。

关节运动的受限可能发生在关节活动范围之内的任何位置,其程度可大可小。在关节主动运动范围之内发生的限制性障碍,主要是肌筋膜短缩的结果[337]。这可能是肌肉断裂、过度肥大、高龄或者挛

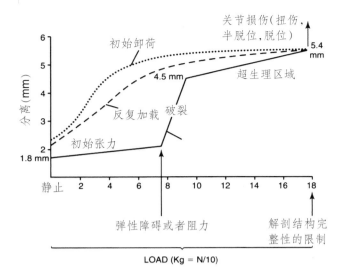

图 3-23　关节撕裂后,关节活动范围增加。实线代表关节原有的载荷和只有在关节囊撕裂后才会增加的关节表面的分离及运动范围。虚线阐明重复的关节载荷将引发同样的关节分离,而没有关节囊撕裂的发生。

缩的产物。在主动运动末端发生的限制性的障碍,更显示了关节囊和关节周围软组织的短缩。

在触诊过程中,检查者特征性地用一只手去感触关节的活动,同时另一只手则促使或者指导关节运动。感触的手与组成关节的骨骼和关节周围的软组织接触,注意力则引向对关节活动范围、形式和运动的质量的评估(图 3-24)。

在评估关节运动时,检查者评价关节从起始位置或者 0 点到终点的被动运动范围的度数及质量。

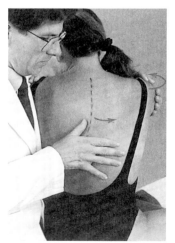
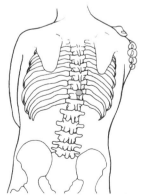

图 3-24　部分运动范围的评估(例如:胸正中的左侧的轴向旋转)。骨骼上的小圆圈代表拇指接触跨越 T10 和 T11 棘突左侧的位置。

在脊柱的评估中,棘突、关节突、横突、肋角和乳突常用作参考标志。脊柱的触诊过程中,检查者试图评估单一脊柱运动节段或者采取更广阔的触摸,对某一个节段和其他的几个节段同时评估。

辅助的关节运动

辅助的关节运动是正常功能所必需的。这些运动是小的被动运动,可能由每个滑膜关节关节内的软组织产生。触摸关节表面时,关节表面不发生真正的几何学的成形。这样,运动围绕一个变化着的轴产生,而且关节囊必须允许充分的运动和关节面之间充分的分离,以避免异常的摩擦力的产生。

辅助的关节运动常通过关节活动和末端运动法进行评估[48,53]。末端运动评估是关节被动运动末端阻力的定性的评估,关节活动评估从关节处于中立位或者休息位时活动阻力的评估。这两个运动依靠关节软组织的弹性,很多人对其并不熟悉[48,53]。发生在关节运动终末区的运动,被认为是末端运动。

关节活动　关节位于中立位或者伸展位时,关节活动评估是对关节阻力的定性评估。伸展位允许关节面之间最大可能的运动,并为隔离关节囊与关节周围肌肉提供最好的机会(见图 3-22)。因此关节活动评估有助于区分和鉴别非关节的软组织失调和关节的疼痛及功能失调。同时也被提出作为关节不稳的临床评估方法;它同样证实了对源于关节稳定性结构破坏的过度平移运动进行检测的准确性[167,169]。

通过将被测关节置于休息位,在关节表面接触进行触诊,做轻浅的弹性运动(图 3-25),进行关节活动评估。让患者俯卧位,施加由后向前的力,这是对脊柱关节活动评估的最常用的方式。急性损伤和病变关节不可能达到真正的休息位,所以应避免强行使关节置于休息位。这种情况下,整脊师应该尽量找到最放松的无痛位置。关节活动运动范围很小并且根据脊柱节段或者手足关节的不同而变化。因此,检查者通过练习,形成对节段的和特殊关节不同的评价,是非常重要的。如同前面提到的,这种方法对再现疼痛(关节激惹和挑战)有好的可信度,而在判定关节活动受限时,可信度不好[246]。

关节活动检查方法还包括在关节上方按压的触诊方法。这些方法涉及在棘突两侧的触摸,在试图明确地分离出一个具体的疼痛或功能失调的节段时,他们适用于相对的弹性运动。在关节活动的操作过

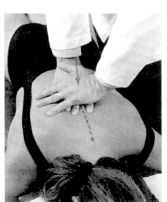
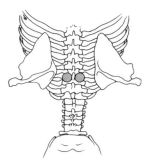

图 3-25　关节活动评估:后前位的滑动,胸正中段。圆圈代表被评估关节表层手指的位置。

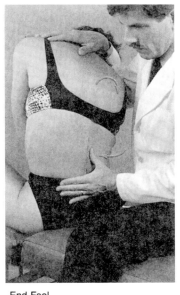
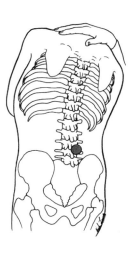

End-Feel zone

Final stop　First stop　　　　　　　Start

图 3-27　评估侧弯运动。在骨骼图像上 L3、L4 之间的圆圈代表拇指对抗棘突侧面的位置。

程中,整脊师应该寻找疼痛的有无、所遇到的阻力的大小、运动的特性。关节活动应该不引发疼痛;在某些运动时应该会出现阻力;但是关节应该产生压力和弹性回复,及产生小范围的运动。对于关节活动而言,疼痛或阻力的增加,意味着关节及其周围的软组织是患者脊柱局部疾病的原因。

末端运动　在末端运动的评估过程中,操作者涉及通过 EPZ 做出对运动的症状学评估和定性评估(图 3-27)。末端运动区(EPZ)的特点是一种逐渐增加的力使关节靠近其运动极限(第一步),在此基础上施加一个更大的额外力(第二步)达到其运动极限(图 3-27)。对于一个健康的关节来说,这种操作应该是无痛的。

通过在指定的关节被动运动终末范围,施加额外的过度压力来评估末端运动。脊柱的末端运动评估过程中,通过触诊和中立位手的接触,会引发一个

轻微的弹力。为了体会终末范围的感觉,操作者应评估阻力产生的位置、阻力的性质及是否有疼痛。

在关节的功能评定中,末端运动评估是一个重要的因素。据推断,在脊柱关节中,末端运动评估可能比对个体脊柱关节的 ROM 评估方法更有意义。这存在一个前提——(事物)运动性质的改变比性质改变(本身)的评估更值得信赖,特别是在脊柱关节中,因为脊柱关节深而不容易被触诊,并且节段的 ROM 通常小[452]。最近的一篇有质量的文献综述评价这个问题,不赞同末端运动比节段的 ROM 有明显。作者标注了末端运动相对于节段的 ROM 的优点,但是没有提高到统计学意义的等级[391]。

然而,大量的定性研究受限,并且在做出决定性的表述之前,末端运动可信度和准确性,如同与之相对比的节段的 ROM 的可信度和准确性一样,需要进一步的研究[391]。

每一个脊柱节段和手足关节都有特征性的末端运动,那是由局部的骨软组织解剖结构决定的(生理的末端感觉)。例如,肘部伸直困难,骨性末端感觉由肱骨上尺骨鹰嘴的骨性碰撞产生;而肘部的屈曲有柔软弹性的末端感觉,由胳膊与前臂之间的碰撞或者挤压产生。在一个关节上可能是正常的末端运动,

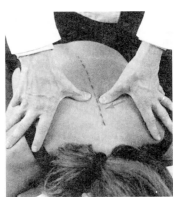
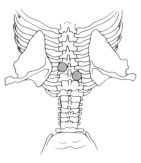

图 3-26　关节活动运动的评估:T4 和 T5 之间相反的旋转。圆圈代表拇指在相邻棘突的位置。图示表明关节发生左旋。

在另一个关节上可能就是病理的。对于肘关节屈曲，一个范围非常非常小的骨末端运动可能是骨折或者关节内的障碍；而对于肘关节伸展，一个柔软而具弹性的末端运动可能提示关节积液。脊柱和手足关节生理的和病理的末端运动已经被制成表格，并在框3-9中得到概述。

正常末端运动弹性的减少被认为是关节及其他的关节囊或者关节周围软组织功能失调的象征。在JSDS判断及指导矫正的方向时，异常的末端运动阻力和增加的疼痛是一个重要的线索。在试图恢复关节正常的活动度时，矫正治疗常被用于发生阻力的方向。

Cyriax[22]建议在鉴别关节囊的完整性时，末端运动评估有特别的价值。他提出损伤或者功能失调引发关节囊的挛缩将导致在多个范围内关节活动或者末端运动预见性的受限。据称，每个关节在运动受限时都有其特征性的关节囊的模式，关节运动受限显示关节囊受累（表3-4）。关节囊在某一方面的损伤或者挛缩不必遵循这种典型的模式，并且可能只影响关节某一个方向上的运动。

正常关节的阻力减少也有临床意义，因为这是关节运动幅度过大或者失稳的潜在的临床表现。损伤或者功能失调会导致关节稳定结构的松弛，这样会引发正常的终末范围阻力的减少。尽管一个空的末端运动可能是临床关节失稳的指征，但有症状的患者的局部的肌肉撕裂有可能会掩盖它的表现。

模式是按僵硬的减少排序的，除了脊柱，在脊柱任何一个活动的减少都是可能的。

关节诱导（激惹）

在关节活动和末端运动的应用中，疼痛的评估涉及到关节诱导或者关节激惹。后者常被用来区分关节疼痛、判断可能对力学的改变敏感的及对患者的疼痛负责的张力下局部组织，并常包含试图通过跨关节施用反压力而隔离一个相关关节的办法。

在脊柱，相反的对抗的力常施加于棘突。在这个过程中，椎骨从中立位被压向不同的方向，疼痛增加

框 3-9　正常的和异常的终末感觉

关节囊的

坚强的但是存在压榨性的，源于邻近软组织的感觉，大多是无痛的，阻力随着关节囊的拉长而增加，如同拉伸一张皮革

例如：脊柱的侧屈；肩关节外旋

异常的例子：关节囊纤维化或关节粘连导致异常的末端感觉的关节形式，见表3-5

韧带的

类似关节囊的，但是可能有轻微地坚韧

例如：膝关节伸展

异常的例子：异常阻力的非关节囊的形式，是韧带短缩的结果。

邻近软组织

持续的，压榨性的感觉；源于邻近软组织；典型的是无痛的

例子：肘关节屈曲

异常的例子：肌肉肥大，软组织肿胀

骨性的

坚固的，非持续的，生硬的阻碍

例子：肘关节伸展

异常的例子：骨疣，关节肥大性改变

肌肉的

牢固但持续，肌肉被拉长时产生；不像关节囊或韧带那样僵硬

正常的例子：髋关节屈曲

肌肉痉挛

肌肉收缩引起的保护和抵抗；肌肉的反应应该被触摸。因为疼痛和保护性反应，末端感觉不能被评估

异常的例子：保护性的肌肉僵硬是关节或软组织疾病或者损伤的结果。

关节间的

有弹性的，有弹力的特性

异常的例子：半月板撕裂，关节鼠

空虚

正常的阻力消失；在正常的关节末端感觉不发生，或者这个关节是弹性异常或者畸形

异常的例子，关节损伤或者疾病导致过度的活动或者失稳。

表3-4	关节囊的类型
关节	模式
脊柱	身体同侧的旋转和对侧的侧屈
髋关节	内旋-外展,屈-伸,外展-外旋
膝关节	过屈-稍过伸
踝关节	背伸-跖屈
跖趾关节	屈-伸
指(趾)间关节	屈-伸
肩关节	外旋-外展-内旋-屈曲
肘关节	屈-伸(旋前和旋后,所以范围)
下尺桡关节	旋前-旋后
腕关节	屈-伸
腕中关节	伸-屈
第一腕掌关节	外展-伸
掌指关节	屈-伸

或者减少的方向是显著的(见图3-26)。运动过程中的疼痛被认为是损伤或者炎症引发的关节组织张力的增加而致。运动时没有疼痛意味着,在某一运动方向上组织的拉力未受损。

在运动评估过程中,关节疼痛的激发联合活动度的检测已经得出令人期望的结果[389,416,453]。最近的研究显示,脊柱的由后向前弹力对疼痛的再现,检查者间的可信度高;但就其低活动度,检查者间的可信度模糊。一些研究者建议在关节运动评估过程中,疼痛的激惹实验基本可靠,因为在鉴别有症状的关节功能障碍时这是值得信赖的和准确的[394,418]。其他的研究者建议激惹疼痛是个很重要的方法,但是他们担心依靠这种方法将导致假阳性结果事件的增加。压痛最明显的位置常常不是病变的部位或者JSDS。整脊理论提示关节受限不必有临床症状。在某一脊柱节段,明显的运动下降,可能诱发其他关节过度代偿性运动,那些关节可能比受限关节有更多的临床症状。

另外,这个方法已经被提出作为一个检测关节半脱位的手段,及决定恰当的矫正方向的方法。假设朝某一个方向推动这个半脱位的椎体,如果疼痛增加,那么就增加了错位(达到功能障碍);相反,朝另一个方向减少不对位的情况(甚至解除功能障碍),那么疼痛就会减轻。例如,在向右旋转的T4椎体棘突的右侧施力,以对抗T4棘突的左侧,错位的情况

就会增加,还会引发疼痛(见图3-26)。但是施力于右侧以对抗T4椎体棘突的右侧就会减轻错位的情况,并且不会引发不适。在评估和治疗急性损伤的患者时,当医生试图决定如何诱导关节牵张分离,或在不引起更多的组织损伤的前提下减少关节的半脱位时,这种方法是有价值的。然而,这个方法是否适用于所有的关节半脱位或者功能失调是存在疑问的。

如果无痛操作原则适用于创伤后因关节周围的软组织挛缩造成的关节功能失调,那么它是否能准确决定恰当的矫正方向?手法治疗应用于这种情况,理论上被引向伸展短缩的和挛缩的组织。拉长的方法应用于挛缩的、无弹性的组织,常常会引发不适。在这种情况下应用无痛操作的原则将会导致一个与受限方向相反的矫正。然而,矫正应该用于关节活动发生受限的方向,即使矫正过程中有些疼痛。如果未留意患者的病史及关节异常阻力的方向,将会导致不合理的矫正护理。

通过讨论,以下是关于已确立的关节功能失调的矫正治疗的概括:

● 矫正不能被用于显著的疼痛和肌肉痉挛的方向

● 矫正不能用于施压后引起疼痛放射的方向

● 矫正可用在如果压痛的增加与异常的增加的阻力相关联的方向

● 矫正可被用于指导减少关节半脱位或者引发疼痛解除的无痛的方向。

局部动态触诊的方法集中于关节疼痛和活动度的检测,尽管活动受限的关节及其附件关节的运动受限可能是关节功能失调和关节矫正的充分证据,但是临床医生必须提防把它视为万能的诊断依据。疼痛关节的牵张并不能确定疼痛的原因及可能的疾病。动态触诊不能用于所有的临床情况(例如:关节的急性疼痛和损伤),疾病的状态能使关节活动受限,这会产生病理生理的改变,这种改变是矫正治疗的禁忌。

如前面所提到的,局部的动态触诊也有错误的倾向,因此,不能用于区分(具体部位)。然而,Phillips和Twomey[454]发现在对患者自觉疼痛症状的节段腰椎检测时,动态触诊有高度的敏感性和特异性。对于治疗的决断,没有任何一个评估方法是唯一的手段。实行动态触诊的目标、原则及诀窍,都概述在框3-10,框3-11和框3-12。

框 3-10	动态触诊的目的

为了对以下内容进行评估：

量:关节的运动范围

特性:关节在它的运动范围内如何移动

终末感觉:在哪个位置遇到末端感觉,阻力的特性,和在什么位置关节停止移动

关节活动:阻力的性质,是不是过大或者过小

症状:在总量上是否有变化,或者在评估或运动过程中疼痛的位置

框 3-11	动态触诊的原则

通过评估关节的骨性组成部分及软组织之间的相互移动,进行关节活动度的检测。

只要可能,评估节段的运动时,在中立位的一侧,关节围绕一个轴在一个面上,检测一个运动。

形成一个模式并按顺序检测被评估的关节

关节活动通过关节所有的可利用的范围;起止点在中立位。末端感觉的单一地评估是个例。

关节活动必须缓慢地并且流畅地用必要的最小的力量操作。

与对侧及相邻的节段对比活动度。

框 3-12	动态触诊的技巧

不要让软组织的移动和张力的改变迷惑你。它们是相关的关节活动度的重要指标,但需要凭经验进行评估。

集中注意力并从起始位置就保持警惕;有价值的信息常常在关节运动范围的早期获得。

如果可能,触诊关节的组成部分。用同一只手的两个手指,或者每只手的一根手指或者就用一个手指同时触诊关节的两部分,在关节的活动范围内触诊。

患者必须感觉舒服、放松和安全。

避免因触诊引起过大的移动。触诊的手有助于集中触诊的力量,但必须无负荷触诊。

触诊时施以避免与关节的骨性标志脱离紧密接触的最小压力,触诊的手指能公正、客观地感知组织结构。

叩诊

在评估关节功能失调时,叩诊扮演者第二位的角色。应用得最多的部位是在脊柱,在脊柱一个阳性的反应可能帮助定位疼痛的运动部位。脊柱叩诊常用医生的小鱼际或者用一个叩诊锤(图3-28)。这两种情况,医生应用轻微的叩击力按顺序叩击棘突。叩诊时一个明显的或者持久的疼痛反应可能预示深部的骨折或者非粉碎的病理状态,而一个较温和的疼痛反应代表局部的刺激和功能失调。当叩诊的反应预示一个潜在的严重疾病,此时必须利用放射学或者实验学手段去鉴别是否为一个适合矫正(按摩)的功能障碍是必需的。

肌肉检查

运动的改变具有许多神经肌肉状态的特性,一个完整的检查过程包括对肌肉的长度和力量的检测。肌肉结构和功能的测试需要掌握关节运动,肌肉的起止点,收缩及舒张运动的相关知识,触摸肌肉或者肌肉的腱性结合部是为了了解肌肉紧张度和结构的改变。

肌肉强度的检查包括对肌肉力量和耐力的检测。耐力可以让患者做重复的运动或者维持静态的姿势来评估。重复的下蹲,仰卧起坐,俯卧位的仰撑和持续的俯卧的背伸运动的标准价值已被确立,并

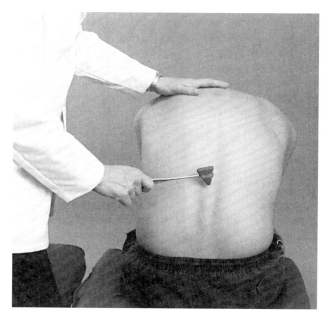

图 3-28　脊柱棘突叩诊。

是测量脊柱健康和评估治疗结果的有效措施（图 3-29）。肌肉的强度测试常常用手检测或者用特殊的辅助工具，例如电脑辅助的功率计（例如：Biodex，Cybex，Med-X 和 Promotron）。

徒手的肌肉检查通常认为是为了区分肌肉特殊的功能[455]。徒手抗阻肌肉检测用于评估肌肉及其腱性结合部的力量和敏感性（图 3-30）。任何明显的肌肉萎缩都应被记录，并用五级法评分（框 3-13）。肌

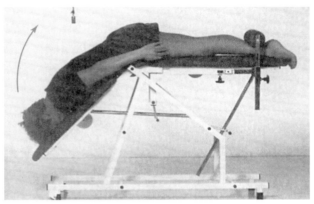
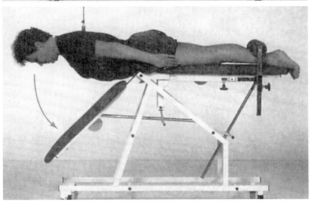

图 3-29　从屈曲位的反复的仰撑。

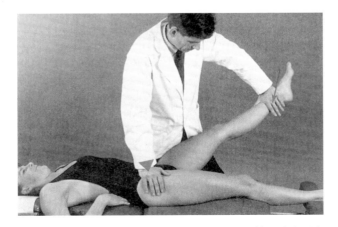

图 3-30　在腱性结合部进行肌肉抗阻测试评估肌肉力量与敏感性（例如：左侧腰大肌检查）。

肉的检测方法是多样的，个人的方法描述不在本文范围。鼓励读者涉猎更多的优秀的附有详细描述的关于如何实施特定肌肉检测的文章。肌肉挛缩合并疼痛常预示肌肉损伤、关节损伤或者肌肉和关节的联合伤。疼痛合并等长收缩预示肌肉的损伤而不是关节囊的损伤[22]。然而，等长的肌肉紧缩可能仍会产生关节压迫和关节囊的紧张。为了鉴别是单纯的肌肉损伤还是关节囊的损伤，必须被动运动和加压关节，测量结果与等长收缩过程中引发的反应进行对比[19,22]。

关节囊的损伤会使主动运动及被动运动都会发生疼痛，这是因为关节囊被拉长。单纯的肌肉损伤产生疼痛伴有肌肉的收缩和肌肉的拉长，但在肌筋膜组织变短的过程中应该没有疼痛。

背部小部分的肌肉不能独立进行触诊或者特定的肌肉检测。背部深层肌肉的损伤不能轻易地与脊柱关节损伤或功能失调鉴别。因此，背部肌肉的检查主要是用于区别是背部肌肉大面积损伤还是脊柱关节及其软组织的功能失调或者损伤。

在专业整脊中，手法肌力检查也被用来衡量脊椎的功能和健康以及身体其他器官系统的功能。使用这些方法的理论基础就是肌肉力量的改变源于身体其他组织功能或者病理学的改变[456]。专科医生联合人体运动学知识使用肌力检查法是既有争议又有特色的。

应用人体运动学技术时建议联合肌肉测试和脊柱压力来判定脊柱脱位的程度和方向。这个方法如同脊柱诱导一样，常被应用[456]。

当检查者同时评估所选肌肉力量时，这个椎体激惹试验包括被检查者用来对抗脊柱骨性标志的数

字压力。这是对被检测的肌肉抗扭转及维持固定位置的能力的评估。如果肌肉的力量不能抵抗这种压力，就认为这个测试是阳性,这个脊柱节段存在功能障碍。

在试验期间，在被接触的椎体上施加各个方向上的力。如果肌肉力量变弱,可假定就是这部分被更多地引向其半脱位位置。如果肌肉力量仍旧有力或者力量更强,可假定该力的方向就是引起椎体半脱位的方向,该方法假定全身所有肌肉被部分脱位刺激而暂时约束。因此,在使用这个方法时,全身任意一块肌肉都可以被选作"指示肌肉"。

这个测试经常被用来当做一个反弹考验。这个检查的基础前提就是脱位综合征与部分肌肉的过度活跃相关。这个反弹考验通过脊柱压力的应用和快速释放完成[456]。在试验期间,被接触的椎体被推向各个方向。这个反弹阶段是由压力的快速释放而体现。

如果这个方法会牵拉过度活跃的肌肉,则肌肉在反弹阶段会在快速牵拉下收缩,并将椎体牵拉至更远形成错位。如果椎体确被牵拉至更远的位置不良处,则可预测此肌肉反应性较差。因此,在反弹阶段,较弱的肌肉反应提示这一阶段应沿着检查力施加的方向进行矫正。

这个脊椎激惹试验和反弹的椎体激惹试验还没有被广泛地评估。几乎没有研究证明检查者之间及检查者自身的可信度差及调节治疗的无应答[457,458]。

激惹试验

激惹试验包括多个检查方法,这其中很多方法已讨论。激惹方法是一种用来再现一种特殊的信号或者强调疼痛的一种试验。这个测试的目的就是定位患者产生疼痛的部位。骨科激惹试验是独特的命名方法——用运动或者位置来确定失调的来源和性质。这个方法经常冠以发明者的名字（如Kemp检查)或者带上一个描述性的标记(如直腿抬高试验)。

骨科激惹试验的名字不会经常被引用,因为许多试验都没有用于鉴定脊柱的半脱位或功能紊乱综合征。它们有助于定位疼痛症状的解剖位置及鉴别有意识、无意识及NR疼痛。在识别不同情况方面,已证明骨科激惹试验只有较小的价值[297]。骨科测试在鉴定矫正治疗的可能禁忌证和管理患者对治疗的反应方面也有帮助[459]。Evans提供了一个对脊柱和

手足的骨科激惹测试的极好地描述,包括如何操作和解释[459]。

X线分析

早在19世纪,关节半脱位的放射学评估及判定就成为整脊评估中的一部分[335,460,461]。自从Sausser率先做了一个全脊柱的暴露,整脊专业人士期望并探索脊柱X线照相技以鉴别整脊的效果。整脊标记方法的历史要追溯到1910年[462],它首先被Palmer学校引进到课程里。

在整脊专业中,诊断性X线照相术检查方法早期集中应用于引起脊柱关节位置不当的生物力学关系的评估、测量及描述。后来,专业人士及创新者研究出特殊的放射学评估方法。这些方法是为对脊柱的对位不良及半脱位分类(图3-31)[32,128,461,463-467]。

尽管这些年出现很多"系统"都是通过X线用来发现半脱位,但对这些测试还一直保留着争议。静态X线标记方法的失败和批判来自尝试在标志上进行定量测量,而这些标志及变异从属于几何学的变形[468]。而且,脊椎和它的功能单位是基于骨头、韧带、肌肉之间复杂的关系,是活的、运动的、和动态结构。X线平片检查不能评估脊椎的运动也不能直接评估软组织。

尽管放射学的标记技术的限制已确定[469](框3-14),当结合其他临床的、既往的、实验室的结果,静态的对位异常也有重要的意义。近年来,人们更多关注的是半脱位复合体的动态概念,在某些病例中完全忽视了静态生物力学关系。Sandoz[470]认为这种关注重点的转变无法达到预期目的。他建议要综合考虑力学、静态力学、动态力学及神经病学来看待一些脊柱功能障碍的反应。

多年以来,随着科学技术的发展以及哲学宗旨和观念的转变,X射线检查得到改进。Sherman[462]总结了X射线检查在整脊上的临床运用(框3-15)。基于证据的诊断性影像学实践指导已经成熟[471-474],他们意在帮助初级的医务人员、实习生以及住院医师在特殊的临床案例中适当运用诊断性影像学。在所有情况下,这些指导旨在结合合理的临床诊断和经验同时使用。这些指导的目的是为了避免接受不必要的射线照片,在不降低治疗质量的前提下,提高检察精度,减少医疗费用[471]。Ammendolia和他的同事[475]在世界各地的整脊疗法学院做了一个调查来

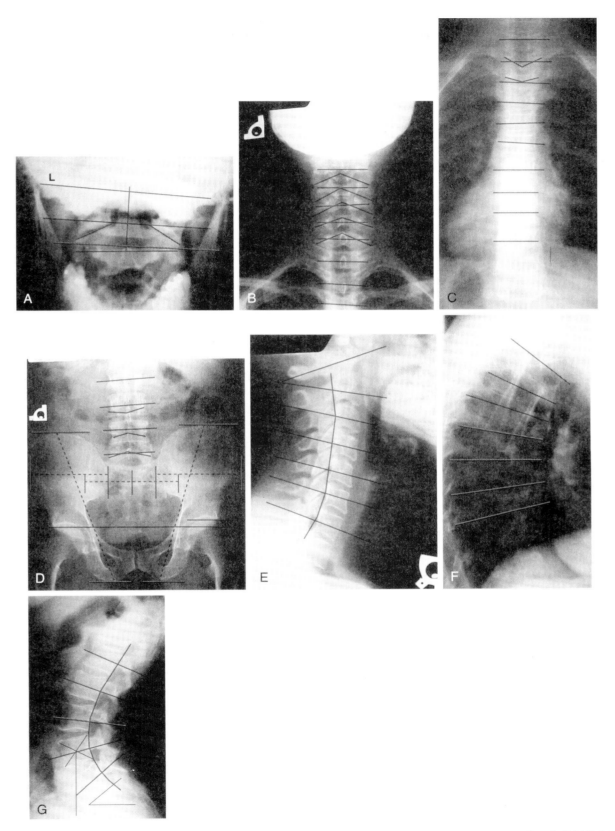

图 3-31 静态的脊柱相检查。(A)前后位的开口位相。(B)前后位的下段颈椎相。(C)胸椎正位相。(D)前后位的腰椎和骨盆相。(E)颈椎侧位相。(F)胸椎侧位。(G)腰骶部侧位。

| 框 3-14 | 放射照相术的局限性 |

结构上的不对称
放射照相术的放大
放射照相术的变形
放射照相术的导致的(假性)错位
运动节段的静态分析
器械的不精确
无意义的结果

| 框 3-15 | 放射照相术在整脊中的应用原理——确立临床诊断 |

评价生物力学和体位
鉴定异常现象
筛选禁忌证
监督退变进程

评价影像学指导是否得到了讲授和坚持。这项研究的结果提示在大多数整脊疗法学校出现基于证据的关于 LBP 常规射线照相术、全脊射线照相以及斜位片的指导,然而,在严重的 LBP 放射照相术的运用中,似乎存在指导和证据的不一致[475]。

脊柱 X 线检查

历史上,放射照相术在整脊疗法上的应用主要集中于椎体错位的检测和量化[476]。依据射线判断脊柱半脱位的支持者声称,X 线检查是对脊椎错位的级别和方向做出精确测定的最好的方法[460]。他们认为不使用放射线照相术来评估脊柱半脱位的整脊疗法医生在决定、做出指示性的安全矫正中处于不利的地位。在 19 世纪 70 年代,这种观点催生一项政策,即整脊医生要用射线照相结果来向患者解释脊柱半脱位的存在,这样才有权从有医疗保险的患者那里获得补偿。这项政策曾一度被修改,在 2000 年被废除,被关节功能失常的 PART 多维指标所取代。

矫正治疗前的 X 线检查在必要时合理化,因为治疗时会使用暴力。合理的方法是,在矫正之前脊柱的完整性和机械性能应该事先用放射线照相术反映出来[460]。这种方法是有争议的、未经证实的。没有清晰的临床指导的 X 线检查不能使诊断和患者康复率得到相应的提高[477,478],此外,操作的强力挤压方式在没有 X 线检查的情况下安全使用了很多个世纪。

脊柱 X 线检查通常在患者直立位和负重位进行,它由两部分组成,正位片和侧位片。习惯上,上部脊椎的对齐会以低位的椎体作比较,如对位不良应加以记录[32,128,460]。

全脊射线照相主要应用于脊柱生物力学的评估,包括对节段对位不良的评估。全脊评估为脊柱生物力学提供了一个完整的视觉印象,同时也是脊柱侧弯评价方法之一。然而,全脊射线照相不应该用作局部病理情况的评价的常规方法[469,479,480]。

依据全脊射线照相术的临床依据,必须确保治疗者对于患者的益处要多于辐射危害。投照必须达到对病理学上的存在和缺失能做出判断的水准[481]。研究表明,我们需要考虑全脊后前位投影时提高腰椎间盘的视野并减少卵巢和乳房的曝光[31,461]。

虽然大多数同行使用一些摄像照相测量的方式评价脊柱半脱位,当提到放射照相术是否应该在脊柱半脱位综合征的诊断中占有这么重要的地位时仍有相当大的疑问*。关于小关节位置不正的精确度,由于受到射线照相技术的限制并没有有力的支持+。固有的放射照相放大率和失真,患者体位的错误,标记方法的准确性是常规关注的问题。

因为缺乏一个一致认可的定义,脊柱半脱位的病理生理学、病理力学使争论和 X 线标记方法的分析更复杂化。因此,这些测量的临床意义是有争议并令人怀疑的。放射线照相法不应该成为应用整脊疗法时诊断的主要标准[489]。如果存在一个进行射线照相术的临床指示,则不应因生物力学关系影响对 X 线检查轻率的评价,或影响发现其他的相关临床表现。

精确评价射线照相术标记方法的过程在最近几十年才刚刚开始[335,478,490-495],这个进程还处于初期,只有有限数量的研究被开展。一些很有意义的方法被评价,虽然很难得出确切的结论,对发展情况作简略的总结还是可能的。

首先,很多用来评估局部脊柱对位的放射线照相标记方法已被确切地执行。大多数的可靠研究没有对涉及操作和局部对位判定的完整内容的评价,

---

* 参考文献 335,463,469,479,480,482,483
+ 参考文献 335,461,463,479,481,484-488

很多研究没有包括患者的体位。因此,这时就很难判断X线标记方法在鉴别脊柱运动局部半脱位时是否可靠[469]。

虽然近来致力于脊柱放射学的可靠性做了相关的努力,但关于调查放射照相术方法在诊断和治疗脊柱功能紊乱的可靠性研究还很少[338,470,476-478,496,497]。

脊柱移位分析还没有证明有鉴定既成的临床实际(疾病)的能力,也没有证明它作为独立结果测量方法的价值。用以鉴别可治疗的运动节段错位的静态标记方法的有效性和临床有用性也还没有被证实[488]。

回顾1990的一个病例分析,发现治疗后只有一个节段的脊柱放射学的改变——后滑脱的减少。颈椎前凸、骶骨基本角、腰椎前凸、肩胛角没有明确的改变[489]。Yi-Kai和他的同事[504]调查了颈椎半脱位的放射学表现和它们的临床诊断价值之间的关系。他们得出这样一个结论,很少有证据表明颈椎半脱位的标志对于颈椎疼痛有很大的诊断意义。此外,还没有发现静态标记方法可以区分是否存在背痛[338,505]。

Harrison及其同事[483]回顾关于了X线平片检查的可靠性和脊柱移位分析的临床价值的文献,得出结论:X片划线法是可靠、有效的。基于他们的观点得出结论:在一个理想的脊柱正常结构数学模型的基础上,放射标记方法可以识别真正的脊椎位移。然而,大部分被引用的可靠性研究是关于曲线测量,不是脊髓节段位置的测量。

Hass及其同事[469]质疑Harrison及其同事的结论,质疑理想脊柱模型的生物合理性,作者没有提出任何可信证据的有效性,使用这些程序的临床实用和适应证。Hass及其同事[469]得出结论,目前在临床实践中脊柱移位分析时常规应用放射照相术是无依据的。

X线功能检查

静态X线照相在确定关节功能障碍中潜在的局限性是导致功能性的X线研究的增加[51,506-510]。功能性X线检查主要用于来评估关节活动的能力和鉴别在静态照相术中可能不被识别的功能紊乱。功能性的X线检查要对比每一节段的活动范围和模式,从而对区域和节段的脊柱运动进行评估。连续的三种投照视觉图被运用于每一个被评估的运动平面和每一个方向上的终末位相和中立位相。这些X片常用于测量和评估受限和异常的节段运动。

虽然动态X线检查的应用克服了静态X线检查不能进行的脊柱的功能评价,但在预测背痛或鉴别个体有无背痛的作用方面,仍有相当大的争议。颈腰椎的测量方法和节段异常活动的分类方法是相同的[51,164,506-508,511-513]。

Tyalor[478]提出功能性放射学检查应用于以下症状的诊断过程:

1. 部分或整体活动度减少
2. 部分或整体活动度增加
3. 部分不稳定
4. 部分或整体的异常运动
5. 矛盾的运动
6. 术后关节固定术

屈-伸位放射照片 脊柱的病理状态与节段运动之间的关系研究已经证实:在脊柱不稳诊查过程中过伸位成像起到支持作用[167,478,506,514]。过伸位用于确定脊柱节段的过度角度、水平移位(图3-32)[478,515,516]。构成脊柱失稳的水平及角度位移的量最终没有被确定。大多数参考文献把过伸或者过屈超过3~5mm可作为不稳定的标准[478]。Dvorak及其同事[517]认为:在功能性X线检查过程中,在ROM的终末,应用总体的过度压力将有助于鉴别不稳定的水平移位。

腰椎和颈椎的屈伸照相术的临床有效性研究已被执行[518,519],其结论是功能性研究中表现出一个趋势——有临床症状的患者脊柱的活动度低,却不足以证明有助于区分潜在的病例情况。

在颈椎上,过伸位-过屈位研究通常应用于确定外伤是否导致不稳定性。水平移动超过3mm考虑为颈椎不稳定。在颈椎,套叠法可用于模仿屈曲和后伸(图3-32)。

侧屈位放射照片 侧屈位X线片主要是用于腰椎的评价。X线片的解读包括为了量化和测量关

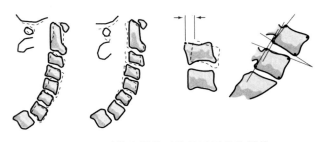

图3-32 颈椎和腰椎过伸及过屈位片评估。

节相对活动度而在 X 线片上所画的线条和角度。

局部侧曲的总体幅度取决于曲线凹面最高椎体上缘与最低椎体下缘的延长线，这两个缘的切线相交形成的角即为侧面弯曲的限度（图 3-33）。

这些片子均为脊柱节段旋转和侧屈状态。人体椎板结合具有旋转功能。椎体上下平面的角度测量是为了间盘的侧方置入。异常的侧曲可以通过椎体上平面切线评估并评估侧弯是否集中向一侧（图 3-33）。

虽然异常腰椎活动也在无临床症状的患者身上出现，但是早期对功能性放射照相术的调查确定了

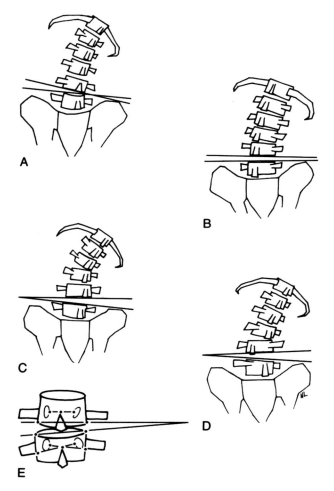

图 3-33 腰椎侧曲功能评估的射线照片展示的运动模式。(A)类型 1,侧向弯曲伴随身体对侧旋转；(B)类型 2,侧向弯曲伴随身体同侧旋转；(C)类型 3,身体对侧弯曲伴随对侧旋转；(D)类型 4,身体对侧弯曲伴随同侧旋转；(E)部分用于确定旋转毫米数和侧面弯曲角度的测量方法。(A-D from Grice A, Cassidy D, J Manipulative Physiol Ther 2:18, 1979; E from Hass M. Nyiendo J, Peterson C, J Manipulative Physiol Ther 13 [4] 179, 1990.)

它在诊断坐骨神经痛方面的价值[520]。Vernon[509]的推断：异常侧弯在有症状的患者中很普遍，但是 Phillips 等[329]和 Haas 及其同事[332,333]未能证明异常脊柱运动与患者下腰痛之间的关系。

虽然这些方法已经显示出在鉴别患者有无腰痛时的有限的预测性价值，但是它们用于管理背痛患者的作用还没有被充分的评估。理论上，使用侧屈压力 X 片确定背痛患者脊柱节段间异常的运动，可能会在一定程度影响改善患者治疗结果的临床决定。在这方面应做定性和定量的评价。关于活动度减少、矛盾运动（意外运动导致的反转或异常运动）、或是过度运动的检查将优先于精确的测量。

对运动幅度下降产生的水平和方向的辨析可能会影响医生的判断（在何部位及如何矫正以改善患者的症状）。这可能特别适用于持续疼痛的患者或对治疗无应答的患者。这些问题的答案有待进一步研究。

透视检查

脊柱透视检查法(VF)是另一种放射照相,它已经被推荐作为评估脊柱节段运动的有潜力的工具。在 VF 发展之前,CR 是用于评估脊柱活动度的主要放射学方法。Fielding[521]率先报道了 CR 在颈椎上的使用;Illi 率先在整脊领域将 CR 运用于脊柱节段运动和局部运动的研究,19 世纪 60 年代 Rich 和 Goodlch 紧随其后。Howe[57,522]进行了大量研究,CR 成为了许多机构采用的实验方法。CR 的主要缺点是应用于脊柱时使用 16mm 的片子, 在这个过程中辐射严重（经常超过 10-20 辐射单位剂量被吸收)。

VF 的发展带来图像质量的改善和数字记录技术的提高, 这使得这些年有了更少的辐射剂量和更多的收益[523,524]。VF 能完全的检测完整的运动弧,因此它可以提供除了 ROM 以外的有关运动质量的信息,在运动终末位置也适用。VF 的提倡者认为这些研究提供的生物力学异常的客观证据在其他研究中没有被体现。这项技术已经取得了重大进展,新的数字 VF 技术降低辐射暴露率,这远低于那些传统的 X 线检查的辐射量[525,526]。使用适当的设备并校准,脊柱透视检查法的观察者之间及观察者自身可靠性将令人满意,其测量精度在 1°~2°之间[525-527]。

虽然 DVF 在评估脊柱力学方面有重大的前途,但是目前还处于科研阶段,没有确定临床使用草案。

应该强调的是，脊柱 VF 是一项具有专业局限和缺点的特殊测试(框 3-16)。在脊椎推拿疗法方面还需要作进一步的研究来精确地定义 VF 的角色。

在临床实践中，VF 应该被视为一个试验方法，它的使用应该保留给那些没有效果，或者效果不好的保守治疗中，或者那些被认为因韧带损伤导致不稳定的疑难病例。越来越多的关于不恰当使用 VF 的事件导致了整脊中 VF 使用协议的形成，这个报告是由 ACA 的一个分支——美国脊椎推拿疗法大学的放射学学院提出的。若考虑运用 VF 时应该遵循这些协议[528]。

X 线检查的临床应用

如果以上方法能够置于一个恰当的临床角度，并作为评估的组成部分，而不是视为 JSDS 的特殊指征，静态和功能性的 X 线照片的临床上效用将被提高。随着进一步研究，在椎间盘紊乱的结构检查方面他们通过特殊的成像技术最终达到了同样的结果。

例如，椎间盘紊乱在 CT 或者 MRI 上显示出椎间盘解剖紊乱的现象，但是这不一定有临床意义。无临床症状的患者中椎间盘紊乱的放射学诊出率很高(24%~37%)，这表明椎间盘的力学紊乱和它实际的发病率之间关联性很低[529]。在这种情况下，最终诊断印象建立之前，图像检查结果必须和临床报告以及体格检查结果相结合。在脊柱半脱位/功能紊乱综合征(JSDS)的评估中 X 线片检查发挥了类似的作用。单靠 X 线检查结果不能判断指定的关节脱位/功能障碍就是有临床意义和需要治疗的。患者体格检查方面和主诉必须考虑在内。

放射照相术的使用和申请的讨论直接指向它和关节半脱位/功能紊乱的关系。这并不意味着脊柱按摩医生只依靠 X 线检查来检测关节半脱位/功能紊

乱。它们通常应用于研究骨折、病理学情况和生物力学整合。

平片成像在脊柱按摩领域的合理应用在于(1)当有临床迹象时，帮助可行的诊断的确立，(2)排除手法操作所的禁忌的病理学情况的存在，(3)用以鉴定一些可能影响如何做出矫正的异常或结构改变，(4)决定可能与患者的症状和健康有临床相关性的静态和功能性生物力学关系。

不能单纯根据任何一种检查工具做出临床决定，X 线表现也不例外。使用射线的基本原则在框3-17 中被指出，这是很重要的，并应在使用 X 线检查前加以考虑。

器械法

目前还不存在评估关节半脱位/功能障碍综合征(JSDS)的"金标准"，但是整脊专业已经找到一个可以客观地衡量和量化其存在的器械。

然而，即使真有这样的器械存在，它也只能有限的去鉴别一种临床体征或结果。这个结果可能与关节半脱位/功能障碍或是其他临床实体有关。因此，没有任何单独的一种工具可以有效地去诊断或是评估关节半脱位/功能障碍综合征。

下面的工具代表了用于鉴别可能与关节半脱位/功能障碍相关的特殊体征方法。大多数方法还没有好的可靠性，而且有效性还没有得到足够的测试和确定。此外，一些特殊工具的支持者还做了不恰当的有关这些工具收集的信息的价值结论。

痛觉计

痛觉计是检测疼痛的方法。痛觉计是一种测力计，可以用来量化引出疼痛的必需的力的大小。痛觉计被用在痛觉测验计的方法可以测出患者在某点可以承受的最大压力(PTO)或是在某点引出压痛的压

框 3-16　透视检查法的局限性和缺点

费用——设备价格范围 60 000~80 000 美元。

过度使用——高额的费用会导致额外医嘱以偏置主要的花费。

劣质图像——与平片相比，图像清晰度差；微小的结构改变不够直观。

理由——没有足够的诊断信息来提供担保不受到额外的辐射暴露。

框 3-17　放射照相技术的使用原则

适当的病史和彻底的检查后才可以考虑。

根据临床需要采用放射检查，没有临床需要的例行放射检是不合适的。

当挑选患者做射线知识学习时，必须告诉患者 X 射线的益处及超过电离辐射对患者身体的损害。

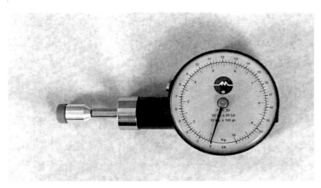

图 3-34　痛觉计

力（PPT）。

PPT 一般被认为是患者感觉压痛的第一次口头报告。PTO 被认为是疼痛反应点（PRP），即在这个点患者表示疼痛加剧。PPT 更常用因为患者更容易接受。

为了评估患者的 PPT，检查者将痛觉测验计的笔状橡胶头部放在要检查的部位，以 1kg/秒的速度，稳稳地、缓缓地向下压，直到患者感觉到疼痛出现的一刻停止，移开测验计，松弛按压部位，并且记录刚才的数据。

骨骼和肌肉的标准化 PPT 检测已经建立，并且经过重复试验证明是非常可靠的[530-536]。疼痛测验计是一个有效地工具，用来评估肌肉骨骼系统的疼痛[537]。在评估颞下颌关节功能障碍引起的疼痛[536,538]、肌筋膜引起的疼痛综合征[534]、肌紧张性头痛[539]以及区分炎症性关节炎患者与健康对照组的能力等方面[540]，疼痛测验计被证明是有效地。痛觉测验计能反馈治疗，根据统计减小的 PTO 来调整最合适的治疗手段[541,542]。痛觉测验计已经被广泛用于实验研究，而且由于其便于使用、对技术要求较低以及价格低廉使其在临床实践中非常适用。

红外热像仪

医用红外热像仪是一项检测和记录身体热发散的技术。身体对称散发热量，从一侧到另一侧只有很小的温度变化。在健康人身上，不同区域间的辐射温度差别在 0.5°~1°之间[543,544]。

检测人体热发散的最普遍装置是电子红外和液晶产品。现在假设：显著地不对称的热发散是一系列的疾病和疼痛的客观证据。在医学手册上，红外热像仪作为 NMS 系统疾病引起的功能性改变的无创检测手段还存在普遍的争议。

Christiansen[545]通过回顾性分析发现红外热像仪与其他对身体有副作用的诊断手段（例如脊髓造影、EMG、CT 等）相比，在确定脊神经病根病变的等级方面，其准确性和灵敏性较高[546]。运用红外接触热敏电阻或是热电偶的单手操控红外热像仪可能会被使用。这个装置可以用来探测脊柱中线区域或是脊旁的温度变化。温度变化会显示在校准检流计上或是直接绘制一条温度变化图。

热电偶装置可以用来与身体表面接触，测量出脊旁不同节段的温度差别（图 3-35）。指针会偏向相对温度较高的地方。有假设认为节段温度的变化是脊柱半脱位/功能障碍的客观证据。据推测，脊柱的半脱位/功能障碍会产生局部的炎症反应或是影响交感神经，接着使身体对称节段的温度发生改变[547-551]。

尽管有人呼吁使用单手热检测仪来检测脊柱半脱位/功能障碍，但是有关这些装置的可靠性和价值的研究还很少。这些仪器的使用规范还没有建立，可靠性研究也有限[552]。截至目前，还没有具体的研究来评估仪器在检测脊柱功能障碍时的价值，还需要进一步的研究来确定或是反驳这一理论，以及研究它的指标和局限性[553]。

皮肤电阻

皮肤电阻（GSR）是检测皮肤电传导性的方法。皮肤电流装置通过一个小的电流来检测皮肤的电阻。人们认为脊柱的功能障碍会引起交感神经支配的汗腺发生分泌的变化，进而改变皮肤的电传导率[554]。

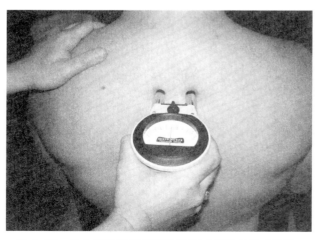

图 3-35　热电偶装置用于评估脊柱两侧温度的对称性。

皮肤的电传导率与皮肤的潮湿度和汗腺的活动程度有很大关系[555]。

据推测脊柱功能障碍会降低或提高汗腺的活动度,进而改变皮肤的电传导率。脊柱功能障碍导致周围神经自主活动性增加和汗腺分泌增加,这会提高节段的电传导性。而脊柱功能障碍如果抑制自主活动会降低皮肤的电传导性。疼痛也被证明会导致GSR 的节段性降低[556,557]。

由于皮肤检测非常方便,使得 GSR 成为一种简单的工具来检测自主神经的影响,而这种影响可能与脊柱功能障碍有关。GSR 已经在有限的理论基础上进行实验研究,而它的临床价值还有待评估,并且目前很少在日常的临床中用来评价关节功能障碍。

表面肌电图

一个意在评价脊柱功能紊乱特殊性的方法是脊旁肌肌电图扫描,椎旁肌功能紊乱被认为是关节功能紊乱的临床意义所在,表层肌电图可以为椎旁肌功能改变提供一种客观定量评估。

肌电图是一种记录电位电势和肌活动相关的技术。这对于临床医生是有意义的,因为它反映了脊髓到肌肉中运动神经元的走形,是自主运动和反射激发的结果。指针电极或者表皮电极可以用来研究脊旁肌营养不良或外围肌肉功能,然而,指针电极和表皮电极肌电图不是可以互换的过程[559]。指针电极技术旨在应用于特殊肌肉、神经支配电位、肌肉疾病的改变。表皮电位技术旨在应用于肌群整体功能的研究。

多功能脊旁肌扫描机记录的肌肉活动是有实在价值的,说明了肌肉放松和收缩的状态,肌单元的活动电位被肌电图机记录下来。结果经工具虑过和调整。这些经过修正的结果是环绕细胞膜去极化和复极化的双向波。它们随着时间整合,模拟信号会被转换成数字信号。

表皮电极肌电图和附加电极已经展示出很好的再测试能力[560-565]。在一篇综合性文章中对表皮肌电图性能和肌内肌电图做了对比,Turker[558]认为两种方法都有明确的作用,相对于肌内肌电图,表层电极肌电图更倾向于是一种电子产品,机械产品和受到其他肌肉活动的干扰。然而,如果适当的关注注意事项,表皮肌肉的表层电极有可能的获得有用的记录。

在一个应用指针电极和固定表皮电极肌电图的对比研究中,在持续完全屈曲的过程中被评估的肌肉下是电静止的状态。虽然获取信息的肌内电极会有轻微的潮湿,但与固定表皮电极提供的记录是相似的[566]。表面肌电测量被用于背部肌肉精确测量,并允许固定表皮电极肌电图在门诊患者中使用。此外,固定表皮肌电图用于与疼痛相关的功能紊乱的诊断时,是一个能提供有价值数据的装置[567]。

表皮扫描肌电图不应该和使用固定表皮电极的表皮肌电图相混淆。肌电图描记肌肉的方法使用一个手握式扫描仪,在个体颈部和背部肌肉检测 2 秒内肌肉的运动电位,使用时电极保持一定的距离。在诊断肌肉骨骼功能紊乱时,这种扫描技术用于快速评估肌肉运动[564,568]。这种被记录的信号是一种瞬态信号。这种设备有许多潜在技术问题包括低信号、信号噪声比、移动信号产品(因为表面电极没有固定在皮肤上)和来源于其他结构的信号,比如心脏和血管。表层扫描脊旁肌营养不良肌电图给肌肉运动提供了一个粗略估计,它不能给出特殊肌肉的信息因为记录电极置于皮肤上而不是皮下肌肉。

手握式肌电针是一个令人满意的稳定的管理表面肌电信号的工具,Thompson 和他的同事[564]报道他们的研究支持手这种方法。同时,他们认为 2 秒的时间可能不足,被 10 秒的整合时间所代替,特别是在探索和治疗结果的研究过程中。当注意力转向到扫描准备时,手握式肌电图传感器产生独可靠的结果。表面肌电扫描方法的可靠性经临床大样本试验研究且结果表明:充分注意扫描准备,用轻轻的压力将手握式肌电图传感器置于被测位置,将会产生可靠的结果。站立位时患者后背偏下位置的表面肌电测量的可靠性稍高[569]。

关于表面肌电的有效性和实用性的问题仍存在,并经常在没有准备的情况下使用[570]。Lehman 主持了三项实验研究对有 LBP 的人群和没有 LBP 的人群中表面肌电的不对称和可重复性进行评价。他推断肌电图信号在安静时有非常好的可重复性,但是有问题和没问题的节段存在不对称性,这些节段的不对称差异没有被证实。这表明在安静状态下表面肌电诊断准确性的评估非常值得怀疑。Ritvanen 等[571]也发现背痛和肌电图参数之间没有阳性意义,也没有统计学的相关性。

表面电极肌电图有助于医生对患者的治疗反应做出评估[559]。Myerowitz[572]使用手握式扫描电极,评估脊旁肌营养不良治疗后表面肌电改善情况与脊柱疼痛的改善或者相关的肌肉骨骼症状之间的关系。他治疗了 42 例疼痛伴有表层肌电图扫描异常的患者,42 位患者治疗后肌电检查时情况都得到改善。

　　41 例患者(97.6%)反应治疗后疼痛症状改善。这项研究引出了使用手握式表面肌电扫描,将表面肌电活性与脊柱疼痛的一般情况和与肌肉骨骼相关的症状的改善发生联系的可能性。

　　尽管扫描式表面肌电在专业领域已经激发了一些专业人士的兴趣,但扫描表层脊旁肌的肌电图对脊柱半脱位综合征的检测必须受到质疑[573]。为了管理节段间功能障碍,专业人士已经迅速开始了未经验证的仪器的应用[574]。除了已经呈现的潜在的硬件问题,整脊师必须质疑一种能将局部肌肉紧张度改变的检查方法的常规使用是否必须。整脊医生有充分的培训和触诊技术去评估挛缩肌肉,并且这项技术产生的花费也可能无法得到担保。

　　扫描性表面肌电作为一种结果测量方法可能拥有潜在的价值。但是它在探查关节半脱位症状方面的正确性仍然未被证实,重要的临床问题仍然未被解答。包括扫描表面肌电在内的器械都必须在临床中评估。在确立它的正确性及临床有效性时,源于这些器械的信息解释以及它们是如何影响临床决定和治疗,是决定性因素[575]。

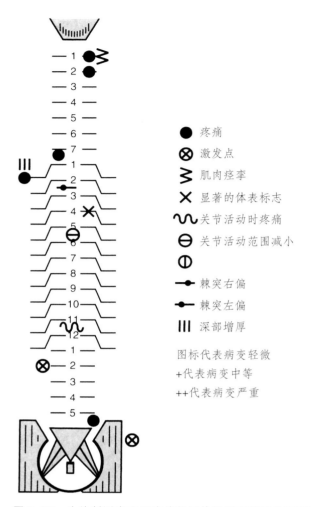

　　● 疼痛
　　⊗ 激发点
　　〰️ 肌肉痉挛
　　✕ 显著的体表标志
　　〜 关节活动时疼痛
　　⊖ 关节活动范围减小
　　—● 棘突右偏
　　●— 棘突左偏
　　‖‖‖ 深部增厚

图标代表病变轻微
+代表病变中等
++代表病变严重

图 3-36　为绘制图表和跟踪关节评估结果而使用的图例和记录方法。

临床考证

　　当徒手检查结果用符号记录与图表时,提高了实践效率。实践中不值得的一个方面就是花费时间写报告。精确而又清晰的图标笔记使得过程更有效率并且更少烦冗。一种既快速又精确的方法能使医生从记笔记的苦差事中解放出来,从而集中精力于患者的治疗。图 3-36 概述了一系列用于记录局部疼痛以及其他骨与软组织异常情况的图标。图 3-37 包含了一些记录异常 ROM、JP 和 EP 的例子。方法有很多种,每个医生通常都会做出一些修改以适应他的风格。提供这些例子是为了能在的摸索和发展过程中发挥作用。患者管理包括临床评估、必要治疗的应用和患者教育。实施临床评估用以鉴别适当的病例管理——包括坦诚地接纳和一对一的责任照顾),接受来自于其他卫生专业人士的咨询,为了立即治疗而坦白的转移任务给另一位保健人士。为了

鉴别问题的性质、程度和位置,评估方法是重要的,同时也是确定治疗的指征。最后,这些相同方法还用来管理治疗效果。充分的记录各方面的治疗是重要的。

　　已经证实的记录过程中的错误有:未能记录所有结果、不清晰的手稿、晦涩难懂的缩写词、不适当的用词以及错误的语法。尽管临床记录包括医生的个人注释,但以上状况仍是不可避免的。记录必须是完整可译的。如果没写下来等于没做。

　　在治疗过程中,一个系统而又精确的评价记录有助于快速参考明显的结果当一些结果或改变显示出治疗过程中的某些方面不恰当时,他们应该被标记在患者的记录中可疑的地方,以致每个阅读记录的人都容易看到。

　　要记住并强调:为了方便而使用,并赋予一个

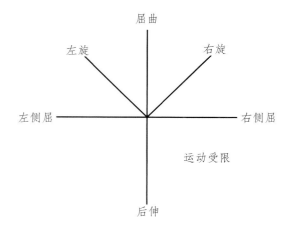

图 3-37　记录节段动态触诊结果的图表。

表 3-5	关节半脱位的 ICD 代码	
版本9	**版本10**	
739	节段功能紊乱未对抗性疗法	
739.0	M99.φφ	头部
739.1	M99.φ1	颈部
739.2	M99.φ2	胸部
739.3	M99.φ3	腰部
739.4	M99.φ4	骶骨部
739.5	M99.φ5	骨盆部
739.6	M99.φ6	下肢
739.7	M99.φ7	上肢
739.8	M99.φ8	胸腔
839	多种,不明确的脱位,闭合性脱位	
839.00	M99.11	颈椎,未指明的椎体
839.01–07	S13.11ΦA–17ΦA	颈椎,指明的椎体
839.21	M99.12	胸椎
839.20	M99.13	腰椎
839.41	S33.2XXA	尾椎
839.42	M99.14	骶骨

诊断是不可接受的。大多数临床病例都有特殊的、预期的迹象和症状。这些发现需要证实并记录下来。尽管如同临床问题的本质和范围不可能完全确定,然而临床发现的编辑是不可或缺的,因为它影响临床判断在临床干预治疗过程中的运用。而且,病情必须被第三方支付者清楚地明白而对具体事务作出赔偿。(第三方提供的是"疾病"保险,而不是"健康"保险)。第三方支付问题的报告在临床记录中必须得到证实。当半脱位或功能障碍证候成为初步诊断或者诊断报告的组成部分时,ICD-9cm 代码就可以使用了。表 3-5 列出了用于报告半脱位和功能障碍的代码。

矫正技术的原理 第 **4** 章

    整脊医师作为诊疗过程的核心必须掌握足够的诊断技能。不过,在整脊的执业范围中,也有广泛的治疗手段可供选择,包括手法治疗、脊柱矫正、物理治疗、功能锻炼、营养及饮食咨询等[1,2]。

    在诊疗实践过程中,虽然整脊医师选择的疗法各异,但几乎所有的整脊医师都把治疗的重点放在矫正技术上[1,3-8]。前面的章节重点是基本知识、原理、查体和应用整脊疗法的临床适应证。本章节重点讨论有效的手法治疗所需的基本知识、手法操作的原理和精神运动技术。

手法的分类及定义

    手法操作是指整脊医师运用双手运动、调节、操作、牵引或按摩躯体及内脏器官的整个操作过程[9]。它们被广义地定义为直接作用于人体的关节或软组织的操作。

关节操作程序

    关节操作治疗是一种手法治疗,其最基本的操作是对关节周围软组织的影响(框4-1)。该手法通过物理手段,非推力(移动)或推力(矫正或推力)诱导关节活动。该手法的主要作用是通过治疗减轻神经肌肉骨骼系统(neuromusculoskeletal system, NMS)的疼痛或者改善关节活动范围。这使得该手法在合并疼痛和关节活动受限(半脱位或功能失常)的NMS紊乱的治疗中得到了广泛的应用。

    矫正推力和松动术的典型适应证是关节活动受限,它可以恢复关节正常的活动和序列,纠正半脱位或功能失常(活动度降低或位置异常)。比如,如果腰椎旋转受限,医生可以在干预区域内诱导更多的旋转度。在一些病例中,该手法也可以用于达到改善活动受限和疼痛减轻的目的。这个手法最常用于关节剧烈疼痛和在某个方向活动度受限,并同时保持关节囊在另一方向的分离牵引[10-12]。在这些情况下,治疗都旨在诱导关节面的分离。目标是缓解疼痛、肌肉僵硬和促进弹性治愈。

矫正

    矫正是整脊治疗中最常用的手法[3-5]。它被认为是整脊治疗的核心,是整脊医师最特有化的治疗手

框 4-1　手法治疗术语

手法治疗

用手直接按压患者身体以治疗关节和软组织的治疗[16]

关节操作

(1) 广义的关节操作手法是指用手来移动、矫正、操作、拔伸、模拟和以其他手段影响身体的关节，达到恢复患者健康的手段

(2) 利用直接的推力移动关节超过生理 ROM，但不超过解剖限制的手法[16]

(3) 用手操作的有经验的、轻巧的治疗。物理治疗中，超过正常限度的关节被动活动

矫正手法

(1) 利用作用于特殊解剖位置的长或者短杠杆手段达到的关节操作手法。其特征是在一定的速率、振幅和方向下轻度振动推力。矫正经常伴随弹响声(空腔效应)

(2) 利用特定的控制性力量、杠杆作用、方向、振幅和速率作用于特定关节和解剖区域的整脊治疗。整脊医师经常运用这些手段来干预关节和神经的生理功能。

直接手法(短杠杆作用)

对特定关节的按压；高频率小幅度的推力

半直接手段

对特定关节的按压和远端的长杠杆按压合并使用；高频率小幅度的推力

非直接手法(长杠杆作用)

建立在远离关节的杠杆支点非特定的按压

关节活动

(1) 典型的应用于关节活动的正常生理范围内的非冲力关节操作。根据控制深度和比率来分级被动的节律性的活动。这种活动可以在不同的深度下快速或缓慢的重复应用。尽管关节活动不经常合并关节空腔，深度活动(5 级)可以诱导关节空腔

(2) 不利用冲力和脉冲，以恢复关节活动度为目标，单独和重复性的应用的活动或在生理范围内的关节活动[16]

(3) 手法拔伸牵引：产生拔伸和分离力的活动形式。这个手法可以手动操作，也可以机械协助。既可以时持续的也可以是间断性的。

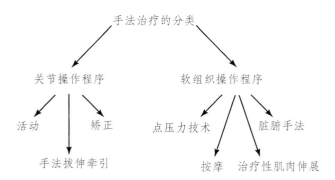

图4-1　操作程序分类(这个图示不包括所有的可能的手法)。

段[3,4,13]。在大部分正式的操作中经常使用矫正手法，它是区别整脊医师手法不同的标志性治疗[14]。尽管笔者承认矫正手法是大部分整脊医师手法的核心，但这并不代表他们应该减少其他手法在临床当中的使用。对患者的干预和治疗应该建立在最佳证据、临床诊断和患者意愿的基础之上。在一些情况下，对于 NMS 的功能紊乱的最佳治疗标准会涉及单纯的非矫正治疗或合并应用矫正治疗。整脊医师经常使用的

其他疗法，包括关节移动或轻推手法，软组织的按摩和操作、物理治疗模式和锻炼、工程学、生活方式和营养进食方面的指导。

遗憾的是，整脊医师在矫正手法的广泛应用中并没有很好理解其特征和定义[14,15]。在20世纪90年代中期，达成了关于整脊治疗专业的特殊术语的一致性意见，这是非常重要的一步[19]。不过，当时还有几个重要术语没有澄清。对"矫正"和"操作"的准确定义还存在争议，有人认为现有定义已足够清楚和确切，也有人认为其太过宽泛而不能采用。

历史上，矫正治疗这个名称主要根据医生的治疗目的来定义。如果医生应用一种治疗手段来治疗关节半脱位，这个手段可被称为"矫正"[17,18]。基于这种假设，整脊医师利用的任何手法和旨在治疗关节半脱位的手法都可以是"矫正"，这也扩大了"矫正"这个概念的范围。

20世纪90年代形成的意见使"矫正"的概念发生了合理的转变，由原来的根据治疗目的来定义转变

为根据生理特征来定义。不过，这个概念还是保持了"矫正"治疗手段的广泛性和排他性的特点。它被定义为"利用控制性力量、杠杆作用、方向、振幅和频率的任何整脊治疗手段[19]"。这个定义并没有将矫正治疗范围仅限于身体关节，但它详述了矫正手法可以应用于任何解剖区域（见表4-1，矫正手法2）。在这个背景下，很难找到不采用矫正手法的整脊手段。很多的不同的手段（推力或者非推力、操作、矫正、按摩、方向或机动的拔伸等）都会涉及力量、杠杆作用、方向、振幅和频率。超过100种不同的命名系统用于鉴别整脊治疗专业领域，其中大部分把他们的治疗手段称为"矫正"（见附录1）[20]。其中许多手段的生理属性、生理影响和结果各不相同。这个领域需要客观的评估和比较整脊治疗手段的影响。而如果没有常用矫正手法的明确分类，这一点就很难完成。除非解决这个问题，否则很难决定在哪种临床状态下哪项治疗有效。

区别和分类矫正手法的基础应建立在合并他们的量化的特征之上，而不应该建立在单独的治疗目的之上。为了便于临床应用而从合理的手法中解析矫正的每个环节并不是毫无意义的。正如Levine所说的，"这就是为什么这些手法会被应用，为什么他们被应用来把整脊疗法和其他治疗手段区别开来[21]"。

有假设认为现在所有形式的矫正法都是类似的，这种假设并不成立，这个领域内很多人没有把矫正法和推力等同起来，正如之前讨论的，许多整脊治疗技术系统没有包含推力手段[19]。除了治疗方式的不同，很多技术系统还试图从他们操作的矫正法的属性方面来区分自己，而非从他们所宣称的他们特殊的潜在的生物力学和物理原则和理论方面来进行区分。

尽管很多不同的手法都被标定为矫正手法，他们大部分都应用了推力。正是由于这个属性我们才会提出把它作为定义和区分整脊治疗矫正手段的核心[9,23,24]。尽管矫正推力的振幅和速率不尽相同，但它还是一个高速率低振幅（HVLA）类似速率控制下的弹道力的力量。在这个前提下，我们提出以下建议：不管是利用长杠杆还是短杠杆技术，均应在力的速率、振幅和方向特定的动态控制（见表4-1，矫正手法1）之下。矫正手法按压常用来治疗关节疾患，推力常被用于在正常的解剖分离的限度内。矫正手法治

疗时经常会听到弹响声，但没有弹响声不能代表作为矫正手法没有被正确运用。

矫正手法合理的应用一般比较平稳，但有些患者会感到瞬间的、轻微的不适。半数以上的患者治疗后短暂出现轻微的酸痛感，这不应该认为是不良反应[25]。如果在朝着某个方向进行关节矫正时导致了患者的疼痛或保护性的肌肉僵硬和抵抗，应避免使用矫正法。如果应用矫正手法会导致不适感，只要能增加关节活动度也可以考虑应用。

矫正手法的分类

有不少人提出建议进一步细分矫正推法，然而，他们首先遭遇的问题是他们的分类方案要以并未生效的矫正法的定义开始，这使那些试图通过他们经常用手法的属性区分矫正法，以及自己不同于别人的手法的作者产生了不必要的负担。其中一个经常用的方法是通过速率来区分不同手法。在整脊治疗文献和商业杂志中这样的参考文献很普遍，这些文章所提到的方法都被称为"低力"或"无力"。这就得出了结论，这些手法不同于矫正手法，并且治疗力度的峰值均较小。这些描述普遍都没有解释这些手法是否应用了推法，具体多大的力量以及他们具体怎样和矫正手法做了比较。进一步说，使用相同的矫正手法时，手法的预载力、峰值和振幅的程度不同。当相同的矫正手法应用于不同的解剖区域和不同的患者时，预载力、速率和最高的速率也会有明显的变化[26]。这些明显的变化无疑是医生根据患者脊柱关节的阻力，根据个人的经验能力来进行的调整，而不是有意识地应用了不同的矫正手法。如果仅根据速率的细微不同来细分手法类别，那任何手法之间都是有区别的。那么，在每天的治疗中怎样测量速率？多大的变化可用来区别不同的手法？因为这些都是由整脊医师操作的，所以通过把低速率、小幅度的矫正手法定义为关节的松动术并没有什么依据。

为了在区别、分类和无效性上更准确，Bartol[15,27]和美国整脊治疗联合会手法协会的意见小组提出了一个整脊治疗手法的分类演算方法。这个方案包括矫正手法中速率、振幅和手法及机械设备使用的标准。这些例子在第六届学术年会上被提出，并且被建议用来进一步区分矫正手法[28]。然而，他们也无法区分手法速率的高或低和振幅水平。区分手法和机械手段的区别是有意义的，也是容易认识到的。但是其

他重要的量值和潜在的区别特征并没有表述。这些标准包括患者的姿势(PP)、接触点(CPs)、杠杆力和推法类型。

为了区分不同的矫正手法，我们损出了一套新的系统。这个系统首先假定矫正手法是HVLA推法，然后进一步根据框4-2列出的组成部分来区分和细分。这个系统的方法包含了在第6章"实用手法检查"中讲到的国家整脊检查仲裁委员会使用的内容。它可以避免在试图根据极小的速率变化和推法深度来区分矫正手法时遇到的困境和技术性困难。

精确和普通的脊柱矫正

精确矫正步骤尽可能地集中在某一关节或关节复合体，多采用短杠杆按法(图4-2)。所谓精确性是指在靶点关节上或附近确定按压，并严格执行矫正矢量。普通矫正多采用更广泛的按压，可同时活动多个关节。他们提供的是一个区域内一系列关节的所需要且常用的长杠杆以及多个关节的放松（如图4-2）。Nwuga[29]应用了这个术语，并认为Cyriax[30]所描述的大多数技术都可如此归类。Grieve[31]用局部性和区域性这两个术语来区分那些影响单个关节或者某一区域的操作，此外，术语"普通"用于表示非精确的、区域的或者截面形式的操作[32]。因此，那些被认为是非精确的矫正技术多利用宽和长的杠杆对多个部位进行按压，目的是改善那些容易僵硬和错位的关节的活动功能和准线。Grice和Vernon[33]认为这种手法可以缓解常见的关节固定肌或者肌肉痉挛，如同观察脊柱侧弯时所见到的。

脊柱专家强调短杠杆理论更能定向修正脊柱半脱位或功能障碍，而不会在邻近关节产生应力或损伤，这样可能使相邻的失稳的关节形成特殊相连的环形结构，最近的研究调查了一些关于精确性的生物力学假说，其结论对上述模型形成了巨大的挑战[34,35]。这个研究不能减少矫正疗法示范的临场效果，但是它提出了一个问题，即精确的作用于某个关节是不是成功矫正张力所必需的，是否与疗效相关。这个话题的进一步讨论出现在后面的调节疗法章节。

整脊疗法技术

整脊治疗技术指的是一种完成制定目标治疗的

框 4-2	矫正法分类
手工和非手工的	接触点（医生在患者身上的接触点）
辅助运动和非辅助运动	
解剖部位	部分接触点（患者身上的接触位置）
直接的间接地或者半直接	
患者体位	协助（突出的棘突包括移动分割）
俯卧的仰卧的侧卧	抵触的（下节脊柱的移动分割）
坐着	推
站着	推
跪着	拨
	敲击(推拿)

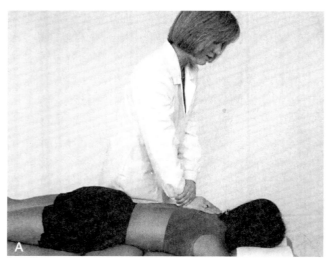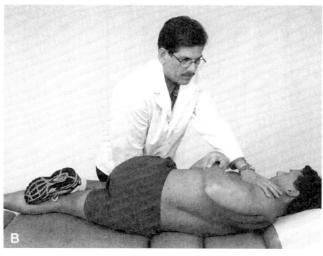

图4-2　(A)棘突紊乱的俯卧位按法；(B)侧扳法用于矫正局部或阶段旋转。

方式，在整脊治疗中，手法治疗技术通常适用于直接治疗关节半脱位或功能紊乱，尽管它更频繁地适用于手法矫正程序，但很少看到这个术语适用于另外的整脊手法和非手法治疗。

很多医疗个体和团队已经大大发展了整脊疗法诊断和治疗过程(技术)，这些技术形成了一个系统，包括关节功能失常的理论模型及其相关的评估和治疗手段，附录1是一系列系统技术，整脊疗法技术不应拒绝脊柱治疗或者治疗。

整脊矫正不应混淆于整脊治疗。后者是指对于健康紊乱治疗的主要的和辅助的步骤的全部范围。它受限于个别国家法律，但是涵盖内容仍较广泛，包括类似关节运动、肌肉拉伸治疗、轻手法操作、持续和间断的牵引、定点疗法、物理疗法、热敷或者冷敷、直接或间接治疗、治疗和复康复练习、生物反馈和压力释放等操作。

操作

与广义的矫正的定义相比，1990年代所共识的矫正手法被定义为狭义的手法操作和被限定为应用手法推力的过程(见图4-1，关节操作2)[16]。这种观点正在为大家所认可，然而，关节操作也常用于更广泛的范畴(图4-1和框4-1，矫正1)。在这种背景下，手法操作被定义为巧妙地用手移动、重复和改变的过程。当应用于人工疗法和生物组织时，它并不局限于应用固有的高速推力操作。它有一个更广泛的应用于软组织和关节的具体操作程序，如软组织操作、推拿、关节运动(见框4-1)。

将单纯的推力矫正作为手法操作的定义显然是不可能的。关节操作这个术语可能会继续在广义和狭义下应用。在涉及高速推力的情况下，如果用关节操作这个术语代替关节推力操作，或许可以弥补这种潜在的令人迷惑的状态。如果没有这样的惯例，读者必须确定特定操作应用程序的上下文语言环境。在提到推力时，文献中多应用HVLA一词以使描述更为准确。

关节松动术

相对于矫正手法，关节松动术不是运用推力的过程[9,39]。它是应用一系列的分级运动和深度、速率可控的手法操作的过程，而非速度突然增加的过程。常见的错误是，认为松动术不能引导运动到其活动范围末端的弹性区(亚生理区)。深部的关节松动可能会产生一个"咔嗒音"(气穴现象)。关节气穴现象不是经常发生于手法松动过程中，而是出现在推力的操作过程中。但是气穴现象的出现和存在并不能作为区分运动手法和矫正或推力手法的依据。关节松动术程序详见第7章。

手法牵引-分离

人工牵引-分离是用于运动关节组织的整脊疗法的另一种形式。牵引不是独立于整脊治疗之外的技术，而仅仅是一个被动运动疗法。因此，关节运动和手法牵引-分离的区别还不清楚。牵引技术应用于关节组织，目标是使关节表面持续或间歇性的分离。在整脊疗法领域，牵引技术的执行是通过临床医生和借助机械化设备或仪器来实现的。

牵引技术的作用原理是通过帮助调整生理休息区域，减轻负重区域的压力(轴向加载)。产生一个作用于滑膜关节和间盘的吸液活动，或可加大椎间孔距离。对于老年患者，HVLA推力可能是禁忌的，而很多牵引疗法则十分有益。另外，牵引动作的应用产生了关节长轴的分离，这个作用存在于在人体的每一个滑膜关节。而就脊柱而言，它对于正常脊柱关节功能的重要性常常被忽略或遗忘。原因也许是脊柱关节长轴运动的手动测试难度很大。

"牵引"的术语是指牵拉一个部分，导致它与其相邻部分的分离[42]。牵引是一种被动的使直角关节平面分离的联合运动，结果是导致关节表面的分离。Kaltenborn[42]将其划分为三个等级的人工牵引的运动。第一等级没有明显的关节分离，这是因为牵引力正好抵消了关节的关节的自身压力。关节自身压力的产生源自肌肉张力，及关节表面之间的粘结力和大气压力。第二等级的牵引作用在关节周围组织产生了紧缩效应，被描述为"勒紧作用"。第三等级的牵引需要更多的牵引力，使关节组织产生拉伸效应。治疗的主要目标是恢复关节正常、无痛的运动范围(ROM)。

牵引可以应用手动或机械力，可以是静态的或有节奏的，快速的或慢速的。施加的力可能强大或温和，可以是对称的或不对称的。牵引的效果不一定局限化，但可以通过仔细定位做到更精确。尽管牵引大多集中在颈腰椎，但关于在脊柱和四肢应用有节奏的牵引的文献也不在少数。第7章提供了关于牵引技术详细的描述。

软组织操作过程

软组织操作程序(框4-3)是指应用物理的外力来改善机体健康的过程。这一类技术包括手法、推拿或对人体软组织的刺激[9]。"它通常涉及横向拉伸、线性拉伸，深压力、牵引和(或)分离人体的结缔组织[39]"。它们可能被应用于关节或连接关节的软组织。关节产生运动或运动改善可能是应用软组织操作程序的结果，但并不是它常见和必要的内容。

对软组织的操作步骤组成进行单独分类的目的，是希望同行们关注对可能是非关节性的软组织紊乱的基本治疗原则。

软组织手法操作常被用来减轻疼痛、减少充血、炎症和肌肉痉挛、改善循环和软组织弹性[31]。除了作为基本治疗方案，手法操作还常被用作整脊手法的准备手法。软组织手法操作可以放松高度紧张的软组织，以便于进行其他形式的手法治疗，尤其是关节部位的肌肉紧张。

有许多手法被称为软组织手法操作。框4-3提供了在手法操作中常用的一般手法的目录。第7章提供了关于关节活动和软组织手法操作过程的详细描述。

矫正疗法的适应证

对于一种健康紊乱是否适合采用矫正治疗的评估和决定，很大程度上取决于医生的临床检查经验和技能。要判断患者的主诉是否适合应用整脊治疗和矫正疗法，医生必须首先根据患者的主诉、体格检查和任何有指征的实验室检查形成一个临床印象，完全评估和选择NMS系统紊乱的治疗方法的能力以及辨别哪些状况适合整脊治疗是非常重要的，区别物理或非物理的状况，评定现有症状的根源，理解潜在的病理学和病理生理学的失调被认为是整脊治疗成功的要素。

正确的治疗决定的根据是对紊乱症病史的理解，及对治疗方案的风险与优势的评估。如果认为患者的状况适合用整脊疗法治疗，其他的禁忌证已排除，就为矫正治疗提供了充分的理由。治疗开始时，必须持续观察患者的现有状况与治疗预期是否一

框 4-3	软组织手法操作程序

推拿:运用摩擦、敲击、叩拍、拿捏等方法对人体进行系统治疗

轻抚法(按抚法)

揉捏法(揉)

摩擦

拍打

叩抚法(轻拍)

摆动

旋转(滚法)

治疗肌肉损伤:一种拉伸肌肉筋膜组织的手法治疗步骤,应用了肌肉相互抑制与放松原理

肌腱、神经、肌肉(PFN)

主动放松(ART)

不等长舒张(PIR)

拮抗与放松(CRAC)

肌肉和肌腱的刺激恢复

点压技术:持续不间断的手指的强压,包括固定的接触或小的振动或循环运动

尼莫(感受器紧张技术)

针压法

指压推拿法

反射

体壁放松技术

内脏手法:应用特殊的柔和力量使运动复原(内脏对自主运动的响应或呼吸时膈肌运动)或器官运动(内脏固有的运动)

(Modified from Barral JP, Mercier P: *Visceral manipulation*, Seattle, 1988, Eastland Press.)

致,如果治疗没有达到预期的结果,那么治疗应暂缓进行,选择其他治疗手段。

机械性脊柱疼痛

疼痛、整体结构和功能失调是常见的手法治疗适应证。根据病因和病理生理改变推断,其变化可能是多种多样的,但病因通常都被认为是属于非特异性脊柱疼痛范围内的多种并不严重的病理改变。85%~90%的下背部疼痛患者都下降在此范围内[43,44]。据估

计,特异性的病理状态如感染、炎症性风湿性疾病或者癌症大约有1%的患者出现下背部疼痛,由椎间盘突出或椎管狭窄引起的神经根性疼痛大约有5%~7%出现下背部疼痛,而内脏疾病伴发下背部疼痛的患者约占2%[45]。

机械性和非机械性的脊柱疼痛的区别应该采用循证医学临床试验来证实。许多国内和国际的标准都推荐将以全面病史和简要检查为基础的诊断性治疗类选法作为第一步[46-48]。这个方法最常用于下腰痛(LBP),但是对任何脊柱疼痛症状都适用。它可以用来识别风险信号,确定问题源自于骨骼肌肉,并在开始治疗前把疑似的骨骼肌肉系统问题分成三大类,分别是下腰痛、由严重的脊柱病理改变引起神经根性疼痛、椎管狭窄症或非特异性的LBP。如果病史提示严重的脊柱病理改变或神经根综合征的可能,应在治疗前进行进一步的体格检查和适当的实验室检查。

整脊业内认为非特异性的下腰痛有各种不同的类别,由脊柱运动节段功能改变导致的脊柱疼痛占主要的比例。最近很多研究都致力于明确非特异性脊柱疼痛和特异性脊柱疼痛的区别[49,50]。有证据显示将非特异性脊柱疼痛患者进行分类和分组有助于提高患者的疗效[51,52]。尽管医生们是根据诊断和治疗的类型对非特异性脊柱疼痛患者进行分组[50,53],但是前提是入组患者都采集了症状和体征,目的是达到治疗精确性和产生更好的疗效。

将脊柱疼痛患者进行分组,体现了一个基本原则,即关节矫正(HLVA推力-关节手法操作)并不是对全部机械性脊柱疼痛患者都最有效的治疗方法。手法操作最适合于存在脊柱和肢端功能改变的患者,而对于其他患者,如诊断为脊柱失稳或者运动控制中枢损害者,持续的关节手法操作可能不适合,而康复和自主功能练习可能会更适宜。

关节半脱位/功能障碍综合征

整脊医学常常把脊柱运动节段的功能改变称为关节半脱位或关节功能障碍综合征,而且,通过矫正手法成功治疗的情况通常被认为关节功能改变伴随着中枢功能的改变。这意味着整脊医师并不仅仅治疗关节半脱位或功能障碍,该病常常伴随其他NMS系统紊乱的症状。关键是整脊师要准确的判断疾病

症状的复杂性。整脊师在应用整脊疗法检查和治疗关节半脱位综合征的过程中,常有意简化和减少一些环节,而这也导致了人们对整脊医师治疗各种紊乱症的广泛有效性产生了误解。诊断的过度简化有可能使整脊师被局限为一个小角色,一个只能为极度有限的NMS紊乱症提供有限的治疗的角色。

虽然对于关节功能的评估在决定是否和如何进行矫正治疗的过程中是至关重要的一步,但是医生的诊断也不能完全依据于对关节半完全脱位和功能失调的鉴定。医生也必须判定功能失调是作为独立实体存在还是其他身体或内脏疾病的产物,关节失稳或功能失调可能是某种紊乱症的产物而不是原因,或者有治疗价值但与患者的主诉无直接关系。与脏腑功能失调密切相关的应激状况中,躯体组织的疼痛反应是常见症状,而脏腑疾病在肌肉骨骼中的反应在许多病例中被认为是疾病过程的必然部分,而不仅仅是身体的症状和体征[54]。

在矫正手法治疗应用之前,医生需要排除严重的病理状况,考虑是否存在关节失稳或功能障碍并影响了患者的健康,排除禁忌证,判定矫正治疗的优势是否大于风险。

关节半脱位或/功能障碍综合征的临床表现

关节评估步骤

早期关节半脱位或功能障碍的评估是一项艰难的错综复杂的工作,由于对潜在的病理生理学本质的了解有限[55]。在早期的关节半脱位或功能障碍的早期,可能只会检测到微小的功能改变或结构变化,通常不会出现明显的结构改变,或者目前的技术尚不能检出[56,57]。到目前为止仍没有一个关于检测早期关节半脱位或功能障碍的特异性的金指标,因此,诊断主要依据当前症状和体格检查,没有来自实验室的直接证据[55]。

关节半脱位或功能障碍常见的体格检查过程和结果(见第3章和框4-4)包括疼痛、位置改变,特定的ROM改变,脊柱节段间的位移异常,节段间的疼痛刺激,节段的活动范围极限处的负荷引发的疼痛或改变,节段的组织结构的变化,节段的肌张力的变化,对刺激的敏感或迟钝反应。虽然X线检查是

框 4-4	关节功能障碍的临床特点

1. 局部疼痛：通常随着活动改变
2. 局部组织高度敏感
3. 增加、减少或异常的关节活动
4. 关节活动疼痛和改变
5. 韧带的改变
6. 排列改变
7. 局部触诊肌肉高紧张度

评价关节半脱位的常用方法，但判定可疑的关节半脱位或功能障碍的临床定义必须与体格检查程序相结合。

体格检查的何种结果可以作为关节功能障碍异常的特异性指征目前仍存在争议[58]，这个问题仍须继续研究。业内假设了最佳的脊柱的结构和功能特性，但是仍未确定可用来鉴定关节功能障碍的异常检查结果的程度和兼症[59-62]。专业人士一致认为这个问题尚无清晰的答案。对于在躯体和关节功能障碍评估中应该用一个怎样的严格的标准，是否应针对症状和疾病的有无设立对照的最佳的健康状态标准，目前仍有争议。在确定专业的治疗标准之前，对于半脱位/功能障碍的临床判断管理，每个医生只能使用合理和保守的临床判断。决定治疗方法时必须权衡有无疼痛，以及结构性或功能性偏差的程度。在无疼痛主诉的情况下，微小的结构或功能的改变可能无法保证疗效。

对关节活动受限的评价和检测结果不应成为确定是否能应用可矫正治疗的唯一因素。急性脊柱或下肢疼痛患者可能无法承受用以明确功能障碍性质的必要的体检程序，但他们的疾病可能会受益于整脊治疗。急性关节扭伤或关节囊炎（小关节综合征，急性关节功能障碍）患者可能是这样的情况，某种紊乱症限制了医生正常执行相应的体格检查和联合评估程序，但他们可能会对矫正治疗有反应[63]。

一个急性病或功能障碍综合征患者通常表现为背部疼痛和全身运动受限。放射学检查对疾病有负面影响，且不一定能显示节段性排列不齐。诊断的印象依赖于触诊检出的疼痛的性质和位置、患者的保护性姿势、全身运动受限和偏好，以及其他可能影响疼痛的情况[63]。体格检查经常会发现局部关节功能障碍，疼痛和节段运动受限，以及疼痛和自我保护而

导致的末端感觉不灵敏。

在这样的情况下，决定实施治疗时必须先确定治疗能否引起正常反应。如果是，要先进行评估，方法是把患者置于便于矫正的体位，柔和的刺激关节，以确保不会引起患者不必要的不适，这是可以控制的。如果患者耐药，或在关节检查过程中出现过不适症状，则应考虑其他形式的手动或辅助治疗。一旦患者已经发展到可以做全面评估时，必须做一个完整的检查，以确定基础功能障碍的性质和程度。

结果检测

患者导向的结果检测（OMS）程序是用来测量患者的临床状况和对治疗过程的反应的。在处理NMS疾病时通常采用以下措施，评估患者的疼痛症状，功能（减值），功能障碍程度（活动不耐性）和一般健康状况（框4-5）[64,65]。

缺乏识别脊柱损伤明确的物理措施的情况下，患者导向OMS提供了测量患者对整脊治疗的反应的有效方法。整脊师所治疗的NMS紊乱症患者一般都存在明显症状或功能受到重大影响，他们也因此成为了功能结果评估的最佳候选人[55,64,66]。

以往，在确定关节功能障碍/半脱位综合征时，人们总是仅仅依赖传统检查程序，而现在从业人员也应采用一些能够评估患者对症状和功能治疗的反应的程序。在这种背景下，人们把重点更多放在了患者对治疗的回应上，紊乱症的名称和性质则显得不那么重要了。关键的问题是使用OMS来建立患者的功能目标和监控患者的进步。测量患者的年龄、症状和功能影响。

OMS并不能体现疾病的病理生理条件。相反，它将患者目前的生活质量或观念与发病前做了比较。OMS通常允许从多个维度评估患者的功能（如物理和心理）。许多人表现出良好的可靠性和有效性，OMS也因此成为了监测患者对治疗反应的适当手段[64]。

框 4-5	脊椎疼痛的结果检测

局部运动功能检测

疼痛报告文件

体格能量问卷

体格功能指标

一般健康状况

因此,它们可以被用来通过监测患者对治疗的反应,去判断一个特定的治疗方法与其他方法相比是否更有效、更高效。OMS在临床研究和实践中体现出的可靠性和有效性对那些质疑它不够科学的声音做出了有力的回应。

OMS包括自我报告文件及自我评估程序。自我报告文件一般采取问卷调查的形式,以量化疼痛的程度或功能障碍程度的严重性,检测疼痛常用工具有:视觉模拟规模,它可以对患者的疼痛强度和对治疗的反应进行监测和评分;疼痛图纸,用于确定疼痛的位置和质量;McGill疼痛问卷,用于衡量疼痛的感觉、认知和激发元素。疼痛的强度也可以通过触诊或痛觉测定评价。

叩触诊法对疼痛的评估和定位一直表现出良好的可靠性(见第3章)。

自我报告文件是常用的测试患者对其功能障碍程度或活动不耐性的认知度的方法。Oswestry功能障碍问卷[67]和Roland Morris问卷调查[68]常用于调查LBP疾病。颈部失能指数[69]已被开发出来,并用于评估颈部疼痛与功能障碍程度。还有其他一些可以联合应用的措施,包括一般健康和幸福感调查(例如,SIP量表,SF 36量表,EuroQoL量表,与COOP量表)和患者满意度调查[65]。

对选定区域的肌肉和关节的体格功能测量可以通过多种体格检查手段来评估,这些手段包括测量关节活动范围、肌肉力量和耐力。这些操作已经拥有了标准的程序,可以有效地经济的监测治疗进展[70]。在四个低技术含量的测试研究中,显示出了这些操作与脊柱疼痛和功能障碍程度具有良好的可靠性和相关性(框4-6)[71]。

更广泛的测试体格能量或整个身体运动也是可以做到的,但较为复杂且耗时。体格能量测试常常被设计用来精确模拟工作要求,它包括"起重、携带、和携氧能力,静态位置公差,平衡,和手的功能"等手段[64]。

矫正疗法的并发症及禁忌证

正如前面所提到的,临床证实的半脱位/功能障碍综合征并非矫正治疗的绝对适应证。功能障碍可能是各种形式手法操作的禁忌证或是并发症。并发症被定义为在操作后出现的一系列问题。而禁忌证

框 4-6　脊髓物理能力测试

重复蹲起

患者站立,蹲下直到大腿保持水平,双脚间隔约15cm,再返回到垂直位置。患者重复,每次2至3秒,最多为50个。

重复仰卧起坐

患者仰卧,双膝弯曲到90°,踝关节固定,然后患者坐起来,大鱼际触摸到髌骨,然后回落到仰卧姿势。重复最多50个。

重复腰部背伸

患者俯卧,腹股沟区域置于治疗床尾,手臂位于体侧,脚踝(被术者或绳索)固定腹股沟区域的两侧,身体成45°屈曲角度离开治疗床,上升到最高位置再返回来,最多重复50次。

静态下背部耐久性试验

患者俯卧,腹股沟区域置于治疗床的边缘,手臂位于体侧,脚踝(被术者或绳索)固定,患者躯干保持在尽可能高的位置,时间最长为240秒。

则是在操作之前就已经明确存在的问题,是可能产生伤害,使病情恶化的病症,不应对存在禁忌证的患者继续应用手法治疗,因为它有可能造成伤害或会延误适宜或可挽救生命的治疗。

某些疾病可能禁忌以推力为主要形式的手法治疗,也许他们能够接受其他形式的手法[72,73]。

尽管手法治疗方法不是唯一可行的方法,在患者的整体健康和生活质量的管理方面,它仍然可能是适当的,有价值的方式。例如,如果没有禁忌证,手法治疗可能有助于癌症患者的症状得到明显缓解,并获得疼痛改善的幸福感。这样的姑息疗法应该在咨询负责治疗恶性肿瘤的医生后再提供给患者[72]。

矫正治疗的全部禁忌证,对推力操作而言可能并非绝对禁忌。当然,也有些疾病禁忌任何形式的推力操作,但许多潜在的危险状况取决于紊乱症的程度及其病理过程。因此,许多紊乱症和缺陷是手法操作的相对禁忌证。一个相对禁忌证意味着在应用矫正治疗时需考虑做适当的调整,并谨慎使用。患者的个体差异是决定治疗的前提。例如,患者的健康年龄和健康状态是什么?潜在的复杂病理情况的本质是什么?紊乱症是处于缓解的还是加重的阶段,是在病变发展的早期还是后期?

矫正治疗造成严重伤害是非常罕见的[74-86]。适当的整脊疗法的医源性并发症比许多其他常见的卫生保健操作更少[83]。大多数的手法并发症是误诊或技术错误引起的。而这一点,通过对并发症和禁忌证的诊断评估和认识是完全可以避免的。表4-1中列出了手法的条件禁忌或需要调整的方面。

据报道,脊柱推力操作的不良反应和并发症有轻微增加的局部不适感,但也有非常罕见但严重的神经系统并发症甚至死亡[87,88]。有证据表明,整脊治疗是机械性脊柱疼痛患者的一种有效的选择[37],且发生严重不良事件的风险非常低[89-91]。

Senstad,Leboueuf-Yde,Borchgrevink[25],以小诊所为基础,调查研究了脊柱推拿疗法的(SMT)副作用的频率及特性。在4712例由挪威整脊师治疗的患者中,发现有580例患者在SMT治疗后出现了不愉快的反应。研究人员报告显示,在最多6次治疗中,55%的患者出现过至少1次不适反应。治疗并不局限于手法操作(36%的患者接受了软组织推拿法,25%则同时接受了软组织推拿和推力手法)。尚不清楚软组织推拿的副作用的程度。本研究概述了整脊治疗的常见副作用,但并没有单独提供推力手法的副作用的准确情况。

在所谓不适感中,最常见的反应是肌肉骨骼疼痛的加重。局部不适感加重占55%,头痛占12%,疲劳感占11%,放射性不适感占10%。这些治疗后不良反应中85%一般都不会干扰日常生活,被评定为轻度或中度,64%会在4个小时后消失,74%在24小时后消失。这和一项前瞻性多中心队列研究中(2007年)评估宫颈癌操作和不良事件的结果非常相似[89]。

这项研究涉及79个整脊师及529个受试者,历时超过12个月。研究发现脊柱手法治疗最常见的不良反应是轻、中度短暂的肌肉骨骼疼痛加重(70%~75%)。5%或更少的患者中出现了短暂的头晕,恶心,皮肤发热反应。在研究期间,无严重不良反应事件的报告。

绝大多数的副作用都在可接受范围内。他们的发生可能是由于正规的手法治疗和矫正刺激了关节周围的软组织。

Kleynhans[77]建议将治疗后反应标注为正常反应和不良反应,以便于区分。正常的反应表现为轻微不适,多发生于预期被治愈的患者。不良反应则表现较为少见,常导致更严重的不适,暂时的或永久性的损伤。

Dvorak和他的同事们[84]提出了划分不良反应影响更详细的方法,包括2个大类(反应和并发症)和四个子类(框4-7)。

治疗反应是短暂发作的症状加重,可以自发地缓解。它们与任何潜在的器官恶化疾病或新的医源性损伤无关。并发症则与新的组织损伤有关并需要治疗方法的改变。

治疗反应可进一步细分为适当的(可接受的)和过度的并发症。可接受的反应是暂时性的不适感加重或轻微的症状,可以自然消退,其主诉不持续超过2天,不影响患者的工作能力。过度的反应则是较明显的不适,客观的症状和体征恶化,工作能力下降,持续时间更长或超过2天。

并发症可分为可逆和不可逆两种。可逆的并发症:与疾病相关的病理状态,是可逆的,患者最终会恢复至发病前状态。不可逆并发症的结果是一定程度的永久性功能障碍。

关于矫正性脊柱治疗的严重损伤报道较少,但医生不应因此而忽视告知患者相关操作的任何潜在不良后果的责任[91]。患者必须了解操作的性质并进行书面、口头的认可,并在治疗前予以确认。这一点必须记录在患者(他或她)的同意接受治疗的健康记录中。任何未经授权的检查或治疗都可能导致医生处置不当,和攻击和殴打主管医生的行为一样,这些都是不可接受的。

即使详细讨论罕见的并发症会使患者过度紧张,致使许多患者拒绝有益的治疗[92],也不应忽视患者拥有了解重大风险和治疗方案后再接受检查和护理的权力[82,91]。任何重大伤害的风险均须在治疗前告知[93]。

关于显著的器质性损害的原因,目前仍有争议,但通常法庭可以做出广泛的解释。在加拿大的案例(Mason V. Forgie)中,1例颈椎手法操作随后发生了罕见的脑血管意外(CVA),这一严重的并发症被认为是器质性的。在加拿大,这一事件最终导致医生必须在患者的第一颈椎进行推力操作前必须告知患者操作的风险,并要求其书面同意操作[92]。

在美国,还没有出现类似于加拿大的指导方针和正式的政策。然而,美国最大的对不当医疗行为承担保险责任的公司-全国整脊联合保险公司(NCMIC),已经感受到缺乏记录的知情同意是行业

表 4-1　高速，低振幅脊柱手法治疗的禁忌或需要调整的方面

操作方法	操作的潜在并发症	检测方法	调整处理
主要血管的动脉粥样硬化	血管破裂出血(出血)血栓脱落	触诊 听诊 可视化X射线检查 望诊 多普勒超声	采用分离矫正法的轻力度软组织操作和松动术 转诊到血管外科
椎基底动脉供血不足	Wallenberg综合征脑干卒中	病史 多普勒超声 血管造影 MRA	不采用颈椎推力操作。 转诊、抗凝治疗
动脉瘤	破裂出血	心律不齐 腹部触诊 听诊 X射线检查	转诊到血管外科
肿瘤	转移到脊柱、病理性骨折、疾病进展	触诊 X射线检查 化验结果 MRI CT	转诊
骨折	增加不稳定延迟愈合	X线片 CT	转诊
严重扭伤	加重失稳	应力X射线检查运动运动 触诊	如果严重，转诊 如果不严重，在固定的区域操作
骨关节炎(晚期阶段)	神经损伤、疼痛加剧	X线片	松动术、轻柔推拿、分离矫正
钩骨病	椎动脉损伤或剥离	X线片	轻柔牵引，松动术和软组织操作
凝血障碍	脊髓出血	抗凝治疗病史、脉搏、瘀伤	强力操作禁忌
骨量减少(骨质疏松)	病理性骨折	长期接受类固醇治疗。绝经后的女性。吸收障碍综合征。营养不良。抗惊厥药物。X射线检查	强力操作禁忌 轻力度分离矫正的松动术
占位性病变	永久性的神经功能缺失	MRI CT(造影)	转诊
糖尿病(神经病变)	对疼痛的反应迟钝	实验室结果 下肢检查（皮肤营养的变化） 脉搏	转诊
诈病	故意延长治疗	夸大症状	转心理评估
歇斯底里症	治疗依赖	Waddell测试	转心理评估
疑病症		Libman测试	主动关怀
阿尔茨海默病	疼痛或对治疗的不正常反应或反应迟钝	精神状态评估	轻柔推拿、松动术和软组织技术

MRAI，磁共振血管造影；MRI，磁共振成像；CT，计算机断层扫描。

注:虽然转诊治疗的特定病理过程被认为是适当和必要的,但不排除在患者未受影响的部位施加推拿治疗,或在某些情况下,通过推拿治疗帮助缓解症状或增加生活质量。

框 4-7	矫正的副作用

反应

尚可接受的反应

6~12 小时内发病

温和的主观症状

局部酸胀

疲劳

头痛

没有降低工作能力

不到 2 天的时间

自发缓解

过度反应

6~12 小时内发病

客观的迹象和症状恶化

干扰工作

持续时间超过 2 天

自发缓解

并发症

可逆的并发症

2 天之内发病

需要诊断或治疗干预

组织损伤

患者可恢复至发病前状态

不可逆的并发症

2 天之内发病

需要诊断或治疗干预

永久组织损伤,损害的结果

(Modified from Dvorale J et al. In Haldemans, ed: *Principles and practice of chiropractic*, Norwalk, Conn, 1992, Appleton& Lange.)

最大的弊端,也是提出医疗事故诉讼重要的原因。该公司建议所有操作者与本地区专门从事医疗法律建议的律师联系,以获得关于行业标准的建议。

颈椎

批评者对于广义的手法治疗,特别是整脊治疗的意见,刻意强调了颈椎推拿手法导致严重损害的可能性,而有意淡化了该治法的疗效[88]。尽管与颈部推拿手法相关的严重并发症的病例报道极为少见[86,87,89],他们仍然借这一小概率事件对这套依靠富有经验的双手产生有益疗效的治疗方案不断地进行

中伤[93]。

病例报道中,颈椎推拿手法引起的严重并发症包括一系列神经血管并发症,主要有椎体和颈动脉受损引起的脑卒中、继发性颈椎病、脑膜出血、椎间盘突出、霍纳综合征和膈肌麻痹[88,94]。另外还有非神经血管损伤的并发症,如病理性骨折、颈椎脱位、椎间盘突出、由于横韧带先天发育不良引起的寰椎轴线上的错位(常见于唐氏综合征)、横韧带断裂等(常见于炎性关节炎)[87,88]。在接受脊柱手法的患者中,被报道出现了并发症的患者占非常小的比例。这表明手法推拿的过度并发症极少,其临床研究应该得到坚持和发展。当然这主要是回顾性的研究,尚不能用来表明一些特殊形式的手法治疗与严重并发症之间的因果关系[95]。

颈动脉损伤和脑血管事件

在关于颈部手法治疗的假设严重并发症中,最应得到更多关注是颈动脉损伤和椎基底动脉卒中。尽管人们已经从生物学角度提出了发病机制,但是颈椎手法治疗和椎基底动脉的因果关系还没有明确[86,96-98]。最初的损伤可能是由手法导致的血管壁破裂,这可能诱发椎基底部栓子并形成血栓栓塞。文献中也有关于过度手法治疗引起的颈内动脉夹层剥离(ICAD)和神经血管并发症的报道。然而在2003年的文献报道中,被认可的病例仅有13个。作者断定"医学文献不支持整脊疗法和ICAD之间存在清晰的因果关系[99]。"

椎动脉解剖因素 任何关于颈部手法治疗和椎动脉损伤之间的生物学解释和潜在因果关系的争论,都应该从审视相关的解剖关系开始。椎动脉是锁骨下动脉干的第一个分支,在第6颈椎水平进入椎间孔,然后穿过C1-C6横突孔,位于颈神经前方和横突间肌的中部(如图4-3)。

与颈动脉伴行的是椎静脉丛和由来自下神经节的交感神经纤维组成的脊神经。出C2后,椎静脉丛和脊神经与椎动脉共同穿过寰椎横突孔,明显的向外偏移,环绕寰椎关节上关节突的后外侧。在椎动脉向下延伸的过程中,它经过寰枕关节囊,穿过由后侧寰枕膜形成的弧形孔。穿过寰椎后,椎动脉与第一颈神经共同进入寰椎弓上方的凹槽。然后向上经枕骨大孔进入颅腔,在脑桥下界与对侧椎动脉联合形成基底动脉。基底动脉经过一个相对短的行程分叉型

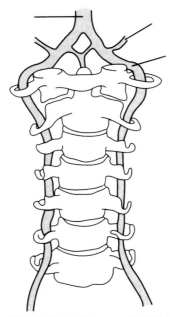

图4-3　椎动脉、小脑后动脉(PICA)与颈椎的解剖关系。

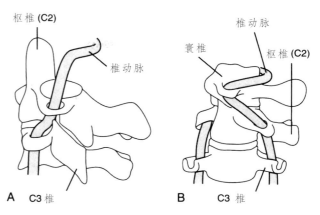

图4-4　椎动脉与上颈椎解剖关系图解。(A)在中立位时,椎动脉通过横突孔时未受到压迫和牵引。(B),右侧旋转时,由于寰椎向左侧旋转,左侧椎动脉受到牵引。

成Willis环。

在枕骨大孔处,椎动脉的一个分支与脊髓前动脉相连,沿前纵韧带下行,这些分支进一步分出分支,形成脊髓后动脉,为第4胸椎以下的韧带供血。椎动脉的另一个分支是后下小脑动脉,在两侧椎动脉结合之前分出。后下小脑动脉是最大的椎动脉分支,沿着延髓桡侧面迂曲走行,并提供其主要血液供应[100]。椎基底系统同时还为内耳、小脑、脑桥和脑干大部分还有大脑半球后部供血,尤其是视觉皮质层。

椎动脉的分支还支持小结构关节面、NRS、背根神经节的血供。然后这些衍生自椎动脉的分支自由吻合[101,102]。绝大多数的椎动脉的直径明显是不相等的。通常左侧椎动脉直径是右侧的三倍。一侧血管可能存在先天发育缺失[103]。

椎动脉损伤的理论模型。颈椎椎体的解剖结构和与椎动脉的相邻关系,使得椎动脉容易受到邻近椎体和组织的机械性卡压和创伤。寰枕关节处血管直径的变异被认为是形成栓塞和血栓的潜在因素。头、颈部的精确运动,被认为是椎动脉机械损伤的潜在原因,并且证明与颈椎手法推拿治疗存在潜在关联。颈部活动至极限被认为导致血管壁损伤的因素[104]。过度旋转则被认为是最危险的运动。寰枢关节的旋转会引起对侧椎动脉的牵拉和压迫,因此,对侧血管在颈部活动时最具有潜在易损性(图4-4)。

与头部运动相关的腔外血管梗阻的假定位置和

机制包括如下几点:

1. 第1、2椎体关节联合处的骨骼肌和筋膜粘连

2. 相邻椎体的骨赘,尤其在C4-5和C5-6

3. 在C1-2横突关节之间,相对静止的椎动脉可能在旋转运动时受到牵拉和压迫

4. 头部旋转方向的同侧的C3上关节面

创伤性卡压和血管壁牵拉可能导致血管内膜下的血肿和内膜的破裂 (图4-5)。血管内膜下的血肿可能导致部分或全部的管腔梗阻。撕裂的内膜层可能形成血管内占位性病变。血液流过撕裂的内膜层也会损伤血管壁,型成血栓或动脉瘤。(见图4-5)内膜层的撕裂会导致内皮下组织暴露和血栓形成。这些问题可以被机体自行修复,不会产生严重问题,或生物化学性的血液喷流,而血栓形成也会触动修复进程。血栓的持续进展可能改变血流,引起血液湍流,进一步导致凝血和血栓增加。(见图4-5)血流能使一部分血栓脱落,型成自由的栓子,聚集在血管分支的末梢。这可能导致PICA血栓,引起脑卒中,例如Wallenberg综合征。椎动脉血栓是很小很普通的疾病,更严重的是神经并发症(闭锁综合征),患者仅保留垂直的眼部运动和瞬目功能。

为了明确颈部运动与椎动脉血流的关系,人们在尸体和志愿者身上已经进行了大量的彩色多普勒超声实验。尸体研究表明旋转是最有可能引起椎动脉血流减少的活动,而单纯的屈伸运动对于血流改变的影响很小。有人认为颈部旋转活动更容易使对侧的椎动脉受累,在头部旋转极限处,血流会明显减

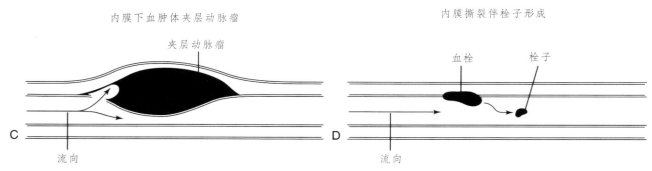

图4-5　图解血管内膜损伤导致血栓形成的病理过程。(A)血管内膜下的血肿;(B)血栓形成;(C)夹层动脉瘤形成;(D)栓子形成。

少。而当颈部旋转同时后伸时,同侧的椎动脉也被累及[102,105,106]。

　　另一项研究主要观察了健康的志愿者,和有眩晕病史或被动体位测试下结果不明的患者。从1996年开始,研究者使用彩色多普勒评估血流速率,测试结果范围为完全的血流减少到血流无改变[107]。

　　在1998年,Licht和他的同事[107]发表了他们用更先进的数字化彩色血流双倍Duppler超声技术获得的研究结果,结果表明,颈椎极度旋转会使对侧椎动脉血流中度减少,同侧椎动脉血流轻微增加[107]。Licht和他的同事[108]认为先前那些颈部运动引起显著血流变化的研究是由于仪器记录的结果不精确导致的。也许是在观察血管的过程中出现了疏忽,导致了声波作用的角度不正确,或在患者颈部旋转的时候未能捕捉到椎动脉。

　　1999年,Licht,Christensen和Houlund-Carlsen[109]拓展了他们的研究,并且第一次精确报道了颈部旋转对于椎动脉血容量的影响。对于椎动脉灌注量的研究,血容量的检测更有代表性,与临床的关系更密切。在20个条件相同的无症状的志愿者的评估中,尽管对侧的血流速率在降低,但没有显示椎动脉血流量在颈部旋转时出现显著变化。在颈部功能

障碍的患者中,手法治疗过后3分钟内血容量也没有变化。

　　在1999年,Yi-Kai和他的伙伴[110]用经颅多普勒技术对尸体和志愿者进行了研究,发现颈部旋转和后伸活动会引起椎动脉血流减少。尤其是在颈部后伸同时旋转的情况下,血流会明显减少,但多发于旋转对侧血管。2002年,Haynes使用多普勒测速仪以及磁共振血管造影对8名健康中年人进行测试[104]。他发现,颈椎的极限旋转并没有拉伸或收缩对侧椎动脉,或导致其血流变化。但该研究还是证实了颈2横突孔水平椎动脉的狭窄和局部压力的存在。

　　尸体和活体的多普勒及MRA椎动脉造影检查均表明颈部活动与椎动脉血流之间具有相关性,但是其并没有提到颈部手法治疗的任何负作用。为了进一步调查可能存在的血管损伤,Symons和他的同事们对椎动脉进行了解剖[111],他们从未经防腐的尸体身上解剖出椎动脉,并将这些动脉在测试仪上拉伸[111],最后得出这样的结论:单一的力量不可能对颈椎动脉造成损害。

　　尽管这项研究已经证实了手法操作不会造成健康的颈部椎动脉的损伤,但是还不能推广到临床实践中,也不能解释下层动脉病是否会更容易引起椎

动脉夹层分离。椎动脉夹层分离(VAD)与创伤没有相关性,这点已经得到公认。几种假说认为:VAD仅与环境危险因素(感染、口服避孕药、吸烟、动脉粥样硬化、与颈椎活动有关的创伤如运动、手法治疗等),以及基因疾病(结缔组织病、高同型半胱氨酸血症、血管发育异常)相关[112]。假说的有效性以及VAD的危险度仍需要进一步研究证实。

通过对手法治疗手法操作后卒中病例报道分析,Terrett[113]发现有94.5%的患者接受过颈部扭转操作。文献评价也暗示了高位颈椎矫正比低位颈椎矫正并发症更多。基于以上分析,Terrett[114]和Kleynhans[115]两个人作如下解释:避免对高位颈椎实行旋转操作可以减少损害的风险,他们还认为应该放弃高位颈椎的旋转操作,更多倾向于矫正侧弯。

然而,旋转手法是目前最常见的颈椎部位操作技术,而高损伤率则是其最常见的副作用。发表在1999年的一篇文献支持以上假说[97]。但是该文献并没有表明颈椎的持续固定或是活动具有导致损伤的风险。几乎所有的旋转手法都可能引起损伤。但如果这种手法与损伤的关系仅仅是短暂的,或者并非因果关系,或者损伤只是发生在一些基因易感性创伤患者中,那么手法导致VAD的风险并不高于所有轻微的日常活动。当前有一些报道,提倡一些最大限度降低旋转手法幅度和椎动脉损伤的矫正治疗,如Gonstead疗法和运动矫正设备,但也存在不良反应。而且,很多著名的非手术医生,包括神经病学专家、血管外科专家以及病理学医生等均报道过手法操作带来的血管损害。他们将这些损害归因于患者、家属以及监护人等缺乏理解或者理解不准确[113]。在对1996年以前的英语文献报道的评析中,发现有60.87%的患者没有详细的操作描述,仅有两篇报道中提到操作手法的详细运用[97]。这使我们对许多数据产生质疑,并且提出这样的问题:谁来实行手术治疗?椎动脉损伤是否与具体手法治疗类型有关?

如果术者在颈部矫正操作中想最大限度缩小旋转张力,他或者她应该遵循旋转矫正操作的正确程序。对于仅采用旋转的手法,操作必须非常谨慎,以最大限度减少旋转张力。在诱导旋转方向的反方向进行侧屈可以达到这一目的。重要的是,要将以最大旋转预压力来诱导脊柱节段旋转的手法与最大限度减少椎动脉旋转压力和张力的手法区别开来。(图4-6)两者影响脊柱节段旋转的方式和力学原理是类

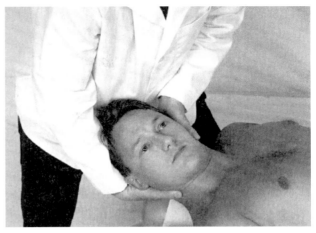

图4-6 在上颈段实施右侧旋转矫正手法时进行颈椎左侧屈可以减少颈部旋转的紧张力。

似的。但是椎体的扭转可能会给其他的组织,包括椎动脉,造成不必要的压力。因此,手法操作前保持同一姿势时间不宜过长,并应向家属解释此姿势有利于治疗,同时让患者知道伴随这个姿势产生的症状和不适感。

手法操作引起的椎动脉损害、导致卒中的VAD和VBA(椎基底动脉)卒中,是发生概率极低的事件。据估计,每年的1000例卒中患者中,仅有1.3人出现了各种病因的椎基底动脉剥离,在普通人群中其发生率为0.97~1.2:10000086[116],而在主要医疗中心该比例仅为0.5~3:100000。因为这种情况太罕见,所以对与手法操作有关的VAD和卒中发生率的估计主要依赖于病例报道、丛书、调查以及观察研究[80,81,83,88,113,117-124]。通过研究大量的文献,我们估计颈部手法操作引起的VBA卒中的发生率少于1:2000000~3.8:5.8000000[98,125]。

1983年,Dvarak和Orelli[121]两人对颈部手法操作后并发症进行了一项综合调查。他们调查了瑞士的203名医生,发现严重并发症的发生率为1:400000,1500000个患者中无死亡病例。1995年Dabbs和Lauretti[83]两人报道,根据经全国整脊互助保险公司设定的CVA(脑血管意外)诊断标准,通过回顾3年内的全部文献,估计接受颈椎手法治疗的患者卒中发生率低于1:2000000。另外一个大范围调查是由Klougart、Leboueuf-Yde、Rasmussen80等人发起的,他们对Danish整脊协会的成员在1978-1988年间的治疗进行了研究。通过对这十年的资料进行回顾,发现仅有5例VBA卒中患者,其中一例死亡。VBA卒中的发生率为1:1300000。另一项针对实际操作指导方

针的大范围回顾性研究发现，颈部手法操作后严重的神经并发症发生率极低：约1:2000000[122]1999年Haldeman、Kohlbeck、McGregor[97]对英国关于VBA剥离和闭塞的全部文献进行了综合研究，发现只有367例患者。其中有160例(44%)患者是自发的，115例系手法操作后发病，58例有轻度创伤，37例有重大创伤[97]。接受手法治疗后的VAD发生率比自发VAD还要低一些。

Dobbs和Lauretti[83]估计手法操作疗法患者中VAD的发生率为1:100000，这一数据赖于假设VBA卒中的发生率为1:1000000，而每10~15个接受治疗的患者中有一位有颈部疼痛症状[118]。他们的估计接近于最近由Miley和他的同事提出的循证评价结果。他们认为：在小于一周的治疗时间中，约有每100000患者中有1.3个患者出现VAD，发生率与年龄是否大于45岁无关。所有CVA者中有1/4的致死率[126]，1/3会缓解，没有或仅有轻微的残余症状[96]。这个结论表明寻求整脊治疗的患者中估计死亡率为1:400000[83]。相比之下，用非甾类化合物抗炎药物治疗老年骨关节病患者，发生严重并发症的概率为0.4%，伴发胃黏膜出血导致的死亡率为0.04%。在美国，服用非甾类化合物抗炎药物治疗骨关节病的老年患者中，每年有3200例因严重并发症导致死亡[83]。根据临床标准，这样的并发症和死亡发生率是很低的，但仍然大大高于颈部手法操作并发症和死亡的估计发生率[83]。

因为颈部手法操作与VBA卒中之间的相关性主要基于病例报道和调查，有人提出手法操作导致的VBA的风险发生率被人为弱化了[88]。另一方面，一些人认为因整脊师导致的VBA的风险评估是有所夸大的[127,128]。Trrett[127]认为许多报道病例归因于整脊师是不合理的。经过回顾大量的病例，发现很多从事整脊操作的人是药剂师、理疗师，或并未经过良好保健治疗训练的人。此外一些大规模的保健组织、大众媒体以及法律协会等逐渐意识到手法操作与并发症之间的关系[129]。在这种情况下，颈部手法操作的并发症发生率很难被隐瞒报道[128]。

最近有三项流行病学研究是关于颈椎SMT及VBA卒中两者之间的相关性的。分别是两个随机对照实验和一个大样本病例研究。第一个研究是由Rothwell、Bondy和Williams[130]三人在2001年发表的，VBA卒中患者528例，对照组2328例，结果证明<45岁

的接受整脊治疗的患者发生VBA风险高出5倍，估计其发生率约为1.3:1000000，但这个估计仅建立于6例有鉴别意义的病例。2003年，Smith和他的同事[131]两人将100例非动脉剥离相关的卒中与51例诊断为颈椎动脉剥离的患者进行比较，发现卒中、TIA和SMT之间没有必然联系。然而，一项亚组研究分析表明接受整脊治疗治疗的几个月内发生VAD有25例，是对照组的6倍。但这项研究存在很多缺点：例如选材，信息方面及回忆主观偏见等方面[132]。

尽管以上两项研究均证实了SMT和VAD之间有暂时相关性，但是也不可能仅根据回顾性病例对照研究就确定颈部手法操作与VBA和VAD卒中之间的因果关系。很有可能的是，全部的或者大一部分的手法操作后出现的VBA卒中是自发的，暂时的，与颈部手法操作无关。VBA和VAD卒中的发生与整脊治疗的相关性可能在于，这些患者往往已处于动脉剥离的进程中，是在出现症状后寻求治疗，而发生VAD卒中的[133]。自发性VAD患者最初可表现为头痛和颈椎痛。头痛和颈椎痛的患者是最常进行手法操作治疗的。而且，在那些手法操作治疗后的患者中，血管损伤卒中的症状一般只有在治疗几个小时或几天后出现。在这种情况下，整脊师在给患者手法操作时，很可能这个患者已经合并了自发动脉分离，或者在治疗后出现。

为了进一步研究整脊治疗SMT与VAD是否有关，Csaaidy、Boyle和Cote[86]等对VBA的发生率在整脊师和家庭医生的患者之间做比较。假设整脊治疗增加了VBA卒中的风险，那么该组患者VBA的发生率应该显著高于家庭医生组(PCP)。这项研究表明两组患者中VBA卒中的发生很罕见，也没有证据证明PCP的患者发生VBA卒卒中险高于整脊师的患者。被研究人员均来自加拿大安大略湖9岁以上的居民。该研究纳入了1993年至2002年所有住院的卒中患者818名。年龄小于45岁的居民中，整脊师及家庭医生的患者发生VBA卒中概率高出三倍。而大于45岁患者中，整脊师的患者发生卒中的概率之间并没有显著增加。

家庭医生保健似乎不大可能与容易导致VBA卒中的操作程序相关。这个研究总结出的结果，支持了作者的观点，即整脊师和PCP与VBA卒中的相关性增大，是由于患者因某些相关症状寻求治疗时已处于动脉剥离进程中，卒中是在之后发生的[86]。

椎动脉的筛查和预防。整脊师可通过辨识VAD的症状，或者避免诱导VAD的诊断性或治疗性操作去影响VAD的发展和后果。近来研究证明整脊疗法中颈部SMT与VAD、VBA卒中的相关性很可能是暂时的，非因果关系的，而那些卒中患者很可能已处于发病进程之中[86]。在这种情况下，临床医生应该加强训练，做到能够及时辨认VAD患者发生前表现出来的症状[133]。

其他理论研究表明VAD的发生可能与那些存在基因易感性的动脉病变患者有关。这项研究也表明椎动脉剥离是环境暴露等危险因素促发的一种潜在产物，与普通创伤有关，也可能无关[112]。因此，最主要的是要鉴别这些危险因素。人们已经认识到那些影响血管完整性的基因的风险，如结缔组织病（唐氏综合征、马方综合征）高同型半胱氨酸病、偏头痛、血管发育异常等疾病。潜在的刺激因子有：1. 环境暴露（感染、口服避孕药），2. 普通创伤（一般的颈部活动、体育运动、操作治疗），3. 动脉粥样硬化相关疾病（高血压，糖尿病，吸烟）。以上各种危险因素都被假设与VAD有关，但至今仍没有一种被确认[112]。目前还没有任何诊断技术能确定患者是否发生了VAD。不过还是有必要提倡整脊医生不断发表研究文献，这也许能有助于确定出VAD的危险因素。

引起动脉粥样硬化的常见危险因素（高血压、糖尿病、吸烟、口服避孕药及高胆固醇）更常见于非VAD卒中患者，而这些因素引起VAD的可能性要小些[134]。除了吸烟，其他典型的血管危险因素均与VAD的发生呈负相关。这也就解释了为什么发生VAD卒中的大部分手法操作疗法后的患者都是几乎处于健康状态的青年或者中年人，他们可能有头部、颈椎、肩部肌肉骨骼的不适感，通常也没有高血压或低血压的病史。VAD卒中好发于年龄小于45岁患者，这与人们既往观点——其发生在较大年龄相矛盾[113]。而且，即使你以往的手法操作疗效良好，也不代表以后会永远不出现手法操作的并发症[93,96,113,135]。

2005年，在关于颈部动脉疾病（CAD）的危险因素系统回顾中，确定了其危险因素有：大动脉直径、心动周期中颈动脉直径的变化、蛋白酶抑制剂缺乏、偏头痛、创伤，以及年龄小于45岁[134]。同型半胱氨酸的高水平以及最近其发生过感染等也与之轻度相关。很多回顾性研究存在着各种各样的偏见以及资料证据不充分的缺点，因此学者们认为动脉疾病与CAD之间的关系研究尚不充分[134]。

各种创伤（包括手法操作引发的创伤）可以导致VAD的产生，这点已在卫生保健文献及流行媒体中讨论过。很多生理活动和局部运动与VAD和VBA卒中的暂时相关性也有过报道。大部分的活动与严重的动脉损伤无关，VAD或VBA更像是动脉疾病患者的普通创伤的产物，它们与活动之间也许存在着非因果的暂时性的关联[136]。2005年的系统回顾发现没有一篇研究表明"一般颈椎活动是产生VAD的独立危险因素"[134]。

体格检查。颈部手法操作必须在适当了解病史及体格检查之后进行。评估应该包括系统回顾和对家庭健康状况的了解[98]。任何一个确定的或者可疑的脑血管危险因素都会产生"神经学严密观察"效应[98]。目前不能通过病史和体格检查来预测患者是否患有VAD。然而，临床上VAD患者可以表现出某些症状，而这些症状应该提醒临床医生警惕VAD的发生[98]。框4-9列出了关于颈部手法操作以及颈动脉疾病发生率的大量专著提出的风险因素，以及对于预备施行颈椎手法治疗的患者必须要考虑的重要因素[98]颈动脉剥离（CVA）和椎动脉供血不足的症状和体征主

框 4-8　与椎基底动脉卒中相关的活动

1 分娩
2 被麻醉师或外科医生在手期间移动头部
3 柔软体操
4 瑜伽
5 高空作业
6 颈部造影检查时伸展颈部
7 鼻出血时伸展颈部
8 开车期间伸展颈部
9 射箭
10 摔跤
11 紧急复苏
12 看星星
13 睡姿
14 游泳
15 跳舞
16 健身运动
17 美发
18 太极

框 4-9　对于颈动脉夹层潜在的警告标志和危险因素

1. 突然的一侧的头痛或颈痛，并且不同于平时的疼痛
2. 头晕，目眩，站立不稳
3. 年龄小于 45 岁
4. 偏头痛
5. 结缔组织疾病
   - 多囊肾综合征
   - 4 型 Ehlers-Danlos 综合征
   - Marfan 综合征
   - 肌纤维综合征
6. 近期感染，尤其是上呼吸道感染

框 4-10　椎基底动脉缺血的症状和体征

与患者以往经历不同的新发或突发的头部、颈部和面部的疼痛

5 个 D 和 3 个 N

- 眩晕（Dizaziness）
- 跌倒（Drop attack）
- 复视（Diplopa），及其他的视觉功能障碍
- 吞咽困难（Dysarthria）
- 共济失调，行走障碍（Dysphagia）
- 恶心呕吐（Nausea）
- 偏侧面部或肢体麻木（Numbness）
- 肢体震颤（Nystagmus）
- 颈部缺血的症状和体征
- 烦躁不安
- 言语障碍
- 头部、颈前及面部疼痛
- 偏盲
- 偏身麻木
- 偏身瘫痪
- 视力障碍

(From Triano, J, Kawchuk G: *Current comcepts in spinal manipulation and cervical arterial incidents*, Clive, Iowa, 2006, NCMIC Chiropractic Solutions.)

要在框 4-10 中列出。

对于 CVA 发展的一个最重要的危险因素是椎基底动脉缺血（VBI）症状的出现（如头晕目眩，站立不稳、构音障碍、眼球震颤），并且伴有一系列的颈部和头部疼痛，而且这种疼痛不同于平时出现的任何疼痛[98]。这些可能是 VAD 恶化的一些征象，需要进一步检查甚至立即转诊。

不幸的是，目眩、头晕和站立不稳并不是 VBI 的独有症状。平衡失调是仅次于颈部功能障碍的常见病，尤其多见于有过颈部创伤的患者[137,138]。医生所面对的困境是如何区分平衡失调是血管源性还是非血管源性。对有椎基底动脉缺血症状的或颈部功能检查呈阳性体征的患者，手法治疗效果较好[139]。然而，目前还确少用于诊断血管源性还是非血管源性的临床诊疗工具。因此，如果高度怀疑患者存在椎基底动脉缺血，医生在进行手法治疗之前应对患者进行颈动脉的状况进行评估，通常如果怀疑患者颈动脉功能障碍或平衡失调，医生可以进行谨慎的试验性治疗，包括对软组织矫正术、关节松动术和轻柔的矫正。如果对于一些位置的轻柔的矫正会加重患者症状，那这些位置及其邻近位置都应被禁止应用手法治疗。如果最初的一种或两种的试验性治疗明显降低了患者的疼痛，这表明疼痛来自肌肉骨骼系统，医生就可以放心地继续增加其他手法治疗手段[98]。

如果患者接受手法治疗后出现了一些可提示椎基底动脉缺血的症状，医生应谨慎地假设存在血管源性疾病。即使椎基底动脉缺血不太可能导致出现的症状，那治疗也应相应的矫正。因为如果操作继续进行，未进行转诊，有可能出现灾难性的后果[115]。如果治疗后一些轻微的症状如眩晕、平衡失调等消失，说明症状时颈源性的。在随后的治疗中，在之前手法治疗的大原则下继续进行治疗则是可取的。

有人提出用于鉴别手法操作时对患者造成的血管性损伤风险的评估程序。具体的功能程序已经被临床广泛接受和应用[136,140-143]。目前有很多已用于椎动脉功能检查（de Kleyn，George，Hautant，Houles，Wallenberg test，etc），但这些体格检查都试图采用颈部过度的屈伸和旋转来诱导症状出现 VBI 症状。可惜所有这些体格检查单独应用或联合应用时都未能很好帮助鉴别手法操作相关的 VBA 卒中。功能性血管检查没有诊断价值，并且也不再被列为筛查诊断的金标准[98]。Terrett[113] 在说到功能性椎动脉体格检查时得出以下结论："把患者置于无效的筛查程序没有意义，只会让术者对 SMT 的风险程度存在错误的

安全性认识。"根据临床医学和法医学,只能摒弃这些检查。由于非临床风险管理原因,这些检查也不能再应用。

血管杂音尤其是颈动脉血管杂音表明血管的病理状态,且被认为是手法的禁忌证,但如果其单独出现则并非SMT的禁忌证[113]。进一步说,听诊的可信度值得怀疑。Zieggler及其同事[144]认为颈动脉血管杂音是CAD的不可靠标志,CAD发生于SMT[99]的概率要低于VAD。椎动脉不能使用听诊器来检查,如果听到血管杂音或合并其他症状出现(如头痛、颈部痛或者嗖嗖的声音)或者其他病理情况出现(如高血压),对颈部进行手法治疗时应作进一步的评估和查考。

结论。 手法操作后出现VAD和VBI极为少见,大部分整脊从业人员终其一生也没有遇到过此种情况。

目前尚未确定VAD和颈椎手法之间存在关联,至多也只是暂时的和非因果的[86]。同样地,可导致VAD的明确的风险因素,及哪种颈部姿势或者手法可以增加风险也没有确定[97]。

到2010年为止,并未发现哪个特定的矫正动作能显示出明显高于其他手段的风险。人们对于VAD的发病机制及其与旋转手法的关系的认识仍很有限,所以也就没有足够证据提出避免对上颈段使用旋转手法的建议。临床文献并不支持对这个位置进行旋转手法[97],但对于经验丰富的从业者来说,这种想法实在是反应过度,他们认为旋转手法很安全,治疗效果很好[37,38,145-156]。

尽管遵守了安全操作标准,但由于我们不能鉴别患者是否有可能发展为自发性或与手法治疗相关的VBA卒中,所以像手法治疗后缺血性卒中这种较少见的现象可能继续会出现。因此绝对有必要要求医生识别椎基底动脉缺血的体征并且采取合理的治疗步骤以减少并发症的出现。

尽管像这种手法治疗后症状并不常见[24],如果出现,则应遵守具体的步骤。最重要的一点是绝不能再进行颈部的矫正[157]。如果患者出现VBA卒中,进一步的操作只能延误及时的转诊和处理。

一过性脑缺血发作或卒中的症状一旦出现则表明病情危急。卫生保健人员的责任是识别这些疾病的症状并采取合理的行动。如果患者接受手法治疗之前或之后出现椎基底动脉缺血的症状,应谨慎地假设其中可能存在潜在的血管性因素,即使症状缓

解也应马上转诊。每个患者的病情各不相同。如果出现框4-11中列出的症状,医生必须有充分的临床证据和理由才能不对患者进行进一步评估。如果情况表明应紧急转诊,医生应拨打911(注:美国急救电话)并且把患者转到最近的急救室。重要的是要向接诊方传达患者目前的状况及初诊医生对患者可能发生卒中的担忧,同时也要传达其他各种突发状况,比如症状是否是在进行了颈部手法后出现的。如果有前兆症状,高级影像诊断可以确定缺血性卒中的存在,及时的抗凝血治疗也是合乎程序的。抗凝治疗应在3小时内进行以有效地溶栓。快速转诊和有效地沟通可以加快必要的救护,对于降低不良和进展性的后果有重大影响。

保守一点的话,如果患者接受手法操作后出现的症状不太紧急但值得怀疑(如头晕、平衡失调),则应对患者密切观察。可以允许患者安静休息,如果一段时间后患者状况没有改善,那应把患者转诊到最近的急救室进行评估。合理的评估及操作步骤见框4-12。

接受手法之后出现类似VBI的症状不一定提示椎动脉损伤或可能进展为VAD。Maigne[10]假设类似椎基底动脉缺血的症状可能是脊神经及其同节段的交感神经的受刺激的结果,反过来就可以假定这种刺激导致了椎基底动脉痉挛和一过性的症状的出现,如眩晕、暂时的平衡丧失,恶心呕吐和头痛。Terrent和Kleynhans引用Maigne的话,将手法治疗出现的症状称为"交感风暴"[115]。尽管这个假设很吸引人,但进一步的调查表明能控制椎动脉血流的神经很有限,所以这个假设也就变得令人生疑。另一个看

框 4-11	手法治疗后出现需要马上转诊的症状

意识减弱或丧失

语言表达含糊

跌倒(下肢肌力突然丧失)

视力模糊

言语、吞咽困难

肢体瘫痪或麻木

单侧或双侧面部感觉异常

上肢或下肢共济失调或行动障碍

框 4-12　手法治疗后卒中患者的治疗步骤

1. 不要进行其他的颈椎的矫正操作
2. 禁止患者活动,保持最舒服的姿势
3. 记住患者的主要体征(面色苍白,出汗,呕吐,心率和呼吸频率,血压和体温)
4. 检查双侧瞳孔的大小、形状及两侧比较
5. 检查双眼调节反射
6. 检查下位脑神经 (面部麻木感,面肌瘫痪,吞咽。呕反射,言语模糊,软腭上升)
7. 检查小脑功能(四肢辨距障碍,眼球震颤)
8. 检查肌力及其状态
9. 用锐物检查躯体感觉
10. 检查肌肉舒缩和病理反射
11. 如果症状没有减轻,急需转诊,应向接诊医生交待你的发现, 可能的诊断, 核磁检查的建议,还有抗凝治疗的考虑

似有道理的的假设则认为手法治疗后出现非血管源性的、类似椎基底动脉缺血症状的原因是手法导致了感觉信号和颈椎关节本体感受器传入冲动的一过性改变[114]。

胸椎

胸椎关节矫正术导致的并发症比较罕见。回顾文献发现只有很有限的关于手法治疗后出现胸椎损伤的类型和发生率的报道。旨在计算不良反应发生率的报道一般不会涉及脊柱。

胸椎的损伤率较低可能是因为这个区域相对比较牢固, 手法治疗损伤到神经和血管结构的机会也有限。尽管这个部位损伤率低,但患者接受手法治疗后轻微的(可接受的)不良反应发生率高于或类似于其他部位。唯一一个报道不良反应的研究发现胸椎接受手法治疗后出现了大量的轻微的 (可接受的不良)反应[159]。

如上述所说,从轻度发展到中度的不良反应极为少见, 这些反应包括对肋椎关节和肋横关节的拉伤,肋间肌的拉伤。临床上还有很罕见的关于横突骨折和脊髓出血的报道[77,160]。

胸腰段过度的侧扳及不合理的应用侧扳手法可能会导致胸腔损伤,尤其见于老年患者。这些问题的出现一般和患者体型和身体状态相关,加之过度的

暴力,就会导致损伤。合理的选择、应用和评估手法可以避免这些问题。

腰椎

腰椎部位使用手法的并发症的发生率也很低。回顾可搜寻到的文献, 发现并发症的发生平均每年不到一例[82]。Terrett和Kleynhans[82]对报道的案例进行了分类,见框4-13。对腰部及骨盆行侧扳手法时,人体受力相当于航空公司行李搬运员的受力, 要低于造成伤害的最低限值[161]。

SMT描述的腰椎手法最严重的并发症是L3、L4、L5之间椎间盘后正中突出造成的马尾神经受压(IVD)[77,85,162,163],马尾综合征(CES)的典型症状是瘫痪,肌力下降,疼痛,反射变化,大小便失禁。如果患者出现双侧神经根支配的下肢远端的瘫痪、骶神经支配区域的感觉丧失、肛门括约肌瘫痪,则应考虑马尾综合征。应终止行手法治疗,并考虑准备手术急救[162]。

由于缺少前瞻性的文献记载,手法治疗也存在不确定性,因此评估腰部手法的严重并发症的发生率很困难。回顾以往80年的文献,Haldeman和Rubinstein[162]报道了13例明显因为手法治疗导致的马尾综合征。他们的报道回顾了29例患者,但其中16例是感觉丧失之后才采取手法治疗的。感觉丧失状态下进行手法治疗本就不符合常见的诊疗程序,把这些案例包括在内进行统计并不能准确地反映腰椎手法的风险。在许多报道的病例中,整脊医生和急救医生都未能完全了解这个问题的性质, 也未采取合理的行动。缺少及时合理的治疗可能会增加严重并发症和遗留损伤的发生率。

Shekelle及其同事[78]评估了腰部手法治疗后导

框 4-13　报道的腰部手法并发症

椎间盘相关的并发症
诊断失误
血栓所致的血管源性并发症
骨质疏松骨折
对接受抗凝血治疗的患者手法治疗
肋骨骨折
腹股沟和腹部疝气
不可知的并发症

致的马尾综合征的发生率,大约为百万分之一。他们统计了从1967年到1992年美国接受手法治疗的患者的数目,以及接受手法后出现马尾综合征的数目(4),从而得出了上述结果。一篇2004年的文献回顾了腰部手法的安全性,并且估计手法导致腰椎间盘突出和马尾综合征的概率大约为1/3720000[85]。

侧扳手法和椎间盘突出

尽管并发症的发生率很低,但围绕侧扳手法是否会导致椎间盘突出的疑问依然存在。这个争议从根本上说是个理论性的争议,因为它是基于解剖和生物力学之间的问题。一方认为侧扳手法产生了一个对椎间盘有破坏性的扭转剪切力,另一方则认为腰椎小关节限制了腰椎的旋转,可以保护椎间盘免受过度的扭转剪切力。下面的讨论关注了双方具体的意见。

认为腰椎侧扳手法有可能会损伤腰椎间盘的一方经常引用Farfan的生物力学著作和理论。Farfan及其同事首先提出反复的扭转剪切力会导致腰椎间盘突出[164]。他估计大约90%的对腰椎的剪切力来自于腰椎间盘和小关节。而纤维环则是剪切力的主要受力方。他的支持者也认为反复的最大限度的剪切力负荷会导致纤维环的破裂和腰椎间盘的退变。他们假定受伤机制是外围的纤维环先受损,然后产生辐射样损伤,接着腰椎间盘破裂,然后是腰椎间盘的膨出或突出。

许多最近的研究关注了纯粹的旋转模式下的腰椎间盘损害与侧扳手法的关系。这些实验结果支持另一方的观点,即脊柱后柱的一些结构比如小关节和韧带是旋转暴力的主要承受者而非腰椎间盘[165-167]。根据他们的研究,整个脊柱的旋转的正常范围在10°~15°,每个关节大约为2.5°[139]。腰椎关节间隙较小,最多3°的轻微活动就可以使关节软骨(60%)明显受压。主要的矢状位的小关节提供了一个连锁机制,这个机制可以将作用于腰椎间盘的旋转活动和压力最小化。在镜下能看到纤维环出现损坏之前,腰椎的轴向活动(4%拉力)可以达到3°。即使达到12°,镜下也不会看到完全的损坏[168]。因此,关节突关节通过把对纤维环轴向的压力限制到小于4%保护了腰椎间盘。

通过对尸体的研究,Adams和Hutton[165]推演出小关节主要承受了对腰椎的扭曲力,并且是首先受压的结构。在显著的扭曲力传导到腰椎间盘之前,首先发现的是关节软骨和软组织的严重损伤[165,169]。他们发现紧张的小关节(在旋转过程中被撑开牵引的小关节)的关节囊和棘上韧带、棘间韧带并未被外力涉及,也不重要。这表明在扭曲力的作用下只有椎体后关节出现明显损害之后才会发生对腰椎间盘的损害。类似的研究认为腰椎间盘对屈曲损害面前更为脆弱[170]。由于屈曲力不能被小关节阻止,因此过度的屈曲时可能会出现纤维环后部的扭曲和破坏,尤其是在合并侧屈、承重和旋转的体位时更易发生。

Bdogduk[168]也认识到椎体后关节的保护性作用。他假定了一个损伤腰椎间盘的生物模型。这个模型不以关节突关节破裂为前提,它既包含了扭曲力也包含了屈曲力。他假定屈曲力使纤维环紧张,在扭曲旋转达到最大限度之前,屈曲力作用于纤维环后剩余的力不发挥作用。另外,脊柱在屈曲状态下,上下关节突受影响不大,可存在部分转动。旋转扭曲过大时,正常的旋转轴从腰椎间盘的后1/3的中央位置转移到受影响的小关节(受压的小关节)上。受压的小关节成为新的旋转轴所在的位置,这就引起了围绕上位椎体的过度旋转,从而导致了对对侧小关节的剪切和扭曲力和对间盘外围的撕裂(见图4-7)。

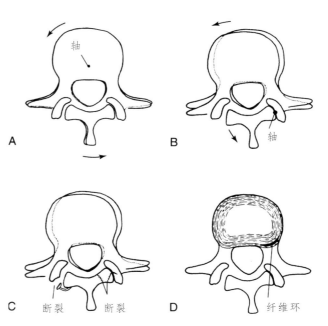

图4-7 被动扭转超过正常限度时可以使旋转轴由中央位置(A)转移到受影响的小关节(B),进一步扭转可以导致受影响的小关节骨折、关节囊撕裂和对侧关节撕裂性骨折(C)及纤维环外围的撕裂(D)。

Broberg[171]利用一个理论上的腰椎间盘模型研究了腰椎间盘对压力、剪切力、屈曲力和轴向旋转的反应。他发现当施加轴向的负荷时,腰椎间盘的硬度大幅增加。这个发现表明,在轴向负荷为零的情况下得到的实验数据并不能很好反映承重状态及轴向负荷下腰椎间盘的真实情况。在正常的生理限度内,除非合并高强度的轴向负荷、屈曲力、剪切力和轴向旋转,否则不存在纤维环撕裂的风险。另外,在单纯压力下,更早发生的是终板损伤,纤维环撕裂的可能性不大[172]。

要强调的是,之前所描述的理论和假设都是建立在基于对尸体的研究。因为LBP发生率较高,大部分的研究都关注了手法扭曲力对腰椎结构的影响,许多的研究是在尸体脊柱上进行的,而这些标本的脊柱后部结构都已被移除了。关于扭曲力对颈椎和胸椎结构的影响,目前研究不多。颈椎的小关节没有像腰椎小关节那样的连锁结构,因此可以对其施加更大的轴向旋转和扭曲力。整个脊柱颈椎的活动性最大,但报道的椎间盘突出的病例却比腰椎的少。因此,以上的研究,尤其是以活体为研究对象的,实施时必须加以小心。在正常的生理负荷状态下,椎间盘突出随腰椎间盘退变的程度和活动稳定性的程度不同而不同。

研究腰椎手法对腰椎间盘损害的潜在的风险的临床文献表明,手法导致的腰椎间盘突出发生率很低。Assendelft,Bouter和Kripschild回顾了1993年一整年的患者,其中只有56例报道有与腰椎间盘突出相关的手法治疗并发症[81]。56例中近一半(49%)的病例是患者有感觉障碍后才进行的手法治疗,大部分(82%)的病例发展为马尾综合征。另外有许多病例不能被用来证明手法导致了腰椎间盘突出[163]。还有许多病例是久后才进展为腰椎间盘突出的,或者是治疗后从事其他活动时引发了身体状况恶化才出现了腰椎间盘突出的[162]。

尽管文献报道的手法治疗后出现椎间盘突出的病例比较少,但对整脊从业人员的医疗事故指控中,椎间盘问题占据了大部分。NCMIC公司为绝大部分整脊人员提供了专门的保险,从1991到1995年,这个公司为被指控为医疗事故的1403例案件支付了保险费[173],也就是说这个公司每年要为280例指控支付保险费。在这期间,因为椎间盘问题而被指控为医疗事故的案例逐步减少,从1991年的29%降到1995年

的26.8%。1995年,涉及腰椎的事故(13.8%)比颈椎的事故(12.2%)要稍高[174]。如果关于椎间盘并发症的指控案例最终都被解决,那么1995年NCMIC公司因为椎间盘问题而支付保险费的案例大约是75例。在这个数字中,大约37例是由腰椎手法导致的。

尽管每年用于赔付手法操作后的腰椎椎间盘疾病的总金额只占接受手法治疗的全部患者中的极低比例,但未来这个数字很可能出现显著增长。人们很有可能会错误认为手法操作和椎间盘突出之间存在因果关系,而忽略了椎间盘突出的自然进程。椎间盘突出症患者最初经常出现背部疼痛,随着时间的推移可能会进一步出现腿部疼痛。这通常与神经根的炎症和持续受压有关。如果最初对患者的评估是模棱两可的,患者也未被告知他或她可能患有椎间盘突出,随后症状的加重和椎间盘突出的诊断可能使患者错误地假定手法治疗导致他或她出现椎间盘突出。

尽管关于手法操作导致腰椎间盘损伤的风险的争论仍未有定论,以下初步结论可供参考:

1. 在旋转应力和损伤下,腰椎后侧关节可以保护腰椎间盘(IVD)。

2. 旋转外力必定会损伤间盘。

3. 超出正常范围的运动必必定会损害到间盘,且可能仅发生于腰椎后侧关节严重损伤后。

4. 椎间盘通常易在腰椎屈曲下受到损伤。屈曲和旋转相结合的体位可能是最危险的。

5. 熟练操作的斜扳动作并不足以伤害健康的间盘。

6. 对于椎间盘突出症患者,手法操作时应避免过度弯曲和旋转的体位。

7. 在对椎间盘突出症患者进行矫正治疗之前,应该评估腰椎运动功能。

8. 矫正治疗不应在可能会加重神经根损害的位置和方向上进行操作(例如:在某个方向上治疗有可能会加重患者下肢疼痛的强度及向远端分布)

矫正治疗的疗效

神经肌肉骨骼系统

神经肌肉骨骼系统(NMS)功能障碍与疾病历来是患者求医于整脊师的主要原因[3-8,176],并且NMS功能

失调通常是由保险公司和政府医保项目支付治疗费用的[3,8]。众多患者经过整脊疗法治疗后均表示对其疗效十分满意。在背部疼痛治疗方案的对照研究中,患者一致认为整脊疗法疗法要优于药物疗法[177-186]。

另外，作者研究整脊疗法文献后得出结论,有充足证据支持整脊疗法在治疗NMS疼痛中的运用,尤其在背部、颈部的机械疼痛与头痛中十分适用。对此，大量临床试验与系统性综述一致表明,"整脊疗法的疗效与假手术/安慰剂的对照更优越,与一系列其他对照治疗方案效果相比有过之而无不及[37,38,74,180,187-198]"。目前支持整脊疗法治疗腰背痛的证据较其他疾病要多[37]。

腰背痛治疗指南也认定整脊治疗(SMT)是一套安全合理的治疗方案。美国政府第一部腰背痛治疗指南于1994年由卫生保健政策与研究处出版（现更名为卫生保健质量与研究处）[192]。该书由腰背痛治疗领域众多专家担任顾问,书中总结了美国成年人急性腰背痛诊断与处理方面最具说服力的证据。文中主要针对整脊疗法学提出了鲜明的观点,建议采用最安全的非处方药物治疗或整脊疗法来缓解不适症状。卧床休息超过四天的方法大多数情况下被认为是不起作用的,而且患者最好坚持运动并尽快重返工作岗位。之后国内外大量有关腰背痛治疗的专业指南也得出类似结论[46,199-202]。最新的是美国医师学会与美国疼痛协会在2007年出版的联合临床实践指南。该指南建议"经自我保健护理后症状仍不见缓解的患者应考虑进行疗效显著的非药物疗[46]"。该建议具有一定的证据基础,还推荐采用整脊疗法治疗急性腰背痛,并采用以下非药物疗法治疗慢性或亚急性腰背痛:高强度康复治疗,运动治疗,针灸治疗,按摩治疗,整脊疗法治疗,瑜伽治疗,认知行为治疗,及渐进放松治疗[46]。

另外,整脊疗法在治疗背部疼痛的众多方案中一直以来都显示出较高性价比。自1980年起,大多数关于整脊疗法性价比的调查研究都显示,采用整脊疗法治疗腰背痛比药物治疗更高效更划算[180,184,188,191,203-207]。1993年，加拿大安大略省政府组织进行的一项大型研究项目得出结论,称整脊疗法治疗性价比更高,并且如果能提高其在腰背痛治疗方案中的比例，将节省大量医疗开支[180]。将整脊疗法治疗纳入管理医疗组织服务将减少X线片拍摄、腰背手术、住院治疗以及背部疼痛的平均治疗费用[208]。一项在英国进行的大型多中心社区试验发现,在"最佳(药物)治疗"基础上辅以手法治疗可改善背部功能，包括近期和远期功能。作者还得出结论:整脊疗法是"最佳治疗"的有效补充,普遍具有较高性价比[209,210]。

当然也存在着例外，整脊疗法治疗急性腰背痛的每例平均费用比基层医疗服务的每例平均费用要高[181,211]。整脊疗法治疗的平均出诊费用要低很多,但由于每例需要的出诊次数多，导致其总费用更高。不同医师每例出诊次数差别较大,这表明少数医师出诊次数远远高于平均值,从而显著提高总费用。再者,有一项研究未计入相关住院费用,也可能人为地降低了医疗费数据水平。

大多数整脊医师在治疗肌肉骨骼系统功能失调中取得成功的同时,也注意到矫正治疗、手法治疗在其他系统中可以产生良好的保健效果。自整脊疗法发明以来,整脊师一直认为其治疗技巧能为人体健康带来广泛益处[212]。理论上,整脊疗法学的整体保健观点强调神经肌肉骨骼系统结构与功能之间的重要关系及其对稳态调节与养生保健的作用[213]。

然而关于手法治疗与肌体内脏疾病领域的临床研究少之又少，目前还须系统研究并确认整脊疗法治疗对哪些内脏功能疾病有效,在何种情况下有疗效,以及其有效程度如何。去除脊椎的机械功能障碍段是否有助于治疗功能障碍仍未可知,还存在大量争论。现今还没有适当的对照研究证实整脊疗法或其他任何机体治疗能为内部器官疾病提供有效的可治愈方案[214-235]。

因此,整脊疗法从业人员治疗内脏疾病时,应尽量谨慎地向患者说明和保证疗效。要证实矫正治疗对肌体内脏有作用,还需要对大量患者群进行更进一步的研究[236]。同时,从业人员也不能低估其在临床实践中的潜在保健作用。对于可能患有肌体内脏功能障碍的患者,若对手法治疗没有任何禁忌证,则不应拒绝其采用该疗法,但也不应通过暗示性的保证疗效来劝说患者采用该疗法。

虽然整脊疗法SMT治疗对脊椎机械疼痛的临床疗效已经证实,但是人们对于推拿治疗的机制仍知之甚少。关节功能紊乱与肌体内脏功能障碍的深层原因在于行神经骨骼肌肉系统(NMS),一些假说提出了整脊疗法治疗对NMS产生效果的机制,其中包含的观念可大致分为力学性与生理性两类。下文将简要介绍对几种假说,无意进行全面分析。

力学假说

在力学损伤领域，手法治疗旨在改变或缓解与神经肌肉骨骼系统障碍或损伤相关的软组织病理状态与力学功能障碍。造成力学功能障碍的软组织紊乱可能由创伤、重复性运动损伤、体位代偿不全、发育异常、缺乏运动、反射变化、社会心理因素以及衰老和退化性疾病引起。这些损伤与功能障碍通常导致软组织纤维化、适应性萎缩、灵活性下降、关节不稳定和关节结构变化[30,237-241]。能够治疗关节机械功能障碍的手法治疗方案为数众多，应基于对功能障碍病理生理的准确理解，以及该方案的潜在疗效和治疗结果方面的知识来选择应用。矫正疗法的主要目标，是通过减轻肌肉骨骼系统疼痛和功能异常来改善患者健康状况与身体功能。

在软组织损伤与修复早期阶段，手法治疗旨在减轻疼痛与炎症，防止伤势恶化，改善灵活性。及早进行适当的手法治疗与松动治疗可最大程度限制大面积纤维化及其造成的伸展功能丧失[30,237,239-246]。过度固定会延缓并破坏康复过程，还会导致关节软组织和软骨的进一步萎缩与退化[240-254]。提倡尽早恢复运动可以减弱固定不动产生的有害影响，并促进力量与灵活性的恢复与重建，打破破坏康复的去适应作用与患病行为模式[66,255,256]。轻度的牵张矫正、被动关节运动、摩擦整脊以及轻抚法是此阶段常用的手法治疗方案。

如果结缔组织最初损伤较小，不存在大量结构性改变或伤害则，其修复过程可能迅速取得进展。然而，如果组织伤害较大，则随后的纤维修复可能形成"可见或不可见的伤疤，用来填充受伤区域，但是韧性、强度和耐久性不如原组织。这种经过损伤、退化或手术创伤形成的不对称伤疤可能干扰机体生化功能[255]。"因此，当损伤或退化性疾病造成挛缩、僵硬、关节功能下降以及慢性疼痛或损伤时，手法治疗应转而采取强度更大的方案，旨在恢复活动性与机体功能，具体包括矫正疗法、松动手法、治疗性肌肉拉伸、结缔组织整脊、触发点疗法、肌筋膜放松术等等[216]。该阶段的手法治疗如果辅以促进软组织重建和肌肉强度的运动，则疗效更佳。然而不对关节功能障碍进行前期评估与治疗，直接做脊椎运动，效果可能不理想。如果关节功能持续下降，其主动运动可能会刺激引发代偿关节的活动，而非刺激低活动性关节。这将

导致关节固定结构进一步破裂声变薄，更加难以维持关节稳定性。

矫正过程中产生的力

如前文所述，整脊疗法治疗机械性脊椎疼痛的临床价值已获证实。然而矫正疗法缓解症状的具体机制仍无定论[257]。有假说称矫正疗法通过施用外力起效，这种力被理所当然地认为具有改变脊椎形态、松动关节、拉伸并刺激相关软组织的作用。过去十年间，人们对HVLA矫正疗法中的力的评估与测量取得了重大进展，有关这些力如何转移至人体的研究正在展开。然而在推拿外力对生物组织的作用方面，信息资料仍不完善[161,257]。

矫正治疗中的外力是通过记录载荷来计算的。载荷可以通过患者体表连接的活动传感器、患者躺卧时身下的诊床中放置的载荷传感器[258]、或计算机模拟技术来传输[161]。典型的HVLA手疗矫正术特点为：存在预推力（预载荷）期与推力期。不同期间力的大小与其持续时间已计算得出并在图4-8中阐明[257,258]。

Herzog[257]曾测量过颈椎仰卧矫正、胸椎俯卧矫正和骶髂关节侧卧矫正中的力，还与考楚克、康威[259]一起进行过同样测量。胸椎峰值推力平均大小为400牛，骶髂关节矫正治疗中的峰值力介于220牛与550牛之间。这些力换算为磅则在50~125磅之间，大约相当于治疗医师体重的1/3至2/3。胸椎推力持续时间经测量为100到150毫秒之间，从未超过200毫秒[236]。颈椎推力大小比其他受预载荷与峰值力的部位明显要小，其峰值力平均为100牛，推力持续时间

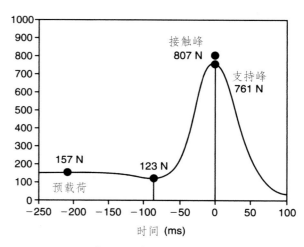

图4-8　典型调整推力的力与时间关系图。

也比胸椎与骶髂关节少得多，从80到100毫秒不等。在腰椎和骨盆侧卧推拿中测量的患者载荷与航空公司行李搬运员受力相似，可视作低于损伤阈值。传输的载荷十分复杂，并因患者不同体位(PP)和疗法而异[161]。

Kirstukas和Backman[258]再次研究了胸椎俯卧矫正治疗的特点。他们采用按压压力测量法与平台力测量设备对胸椎俯卧单侧推力进行了测量。两位整脊师对受试者胸椎尖施加六个单侧矫正推力，整个过程平分为两个阶段进行，测出推力大小比Herzog、Kawchuk和Lonvey[259]的测量结果显著增大，两位整脊师的平均峰值推力分别为630牛与960牛。推力持续时间平均为96毫秒，这一点在医师中已经形成了一致意见。

Kirstukes和Backman[259]以及Herzog、Kats和Symons[260]在其报告中阐明了胸椎俯卧手法力的分布，还有施力、最大按压压力区和"有效"施力峰值之间的区别。克斯杜卡斯和巴克曼估测两位医师的胸椎按压压力平均峰值分别为680千帕(100磅/平方英寸)和1486千帕(215磅/平方英寸)[258]。术者的手部按压只治疗区域的极小一部分，而按压压力峰值集中在术者小鱼际近端下方。他们将这一区域命名为密切按压区，并将其定义为读数达到按压压力峰值三分之二时的按压区域。Herzag、Kats和Symons[260]也认为，胸椎俯卧矫正治疗的"有效"峰值力和按压区远比实际按压的全部区域要集中得多。基于以上实验来看，短杆胸椎俯卧矫正治疗的有效受力区域比起整体受力区域明显更为集中[261]。

虽然矫正治疗中的预应力和峰值力会因术者而异，但是HVLA矫正疗法某些不变的特点仍很突出。比如均可产生一个具有预载荷期(预矫正张力)和快速加速期的高速力。在推力发送之前，预载荷力均会稍微减弱[262]。矫正推力持续时间很短，而且短杆矫正疗法按压压力区域与施力都十分集中。另外受过训练的整脊师有能力根据治疗区域和施力前遭遇的组织抵抗来改变施力前的张力、峰值速率和矫正推力持续时间等表征。

矫正过程中的运动

关于矫正推力引起的具体运动，目前我们的认识很有限，但相关的知识也在不断丰富。在这方面不断积累的信息资料已证实矫正推力能引起脊椎运动，但也表明运动的部位和方向与我们的临床假设不完全吻合。

评估HVLA手法治疗的首个重要研究仅限于评估新鲜冻尸下胸椎单侧由后向前推力引起的运动[263]，还测量了节段性平移运动与角运动。这个研究利用插入三块相邻脊椎骨棘突的骨针，采用高速摄影技术记录下椎体的运动过程。由后向前和侧向平移运动平均值为0.5毫米，范围不超过1毫米。轴向旋转平均值约为0.5°，被约等于近1°。矢状旋转更为显著，平均值约1°，被约等于2°左右。

显著运动部位为按压点上下紧邻的按压节段和活动节段(图4-9)。脊椎骨活动节段均未曾固定过，都在矫正推力后10分钟内恢复静止位置。

虽然该研究结论不能适用于活体受试者，但还是首次证实，高速推力能引起显著的脊椎关节运动，一般集中于矫正按压区与相邻关节水平。

为了评估腰椎在手法作用后下的运动，Ianuzzi和Khalsa测量了尸体样本在生理活性运动和模拟推拿中腰椎小关节囊的推力[264]。他们发现，模拟推拿力主要在施力方向引起运动，并分散到相当大的区域，而无论是施力于目标关节或邻近关节均会引起穿过小关节囊的推力。他们得出结论："即使脊椎骨旋转会随推拿部位变化而改变程度或方向，小关节囊推力大小也不会随之改变[264]。"该研究在尸体样本上采用线性机械作动器模拟推拿术，所以结论很难适用于临床实践和手法治疗，但是也提出"节段特异性对整脊疗法(SM)疗效的影响并不如先前假定的那么重大[264]。"

Cramer及其同事[265,266]在两项独立研究中使用核磁共振成像技术研究侧卧体位和推拿术对椎关节突(Z)关节运动和腰椎分离(张裂)的作用。两项研究

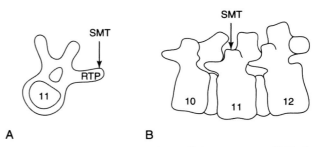

图4-9 前后矫正术作用于右侧T11横突(RTP)。(A)横断面，展示所引起的横断面旋转，(B)矢状断面，显示T10-11和T11-12的前向平移与矢向旋转(伸长)。

都以身体健康、年龄介于22至30岁之间的学生志愿者(N16,N64)作为研究对象。患者先保持平卧体位接受扫描,再向右侧卧扫描,最后进行左后旋转耐受乳头状按压矫正治疗(见图5-230a)。各种体位和矫正旨在引起腰椎左旋和腰椎左侧椎关节突关节张裂。三位放射科医师评估了预矫正体位张裂和矫正后张裂的证据。腰椎侧卧体位引起的椎关节突关节分离(张裂)要比平卧体位(平均1.18毫米)程度大。腰椎矫正引起的分离平均值为1.89毫米,比无矫正的侧卧体位控制增加了0.71毫米。矫正后分离程度增大只出现在侧卧/平卧体位对比组。应当注意的是,小关节向下面在侧卧体位时表现出平均-0.74毫米的压缩,矫正后侧卧体位的压缩为-0.89毫米。腰椎关节突关节在矫正后引起的侧卧牵张裂隙平均为2.24毫米,对腰椎关节突关节来说是十分显著的运动。这些研究证明,侧卧腰椎耐受乳头状矫正治疗过程中会引起上椎关节突关节向上面(矫正作用按压面)的旋转牵张和裂隙。

还有一些其他研究,旨在评估矫正疗法是否引起关节空腔以及是否能锁定空腔所在关节,而并不在于测量可能与关节空腔相关的具体运动。研究运用附着在皮肤上的传声器和加速器探测并定位与关节空腔相关的声音和振动,还评价了多种矫正疗法,包括颈椎仰卧拇指柱向旋转矫正疗法[267]、腰椎侧卧棘突牵拉和按压、乳头状按压矫正疗法[268,269]、下骶髂侧卧SI按压矫正疗法[268]、胸椎仰卧交叉双侧横向和双侧掌压横向矫正疗法[269]。根据这些研究提供的信息可总结出以下有关具体矫正疗法和关节空腔的规律:

1. 推力矫正治疗通常会产生空腔。

2. 单层关节空腔在骨盆和腰椎侧卧体位与颈椎仰卧体位矫正治疗中不常出现。

3. 颈椎仰卧拇指柱向旋转矫正治疗会在按压面对侧产生大量空腔(94%)。

4. 骨盆侧卧矫正治疗通常会引起腰骶椎关节空腔。

5. 胸椎俯卧矫正治疗和空腔比侧卧骨盆矫正治疗更集中于按压区域。

6. 当多个空腔产生后,目标施力关节更易出现空腔。

7. 腰椎侧卧矫正治疗可达广义空腔精度。

如果空腔水平代表着矫正力集中的水平,则很

可能矫正治疗并不如临床假定的那样集中和精确。这就提出了一个问题,即矫正治疗是否需要精确锁定关节来产生最佳临床疗效,要想解决这一问题还需要进一步深入进行临床研究。目前为止经过评估的大多数疗法都基于一个假设,即要想达到治疗效果需要首先确认脊椎功能障碍的确切水平。因此,大量精力都投入当对患者的检查当中,以确认某一具体关节是否存在错位或功能受限。只有正确的方法和力的方向才能促进适当运动和提升治疗效果,必须在这个前提下选取并采用矫正疗法。然而,如果广义的矫正治疗临床效果与单一层面的临床效果等同,则矫正疗法的选用可能就要发生变革。诊断

目前,许多关节诊断方法尤其是脊柱节段运动触诊,在检查某一具体节段关节运动受限时,其交叉可靠性差。如果对局部功能障碍的诊断足够准确,可以保证疗效,那么在此情况下脊椎关节运动触诊可能具有更强的临床实用性。这很可能极大地改变临床医师的观念,并免除临床检查中试图确定功能障碍具体程度的困难。

确认功能障碍具体程度并采用精确的矫正疗法会使临床疗效更佳,有关这个假设的临床研究较少,目前仅有一项[270]。该研究的具体方案是让颈痛患者随机接受颈椎手法治疗。根据运动触诊确定的节段和由计算机随机生成的节段,作为治疗部位加以对照。结果显示,两组患者接受HVLA颈椎矫正治疗后,症状均立即缓解,有些病例疗效十分显著。这表明以评估为目的的颈椎末端运动手法治疗改善疼痛或僵硬的同日治疗结果,两组之间并无显著差异。该结果支持整脊疗法缓解症状机制具有更高普适性的假设,同时也表明手法治疗的力学效果可能缺乏空间准确性,而且矫正方向可能不像人们认为的那么重要。

虽然该研究中的证据表明采用末端运动测定功能障碍水平并不能改善测得的治疗结果,但是放弃准确性模型仍为时过早。这是唯一一项临床调查该问题的研究,而且其方法学的限制和不足严重影响了临床意义。首先,该研究仅测量了一种矫正疗法对疼痛和僵硬的即时疗效和同日疗效,很可能推拿术具有剂量相关性治疗效果,而且该试验并未遵循矫正疗法的典型治疗过程。矫正疗法治疗颈椎机械疼痛综合征平均需要6~12日,并且持续数周。采用轴向间隙来评估同日推拿后疼痛可能不太合理,但是

在评估其他对疼痛、功能有效的疗法上还是有效的。两组患者疼痛和僵硬症状的即时缓解也可能归因于安慰剂或大面积有效的检查和治疗，这会暂时掩盖不同组间的区别。

空腔

上文讲过，推力矫正过程中经常伴随破裂声。通常情况下在被动关节运动结束时，快速推力克服关节液仅存的张力从而发出破裂声。然而，任何可引起关节分离的治疗都有可能产生破裂声。关节的分离理论上会产生关节空腔，并伴随破裂声。

空腔是"通过局部减压形成的液体内部蒸汽和气泡"，是一种早已确认的生理现象。证据充分表明脊椎矫正治疗过程中也会产生空腔，但是这一假设还未经确切证明[23,272,273]。

人们早已熟知固定形态容器内的液体可以拉伸，如果拉伸程度足够大则会产生空腔。液体内部压力下降，低于蒸汽压力，形成气泡并破裂，从而产生破裂声[274]。关节滑囊空腔和破裂声有大量掌指（MP）关节、颈椎、胸椎实验的证据支持[23,275-282]。掌指关节实验表明，在关节空腔形成前，施力和关节分离之间存在着线性关系。在空腔形成点，关节分离突然加大，与施力增大不成比例（图4-10）。当关节形成空腔后，再次受力则不会形成二次空腔，此时关节分离和施力之间的线性关系更加明显（图4-11）。关节不形成二次空腔的特性能保持约20分钟，这段时间被称为不应期。掌指关节空腔内形成的气泡有水蒸气和血液气体组成，经测量80%为二氧化碳。气泡持续约30分钟，随后被关节内溶液重新吸收[276-280]。

在胸椎整脊实验中，关节空腔通常在矫正力达到峰值前形成，少数情况下在达到峰值后形成[281]。在掌指关节实验中，一小部分推拿后的关节并未发出可闻破裂声。据假设，此类人群的关节囊非常紧张，无法产生足够的关节分离来形成空腔[22]（图4-12）。这一观察结果也解释了临床上一些患者需要多次矫正治疗才能形成关节空腔的情况。治疗一段时间后，关节囊才可能具备足够灵活性以形成空腔。

对于关节空腔如何产生可闻破裂声，人们提出了一些可能的机制。假说集中在气泡的形成和破裂以及囊韧带的快速拉伸上。Unsurth、Dowson和Wright[278]提出，破裂声不是气泡形成的结果，而是气泡因液体流而快速破裂的结果。新形成的气泡从高压边缘迅速移动至牵张关节中心的低压囊时发生破裂，从而引起破裂声这一后空腔现象。之后米尔和斯科特[279]的研究表明，掌指关节和颈椎产生的破裂声实际上是间隔几十毫秒的两次破裂声。这一发现是否重要

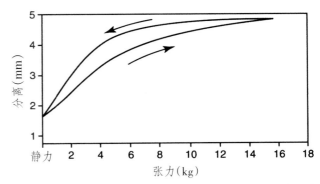

图 4-11　力-位移曲线说明关节形成气穴后立即再次施力则不会形成二次气穴，并且此时关节分离和施力之间具有更明显的线性关系。

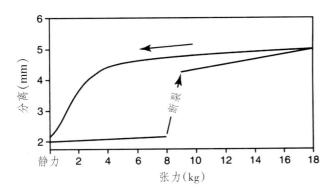

图4-10　力-位移曲线表现了关节分离和空腔的效果：当关节张力随着关节表面分离增大而增大时，将产生快速剧烈的分离并发出断裂声。

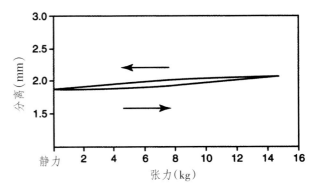

图 4-12　作用在关节上的力曲线图未显示关节出现可视的释放。人们假定这些患者的关节囊过紧，不允许产生足够的关节分离并引发空腔效应。

还在猜测中。两个破裂声可能是空腔的直接结果,第一声由气泡形成产生,第二声伴随气泡迅速破裂产生。第二个破裂声的其他可能解释包括空腔与软组织振动拉伸或人造物。

Brodeur[272]根据Chen和Israelachvili描述的机制提出了一个稍有不同的关节空腔和破裂声模型。在此模型中,囊韧带在关节空腔和破裂声的形成中发挥了重要作用。在关节手法治疗的第一阶段,关节受力后表面受到牵拉,关节和囊韧带内向折曲(向内弯曲)以维持关节腔内恒定的液体体积。牵张压力增大直至囊韧带达到弹性限度,猛地弹回脱离滑囊,在囊液按压面产生空腔。随后关节体积迅速增大,边缘形成的气泡快速移动至关节腔中心,形成一个聚合气泡(图4-13)。据Brodeur[272]推测,正是囊韧带的"猛然

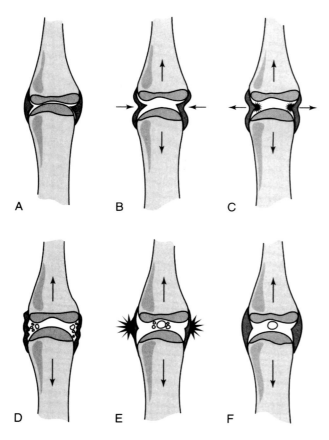

图4-13 关节周围结构在手法治疗中变化的模型。(A)静止位置的关节。(B)对关节施加的长轴牵张力。(C)张力超过阈值后,囊韧带中储存的能量引起弹性回缩,导致关节囊猛地弹回脱离滑液。囊韧带与滑液接触面产生气穴。(D)关节体积的突然增大暂时减小了关节张力。(E)刺激高阈值感受器。(F)关节体积增大,气体聚合在中部,关节与静止位置相比受到显著牵张力作用。

弹回"发出了可闻破裂声。他还提出,这一机制解释了为什么关节囊过于紧张或松弛的患者不会发出破裂声。"过于松弛的关节中关节囊体积较大,关节牵引力不会使韧带产生足够推力来引起关节囊的猛然弹回。同理,过于紧张的关节在关节囊开始内向曲折前就达到其结构所允许的弹性限度[272]。"

除产生破裂声外,人们认为空腔还伴随有另外几种矫正后现象:关节被动活动度的短暂增大、关节腔的短暂增大、大约20分钟不再产生破裂声的不应期和关节分离增大。Sandoz[24]将关节活动度经矫正后的增大称为亚生理运动,因为这种运动仅存在于空腔形成后(见图3-23)。

上文提到的后空腔不应期及其伴随现象的成因可以归结为在关节溶液中留存约30分钟的二氧化碳显微气泡。在此期间,任何后续关节分离都会使气泡扩大以维持关节内部压力。后空腔关节扩大,并在牵张关节的X照片中表现出可透性。这种扩大是暂时的,并与不应期相对应。因为关节内部压力在气泡被重新吸收后才能下降,所以在这之前不会再产生空腔[278]。另外,这个阶段不存在液体拉伸形成的力,因此拉紧关节面的力将变小,从而导致Sandoz[23,277]与Mireau及其同事[284]分别观察到的关节被动活动度增大。

如上文所述,伴随关节空腔的破裂声可能不是由气泡形成产生,而是由气泡破裂产生。在这个模型中,关节腔暂时增大并不是因为气泡的持续存在。另有推测称,关节腔增大是因为过多滑液迅速流向减压的关节中心所致。由于滑液具有黏弹性且移动缓慢,多余滑液流需要一定时间来恢复平衡状态,关节才会回到空腔前静止位置[278]。

Mireau及其同事[284]的研究中提出了手法治疗后关节腔暂时增大是否是由气泡形成造成的问题。研究方案是受试者接受掌指关节手法治疗,对可闻破裂的静止关节腔和不产生破裂声的静止关节腔进行对比。62名受试者中只有68%在推拿治疗中产生可闻破裂声,但是两组受试者的关节腔均有所增大,并无统计差异。如果不可闻破裂声组治疗后关节腔能够增大,那就表明关节并不需要产生可闻破裂声的推力即可形成空腔,或者两组都受到其他未知现象的影响。

Mireau及其同事[284]还研究了发出和未发出可闻破裂声的受试者在手法治疗后的关节活动性。两组

在治疗后都接受了6磅的长轴牵推力。可闻破裂声人群出现了关节腔增大，大约0.88mm，无可闻破裂声组关节腔增大0.45mm。这些研究结果表明，两组受试者之间具有不同的生理反应。也许关节破裂声与关节面更大程度的分离和关节周围组织的拉伸相关。这一假设在研究人员报告中得到了进一步补充，报告指出接受第三次掌指松动治疗的受试者和接受推拿治疗的受试者之间存在显著差别。接受关节松动治疗的小组治疗后的关节活动度更大。

虽然关节破裂声(空腔)的产生常被整脊师作为成功进行矫正治疗的证据[272]，但是人们并不认为空腔形成的过程本身具有治疗效果。相反，这一生理现象表明关节分离的产生、关节周围组织的拉伸以及关节机械感受器和伤害感受器受到刺激。这些现象理论上可以缓解疼痛、肌肉痉挛、关节活动性低以及关节软组织灵活性差等症状[236,272]。但形成空腔比不形成空腔是否真有更好的疗效，这一问题还没有答案。一项研究比较了手法治疗后形成空腔的患者和不形成的患者的治疗效果。受试人群是由71位腰背痛患者组成的，他们仅接受了一次骶髂手法治疗。48小时后再次检验受试者关节活动度的变化、疼痛的数字级别和修改版的Oswestry功能残障指数。两组症状均有所改善(21人无空腔)，且两组间并无明显临床差异。但该研究仅限于脊椎某一区域，只评估了一种矫正疗法，并且只进行了一次手法治疗，因此这些都限制了该研究的普适性和临床意义。

是否形成空腔(可闻破裂声)也经常用来区分松动疗法和手法矫正术(矫正推力)[272]。手法矫正术据称会产生空腔，松动疗法则并不产生。与松动疗法相比，人们更多地将手法矫正术与关节破裂声联系在一起。然而，深层松动疗法也可以产生空腔。最初研究掌指关节空腔的形成时就是由深层关节松动疗法产生的[276]。如果手法矫正术和松动疗法是根据是否产生空腔来区分，那么不产生可闻破裂声的手法矫正术就要被重新分类为松动疗法了。实际上，任何能够引起足够大的关节分离从而克服关节面滑液推力的疗法都能产生关节空腔。因此，手法矫正术和松动疗法应根据治疗过程中的速度区分，而非有无空腔。

关节重复形成空腔是否有不良副作用仍然有待争论。Brodeur[272]研究文献后认为，相关研究十分有限且不具说服力。尽管一项研究发现，有习惯性的关节破裂声患者更易出现关节肿大和握力丧失，但事实表明习惯性关节破裂声不会加大软骨损伤或骨关节炎风险。

各种形式的手疗过程中产生的声音，除了由空腔引起外，还有其他可能的原因。受创伤软组织会形成交联，手法治疗可能将其分离，理论上产生可闻撕裂声。某些松动治疗或推拿治疗中，破裂部位的必要运动会使肌腱移过骨隆凸，产生人耳可闻的咔嚓声。骨赘疣会产生撞击，各部位运动会产生可闻金属声。退化性关节疾病会产生关节运动捻发音，从而发出可闻爆裂声。

关节固定

关节固定含义为对关节活动的部分或全部限制。这种限制可能使单方向的，也可能是多方向的，在整脊疗法学界，关节固定一般指关节活动能力的部分丧失(活动性低)，而非全部丧失。一些有关关节固定成因的理论已十分成熟。后关节移位、囊内粘连以及椎间盘内错位都被视为关节内成因；节段性肌肉痉挛、关节周围软组织纤维化和萎缩被列为关节外成因。

关节间粘连

关节间粘连这一假设是指关节固定或活动性低可能是由椎关节突关节的关节面之间产生粘连而造成[285]。这一过程的成因据推测是关节损伤、炎症或固定不动[241,247,249,254,286-289]。关节损伤或刺激导致慢性炎症和关节积液，从而引发滑膜组织增生和纤维化结缔组织渗入，随后引起关节间粘连[56,57,247]。另外，Gillet[289]提出，关节长期僵化不动和更为重要的关节周围韧带萎缩可能最终导致纤维化粘连在关节面之间形成。矫正疗法据认为可以引起相关关节裂隙，从而破坏关节面间的粘连，提高或恢复关节灵活性。

关节绞锁

关节绞锁这一术语是指关节囊内的紊乱移位造成的关节活动的减少(阻塞)。根据假设，脊椎后侧关节的病变、半月板样物闭锁是偶发急性背痛和关节绞锁的成因[10,290-295]。在协调性较差的脊柱运动中或持续紧张姿态下，半月板样物被拉入关节边缘之间的位置(图4-14，A)。在恢复正常姿态后，半月板样物撞击或关节囊牵拉会导致疼痛，从而引发应激性肌肉痉挛和关节交锁。在筋膜疼痛周期的初始阶段，

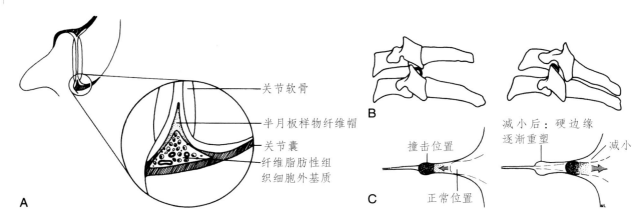

图4-14 滑液关节半月板样物的位置和假定的封闭现象。(A)腰椎小关节半月板样物的结构图解。(B)颈椎小关节半月板样物封闭限制伸展和屈伸运动。(C)半月板样物封闭会造成关节软骨面变形的假定;缩小后一段时间关节软骨将进行重塑。(A在杜普基础上稍作修改[186],C在勒维特基础上稍作修改[98]。)

肌肉长期收缩导致肌肉疲劳、局部缺血以及疼痛加剧。如果痉挛和交锁症状持续,关节软骨可能会包围半月板样物生长,导致半月板样物更加僵硬,封闭于关节内(见图4-14,B和C)[294,296]。

为了干预疼痛周期、肌肉痉挛以及关节交锁,牵拉性矫正治疗被普遍采用,以促进关节分离、形成空腔,并使被封闭的半月板样物解脱出来(图4-15)。

Bogduk和Engel[297]对此说法的真实性有所质疑,认为半月板样物封闭不是急性关节交锁的成因,并对半月板样物封闭提出一个非常有说服力的观点。他们认为,半月板样物封闭要求半月板样物尖端十分坚固并通过结缔组织与关节囊紧紧连结。他们的形态学研究并未证实存在这样一个解剖结构实体。

而他们的观点是:半月板样物的一部分被撕离基质,在关节中可形成一个松弛的结构,可能引起背痛。手法治疗对该病易于起效。

不过Bogduk和Jull[298]更偏向于另一个理论,即半月板样物起封闭作用而非被封闭。在他们的功能障碍模型中,关节屈伸时半月板样物被拉出关节,当其恢复伸展状态时无法正确重新进入关节腔。于是半月板样物附于关节软骨边缘并扣紧,成为占据空间的损伤,并通过挤压关节囊引起疼痛(图4-16)[297]。产生被动屈伸的手法矫正术可减轻冲击,产生的旋转可使关节出现裂隙,帮助半月板样物重新进入关节腔[298]。

关节间软组织封闭的其他理论表明,滑膜皱襞或滑膜组织增生产生的冲击是急性背痛和交锁的其他成因[299-302]。

还有人提出脊柱活动极限处后关节骨性交锁的

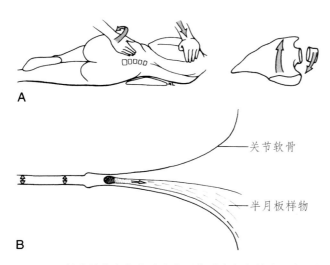

图4-15 促进关节牵拉的手法有可能形成气穴并减少半月板样物的封闭。(A)手法用来促进左侧腰椎小关节的屈伸、侧屈伸以及旋转。(B)被封闭半月板样物的分离和排出。

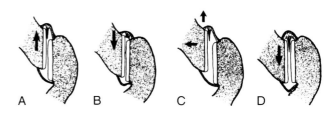

图4-16 半月板样物封闭理论。(A)某一椎关节突关节的下关节突屈伸时带动半月板样物向上运动。(B)下关节突试图伸展时恢复其中线位置,但是半月板样物并未重新进入关节腔,而是扣紧在关节软骨边缘,在关节囊下形成占据空间的损伤。(C)手法治疗使关节出现裂隙,使得半月板样物能恢复其静止位置及(D)。

假定。关节面结构具有发育性的不平滑突起,加之脊椎复杂多面的运动, 可能导致关节在运动极限处出现过度裂隙, 随后在关节面重新接近时发生骨性交锁[300]。在两种情况下,牵拉矫正疗法都有可能减少交锁。

椎间盘绞锁

椎间盘交锁是指椎间盘内部移位,可导致脊椎运动节段正常运动的改变或受限。根据假定,椎间盘(IVD)机械移位是伴随衰老、退行性椎间盘疾病和创伤而产生的一种病理生理变化,而这种变化可引起关节功能障碍。Farfan[303]根据运动节段承受的重复性旋转压力提出了一个进行性椎间盘退变的模型。他假定,重复性旋转压力以一定大小持续一定时间,可能导致外部纤维束环的疲劳损伤。此过程开始于外部纤维束环的周向变形和分离, 随后出现放射状裂隙和髓核的外移。疲劳损伤程度取决于施力大小和持续时间。在脊柱节段生物力学构造被破坏的受试者中,上述过程可能会加速,并成为一种运动轴心,导致椎间盘旋转压力增大。

如前文所述,椎间盘所承受的扭应力的重要性已被质疑,尤其在不屈伸时。腰椎关节面处于矢状位方向,加之这种位置提供了一种旋转保护屏障,使腰椎间盘是否易受旋转扭曲遭到质疑[165,169,170,303,304]。但是这一机制或过程并未使人怀疑椎间盘内部紊乱会导致脊椎运动中偶发或长期的痛苦的变形或运动功能障碍。

更复杂的椎间盘损伤和椎间盘内部破裂很可能是由细胞破裂引起的炎症和自身免疫反应引起的。Naylor[305]曾提出,椎间盘损伤及其相连结缔组织的修复和血管化足以通过暴露核基质蛋白引起抗体-抗原炎症反应。其净效果为髓核蛋白多糖成分减少、液体成分流失以及髓核退化恶化加速。随着髓核的萎缩,椎间盘越来越易受力影响,更多牵拉力会转移至纤维环,使完好无损的外部纤维受到过度拉伸引起机械疼痛。

退行性椎间盘疾病中,还存在急性机械背痛和关节交锁的偶然发作。其他研究人员[24,29,12,305-309]称,躯干屈伸运动时,髓核碎片移位并沿后纤维环外部纤维不完整的放射状裂隙分布,此时可能会发生阻塞(椎间盘阻滞)(图4-17)。随后,当试图伸展时,移位的碎片不能回到中心位置并受到压迫,对后纤维环产

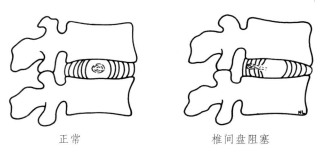

正常　　　　　　　椎间盘阻塞

图4-17 纤维环破裂髓核脱出,造成椎间盘突出。

生放射状推力, 引起疼痛甚至局部肌肉僵硬和关节交锁。Cyriax[308]提出,这些损伤可能引起硬脑膜紧张,导致腰背痛和肌肉夹固。一旦局部疼痛和肌肉痉挛开始发作,将自动出现一个周期并在其中不断出现疼痛、痉挛以及关节交锁症状。在干预这一急性背痛和关节交锁的周期时,矫正疗法广受推崇。据认为,矫正疗法除对后关节产生牵拉作用以外,还可能对腰椎间盘具有直接效果,可使破碎的髓核重回中心位置, 或使髓核碎片向纤维环薄层之间的位置移动,从而减少机械或神经损伤[309]。

人们提出了两个独立的机制作为模型来描述这一情况是如何形成的。冈氏矫正技术提出的模型是采用矫正疗法来隔绝髓核迁移(滑动)面并促使髓核回到中心(图4-18)[310]。第二种机制由Sardoz[24]提出,即侧卧牵张矫正疗法将椎间盘牵张与旋转相结合以产生螺旋牵引并将突出的髓核拉回中心(图4-19)。

不伴随神经根(NR)功能障碍的椎间盘内部紊

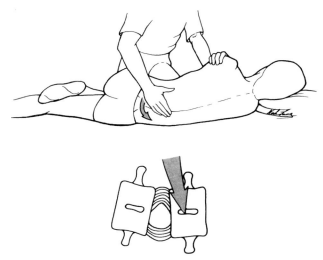

图4-18 该技术旨在隔绝髓核突出面,促使髓核回到椎间盘中心。

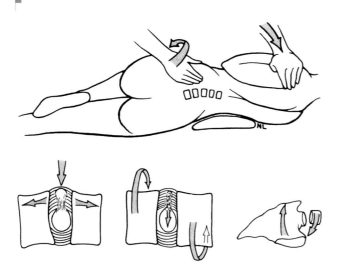

图4-19 该技术将牵张与旋转相结合,产生螺旋牵引以将髓核拉回椎间盘中心。

乱很难同其他的运动节段机械功能障碍相区别。重复性的运动末端载荷和患者症状中心化显示出对临床确诊的巨大作用,尤其是在产生腿部疼痛症状时[311],但是确诊此功能障碍的临床治疗标准仍未达成统一。因此,评估整脊疗法HVLA矫正治疗对椎间盘综合征疗效的临床观察主要是从生物力学方面研究整脊疗法治疗经影像学确诊的椎间盘突出的效果。

Levernieux[312]注意到椎间盘突出会在轴向牵引力下减轻,Matlews和Yates[313]报告称,椎间盘突出在推拿治疗后经硬膜外造影检查症状减轻。相反地,Christman、Mittnacht和Snook[314]发现,经手法治疗后51%的患者有显著改善,但是经脊髓造影检查其椎间盘突出并无变化。Sandoz[24]得出,这两项研究的结果相反,可能是因为硬膜外造影技术能测得更轻微的椎间盘移位,而脊髓造影技术仅能显示较严重的椎间盘突出,这种突出很难采用推拿疗法医治。手法治疗能否减轻外部突出症状很值得怀疑,但是Sandoz[24]表示,手法治疗也许能够将突出从神经根移走,还能将机械摩擦和炎症降到最低水平。在此情况下应尽量延长疗程[24]。

目前有关HVLA矫正疗法治疗椎间盘突出和伴随的神经病变(坐骨神经痛)的临床试验,很少能做到设计完善、实施合理。有关推拿术治疗腰椎间盘突出的临床试验、无对照描述性研究以及病例方面的完善报告为数极少,但是仅有的结果都显示,整脊疗法手法治疗有益于患者群[24,304,314–324]。

对腰椎间盘突出患者进行推拿治疗极少出现并发症。然而,该疗法也可能带有一些极小的风险。相应地,业内建议在治疗严重腰椎间盘突出患者时,采用改良的侧卧推拿技术或松动治疗体位,这样做是为了尽量避免纤维环进一步损伤的风险,从而减少腰椎过度屈伸和压缩[304]。加大患者腿部疼痛的疗法和体位被认为对纤维环束压力更大,因而应尽量避免使用。在减轻患者腿部疼痛的同时还能减轻背痛或缩小其区域的疗法被列为最安全有效的疗法。腰椎间盘突出患者若还患有进行性神经功能缺损或中线突出并伴有马尾综合征(CES),则不应采用推拿疗法[325–328]。

关节周围纤维化与粘连

上文提到,急性或重复性创伤可能导致关节软组织损伤。在纤维化修复过程中可能产生年联合挛缩,引起关节活动性降低。牵拉矫正疗法十分先进,能通过拉伸受损组织、破坏粘连、恢复活动性以及改善不正常的机械感受和本体感受的输入来有效治疗此种紊乱[30,237–239]。

还有假定称,手法治疗能在不引起炎症反应和纤维化复发的情况下松解粘连、拉伸组织并提升活动性。然而,当发生关节或非关节软组织挛缩时,应考虑辅以减少炎症并维持活动性的疗法。对粘弹性结构先进行加温再持久拉伸,能使其更适当伸长和变形[329]。因此在进行持久手疗牵拉或家庭保健拉伸训练前,应考虑先进行湿热、超声波以及其他加温疗法。

关节失稳

矫正治疗在关节活动性低造成的力学功能障碍中的应用受到了重点关注,而手法治疗同时也在临床关节失稳的治疗中起到了重要作用。临床上关节失稳可以定义为脊柱节段运动控制力差或软组织强直引起的具有痛感的脊椎功能障碍,可能导致运动部分失衡,以及不正常的平移或成角运动增多[330,331]。通常认为,关节失稳的原因包括急性创伤、重复性劳动损伤、邻近运动节段活动性低代偿、神经控制能力下降、退行性椎间盘疾病以及肌肉无力或耐力不足[333]。要注意,由显著退化、创伤骨折或脱臼造成的骨骼大面积失稳不应和临床关节失稳相混淆。

关节失稳患者易反复发作急性关节交锁,部分经过体操或芭蕾舞等专业体育运动训练的患者会存在一定程度的超范围活动，关节不稳定性在他们之中更为常见[332]。在此情况下采用矫正疗法并不是为了恢复活动性，而是为了减少偶发疼痛、暂时性关节交锁、关节半脱位以及肌肉痉挛等脊椎关节失稳患者的常见症状。此时，矫正疗法被认为是一种缓和性措施。其施用时间不宜过长，而且不宜同时采用稳定治疗、进行运动或改变任何生活方式[332,333]。

神经生物学假说

镇痛假说

整脊疗法能够减轻疼痛和功能障碍，这一事实已被广泛认可并有临床记录可查[147,194,199,334-340]。"众多研究表明，整脊疗法(SM)能改变神经中枢对有害刺激信号的处理，根据是手法治疗后疼痛耐受度或痛阈水平有所提高。"[261]但是手法治疗抑制疼痛的机制还有待研究和调查。现有假设认为，手法治疗有

可能移除了机械疼痛和炎症的来源，或者刺激引发了镇痛机制。

通过移除疼痛的机械来源来减轻疼痛这一说法不过是由经验得出的推断。肌肉骨骼系统机械功能障碍导致疼痛的原因为身体畸变、炎症或两者兼有[341]。有人推理称，有效改善结构功能紊乱的手法治疗能在恢复正常结构功能的同时移除疼痛来源及其疼痛生成剂。

关于镇痛作用的观点有实验证据支持，即整脊疗法矫正疗法产生足够的力来同时激活表面及深层躯体机械感受器、本体感受器和伤害感受器。这种刺激将对脊髓感觉神经元传入段造成严重阻塞，引起中枢神经系统传入信号模式的改变并抑制中枢神经痛传导(图4-20)[341-345]。

Gillette[342]提出，整脊疗法可能使表层和深层机械感受器受刺激从而引发短暂相位反应，也可使伤害感受器受到刺激引发持续强直反应。根据假设，相位反应可引发局部闸控作用，但是对疼痛的抑制

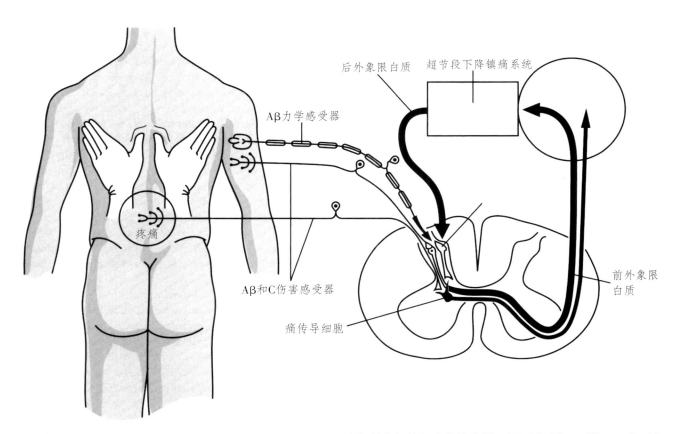

图4-20　图解为整脊治疗通过激活机械感受器和伤害感受器来抑制中枢神经痛传导机制。(Modified from Gillette, Cassidy JD, Lopes AA, Yong-Hing K: The immediate effect of manipulation versus mobilization on pain and range of motion in the cervical spine: A randomized controlled trial, *J Manipulative Physiol Ther* 15:570,1992.)

会随着治疗结束而终止。而机械刺激达到阈值后所引发的强直反应更加剧烈，并且停止治疗后还可持续[344]。

矫正治疗可产生关节空腔和关节囊牵张，可能刺激伤害感受器从而引发相对持续的疼痛抑制。这一观点为以下假设提供了支持，即矫正治疗可能产生轻微的不适，这种反应与良好治疗效果具有一定相关性[334]。

整脊疗法可能会对疼痛系统直接产生作用，因此人们认为手法治疗有可能减轻神经性持续疼痛[345]。慢性神经性疼痛可能是由神经系统可塑性变化和中枢敏感化引起的。中枢敏感化是指伤害感受器突触传导持续增强导致的神经系统可塑性失调。这会导致一种持续性的疼痛状态，即使在侵害性的阴茎周病理损伤和炎症消除后也不会缓解[344]。

整脊治疗后，本体感受和伤害感受信号输入会短期剧增，经皮神经电刺激和针灸后也是如此。理论上，这一现象能提高神经化学疼痛抑制剂水平[357]。人们还提出，胶状质神经元受到刺激后会局部释放脑啡肽，而下丘脑-垂体轴受到刺激后会引发原生质和脑脊液脑内啡水平的系统性提高。产生的脑啡肽和脑内啡都可作为内源性阿片样疼痛抑制剂，可以促进矫正疗法的镇痛效果。

医师的心理安慰和掌部按压都可直接产生镇痛效果，在观察分析矫正疗法和手法疗法的疗效时应充分考虑此因素。对熟练的软组织检查中，医师对患者的按压触摸，也能体现出医师的关切和技巧。Paris[354]称，接受过医生对软组织和关节力学变化熟练的触诊后，患者会深信临床医师对自己感兴趣、关心且具有高超的手法治疗技巧。如果检查后进行矫正治疗并形成空腔（破裂声），则会产生更强烈的安慰剂作用。如果这一现象能对患者康复产生作用，聪明的临床医师会接受它并加以强化。但并不代表医师可以歪曲或不负责任地夸大其治疗效果。

肌肉痉挛（高度紧张）

众多研究人员提出，肌肉高度紧张在关节功能障碍和脊椎疼痛的发病起到诱因作用[24,238,289,292,346-349]。关节运动受限可能导致节段肌肉紧张或痉挛的观点，其立足点在于肌肉不仅会做运动还会阻碍运动。关节运动依赖于主动肌与拮抗肌之间的平衡。如果失去平衡，拮抗肌就会因为不自觉的高度紧张而无法

伸长，关节活动度和活动质量可能受限。

休止肌加剧紧张或痉挛可能是由肌筋膜结构受到直接刺激、损伤或相连关节结构受到间接刺激、损伤引发的。肌肉的直接过度拉伸和撕裂会刺激肌筋膜伤害感受器和保护性肌肉僵直。节段间肌肉或脊椎尤其易受的轻微机械压力和过度拉伸的伤害，并且不受自主控制。它们主功能是稳定并整合节段运动以应对躯体的全身运动。因此它们更易受到无保护运动和应激性僵直的影响。

Kort[346]指出，无保护的不协调运动可能接近背部肌肉短节段，减少肌梭复合体中环螺形受体活动，产生肌肉痉挛。Maigne[291]设想出一种类似的损伤（关节拉张），但是推测说这种损伤的起因是持续体位过长或缺乏判断的运动，从而引发了轻微节段间肌肉过度拉伸和痉挛。两种推测都认为，节段肌肉痉挛一旦在背部出现，很可能难以停止。背部节段肌挛缩不像自主运动的附肢肌，很难通过拮抗性肌群收缩来拉伸。因此，此情况可能不会被主动拉伸抑制，所以不大可能进行自我限制[291]。2000年发表的研究结果表明，肌肉痉挛减小了脊旁肌对大脑诱发电位的刺激[350]。脊椎手法治疗起了反作用，减少了肌肉痉挛并恢复了大脑诱发电位的大小[261]。

肌筋膜周期

很多运动节段的内部和外部移位的主要并发特征为诱发永续的肌筋膜疼痛和肌肉痉挛周期。关节软组织受到大量机械感受器和伤害感受器的支配，这些结构遭受的牵引和损伤可能导致局部肌肉僵直。肌肉的持续收缩逐渐导致更严重的肌肉疲劳、局部缺血、疼痛以及持续的肌肉痉挛和关节闭锁（图4-21）。

高速矫正疗法被认为能有效干预该周期。关于矫正治疗缓解肌肉痉挛的机制，人们提出了多种理论。推测认为，肌肉反射反应通过直接作用于肌肉或反射性关节牵拉（形成气穴）而产生。直接肌肉模型[346]推测称，肌腱结合部中高尔基氏腱器官（GTO）的快速牵引和激发会通过抑制肌动活动来限制关节的过度运动和潜在损伤。这一观点认为矫正治疗引发肌腱复合体强力拉伸，激活高尔基氏腱器官，并引起反射性肌肉松弛（自生抑制）。虽然这一模型看似合理，但是证据表明高尔基氏腱器官的作用不如开始设想得那么大。Watts及其同事[349]发现，高尔基氏

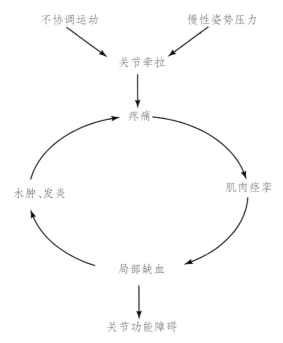

图4-21 肌筋膜疼痛和肌肉痉挛的自我持续周期。

腱器官受刺激后对运动神经元活动产生非常微小的抑制效果。这一资料说明,高尔基氏腱器官在抑制肌肉痉挛上起到的作用比原先提出的要小很多,也使人们对其与矫正后肌肉松弛的关系产生怀疑。

相反,关节高、低阈值机械感受器和伤害感受器受到的刺激对节段肌肉运动产生显著的抑制效果[342]。关节软组织、肌肉以及皮肤中也嵌有大量力学感受器和伤害感受器。高速矫正治疗会产生足够的力来刺激这些机构,并引发躯体受体暴发大量输入活动[281,342]。基于这些信息可以合理推断出,关节和软组织机械感受器和伤害感受器有可能在抑制肌肉痉挛和干预肌筋膜疼痛和关节锁卡周期中起到物质作用。

脊椎手法治疗术对肌肉活性疗效的临床研究十分有限。前人研究重点在于手法治疗期间和治疗后的效果。Herzog及其同事[351-353]运用体表肌动电流描记器(EMG)调查胸椎手法术对脊旁肌活性的即时效果。他们采用单侧俯卧快速(HVLA)和慢速(3~4秒)推拿术治疗胸椎横突。两种疗法在施用时均使肌肉活性短暂提升。高速手法治疗会伴随快速的暴发性的肌动电流描记器信号,慢速手法治疗则产生的信号则是渐增型的。慢速手法过程产生气穴时,肌动电流描记器信号并不增大,因此研究人员推测,气穴并不足以引起反射性肌肉反应。在胸椎矫正治疗中出现的肌电反应与施加的矫正力并不矛盾。相反,Triano和Schuitz[161]在HVLA-SP腰椎矫正治疗中没能记录下任何显著的肌电活动或肌肉反应。

对抑制肌肉活动的长期效果的研究虽然为数不多,但却显示出脊旁肌活动和不平衡在全脊矫正治疗中的减弱[352-353]。

神经根压迫

脊椎按摩医学、整骨疗法以及手疗医学界都设想手法治疗不仅能对躯体功能障碍有疗效,还能通过神经性疗法治疗内脏功能失调[17]。脊椎按摩医学早期范例强调以神经根(NR)功能失调模型为基础研究躯体或内脏功能障碍。理论上半脱位会引发椎间孔结构变化,导致电传导或轴质流受损情况下的内含的神经血管结构受压迫和神经根功能失调。此过程(神经干扰)的净效果为相关神经根造成的躯体和内脏结构功能障碍和疾病[17,354-359]。根据假说,半脱位引起的椎间孔(IVF)狭窄会通过直接骨性压迫(受压管模型)或神经根及其血管结构周围压力在增大而间接引发神经根功能障碍。

1973年,Crelin[360]对半脱位运动节段产生神经根压迫的解剖学可能性提出挑战。他对椎间孔侧边缘的解剖和测量表明,神经根周围有至少4毫米的空间。他得出,这一空间足够大所以神经根并不易受压迫。随后在1994年,Giles[361]重新研究了这一问题,但是在不同部位进行解剖。他在椎弓根区进行测量得出,神经根和神经节周围空间平均仅为0.4~0.8毫米。他认为神经根在解剖结构上确实具有易损性,但是是在椎弓根区而非椎间孔侧边缘的位置。另外,"背根和背根神经节(DRG)比周围神经轴突更易受到机械压迫的影响,因为功能障碍或畸变产生于较低压力的情况下[361]。"

在任何情况下,某个部位的解剖结构易损性并不能证明基于半脱位引发的神经根功能障碍的脊椎按摩模型是准确无误的。无并发症的半脱位会引发神经根压迫这一观点仍不太现实[355-360]。然而其中有价值的一点在于,提出脊柱运动节段功能障碍在与其他关节病理特点结合时可能促成神经根压迫[300,361,362]。椎间盘突出以及神经根暴露于椎间盘物质会增强自发神经活动和神经根的机械敏感性和痛觉过敏。脊椎神经根在受到椎间盘突出、退化性关节和椎间盘疾病或椎管中心及边缘狭窄还有其他相关发炎症状伤害后，若伴随的功能障碍将关节固定在更受压迫和损害的位置，则可能加剧以上症状。在此情况下，减轻固定半脱位和根刺激的矫正治疗可能会有效减少神经根牵拉、压迫或发炎。

反射功能障碍

从Homewood[358]开始，脊椎按摩学界逐渐脱离了对神经根压迫模型的依赖，转而研究半脱位引发的神经功能障碍这一更有力的模型。如第三张所述，反射范式模型中躯体功能障碍或关节功能障碍引发伤害感受器持续输入以及本体感受器输入失调。这一持续性输入信号引起了一个节段髓反应，反过来又引起躯体－躯体或躯体－内脏疾病反射的发生[357-359,363-368]（图4-22）。根据假设，如果这些反射持续发生则会引起节段支撑的躯体或内脏结构功能畸变。

脊椎整脊矫正治疗可通过恢复关节正常机械结构和终止关节功能障碍伴随的畸变神经性反射来中止躯体和内脏受到的局部及远端影响。例如，患者后关节囊拉张且伴随反射肌肉痉挛，其脊髓伤害感受器可能受到轰炸性刺激。如果该刺激足够强烈、持续时间足够长，则可能引起节段性易化。脊椎矫正治疗可减轻关节囊拉张并缓解肌肉痉挛，使伤害感受得以重新从这些组织进入脊髓。同时，矫正治疗会刺激很多不同类型的机械感受器，从而减少的躯体－躯体反射和潜在的躯体自反射。这一模型已成为了人们关注和研究的焦点，同时脊椎整脊师针对临床观察中与脊椎矫正治疗有关系的生理效果也在寻找合理

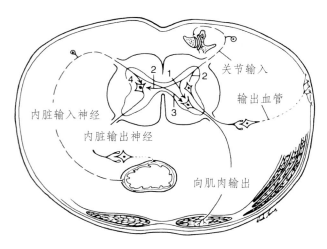

图4-22 内脏和躯体结构的输入和输出路径能产生 （1）躯体－躯体反射现象，（2）躯体－内脏反射现象，（3）内脏－躯体反射现象，和（4）内脏－内脏反射现象。（改编自施密特[188]）

解释。这种关系并不具有一致性，其出现频率也未确定，但是据从业人员的大量经验来看，进一步调研势在必行。

半脱位引发的神经功能障碍的另一个模型主要关注植物性神经系统潜在的直接机械刺激。交感神经结构刺激的范式的根据在于，T1和T2脊椎骨之间的后神经节链在解剖结构上接近后胸壁和肋椎关节，并且易受其伤害。根据假设，脊椎和肋椎机械结构变化会对交感神经节产生机械刺激，并引发节段性交感神经过度紧张[368]。该阶段内的目标器官理论上将因为交感神经功能失调而使植物性神经调节和功能更易失调。

与交感神经节链相反，副交感神经发自大脑、脑干和脊髓的骶节段，与脊椎关节并无解剖结构上的相邻性。副交感神经系统机械功能障碍的模型提出，颅骨、颈椎和骨盆的机械结构功能障碍是副交感神经纤维被困住或拴住的潜在成因。根据理论，颈椎、颅骨或颅骶机械结构的变化会引发硬膜附属结构和颅神经溢出硬膜和颅骨孔从而产生牵引。植物性神经机械功能障碍的治疗目标为确认关节功能障碍部位并实施合适的手法治疗以平衡模型紧张[369]。

在脊椎功能障碍及其对健康潜在的神经生物学影响这一问题上，必须注意脊椎功能障碍和疼痛可能不是躯体或内脏功能障碍或疾病的原因，而是其结果[370]。脊椎疼痛和功能障碍可能不如急需治疗的功能失调严重。医疗保健过程中加入手法治疗很合适，但是单独使用则不足以产生疗效。患者患咖啡因引起的胃炎并产生中背部疼痛和功能障碍（内脏－躯体性的），若未接到停止摄入含咖啡因饮料的医嘱，则不应进行手法治疗。脊椎是此疼痛的常见发病部位，当一位疑患机械或创伤性功能失调的患者并未表现出预想的治疗效果时，则应考虑其他躯体或内脏疾病。

神经免疫调节

中枢神经系统功能和机体免疫之间存在互动关系，这也支持了以下脊椎整脊学假设，即神经功能障碍使机体局部和全身都受应力。更进一步来说，随着组织抵抗性相应降低，非特异性免疫反应和特异性免疫反应都发生变化，相关神经的营养功能也会失调。这一关系被称为神经营养障碍假设。

Selye[371-373]通过动物实验和临床调研证明了神经内分泌和免疫的联系。生理的、心理的、身心和社会的因素共同构成了应激反应。Selye通过研究应力过度的动物观察到了非特异性变化，他称之为全身适应综合征。他还观察到了取决于应激原和实验动物部位的特异性反应，并称之为局部适应综合征。随后他更进一步，建立了包含应力过度的主要病理结果的应力指数，其中有肾上腺皮质肿大、淋巴组织萎缩以及出血性溃疡。Selye还认为，长期应力会导致适应疾病，包括心血管疾病、高血压、结缔组织疾病、胃溃疡以及头痛。

应激原能对健康产生深远影响[374]。理论家提出，应激性事件会引起认知反应和情感反应，又反过来引起交感神经系统和内分泌变化，最终损害免疫功能[375-379]。应激性事件不会直接影响免疫功能。人们认为应力会通过中枢神经系统对下丘脑–垂体–肾上腺（HPA）轴和交感神经–肾上腺–髓质轴进行控制，从而影响免疫功能[377,380-383]。应激原总会引起免疫变化[374]。Segerstrom和Miller[384]分别分析了不同类型的应激原后发现，应激原的免疫学作用取决于其持续时间。

然而不同个体接受同一应激原刺激后产生的症状不同，因此Mason[385]提出，在内部调节（基因、过去经历、年龄以及性交）或外部（药物、饮食以及荷尔蒙摄入）调节影响下的情感刺激能通过内分泌系统、植物性神经系统以及肌肉骨骼系统的反应表现出来[385]（图4-23）。

Stein、Schiavi和Camerino[386]极具说服力地证明了社会心理因素和神经因素对免疫系统的影响。他

们证明，下丘脑对肢部免疫反应有直接作用，并解释了社会心理因素如何改变宿主对感染的抗性。另外，Hess[387]通过刺激下丘脑不同区域来引起交感神经和副交感神经的反应。交感神经反应（应激反应）的特点为或战或逃的反应机制，而副交感神经反应（放松反应）则产生一种促进修复过程的放松状态。表4-2列出了应激状态和放松状态的特点以及生理反应。

神经科学、内分泌学和免疫学是三个独立学科，分别研究不同器官——大脑；腺体；脾脏、骨髓和淋巴结。实际上它们通过一种叫做神经肽的信息递质互相联系，形成了一张多向交流网络。这一研究领域叫做心理神经免疫学（PNI）。心理神经免疫学具有牢固的科学基础，构建于设计完善的实验基础和结论确凿的行为学之上[388]。将身体各系统联系在一起并最终连接身体和思想，这一过程的首要组成部分就是在身体和大脑细胞表面发现的受体。脊髓中过滤所有输入人体的感觉的部位上不仅能找到脊椎受体，还能找到几乎所有的多肽受体。接收五官中任一官能信息的所有部位，都集中了大量的神经肽受体。这些区域被称为节点[388]。

当今的医务工作者应该认识到人类情感和生理的各种联系。皮肤、脊髓以及器官都是进入身心网络的节点。医务工作者若将触摸和运动融入患者治疗过程，就能对以上所有节点起作用。

Leach[389]指出，目前很少有人直接地将此联系起来研究，将腰椎损伤与免疫能力直接相连，但是他的文献综述表明这样的联系是可能存在的。Fedelibus[390]最近进行文献综述并得出，神经免疫免疫调节、躯体–交感神经反射以及脊椎固定为某些免

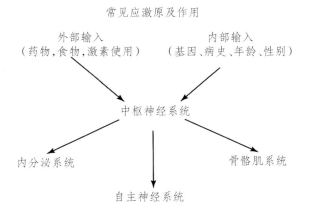

常见应激原及作用

图4-23　内部调节和外部调节能影响情感刺激，引起植物性神经、内分泌系统或肌肉骨骼系统的变化。

表 4-2	应激状态和放松状态的特点
应激状态	**放松状态**
多为交感神经性症状，如兴奋、觉醒、行动	副交感神经松弛
躯体运动或部分运动	能量储存
心率、呼吸加快，血压升高	心率、呼吸减慢，血压降低
血糖水平升高	胃肠功能加强
肌紧张度增加	肌紧张度下降
二氧化物消耗增加	二氧化物消耗下降
二氧化碳排出增加	二氧化碳排出减少
瞳孔扩张	瞳孔缩小

疫系统失调症状采用脊椎手法治疗提供了理论基础,这些症状包括哮喘、过敏,以及普通伤寒。他还提出,肌肉骨骼功能障碍会导致免疫功能障碍,因此快速整脊手法在治愈肌肉骨骼功能障碍的同时能对免疫功能障碍起作用。如前文所述,若患儿童哮喘的儿童对药物无法产生最佳反应,则脊椎整脊手法术就不能产生良好的治疗效果[216]。

两项有关婴儿肠绞痛[233,391]的研究表明,脊椎整脊治疗能减少绞痛期每日长度和发生次数。Klougart及其同事[234]发现,研究中94%的婴儿接受脊椎整脊治疗14天以内症状得到缓解。Wiberg、Nordsteen和Nilsson[391]对比了脊椎整脊治疗和二甲硅油药物治疗。脊椎按摩组婴儿的日绞痛时长减少了67%,而二甲硅油组仅减少了38%。然而,2001年的一项研究采用随机安慰剂控制法,不告知患者其接受何种治疗,结果发现婴儿肠绞痛治疗过程中采用安慰剂和脊椎手法术并无差异[235]。

Vernon及其同事[337]的研究报告中发现,无临床表现的男性接受颈椎手法治疗后内啡肽水平轻微上升,数据在统计学上十分显著。而Sanders等[392]还有Christian、Stantan和Sistons[393]发现,不管有无临床表现,受试男性接受脊椎整脊治疗后内啡肽水平均无变化。

Whelan及其同事[394]在一项随机临床试验中研究了30名无临床表现的男性脊椎整脊专业学生来确定HVLA脊椎整脊手法治疗对唾液皮质醇分泌的影响。他们发现脊椎按摩推拿治疗对唾液皮质醇没有作用,并得出,假手术及颈椎推拿都不能引起熟悉脊椎按摩推拿的无临床表现受试者产生足够的焦虑来破坏内衡机制或激活下丘脑-垂体-肾上腺轴。

Teodorczyk-Injeyan、Injeyan和Ruegg[395]在研究报告中称,对无临床表现的受试者进行脊椎手法治疗会下调发炎性细胞肿瘤坏死因子-α和白细胞介素-1β(IL-1β)的产生水平。他们还确定,细胞素水平的这一变化与血清P物质含量无关。

Brennar等[396-403]的研究是脊椎整脊手法治疗疗效和免疫功能方面的唯一进展。他们报告称,胸椎或腰椎单次手法治疗为多形核细胞对体外微粒产生了反应做了短期预备。他们还观察到,受试者不管有无临床表现其化学发光呼吸暴发均得到加强[396,398,403]。这一加强的多形核细胞活动被认为与血浆P物质增多有关,虽然增量微小但具有统计学的显著性。进一

步研究表明,这一系统性效果取决于所施加的力和所作用的椎水平。在后续实验中,Kokjohn及其同事[404]假设称,手法治疗中对胸椎施加的力足以造成血浆P物质增多,并预备循环吞噬细胞加强呼吸暴发。但是这一作用在抵抗感染是否具有重要意义还未被证实,手法治疗作用与吞噬细胞的确切机制还在推测中,因为血浆P物质水平并无显著提高。

现有研究结果显示,脊椎影响可能引起免疫功能上的显著临床效果,但是很少有人直接研究其中机制。而且迄今所得证据互相矛盾。因此,这一领域还需通过探索机制和采集临床实践证据来进行更深入的基础科学研究。

循环系统假设

根据理论,矫正治疗引起的良性血管反应是植物性神经系统受到刺激或肌肉骨骼系统功能增强的结果。试验及临床数据显示,供血充足对最佳功能状态十分重要[405]。早有观察得出,交感神经亢进造成的血管收缩会显著降低血容量,造成相关趋于局部相对缺血的威胁[406]。局部缺血缺氧等失调症状产生的影响将有害肌肉骨骼系统。

如前文所述,关节半脱位/功能障碍被认为是节段交感紧张失调的病源。如果关节功能障碍引发的交感神经反应足够强烈,能引起局部或节段性血管收缩的话,那么脊椎半脱位/功能障碍可能伴随局部组织供血不足。皮肤症状包括质地、湿度以及温度的变化。此时应用脊椎整脊矫正治疗则可能通过恢复关节功能、去除交感神经激惹来改善循环。

肌肉骨骼完整性及其功能是其他能直接影响循环系统的因素。静脉和淋巴系统是由骨骼肌肉运动和胸腹内压力变化而驱动的。健康的呼吸功能取决于正常的隔膜功能以及灵活的脊椎胸腔骨骼结构。导致肌肉骨骼活动性和力量丧失的疾病会造成肌肉骨骼系统及其血液和淋巴输送容纳力的净损失。肌肉损伤或废用会伴随相关组织血管化的损失,并且加剧血液和淋巴流受阻。血管经过肌肉,因此有理由认为肌肉的显著收缩会阻碍循环系统流通,尤其是在压力较低的静脉循环中。旨在增强骨骼肌活动性和力量的治疗有可能增强肌肉骨骼系统容纳力并改善循环[407]。

但是手法治疗是通过神经系统作用于血液供应,还是通过改变肌肉骨骼系统对血管舒缩功能

调控的反作用,目前还未可知。两种观点都有可能成立。

矫正疗法的应用

确诊并选择矫正疗法后,脊椎整脊师和患者需要确立治疗效果目标,并决定采用哪种具体矫正疗法(图4-24)。决策过程应考虑是否存在失调并发症,以及患者的年龄、体重、灵活性、生理状态及其个人意见。医师的解剖学知识、生物力学知识、对矫正治疗机制和禁忌证的了解会影响其正确评估并决策的能力。

在矫正治疗前,医师须确定矫正关节或脊椎区域,以及采用什么样的矫正动作和方向 (图4-24)。这一决定是根据症状表现和体检结果做出的临床决策(框4-14)。最终决定必须依据关节局部解剖结构和几何平面情况、患者健康状况的性质以及任何潜在疾病来做出。这些因素和采用的矫正疗法的力学特性将会影响患者体位、具体接触区、矫正前张力大小、施力大小以及矫正推力方向(框4-15)。终极目标是选用一种安全、舒适、有效的矫正疗法,使医师得以将矫正力集中施加于具体区域或运动节段。

关节解剖,关节运动和矫正运动

具有脊柱和手足关节解剖知识是必要的完整的整脊技术的基础。大多数整脊技术是针对关节。脊柱

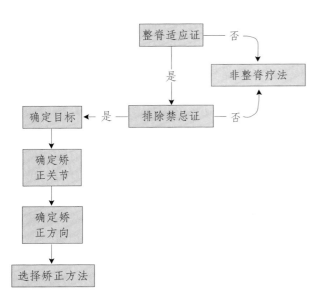

图4-24 选用矫正疗法前需要考虑的因素。

框 4-14	选择矫正关节时要考虑的问题及因素

病情是影响单个还是多个水平
病情是影响一侧或脊柱两侧
病情需要单个的还是复合的矫正术
主诉和触痛的位置
反应性软组织变化(例如肌张力的改变)的位置
活动受限的位置和方向或运动痛
末端活动或关节内活动受限的位置和方向

的矫正更容易产生有效的动作。如果一个临床医生对关节的组成及运动的矢量和作用的力有基本的了解,就会有效地矫正关节,而不至于带来关节损伤。

俯卧位的整脊技术可以用来说明这一点。在胸椎,关节突关节是相对平坦的关节,上关节突关节相对于下关节突关节形成一个约60°的角。在胸椎的轻度屈曲运动中,关节突关节分离。在过伸过程中,关节突关节又结合到一起。在极度过伸时,有可能滑移到关节突关节的上缘(图4-25)。

当采用俯卧位整脊技术治疗胸椎功能障碍时,既要调整间盘层面,又要调整小关节突关节层面。有证据表明,垂直于脊柱的间盘层面与间盘层面平行且有导致向前的运动趋势(图4-26)。通常整脊矫正的向量是在同一个方向。要么在椎间盘平面,要么平行于椎间盘平面。可能会产生相关的节段性的位移,也可能会在相关水平产生角位移。

相反,一个由后向前推力和沿着平面由低向高的推力常常是用于在低于接触点的平面关节处产生滑移分离(图4-27)。这种方法的目的是在脊柱节段屈曲过程中引发滑动。因此,以传统的方法治疗胸椎过伸受限 (屈曲错位) 时,矫正矢量要垂直于胸椎(P-A)(图4-26)。而治疗胸椎的屈曲受限 (过伸错位)时,矫正力更多施于小关节突关节层面之上(P-A和I-S)(图4-27)。

然而,对于俯卧位胸椎矫正的生物力学特性的近期发现引发了在静止患者身上施加的由后向前矫正是否能够有效地在脊椎上引起运动的争论。例如,将一个俯卧位矫正矢量从垂直由后向前方向转为由后向前和由下向上方向,能否引起部分胸椎屈曲?Bereznick、Ross和McGill做了一个试验,发现体

框 4-15 影响矫正方法的选择及具体应用的因素

关节紊乱或功能失调的解剖定位

功能紊乱：

组织形态学：组织结构的大小、强度和活动性，有些区域需要更多的力量（大力和杠杆力）

患者的年龄和身体条件

使自己处于特殊体位的能力；患者能承受的预张力的级别（大力、杠杆力和冲力的深度）；对相邻脊柱及四肢关节和软组织产生的应力

患者的体型和柔韧性

体型大或者肌肉僵硬的患者：需要增加机械力量（预张力和冲力）

治疗床的选择：高度，咬合的和非咬合的，可松动或升降的部分，机械性的

方法：矫正力的类型、杠杆作用（例如：推力与拉力）

柔韧性好的患者

关节的预载荷力：松弛关节的滑移，患者处于非中立位

方法选择：短力臂法

存在紊乱及缺陷

先天或后天的缺陷

先天基因缺陷

并发疾病状态

相邻运动部分的不稳定性（对相邻关节的力量的最小化）

医生的技术及偏好

患者治疗的偏好

不能违背安全及有效原则

矫正技术的机械特性和特殊性

矫正操作的位置和预张力

患者体位

术者体位

施术部位

杠杆作用力

矫正冲力

杠杆作用力

速度

振幅（深度）

集中

施术点

有或无暂停

长杠杆优于短杠杆精确性的问题

患者合适的体型

柔韧性好的患者

运动节段不稳定的患者

短杠杆优于长杠杆

脊柱部分需要力量的深入

根据患者的体型和柔韧性需要加大力量和深度

表矫正治疗并没有触及深层的骨骼、筋膜或肌肉，表皮结构（皮肤和皮下组织）和骨骼、肌肉和韧带之间的界面基本上没有受到摩擦，并藉此对上述假设进行了质疑。他们认为除垂直的由后向前力之外，任何单独作用在脊椎上的力最终都只会导致在表层结构的变形和伸展。在这种理念下，远离直角方向作用在脊椎上的力越多，脊椎变形或成腔的可能性就越小。

这种生物力学的最新发现让同行们发现了问题，并研究了一些矫正力学的假设和临床应用。如果俯卧位胸椎的运动变化不会像我们预想的那样，但是这些变化却与临床疗效相关。那么可能就没有必要精确所有的矫正向量了。那个可能引起脊柱伸展变形和平面关节放松的由后向前的胸椎推力可能在多个方向上对松动脊椎都是有效的。如果在这种情况下，技术人员能够在此基础之上尝试拿出一些在临床上可信赖和有效的方法，就能确定脊椎错位的准确位置和方向。如果说矫正疗法主要的临床疗效是产生脊椎运动，那么对于临床医生来说，他们就可以自由地使用一种更有效的俯卧位胸椎矫正方法。例如，作用在脊椎上的直角力越多，就越有可能引起脊椎运动。直角力越少，矫正力量被表皮软组织吸收和分散的就越多。

另一方面，我们想象的脊椎矫正疗法可能没有它本身那么有效，因为我们还没有能够精确治疗的工具。可能随着将来对矫正生物力学和方法的应用的理解力的提高，治疗效果会得到改善，所应用的治疗能够产生精确的运动和影响。如果只是简单地改

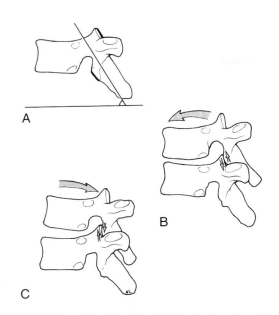

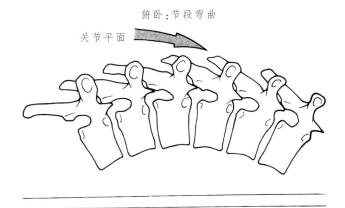

图4-25 （A）胸椎关节突关节形成60°的角；（B）屈曲时关节突关节的相对滑移；（C）过伸运动时关节突关节滑移到一起。

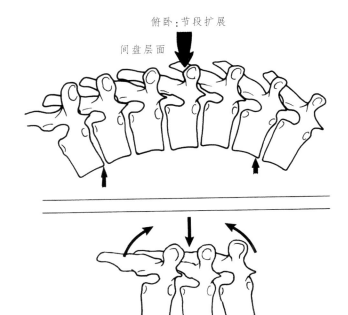

图4-26 在间盘层面整脊力在由后向前方向的效果。

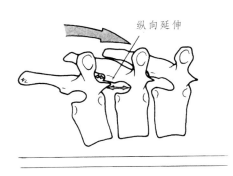

图4-27 假设矫正推力应用在由后向前和I-S的效果。

现有的理解能力下，通过在患者体位上做些改变来影响不同的脊椎运动和达到可能性的改善结果，看起来是合理的。这些引起不同的脊椎运动和改善患者的方法需要进一步生物力学和临床的研究。

矫正定位

矫正定位是指将矫正力量局部化和使关节放松的预矫正方法。主要包括运用生理和非生理体位，减少关节"松弛"和保持患者姿势，近压点（CPS）和矫正矢量。对于预矫正关节张力和矫正效率这些都是基本因素。注意这些组成部分是改善矫正的特性，进一步使相邻关节的分离张力最小化。这些原则的适当应用应该能够使医生将矫正力最大限度地集中于一个具体的脊柱区域和关节。

生理和非生理运动

脊椎和肢体的生理运动知识在决定如何定位和应用矫正疗法的过程中是至关重要的。矫正力量的定位取决于对关节运动正常范围的理解和混合运动

变我们在俯卧中立位下的矫正方向，那么除了伸展和旋转之外不会引起其他的运动。是否会有一些其他的选择来产生不同的效果呢？例如，改变患者的位置能否产生其他的效果？如果我们在所治疗的脊椎水平上维持脊柱节段屈曲或者侧弯，那么一个俯卧矫正能否更有效地产生预期运动。在患者保持屈曲姿势下，俯卧式矫正能够产生更大的屈曲吗？在我们

影响关节运动的自然性和范围的方式。每一个脊椎区域和肢体关节都有它唯一的运动范围和类型。了解运动范围和类型能够让医生知道什么样的混合运动对于产生最大的运动范围是必需的，什么样的混合运动对于限制运动是必要的。

脊柱能够伸曲、侧弯和旋转，但是当这些运动相结合时，其运动范围可能会被限制，有时又会增加。在一个平面的运动会限制另一个平面的运动，脊柱的屈曲和旋转运动就存在相互抑制。在第三平面的附加耦合运动可能会限制或者增加ROM总量。例如，如果旋转和侧弯在不同的方向发生并且同时伴随着伸展，那么腰椎旋转和侧弯的联合运动就可以达到最大范围。

允许达到最大运动范围的混合运动属于生理运动，而限制运动最大范围的混合运动则属于非生理运动。右侧弯伴左旋和伸展就是一个很好的在腰椎上的生理运动。右侧弯伴随着右旋转则是一个非生理运动的例子。

非生理运动会使关节处于紧张状态，并限制其ROM。在应用矫正疗法的过程中，在非生理性体位下对脊柱各节段定位，是一种类似关节交锁的方法。应用这种方法有助于使矫正力量集中到受影响的区域或者关节，并使临近关节的受力降到最低。当临近的脊椎节段处于非生理位置时，在需要矫正关节的上方或下方就可能会出现一个硬结，同时会过早地形成预矫正张力。关节处于非生理位置会对关节表面产生巨大的影响，对关节生理运动的辅助可能会减少，并可能在关节处出现脱位。

要将预备矫正的脊柱节段或关节置于非生理性运动和生理性运动之间的过渡区或者在被非生理性

锁定的关节之间(见图4-28)。必须要有足够的松动空间才能使矫正推力能够在关节的生理范围之内引起脱位或者滑动。如果对紧密闭合状态下的关节施加矫正推力，就会产生引起关节损害的巨大风险。在相邻关节不稳定性的情况下，将关节置于非生理位置可能会有特别的益处。

减少关节松动

关节松动术属于关节活动的范畴，它出现在所有分泌滑液的关节和关节周围的软组织中。尽管这是关节功能的正常部分，但是在施加矫正推力改善关节成腔过程中或之前，还是应该减少关节松动。减少关节松动有助于分散正在减少的或者妨碍关节运动的关节周围软组织张力。和预矫正张力一样，这也同样有助于将矫正推力集中到靶定的脊椎位置或者肢体关节。如果不能在施术初始时产生预矫正张力，则矫正推力所产生的能量和力量会被分散在表皮软组织和临近关节软组织。

术者可以通过放松所治疗的脊椎节段或者关节，或者改变患者的姿势，使关节从中间位置朝有弹性障碍的方向运动，从而来减少关节松动。术者的关节松动操作可以通过逐步变化的源自身体重量的矫正力或者借助矫正牵引力来达到治疗目的。术者靠对关节张力的感觉，或者靠患者对压力的反应来决定预矫正张力的大小。在应用预矫正方法的过程中，过度的牵引或按压关节会导致关节紊乱，压痛和疼痛。而对于学习整脊疗法的学生来说，在第一次学习矫正技术时，他们往往会过度地松动关节。

当患者感觉不舒服或痉挛性疼痛的时候，轻度按压和减小预期矫正张力是必要的。固定下的关节只需要很小的矫正力就可以被松动，并且经过矫正，关节也会接近中立位。活动性较大的关节通常需要患者的位置能够从中立位朝有弹性的障碍方向移动。

患者体位。预矫正关节张力和定位主要受到患者的体位和力量的影响。利用患者体位，把关节置于脆弱点上，可以改善预矫正力的定位。可以通过锁定邻近关节和把需要矫正的关节放到既定弧线的最高点来强化这个过程(见图4-29)。如果使用力量来辅助或抵抗矫正推力，那么关节定位和关节放松就会进一步被加强。所谓辅助或者抵抗性体位主要参考在建立矫正和预矫正张力的时候的原则。

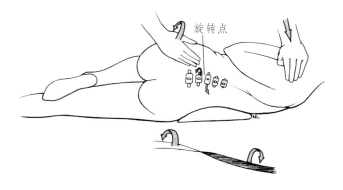

图4-28 腰3、4以上水平的矫正位置为非生理位置(屈曲，左旋，右侧曲)可矫正锁定。

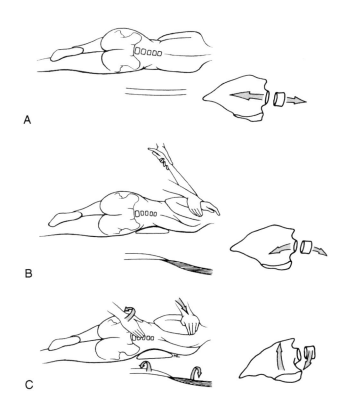

图 4-29　要产生适度的矫正关节的预张力,就必须使患者保持在恰当的体位。(A)关节后侧附件的矢状位运动(屈曲)和分离。(B)关节(左侧椎间关节和椎间盘)的冠状位运动(侧屈)和分离运动,其方向是远离治疗床。(C)左侧椎间关节横向运动,以及引发椎间关节的对抗旋转张力和分离的运动。

正反定位。在实施操作的过程中,应用辅助和抵抗力量的概念首次描述于法国矫形外科医生Robert Maigne的胸腔操作。在整脊领域,Sandoz是第一个描述类似术语的人。Sandoz建议使用辅助(assisted)和抵抗(resisted)这两个术语来描述别人的位置,或者是辅助性体位,或者是抵挡性体位。这两个位置用来改善预矫正张力的定位。

患者的辅助性体位和对抗性体位是通过与矫正性推力相关的脊椎节段位置来进行区别的。这两种体位下,躯干和矫正按压区域上方的脊椎节段都沿所需关节运动方向被施加了预应力。在辅助性体位下,按压区域在病变椎体的上一节段,躯干的活动方向和推力方向相同(图4-30,B)。阻抗操作方法所采用的患者体位,矫正按压区域上方的脊椎节段被施加了预应力躯干的活动方向和推力方向相反受到对矫正按压区域以上的节段预加与矫正性推力方向相反的应力。在对抗方法下,脊椎节段下方确定按压面,矫正性推力方向与躯体运动方向相反。

Sandoz[264]认为对抗体位给按压区域以上的关节带来了最大的张力(例如,L3横突为按压区域,它会在L2-3节段及其以上部位产生张力),辅助体位给按压区域以下的关节带来了最大的张力(例如,L2棘突为按压区域,它会在L2-3节段及其以下部位产生张力)。在辅助性疗法中,反张力产生于按压点的下方,这是由于其下方的椎体是稳定的或旋转的,旋转的方向与矫正推力相反(见图4-30)。在对抗性疗法中,反张力产生于按压点上方,这是因为按压点以上的节段是沿着与矫正性推力相反的方向旋转的 (见图4-30)。Cramer和他的同事[265]们进行的研究表明,对侧卧位患者施加抵抗腰椎横突的推力可以使按压点以上的关节间隙在体位与矫正力的双重作用下加大。原则上讲,两种方法都可以用来引发同样的关节运动。在辅助性体位下,推力方向与关节受限方向一致;在对抗性体位下,推力方向则与关节受限方向相反。

辅助性体位和对抗性体位经常与脊柱旋转张力联系在一起讨论。理论上,侧屈或前屈后伸受限可以用同样的方法和原则治疗。选用辅助性疗法治疗腰椎右侧屈受限,患者应该右侧卧位,同时在腰椎区下方放置一个卷形物,引起脊柱右侧屈曲。在卷形物上方椎体左侧横突确定按压区域,力的方向定位为前上方 (图4-31)。用对抗性疗法治疗同样的问题,可令患者采取同样的体位,但是按压区域改为下方椎体的左横突,力的方向为前下方(图4-31)。虽然两种方法都是在左侧按压,但前一种按压力会加大侧屈,另一种则会减小侧屈。

采用侧卧位辅助性疗法治疗腰椎屈曲受限,患者可以采用任何一侧卧位,按压部位为参与运动节段的上部脊椎,配合前上方向的推力。相反地,采用对抗性疗法,在不转换患者体位的情况下,单纯按压下位椎体并施加前下方推力,便可治疗相同的运动受限(图4-32)。治疗屈曲受限的原则同样适用于治疗伸展受限,唯一不同的是要对患者的脊柱后伸施加预应力。

当采用侧卧位矫正性推力治疗侧屈及前屈后伸受限时,治疗所需推力会典型的减少,这就减轻了术者腕部及肩部所承受的压力,这种推力是一种由后向前的联合推力,伴有由下向上的矢量,而不是由上至下的联合矢量。由上至下的推力要求术者腕部背伸和肩部内旋,这可能会带来不适甚至损伤。因此,

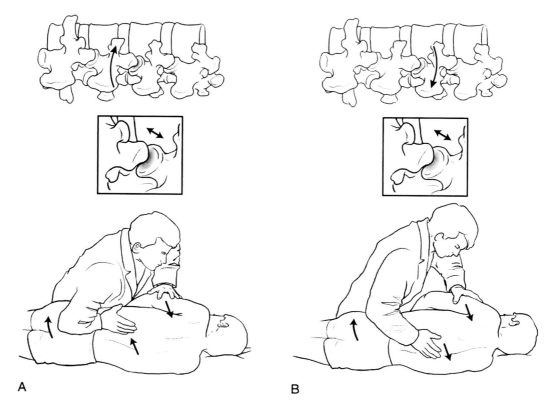

图4-30 （A）采用对抗患者体位,以下位脊椎的横突为按压区域。（B）采用辅助患者体位,以上位脊椎棘突为按压区域。两种方法都可以引起左旋。

采用辅助性体位治疗侧屈和屈曲受限, 以及采用对抗性体位治疗脊柱后伸, 是更加安全和舒适的方法。

长久以来, 人们也在讨论俯卧位胸部矫正方法的生物力学问题, 而采用侧卧位辅助性和对抗性疗法矫正脊柱侧屈以及前屈后伸功能受限的原则, 很可能也要面对同一争议,并受到限制。生物力学的研究表明, 矫正性按压是不可能保证骨骼、筋膜或者肌肉的有效张力的[269]。因此, 无论矫正力的方向是向上或者向下, 都不可能产生治疗脊柱侧屈或屈伸受限的有效作用。看起来, 多关注一下患者的体位以及

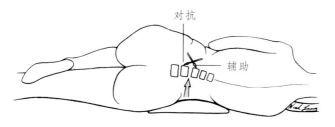

图4-31 右侧侧屈减弱的矫正。采用一种对抗方法,以下位脊椎左侧横突作为按压部位。辅助性疗法将按压部位确定为上位脊椎左侧横突。

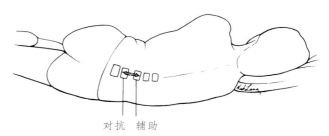

图4-32 采用对抗(下位脊椎)和辅助(上位脊椎)方法矫正屈曲减弱。

一些会使脊柱在侧屈或屈伸时变形的因素, 可能更加实际一些。

辅助性体位和对抗性体位的分类对于不同种方法的对比是非常有用的, 它为双手按压并传递相对矫正性推力的方法创造了可能的空间。反推力操作法通常应用在旋转脊柱矫正中, 并不遵照严格的辅助和对抗性体位的定义, 因为该定义仅限于传递一种推力的操作, 并非两个。在这些应用反推力技术的方法中, 双手都施加推力; 一只手确定辅助体位并施加推力, 同时另一只手确定对抗体位并施加推力。基于前面提到的标准, 它们不适于任何一种类别。为了

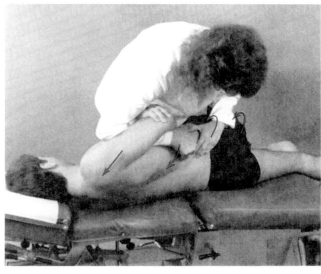

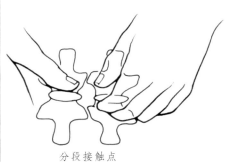

分段接触点

图4-33　一个反推力方法适用于治疗腰椎右旋受限。

将其与单向推力的患者体位进行区分，我们建议称其为反推力方法。

中立体位。中立体位是指在手法治疗过程中患者及其关节处于相对中立的体位。对关节松弛的任何预矫正，都是由术者在患者中立体位无明显改变的情况下通过按压确定的。中立体位在一些其他手法中也是适用的，例如俯卧位脊柱矫正的体位，但是不适用于术者借助旋转杠杆优势进行侧卧位旋转矫正。

患者体位原则。为了有效利用改变患者体位的潜在的增强特性以及功效，术者必须掌握各种有效的方法以及其原则。当然一种方法并不一定优于另一种，而是每一种方法都有其唯一的特性，适合其特定的环境。为了将它们很好地区分并发挥其有效的矫正作用，术者需要明确每一种方法特有的力学特点及它们之间的区别。例如，当患者取右侧卧位，肩部处于中立位时，对其左侧L3横突施加推力，其力学效果不可能等同于患者肩部向治疗床左旋体位下的同样操作。

患者位于中立位，针对左侧L3乳状突施加推力，引起L3和L4及下部节段右旋是很有代表性的传统矫正方法（图4-35）。如果术者在患者肩部左旋（对抗性体位）的体位下，施加相同的推力，就可以在上位左旋的身体同侧关节（L2-3及其上部）引起最大的张力和空腔化。如果术者希望通过以横突作为按压部位，同时施加肩部反旋的矫正手法，引起L3-4活动节段右旋，那么患者应该置于相反一侧（左侧），并以L4乳状突为按压部位，而不是L3（图4-36）。

矫正方法的精确性

矫正法的精确性指的是施于具体的脊柱节段或

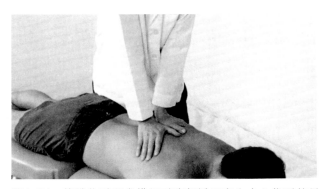

图4-34　俯卧位时双掌横机对胸部矫正产生中立位下的局部伸展。

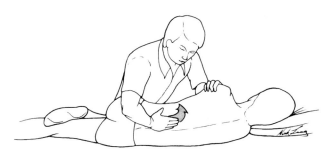

图4-35　辅助矫正应用于引起L3-L4右旋，以中立位L3横突为按压部位。

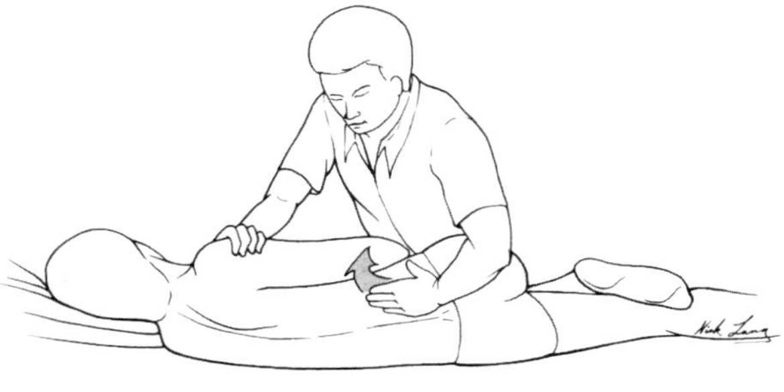

图4-36 对抗方法应用于引起L3-L4右旋。这种方法中，L4右侧横突为按压部位，患者左侧卧位，患者的肩部后旋来引起右旋。

关节的矫正手法，要有不同的级别。历史上，整脊师们曾多次强调在同一关节上集中治疗以产生最大疗效的理念的价值和用途。PP原则以及关节定位法的应用最大限度地保证了整脊治疗的精确性，但还不能确保矫正操作和推力能仅在所需水平引发运动。脊柱是一个闭合的动力链，不可能仅通过引发一个关节的运动来带动整个脊柱。任何的矫正推力都会对三关节复合体的其他部位以及关节上方、下方相联系的椎骨产生影响[264]。

矫正的目的并不是为了消除所有相对运动，而是要增加局部区域或关节的空腔化的可能，同时将脊柱节段及相邻近关节不必要的运动和张力降到最小。

Ross，Bereznick和McGill[269]在对矫正法的施术水平以及关节空腔化的水平进行评估的方面完成了一些开创性的工作。他们可以通过修复脊柱表面皮肤的加速器，以及测量空腔化引起的振动传递到每一个加速器的时间来定位胸部及腰椎小关节空腔化的水平。腰椎的矫正术在很多情况下可以产生多水平的空腔（2-6）。空腔的位置在治疗靶点水平下约5.29cm（至少一个椎体的距离），其范围约在0~14cm。在胸椎，空腔位于治疗靶点水平下约3.5cm，其范围在0~0.95cm。他们的研究表明，对治疗操作的测试并没有检验出靶点关节空腔化的预期出现频率。腰部的SMT只有约半数是有效的。不过，腰部的矫正法与多发空腔有密切联系，因此操作时至少会产生一个来自靶点关节的空腔。在胸部脊柱，SMT似乎会更加精确。但其他的对颈椎旋转功能矫正法、侧位腰部矫正法和SI矫正法的评估研究均显示，这种方法对于产生一侧或标准水平的靶点关节空腔化缺乏足够的精确度[267,268]。

对HVLA矫正法精确性的评估研究建立在整脊师最初对靶点关节定位的判断上。这就要求整脊师要对局部施以准确的按压，采用正确的方法，及对患者所具有的矫正术指征的生物力学假设他。很长时间以来，整脊师一直假设矫正的按压部位可以集中在一个椎体上。通常也会假设按压椎体部位水平下的关节是治疗（矫正）的靶点关节。在这个模型中有一些假设似乎不太可能实现。首先，仅仅对单一的椎体施以表面按压不可能做到足够精确。其次，单纯表面按压似乎不可能达到钩住或固定住下方椎体或个别椎体的效果。如上所述，个别椎体又是动力链的一部分，这使得整脊矫正不可能引起单一椎体的运动[264,269]。

所有的矫正方法，不可能在生物力学效果和矫正力度的集中性两方面达到同等的程度。很可能的是，有些方法更可能影响按压水平以上的关节或按压水平另一侧对关节，并产生相同效果[268,269]。例如，侧位对抗性体位下对腰椎横突的矫正法及SI矫正法已被证明常可在按压水平以上的水平引起空腔。如果整脊师选用腰部侧卧位的方法，将按压部位以上的关节定为靶点关节，那么结果可能不同。随着我们对于矫正性生物力学理解逐渐加深，我们的假说可以不断发展，矫正法的精确性的概念也可以改变。HVLA矫正方法可能更多用于特定区域（几个关节）的环境下，而不是单一区域。

HVLA矫正法的特点的生物力学理论已经形成，在矫正力的单水平定位或空腔化作用与临床结果之间是否存在联系，这个问题就变得很重要。我们所说的、要做的事与我们真正做的事情，实际上完全不同。我们的临床假设应该被重新评价，这可能改变我们临床的应用方法，必须强调，这仅是生物力学研究而不是临床研究。临床研究是解决临床疗效问题必要的方法。基础的科学研究不能告诉我们哪种矫正方法是最有效的，它可以指导研究，但解决临床疗效问题必须以患者为中心进行临床研究。矫正法很可能作用在局部区域而不是单一水平，但这并不会影响其生物力学临床疗效。我们希望达到所需的关节精确性，其应用原则很可能具有一种与关节精确空腔化无关的临床效果和优势。此外，很多矫正法精确性的研究是以测量关节空腔化的位置为基础的，空腔的位置有可能并不总是与集中的矫正力的定位相关。矫正力相对集中，会在多个位置或邻近位置产生空腔化,因为靶点关节比邻近关节更固定。矫正法很少能够达到最大的临床疗效,但久而久之,随着靶点关节变得更加机动,更具空腔化能力,在靶点关节处应用矫正法就可能引起空腔化。就临床研究来说,比较不同种空腔化方法可用于判断不同矫正方法是否具有临床不同的特点或优势。

对于HVLA矫正方法的精确性是否能产生更好的临床疗效的研究,目前尚未得到规范。直到生物力学证据的出现,才证实了矫正法可以产生精确的靶点效果,并在临床上得到印证。到目前为止,在研究脊柱机械性疼痛的生物力学矫正治疗方面,多预先假设矫正法具有精确性,并据此确定相关的方法和标准。通过这一方法,多数临床关于疗效的研究得到了规范。选用正确的矫正方法和矢量,根据以上原则应用于临床,是术者必须牢记的。尽管很多相关因素会在矫正方法和矢量的应用中起到辅助作用,甚至可能产生更好的结果,但还不能确定这种效果是否源于矫正操作的精确性,它可能与关节如何运动或者被精确地影响无关。矫正法有很多潜在的临床效果,有些可能对矫正力的方向的形成很敏感,而不适于用来引发脊柱变形和运动。

精神运动学技术

在整脊行业中存在多种矫正方法,其中有一些是这个行业独特的治疗方法,另外一些是被力学治疗专家所广泛采用的。在按压部位、患者体位、术者体位、以及矫正性作用力的方向等方面,每一组矫正方式都有它自身的力学机制特点。如果不能了解每一个矫正手法独特的身体属性就不能进行有效实用的选择。对有些手法操作来说,练习的时候应该将其看成一个整体或者系统(参见附录1)。它们是临床实践的产物,通常也包括对操作步骤的评估分析。但整脊师将其临床实践仅仅仅限于众多操作手法中的一种也并不少见。

我们不赞成遵循教条主义,针对一个患者或疾病的治疗或手法很可能并不适用于其他患者或疾病。一个包含着不同的治疗手法的治疗路径的集合可能会提供效果更好的选择。矫正技术是一种需要发挥个人特点和灵活运用的精神运动技能。如果仅有一种治疗途径,则可能会使术者无法选择适合他本人或者患者身体特征的手法。

尽管有些手法差异很大,但大多数操作手法仍

有着共同的力学特征和精神运动技能。想要有效地施行矫正手法,整脊师就必须掌握其基础的原则和精神运动技能。每个人的复合关节都有着特殊的解剖学和生物力学的特点,这可能会影响到矫正手法的疗效。就像之前我们探讨了每一处脊柱节段以及四肢关节一样,接下来我们也会就局部解剖,生物力学和矫正机力学三者之间的独特关系进行讨论(参见第5、6章)。

患者的体位(PP)

PP是指患者在矫正治疗进行之前和过程中的位置,这是有效治疗中的一个重要的组成部分,是一个需要学习的技能,同时也是矫正手法的训练和学习中经常忽略的一个问题。通过保持适当的体位来保护患者并使其感到舒适是非常重要的。患者在一个不恰当的体位会感到担心并且不能放松。不恰当的体位还会对术者的操作造成影响并且增加患者受伤的风险。同时术者在患者处于不适体位下对其进行治疗也是容易受伤的。

只要有可能,术者就应该允许患者自行调整体位。患者应该根据指示舒适地卧在治疗椅上,或者更改他/她的体位。如果患者需要帮助,术者应该确保患者的背部处于一个固定的位置,并确保患者的重心稳定。只要条件允许,术者就应该利用患者下肢的力量协助完成升降、压或者牵拉的活动。

前面的描述中提到,PP对于关节预矫正张力,定位和效果是重要非常的。矫正的定位和效果取决于矫正的力矩,预矫正的组织抗力以及关节锁力。所有这些因素的改善都依赖于PP,而组织抗力和关节锁力都会因为PP的不自然而增大。将撑开牵引的关节置于次曲线的尖部,撑开牵引就会增大,而功能障碍的关节和脊柱部位将成为受撑开牵引力最多的区域(见图4-29)。

治疗时可选取的体位有很多,它们各有利弊。特定体位的选择取决于每种患者体位不同的力学特点、治疗时的临床条件以及术者和患者的习惯偏好。标准的PP选择包括旋前位、仰卧位、立位、坐位、膝胸位和侧卧位。在第5、6章描述的每一种矫正治疗中,关于PP的部分对PP的力学机制、所选用的治疗床类型、治疗床上可动部分位置的设定以及附加的枕头或者卷形物的正确使用都做了描述和注解。据此,四肢的定位就可以确保适当的区域张力。

各种装备和管理

整脊师和其他操作者使用的设备多年来已经得到了巨大发展。几乎所有的治疗步骤中都需要使用床或者椅子。最初的整脊床就是在四条腿上边放一个木质板的床。它没有垫子，也没有为患者脸部开孔，只能稍微让患者感到舒适。直到1943年才第一次在治疗床表面设计上了垫子[414]。随着新的治疗床的出现，人们开始更多地关注PP和医师的位置是否能够提供更大的力矩和更有利于关节治疗的体位[415]。

现在大多数治疗床和设备都可以增强患者的舒适感和治疗效果（图4-37）。治疗时可以选择平凳，关节治疗床，高床，高低(倾斜)床，膝胸床，手动及自动矫正床，带下降头盔的治疗床。有些设备是为了特殊手法应用设计的，但是大多数治疗床可以应用于任何常用的治疗方法。

抛开设备的应用不谈，术者应该培养一些基本的操作习惯，他应该根据自己的身高选择治疗床的高度，在治疗床的头端放置干净的面巾，并且按时地对其进行消毒。治疗床的高度应按照患者的体型，术者的身高以及需要治疗的部位进行设定。用于矫正盆腔部、腰部以及胸部的治疗床的平均高度应为地面到术者膝关节的中上部的距离。用于矫正颈脊部的治疗床，其高度应该能够满足减轻术者后背张力的需要。

矫正长凳。一个矫正长凳(图4-38)是有软垫的、无关节矫正部分的，配有脸部开孔的平床。它的两侧带有小的上臂支撑台以便患者在旋前位时肩膀能舒适摆放。骨盆矫正长凳与标准的矫正长凳很类似。它

通常比关节矫正床宽并且不像其他治疗床那样保留上臂支撑台（见图4-38）。骨盆长凳对于侧卧位或者仰卧位脊椎矫正治疗是很有用的，但对于俯卧位的患者会感到不舒适。这种长凳不设置关节部分，因此限制了其矫正患者体位和脊柱形态的能力。但是，利

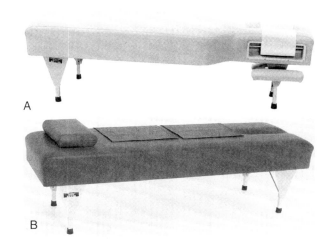

图4-38 （A）典型的矫正长凳带有小的上臂支撑台。（B）骨盆长凳。（Courtesy Lioyd Table Company，Lisbon，Lowa.）

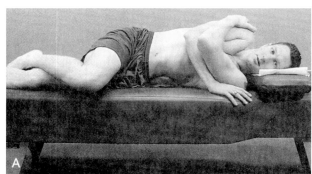

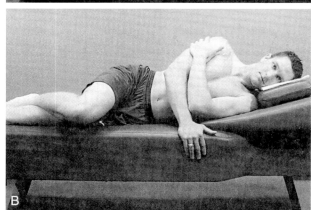

图4-39 利用卷行物和楔形物矫正治疗前的患者体位。（A）利用一个圆柱体使脊柱朝向治疗床侧曲(左侧曲)。（B）利用楔形物使脊柱反向治疗床侧曲(右侧曲)。

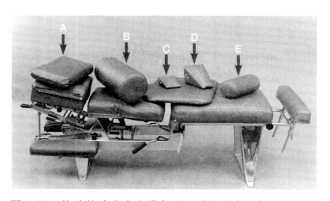

图4-37 特殊的治疗床和设备可以增强患者的舒适度和治疗效果。（A）枕头。（B）骨盆或者Dutchman圆枕。（C）背侧或者小儿垫。（D）骨盆垫。（E）胸部卷形物。

用楔形或者圆柱形的垫子可以有效地在侧卧位或者俯卧时获得相同的矫正效果(图4-39)。

关节液压床。这种关节矫正床有对应患者头部(该部分可活动)、胸部、骨盆和足部的部分,能够适应患者在旋前位、侧卧位及仰卧位时的矫正要求(图4-40,A)。高低床可以从垂直向水平倾斜,患者下床非常方便简单(图4-40,B),高低床可以依据操作的需要以及医师的体型调整高度(见图4-40,C)。

当患者以仰卧位的体位在关节床上时,头垫必须靠近而且升高,而且所有其他的部位应该在这个体位上下降。当做一个颈部或者上胸部的治疗时,头部应该稍微低一些。对于俯卧位,为了获得一个放松的体位,足部、骨盆和胸部必须稍微升高,而头部则需要稍微降低。

膝胸床。膝胸床(图4-41)由患者治疗时的体位得名。患者的胸部和脸用头垫和胸垫支撑,同时膝部跪在治疗床的垫子上。胸垫是为了脊柱能与地面保持平行而放置的[416]。下胸椎和腰椎被置于无支撑无限制的位置。这个特点使治疗床有一个独特而有效的布置,术者可以有一个便于做整体矫正的体位,尤其适合伸展矫正。这种治疗床对于下胸段和腰部的伸展障碍的治疗是最有效的。它同样被推荐于腹部较大俯卧位不舒适的患者。孕期大于3个月的孕妇在进行下胸段的由后向前推力治疗时,膝胸位比俯卧位更加舒适而且不易紧张。

膝胸床由于其特点也有一个大的固有风险——高牵张损伤。轻柔的预牵张和轻浅的无反作用的矫正性推力可以降低这种风险。

膝胸位适于对颈部、胸部和腰部施行矫正手法,但更多应用于下胸段和腰部问题的治疗。

如果条件不足,患者可以跪在在传统的治疗床头端的一个枕头上,同时脸部趴在头垫上,前臂压在臂垫上来达到膝胸位。但这种做法舒适度差,故较少使用。

一些术者和患者对于膝胸位感到非常担心。在这种情况下,使用关节床,通过轻微升高骨盆和降下胸段达到可以同样的体位。

下降床。关节床的任何部分或全部都可以设置为可机械下降(图4-42)。可下降的机械装置可以使治疗床的有些部分相对升高,然后在对患者施加一

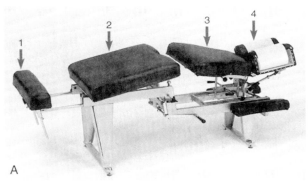
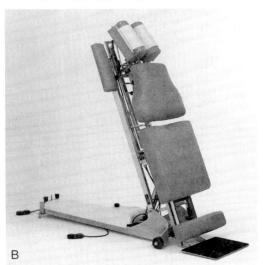
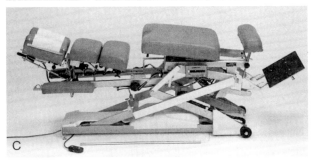

图4-40 关节液压床。(A)固定部位:1.足垫 2.骨盆 3.胸部 4.头垫。(B)垂直水平矫正(C)随意矫正高度。

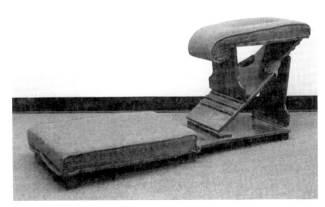

图4-41 膝胸床。

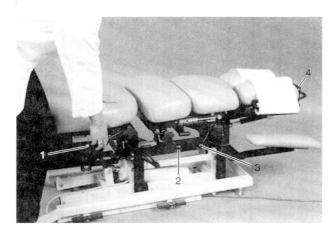

图4-42　在固定关节床机械降低部分:1.骨盆落板杠杆　2.腰部落板杠杆　3.胸部落板杠杆　4.颈部落板杠杆。

个有效的矫正力量后使该部位自然下落。这些部分的相对升高程度是固定的(大约1/2英寸),但是随之产生的抵抗张力会很存在变量。张力大小的变化与患者的体型、预矫正张力大小和矫正性推力的力量有关。不应该通过对患者施加的推力来确定下降装置的张力度。张力应该通过患者躺在床上时对床而不是对患者施加的推力力量来确定。

　　即使没有临床数据支持,但可下降机械装置已经被证实可以提升矫正治疗的效果。有一种治疗体位显示矫正效果和力量可能会由于降低的部分减小了来自床与患者的反阻力而降低。另一种说法是矫正性推力力量可通过保持对降低部位的推力、引起对关节的反作用而增强。

　　第一种途径的优势在于可通过在下降装置上设置低的抵抗张力,而且可以应用多种轻微的反冲牵张力,在下降装置彻底停止下降前,这种张力会终止。在第二种途径中,下降装置的抵抗阻力可以通过对抗患者的体重和额外的负重,如术者施加的预矫正力而增加。这种操作没有反推力而且可以被维持直至下降装置结束下降。这种装置的一个缺点是下降时产生的声音使术者难以察觉到关节在推力作用下的活动。

　　撑开式牵引床。撑开式牵引床(图4-43)通过一个可以充分活动的骨盆部装置为手法治疗提供了机械帮助。活动的骨盆部装置为腰椎的屈,伸,侧屈或者旋转,以及环形运动提供了一个杠杆装置。

　　这种借助于撑开式牵引床的技术操作要求术者通过垂直按压人工活动骨盆部以产生牵引力,或者

借助机械达到同样目的。撑开式牵引床可以用来评估脊柱活动功能,活动脊柱关节,或者在牵引操作中辅助术者治疗。大多数整脊床设备(e.g.,Leader,Lloyd,Zenith Cox,Chattanooga and Hill)可以通过治疗床活动的骨盆部装置有节奏性地上下活动(先向地面下降,随后回到中立位),产生一个持续的固定的脊柱撑开牵引。还可以通过把治疗床放在旋转或者侧屈的预定方向以产生额外的张力。一些治疗床

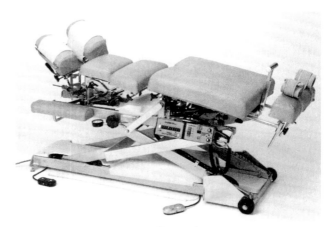

图4-43　撑开式牵引床。

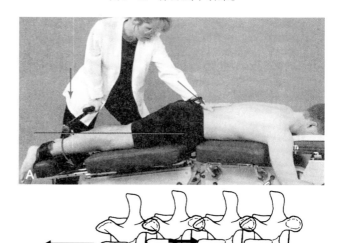

图4-44　(A)L3-L4运动区域的撑开牵引。患者仰卧,踝部垂下。术者紧靠患者站立,弓箭步站立,将治疗手放在棘突上,另一只手放在骨盆部的手柄处。术者在维持脊柱压力的同时,以泵压的动作按压患者的骨盆部4~5次,间隔30秒后再重复做4~5次。(B)图示:用牵引的矢量标出在L3棘突上的按压。

增加了长轴牵引的作用，着重于身体长轴方向的牵引（图4-44）。

在应用运动辅助疗法治疗脊柱关节活动不利时，患者通常被要求将其骨盆放于骨盆部装置的位置。所有横卧的体位（俯卧、仰卧和侧卧位）都可以使用。因为长轴牵引被认为可以强化手法治疗的疗效，所有卧位手法皆可使用。当然，矫正每一个关节时还要考虑其他要素，例如局部按压点（SCP），力的矢量以及治疗体位。术者必须注意不要在局部使用极度屈曲的脊柱撑开牵引；否则可能会使脊柱后侧关节和IVD后部被过度牵张。

颈椅。颈椅（图4-45）是一个有软垫的椅子，有一个可活动、可调的靠背，它可以使患者的脊柱保持直线，且被矫正区域恰位于术者屈肘90°的前臂之下。患者下肢放松，手掌自然地放在下肢上。颈椅适用于颈椎和上部胸椎的矫正治疗。

术者的位置（CDP）

整脊师要有良好的身体条件以应对可预见的职业损伤。在进行矫正治疗时，术者的脊柱和上肢要承受各种压力性的体位，并重复地做推、压、搓、屈以及抓的动作。有一个关于发病率和工作相关损伤类型的研究，对整脊师做了随机抽样调查，并分析了与这些损伤有关的致病因素[417]。许多整脊师（40.1%）在工作中有过损伤。大多数的损伤为软组织损伤而且发生在治疗中（66.7%）或者矫正患者时（11.1%）。术者经常损伤的身体部位为腕、手掌和手指（42.9%）；肩（25.8%）；下背部（24.6%）。损伤常发生于侧卧位时矫正腰椎的操作[417]。为了避免劳累和损伤，术者体位必须严格符合人体力学。

正确的人体力学体位首先需要确定合适的治疗床高度，以便术者保持身体平衡、放松的体位。如果治疗床太高，术者的体位就会不符合机械力学，也就不能够利用他/她的身体和下肢部的力量和杠杆作用。相反的，术者必须依靠他/她上半身的力量。过于依赖上身的力量可以导致低效率矫正而且重复的压力会损伤上肢。如果治疗床太矮，在他/她试着适应桌子的高度时，额外的压力可能会施加于术者的背部。术者要适应较矮的治疗床，正确的体位是屈膝屈髋，同时下肢外展，而不是弯曲躯干（图4-46）。

只要条件允许，术者应该维持一个对称和中立的体位。在传送矫正性推力时，术者的关节多处于极限位置或紧闭状态，这会使其关节囊或者关节周围软组织承担额外的张力。为了安全而有效地施加矫正手法，术者需要在脊柱和四肢之间建立一个动力链。术者脊柱的稳定和四肢关节的肌肉支持对其进行手法治疗和矫正是尤其重要的。常见的危险体位包括极度屈曲和躯干的扭曲，极度内旋，肩部外展以及腕部无保护的背伸。

适当的关注DP中颈椎的位置也是很重要的。遗憾的是，在讨论和矫正手法的使用中却常常忽略这

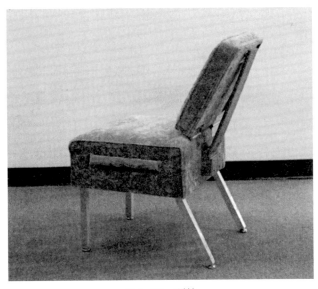

图4-45 颈椅

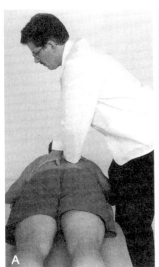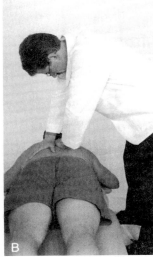

图4-46 （A）图示正确的机械力学体位：术者通过屈髋和增宽脚距并维持脊柱中立位以适应治疗床。（B）错误的机械力学体位：术者治疗时过于弯腰，并向患者倾斜使其承受过大重量。

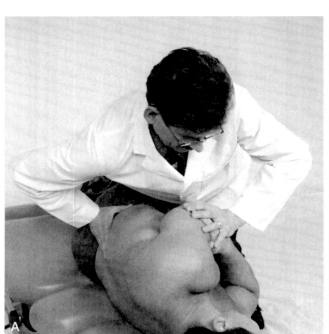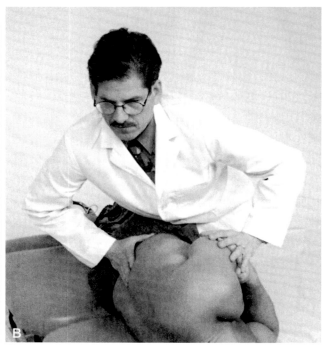

图4-47 (A)图示术者错误的侧倾体位。术者低头而且上背部过于屈曲,并将躯干和身体重心分别置于按压点的上方和下方。这个体位没有有效利用体重,并且会对术者的肩部造成很大的负担。(B)图示术者正确的侧倾体位。术者的重心和体重有效地增强了矫正性推力矢量,并使他的肩部保持稳定的中立体位。

一点。术者应该保持颈部的稳定,并在观察局部按压时避免颈部的过屈。颈部的屈曲会加重背部的疲劳,增大对后背软组织的压力,还会削弱颈部和上背部的稳定性(图4-46和图4-47)。

另外一个影响DP的因素是术者在操作中施加按压时身体重心位置的变化。术者的重心必须尽可能接近SCP,并固定在这个体位,以便借助他/她的体重施加一个有效的预矫正关节张力(图4-47)。正确地利用体重可以使术者在施加预矫正张力和矫正性推力时力更省力。如果矫正时需要增加力度,可以不通过增加速度来加大力量[410,411,418,419]。把他/她的重心置于力量的控制线(LOD)后方就可以帮助术者将体重转化为矫正推力。利用体重和下肢的力量可以减小矫正操作时的力量消耗,以及减轻上肢的负担。这也会减少肌肉做功和疲劳度。尽可能由术者的下肢承担负荷,从而保护他/她的背部。

有很多用来描述术者的治疗体位的术语,它们通常会指明术者如何根据治疗床和患者的情况来确定自己下肢和躯干的位置。图4-48显示两种常见的体位;治疗过程中的其他变化在分章节部分讨论和描述。

按压点CP

CP决定了哪一只手可作为操作手,以及手掌的哪些特定部位可以作为矫正按压时的着力点, 这有

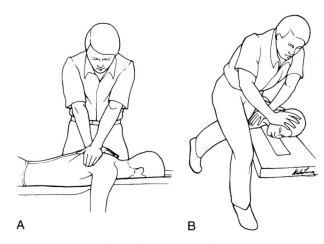

图4-48 两种常用的术者体位。(A)直角的体位:双脚平行并在冠状面成一直线。为了适应较矮的治疗床,术者要通过增大脚距、屈膝屈髋来维持正常的脊柱体位。(B)弓箭步体位:下肢和肩同宽或脚间距大于肩宽,并与躯干成角。术者屈膝,后脚跟离开地面,以便将体重有效的向前传递,同时向下传递至前脚。

助于集中矫正力量[225,860]。无论如何,术者可以在骨的隆起处施加有力的矫正按压。但穿透性的或深达骨部的按压可能引起患者不必要的肌肉收缩及抵抗力,使得矫正操作难以起效。术者按压胸椎和腰椎时,其腕部或者掌弓过度伸展的不正确姿势,可能会使在施加的按压出现不适感。当术者以食指的外侧和骨缘,而不是食指的掌侧缘按压颈部时,常会引起颈部的不适。CP可以根据解剖学来描述,也可以用各种惯例来表示(图4-49)。这个章节主要是从解剖学角度来描述按压点。

辅助手

辅助手(IH)这个概念是指操作手之外的另一只手,术者用它来固定患者,固定关节或者增强操作手的力量。这个概念还涵盖了以下观点:对患者的按压和治疗力度对于保持体位稳定是非常必要的。IH在传递矫正力的过程中并不总是被动的。很多情况下IH会从辅助固定的位置移动到辅助推力或者对抗推力的位置。在这种情况下,两个上肢会同时传送矫正性推力。本书中的图示箭头用来描述矫正的矢量,三角形用来描述固定点,这就将推力和稳定力区别开来(图4-50)。

脊柱按压点(SCP)

SCP从解剖上详细说明了术者对患者施加矫正按压时所选取的位置。在本章和第5、6章中,都尽可能地借助部分照片和插图,经典地借助骨性标志详细地描述了SCP。目的是尽量表述明确,并标明矫正外力施加按压的具体位置(图4-51)。

如要使集中在骨性标志物区域的脊柱按压能够起效,需要首先对其表面或周围的软组织进行按压。施用在功能障碍的关节水平处或附近的矫正按压被定义为是短杠杆(直接)矫正,在关节以远处时则被定义为是长杠杆(间接)矫正。联合长短杠杆的矫正治疗被定义为是半直接矫正。

在脊柱的矫正中,通常是在运动功能障碍节段上部的椎体施加单一矫正性推力。在下位椎体,或在下位椎体和病变椎体上同时施加推力按压的方法,也是有效和常用的。在功能受损节段的下位椎体处施加手法会形成一个对抗方式的治疗;反之则会形成一个辅助方式的治疗;在脊椎连接处施加手法会形成一个相对对抗方式的治疗(图4-51)。框4-3对辅助和对抗的疗法进行了总结。

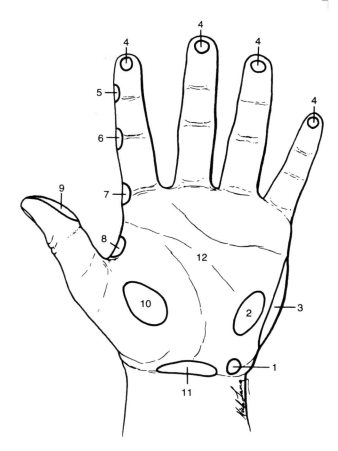

图4-49 手掌的按压点:1.豌豆骨 2.小鱼际 3.掌骨的立缘 4.手指,尤其是食指和中指 5.垂直指节的 6.指节附近 7.掌指或者食指 8.虎口 9.拇指 10.大鱼际 11.掌根部 12.手掌。

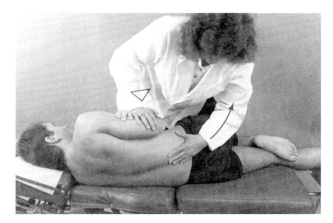

图4-50 箭头显示矫正矢量方向,三角形提示固定位置。

在其下部及连接处的软组织很明显也同样接受了治疗。

在施加矫正的水平附近进行按压据说可以提高矫正的精确性,而且研究表明整脊师有能力在大的

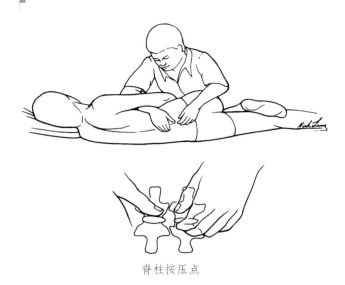

脊柱按压点

图4-51 被矫正关节附近的骨性标志物是脊柱按压点。在这个图示中,脊柱按压被描述为一种推拉棘突的治疗方法。骨性标记物被描述和分类为按压例集中的区域,但这并不意味着按压点仅限于骨性结构。

按压面积中确定力量集中的范围[260,261]。特定的短杠杆按压与关节空腔化是否存在联系目前仍存有疑问。我们发现与侧卧位腰椎矫正术相比,短杠杆的俯卧式胸部矫正术具有相对更精确的疗效[269]。研究还表明,在侧卧位腰椎矫正术中使用短杠杆的按压和推力会阻碍术者实现关节空腔化[420]。作者推断"要在侧卧位腰椎操作时产生空腔化,需要着重施加在脊柱远处如盆腔或者大腿外侧的力"。尽管短杠杆按压可能在脊柱部位产生一个更集中的力量,但是显然额外的杠杆支点对于引起腰椎轴向旋转和空腔化的效果是必要的。

如果术者需要产生一个集中作用于局部的推力,那么按压矫正定位必须准确,否则会导致矫正力量作用于错误的脊柱节段。但这并不意味着术者总是能够随心所欲地在任一椎体上施加精确的按压。

重要的是,术者必须具备一种能力,即通过在被矫正的关节或局部区域内集中矫正力,并引发所需的动作,来定位按压点。

整脊师所使用的矫正手法中包含术者与患者亲密的身体按压,这种按压如果没有事先向患者作出解释,可能会因为不恰当的接触而引起患者的误会和抱怨。因此,在治疗操作之前向患者说明治疗步骤以获得允许,并向患者解释操作步骤是非常重要的,然后,要询问"你可以接受吗?"和"这样做可以吗?",这样可以使患者有机会来质疑或者拒绝治疗。

在整脊教学过程中,要求学生掌握高准确度的触诊和治疗技术。学生可以根据自愿互相在对方身体上练习和学习这些手法。在这个过程中,他们通过彼此的逐渐熟悉,慢慢地对接触、脱去衣服、检查和治疗步骤变得不再敏感。但是初诊的患者则不会有这种熟悉感,因此,术者必须意识到,自己眼中理所当然的操作对患者来说会是完全不同的感受。在敏感部位的随意和无意识的按压,对操作者来说并无特殊,患者则会敏感地察觉。术者必须在矫正手法步骤中留意患者的感受。

需要特别注意的操作包括仰卧时胸部及侧卧位时腰部或者盆腔部的操作手法。在仰卧位做治疗时,术者对女性患者胸部施加按压,或者女性术者胸部与患者的接触都可能导致问题的出现。可以在患者的胸部和胳膊或者术者与患者的胳膊之间放置一个小枕头或者一卷布来减少这个问题的发生(图4-52)。在侧卧体位的矫正治疗中,术者的生殖器与患者的大腿可能会发生无意的接触。如果术者能意识到这个潜在的问题并且时刻根据情况调整自己的位置,就很容易避免这个问题。

任何有暴露或者按压异性生殖器或者直肠区域动作的检查和治疗,操作时都需要在治疗室内保留一个助手。对尾骨部位的操作或者手法矫正就是一

表4-3	辅助、对抗、反对抗脊柱矫正方法的比较		
	辅助方法	对抗方法	反对抗方法
局部按压点	上部椎体	下部椎体	椎体连接处
矫正矢量	受限关节的方向	受限关节相反方向	上部按压:受限方向
			下部按压:受限反方向

* 要使矫正操作具有更好的生物力学效果,患者需要保持特定体位,以便对功能紊乱的关节以及椎体在其活动受限方向上施加预压力。患者也可保持在中立位,但强调生物力学效果的原则不变。

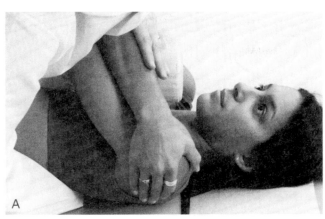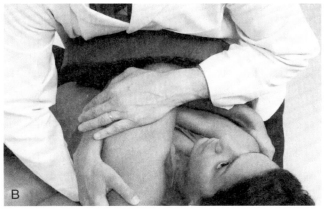

图4-52 （A）施行仰卧位胸椎中段矫正时,将一个垫子放在患者的胸前。（B）使用一个小枕头来减少术者胸部和患者之间的按压。

个典型例子,它演示了术者应如何避免这些问题。

组织牵拉

表皮组织的牵拉主要应用于确定矫正按压点的过程中,正确应用该技术能够确保在施加推力之前准确确定按压点。否则,CP可能在操作中发生滑动、分散作用于体表软组织矫正的力量,并使术者难于向脊柱施加外力。在确定按压点的同时,IH可以用来牵拉松弛的组织。组织牵拉方向通常与矫正推力的方向相同,或者说,不会被分离到其他方向。不过,患者俯卧位下的由后向前推力是一个常见的例外。通常在这种情况下的组织牵拉的方向无重要意义。

沿脊柱向上或者向下牵拉组织可以有效防止术者的手在按压时发生滑动。组织牵拉的方向取决于脊柱的不同部位和术者的偏好。

矢量（控制线）

矢量或者控制线,指推力的方向。多年以来从业者已经用解剖术语描述了矫正性推力的方向。例如一位俯卧位的患者,其腹部和头部受到的力的方向叫P-A力线和I-S力线。本文采纳了这一标准,并在所附图中用实箭头标注所用矫正力的方向（见图4-50）。

注意调整推力的方向,对于确保严格符合解剖学、精确和有效的手法矫正必不可少的。要使撑开牵引和运动对关节无害,术者必须熟悉功能性解剖学以及运动学,并适当调节推力方向。错误的用力方向可能导致关节压缩、关节张力增高、力量的无效耗散,或关节空腔发生于错误水平,这些都是不希望看到的结果。单一的矫正推力和空腔无力改善关节多方向活动受限[421]。所以,现在对单一的关节进行矫正的常用方法是:单种手法,多种方向。

推力

矫正性推力是应用有可控的有方向的力来产生治疗作用的。力线描述了所应用的外力的方向,矫正性的推力是指这种外力的产生及实施。

矫正操作的力量是主要来自于操作者的肌肉收缩和躯体重力传递的联合作用。整脊矫正推力是一种弹道学的HLVA治疗外力,目的是在不超过关节生理活动范围下来引起关节的牵张和空腔。

推力是矫正方法的组成部分,如果操作不正确,很可能导致患者受伤。施行矫正推力治疗时如果用力过大、过深或预张力过高很可能导致关节活动超出正常的运动范围。整脊师需要大量时间来学习掌握推力操作方法,以及感知并控制推力的深度和力量的技能。仅靠参加几个月或几周的培训班显然是无法熟练掌握这项技能的。整脊师们花了很多年时间来不断提高他们手法的熟练度,在成熟的技师手中很少发生操作导致的医源性损伤。

对有滑液的关节进行按压,以产生空腔、影响其组织结构功能关系是一个非常危险的操作,必须由正规医师来完成。这种操作会受很多因素影响,包括患者及其关节的僵硬程度、弹性,按压能量作用到患者和关节的比例、在空腔发生部位进行撑开牵引的总量。这些参数受患者、术者、关节、矫正力的诸多特性所影响[335]。

脊柱按摩的平均矫正力可以用术者的动能，来自术者和患者的对于异常形态的联合机械阻力等术语来表示[343]。这样一来，在操作过程中利用反作用力产生反向速度，肌肉（尤其是肱三头肌和胸肌）持续收缩、充分借助杠杆力和体重等因素就显得非常重要。目前普遍认为机械阻力有助于强化以上因素。

新近研究提到，利用杠杆作用和术者躯体重量是促进腰椎关节出现空腔化非常重要的方法，具体操作是将术者的重量通过按压点传递于患者骨盆后侧或下肢侧方[420]。作者认为，在侧卧位腰部矫正治疗过程中，空腔化的成功产生要求力量作用于远离脊柱的区域，如骨盆及下肢侧方[420]。

利用预矫正张力可以通过减少因矫正外力减小而导致的能量耗散；利用关节预载力可以在施加推力的过程中限制关节过度运动，以免力和能量流失到其他区域[410]。初步的撑开牵引的应用意味着矫正推力仅用于产生关节空腔化，这样可以减少术者的体力消耗。这样就提高了能量的有效利用率，自然能让术者以更少的体力消耗提供更舒适的治疗。

如果能够通过机器（辅助床）产生预矫正性推力和对抗张力，理论上讲操作对术者的力量、速度和能量要求会更少。现在辅助床有手动和全自动两种。其中一种的改进之处是加入了少量机械，也就是一种手动的机械辅助装置。另一种改进装置是一个移动的辅助床，即全自动的机械辅助装置。

矫正性推力治疗可以分成许多类，这些分类的常见的有区别意义的属性，包括术者施加推力的方式（例如，上肢中心性推力或躯体中心性推力）（图4-53）、施加推力时关节的位置（相对于与关节ROM附近的点而言）、是否有反冲动作或推力是否持续。

矫正推力不再是纯手工操作了，许多机械性推力设备已经被开发出来，有一些是手持的小工具（图4-54），其他的则只需要在操作过程中放置在一定位置，而不需要术者持握。但是它们是否能产生和人工推力相同的效果尚属未知。

反弹按压法。反弹按压法涉及肩臂力量的应用，它以突然的按压后随之产生被动的反弹为特点。反弹按压法是由术者快速的伸肘和肩内收产生的。主动的推力则是由术者的胸肌和伸肘肌同时收缩而产生的。而推力的快速终止，加之由患者与来自术者上肢的牵张力之间的冲击造成的弹力，产生了反弹动作[18]。

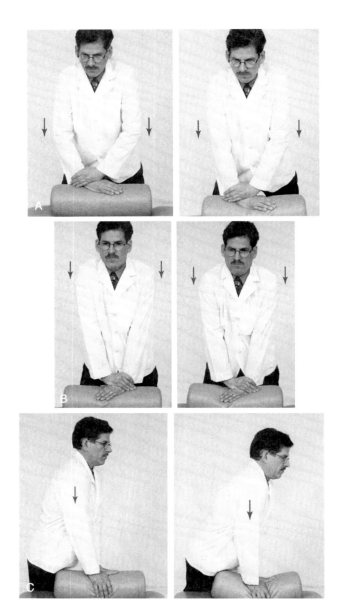

图4-53　（A）反弹按压法。身体处于静止状态，通过肘部的突然加速完成操作。本法先行较浅层次推力按压，继以突然的按压中止。由于此时上肢已完全伸直，所以会继发性地发生上肢反弹。（B）垂肩按压法。身体处于静止状态，通过肩部的快读下压而完成操作。按压中止后术者上肢仍需与患者皮肤保持轻度接触以减弱反弹作用。（C）躯干按压法。术者将躯体重量传递于按压手掌之上而完成操作。移动身体重心，使身体支撑点由足跟移至足尖完成操作。这通常需要踝部突然上抬，膝上移和躯干前屈。躯干按压法通常和垂肩按压法同时应用以使推力按压更快更有力。

这种治疗方法通常是以一只手按压患者脊柱，另一只手加强按压手的力量。在操作过程中两只手均匀用力，推力的方向由术者手臂、肩部的的方向决

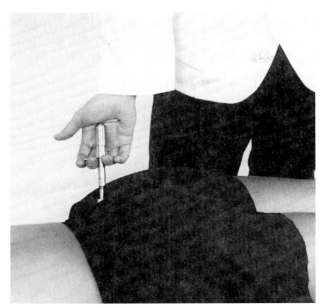

图4-54 用于骶骨关节治疗的俯卧位人工辅助矫正工具。

定。施行这种治疗操作时,通常需要患者处于完全放松的状态, 关节置于中立位,无或仅有少量预压力(见图4-53)。

冲击推力法(动力推力法)。冲击推力法虽然也是利用HLVA矫正力,但是操作时一旦推力突然中止,要尽可能降低力的反弹作用。在中止推力后,还要在患者体表保持适中的压力,并持续一段时间。矫正力的速率可变,可以快速终止推力,也可缓慢

终止。

冲击推力法通常通过预按压关节,避免关节过度松弛来起作用的,但是关节的紧张度不应超过其弹性限度。本法主要是手臂用力,或躯干用力,或手臂躯干联合用力。

所有矫正冲力方法都需要相对快速的压力,但也会因与矫正术相关联的术者体重级别而产生变化。如果不需要体重辅助,全部推力皆来自肌肉,则术者只需通过上肢按压即可完成操作。通常对颈椎、小的肢体关节的治疗,以及对儿童、老年或者体弱者进行治疗时需要用到这种方法。

在上肢发力的推力按压过程中,术者的躯干是静止不动的。术者的前臂、肘、肩部产生的推力、拉力或旋转力促成了矫正按压手法的完成 (见图4-53)。这一按压可以通过一侧或双侧上肢来完成。一侧上肢是操作手法的中心,另一臂则按于其他的点,起到加强按压作用或稳定患者的作用。如果其作用是稳定患者,则该上肢需使患者保持在中立位,或者使患者的体位便于辅助或对抗矫正力(见图4-55)。

如果需要更大的力量,术者可以把躯干或髋部的重量也用于加强矫正推力。在躯体中心推力法中,按压力量主要来自术者躯干的重力(见图4-53)。这是通过术者躯干和下肢快速轻度移动以及腹肌和膈肌的同时收缩完成的。Schafer和Faye[421]将腹肌与膈

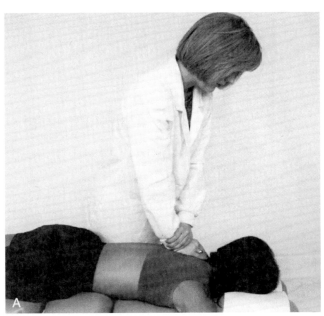

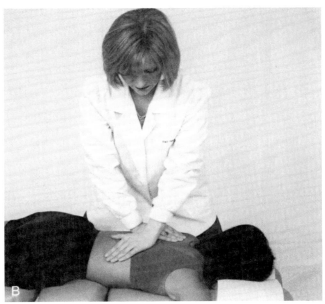

图4-55 (A)俯卧位,操作者用单侧小鱼际横肌施加推力引起右旋。(B)俯卧位,操作者交叉双手,以双手小鱼际横肌施加反推力引起右旋。

肌的收缩过程比作打喷嚏的动作。

在躯体中心推力法的操作中，上肢保持不动非常关键。如果上肢关节移动了，按压的力量就会分散。通过上肢关节保持伸直以及躯体的突然加速，伴随上肢的同步轻度下压，可以保证上肢稳定不动。

患者俯卧位时，手法矫正会变成纯粹的躯体中心操作，上肢中心推力过程，或躯体中心与上肢推力的综合过程。腰和骨盆髋侧位姿势下，需要更大的手法力量，通常需要躯上肢干和髋部重量及上肢同步压力的共同参与。为了将额外的身体重量传递给患者，术者需要在患者臀部或骨盆的侧方施以额外的按压（见图4-56，A）。

侧卧位腰部矫正的技术有一个常见的变化，就是术者要按压脊柱节段，并借助其下肢加强力量。与之前术者将自身体重压在患者的臀部和大腿上部的方式不同，这种方法是术者的下肢要屈曲抬起并压住患者的膝盖。接下来的发力通过手的牵拉和术者膝盖的快速伸直来完成。在这种方法中，脚提供的杠杆作用和力量代替了术者身体的重力。

无间歇推力。在消除关节过度松弛后，下一次操作之前可以存在一次间歇，或无间歇。如果没有间歇，该次操作就是在紧张点以适当的张力加速推压，就像波浪撞击海岸一样。关节过度松弛的去除

就像波浪滚向沙滩，施加操作手法就像波浪拍打海岸。这样可以维持作用势头，防止患者的本能防御反应。

间歇推力。当操作之前有间歇时，术者会用这段时间来评估关节张力和组织阻力的大小。这时可以弄清楚患者局部的组织结构，评估患者对张力和压力的反应。如果关节过度松弛尚未完全去除，或异常的固定方式让患者不舒服，术者可以在施加推力之前先行调整预矫正张力的级别或矫正力的方向。

间歇后，术者他/她躯干上抬，轻微压在患者身体之上来重新获得体位动量，利用他/她的身体重力进行矫正操作。在这个过程中，术者的手必须使预矫正张力保持稳定，此外第二按压点也非常关键，关节张力的轻度减弱，便于术者确定推力指向活动受限区域，而尚未达到关节的生理运动极限。但是，如果预矫正张力丢失过多，矫正力就会被分数，引起不适感。

辅助方法，对抗方法和反对抗方法（推力）。辅助推力法主要作用于运动功能紊乱椎体及其上位椎体，使将矫正性力量作用于局部按压水平以下的关节。而如果采用改良后的中立位，那么辅助性的患者体位也包括在中立位之内，同时矫正力的矢量更多用来引发上位椎体沿关节运动受限方向运动（与错

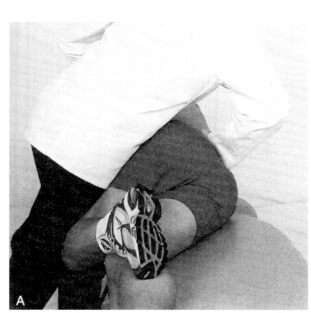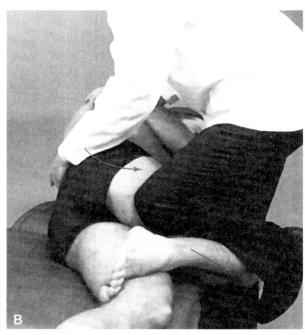

图4-56　(A)侧卧位，利用下肢与下肢之间的按压，产生对乳突的对抗推力矫正，引起左旋。(B)侧卧位，利用胫骨-膝盖按压对抗棘突推力引起右旋。

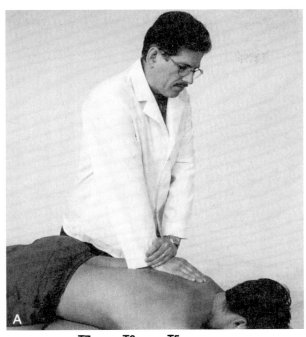

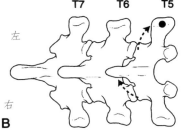

图4-57 俯卧位,用单侧小鱼际施加推力,用于治疗T5-6的右旋受限。在T5左侧横突以上确定局部按压部位。

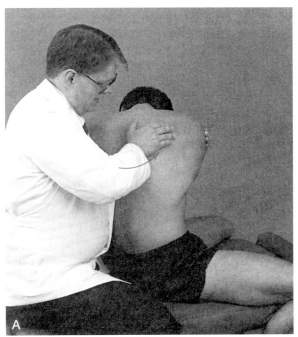

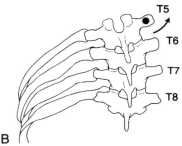

图4-58 示例为一个用于治疗T5-6左旋转受限的辅助性坐位胸矫正法。这项技术主要是按压病变椎体上方椎体的横突,同时辅助手在患者同侧上臂处施加推力。

位方向相反),而不是下位椎体。

通过按压单个椎体或将额外的按压和加强的推力作用于该椎体的上位椎体,可以使矫正性推力集中于病灶中心。图4-57描述了应用短臂杠杆产生单一水平的集中应力。图4-58描述了与一种按压椎体与上位手按压患者同侧前臂并用的方法。在这个例子中,通过上位手按压产生了额外的杠杆作用,双手的压力引起关节向运动受限方向运动。

对抗推力方法主要是对运动功能紊乱椎体及其下位椎体进行按压。它用于将关节矫正力集中作用于病变椎体的上位椎体。而如果使用改良后的自然体位,那么对抗性体位也包括在中立位之内,同时矫正力的矢量要使椎体沿运动受限的方向产生运动(与错位方向相反),这种作用要通过引发病变椎体下方的待运动椎体朝与运动受限相反的方向运动而达到。Cramer和同事们的调查[266]表明侧卧位时,施于腰椎乳突的对抗性推力可以引起按压水平以上的

关节位置产生裂隙。

可以通过对单一椎体的局部按压来集中矫正推力,但通常操作过程中还包含了一些施加于病变椎体水平下的额外的按压和加强的推力。图4-59描述了短杠杆法的应用,该法包含了一个单个水平的集中推力(非常罕见),图4-60描述了一种合并单一椎体按压和该锥体以下远端的按压的方法。按压部位以上的脊椎节段向活动受限方向旋转,朝推力相反方向运动,故预矫正张力施于按压部位以上的关节。通过按压患者的下肢部来提供额外的杠杆作用。在张力保持下,同时来自于这两种按压的推力,可以引发关节空腔和朝向受限方向的运动。

反向对抗方法主要是在关节或被矫正部位的两侧同时施加按压。预张力和矫正性推力的方向,与指

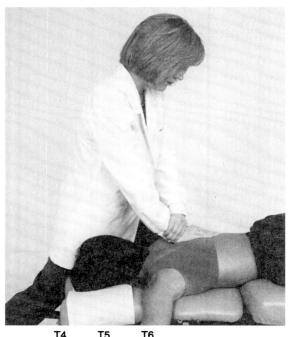

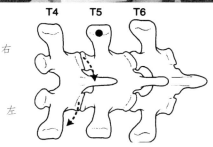

图4-59   俯卧位,单边小鱼际横推的整脊疗法,用于矫正T4-5关节的旋转受限,治疗T4-T5右旋受限或左旋错位。T5右侧横突以上被定为局部按压区域。

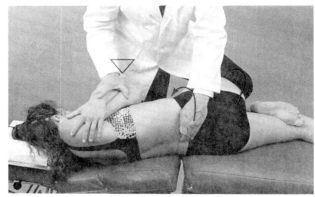

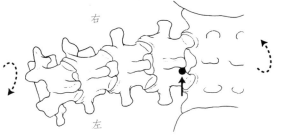

图4-60   示例为侧卧位治疗L4-L5右侧旋转受限。这种技巧是指按压运动功能障碍区域的脊椎下部,同时在抵抗力下按压患者下肢部。

定区域和关节最大限度撑开牵引的方向正好相反。可以通过按压椎体,或者通过对病变椎体的上下位椎体的额外按压以及强化推力来集中矫正性推力。在脊柱治疗的过程中,这种方法常用与治疗旋转受限。图4-61描述了患者中立位下短杠杆方法的应用。图4-62则描述了一种在邻近棘突上施加的节段按压方法,该法合并了额外的杠杆支点。通过按压椎体和对患者前臂和骨盆外侧的按压,使矫正性推力作用于撑开牵引的相反方向。

出于教学目的,它非常有效地将矫正性推力分为众多组成部分,但是同时又会使那些追求完美的学生在学习过程中过分拘泥于单个步骤。除了过于注重美观之外,新手还总是不能把整个推力实施过程联系起来,结果操作的都是分散的,不协调的推

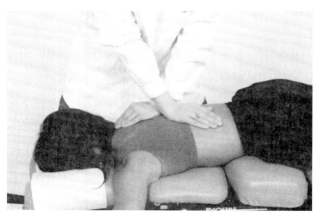

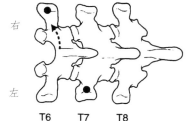

图4-61   俯卧位,双臂交叉,小鱼际横向反推力用于引起T6-T7向左侧旋转。这种矫正术用于治疗T6-T7左旋受限或右旋错位。T6右侧横突以及T7左侧横突以上被定为局部按压区域。

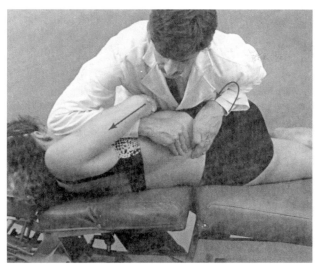

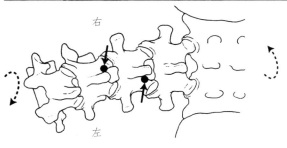

图4-62　侧卧位，腰部脊椎的推拉可引起L3-L4关节右旋，这种矫正应用于治疗L3-L4右旋受限或左旋错位。

术的基本原则。

运动辅助推力技术

运动辅助推力技术集合了推拿操作中的辅助机械，以及矫正性推力的方法。辅助机械力由机动或者非机动的关节辅助床提供。因为要预载于关节的外力力仅仅HVLA推力是很难完成的，使用某种的机械辅助可能会有帮助。此外，一些机械辅助技术在关节治疗时往往产生一个长轴牵引力，长轴牵引运动是所有滑膜关节重要的关节活动组成部分。这种运动主要用于四肢的按摩手法，但并不是用于脊柱的常规徒手操作技术。将它合并到脊柱的治疗中可能会产生额外的治疗效果

机械辅助技术需要术者具有良好的身体素质，否则无法完成治疗所需的推力。升降床和机动化移动床的运用，理论上可以为治疗所需推力提供更多支持。机动和机械辅助操作是相对较新的治疗观念，术者应该结合临床进行学习。虽然这些治疗临床有效并有可靠的理论基础，但并未有科学的数据支持它的疗效和效率，这些方法将在这里被一一讨论，一些特殊的应用会在第5、6章进行讨论。

升降治疗床机械辅助设备

1952年，治疗床的可下降头部块被第一次引入到整脊疗法中来。B. J. Palmer认为这是整脊疗法的一项重大进步[422]。Dr. J. Clay Thompson在1957年改进了颈椎、胸腰椎、骨盆升降治疗床，并认为这项技

力。实际上，经过反复地实践和完善，推力早已成为一个连贯的程序，而不是一系列的分割和分离的步骤。框4-16列出了一些有效和安全使用整脊矫正技

框 4-16	有效矫正技术的基本原型

1. 选择最有效、最专业的技术来解决主要问题。
2. 将患者置于舒适、平衡，并且机械作用可以起效的体位。
3. 术者应保持放松和身体平衡，使重心尽量靠近按压点。
4. 必须精确实施按压。
5. 推力实施前应消除关节软组织松弛。
6. 任何体位和张力微小的改变都应在推力实施前完成。
7. 预想要按压的组织和矫正力的方向。
8. 监测设定的预矫正关节的张力是否存在减弱，

确保其在推力实施前不要明显地减少。
9. 必须传递出速度和深度最为适宜的推力。
10. 在矫正推力实施期间应保持上肢的稳定和硬度。
11. 在推力实施期间，可合理利用身体的重力。这在骨盆和腰部侧位矫正中尤为重要，因为大部分的矫正都源于重力产生的推力。
12. 知道什么时期不能矫正，什么时期、什么位置应该矫正，两点同等重要。
13. 首先：不要加重症状。

术为将患者在HVLA矫形中的不适减少到最小提供了机械优势。

Dr. J. Clay Thompson认为升降治疗床运用了牛顿运动定律并具有一些在其他整脊疗法中没有的功能。他推测该技术减少了临床医师为产生矫正推力所需付出的力量。这样一来术者手法操作治疗的范围将更大。另外，人们认为当升降治疗床启动时，将最大限度减小作用于关节上的力，从而使患者感到舒适。最后，由于治疗床降落部分的良好作用，更容易实现关节运动。

另一个学说认为升降治疗床所提供的机械优势是降落终止时产生的反作用力。在这个治疗过程中，术者要在升降治疗床上施加更多阻力，并保持矫正力直到降落结束。不过，目前并无研究来支持任何一个论点[423]。

Thompson治疗床及其他所有的升降治疗床，均以传递整脊推力所需的降落距离较短为特点。治疗床的降落部分下落时对压力产生的阻力就足以完成矫正。患者卧于治疗床，将其所要矫正的身体部位置于降落部分，并使该部位产生适度的紧张，这样患者自身的重力就不会引起降落。当额外施加的力克服了降落的阻力，降落部分就会完成下落并停止于设定好的距离。

升降治疗床的手柄可使升降治疗床竖起来，有些升降治疗床采用了脚踏板控制的气动竖起装置，这就释放了原本需要操作手柄的术者的手。当然，关节矫正操作也有一些注意事项，如scp、推力方向和术者

1. 将患者所需治疗的身体部位置于升降治疗床的降落部分上。
2. 拉起降落部分，检查张力。
3. 在预备接受推力的治疗部位施以按压。
4. 施加推力产生降落。
5. 重复推力，以患者耐受为度。

位置，操作的专业流程在将其他部分详细介绍[424]。

机动化机械辅助设备

矫正治疗床可以产生持久、规律的机械运动，并对要松动或矫正的关节提供撑开牵引力，由此引发机动化机械牵引力。手动操作的治疗床（McManis治疗床）[425]和可以递进诱发机械运动及撑开牵引的治疗床（Cox，Leader和Hill），可以启动对脊椎的辅助撑开机械牵引力。运动辅助矫正治疗的基本原理和潜在优势在于它可以向已被机械撑开牵张的关节传递矫正推力。通过机动治疗床的运动可向关节施加预矫正张力。这样就可以使术者把精力和焦点集中在进行矫正按压、感受关节张力和传递矫正推力上。

另外，牵引床可以诱发作用在关节长轴位的撑开牵引力，脊椎段的长轴位撑开牵引运动与许多操作手法并无特殊联系，在四肢关节，要特别注重对长轴位撑开牵引力减弱和关节功能紊乱的评估和治疗[42,426]。

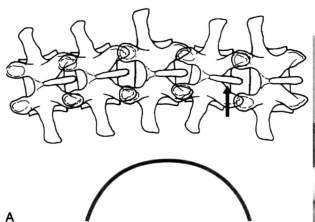
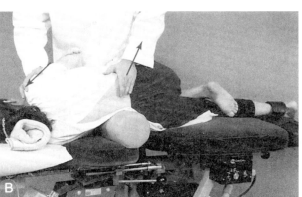

图 4-63　（A）显示了治疗腰 L4-L5 椎体左侧屈受限、右侧屈错位的按压点。（B）运动辅助冲力技术治疗腰 L4-L5 椎体间侧屈功能受限（左侧屈受限、右侧屈错位）。

使用机械撑开牵引治疗床可以增加在手法操作治疗中的长轴牵张力成分。运动辅助下的触诊和治疗可以在患者斜卧位时完成，适用于许多不同情况的患者(急性、慢性、年龄和肥胖)。

大多数松动和矫正技术适用于机械撑开牵引治疗床，它可以增加预矫正张力和产生关节撑开牵引，这就有可能减小术者在传送矫正推力前首先引发的预载于关节的肌肉收缩力。当在矫正操作过程中，像任何治疗床的矫正功能一样，都会产生对椎体的按压和对组织的牵张力，当术者检测到关节已被最大限度撑开牵引时，治疗床会对偏离位提供矫正推力。运动辅助矫正的基本要点可以通过胸部和脊柱的仰卧位矫正法来阐明。仰卧位时，矫正推力通过牵拉身体下方而产生，使所治疗的椎体被间断的撑开牵引，无需过大的推力即促进了矫正。在这个牵引治疗的阶段，也可不借助治疗床，术者自行发出推力，力度可以较小并重复应用。治疗床是可动的，术者一手向头部发力，产生对患者的撑开牵引。这样就在身体长轴产生了反复推拉的效果，促进了关节松动和长轴位撑开牵引运动的复位。另外，在治疗床的作用下产生长轴位撑开牵引运动时，预加拉伸力的偏移可诱发侧弯。

整脊疗法经过不断研究已经取得了巨大的进步。专家们已经做了大量可信性研究，证明了他们的部分观点。手法治疗如整脊疗法、正骨疗法和理疗的提倡者总结到，HVLA推力是对NMS系统功能不全治疗的一个重要的临床干预手段。健康专家、工人以及大部分人群对整脊疗法的认可度在不断提高，当然在临床应用中还存在一些争议。要准确地传递出矫正推力，就需要掌握严格的原则和精确的技术。否则就有对患者产生伤害的风险，术者需要经过长期的训练来完善矫正技术，精确矫正推力的合适力度，提升对按压深度的感知和对力的控制。仅依靠短时间的或周末课程的学习是无法做到这一点的。作者希望这个章节有助于完善安全有效的整脊技术所需的精神运动学知识。

脊柱的结构与功能

在脊柱众多的功能中，最基本的是维持躯体直立姿势，允许头部、颈项、躯干运动。骨盆是帮助维持姿势的基础，颈枕关节是必要的姿势矫正单元。脊柱同时也提供了向各个方向活动的稳定性。脊柱支撑着相当重要的结构组织，为肌肉和韧带提供附件，传导重量到骨盆，包绕和保护脊髓同时允许神经系统通过，形成椎体外缘。

脊柱运动部分，是脊柱的功能单位，是构成脊柱特征的最小成分。运动部分有两个毗邻的椎骨和耦合结构组成。脊柱是一个典型的三关节复合体，分为前、后部。椎间盘和椎体形成前关节，两个椎骨关节

突形成后部关节（图5-1）。椎间关节是由三关节面复合体形成的脊柱关节，寰枕关节除外。改变脊柱状态时，后面关节在变化的同时，椎间盘同样发生着变化，反之亦然。

椎体间的关节是软骨结合，或称软骨关节，通过椎间盘之间的纤维软骨相连接。在颈椎和腰椎，椎间盘的厚度接近椎体厚度的1/3。在胸椎，椎间盘的厚度是椎体厚度的1/6。软骨关节形成了椎体运动单元的前面部分。它的主要功能是承载重量和吸收震动。

椎体通过两条重要的韧带来支撑。它们是前纵韧带（ALL）和后纵韧带（PLL）（图5-1）。ALL从枕骨内面延伸到骶骨，起始部分较狭窄，在下行过程中逐渐变宽。颈椎部分较薄，在胸椎变厚。PLL从枕骨后部延着椎体后部下行。它有一部分较窄的韧带向椎

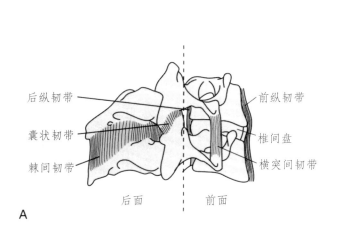

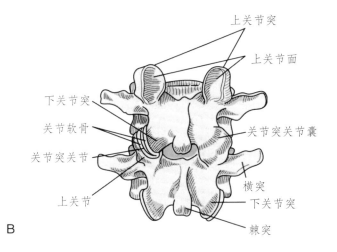

图5-1　脊柱运动节段由两个椎骨和相邻的软组织组成:固有韧带(A)和后关节、关节囊(B)。(B from White AA, Panjabi MM: *Chinical biomechanics of the spine*, ed 2, Philadelphia, 1990, JB Lippincott.)

体侧面延伸,而且覆盖部分纤维软骨盘。它在胸椎同样很厚,在颈椎和腰椎区域则相当薄。 在腰椎,PLL汇合成锥形,使椎体的后外侧部分没有覆盖在韧带的保护之下。PLL是很重要的临床分支。PLL通过纤维组织与椎间盘相联系。

椎骨神经弓之间的关节是可动关节,联系椎骨的关节突关节、小平面关节、后关节。每一个关节都有关节腔,被关节囊包绕,内衬滑膜(图5-1)。椎骨关节是真正的滑膜关节,,形成了后部椎体与运动的单元。椎骨关节是定向滑动关节,其关节面的排列主要决定了脊髓运动节段活动的幅度和方向(图5-2)。而且,突间关节在承重过程中发挥着重要的作用。突间关节和椎间盘之间的变化取决于脊柱的位置。在脊柱后伸位时,突间关节承重百分比逐渐增加。

部分小韧带和关节囊支持和稳定脊柱的后部关节。黄韧带是一个强大的高度弹性的结构,连接相邻的椎板。棘突与棘突之间的部位附着着棘突间韧带

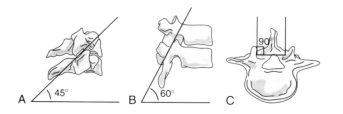

图5-2　在每个脊柱区从侧面和上面观察关节面。(A)颈椎3-7。(B)胸椎。(C)腰椎。(Modified from White AA, Panjabi MM: *Clinical biomecbanics of the spine*, ed 2, Philadelphia, 1990, JB Lippincott.)

和棘上韧带。在这两个韧带之间有囊形成。横突与横突之间通过较薄的横突间韧带相连接。

尽管脊柱的每个区域有其自己独特的特征,但是典型的椎体结构应包括椎体、两个椎弓根、两个椎弓板、四个关节突、两个横突和一个棘突(图5-3)。然而,在每一个区域都有缺少上面描述的特征或包含有其他特别部分的非典型脊椎。非典型脊椎有C1、C2、C7、T1、T9到T12、L5、骶骨和尾骨。特殊解剖形态和功能特性椎体构成人体表面的体表特征。

脊柱关节功能的评价

脊柱功能的检查要结合病史、查体,必要时进行X线照相、实验室检查和特殊检查。问诊和检查应该是开放的,有效地直达病因和患者的痛点。这并不意味着检查仅仅集中在痛点;痛点并不一定能直接反应功能紊乱的原因及病理情况。疼痛主诉或异常功能也不一定是疾病的根源,它可能源自于内脏而不是机体组织。对于躯体疾病或者是躯干远端组织功能失常而言,神经肌肉骨骼系统的功能紊乱可能是次要的。因此医生必须适当采用扫描脊柱疾病和可能存在于运动系统的病灶或功能失常的有效方法。在检查初始阶段就清楚评估出每一个肌肉运动系统的关节的状态是不切实际的。脊柱扫描检查是为了快速仔细检查脊柱关键部位功能而设计的一种更为简洁的检查法。随后应该更进一步地详细检查可能存在疾病的部位,以辅助定位功能失常的关节。

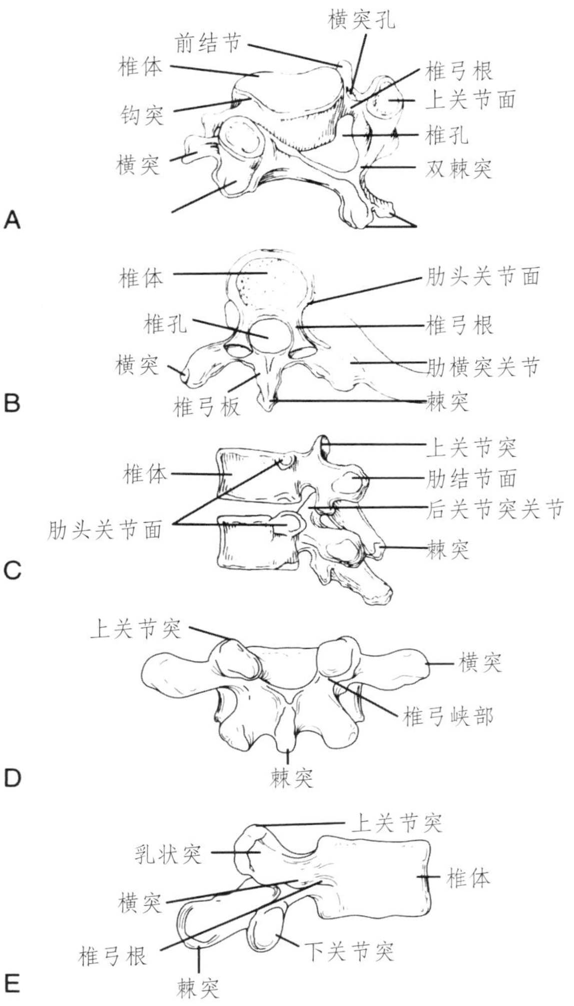

图5-3 组成椎体的典型结构（A）颈椎，（B和C）胸椎，（D和E）腰椎。（D and E from Dupuis PR, Kirkaldy-Willis WH.In Cruess RL, Rennie WRJ, eds: *Adult ortbopaedics*, New York, 1984, Churchill Livingstone.）

脊柱关节扫描

脊柱关节扫描检查的目的是扫描组织结构或功能的改变，显示可能的关节半脱位或功能紊乱综合征。它包括姿态评估、整体运动范围、移动性和触痛的定位（框5-1）。

姿势检查

静止下的姿态检查包括侧面和后侧两个方向。患者两脚跟分开3英寸，脚掌外展8°~10°站立。

在侧面，体表标志理论上和垂线一致，即耳垂、肩关节、大转子、膝关节中点稍前的一点、外踝前一点的连线（图5-4）。

框 5-1　躯体扫描评估关节紊乱

目标
定位可能的关节功能紊乱部位以便于进一步详细检查

组成
姿态和步态
肌肉骨骼系统整体活动性评估
脊柱和四肢在横截面非对称性评估
在患者首诊时即执行

整体运动范围
评估脊柱颈胸段的主动运动，前曲、后伸、侧屈、和旋转功能
评估脊柱胸腰段的主动运动，前曲、后伸、侧屈、和旋转功能
视觉评估或者是仪器量化（量角器）

运动扫描：关节内活动或关节激发试验
通常取坐位：当患者被动后伸时，给脊柱节段由后向前的弹性压力。
产生不固定的、波动的，摇摆的运动，观察每一个受限的区域。

痛域扫描：触觉痛和皮肤感觉
检查一般区域，用由轻至中度的力触诊和点按
注意在先前活动中疼痛产生的位置、性质和强度

在后侧检查时，垂线应该通过枕骨结节、棘突、臀线、两膝和两踝中间（图5-4）。通过检查发现特殊的异常姿态，包括头部倾斜、头部旋转、双肩不对称、脊柱侧弯、骨盆倾斜和骨盆旋转等。对于那些可疑为肌肉源性的异常姿态，应该从肌肉的长度、强度和体积几个方面进行评估。当然，不存在适用于所有人的完美的姿态，所谓最佳的姿态对于每个人而言意味着最小能量的支出，在该姿态下身体各个部位能以最小的张力最大限度地支撑身体，达到身体平衡。

整体运动范围

整体运动范围评估包括检查三个主要平面的运动。每一个运动范围当中任何减少的、异常的、非对称的、或活动痛应被记录和标记。在脊柱扫描检查期间，评估范围通常在没有测量仪器援助的情况下进行；然而，应用量角仪器应该会便于使检查更具体

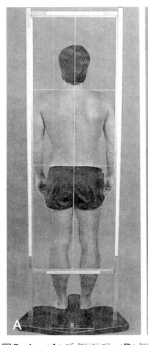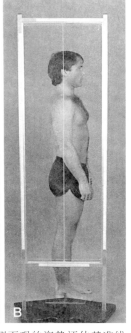

图5-4　(A)后侧面观、(B)侧面观的姿势评估基准线。

化,量角仪器是比视觉评估更可靠的,也是脊髓损伤评估护理的标准诊断方法。具体评估脊柱局部运动的范围和方法在下面每部分章节具体描述。

脊柱区域节段的活动在正常范围之内,也并不能排除该节段的功能异常。节段活动异常可能被相邻活动度大的节段区域所掩盖。

痛觉扫描

痛觉扫描的目的是筛选可能异常的骨组织或软组织压痛点。表面软组织检查通过手指的掌侧面轻轻的按压(图5-5A)。或者是通过拇指和手指卷起体表组织滚动检查(图5-5B)。深部组织的检查也用掌指关节掌面按压,但是需要更大的按压力来检查深层组织(图5-6)。特别需要注意的是可以通过脊柱后面关节直接识别软组织的压痛点。

检查中线的骨结构,棘突、棘突间隙可以通过一个手或双手的指尖来触诊。当用单手触诊检查棘突间隙,术者通过中指在棘突间隙、食指和示指分别在棘突的两侧来触诊(图5-7)。中指触诊棘突间隙及其痛点,食指和示指触诊棘间韧带和脊柱侧面的压痛点。当运用双手检查时,手指在棘突汇合,触诊棘间韧带及其压痛点(图5-8)。

胸椎和腰椎通常在俯卧位检查。尽管颈椎检查可以在俯卧位或仰卧位进行,但更多的是在仰卧位时,用双手指指尖从双侧检查。

运动扫描

脊柱活动度评估包括局部关节活动、整个脊柱被动活动或轴间隙活动。评估关节内活动可在患者坐位或俯卧位时进行,或仰卧位检查颈椎。检查颈椎的被动运动或轴间隙活动时可以在坐位或仰卧位进行。在这两种情况下,医生可以从脊柱的后侧和双侧检查棘突及侧面关节。当检查关节活动时,检查区域应该尽可能靠近脊柱。

当坐位检查关节内活动时,术者坐或站在患者后面,同时把辅助手的手臂横达在患者肩部(图5-9)或者是在患者屈曲的双臂下面。患者屈曲手臂,双手交叉放于颈后(图5-10)。检查颈椎中部节段时,辅助手支撑患者前额。

患者俯卧位检查时,术者从脊椎两边按压或者

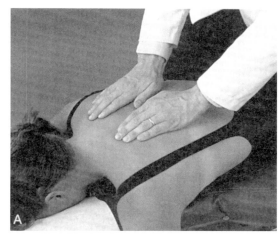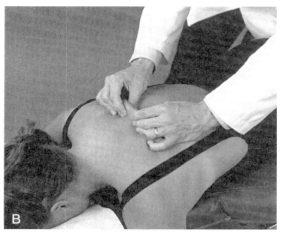

图5-5　(A)用手掌轻触评估皮肤浅表软组织的敏感性和结构,(B)表皮滚动法。

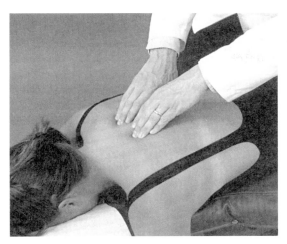

图5-6 用掌指关节的指腹侧评估脊旁深部组织的敏感度，肌张力和结构。

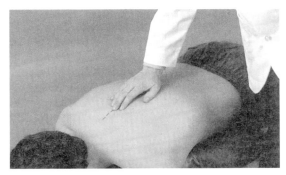

图5-7 单手触诊棘上韧带和压痛点。

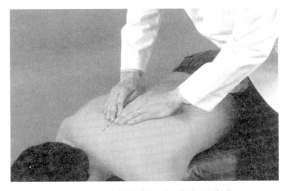

图5-8 双手触诊棘上韧带和压痛点。

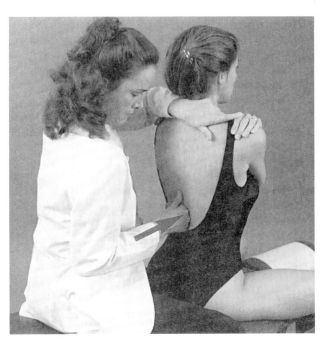

图5-9 胸腰部区域关节的坐位触诊。

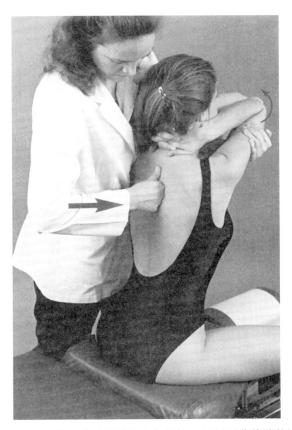

图5-10 胸部正中关节域的坐位触诊，运用屈曲前臂的姿势。

按压棘突（图5-12）。检查脊椎，向上或向下滑动，用较小的力由后向前地移动。应该记录任何引起疼痛的区域或异常移动，便于更进一步的检查。

　　扫描脊椎节段可能的移动区域时，使患者坐位，双手臂交叉在前胸。术者可坐在患者后面，或站在一侧（图5-13），辅助手从患者前面搭于对侧肩部，控制躯体活动，或撑住患者的前额。颈椎活动度检查时可以扶住患者的头部或前额（图5-14）。这些步骤不仅

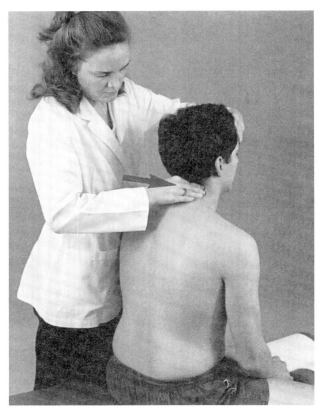

图5-11 颈椎中部节段的坐位触诊。

胸椎或腰椎的侧屈或旋转检查时，触诊面在棘突的侧面(图5-13)。在颈椎，指尖按压脊柱的两侧(图5-14)。检查颈椎的前曲、后伸，用手指或指尖按压比邻的棘突间隙(图5-15)。评估运动，指导患者整体运动和引导温和压力下的过度活动。在评估时，任何引出疼痛的位置区域或察觉阻力增加或减弱均应该被记录。关节活动或颈椎的节段运动扫描通常在仰卧位进行。

定位

即在同一个横断平面检查关节的非对称性。通过触诊双侧横突(椎旁区域)，检查椎体的非对称旋转。中指和食指同时检查棘间隙的宽窄，评估非对称椎体的屈曲和后伸活动。

通常在俯卧位检查腰椎和胸椎。尽管，颈椎检查可以在俯卧位或仰卧位进行，但是，更常用的是在仰卧位时用双手指尖从椎体的侧缘触诊。

脊柱关节半脱位和功能紊乱综合征鉴别

仅评估关节活动，而且可以通过触诊评估整体运动趋势。

术者可通过指尖、手掌或掌根对患者进行触诊。触诊面必须一致，同时扫描两个或三个运动区域。

首先要讲清楚的是，手诊检查关节的目标是定位可能存在的脊柱节段功能紊乱。许多扫描脊柱的检查步骤也是用来检查和定位功能紊乱(框5-2)。然而，它们应运用在不同的环境，目的是为了更精确

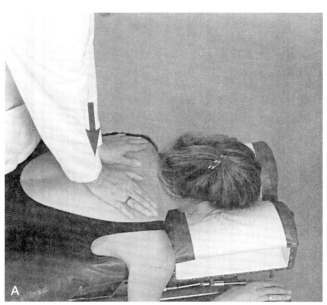
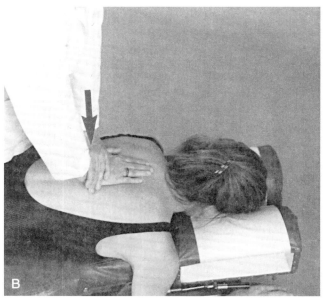

图5-12 俯卧位关节触诊，(A)用双侧掌根触诊横突关节，(B)小鱼际加压触诊棘突。

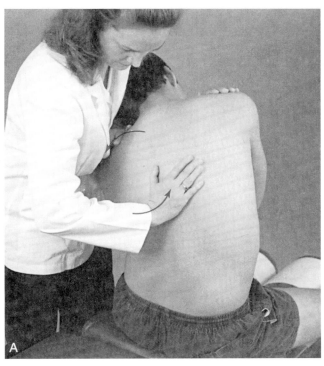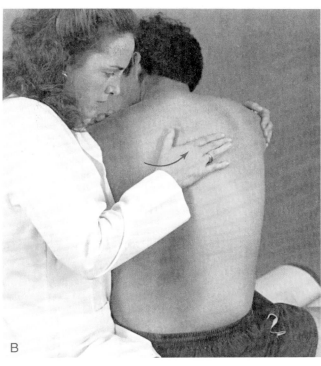

图5-13 (A)术者站位,评估左侧屈曲移动。掌根延着脊旁左侧按压。(B)术者坐位,评估左侧旋转移动。掌根接触延着脊旁左侧建立。

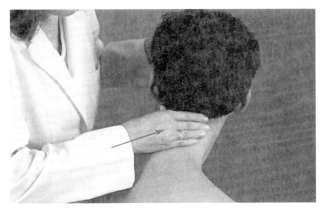

图5-14 术者的辅助手在患者的前额,术手的手指按压患者颈椎头侧,评估颈椎右旋。

的定位半脱位或功能紊乱的位置或性质。它们包括详细的触诊疼痛位置;检查软组织质地、弹性和稳定性;棘间韧带和末端活动的精确评估。

运用不同的压力评估患处肌肉组织的疼痛阈值,评估节段关节的运动情况,这些步骤简称关节激发试验。

对节段关节的检查既不是孤立的扫描也不是孤立的评估,而是将多种检查手段相结合,组成一个完整的检查步骤。整脊医生为了评价患者的整体病情,

必须要进行一个完整的评估,来决定患者是否适合整脊治疗。

对脊柱节段的评估包括相邻椎体节段的对称性和检查棘间隙、棘突、脊柱椎体、胸椎横突、肋角、腰椎乳突等的检查。棘间隙的突然变化被认为是屈曲或后伸时产生偏移。旋转错位则被认为是相邻椎体间或颈椎脊柱、胸椎横突、腰椎棘突向侧面突出。脊柱、横突、乳突并不直接与棘突连接,不易受先天性和发育异常的影响。节段单侧的收缩肌产生有力的收缩,使脊柱、横突、或乳突产生错误的、潜在的旋转错位。

定位关节周围软组织的炎性改变,也可说明与其相对应的关节产生异常或错位的性质和位置。受伤或发炎的关节可能叠加产生热与浮肿。相关节段的软组织可在关节疾病或功能紊乱时联合局部的炎性改变,将导致局部节段肌肉组织的非对称或异常压痛。长期功能紊乱可能伴有局部肌肉组织的结节性或肌挛缩。所以在这部分节段可触及条索状结节。局部运动触诊和关节激发试验适用于受限的、疼痛的韧带组织。单侧水平面或非相邻的水平面所产生的痛点可定位功能紊乱的位置。关节活动阻力或位移的异常可帮助定位功能紊乱的关节。确认和定位软组织的炎性变、疼痛、活动受限是确认水平面和可

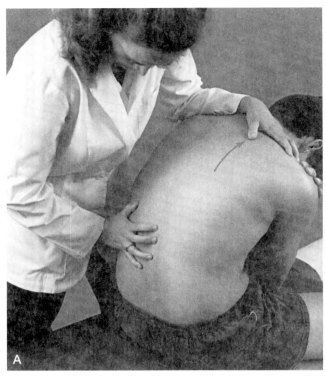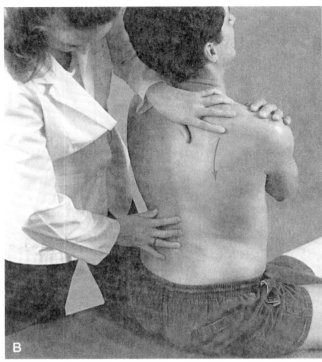

图5-15 评估上段腰椎的屈曲(**A**)和伸展(**B**)。术者的辅助手置于患者肩部,术手手指置于椎间隙之间。

能的受限方向的基础。更进一步说,它们常常是决定矫正类型和方向的基础。

尽管所有对机体详细检查的步骤构成了完整的关节评估,但不要忘记,每一个步骤都有其局限性。其中许多是基于结构和功能的非对称性,产生疾病和功能紊乱的很多原因还没有被确定。结构和功能的非对称也是普遍的,韧带和移动度较小的异常改变可能在正常的变化范围内。更进一步说,躯体关节

检查依赖于术者的技能,在检查中因技能掌握水平差异,其结果亦不同。在第3、4章节中,也谈到临床上的精确识别能力和对活动受限脊柱的矫正是有区别的。基于这种信息,有人认为一些诊所应该集中于鉴别定位功能紊乱的位置[1-4]。

所有这些必要的检查结果将在对患者护理的评价、病史对比、诊断结论、应用治疗等过程中发挥作用。

颈椎

颈椎在维持头的状态时具有不稳定性,亦具有很大的活动度。颈椎提供了平衡头部重量的一个相对细长的杠杆力,其易受创伤力的伤害。颈椎关节面允许向各个方向的活动;因此颈椎是脊柱中活动度最大的部分。颈椎在解剖学和功能学上有两个显著的区域,被认为是该节段所独有的。

上段颈椎的功能结构

上节段颈椎是脊柱最复杂的区域节段。它由寰枕关节和寰枢关节组成,充当了从颅骨到其余脊椎的过渡区域。这两个功能单元在解剖学和运动学上是独特的。

框 5-2　**脊柱节段运动功能障碍(PARTS)**

目标:

精确确定功能失常的位置和所涉及的组织

P:通过触诊或按压特定的结构和软组织观察产生的疼痛或压痛(位置,特征,强度)

A:通过静态触诊特殊的解剖结构鉴定局部或部分组织的非对称性

R:通过动态触诊确定运动范围的缩小或特定运动的缺失(主动,被动和附加运动)

T:通过触诊鉴定特定软组织的紧张度,质的,和温度的变化

S:特殊检查和步骤的方法

二者都没有椎间盘，而寰枢关节有三个滑膜关节。

寰椎没有椎体和棘突(图5-16)。它是一个椭圆形的骨块，有两个侧块通过前弓和后弓相连接。侧块由扩大的椎弓根形成，上关节凹面与枕骨构成关节，下关节面与枢椎构成关节。

枢椎(C2)显著的特征是有齿突(图5-17)。齿状突形成于胚胎时寰椎椎体的残余部分，与枢椎椎体的上面部分相融合。枢椎的棘突大且分叉，它是枕骨中间部位第一个可触及的结构。起于椎弓根上关节面的上关节突与寰椎侧块的下关节面相关节。它们的关节面较复杂，位于横突面，有一个轻微向下的倾斜。寰枢关节形成于C1-C2的侧块关节面。这两个关节面是凸起的，允许适当的旋转移动。寰齿关节由寰椎的前弓和齿突组成。齿突完全被寰椎前面的前弓，侧面的侧块，前横韧带包绕(图5-18)，它是滑车关节，提供枢轴活动。

寰枕关节完全是可活动的髁状滑囊关节（图5-19和图5-20)。髁的关节表面是凸起的，交汇于前侧，类似于弧形楔纳入寰椎侧块相对应的凹面。每个髁都有各自的轴，这意味着这些髁不会以同一条轴线做轴向旋转。单个髁的旋转运动的轴线发生在两点

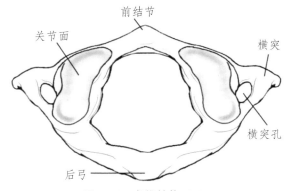

图5-16　寰椎结构(C1)。

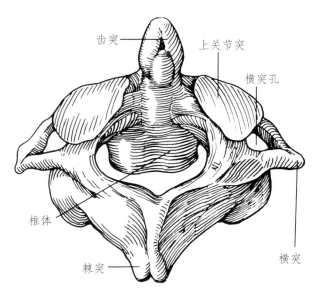

图5-17　枢椎结构(C2)。

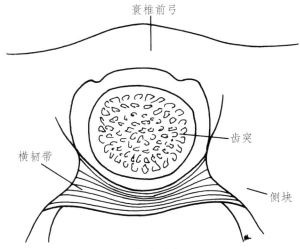

图 5-18　寰齿关节上面观。

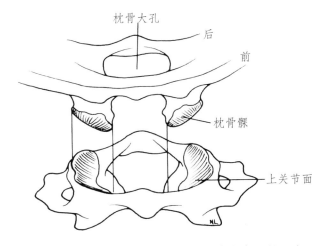

图 5-19　寰齿关节的枕骨髁突出插入枢椎侧面的凹陷。

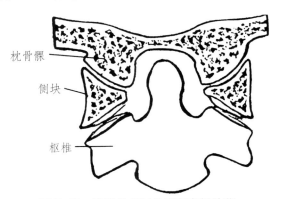

图 5-20　寰齿关节冠状面和寰枢关节。

（偏中心的位置），因此旋转活动的范围很小。每个髁向前或向后移动1°或2°时，对侧亦同样移动。

肌肉为活动提供了必要的支撑力，支撑和维持头部的稳定。包括头后大直肌，头后小直肌，头外侧直肌，上斜肌，下斜肌（图5-21和图5-22）。所有的这些肌肉均由第一颈神经的运动纤维和第二颈神经的本体感受和疼痛纤维的交通支配置。

韧带为上颈段提供了附加的稳定性，包括寰椎横韧带，齿突间韧带，翼状韧带，后纵韧带，寰枕后膜，寰枕前膜，项韧带，尖韧带（图5-23）。因为上颈段韧带容易受到创伤损害、全身性炎性疾病或者是先天缺失或先天畸形的影响，所以应该在整脊疗法开始之前检查它们的完整性。如果怀疑有不稳定性改变，应该做颈椎动力位X线照相检查。

寰枢关节的运动范围和运动形式

发生在寰枕关节的运动是屈曲和后伸运动。[5]运动的复合范围大约25°（表5-1和图5-24）。C0-C1的矢状面的主要运动角度是屈曲和后伸，没有显著关联的耦合运动。在屈曲时，枕骨髁在寰椎的侧块上面向后上方滑移，枕骨远离寰椎的后弓。在后伸时，枕

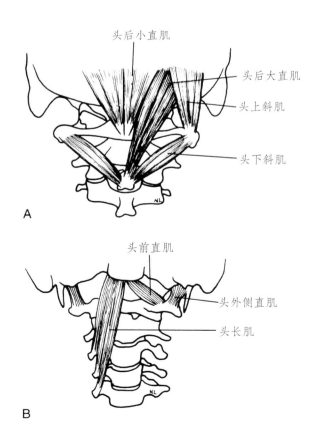

图 5-21　枕骨下肌群。（A）后面观。（B）前面观。

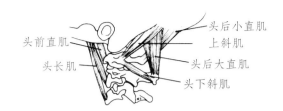

图 5-22　枕骨肌群侧面观。

骨髁在寰椎的侧块上面向前滑移的同时枕骨接近寰椎的后弓（图5-25）。

寰枕关节的轴向旋转度之前被认为是有限的。[6]然而，最近的研究证明其旋转度范围大约在4°-8°[5]。轴向运动受关节解剖的限制，与翼状韧带相联系。这个运动主要发生在颈椎在弹性范围内旋转结束时，通常伴随一些小角度的侧屈[7]。

寰枕关节的侧屈近似轴向旋转。尽管寰枕关节的解剖结构允许在侧屈时有最大限度的屈曲，但翼状韧带等附件的功能似乎限制这一运动（图5-26）。运动主要发生在冠状面，通常会在相反方向联合一些小角度的耦合旋转。这导致下颌向侧屈的对侧旋转。在侧屈的同时，发生在关节表面的主要运动是在冠状面旋转（卷）和平移（滑移）。枕骨髁面的凸形结构和寰椎关节面的凹形结构，决定了旋转和滑移会发生在相反的方向。旋转发生在侧屈方向，平移（滑移）发生在与侧屈相反的方向（图5-27）。

寰枕关节的瞬时轴向旋转还没有被实验证实。轴的评估要"通过确定关节在矢状面和额状面旋转所形成的弓的中心来确定[5]"（图5-28）。

C1-C2运动范围和运动形式

寰枢椎关节的运动是绕轴自转。节段移动范围是平均向每个面40°，有助于整个颈椎旋转活动。颈椎第一个25°的旋转发生在寰枢关节[7]。在旋转过程中，侧块和关节表面在旋转侧向后滑移，在旋转对侧向前滑移。这个运动是以接近齿状突中心的位置为轴（图5-29）。由于关节表面存在两个凸起，寰椎会产生一个附加的微细的垂直位旋转（图5-30）。

由于寰椎关节两侧存在两个凸起的小关节表面，它的绕轴屈曲和后伸运动有些类似于摇摆动作。寰枕关节瞬时轴向旋转以齿突中1/3为中心。在弯曲时，后关节囊和后弓分开，同时寰椎关节面向前滑移。而在后伸时，后关节囊和后弓接近，寰椎关节面

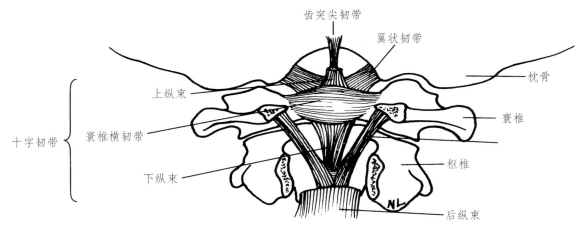

图 5-23 上颈段韧带群后面观。

表 5-1	上段颈椎的运动范围		
脊椎	屈曲和伸展	侧屈	旋转
C0-C1	25°	5°	5°
C1-C2	20°	5°	40°

* 侧面滑动或平移伴发颈椎侧屈。

Modified from White AA, Panjabi MM:*Clinical biomccbanics of the spine*,ed 2. Philadelphia.1990,JB Lippincou.

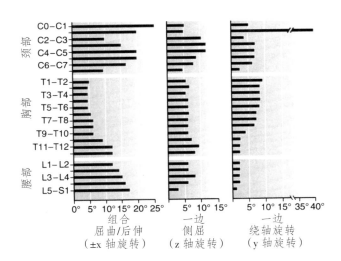

图 5-24 脊柱每个杠杆节段旋转范围的典型值。(From White AA, Panjabi MM: *Clinical biomecbanics of the spine*, ed 2, 1990, JB Lippincott.)

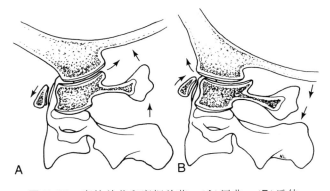

图 5-25 寰枕关节和寰枢关节。(A)屈曲。(B)后伸。

向后滑移(图5-31)。同时,寰椎的前弓在后伸和屈曲向下的时候必须骑在齿状突上。寰枢关节的屈曲和后伸运动也耦联小范围的移位,通常在成人为2mm~3mm,儿童4.5mm。[5]对任何大于这个范围的运动,均应进一步检查C1、C2关节的稳定性、齿状突和横韧带的完整性。

旋转时,寰枢关节侧屈是有限的,每一侧平均大约5°[7]。有人提出侧屈耦合移位。然而,这是一个有争议的话题[5]。这种移位,据说是发生在侧屈的同侧。换句话说,C1向右的侧屈必然耦合C1的向右滑移(图 5-32)。

另一个重点是关于移位,在前后开口位X线照片(APOM)上可能会显示寰椎的旋转半脱位,而侧块围绕的旋转运动可能会引起明显的寰椎侧向移位,在APOMS上表现为侧块的投影变宽或变窄(图5-33)。

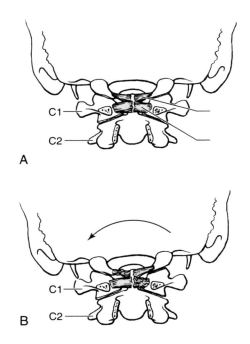

图5-26　翼状韧带在寰枕关节侧屈时的作用。(A)中立位后面观。(B)左侧屈。活动被翼状韧带的右上部分和左下部分限制。

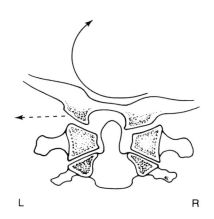

图5-27　寰枕关节右侧屈曲时,显示枕骨滚向右侧(实箭头)滑向左侧(虚线)。

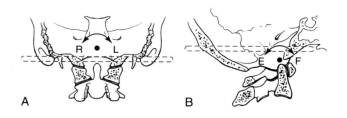

图5-28　寰枕关节在侧屈。(A)(R-F)、屈曲(F)、伸展(E)。(B)时瞬时绕轴旋转的理论中心点。(From White AA, Panjabi MM:*Clinical biomechanics of the spine*,ed 2, 1990,JB Lippincott.)

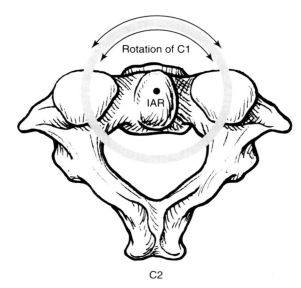

图5-29　寰枢关节在绕枢椎旋转瞬间理论中心点。

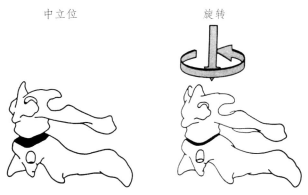

图5-30　因为关节面是双凹面,当寰椎在枢椎上旋转时,一个微妙的垂直替代运动发生,引起两节段相靠近。

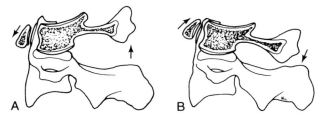

图5-31　寰枢关节屈曲。(A)后伸。(B)寰枢关节。

下段颈椎的功能结构(C3-C7)

典型的颈椎(C3-C6)具有相同的解剖结构,以及一些特有的或独特的附件(图5-34)。棘突是分叉,以便更好地让韧带和肌肉附着。从C6向上,每个椎体的棘突都包含横突孔,椎动脉通过横突孔向上走行。典型的颈椎椎体有前侧面、后侧面,其椎体小,横

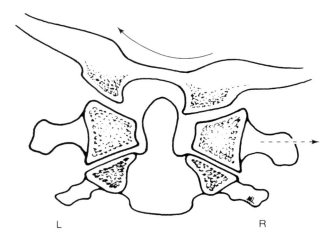

图5-32 上颈段颈椎右侧屈（实线）同时寰椎平移向右（虚线）。

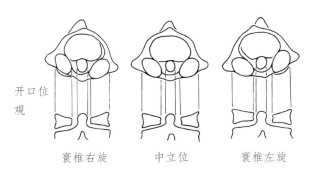

图5-33 寰椎关节旋转会使侧块发生移位寰枕关节后部的关节间隙变窄。在X线开口位上表现为寰椎的侧屈或平移错位在X线开口位。

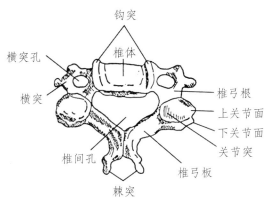

图5-34 典型颈椎结构。

断面呈椭圆形。前侧和后侧的关节面较平坦，具有相等的高度。椎体上缘的后部区域凸起，形成钩突，以加强和稳定椎体间连接。钩椎关节是假关节，它有滑液，但没有关节囊（图5-35）。它们引导关节旋转和

侧屈运动。人体的钩突关节在6岁时开始生长，在18岁时解剖结构基本稳定成形。

关节小平面呈泪滴形，其上方的关节面朝向后上方，而下方的关节面朝向前下方，将关节空间以45°角置于冠状面和横断面之间（图5-36）。颈椎的椎间盘高度和椎体高度比是2:5，保证了其最大范围的旋转度（图5-37）。

椎体的椎弓根呈短圆柱状，向后外侧走行。上位和下位椎弓根的凹面具有相同的深度。椎体棘突呈薄片状，长窄、纤细，倾斜的向后下走行。这个节段

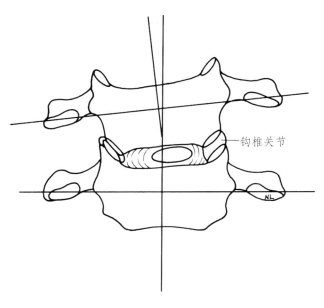

图5-35 钩突关节能避免颈椎完全侧屈，在关节侧屈旋转时也会限制其角度。

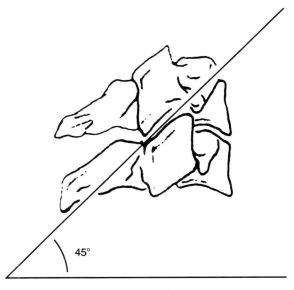

图5-36 颈椎关节面与水平成45°。

(C3-C6)的椎间孔比腰椎和胸椎的大,且呈三角形。

第七椎体(隆椎)被认为是下颈段的典型椎体。它有区别于颈椎和胸椎的解剖特征。它的棘突长且细,末端有结节。它的下关节突近似于胸椎,上关节突与C6相联系。C7没有钩状突,没有横突孔。横突是大的、宽的、钝的。横突可能扩大或发展为颈肋,可能导致胸廓出口综合征(图5-38)。

颈椎曲度

颈椎曲线具有一个前凸的曲度,以适应人体直立姿势。颈椎前凸曲度的功能和整个脊柱由前到后的曲线,给脊柱增加了一个弹性力,以适应脊柱的轴向压缩力,并平衡经颅骨到脊柱的重力(图5-39)。

小关节面和椎间盘面很大程度上决定了脊柱前

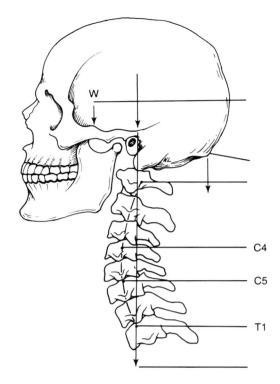

图5-39 颅骨中心。如果颈椎曲线改变,重心亦改变。

曲的幅度。在人群中,先天的、多样性的脊柱高度和角度导致颈椎前曲度显著的不同。此外,退行性改变和结构应力性退变也可能改变正常的曲线。

关于正常的曲线应该如何测量有多种学说[6,8-14]。还有更重要的争议,即什么是非正常的曲线?生物力学的结果是什么?如果有,这个结果将会如何改变颈椎前凸的生理曲线。颈椎曲度下降(反弓)有可能使后部肌群在维持头部姿势和脊柱稳定性时,将更多的重量移位于椎体和间盘,而使肌张力增高,颈椎前曲增加时,可能会增加小关节面和后部的负荷(图5-40)。

在X线照片上测量前曲已经有很多方法。最常见的方法是直接测量从C1中心延长的直线和C7下缘终板延线所形成的夹角(图5-41)。尽管颈椎曲线明显延伸到T1-T2,但在X照片上仍通常把C7作为可靠的最低点。Jochumsen[12]提出另外一种方法,即在寰椎前缘与C7椎体前缘最高点之间连线,测量C5椎体前缘到这条线的距离(图5-42)。还有一些观点认为,颈椎的曲度中点是C5椎体(C4-C5间隙)。

半径的长度和应该大于7英寸或17厘米,随着半径增加,曲线增加(变平,如反弓),反之亦然(图5-43)。

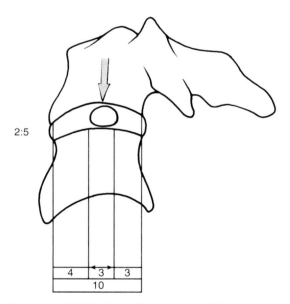

图5-37 颈椎髓核位置,椎间盘高度和椎体高度比率。

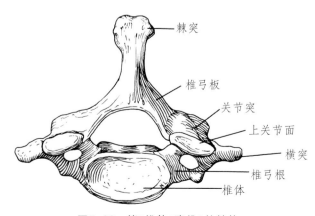

图5-38 第7椎体(隆椎)的结构。

棘突

椎弓板

关节突

上关节面

横突

椎弓根

椎体

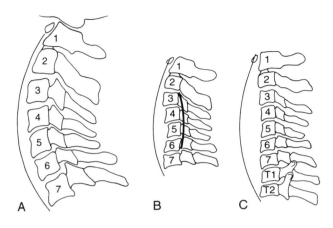

图5-40　颈椎曲线从C1到T2延伸。(A)正常。(B)中间节段脊柱前弯。(C)Alordotic。

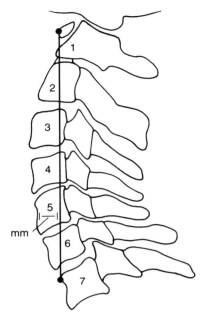

图5-42　Jochumsen测量颈椎曲线步骤。

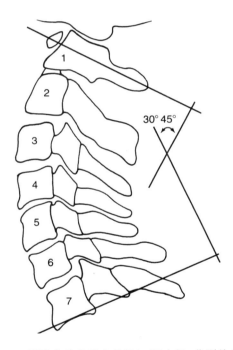

图5-41　颈椎曲线角度应是30°~45°之间,分别从C1、C7画一直线。

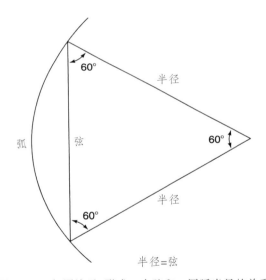

图 5-43　如图演示:形成一个弦和一圆弧半径的关系。

下段颈椎的活动模式及活动范围

下段颈椎在屈伸活动中拥有极大的活动性(表5-2;图5-24)。侧屈活动度较旋转活动度要稍大。而在颈胸椎结合部,两者则均有增大。

屈伸活动。每个颈椎节段的平均屈伸活动度大约是15°,而C5-C6节段的活动度最大[15]。屈伸活动围绕着位于下位椎体的轴线发生,在活动过程中,还伴随着矢状面的旋转和移位(图5-44)。这种耦合颈椎节段有角度地倾斜和滑动的运动模式引发了一

种阶梯效应,这一点在屈伸活动的X线照片中已经被观察到。

在屈曲活动中,关节结合部表面滑开,产生关节平面的牵张力,同时椎间盘的前侧和后侧会产生相互逼近和压缩的运动。在后伸活动中,则发生相反的情况。椎间盘凹下的一侧承受了压力并因此而收缩,而凸起的一侧则承受张力。[5]两种相互拮抗力的净效应则是限制髓核在屈伸活动和侧屈活动中移位(图5-45)。Krag和他的同事们[16]将微小的金属标记物植入腰椎和胸椎的椎间盘内,目的是确定胸腰椎

表 5-2	下节段颈椎运动范围		
椎体	屈曲和伸展	一侧屈曲	绕轴旋转
C2-C3	5°-16°（10°）	11°-20°（10°）	0°-10°（3°）
C3-C4	7°-26°（15°）	9°-15°（11°）	3°-10°（7°）
C4-C5	13°-29°（20°）	0°-16°（11°）	1°-12°（7°）
C5-C6	13°-29°（20°）	0°-16°（8°）	2°-12°（7°）
C6-C7	6°-26°（17°）	0°-17°（7°）	2°-10°（6°）
C7-T1	4°-7°（9°）	0°-17°（4°）	0°-7°（2°）

* 括号中数字为平均值。

（Modified from White AA, Panjabi MM:*Clinical biomeccbanics of the spine*, ed 2, Philadelphia, 1990, JB Lippincott.）

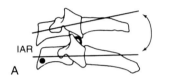 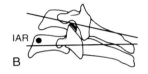

图5-44　颈椎在矢状面的运动屈曲（A），后伸（B）正位旋转的瞬时轴，伴随倾斜或滑动移位的台阶征。

节段的椎间盘在屈曲活动中的凸起和收缩的情况。而结果是他们发现髓核会有轻微的后移，而这在之前的数学模型中是没有发现的。关于在颈椎是否也存在这种现象，目前还没有具体研究。

　　根据测量，发生在屈伸活动中的这组位移在每个节段的最大测量值约为2mm，最大不超过2.7mm。[17]而在颈椎节段的位移则是不均衡的[15]。在矢状平面旋转活动中，发生在高位颈椎节段的位移度比低位颈椎节段的要大，这导致了在高位颈椎形成了平拱运动（图5-46）。White和Panjabi[5]根据放射线放大技术推荐将3.5mm作为低位颈椎的正常位移上限，超过3.5mm的位移则证明存在节段的不稳定。

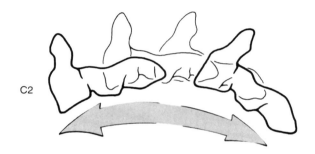

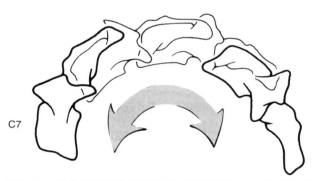

图5-46　屈曲活动和伸展活动时，更多的移位在上阶段比下阶段，导致弧线移动。

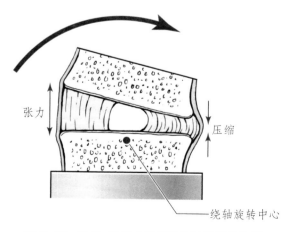

图5-45　屈曲、伸展或侧屈运动时椎间盘改变。

　　侧屈活动。颈椎中部节段的侧屈活动度大约在10°左右，下颈段椎体的活动度比中部的活动度要低。关于侧屈的机理尚未确定，有人认为其轴线位于下位椎体内（图5-47）。

　　下位颈椎的侧屈会伴随着横断面的旋转，且伴随活动的方向是一致的。这导致椎体侧屈时，椎体后部发生相应的旋转，因而引起棘突偏离其正常弯曲的凸起点（图5-48）。这些相伴随的轴型旋转活动的角度由上而下逐渐减小[14]。在第二颈椎，每3°的侧屈就伴随着2°的旋转；但是在第七颈椎，7.5°的侧屈才

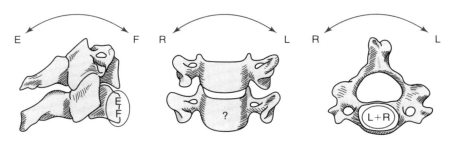

图5-47 下节段颈椎在绕轴旋转的瞬时理论中心点。(From White AA,Panjabi MM:*Clinical biomechanics of the spine*,ed 2,Philadelphia,1990,JB Lippincott)

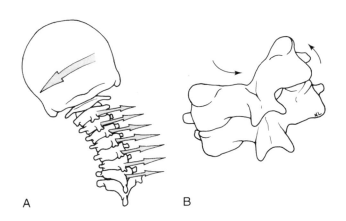

图5-48 A,左侧屈结合向左生理旋转。B,左侧屈时的关节面活动同时有下颈段的左旋。

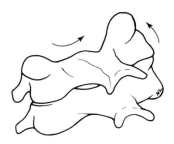

图5-49 图示节段左旋同时结合左侧屈。

伴随1°的旋转。

在侧屈的过程中,侧屈一侧的关节面(凹侧关节面)与其下位的关节面一同滑动。其原因,就是它们在运动过程中伴随着旋转。在相反的一侧,由于关节面牵拉而下位关节突显著滑动。椎间盘也大约集中在侧屈一侧,而在对侧则相对分散。

旋转活动。不同节段的平均旋转活动度要较侧屈活动度稍微小一些。下颈椎节段的活动度也类似地由上向下逐渐减小,尤其在C7-T1节段。关于其旋转的轴,Lysell[14]猜想其可能位于下部椎体前侧(图5-47)。

下颈椎的旋转活动也同样伴随着侧屈。换言之,向左或向右的轴型旋转伴随着同向的侧屈活动,这导致了一种运动模式:在颈椎旋转的一侧(椎体后部旋转),上位椎体的下关节面后下滑动,同时对侧前上滑动(图5-49)。

颈椎动力学

脊柱节段以外的肌肉运动也会使颈椎产生运动,因此,头部的运动往往也会波及到躯干。同心和偏心、离心运动是结合在一起的,而偏心运动在后伸和侧屈活动中占主要地位。同心运动需要足够的肌张力来对抗阻力,使肌肉明显地收缩并使肢体发生活动。然而,当阻力比肌张力大时,偏心运动就会发生,使得肌肉被拉长。肌肉的松弛对抗地球引力,使运动中的肢体减缓速度,就是偏心运动的典型例子[15]。

节段肌肉(固有肌)的功能是协调和整合节段运动。固有肌肉非随意地去整合所有的活动。头部的运动会引起颈椎的正常生理活动,但是随着有意识的努力,下颈段也可以发起活动,像大的脊柱外肌肉一样,按照同心和偏心原则去活动。

屈曲活动是颈前肌肉所发起的,受半棘肌、最长肌和颈夹肌群的偏心运动控制,更进一步被肌筋膜组织、项韧带、关节囊、后纵韧带、黄韧带、椎间盘后部、椎体前部、前纵韧带等弹性限制。

后伸活动是由颈后肌肉发起的,受胸锁乳突肌、斜角肌限制,更进一步被肌筋膜组织、椎间盘前部、前纵韧带、关节囊、椎体前部和脊柱(脊柱)所弹性限制。

侧屈活动是由身体同侧的肌肉收缩发起的,这一活动被同侧的头颈夹肌、半棘肌和颈长肌群的偏心运动控制，更进一步被一些肌筋膜组织、侧关节囊、圆韧带、黄韧带、椎间盘、同侧关节囊和同侧脊柱（脊柱）弹性限制。

旋转活动是同侧的头颈夹肌、颈颈长肌和对侧的半棘肌的同心收缩发起的。而偏心运动也在同时起作用，引起或中止某些动作。包括对侧头颈夹肌、颈长肌和同侧半棘肌、斜角肌的收缩活动。这些活动过程更进一步被关节囊、圆韧带和节段肌限制。

颈椎检查

观察

颈椎的检查从肉眼观察颈椎在矢状面、冠状面和横断面的准线和关节活动度开始。准线在冠状面的评估是通过观察头部活动对躯干及肩部的影响，乳突是否平齐和颈部软组织的对称性实现的。通过观察颈椎屈曲的状态和患者下颌部的方向可以评估矢状面的准线。如果一名患者的颈椎生理曲度正常而在下颌部存在皱褶和隆起，则表明该患者的上颈椎可能存在功能障碍。从患者后面仔细观察，头部的任何旋转可评估头部在横断面的异常（图5-50）。

颈椎关节活动度的检查，通常取坐位最为有效。如果需要还可以仔细观察躯干的活动和肩部的稳定性。在屈曲过程中，患者的下颌部应该能够触碰到胸部；在后伸过程中，可以直视天花板；在旋转活动中，

患者的下颌部头可以触到肩部；在侧屈过程中，外耳距肩部的距离不能超过两个或三个手指并拢的宽度（5-51）。这均会随着性别和年龄的变化而变化。如果观察得到的关节活动度结果与筛选评估的结果不同，需要用专业的测量角度仪来更加准确地记录活动范围（图3-11和表5-3）。

静态触诊

对颈部软组织结构、张力以及骨的排列、压痛等进行触诊时，要依据患者情况决定是仰卧位或是坐位进行。在仰卧位时，医生可以站或半蹲于患者头部方向；在坐位时，医生可以站在患者后侧。

上颈椎。用手指尖的掌侧面触诊椎枕肌，对比双侧肌肉的肌力，肌张力和压痛点（图5-52）。寰枕关节的肌韧带检查方法是：将食指尖放在下颌骨与寰椎横突尖部和乳突与寰椎横突之间的区域触诊（图5-53）。

位于寰椎横突、下颌骨之间的区域和乳突与寰椎横突之间的区域，双侧应该是对称的。C0-C1之间的错位可能会影响到下颌骨与第一颈椎横突之间的区域。位于下颌角与寰椎横突之间的区域可能在枕骨向后旋转时关闭而向对侧旋转时打开。在侧屈过程中，乳突可能会出现不平衡，并且，位于寰椎横突与乳突之间的空隙可能会缩小。

寰枢椎的骨性准线是通过比较寰椎横突与轴关节支柱是否相对平齐来评估的。医生通过用食指和中指触诊双侧的结构来建立联系。寰椎后侧有凸起或在寰枢关节突触诊到阶梯状感觉则说明在寰枢椎间可能存在旋转错位。寰椎的后侧有凸起或寰枢椎之间的间隙变窄则说明可能存在寰椎的侧方移位（图5-54）。

如果双侧枕骨下肌的紧张度和柔软度不一致或是椎枕肌明显紧张，则意味着上颈椎关节可能出现了某种功能障碍。然而，上颈椎位于动力学链条的末端，肌肉紧张度与准线不一致也是非常普遍的。这种情况可能是正常的变异或是身体的代偿性适应，而不代表关节的疾病。

下位颈椎C2-C7。在这一部位，需要触诊棘突间的区域、后关节支柱（脊柱）的骨轮廓、压痛点以及准线。在坐位时，棘突间的区域可以这样触诊。将中指放在棘突上，食指与无名指放在两侧边缘侧，来比较邻近棘突间的韧带（图5-55），由于棘突末端分叉，所

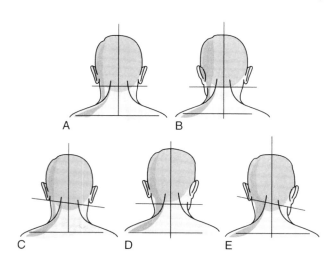

图5-50　常见颈椎位置。（A）正常。（B）枕骨左后旋。（C）枕骨右侧屈或寰椎左laterolisthesis。（D）寰椎右旋。（E）枢椎旋转和右侧屈。（Modified from Pratt NE: *Clinical musculoskeletal anatomy*, Philadelphia, 1991, JB Lippincott.）

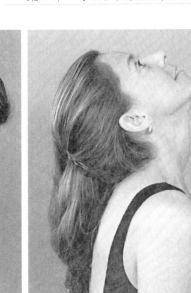

图5-51 颈椎运动范围。(A)屈曲。(B)后伸。(C,)侧屈。(D)左旋转。

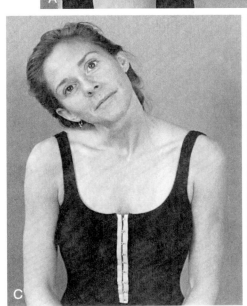

表 5-3	颈椎运动范围	
运动	正常范围	非损伤范围
屈曲	60°~90°	60°
伸展	75°~90°	75°
侧屈	45°~55°	45°
旋转	80°~90°	80°

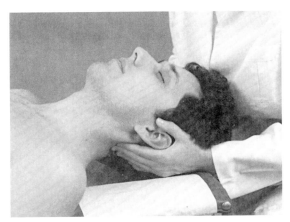

图5-52 枕骨下肌肉紧张度和结构的触诊。

以很难触诊到颈椎中间部。但是,如果颈部轻微前屈,将会变得容易触诊。关节柱是很不容易直接触诊到的,但是它可能是一个发现旋转移位的可靠体征。

为了评估关节支柱的韧带和椎旁软组织的紧张

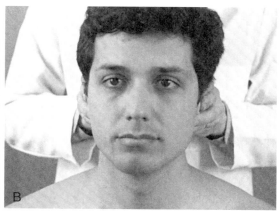

图5-53　（A）触诊屈曲、后伸和旋转韧带。（B）寰枕关节的侧屈韧带。

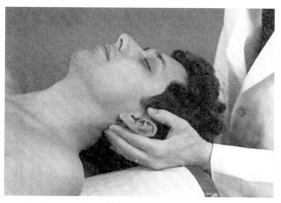

图5-54　寰枢关节的旋转韧带、侧屈韧带触诊。

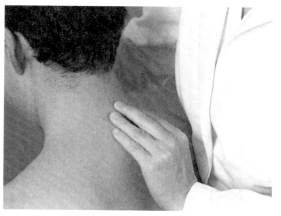

图5-55　下颈椎棘突韧带触诊。

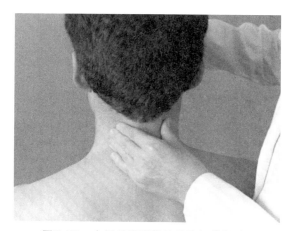

图5-56　中间节段颈椎关节柱韧带触诊。

患者是坐位，术者可以站到患者后面；如果患者是仰卧位，术者可以坐在或跪在或半蹲于患者头部位置。

关节内活动。如果患者是坐位，为了检查关节内活动，可由后向前滑动，将患者的颈部固定在中立位置上，用拇指和食指的掌侧面触诊关节后部，可以触诊关节两侧。同时用辅助手支撑患者的头部，由后向前滑动，且延着水平面轻微弹拨（图5-57）。

如果患者是仰卧位，术者可以通过用手指掌侧面触诊关节后部来检查由后向前的滑动。患者头部枕在颈枕上，术者的手指从后向前滑动触诊脊柱（图5-58）。检查者用食指的桡侧面或掌侧面触诊相邻椎骨的后外侧来评估其由外向内的滑动功能。检查时一只手向颈中线弹拨另一只手固定（图5-59）。

在检查由后向前的关节内活动的过程中，术者在触诊每一个节段时应当感觉到轻微的滑动或轻微的弹力。椎体在同一侧的这种滑动应当是一致的并且是无痛的。当患者颈椎旋转超出矢状面时，在一侧

度、质地和压痛点，可以在脊柱的两侧建立节段性触诊。如果患者坐位，用拇指和食指；如果患者是仰卧位，用双手手指的掌侧面去做双侧的对比（图5-56）。

动态触诊

应当检查患者的颈椎关节内活动、节段性关节活动度和末端活动，患者可坐位或仰卧位进行。如果

骨在寰椎上不能旋转，且下颌角与寰椎横突之间的区域没有活动度。

检查关节的末端活动时，要在患者关节的ROM极限处再施加额外的弹性深压力。在屈曲时，要用力

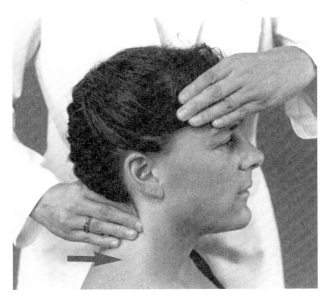

图5-57 坐位检查颈椎中间节段由后向前的关节滑动功能。

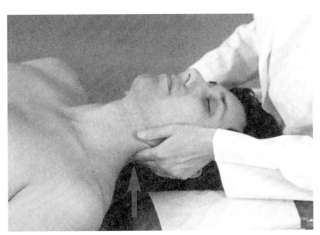

图5-58 仰卧位检查颈椎中间节段由后向前的关节滑动功能。

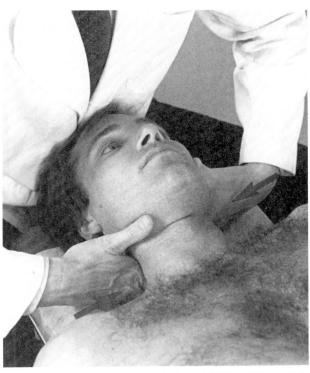

图5-59 仰卧位检查颈椎由外向内的关节滑动功能，术者按压相邻椎体，近头侧的手由内向外施压，近尾侧的手固定。

会出现阻力或压痛，则表明可能存在节段性的功能障碍。由外向内滑动较由后向前滑动少见。如果相邻椎骨处于失稳状态，要注意到由外向内的滑动会减少。如果在检查过程中，发现组织过度松弛或缺少弹性抵抗，则说明可能存在关节过度活动或关节失稳。

C0-C1的运动范围和末端活动

C0-C1屈伸活动。寰枕关节的屈伸活动可以在患者坐位时进行检查。术者用食指尖触诊下颌骨与寰椎横突间之间的区域，用辅助手支撑患者前额；如果患者是仰卧位，一手成杯状支撑患者对侧的枕骨和乳突部。患者下颌抬起，逐渐屈曲或后伸患者颈椎，乳突与寰椎之间的区域在后伸时打开而在屈曲时关闭（图5-60）。固定在这一平面时，会导致寰枕

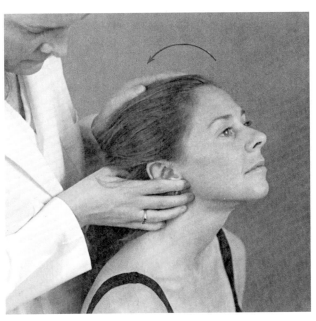

图5-60 触诊右侧寰枕关节后伸活动。

向上按压枕骨下缘;在背伸时,要向前下方按压乳突与枕骨后部(图5-61)。屈曲运动至极限时颈椎是非常坚固的,因为在颈后有强大的颈后肌群来限制其活动。

C0-C1的旋转活动(由后向前滑动)。检查时,将食指放在下颌骨与寰椎棘突前之间,头部被动转向触诊对侧。下颌骨与寰枕横突之间的区域会在向相反方向旋转时打开,而在向同侧旋转时关闭。枕骨会在颈椎旋转运动过程中发生旋转,但同时活动度受到颈椎的限制(图5-62)。

C0-C1侧屈活动。通过用手触诊乳突下角与寰椎横突之间的区域来检查侧屈活动(图5-63)。这个空隙很难定位,因为它不仅面积小,而且上面还覆盖有肌肉组织。当头部向触诊对侧侧屈时,这个区域会在侧屈对侧打开。此时就可以检查患者颈椎在侧屈一侧向内滑动的末端活动情况。检查时,医生将食指的侧面或食指与中指的指尖放到枕骨的后外侧,患者头部侧屈向触诊侧(图5-64)。

C1-C2节段性活动范围和末端活动。检查寰枢椎的旋转活动时,用中指和食指的掌侧面触诊寰椎和枢椎棘突的后外侧区域,这一区域与C1-C2的棘突间隙重叠,在颈椎旋转方向的对侧。患者的头部被动的转向触诊对侧,但是要向触诊方向稍微侧屈几度(图5-65)。术者应当触诊C1的前旋转活动和旋转

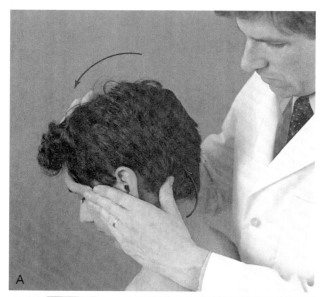

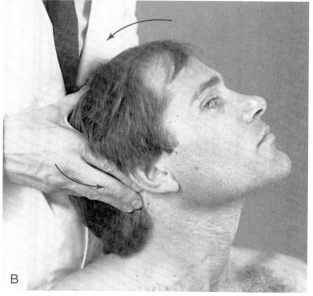

图5-61 寰枕关节轴向间隙评估。(A)屈曲。(B)后伸。

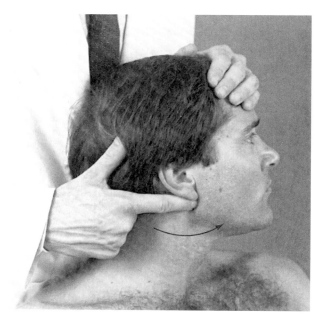

图5-62 寰枕关节左侧旋转触诊。

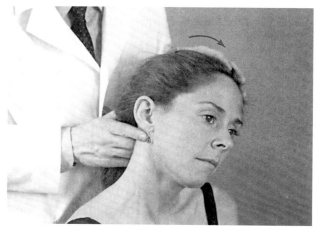

图5-63 寰枕关节左侧屈曲触诊。

时C1-C2的棘突间隙。在被动活动的末期,通过在C1的棘突上施加向前的压力来评估末端活动。寰椎关节缺乏强有力的层间韧带并且关节囊松弛,允许存在相对活动度大的末端活动。

C1-C2向内侧滑动。用食指触诊寰椎横突的侧面,患者头部侧屈向触诊侧,与此同时向内侧按压寰椎横突(图5-66)。寰椎的侧屈是被限制的,这个过程用来评估向内侧滑移的微小角度,而不是侧屈活动的范围。

C1-C2的屈伸活动。在C1-C2的关节双侧触诊。这个关节的结构复杂,难以直按压诊,检查者要借助

软组织的充实感来定位。将手的食指和中指放到一侧,拇指放到另一边。将患者头部至于特定位置,使C1-C2关节面先后处于背伸和屈曲状态:在背伸状态下触诊寰椎的后下滑动,在屈曲状态下触诊其前上滑动(图5-67)。在被动活动的末期,在屈曲位,评估前上滑动的末端活动;在后伸位,评估前下滑动的末端活动。这种末端活动是有弹性的,但是与旋转活动时的末端活动相比阻力更大。

C2-C7的节段性活动范围和末端活动。 评估下

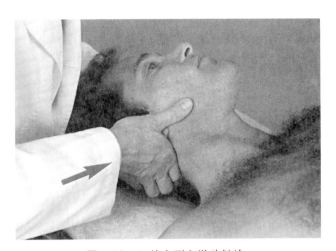

图5-66 C1从右到左滑动触诊。

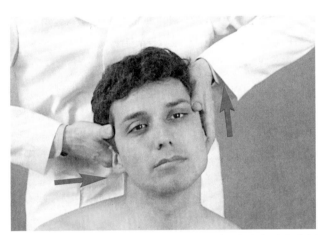

图5-64 寰枕关节轴向间隙右侧屈曲评估。术者右手向内侧施压,左手向上牵伸。

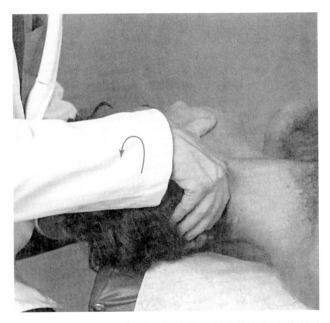

图5-65 寰枢关节左侧旋转触诊和C1关节柱右侧由前向后滑动。

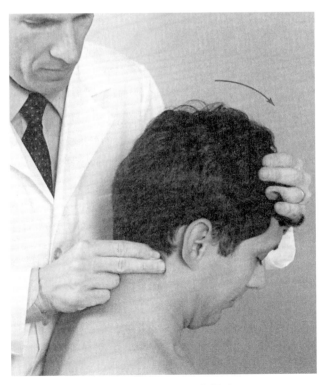

图5-67 寰枢关节屈曲触诊。

颈椎的时候，患者可以处于坐位或仰卧位。在坐位时，医生通过用一只手固定患者前额或是头顶部来控制患者头部的活动。在仰卧位时，医生一只手成握杯状固定住患者触诊对侧的枕骨和乳突来限制患者的被动活动。

旋转活动（由后向前滑动）。检查时，医生将食指或食指加中指的掌侧面放在颈椎脊柱上。如果患者是坐位，可以任意选用手心向上或是向下的按压方法（图5-68）。按压患者颈椎脊柱的后侧面，患者的头部被动转向触诊侧的对侧。上位椎体应该相对的向下位椎体靠近，使软组织被拉长。在旋转到最大限度时，你可以感觉到从低位颈椎到高位颈椎有阶梯感。同时，术者的手指沿着关节平面从前向后滑动，会触到紧实有弹性的末端活动。

旋转活动（由前向后滑动）。当患者于坐位检查时，术者应当站在患者后面，进行触诊。用食指和中指的掌侧面轻轻触诊脊柱的前外侧。注意不要过度用力，以免压伤前面的神经和血管组织。用一只手放在患者前额部或是头顶部作固定。患者头部侧屈向触诊对侧，同时向触诊侧旋转，引发所按压区域内颈椎椎体由前向后的滑动和关节间隙动的加大。在由前向后这个矢量的基础上，还应该保持一个轻微的由下至上的力，来保证纵轴是与关节面成90°直角（图5-69）。术者的手指沿着由前向后的矢量方向滑动，来检查末端活动，也可以在仰卧位来做检查，方法是用触诊手的拇指轻轻触诊脊柱的前外侧（图5-70）。

C2-C7的侧屈。为了评估侧屈活动，要在脊柱冠状平面的略后侧节段进行按压触诊。如果触诊面过于靠后，患者会感到不适。这种触诊可以是双侧的或是单侧的，可以用单手或是双手的中、食指，也可以用同一只手的全部手指来操作。如果是单侧触诊，医生要站到触诊的对侧。在触诊另一侧时，要用另一只手并且站到患者另一侧（图5-71）。如果患者是仰卧位，医生可以半蹲于整脊床的颈枕侧，用双侧的手指或食指触诊（图5-72）。

评估侧屈活动时，要触诊脊柱的侧屈一侧，在侧屈的对侧触诊拉长的软组织。在被动活动的末期，通过使用额外压力，由将椎体由侧屈的一侧向身体中线推（即由凹侧向凸侧推）来评估末端活动。这个操作的方向应当有一个向下的趋势，以避免压迫软组织。侧屈的末端活动与旋转类似，坚韧，但是有弹性

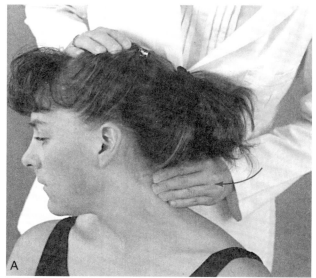

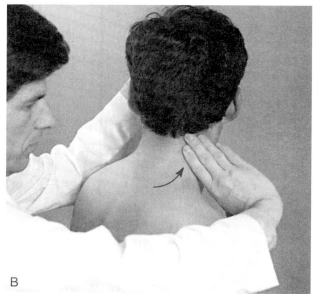

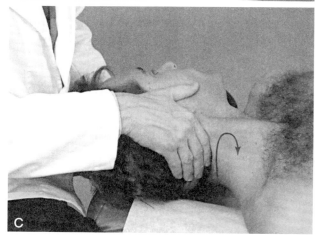

图5-68 C3-4颈椎关节旋转和由后向前滑动触诊。（A）右旋转，手掌向下。（B）左旋转手掌向上。（C）仰卧位左旋转。

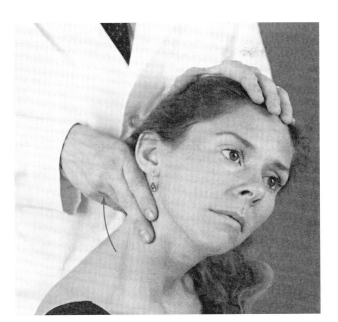

图5-69 坐位,C2-C3颈椎关节右旋和由前向后滑动触诊。

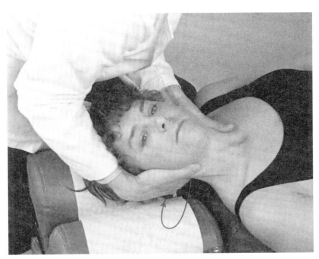

图5-70 C2-C3颈椎关节仰卧位触诊右侧旋转,右侧由前向后滑动。术者右手拇指在C2-C3右侧关节处接触。

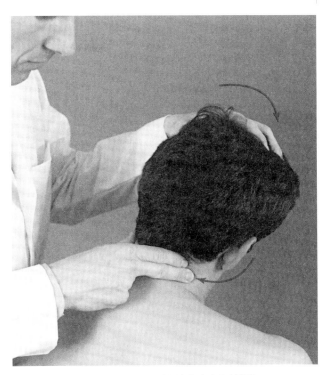

图5-71 C5-C6颈椎关节右侧屈触诊。

颈椎前凸有所增加。屈曲则被认为会引发椎体向后滑动并使颈椎前凸向反方向发展。因为局部有强大的颈后肌群,所以屈曲运动的末端活动阻力更大。

颈椎矫正的概述

颈椎灵活度比较大而且有许多微小结构,对颈部施加外力不易掌控,为此我们必须在颈椎矫正的过程中非常小心。在矫正颈椎时,患者可以是坐位、仰卧位或俯卧位。大多数的矫正手法都会使头部和颈椎节段向关节活动受限和矫正的方向活动,因此这些手法(辅助性手法)大多会增加按压部位之下的颈椎活动节段的张力。对抗性手法使用频率较低,主要用来治疗旋转活动障碍。颈椎或是胸椎的对抗性矫正手法可以用来产生按压部位之上的运动节段的最大张力。

旋转功能受限

颈椎旋转功能受限的原因已经被做了如下假定:旋转受限方向对侧(椎体后侧旋转)的关节面前滑移功能缺失,或者是旋转受限同侧的椎体后滑移功能和间隙加大功能缺失(图5-74)。检查时可以通过分析主诉和触诊的不适感,并对比由后向前活动

(图5-71)。

C2-C7的屈伸活动。要评估这个节段的屈伸活动,可以在脊柱后部的单侧或双侧进行触诊,用同一只手的五指或只用四指(除拇指)来操作。在背伸状态下触诊检查脊柱由后向下的滑动(图5-73)。在屈曲状态下触诊检查脊柱由前向上的滑动。评估屈曲状态下的末端活动时,可以施加一个由前向上的附加压力;在评估背伸状态的末端活动时,则要向前施加一个压力。后伸被认为会引发椎体向前的滑动,使

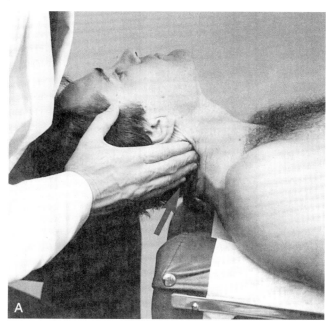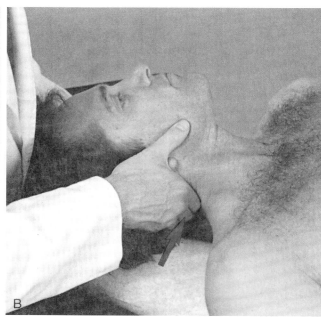

图5-72　C5-C6颈椎仰卧位触诊,用手指触诊右侧屈曲(A)食指接触右侧关节柱C5-C6(B)。

和由前向后活动的末端活动功能，来定位旋转受限的位置。

　　旋转功能受限可通过辅助性疗法进行治疗，即在椎体后侧旋转(旋转受限侧的对侧)按压上位椎体

的后侧。在下颈段,矫正推力方向应该是向前的(图5-75)。

　　可通过辅助性或对抗性治疗方法，来改善旋转受限同侧的椎体后滑移功能和间隙加大的功能。两

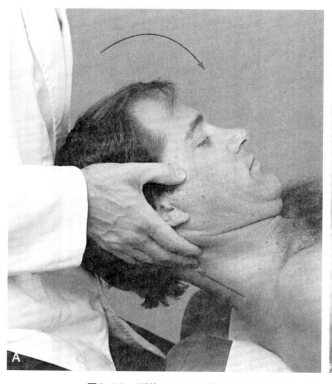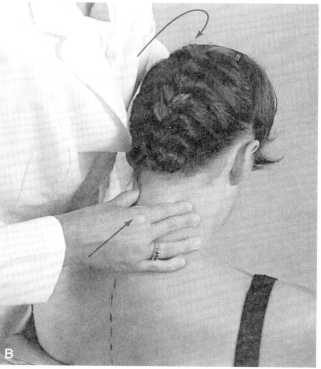

图5-73　颈椎C3-C4运动节段仰卧位屈曲触诊(A)和坐位触诊(B)。颈椎C3-C4坐位背伸触诊。

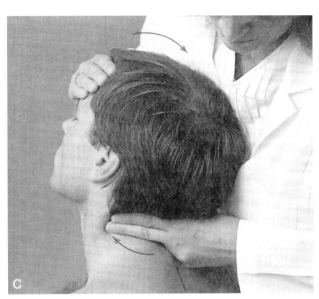

图 5-73 C3-C4 颈椎的屈曲触诊。

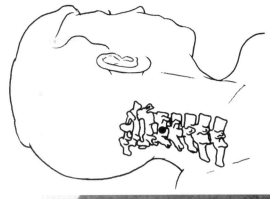

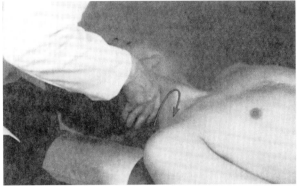

图5-75 食指在C3关节柱右侧,矫正力向前上使右C3-4节段向左旋。

种方法都要使颈椎向按压的对侧面侧屈,以锁定对侧关节,分离要被矫正的关节。辅助性方法主要是按压旋转受限椎体的上位椎体的同侧-前外侧缘(椎体后侧旋转的对侧)。矫正推力方向向后(图5-76)。当运用对抗性方法时,要在旋转受限侧的对侧按压下位椎体的棘突(椎体后侧旋转的下位椎体)。矫正推力要通过按压棘突向脊柱内侧渗透,并会因患者头部处于对抗旋转的位置而遇到阻力(图5-77)。

侧屈功能障碍

颈椎侧屈功能障碍的原因可能是侧屈受限侧的关节面向下滑移和相互靠近功能的缺失,或是侧屈受限对侧的关节面向上滑移功能的缺失(图5-78)。

寰枢关节是一个例外,该关节具有水平关节面,侧屈角度极为有限。我们可以通过检查末端活动感觉来定位受限的位置和方向。

侧屈功能障碍通常采用辅助方法进行治疗。在下颈段,按压颈椎侧屈受限侧的上位椎体,并沿着关节面向内侧和向下施加推力,可以引发颈椎侧屈(图5-79,A)。引起后关节单侧长轴分离的技巧同样可以用于治疗侧屈受限(图5-97,B)

寰枕关节(C0-C1)由于具有独特的解剖结构,所以它的屈曲受限较为特殊。通过对寰枕关节侧屈受限同侧或对侧进行按压,可以引发它的侧屈(图5-80,A-C)。

屈曲和后伸功能受限

屈曲受限(后伸错位)可以采用引导关节面滑动分离的方法来进行治疗。许多治疗侧屈受限和旋转受限的方法也可以引发上述运动。那些能引发长轴分离的矫正术也可以通过引发关节面分离来缓解屈曲受限(图5-79,B)。俯卧位方法用于颈椎屈曲受限的治疗(图5-81,A)。但是,在静态俯卧位下施加由

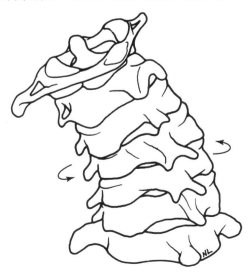

图5-74 颈椎后面观。

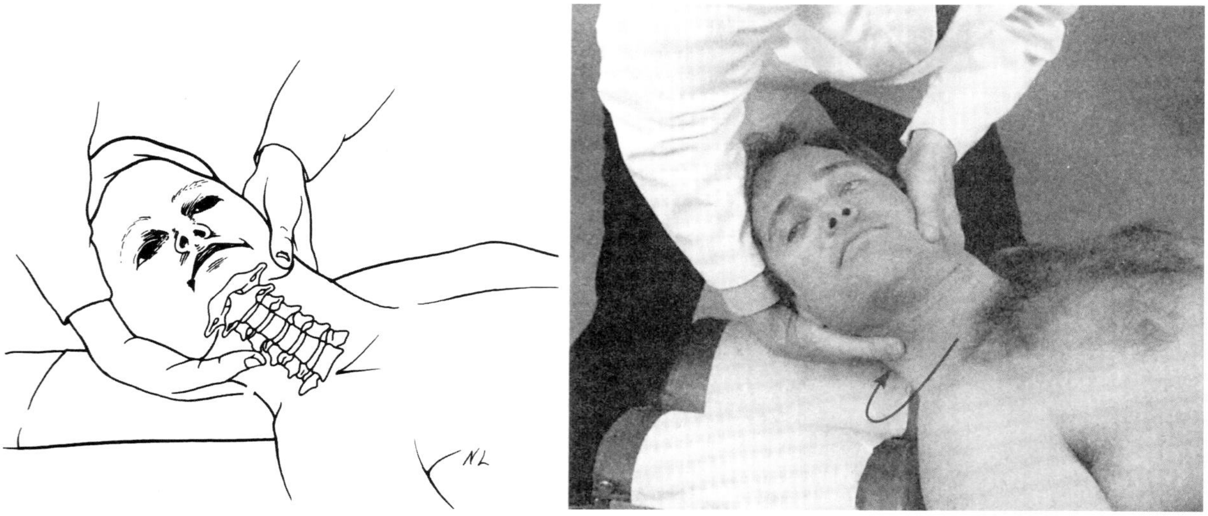

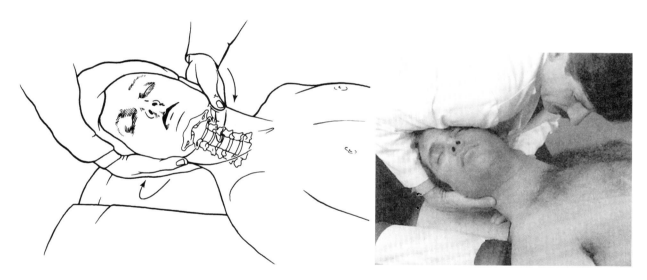

图5-76   辅助性方法。拇指按压C4右前外侧,向后施加矫正推力,以引发C4-C5关节右旋和间隙加大。

图5-77   对抗方法,食指按压C4棘突左侧,向内侧施加矫正推力以引发C4-C5关节的右施和间隙加大。

后向前的推力是否能引起脊柱节段的屈曲，目前仍存在争议。

颈椎的后伸会引发牵拉关节囊及其周围组织的运动,但这种运动和旋转、屈曲矫正方法的方向并不一致。因此,治疗后伸受限(屈曲错位)更有效的方法是矫正推力的矢量直接作用于受限节段。当在俯卧位下,按压中间棘突上或脊柱双侧时(图5-81,B),要预先牵拉关节使其后伸,同时向前传递推力。应用后伸矫正推力时必须十分谨慎,尽量轻柔以免使关节过度后伸或紧缩。

寰枕关节屈曲受限(后伸错位)的治疗方法是引发枕骨髁后上滑动或长轴分离(图5-80,A/B)。后伸受限(屈曲错位)的治疗方法是引发枕骨髁前下滑动(图5-80,D)。直接推力主要作用于矢状面,通过长轴分离治疗屈曲和旋转受限。

第5章和第6章描述的所有技巧的缩写和符号都已设计好 (框5-3)。本章节的整脊技巧的名称都是根据相关的关节或区域、患者体位、临床医生的触诊、躯体按压和其他附加的信息(推、拉、分离等,例如被引发的关节移动)来确定的。这些名词引用于美国国家整脊管理委员会,是为便于教学和能力测试而进行设计的(参照框5-4至框5-10)。

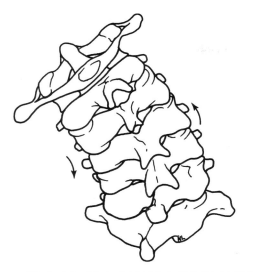

图5-78 颈椎后面观。图示:左侧屈和右侧关节面上滑移,左侧关节面下滑移。

上段颈椎的矫正(框5-4)

仰卧

小鱼际/上提枕骨(图5-82)

IND:C0-C1屈曲受限。

　　C0-C1后伸错位。

　　C0-C1长轴内脱位。

PP:患者仰卧位,术者支撑患者头部离开整脊床头侧,并且旋转向健侧。

DP:术者站在整脊床头侧,面向患者头部,以弓箭步站在患侧,身体重心至于前侧腿。

CP:术手掌根小鱼际按压于乳突部,其余四指垂直放松置于患者头部,也可采用拇指按压。

SCP:枕骨下部边缘,临床上叫乳突。

IH:术者的辅助手托住患者的下巴,同时前臂支撑患者的头部。

VEC:由下向上。

P:按压患者头部并使之向矫正按压对侧旋转,术者身体重心前倾,施加外力引发预矫正长轴分离。在张力下,借助自己的身体和按压手向上传递一个轻柔、垂直的矫正推力,注意尽量减小上位颈椎的旋转张力。

小鱼际/推枕骨(图5-83)

IND:C0-C1旋转,侧屈或后伸受限。

　　C0-C1旋转,侧屈或屈曲错位。

PP:患者仰卧,同时使头离开头枕,转向健侧。

DP:站在整脊床头枕侧,与患者呈45°-90°角。

CP:手掌的小鱼际契合于矫正侧(例如:右手在患者枕骨右侧建立按压),按压手以杯状扣在患者的耳上,其余手指在下颌角处。食指或掌跟按压也可替换小鱼际按压。

SCP:枕骨(乳突后凹面)耳后。

IN:术者的辅助手支撑和捧着患者的头,手指置

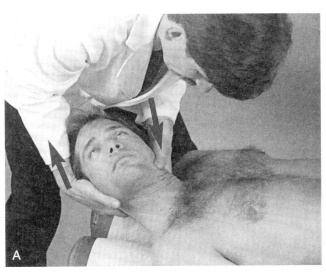

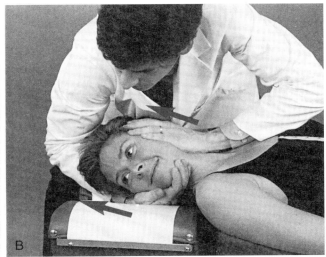

图5-79 (A)食指触诊应用于C3左后外侧关节柱,向中下方向的定向调节力引导颈椎C3-C4运动节段左侧屈曲。(B)调节方法应用于引导颈椎C2-C3左侧关节长轴分离。

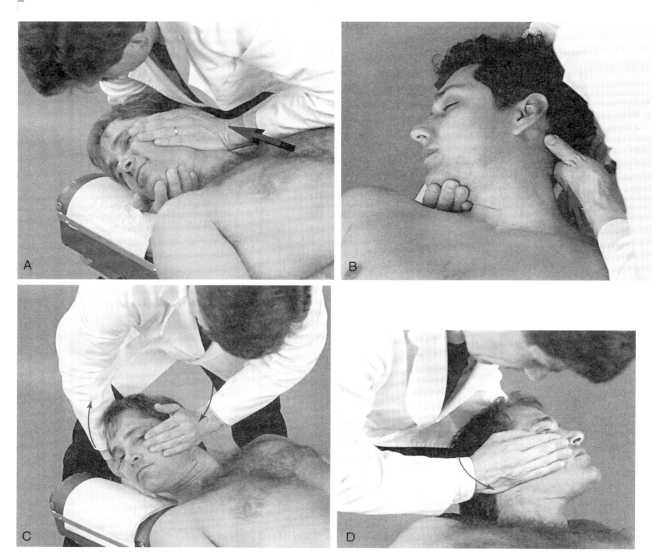

图5-80 (A)小鱼际触诊用于左侧枕骨下部分离左侧寰枕关节。(B)拇指触诊用于左侧枕骨下部分离左侧寰枕关节。(C)小鱼际触诊用于左侧枕骨引导C0-C1左侧屈曲。(D)小鱼际触诊用于枕骨右侧下部引导C0-C1关节的伸展。

于枕骨部。

VEC:治疗后伸受限,由后向前,由上向下、由外向内治疗侧屈受限,由外向内,由上向下。

P:建立按压,向矫正侧侧屈患者的头,同时旋转离开矫正侧。枕骨后伸或侧屈的角度取决于所治疗的功能受限类型。关节的张力形成后,通过肩部引出一个沿着VEC的推力。注意减小上位颈椎的旋转张力。

后伸C0-C1(图5-83,A)当引发C0-C1后伸或同侧前滑时,向矫正侧侧屈枕骨,并且按压使其后伸。

侧屈C0-C1(图5-83,B)引发C0-C1侧屈时,限制枕骨部后伸,同时引发向矫正侧的侧屈。

旋转C0-C1(图5-83,C)当引发枕骨部旋转或

同侧滑动时,旋转患者的头远离矫正侧。治疗上段颈椎旋转受限时,要避免引出最大的旋转张力。寰枢椎关节的旋转角度是很有限的。在C0-C1关节引发张力出现,没有必要引发出最大的张力。C0-C1关节向按压侧的侧屈,同时形成一个旋转张力。

掌骨推颞骨(图5-84)

IND: C0-C1侧屈受限。

C0-C1关节错位

PP:患者仰卧位,头转向矫正侧或受限侧的对侧

DP:术者站在患者头侧部后面,面对患者平行

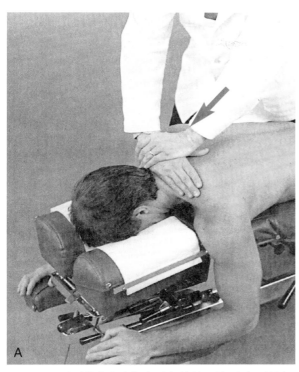 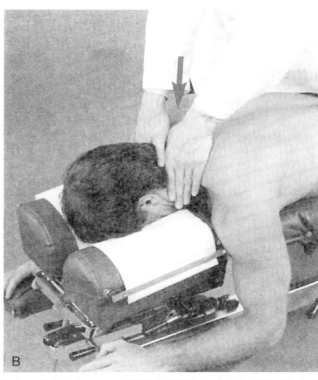

图5-81 (A)对颈椎中段施加由后向前的和从下到上的矫正推力以引发屈曲。(B)对颈椎中段施加由后向前的矫正推力以引发颈椎后伸。

框 5-3	技巧说明的缩写

下列缩写是应用于整章节

IND 适应证

PP 患者体位

DP 术者体位

SCP 施术部位

CP 着力点

IH 辅助手

VEC 矢量

P 步骤

→ 图片中箭头指示发力的方向

△ 图片中的三角形显示稳定

框 5-4	上颈椎的调整

- 仰卧
  - 小鱼际/枕骨 上提(图 5-82)
  - 小鱼际/推枕骨部(图 5-83)
  - 掌骨 推颧骨(图 5-84)
  - 食指/推寰椎(图 5-85)
- 坐位
  - 掌骨推颧骨(图 5-86)
  - 食指/提 枕骨(图 5-87)
  - 食指/推 枕骨(图 5-88)
  - 食指/推 寰椎(图 5-89 图 5-90)
  - 手指/推 寰椎(图 5-91)
- 俯卧
  - 手掌/推枕骨 分离 (图 5-92)
  - 手掌/推枕骨 后伸(图 5-93)

站位。

CP:掌骨面近尾部按压,手指指向头颅顶点。

SCP:颧弓。

IH:向头部的手以杯状扣耳朵,手指包绕枕骨和上位颈椎。

VEC:由外向内。

P: 当辅助手在下侧枕骨部施加向上牵引力时,在上面给予颧弓从由外向内的按压力。在张力,通过双手臂传到一个脉冲推力,引出铲样动作和由外向

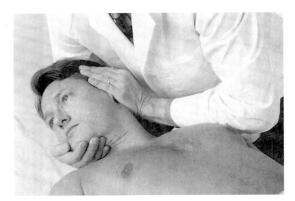

图5-82　小鱼际/上提枕骨。

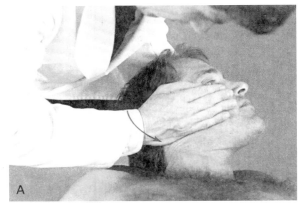

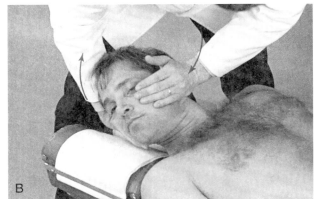

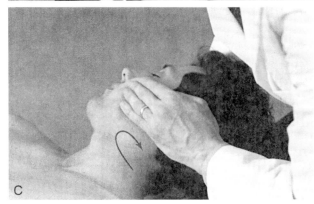

内的运动。注意减小上颈段的旋转张力。

旋转：（图5-85）治疗旋转功能障碍，旋转患者的头部远离矫正的一侧、轻轻侧屈患者的头，向矫正的一侧，在张力上，通过腕和前臂传递一个旋转的推力。治疗上位颈椎旋转受限，谨慎给予关节较大的旋转力。可通过侧屈颈椎，形成关节的早期张力。

侧屈：在治疗侧屈受限时，触摸寰椎横突侧面，最小转动颈椎，从外向内推。

后伸：（图5-85）治疗双侧后伸受限时，当上颈段略后伸时，给予小角度的旋转。通过肩关节屈曲，双手合力给予脊柱后外侧一个由前向下的推力。

食指/推寰椎（图5-85）

IND：C1-C2旋转、侧屈受限/错位。

　　　C1-C2后伸受限（屈曲错位）。

PP：患者仰卧位。

DP：站在整脊床头枕部，与患者呈45°-90°角。

CP：食指的近端腹外侧表面契合于矫正侧，拇指按压患者的颊部，同时其余手指以杯状形罩于枕骨部。

SCP：按压寰椎横突的侧面引发侧屈。寰椎横突的后面引发旋转或耦合后伸。

IH：辅助手置于患者的头部，支撑患者对侧枕骨。

VEC：右后向前，顺时针或逆时针引出旋转。右后向前引发同侧后伸。由内向外引发侧屈。

P：向受限的对侧即健侧旋转患者的头。建立按压。旋转角度、后伸角度、侧屈角度取决于所治疗的功能受限类型。当关节的张力形成后，沿着VEC施加一个脉冲推力。

图5-83　（A）小鱼际按压于右侧枕骨下段使C0-C1运动节段后伸。（B）小鱼际按压于C0-C1运动节段枕部外侧，使颈椎左侧屈。（C）小鱼际按压于枕左后外侧，向右旋转C0-C1运动节段。

旋转：（图5-85，A）当治疗旋转受限时，旋转患者的头向矫正侧的对侧，同时向矫正侧侧屈。关节张力形成，通过前臂和手腕传导一个旋转推力。治疗上颈段旋转受限时，避免最大的后伸张力形成。旋转张力可能在按压侧引发轻微的侧屈时已经产生。

侧屈：（图5-85，B）当治疗侧屈受限时，按压枢椎横突的侧面，给予颈椎最小的旋转张力，和由外向内的推力。

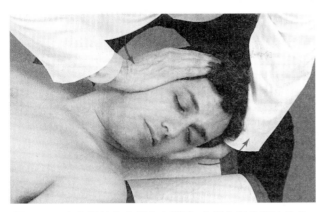

图5-84 小鱼际触点应用在右颧弓,右侧向弯曲寰枕关节。

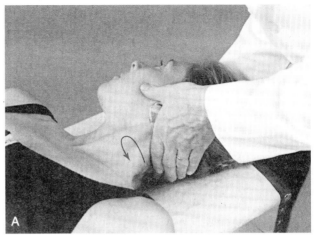
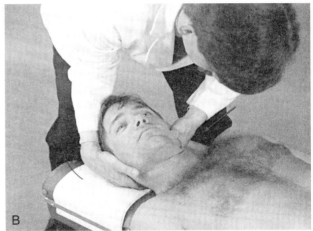
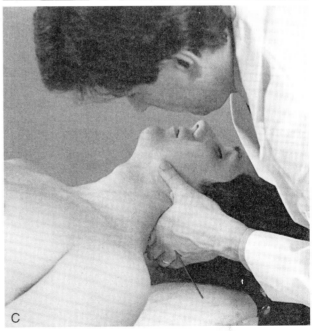

后伸:(图5-85,C) 当治疗C1-C2耦合后伸受限时,按压关节后伸的同时给予颈椎最小的旋转力。按压C1-C2关节的后侧部位,术者通过肩关节的屈曲引发一个向前的推力。

坐位

掌骨;推颧骨(图5-86)

INH:C0-C1屈曲受限。

　　　C0-C1后伸错位。

PP:患者坐位于整脊椅。

DP:站在患者后面,将卷好的毛巾或泡沫块方在躯干和患者颈椎之间。这是为了保持颈椎曲线,通过推力支撑颈椎。

CP:双手掌根按压,手指指向头部(拱形在眼上方)或者在眉间区域加强豌豆骨按压。

SCP:颧骨上部。

IN:与按压手一样。

VEC:由上向下。

P:按压患者的头,使其与术者身体相对抗。术者的下肢产生使长轴分离的力。在适当的张力下,通过双手传导两个相等的推力,由前向后和由上向下推。

食指;推枕骨(图5-87)

IND:C0-C1屈曲受限 侧屈受限或长轴分离缺失。

　　　C0-C1后伸或侧屈错位。

PP:患者坐位,头转向矫正侧的对侧,紧贴术者前胸。

图 5-85 (A)食指按压寰椎横突左侧以引发 C1-C2 节段旋转。(B)食指按压寰椎横突左侧以引发 C1-C2 节段外侧屈。(C)食指按压寰椎横突左后侧以引发 C1-C2 节段后伸。

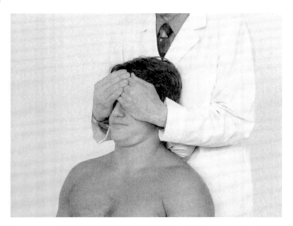

图5-86　双侧掌跟骨颧骨颧弓触点引发C0-C1运动节段屈曲活动。

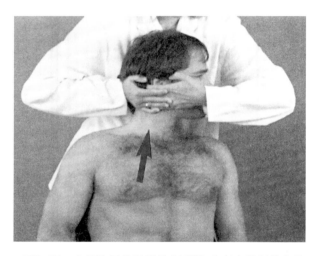

图5-87　中指按压枕骨部的右下侧,分离右侧寰枕关节。

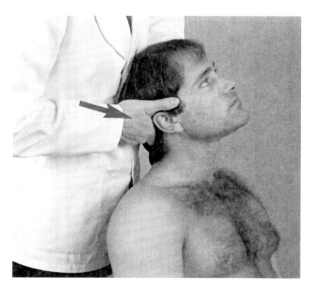

图5-88　食指按压于右侧枕骨后下部,伸展寰枕关节运动节段。

DP: 站在患者后面,面向患者旋转的头。

CP: 手掌中指的掌跟近端处按压于矫正侧(例如:术者左手在患者的右侧枕骨部按压,当患者头转向左侧时)。

SCP: 枕骨下缘,功能受限的乳突部。

IN: 加强按压手的压力,使患者头颈紧贴术者前胸。

VEC: 由下向上,引发屈曲或长轴分离。由外向内和由下向上,引发侧屈功能受限。

P: 患者坐位,头转向按压侧的对侧。上臂绕过患者的脸按压在受限关节(在患者颈椎和术者胸之间可以放置枕垫来缓冲)。通过前臂和双下肢的杠杆力,使关节张力打开。

长轴分离: 引发长轴分离或枕骨部屈曲,通过手臂和双下肢的杠杆力在头的前部形成一个向上的提拉力。

侧屈: 引发侧屈,使患者的颈明显屈曲以远离术者。通过按压的前臂给予由外向内的推力,同时保持长轴分离。注意尽量减小上段颈椎的的旋转张力。

食指/推枕骨(图5-88)

IND: C0-C1旋转、侧屈、后伸受限。

　　　 C0-C1旋转、侧屈、屈曲错位。

PP: 患者放松坐在颈椎椅上。

DP: 站在患者背侧,面向受限节段的一侧。

CP: 手的食指桡侧面与按压部的一侧相契合,掌面向上,手腕伸直。前臂接近45°朝向患者,其余手指以杯状在枕骨下端。

SCP: 枕骨,乳突线处。

IH: 手呈杯状罩住患者的头,并支撑对侧枕骨

VEC: 右后向前,由上向下和由内向外引导后伸。由外向内,由上向下,由后向前引导侧屈。

P: 建立稳定的节段按压点(SCPs),按压侧前臂保持与患者的肩成约45°角。向矫正侧侧屈患者头部,同时使头的远端轻度旋转。屈曲或侧屈的角度取决于受限的C0-C1关节节段的移动方向。在引发后伸时,VEC稍稍向前;而在引发侧屈时,推力稍向内。注意减小上段颈椎的旋转张力。

食指/推寰椎(图5-89,图5-90)

IND: C1-C2旋转,侧屈,后伸受限。

　　　 C1-C2旋转,侧屈,屈曲错位。

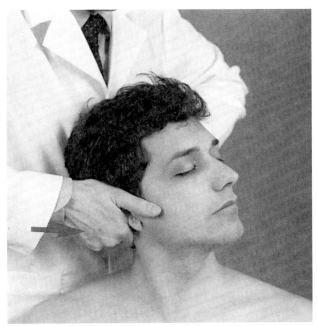

图5-89　食指按压于寰椎横突的后面，引发C1-C2关节左侧旋转。

PP：患者放松坐位于颈椎椅

DP：站在患者后侧，面向矫正侧

CP：手指的食指指腹按压于矫正侧，掌面朝上，手腕伸直。前臂与患者呈约90°，其余四指呈杯状在

枕骨下部。

SCP：寰椎横突：侧向引导侧屈，后面引导旋转和后伸。

IH：呈杯状扣在患者的耳部和枕骨下缘，捧着患者的头。

VEC：由后向前，逆时针旋转来引导旋转。由后向前引导后伸。由内向外引导侧屈。

P：向矫正侧的对侧旋转患者的头，同时按压矫正侧。旋转的附加角度、后伸角度、侧屈角度取决于所治疗的功能受限类型。形成关节张力后，术者以双肩施加一个推力沿着VEC。

旋转：（图5-89）当治疗旋转功能紊乱时，向矫正侧的对侧旋转患者的头，且患侧轻轻侧屈。形成关节张力，通过腕和前臂，传导一个旋转力。减小矫正侧的最大旋转张力。

侧屈：（图5-90）治疗侧屈功能紊乱时，减小颈椎旋转张力，通过内收双肩产生一个由外向内的推力。

后伸：保持颈椎中立位，减少旋转角度，同时使上颈段后伸，通过肩关节屈曲传导一个由后向前的推力。

手指/牵引枕骨（图5-91）

IND：C1-C2旋转受限。

　　　C1-C2旋转错位。

PP：患者放松坐位颈椎椅

DP：站位，站于患者矫正侧的对侧

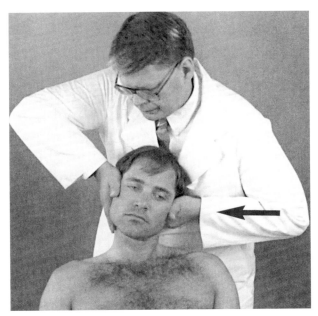

图5-90　食指按压于寰椎横突的左侧面，引发C1-C2关节左侧屈。

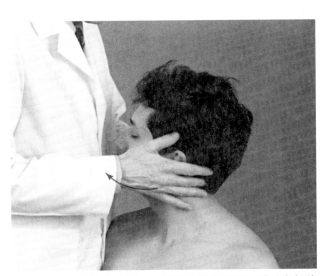

图5-91　中指触点应用于左侧寰椎横突后面，诱导右侧旋转。

CP:中指的掌侧面契合于矫正侧。鱼际支托患者的脸颊。

SCP:寰椎横突的后面

IH:手指伸直,通过支撑对侧枕骨和颞骨区稳定患者的头

VEC:由后向前,顺时针或逆时针旋转

P:向矫正侧对侧旋转患者的头,轻轻向患侧侧屈。术者瞬间后伸肩关节,使按压手产生一个拉力,引发旋转或同侧的前滑移(同样的原则:减小上段颈椎的后伸和旋转张力)。

俯卧位

手掌/推枕骨:牵引(图5-92)

IND:C0-C1屈曲受限。

C0-C1长轴分离缺失。

C0-C1后伸错位。

PP:患者俯卧位,头轻度屈曲。

DP:站在患者任意一边,以弓箭步姿势,面向头部。

CP:双手大鱼际。

SCP:双侧建立按压点在枕骨的下部,乳突内侧。

VEC:由下向上,由后向前。

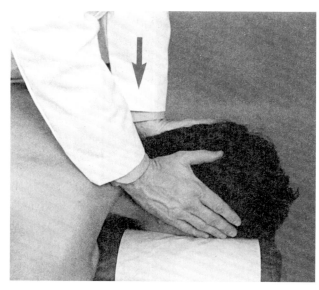

图5-93 双侧掌跟应用于枕骨后面伸展寰枕关节的运动节段。

P:以弓箭步姿势站立,在患者的上方。通过按压头枕部,给予向头端的推力。通过双侧按压或向远端施加推力形成关节张力。在关节张力最大时,通过术者的上肢和躯体产生的力量再施加一个推力。推力可以由双侧,也可由单侧按压产生。这种矫正术可以在治疗床的落板上作为松动术来实现。

手掌/推枕骨 后伸(图5-93)

IND:C0-C1后伸受限,屈曲错位。

PP:患者俯卧位,头略后伸。

DP:以弓箭步姿势站立,面向头部。

CP:双鱼际;隆突。

SCP:在枕骨后部建立按压点,或高于上项线。

VEC:由后向前。

P:以弓箭步姿势站立,使身体在患者上面,术者重心放低,使压力传导于枕骨后部,给予一个由后向前的推力。这个过程可以在治疗床的落板上作为松动术来实现。

下段颈椎的矫正

仰卧

食指/推柱体食指(图5-94)。

IND:C2-C7旋转受限,侧屈受限,后伸受限。

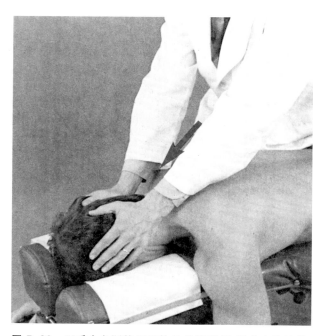

图 5-92 双手大鱼际按压于枕骨的后下部,屈曲寰枕关节。

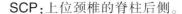

框 **5-5**	下颈段矫正术

- **仰卧**
  - 食指/推柱体（图 5-94）
  - 食指/推棘突（图 5-95）
  - 拇指/推柱体（图 5-96）
  - 拇指/牵伸柱体（图 5-97）
  - 手指/牵伸柱体（图 5-98）
  - 掌根/推柱体（图 5-99）
- **坐位**
  - 手指/推牵伸柱体（图 5-100）
  - 食指/推柱体（图 5-101）
  - 食指/推棘突（图 5-102）
  - 掌根/推柱体（图 5-103）
- **俯卧位**
  - 食指/柱体/推（图 5-104）
  - 掌根/推 棘突（图 5-105）
  - 双侧食指/推柱体（图 5-106）

SCP：上位颈椎的脊柱后侧。

IH：扶住患者的头，支撑对侧枕部和上位颈椎。

VEC：顺时针或逆时针旋转引发由内向外的旋转和引发侧屈。

P：向矫正侧的对侧旋转患者的头，在矫正侧按压。旋转、后伸、侧屈的附加角度取决于所治疗的功能受限类型。

旋转：图 5-94A

按压上段颈椎，向远离矫正侧旋转患者的头，同时向矫正侧侧屈。侧屈有助于矫正定位，并使按压点上方关节间隙变小。侧屈角度不可过度，否则它可能引起压迫力，和锁住要牵引的关节。在关节张力下，通过腕和前臂在顺时针或逆时针方向延着关节突关节面传导推力。

侧屈：图 5-94B。

引发侧屈，头部侧屈矫正侧，同时减小旋转张力，向中下方向推。

后伸：引发局部后伸，加强压力于关节使后伸，按压柱体后侧，向前推。

C2-7旋转、侧屈、和屈曲错位。

PP：患者仰卧位。

DP：站在矫正侧、整脊床的头枕侧，与患者呈45°-90°。

CP：下颈段受限关节处，食指的指腹侧契合于受限节段脊柱。拇指和手掌置于患者的颊部。用食指的近腹侧在上位颈椎，远侧在下位颈椎。

食指/推棘突（图 5-95）

IND：C2-C3旋转或侧屈受限。

C2-C3旋转或侧屈错位。

PP：患者仰卧。

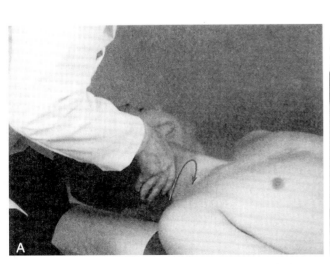

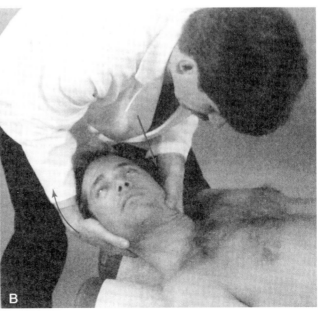

图 5-94 （A）食指按压于 C2 关节柱的右后侧，左旋转 C2-C3 节段。（B）食指按压于 C3 关节柱侧面，左侧屈 C3-C4 节段。

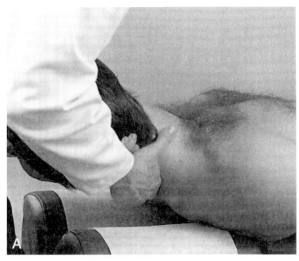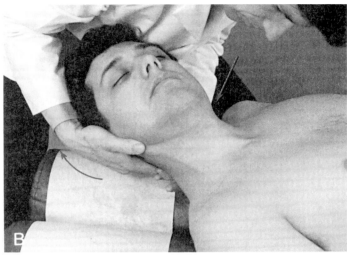

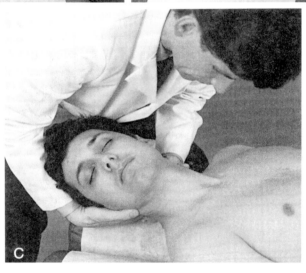

图 5-95　(A)食指按压于 C6 棘突的侧面,左侧旋转。(B)食指按压于 C6 棘突左侧面,左侧旋转或左侧屈 C6-C7 运动节段。(C)反向法:食指按压于 C6 棘突的左侧面,右旋转 C6-C7 运动节段。

DP:站在矫正侧的头端,与患者呈45°-90°。

CP:食指指腹契合于矫正侧,其余手指加强按压点。

SCP:棘突的侧面(图5-95,A)。

IH:扶住患者的头,支撑对侧枕骨和上端颈椎。把按压手所在的上肢紧贴患者头部,通过上臂和前臂来加强支撑和控制患者的头。

VEC:由外向内,由上向下。

P:轻轻旋转患者的头离开术者,在棘突的侧面建立按压点(图5-95,A)。附加的旋转或侧屈的角度取决于所治疗的功能受限类型。关节张力形成后,按压的手通过双肩沿着VEC施加一个推力。

旋转:(图5-95,B)使患者处于中位位,通过一个辅助的按压点(上位椎骨)引导颈椎旋转。在受限侧的上位椎骨棘突建立按压点,旋转患者的头远离按压点所在侧,必须通过以辅助手头的旋转引发足够的张力。在张力下,按压的手首先传导一个推力。

旋转功能受限同样可以通过对抗的方法治疗。对抗矫正法用于引发旋转和打开对侧和矫正侧的上位椎体关节间隙。在使用对抗的方法时,术者按压下节段颈椎的棘突的旋转受限对侧面。在棘突的按压的同时,使颈椎旋转形成预张力。术者同样要在矫正侧引发侧屈,以分离对侧关节面,阻滞同侧关节面(图5-95,C)。术者通过双手的反推力传导推力,内收双肩,使按压手产生中度推力。辅助手通过夹紧前臂引发反向旋转。

側屈:在側屈受限側的上位椎骨建立矫正按压点。向按压点側屈患者的头,向按压部位传导一个向内、向前下的附加推力。

拇指/推柱体(图5-96)。

IND:C2-C7旋转受限或错位。

PP:患者仰卧位。

DP:站在要矫正的按压点一侧的头部,与患者成近90°角。

CP:拇指的指腹部与按压节段相契合,掌面向下,其余手指在患者颊部。

SCP:上位椎骨的后外侧柱。

IH:术者的辅助手扶住患者的头,支撑对侧枕骨和上位颈椎。

VEC:由后向前,有轻微的倾斜,按顺时针或逆时针旋转。

P:建立按压后,向矫正侧的对侧旋转患者的头,同时向矫正侧微屈曲。側屈有助于矫正按压点下方水平的关节间隙丢失。側屈的角度不可过大,否则可能导致挤压和锁住被分离的关节。分离下颈段时側屈角度是必要的。在张力下,术者旋转双肩,产生一个向前的推力。

拇指/牵伸柱体(图5-97)。

IND:C2-C7旋转受限或联合旋转限制和对侧側屈受限。

C2-C7旋转或側屈错位。

PP:患者仰卧位。

DP:站在整脊头枕侧,相对于矫正侧,与患者成45°角。

CP:拇指的指腹侧契合于按压点侧。手掌向上,其余手指和按压的手掌支撑患者的枕骨和上颈段。

SCP:在上位椎体前外侧柱(图5-97A)。

IH:辅助手呈杯状扣在耳部,支撑对侧枕骨(图5-97,B)。将术者的触手的上臂贴近患者额部,将患者的头部置于术者该侧的上臂和前臂之间,这样可以更好的扶住患者头部(图5-97C)。

VEC:由前向后,伴随轻微的倾斜,引发顺时针或逆时针旋转。

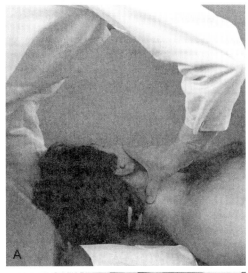

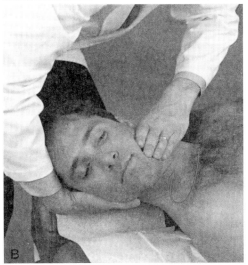

图5-96　拇指、关节柱后側按压法:(A)拇指按压于C3关节柱的右后侧。(B)从另一侧进行,治疗C3-C4右旋转受限。

P:建立按压后,旋转患者的头向矫正侧的对侧,向矫正侧側屈。张力,术者通过内收肩关节和旋后前臂引发一个向后的推力。这个矫正适用于引发旋转和按压水平下方的同侧关节间隙加大(图5-97B)。

这个矫正可以结合食指棘突矫正法,以引发一个反推力(推/拉)。辅助手按压较低椎体的棘突外侧。形成张力后,双手向中线推引发反向旋转(图5-97C)。

手指/牵伸柱体(图5-98)

IND:C2-C7旋转受限和错位。

PP:患者仰卧。

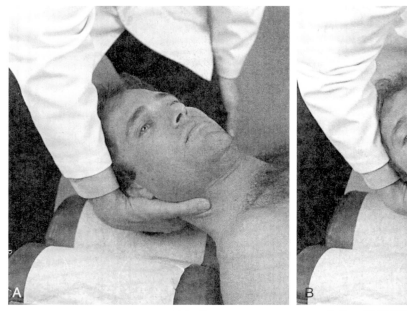
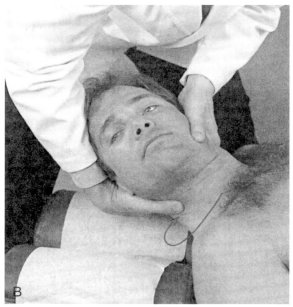
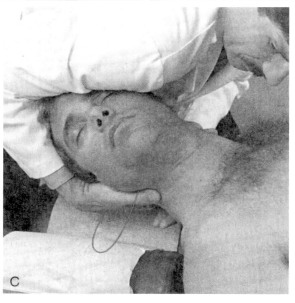

图 5-97　拇指、关节柱前侧按压法。(A)拇指按压于 C2 关节柱右前侧部。(B)治疗右旋转受限,引发 C2-C3 关节柱右滑。(C)逆向法,按压于 C2 关节柱右前侧部和 C3 棘突的左侧面,注意通过术者的肩加强按压。

DP:站在整脊床头枕端,相对于矫正侧。

CP:中指指腹契合于按压节段,手掌靠在颊部。

SCP:上颈椎的脊柱。

IH:辅助手手指水平,支撑对侧颊部、枕骨和颞部区域。

VEC:由后向前,伴随轻微和顺时针或逆时针旋转。

P:向矫正侧的对侧旋转患者的头,并向矫正侧略侧屈。让患者的头依在辅助手上。形成关节张力,

术者肩部后伸,延着关节水平向前产生一个拉力。

掌根/推柱体(图5-99)。

IND:C2-C7旋转受限、侧屈受限、长轴牵伸受限。

C2-C7旋转或侧屈异位。

C2-C7骨间距减小。

PP:患者仰卧,头旋转,矫正侧向上。

DP:站在床头,患者头后侧。

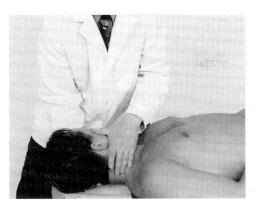

图5-98 应用于C4右关节柱食指触点诱导颈椎运动C4-C5节段左旋转。

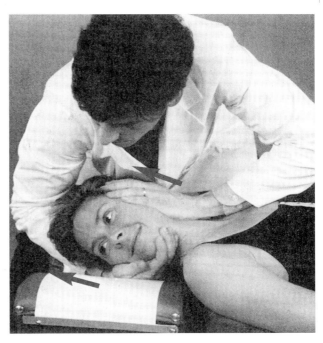

图5-99 掌根接触点运用于颈椎关节柱左外侧诱导长轴牵引。

CP：手的尾部豌豆小鱼际按压，手腕伸直。

SCP：关节柱：旋转功能障碍侧的后侧面，长轴运动障碍侧的外侧面。

IH：近端手托住患者的下巴，让患者的头依靠术者的前臂。

VEC：由后向前旋转，由下向上长轴分离。

P：辅助手给予向头侧的牵伸，在一定的张力下，传导一个向头侧的推力以引发长轴分离；传导向前的推力，引发旋转。

坐位

手指/推牵伸柱体（图5-100）。

IND：C2-C7旋转受限或异位。

PP：患者放松坐在颈椎椅。

DP：站位，面对患者矫正侧的对面。

CP：中指的掌侧指腹契合于按压节段，手掌契合于患者脸颊。

SCP：上位脊柱。

IH：辅助手手指垂直，通过支撑对侧枕骨和颞骨部稳定患者头部。

VEC：由后向前，稍轻斜，顺时针或逆时针旋转。

P：旋转患者的头远离矫正侧，且向矫正侧微微侧屈。在一定的张力下，通过肩关节的后伸，沿着关节柱的关节面产生一个向前的脉冲拉力。

食指/推柱体（图5-101）。

IND：C2-C7旋转受限、侧屈受限、后伸受限。

　　　C2-C7旋转、侧屈、屈曲异位。

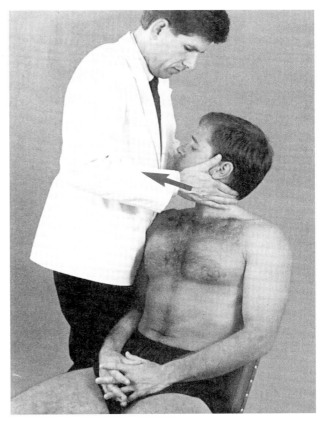

图5-100 手指按压C4关节柱左侧，右旋转C4-C5运动节段。

PP：患者放松坐位于椅。

DP：站在患者后面，面向矫正侧。

CP：食指契合于矫正节段处，掌面向上，拇指和掌根契合于于患者脸颊。在上位颈椎，用食指近侧面按压。在下颈段，用食指远侧面按压。

SCP：上位脊柱。

IH：辅助手手指向下，手和手指稳定对侧枕骨和脸颊。

VEC：顺时针或逆时针扭转引发旋转（图5-101A），由后向前引发后伸，由外向内引发侧屈（图5-101B）。

P：使患者坐于颈椎椅，建立按压，旋转患者的头远离矫正侧，且向矫正侧微侧屈。引导颈椎旋转、侧屈、后伸，按照矢量方向施加同样的矫正力，引导关节柱旋后。

食指/推棘突（图5-102）

IND：C2-T3旋转受限和联合旋转侧屈受限。

　　　C2-T3旋转或侧屈移位。

PP：患者放松依靠于整脊椅。

DP：站在患者后面，面对矫正侧。

CP：手指食指对应矫正侧，手掌向下，拇指支撑患者脸颊部。

SCP：棘突侧面。

IH：其余手指指向下方，手掌和手指在对侧枕骨和脸颊。

VEC：由后向前，和由左侧向内。

P：使患者坐于整脊椅，建立按压，旋转患者的头远离矫正侧，且轻轻侧屈向矫正侧。在张力下，传导一个向前、向内、向下的脉冲推力。

掌根/推柱体（图5-103）

IND：C2-C7旋转受限，联合旋转和对侧侧屈受限。

　　　C2-C7旋转和侧屈异位。

PP：患者放松依靠于整脊椅。

DP：站在患者前面，面向矫正侧。

CP：手的掌根对应矫正节段侧，手掌与手指包绕颊部。

SCP：上位脊柱前外侧。

IH：手指垂直，辅助手稳定对侧上颈段和枕骨。

VEC：由前向后，由下向上。

P：术者弓箭步站于矫正侧，以小鱼际按压脊柱外侧。头向患侧轻轻旋转，同时向健侧侧屈。保持张

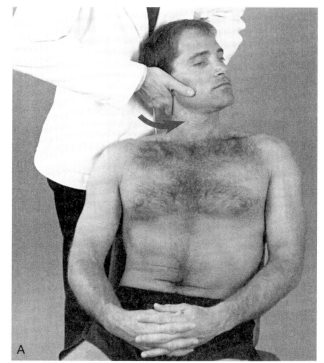

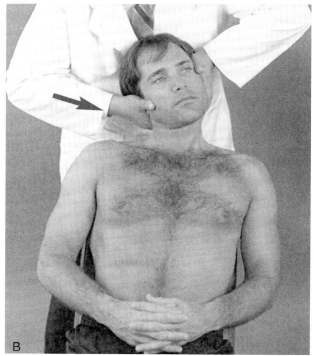

图5-101　（A）引导按压C3-C4运动节段关节柱右侧并向左旋转。（B）按压C3-C4运动节段关节柱并向右侧屈。

力，由前下向后上给予缓慢推力。旋转：按压患侧的脊柱前侧，向关节活动受限方向旋转患者头部，以引发旋转。侧屈：按压患侧脊柱，向健侧略侧屈，在一定的张力下，给予由前下向后上的缓慢推力。

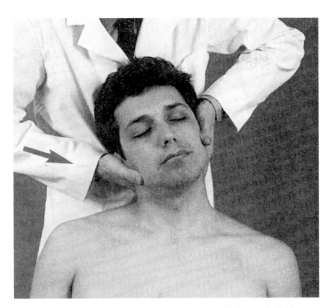

图5-102 食指按压C4棘突的右侧，右侧侧屈或右旋C4-C5运动节段。

俯卧位

食指/柱体/推（图5-104）

IND：C2-C7旋转或侧屈受限。

　　　C2-C7旋转或侧屈异位。

PP：患者俯卧位，头枕降低引起颈胸段轻度屈曲。

DP：站在患者任一侧，面向其头部。

CP：食指侧面对应矫正侧。手腕尺偏，手指指向地面，拇指靠在颈椎后侧软组织（图5-104A）。

SCP：上位椎脊柱后侧（图5-104A）。

IH：以拇指指蹼按压枕骨下缘，手掌和手指按压面颊侧。

VEC：治疗旋转受限：由后向前和轻力度的由下到上。治疗侧屈受限：由后向前，由上到下。

P：辅助手牵引头部，同时向按压侧侧屈头部，并朝远离按压侧方向轻轻旋转（例如：左侧按压，引发左侧屈曲、右侧旋转）。

旋转：按压旋转受限对侧的脊柱后侧，向关节活动受限方向旋转患者头部，以引发旋转。

侧屈：按压侧屈受限侧的脊柱，令患者颈部向按压侧侧屈，以引发侧屈。在保持张力下，向中前下方向施加推力（图104B）。

掌根/推/棘突（图5-105）

掌根按压C6棘突，以引发C6-C7运动节段屈曲

IND：C2-C7屈曲或后伸受限或异位

PP：治疗屈曲受限时，患者俯卧位，患者项部屈曲，头枕稍放低（图5-105）。治疗后伸受限时，患者项部屈曲，其他同上。

DP：以弓箭步站立，面向患者头部。

SCP：棘突。

IH：辅助手手指垂直。加强按压手。

VEC：由后向前。

P：治疗屈曲受限，令患者颈椎屈曲，传导一个由后向前的朝向头部的脉冲力。

治疗后伸受限时，令患者的颈椎保持在一个轻度后伸的位置，术者身体重力垂直作用于按压点上。通过传导一个向前推的脉冲力引发后伸颈椎动作。操作时，要格外小心避免力度过大和过伸项部。

这些矫正术可以在有落板的治疗床上操作。落板的机械原理允许向下、向前的运动，可以通过减小压力和提供长轴分离产生效果优于直接下落的

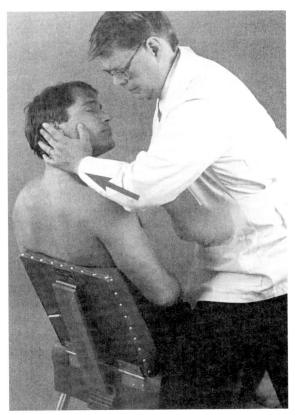

图5-103 掌跟按压C4关节柱的前侧面，引发右侧旋转。

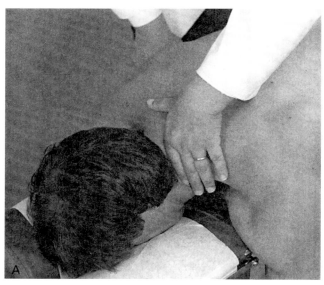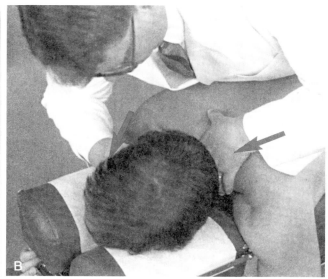

图 5-104　食指俯卧位法。(A)食指按压于 C5 关节柱左后侧。(B)引发 C5-C6 运动节段左侧屈和向右旋转。

机械力。

双侧食指/推柱体(图5-106)

IND：C2-C7后伸受限。

　　　C2-C7屈曲异位。

PP：患者俯卧位。

DP：以弓箭步站立，面向患者头部，身体重力集中按压点上。

CP：双手的食指近端，拇指交叉于中线。

SCP：后脊柱。

VEC：从后向前。

P：治疗屈曲受限时，令患者颈椎屈曲，传导一个由后向前的，朝向头部的脉冲力。如果患者取俯卧位，则很难最有效地引发颈椎屈曲。

治疗后伸受限时，令患者的颈椎保持在一个轻度后伸的位置，术者身体重力垂直作用于按压点上。通过传导一个向前推的脉冲力引发后伸颈椎动作。操作时，要格外小心避免力度过大和过伸项部。

这些矫正术可以在有落板的治疗床上操作。落板的机械原理允许向下、向前的运动，可以通过减小

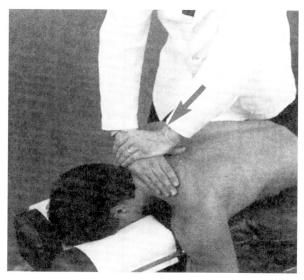

图 5-105　掌根按压 C6 棘突，以引发 C6-C7 运动节段屈曲。

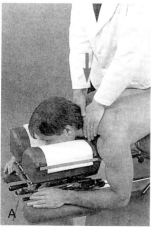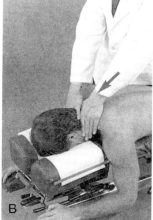

图5-106　双食指按压C4脊柱后侧，使C4-C5运动节段产生后伸(A)或屈曲(B)的动作。

压力和提供长轴分离产生效果优于直接下落的机械力。

胸椎

从功能上看，胸椎保护内脏的作用要远大于其椎体间的移动作用。虽然胸椎周围解剖组织让胸椎成为脊柱中活动度最小的脊柱部分，但是这些胸椎单元的微小的功能活动依然是重要的。在临床上，更多的关注都放在了颈椎和腰椎上，由于胸椎上手法的操作会影响自主神经系统的基础，所以胸椎是必须要关注的部位之一。另外，胸肋关节的存在，使胸椎成为一个特殊的部位。最后，这个部位很容易受不良姿势的影响，造成胸椎和周围的软组织的疾患（如肌筋膜的疼痛症状）。

功能结构

典型的胸椎椎体（T2-T8）是心形的，两边对称，大小一致（图5-107）。椎体的前面是连续的凸面，椎体的后面是连续的凹面。椎体的上、下都是具有环形物的平面，附着着椎间盘。胸椎的椎弓根短，但是具有比脊柱其他节段都要深和大的下关节面。椎板较短、宽阔、厚，相互重叠。胸椎棘突部分细且长，有一个三角形的横切面。胸椎棘突在脊柱正中线上，向下倾斜，椎体间棘突相互重叠覆盖，可限制脊柱的伸展运动。横突发起于上关节突的后面。横突较厚，强壮，相当的长，并且在前面具有凹的关节面。胸椎的椎间孔与脊柱部位相比更圆更小。

从矢状面上看，椎体关节突间关节所形成的平面与水平面形成一个大约60°的夹角，在水平面上看，其与冠状面形成一个大约20°的夹角。发起于椎板的下关节面面向前下方。发起于椎板的上关节突的关节面与上一椎体的下关节突关节面相连接。

胸椎的椎间盘相对是比较薄的。椎间盘高度与椎体高度的比值为1:5，是整个脊柱中最小的（图5-109）。这一比值是由于胸椎活动度的蜕化而形成的。髓核在纤维环中的位置比脊柱其他两部位髓核的位置更居中。

胸椎的特殊之处还在于，具有与肋骨相连接的肋椎关节和肋横突关节（图5-107）。胸椎体两侧都有与肋骨头构成关节的肋椎关节面。肋横突关节凹在胸椎横突的前侧与肋骨结节组成肋横突关节。

非典型胸椎骨包括T1和T9到T12（图5-110）。与C7椎体相类似的T1椎体与第1肋骨构成一个完整的平面。T9椎体以下的椎体可以没有肋横突关节的关节面，也可以肋椎关节和肋横突关节都存在（在这种情况下，在T10椎体上只有肋横突关节的关节面）。T10椎体与第10肋组成关节，一部分关节面在椎体上，另一部分在肋骨头上。T11椎体与肋骨组成关节面，但是在横突上不与肋骨组成关节。这种特征性的椎体在下面的腰椎中也同样存在。这一部位的胸椎椎体棘突部分短并且接近水平位。T12椎体与肋骨只有一个关节，其他方面也与腰椎椎体更加类似。T12椎体的下关节突的关节面在矢状面上，朝向前外侧的，与腰椎椎体的下关节突是类似的。T12椎体上方、下方和侧方的结节取代了横突。

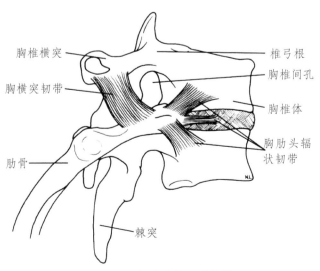

图5-107　标准胸椎运动节段。

胸椎横突
胸横突韧带
肋骨
棘突
椎弓根
胸椎间孔
胸椎体
胸肋头辐状韧带

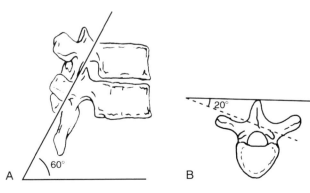

图5-108　胸椎关节平面。

A　60°
B　20°

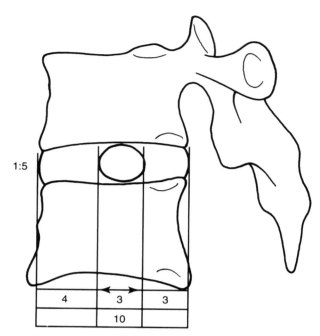

图5-109   髓核的位置和椎间盘与椎体高度比值。

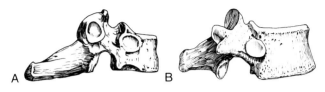

图5-110   不规则的胸椎骨的结构。A，T1椎骨。B，T12椎骨。

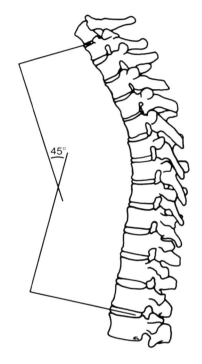

图5-111   髓核和椎间盘的位置与胸椎曲度的测量。

胸椎曲线

脊柱的胸段形成一个后突胸曲，小于55°[18]，公认的范围在20°到50°[19,20] 之间，平均为45°[6]（图5-111）。这种结构性的曲度与生俱来，并且被椎体后部较前部高2mm的楔形椎体维持。胸椎的屈曲起始于T1、T2，止于T12，T6、T7的椎间隙是曲度的顶点[21]。

胸椎曲度的改变可以是先天性的改变，也可以是姿势性的改变。胸椎曲度的率先改变很有可能导致颈椎和腰椎生理曲度的改变。如果胸椎曲度改变，腰椎的曲度可能增加，颈椎的曲度减小或者向前移动，形成颈部向前戳的姿势。这种头部向前、肩部向前姿势的保持，与中、下斜方肌的伸展功能软弱（减弱）相关。胸椎曲度变化导致肩背部肌肉的张力改变，导致（产生）肌筋膜疼痛和头痛[22]。随着胸椎驼背畸形的加重，会挤压胸腔内的脏器，干扰正常的生理功能。

青少年的驼背（青少年脊椎驼背后凸症）和骨质疏松症均可导致胸椎曲度的增加。在青少年驼背的患者中，椎体楔形变的病例有所增加，但是诱发因素不明确，其发病机制主要的理论观点包括：无菌性坏死、终板骨折、感染、内分泌异常、骨小梁缺陷、维生素缺乏、氟化物毒性和机械性因素等[23]。

骨质疏松症使椎体中骨小梁的数目和大小减少，导致椎体纵轴承受应力的能力降低而引发椎体压缩骨折，使驼背畸形加重。饮食失调、吸收不良综合征、激素的使用和内分泌失调被认为是骨质疏松症的诱发因素[24]。

运动的范围和模式

三个运动平面中，矢状面上的屈伸运动是最受限制的。胸椎的旋转和侧弯运动是基本相同的，如表中所展示的一样，旋转和侧屈运动的活动度是前屈后伸活动度的2倍（表5-4；图5-24）。

上部胸椎的活动度通常要小于下部胸椎的活动度。胸椎的旋转运动是一个例外，在下胸段由于椎体的上下关节面逐渐向矢状面变化[5]，因此下胸段的旋转运动很明显的减小。与脊柱其他节段类似，胸椎的轴向运动依然是瞬时的[25]。Paniabi和他的团队通过对新鲜尸体的研究，确定了胸椎在前屈后伸、侧屈和旋转运动时瞬时轴的位置（图5-112）。

屈伸运动

胸椎各节段间在屈伸活动时平均有6°的活动度，且从上到下活动度逐渐增加。在上胸段节段间的平均活动度为4°，中部胸段节段间的平均活动度为6°，在胸椎下段节段间的活动度为12°。[5]后伸运动由于椎体关节突和棘突的限制，较前屈活动受限。

胸椎的前屈后伸运动是在矢状面上，由大角度的前屈向小角度的后伸相互转化的。在胸椎中，这种屈伸联合转化的角度是小幅度的、统一的。在屈曲的过程中，伴随着小关节面间相互滑移分开和椎间盘的分离。在后伸的过程中，小关节面和椎间盘相互接近（图5-113）。

侧弯运动

向左右两边的侧弯运动角度平均接近6°，在胸椎下部的两个节段间平均为7°-9°。胸椎的侧弯运动自始至终都是与轴向旋转运动相关联的。这一点在上胸段非常明显，像从颈椎复制的一样。这种联合如此紧密以致屈曲和旋转同时发生在某一侧（例如：椎体旋转向凹的一侧，棘突就会背离而转向凸

胸椎

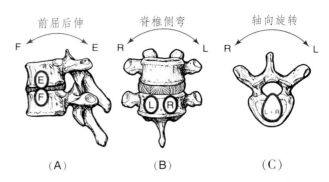

（A）　　　（B）　　　（C）

图5-112　（A）胸椎前屈后伸的瞬时旋转轴、（B）侧弯的瞬时旋转轴、（C）轴向旋转的瞬时旋转轴。（From White AA, Panjabi MM：*Clinical biomechanics of the spine*, ed 2, Philadelphia, 1990, JB Lippincott.）

侧）[5,26]（图-114）。在中部和下部胸段，这种联合就不是很明显，可能会发生在两个方向上。

通常假设下部分胸椎节段间的运动关联模式与腰椎相同。腰椎的模式与颈椎和上胸段是相反的，侧弯联合轴向旋转是在不同的方向上[27,28]（图5-115）。White和Panjabi[5]指出，无论如何，节段运动时的关联模式是存在争议的，术者必须注意鉴别一些结论。在侧弯运动中，椎间盘和小关节面向侧弯的一侧接近，而在侧弯的对侧相互分离（图5-114）。在侧弯方向上，脊柱上胸段椎体的下关节面与下一椎体的上关节面相互接近，而在侧弯对侧则相反。在上胸段，侧屈运动时合并旋转是一个很明确的结论。

旋转

上胸段部分椎体旋转活动度平均为8°-9°（图5-116）。在胸椎中部，旋转运动稍微减小，但是在胸椎下部的最后2-3各椎体节段则接近到2°。在下胸段，

表 5-4	胸椎平均运动范围		
椎骨	前屈后伸	侧弯	旋转
T1-2	4	5	9
T2-3	4	6	8
T3-4	4	5	8
T4-5	4	6	8
T5-6	4	6	8
T6-7	5	6	7
T7-8	6	6	7
T8-9	6	6	9
T9-10	6	6	4
T10-11	9	7	2
T11-12	12	9	2
T12-L1	12	8	2

Modified from White AA, Panjabi MM：*Clinical biomechanics of the spine*, ed 2, Philadelphia, 1990, JB Lippincott.

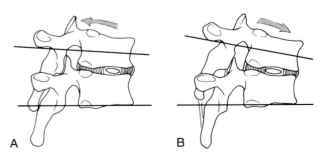

图5-113　胸椎同一阶段的后伸（A）和屈曲（B）。

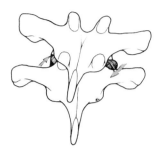

图5-114　一个上胸椎节段的旋转运动，显示了相联系的侧屈和旋转运动都面向同一个方向。这种模式与颈椎相同。

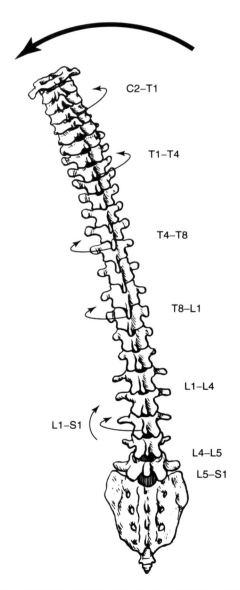

图5-115　侧屈和轴向旋转在脊柱运动中相关联。颈椎和上胸椎区域的侧弯连带着椎体同侧的旋转，腰椎和下胸椎区域侧弯时连带着椎体对侧的旋转。(From White AA,Panjabi MM:*Clinical biomechanics of the spine*,ed 2,Philadelphia,1990,JB Lippincott.)

旋转活动度明显下降，无疑反映出突间关节由冠状面向矢状面的转变。

胸椎的旋转运动仍然与侧屈运动相关联。上胸椎部分，同一侧的旋转运动伴随着同一侧的侧屈运动。这就使得内下滑动更多发生在脊柱旋转同侧的下关节面而非上关节面，同时引发了脊柱旋转对侧下关节面的外上滑动。这种关联在下胸段，并不像上胸段那么明显[6]。这种情况的发生，可能与下胸段关节突关节面更向矢状面上的转变有关。

胸椎动力学

颈椎同轴和偏轴肌肉收缩的原则也同样适用于整个脊柱。某些椎体节段外部肌肉的收缩可以引起整个胸椎的活动或者某一脊柱节段的活动。这些肌肉包括：竖脊肌、腹直肌、腰方肌和腹斜肌。能够影响胸椎各个节段的椎体内部肌肉包括：多裂肌、棘间肌、横突间肌(非常小，在胸椎内部)和回旋肌。

屈曲运动由腹直肌的同轴收缩引起，受到竖棘肌的偏轴收缩的控制和约束。它更进一步的被肌筋膜组织的弹性、黄韧带、棘突间韧带、棘上韧带、后纵韧带、后部的椎间盘和影响脊柱椎体排列的骨性部分所约束。

后伸运动由竖棘肌的同轴收缩引起，受到腹直肌的偏轴收缩的控制和约束。另外后伸运动主要受棘突排列和突间关节的约束，但是前纵然带、前部椎间盘、和前部肌筋膜组织的弹性也同样有约束作用。

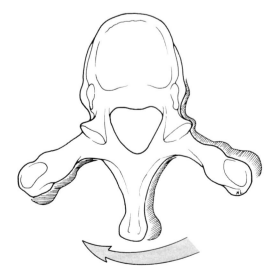

图5-116　水平视图，插图中右旋时上椎体(白色)与下椎体(黑色)相对的位置关系。

侧弯运动由身体同侧的竖棘肌和腰方肌的同轴收缩引起，由身体对侧的竖棘肌的偏轴收缩控制和约束。更进一步的约束与控制，来自突间关节、对侧的关节囊、黄韧带、横突间韧带和身体对侧的局部和非局部的肌肉组织的弹性约束。

旋转运动由身体同侧的竖棘肌、多裂肌和回旋肌的同轴收缩引起，由腹斜肌和竖棘肌的同轴和偏轴收缩约束与控制。旋转运动更进一步的被关节囊、横突间韧带、棘上韧带、黄韧带、突间关节的坎墩和身体两侧相关节段和非区域性的肌肉弹性所控制和约束。

肋骨的功能结构和生物力学

肋骨的关节可以被分为两部分，一部分连接着胸椎椎体和肋骨头（肋椎关节），另一部分连接着横突和肋骨颈与肋骨结节（肋横突关节）。第1肋骨和第10、11、12肋骨的肋椎关节都是和单一的椎体相连接。在其余的肋椎关节中，肋骨头与邻近的椎体相关节。肋骨结节的关节面和第1到10肋骨的相应的关节面构成肋横突关节。第11和12肋骨没有肋横突关节。

由椎体和肋骨头，横突和肋骨结节组成的关节被韧带紧密的连接（图5-117）。这些关节均是滑膜关节。肋横突关节被关节囊环绕，由肋横突关节韧带进一步加强。肋椎关节具有一个单独的关节囊韧带包绕在两个关节面之间，由肋头辐状韧带加强。

这些滑膜关节具有能够影响其他滑膜关节的相同的病理因素，包括半脱位和关节功能障碍。此外，肋骨在胸廓的日常功能活动中具有重要功能，成为在胸廓功能障碍中要重点考虑的因素。

先前的第1到7肋骨直接与胸骨连接，第8、9、10肋骨通过肋软骨间接与胸骨相连（图5-118）。第11、12肋骨为浮肋，不与前面有任何接触。前部关节的主要活动，来源于有弹性的肋软骨的浮动。随着年龄的增长，关节会出现钙化和退变，影响其活动度。

胸廓运动与脊柱运动

肋骨不但影响单个胸椎椎体的运动，同样影响整个胸椎的运动。屈曲和后伸过程中，肋骨相应的随着胸椎的运动而活动，胸廓后部肋间隙随着前屈而打开，后伸时关闭。胸椎屈曲时，胸廓容量增加，整个

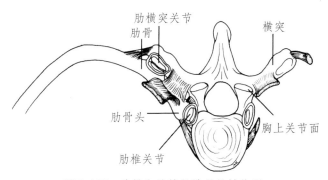

图5-117 胸椎和连接的肋骨的轴位图。

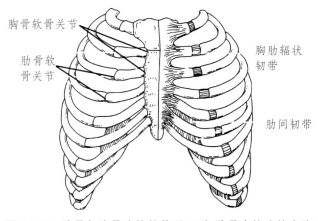

图5-118 肋骨与胸骨连接的前面：2到7肋骨直接连接在胸骨上，8到10肋通过肋软骨间接连接在胸骨上。

胸廓会变膨隆，且向下移动，随之胸骨角增加。胸椎后伸时，胸廓的变化相反（图5-119）。胸椎侧屈时会发生一些小的变化，侧弯方向的胸廓一侧会被压低。同时，胸廓凸出的一侧，肋间隙增大，凹的一侧，肋间隙减小。胸椎旋转时，胸廓向后旋转的一侧的肋角增大，向前旋转的一侧的肋角变小（图5-120）。

胸廓随呼吸的运动方式

单根或是全部肋骨在呼吸运动中都要经历两种运动方式。这些运动通常被称为是"水桶-把手"和"泵-把手"的运动。

类似"水桶-把手"运动，通过提升肋骨和肋软骨弓，使胸廓的横径增加（图5-121）。"水桶-把手"的活动度在下胸椎变大，下胸椎的肋骨结节平坦的关节面在相关的横突的关节面上上下滚动。下方的肋骨就在以肋椎关节和胸骨软骨关节形成的旋转轴上上下运动。因此将肋骨随着呼吸运动的上下移动比作"水桶-把手"围绕着它的铰链轴的上下运动[29]。

"泵-把手"运动使胸廓的前后直径增加。这种

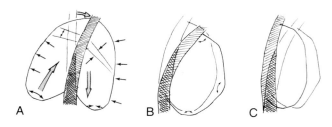

图5-119 侧屈(A),屈曲(B),后伸(C)时对胸廓形态的影响。

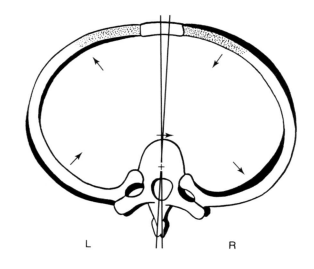

图5-120 胸椎右侧旋转时对其相连带的肋骨的影响,椎体旋转向的一侧,增加了肋骨后侧的凹陷,而使对侧肋骨后侧的凹陷变平坦。(From Kapandji IA.In:*The physiology of the joints*,ed 2,vol 3,Edinburgh,1974,Churchill Livingstone.)

运动使胸廓上部要比胸廓下部直径增加得多,原因是胸廓前部胸骨的向上和向前的运动。与下部肋骨相反,由于上方肋骨结节的关节面位于横突上类似杯子形状的凹槽中。因此,肋骨能在以肋椎关节和肋横突关节形成的轴面上更好地活动。由于以上的启发,肋骨头向下运动,肋骨前侧就像水桶的手把一样向上升起[28](图5-121)。

呼吸运动的动力学

在平静呼吸下,胸廓的移动性较小,因为膈肌是呼吸运动的主要肌肉。肋间肌基本上不提供动力,与第12肋骨相连的腰方肌具有固定作用,不参与收缩。但是在强力呼吸的情况下,肋间肌变得活跃,使肋骨上升,同时还会得到来自斜角肌、胸小肌、前锯肌、髂肋肌的辅助。

呼气通常是一个被动的过程,来源于肋骨、肋软

骨和肺实质的弹性张力。用力呼气时,内侧的肋间肌收缩,同时还有腹直肌、腰髂肋肌、最长肌、腰方肌的辅助。呼气肌肉的活动还可以在喉门关闭用力呼气时增加腹压。

上部肋骨的功能失调从理论上来讲是由于肋骨的向上方移位引起的,是由于颈髂肋肌、颈长肌、斜角肌和后锯肌和上部肌肉的牵拉造成的。同样地,由于胸长肌、腰髂肋肌、腰方肌、后锯肌和下方的肌肉的影响,下方的肋骨被向下牵拉和固定。无论如何,胸髂肋肌可以在每个部位产生相反的运动,向下牵拉上部的肋骨,向上牵拉下部的肋骨。

过渡区的功能结构与特征

颈胸段(C6-T3)和胸腰段(T10-L1)在胸椎与颈椎和腰椎之间构成了一个过渡区。因此,有些特征和活动是这两段脊柱所共有的,但也有些是其中一个所特有的。

颈胸段的连接(C6-T3)

这一节段显著的结构变化是棘突变得细长、尾部呈点状,并且失去了颈椎棘突分叉的特征。此外,椎体没有钩突和横突孔。上部分胸椎体包括了肋横突关节和肋椎关节,同时椎体的上下关节突关节面的倾斜度增加了。

头夹肌、颈长肌、半棘肌和头半棘肌,由于远端与颈部的肌肉相连接,因此颈椎的活动会牵动胸椎的活动。这一区域的肋骨可以增加稳定性,但是同样降低了活动能力,从C6到T3所有方向上的活动度均减小,但是这一区域的协同运动与颈椎是相同的(例如,侧屈与旋转伴随,且向同一个方向。)

这一节段的重要性可以从两个方面来看。第一,这个节段的结构和功能是与上肢的神经、血管结构相关联的,它构成了胸廓的出口(图5-122)。第二,由于颈胸段的连接的特殊性,被认为是治疗比较困难的节段。这一共识已经被确立,因为这一局域的解剖特点是从一个最容易活动的节段向明显不易活动的节段过渡,同时身体脂肪(驼背)、肩关节及肩胛肌群的分布的外部特征也是不同的。

胸腰段的连接(T10-L1)

胸腰段的过渡区与颈胸段段的连接类似,它必须适应一个活动度大的和一个活动度小的节段之间

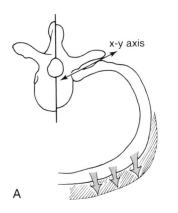
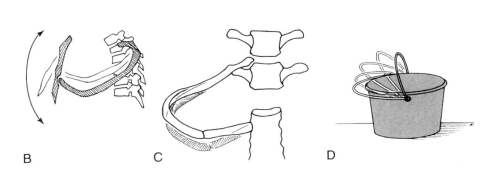

图5-121　肋骨的运动。(A)"水桶-把手"运动的水平位视图,肋骨围绕着X-Y轴运动,使肋骨在前面上升。(B)侧面观,演示了肋骨的上升,伴随着胸廓容积的膨胀。(C)"水桶-手把"运动,演示胸廓容积的横向膨胀。

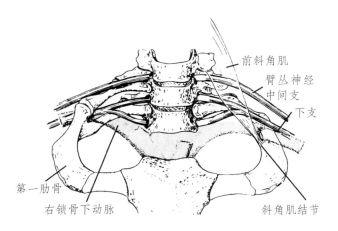

图5-122　颈胸段的连接和它与神经血管束的关系。(From Grieve GP:*Common vertebral joint problems*,ed 2,Edinburgh,1988,Churchill Livingstone.)

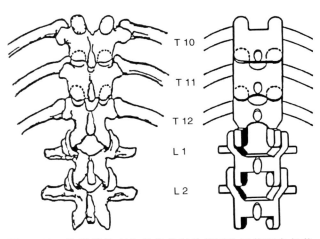

图5-123　胸腰段的变化是关节突关节面从冠状面向矢状面的变化。

的功能变化,同时由胸椎后凸向腰椎前凸过渡。这一节段最显著的结构变化是,胸椎的关节突关节面由冠状面向腰椎关节突关节面的矢状面转变(图5-123)。这一转变,被认为在T12至L1节段上最明显,同时在T10至L1的各个阶段上逐渐发生变化。Davis[30]报导这一变化最显著的发生在T11至12水平上(表5-5)。

更具有临床意义的是T12至L2的神经根的后支的侧面分支的分布。这些神经组成臀神经,分布于后外侧臀部、髂嵴和腹股沟的皮肤和表浅处(图5-124)。下胸椎的功能失调可以产生这些区域的疼痛,但是可以被误认为是同样能够产生这些区域疼痛的腰部和骶部的功能失调。Maigne[31]认为这一症状可以解释接近60%的急慢性腰背痛,通常被认为是腰

椎或骶椎关节的变化引起的。

胸椎的评估(诊断)

观察(视诊)

在触诊之前,应该对脊柱进行视诊,观察脊柱有

表 5-5	下胸椎关节突关节面由冠状面向矢状面转变的频率
节段	百分比
T10-11	7.46
T11-12	68.66
T12-L1	23.88
总计	100.00

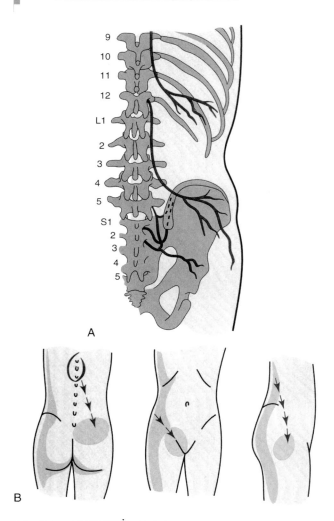

图5-124　(A)臀部神经的走行；(B)引起疼痛和感觉改变的皮肤分布区域。(A from Grieve GP：*Common vertebral joint problems*，ed 2，Edinburgh，1988，Churchill Livingstone. B from Basmajian JV：*Manipulation，traction and masssge*，ed 3，Baltimore，1985，Williams Wilkins.)

无姿势上的偏差、是否对称。姿势上表现出来的症状，会把患者脊柱的功能障碍和胸椎通常出现的痛点首先表现出来，这一点不应被忽略。特发性脊柱侧弯在胸椎上表现的最明显，发现任何显著的屈曲，都应该对胸椎的柔韧性进行评价。

　　胸椎冠状面上的排列情况，可以通过观察棘突的方向、脊椎旁软组织的对称性、胸廓的轮廓来评价。肩关节的排列和肩胛骨的角度应该注意观察，并与两侧髂骨相对比。矢状面的排列应观察胸椎的曲度和注意重力线的位置来评价。脊柱在横断面上的方向应观察肩关节和肩胛骨至椎体的距离，有无翼状肩胛。

　　胸椎的整体运动与腰椎运动分不开。两者应作为一个脊柱的运动整体来测量和记录。但是，当需要的时候，胸椎部分的运动可以用椎体倾斜度的测量方法来评价，此法在第三章中有描述(图3-10)。表5-6介绍了胸椎整体运动活动度。

静态触诊

　　俯卧位的静态触诊脊柱和后胸壁是经常需要给患者进行的必要检查。在检查的过程中，检查者站立于患者的一侧，屈曲患者的膝关节、髋关节、腰部使患者适应和放松。触诊由检查皮肤表面的温度和敏感度开始，接着检查真皮层和肌肉层的一致性和流动性。触诊骨性标志连带评估其轮廓、柔和度，棘突和横突的排列情况，肋骨角、椎间隙、肋间隙的情况。此外，肩胛骨的排列，它的边界和角度也通常包含在胸椎的评估中。

　　棘突、棘突间隙和横突的及其周围的软组织的柔和性与排列，可以用单侧手指或两侧的手指触诊得出结果(图5-126和5-127)。椎体旁肌肉张力可以

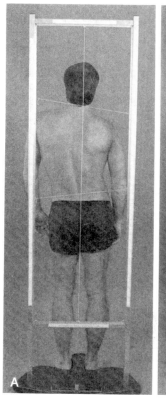
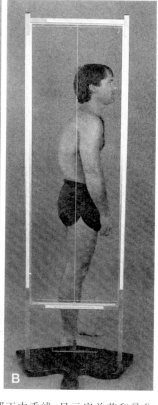

图5-125　姿势评价。(A)后部正中垂线，显示肩关节和骨盆未在一条水平线上，形成了"C"形的脊柱侧弯。(B)侧面的垂线，显示由于后凸畸形，重力线向前方移动。

表 5-6	胸椎的运动范围
屈曲	25° –45°
后伸	25° –45°
一侧屈	20° –40°
一侧旋转	30° –45°

用两侧的手指指腹通过触诊对比得出，或者用拇指触诊肌肉的柔和性、质地、异常的肌肉张力（图5-127）。

用手指或拇指沿着肋骨角触摸，检查肋骨的排列和柔和性。可以令患者在坐位或俯卧位时的触诊结果进行对比分析。坐位的触诊查体评估可以避免脊柱因旋转导致肋骨突出。当坐位触诊肋骨的排列后，嘱患者双上肢交叉抱在胸前，上身微微前屈。术者然后坐在或者站在患者的一侧，将患者的身体转向被触诊的一侧（图5-128）。

肋骨角的隆起应该是统一的，不应存在非常敏感的疼痛部位。邻近的肋骨周围触及到敏感的疼痛

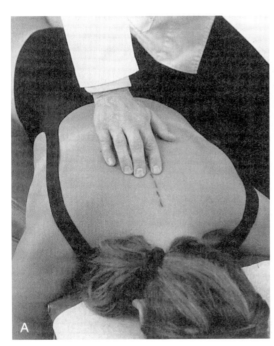
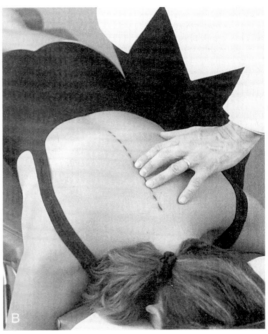

图5-126 （A）触诊胸椎棘突排列是否有旋转及敏感的痛点，（B）触诊椎间隙和敏感的痛点。

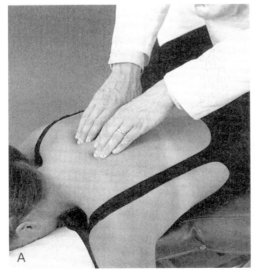
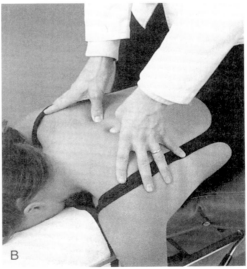

图5-127 采用指尖和拇指触诊横突的排列和棘突周围肌肉的柔韧性、质地和敏感的痛点（A、B）。

部位或明显可触及的团块时，通常提示肋骨的功能障碍。注意将突出的肋骨与肌筋膜的压痛点区分开来（前者质地较硬，固定不动；后者柔软，具有活动性）。由于肋横突关节功能失调引起的疼痛，通常伴随着呼吸运动加重并且疼痛向胸壁放射。胸肋关节的功能障碍可能伴随或者不伴随后面的功能障碍。当患者诉胸部前部或者后部的疼痛时，应该检查胸壁前侧的肌筋膜和是否存在关节的紊乱。

动态触诊

关节活动。患者坐位或俯卧位，检查胸椎部分的压痛点或者反常的关节活动。对异常的区域，要更进一步地检查其反向旋转关节活动。患者俯卧于整脊床上，术者触诊各个棘突或者触诊两侧横突。由胸后部至前部的压力逐渐增加，形成变形拱起运动。在这种胸部后前位关节运动的检查中，引发的轻微疼痛或者患者自身的畏缩，在检查的阶段都应该注意（图5-129和5-130）。

为了更好地鉴别特殊节段的疼痛和功能障碍，应该进行反向旋转的关节运动和疼痛诱发的检查。操作时，术者两个拇指放置于邻近棘突的两侧，逐渐向患者身体中线施加压力（图5-131）。这种检查要比胸椎后前位的检查施加的力小，但是当压力施加到相邻椎体时，会看出功能紊乱的关节运动

明显的减小。在一个关节活动度减小的节段上引出痛点，而不是在邻近的水平，可以帮助确定功能紊

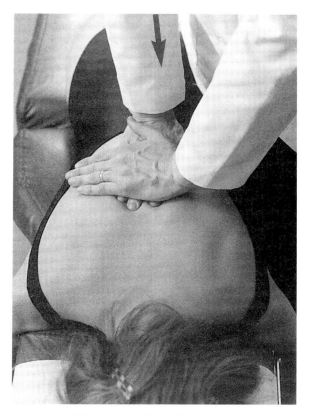

图5-129　俯卧位时于胸部正中线上关节运动触诊，使用两手指按压住横突，并施加一个由后向前的力。

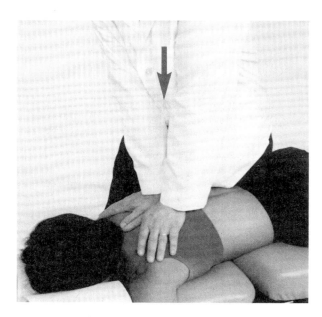

图5-130　患者俯卧位，术者在胸部正中线上进行关节运动触诊，使用双侧大鱼际按压在两侧横突上，并施加一个由后向前的力。

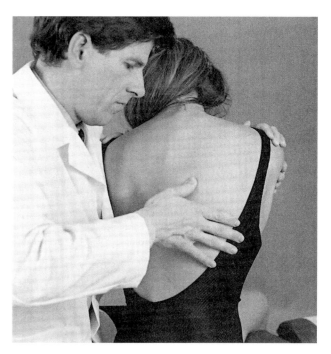

图5-128　触诊T6右侧肋骨角。

乱的部位。

如果需要,这种检查可以不在棘突上触诊,而在横突上进行触诊。精确的定位用这种方法较难得出,但是在患者的棘突比较脆弱时,它也是一个令人接受的检查方法。

椎体运动触诊和关节最大活动度检查。运动触诊的主要方法是令患者坐位,上肢屈曲交叉抱在胸前,两手抓住对侧的肩关节。术者可以坐在患者后或者站立在患者边上,术者站立的姿势通常用于检查上段胸椎。当检查中部或下部胸椎时术者的手应当抓握住患者的肩部来控制胸椎的运动;当触诊上部胸椎时,应当扶住患者的头部来控制胸椎的运动(图5-133),手掌置于患者的头部,避免患者颈部出现不适。

旋转。胸椎旋转时,术者检查手的拇指放置在与旋转方向一致的邻近棘突的外侧面,这样拇指可以跨越椎间隙。术者辅助的手臂延伸到患者的前部,抓住患者对侧屈曲的手臂或者肩部,将患者的脊柱旋转向拇指接触的一侧(见图5-133)。在正常旋转的时候,应当触摸到上方的棘突,朝下方棘突的相反方向旋转。运动应该发生在脊柱旋转的方向上。如果棘突间隙变化不显著,或者邻近棘突同时移动,则该运动节段可能存在旋转运动受限。

为了引起关节最大活动度的运动,要通过触诊点施加额外的压力,辅助手在被动运动最后予以辅

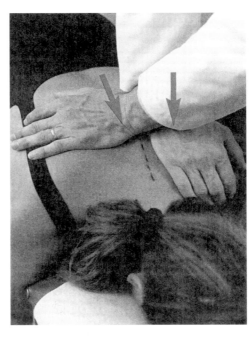

图5-132　反向旋转关节运动检查,T5椎体右侧旋转向T6。相反的力量先后施加在T6横突的的右侧和T5横突的左侧。

助。当关节张力达到最大后,随着施加推力引起旋转运动。在诱发出旋转的方向上,矫正点可选择在上一椎体棘突上(见图5-133),或者拇指抵在与旋转方向相反的横突和其后的关节上(图5-134)。

侧屈。为了评价侧屈运动,在侧屈方向的一侧,术者的拇指应该与邻近椎体棘突的侧面接触。术者可以坐在或者站在患者侧屈方向的一侧。如果选择了坐位,将术者的前臂放置在患者侧屈侧的肩膀上(图5-135)。如果是站立位,通过被放置在侧屈方向上的肩膀上的手来引发侧屈运动(图5-136)。在下胸椎部分,施术时使患者轻微屈曲,这样可以使棘突更突出,利于选点和减少合并的旋转运动。

让患者向某一方向侧屈,术者的辅助手施加一定的辅助力,使患者的胸部产生侧屈。当侧屈到接近极限时,通过主要矫正手在触诊点施加额外的力量,来帮助患者使侧屈更显著。辅助手和矫正手相互配合,施加的合力来使侧屈部分两椎体间分离。在这个运动过程中,随着脊柱逐渐地围绕着矫正点侧屈,棘突应该向矫正点(CP)的对侧移动。通过在关节活动度最大时,施加额外的力来评估脊柱的超关节活动度。

屈曲和后伸。术者的指尖或者拇指放置在棘突间隙上的触诊点上。当上部的胸椎在屈曲和后伸运

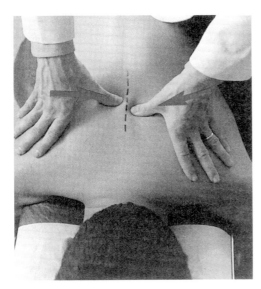

图5-131　反响旋转关节运动触诊,在T7棘突的左侧施加推力向T8棘突靠近。反向旋转的力,施加T8棘突的右侧和T7棘突的左侧,向胸正中线靠拢。

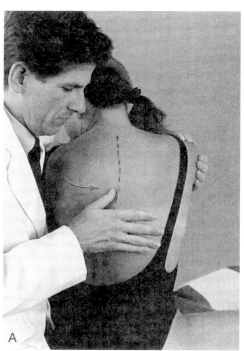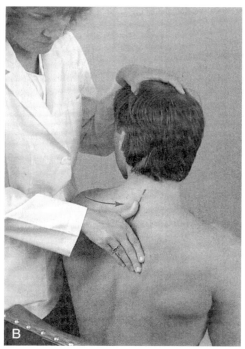

图5-133   在T7-T8水平（A）和T2-T3水平（B）进行旋转运动触诊,用拇指接触在左侧的棘间隙。

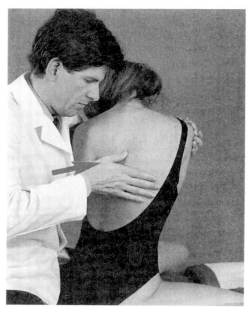

图5-134   T7-C8节段进行左侧超关节活动度检查。

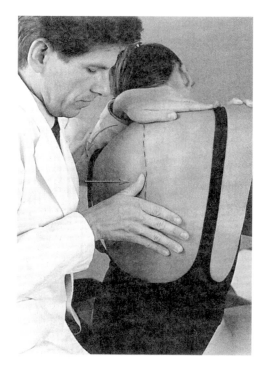

图5-135   T6-T7节段进行左侧屈的运动检查,术者坐位,用拇指按压在T6-T7左侧的间隙。

动时，通过放置在患者额部的辅助手来引导患者的前屈后伸运动（图5-137）。

当检查中部和下部胸椎的屈曲和后伸活动时，嘱患者的双手交叉抱在颈部后侧。检查屈曲运动时，将辅助手从前侧扶住患者对侧的肩关节，或者抓住患者屈曲的肘关节来帮助患者的运动。检查后伸运动时，术者的前臂放在患者屈曲的上肢下面,同时施加一个上举的力量来帮助后伸运动（图5-138）。为了评价胸椎的运动，应当让患者主动与被动相结合

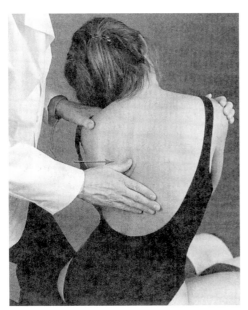

图5-136　术者站立位时，在T6-T7节段进行左侧屈的运动检查。

地屈曲、后伸脊柱，对运动节段进行触诊时，要仔细地体会其变化。当屈曲时，棘突间隙应该均匀地打开，当后伸时，棘突应该逐渐接近。

在评估屈曲的超关节活动度运动时，椎体间的下关节面与下一椎体的上关节突的关节面相接触，通过与患者肩部接触的前臂施加额外向下的力量，促使脊柱的过度屈曲。后伸的超关节活动度是在后伸到最大限度时，再继续推动。后伸的极限运动受到棘突的限制，比前屈、侧屈、旋转都更加受限。

肋骨运动触诊

第3肋到第12肋。肋骨运动能力的评价方法主要是对"水桶-把手"式运动和肋横突关节的超关节活动度评价。超关节活动度检查时，患者坐位，轻微前屈、侧屈和向着触诊方向旋转。触诊时，术者的手指或拇指放在肋骨角上，略微向肋横突关节方向移动。术者用辅助手抓住患者的肩部来引导旋转运动。在旋转到最大时，术者在肋骨上由后向前施加压力（图5-139）。如果肋骨在触诊时十分明显，且能感到的阻力比触诊相邻椎体时更大，则提示肋骨功能失调。

为了检查肋骨"水桶-把手"运动，术者应该把他的手法放在腋中线的肋间隙。术者的辅助手放置在患者对侧的肩关节上，患者向触诊对侧侧弯脊柱（图5-140）。肋间隙应该在侧弯方向的对侧打开，侧弯方向的肋间隙变窄。肋间隙打开和关闭不对称，可以提示肋横突关节的功能失调和肋间隙软组织的僵硬。

第1、2肋。为了检查上方的两个肋骨，让患者坐位，用手指放在第1或者第2肋骨与胸椎连接的部分。用辅助手扶住患者的前额，将面部旋转向触诊的对侧，头枕部向着触诊侧，横向侧屈头部（图5-141）。在这个运动过程中，第1肋向下方运动，且会消失。在头部被动的运动过程中，如果肋骨过于突出或者位置固定可以考虑肋骨的功能失调。

肋骨前部功能失调。为了检查胸肋关节和前方的肋间隙的运动，令患者坐位，术者站立在患者后侧，触诊的位置选择在胸骨旁边的肋间隙上。注意避免触碰到女性患者的乳房。屈曲患者检查一侧的肘关节和肩关节，并抓住检查一侧的肘关节（图5-142）。使患者已经屈曲的上肢更加屈曲，使打开的肋

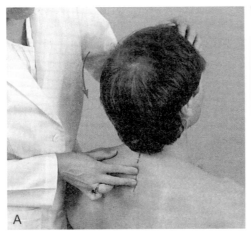
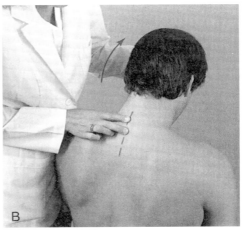

图5-137　指尖置于上胸椎的棘突间隙，检查后伸运动（A）和屈曲运动（B）。

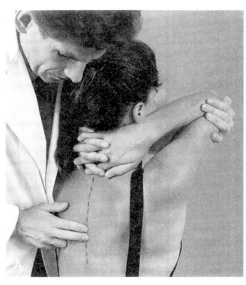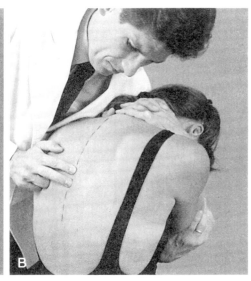

图5-138   指尖置于中部胸椎的棘突间隙,检查后伸运动(A)和屈曲运动(B)。

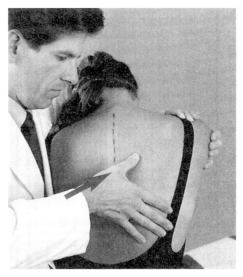

图5-139   用拇指触摸在第7肋骨角右侧,检查右侧T7与肋骨关节的超关节活动度运动。

间隙以便于触诊(例如:与上方的肋骨相关联的下方的肋骨应该随着向头部移动。)

胸椎矫正图示

俯卧位矫正

俯卧位的胸椎矫正是典型的直接短水平矫正方法(图5-143)。它的优点是,当患者采取俯卧时,由后向前地并结合术者的体重,可以有效、明确通过触诊点传递矫正的力量。

虽然这些手法在患者中立位时很容易被传达到病变部位,但是有时仍然需要改为俯卧位的姿势来协助引发预矫正张力,以达到想要的最好效果。胸腰部后侧面是一个由关节连接成的平面,或者可以应用枕垫来辅助局部的屈曲,这样胸腰部可以被降低,来引起胸椎的背伸。将患者的前臂放置在整脊床上,这样也可以引起预矫正的背伸。侧屈运动可以通过主动使患者弯向矫正侧或者在屈曲的整脊床上进行。脊柱的旋转运动在大多数的整脊床上是不方便操作的,但是在屈曲的整脊床上,脊柱的旋转还是可以由整脊床的骨盆部的旋转引起。

患者的体位摆放好后,施加力量的矫正点选择完毕,术者通过将自身体重的冲击施加到触诊点,来使关节松动。当关节达到最大张力状态时,矫正的力量可能单纯的通过操作者的上肢来传递,但是更多情况下是上肢施加的力量和体重下降推力相结合的。

膝胸位矫正

膝胸位矫正和俯卧位胸椎矫正类似(图5-144)。在大多数情况下,不同之处在于需要矫正患者的体位,且必须在膝胸位的检查床上进行。膝胸位的矫正法可以被施加到胸椎的任何部位,和许多在俯卧位胸椎矫正法的部位类似。但是,这种方法对下胸椎的伸展受限(屈曲位置不正)效果更好。膝胸位检查床并不限制胸腰段的伸展,因此就要求术者对伸展运

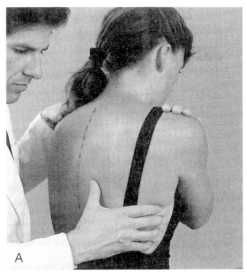

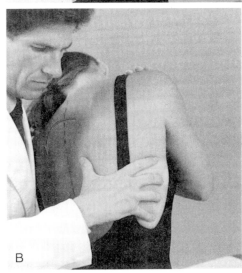

图5-140　检查肋骨"水桶-把手"运动。(A)开始位置，将手指放在腋中线的肋间隙。(B)左侧屈运动来评价右侧肋间隙的展开。

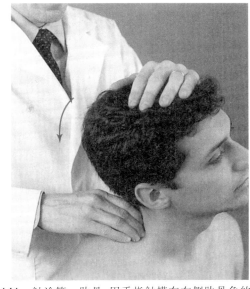

图5-141　触诊第一肋骨，用手指触摸在右侧肋骨角的上面。

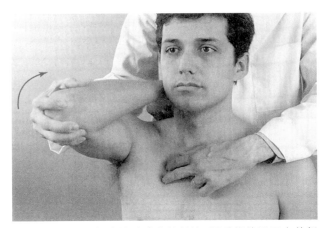

图5-142　右前侧肋骨活动度的触诊，用手指放置于右前侧的肋间隙中。

动给予最大的重视。虽然这种方式可以提供最大的伸展活动，但是它也可能由于伸展过度而给患者造成损害。因此，术者必须熟练掌握这项技术，施加的力量应该是表浅的、柔和的，不要反复冲击。

坐位矫正

坐位矫正为术者提供了修正患者的姿势的机会，以便于达到矫正时需要的最好的张力（图5-145）。这些将矫正点确定在上关节突的手法是典型的辅助矫正手法。辅助手握住患者的前臂，来促进脊柱适当的旋转。当关节达到最大张力时，在活动受限的方向上施加能够引起关节运动的力量，操作时应

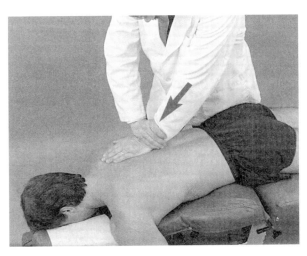

图5-143　俯卧位单侧小鱼际横向矫正。

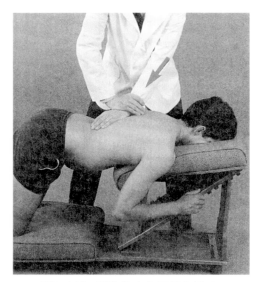

图5-144　膝胸位小鱼际棘突矫正。

注意分散患者注意力。这些手法通常被施加到中部或下部胸段脊柱，来治疗旋转受限，但是也可以被用来矫正合并有旋转和侧屈受限的疾病。

仰卧位矫正

在整脊的方法中，俯卧位的矫正技术的疗效是存在争议的。在许多整脊学院中对仰卧位治疗技术仅作有限的教授甚至根本不涉及，有很大一部分的整脊师依然反对这种手法的使用。围绕着这个体位的主要焦点在于仰卧位矫正技术的基本原理不明确，因而缺少有效性。不幸的是，这种争议之下很少有人会对这项技术进行真正的调查研究和应用理解。我们相信仰卧位矫正技术不应该被摒弃。这项技术可以在适当条件下被使用，应该被联合应用到胸

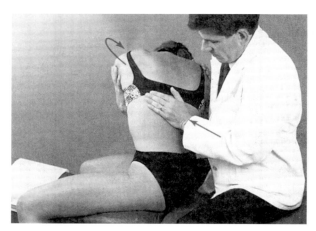

图5-145　坐位胸椎小鱼际横向矫正。

椎的失稳的治疗中。仰卧位技术给术者提供了明显地改变患者位置的机会。在运动受限的方向上诱发患者的预期活动，可以帮助达到预期的矫正疗效。仰卧位技术同样也利用患者的自身体重来帮助术者完成预矫正拉力和矫正力。这项技术最大的缺点在于利用脊柱后部的接触点和术者与患者间过近的身体接触。

俯卧位和仰卧位矫正技术最大的区别在于，脊柱后部触诊部位的灵活性。在仰卧位技术中，后部触诊点通常是被动的，需要提供一个支点来施加预矫正张力和矫正力。

仰卧位矫正手法的推动力是隔着患者身体，向着后部触诊点施加术者躯干力量（图5-146）。矫正的推力使患者加速向后部触诊点运动，当后部触诊点遇到矫正床产生阻力时，会产生向着患者脊柱的力。

仰卧位矫正技术，在预矫正拉力增加和矫正瞬时操作力同时，还可能存在着轴向牵引力。长轴的牵引力可以帮助分散在后部关节间的应力，同时可以尽量小地减少对患者肋弓的压力。在施加预矫正拉力时，向患者头部的分量运动，可以产生长轴牵引力。

后面触诊手的位置变化要根据应用的部位和失稳的类型来选择。下面是可以选择的手的位置（图5-147）和每种手法位置在每个特殊的矫正手法中的应用说明。当做两边的横向触诊时，术者手呈杯状，或者握拳将棒空置于手的正中，将手掌和手指分别放在患者脊柱两侧的横突上。要注意的是，确保触诊的部位在两肋骨角中间和两侧力量的平衡。当在下胸椎触诊时，放置手的位置一定要和患者与检查床间相互垂直。

仰卧位矫正技术有许多可供患者选择的手臂放置位置（图5-148）。患者上肢的位置可以由术者灵活掌握。但是，当将患者的上肢交叉于胸前时，要同时考虑术者和患者的舒适度。为减少对患者前胸部或乳房的压力，可以在患者相交叉的上肢中间放置一个小的胸骨垫圈。为了减少对患者上腹部和胸部的压力，可以在患者相交叉的上肢和术者中间放置一个矩形的枕头。

当对体型较大的患者使用交叉上肢体位时，使用一个术者习惯和便于操作的上肢交叉方式是很有帮助的，这样可以减少患者胸部前后径。单侧上肢交

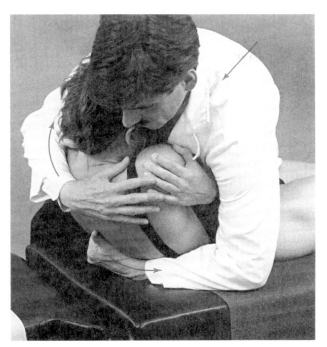

图5-146 仰卧位胸椎矫正，用紧握的拳放在后面触诊部位。

叉在胸前或者将对侧上肢交叉在下方（图5-148，B），可以减小胸部前后径的距离。上肢交叉的姿势（图5-148，A）倾向于增加在患者前胸部更多的填补，但实际上是增加患者的前臂至诊床间的距离。

站立位的矫正

站立位胸椎矫正与仰卧位矫正有同样的操作标准(图5-149)。更重要的是，站立位的姿势可以允许术者使用他的腿部，来帮助预矫正的拉力和矫正的推力。当使用站立位矫正法时，将矫正力在胸部这样前后径方向上的身体长轴方向上进行引导是很重要的，可以避免给患者上腹部带来不适的压力。站立位矫正对于急性患者由于其很难感受自身体重，故不易实施站立位矫正；还有就是术者和患者的体重之间存在较大差异的情况下，不便于使用。

旋转矫正

胸椎旋转的功能失调可能是由于后部关节移动性降低，与一侧或者两侧运动节段相关联的软组织失调导致的（图5-150）。固定的位置和活动受限的

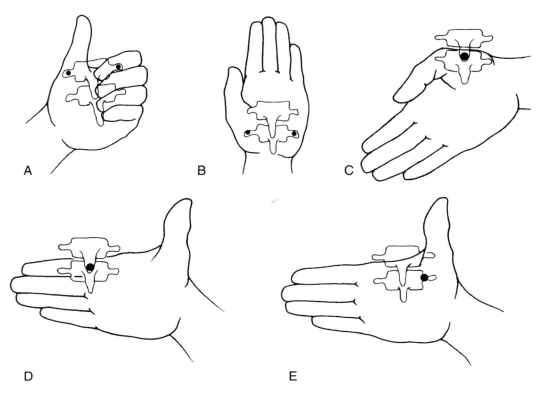

图5-147 （A）握拳，大鱼际和手指分别放在横突的两侧。（B）手掌展开，大鱼际和小鱼际分别放在横突的两侧。（C）手掌展开，大鱼际触诊放置于棘突尖端的下方。（D）手掌展开，手指触诊放置于棘突尖端的下方。（E）手掌展开，手的大鱼际放置于脊椎横突的一侧。

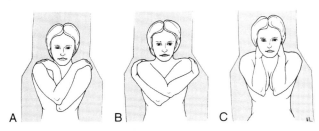

图5-148　仰卧位矫正法,患者可供选择的上肢的位置。(A)右上肢交叉放置在左上肢上。(B)双上肢交叉位,使两侧肩胛骨分离,和减小躯干后前位的厚度。(C)双手相握置于颈后位。

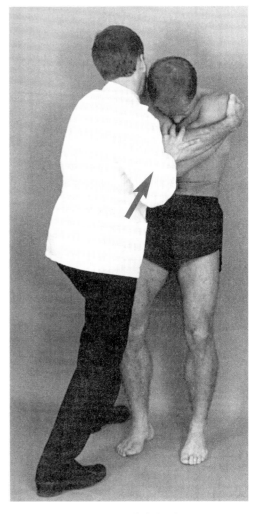

图5-149　站立位胸椎矫正法。

方向,通过对比患者两侧的主诉和触诊点,对比不对称的软组织和关节运动度的状态来进行评估。

　　旋转功能障碍可以通过俯卧位、仰卧位、站立位或者坐位方法来矫正。俯卧位方法更多地用来辅助触诊,能够提供反推力的方法同样被广泛的使用。在俯卧位姿势通常不使用有抵抗力的矫正法。

　　术者将辅助手放置在上一椎体的横突或棘突上,来施加辅助的力量(图5-151和图5-152)。主要矫正手放置在下一位椎体的横突或者棘突上 (图5-153和图5-154)。在邻近椎体的横突上施加矫正的反向推力(图5-155)。当使用双手来矫正时,术者可以选择,或者使用一只手做主动手和另一只手做辅助手,或者两只手都为主动手。反向施加推力的方法是通过上下两个椎体的横突或棘突,两只手分别向对侧施加推力。而另一种是使用一只矫正手施加推力,辅助手在对侧抵住下一位或上一位椎体的棘突或横突。

　　与单侧的矫正相比,在邻近的椎体采用双侧的矫正对治疗旋转功能受限更有效 (图5-155)。这可以帮助固定矫正节段,均衡矫正力,减少邻近关节的张力。

　　俯卧位的反向矫正方法在上胸椎(C7-T2)广泛应用。使用这些矫正方法时,患者的颈部应轻微的向旋转受限方向旋转(图5-153)。

　　当在横突触诊点施加反向矫正力时,力的施加点应在旋转受限的一侧。当在棘突上施加反向矫正力时,力的施加点应在旋转受限的对侧(图5-153)。触诊点下方的椎体提供反作用力,引起与触诊点上方椎骨对抗的应力。当达到最大张力时,通过触诊手矫正的推力施加,同时辅助手向头顶部的反向牵引。例如, 如果术者想要用反作用力的方法矫正T1-T2运动节段左侧旋转受限,矫正点设置在T2横突左侧,或者T2棘突右侧面。T1的椎体和头部旋转向左侧,与在T2椎体上施加的力,相互作用,在关节间形成矫正的张力(图5-153)。

　　在采用坐位姿势治疗旋转功能失调时,反向矫正法和辅助手辅助矫正都可以用来帮助脊柱的旋转。在所有的反向矫正方法中,矫正时施加力的点通常设置在上一位椎体上,与施加到下一位椎体的相反方向的力相互作用, 即可以引起椎体关节的分离(图5-157)。

　　当采用仰卧位矫正法治疗旋转功能受限时,无论是辅助手辅助的矫正方法, 还是反向作用力矫正都可以被使用。辅助矫正法在矫正节段的下方施加矫正力引起旋转。操作时,使患者保持在胸椎体屈曲的位置,可以帮助术者分离触诊点节段下方的关节(图5-157)。反向作用力矫正法。操作时,术者将一手的大鱼际放在受限节段椎体下方的横突上。矫正

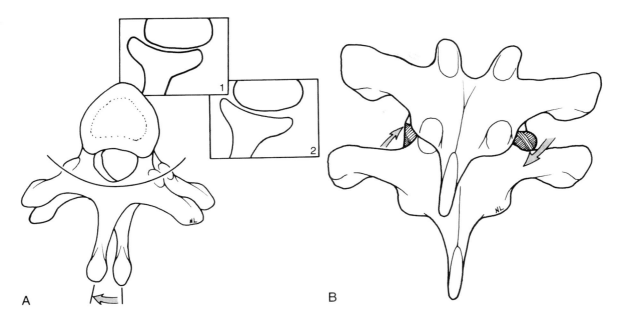

图5-150　(A)T5-T6右侧旋转的横截图,显示左侧关节的滑行移动(框1)和右侧关节的滑行移动和超关节活动度的运动(框2)。
(B)冠状位,举例显示T5-T6节段右侧屈合并右侧旋转,伴随着T5上方左侧关节面向着T6滑移,T5下方右侧关节面向T6滑移。

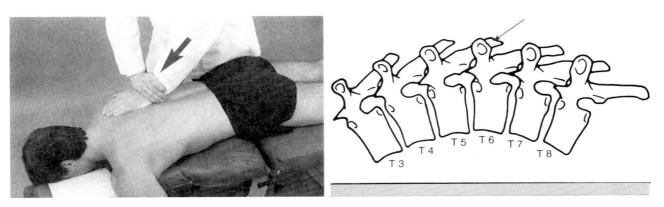

图5-151　小鱼际横向的矫正,力量施加到T6右侧横突,来引发T6-T7运动节段左侧旋转或者左侧屈。

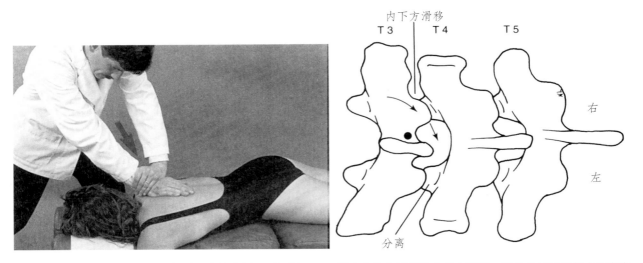

图5-152　单侧的小鱼际触诊,施加到T3棘突右侧面,来引发T3-T4运动节段右侧旋转或者右侧屈。箭头显示矫正推力的方向。

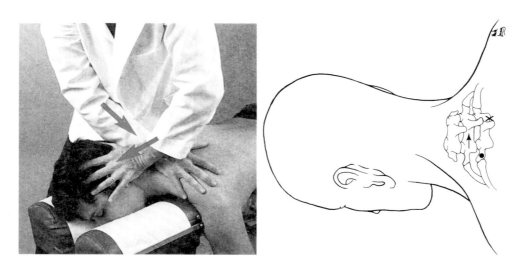

图5-153 反向矫正法。术者的小鱼际施加到T2椎体左侧横突(黑点)或者T2椎体棘突右侧(X处),通过上面的椎体的反向旋转和侧屈实现反向矫正。上图描述了在T1-T2左侧旋转合并(或者)右侧屈活动受限的治疗过程,治疗中T1-T2左侧关节相互分离。箭头显示在矫正程序过程中运动的方向。

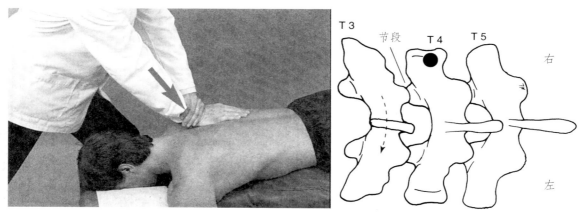

图5-154 小鱼际单侧反向矫正,作用点在T4横突右侧(黑点),来引发T3-T4右侧关节的滑移。矫正力(实线箭头)按着箭头的方向施加。虚线箭头和T3椎体的位置显示了T3和T4产生的相对运动。它并没有反映任何T3的位置异常。所以这个矫正方法并不常使用。

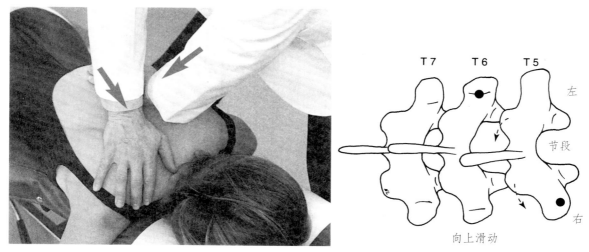

图5-155 双手交叉分别施加到T5-T6运动节段来引发左侧旋转。左手小鱼际放置在T6横突左侧,右手掌放置在T5横突右侧。图片中实线显示矫正力施加的方向,图片中的虚线显示T5-T6运动节段在矫正过程中的运动。

力的施加点设置在身体固定的一侧，患者的肩关节旋转向施加力的点在的一侧（图5-158）。矫正力的施加点提供一个固定的支点来引起触诊点上方关节的旋转。矫正推力通过术者的上半身的重量向治疗床的方向施加，来引起触诊点上方椎体的旋转和脊柱旋转方向的滑移(图5-158)。

侧屈矫正

脊柱的侧屈功能受限可能源于两方面：侧屈活动受限一侧的关节面失去了滑移功能和关节间嵌顿，或者是侧屈活动受限对侧的关节不能正常打开（图5-159）。当在俯卧位治疗侧屈活动受限时，术者

可以在侧屈活动受限侧的对侧上一位椎体的横突上确立矫正点，向前向上施加推力（图5-160），或者在上一位椎体侧屈活动受限的一侧横突上，向前向下施加推力。侧屈活动受限还可以在俯卧位时，在椎体的单侧横向的矫正。当使用这种方法时，矫正点确立在侧屈受限节段的上一位椎体的受限一侧。触诊手放置在侧屈活动受限一侧，施加向前和向下的力，引起关节向下方的滑移，同时周围其他的关节的受到向前和向上的力，引起关节向上方的滑移。

当在俯卧位采用棘突触诊矫正法时(图5-152)，术者将矫正点设置在侧屈活动受限的一侧。矫正力向后正中线施加，引起侧屈活动受限一侧的关节和

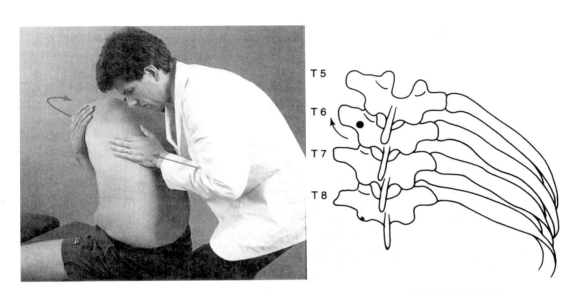

图5-156　单侧小鱼际触诊，施加到T6横突的左侧(黑点)来引起右侧旋转或者右侧屈。

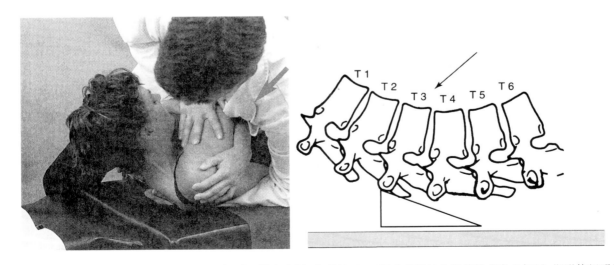

图5-157　辅助矫正法。单侧大鱼际触诊点施加到T3横突右侧，来引起T3-T4运动节段的左侧旋转或者左侧屈。楔形体阐明了手和手掌的位置，箭头显示术者脊柱施加力的矢量线。

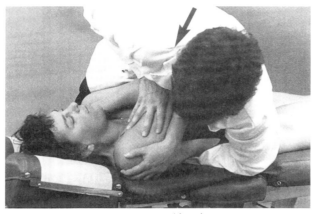

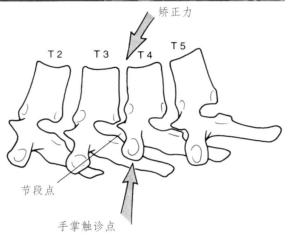

图5-158 反向作用力矫正法。单侧手掌触诊施加到胸4横突的右侧,来引起T3-4节段右侧关节的右侧旋转和滑动。

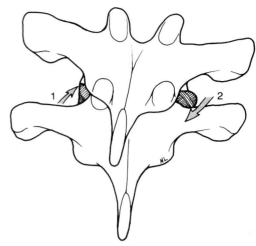

图5-159 右侧屈冠状位图显示左侧关节面滑动分离(1)和右侧关节面滑动接近(2)。

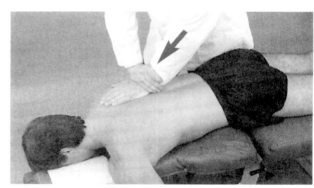

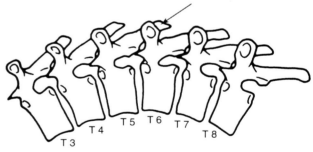

图5-160 小鱼际横向触诊在T6右侧横突,引起T6-T7运动节段的右侧屈。

间盘的相互靠近。

在俯卧位矫正技术中,患者选择一个中立位的姿势,由于椎体结构,术者的矫正操作可能难以提供使受限节段松解的力量[32]。但是这也同样提示,患者姿势的摆放,可以帮助受限节段预矫正,可以更好地达到矫正的目标。

俯卧位时,上胸段的矫正技术中,术者可以选择反作用力矫正法。选择这种方法时,矫正的点设置在受限节段的下一位椎体上,预加载的矫正力通过矫正点一侧上,牵引颈椎来实现(图5-153)。当达到关节间最大张力后,矫正的力量通过主要矫正手向患者的前下方施加,辅助手来施加一个缓张力。这种方法可以将矫正点下方的关节挛缩分离。

如果侧屈功能受限在坐位、站立位或者在仰卧位矫正时,可以嘱患者进行姿势的调整来辅助矫正。矫正点一般选择在侧屈活动受限对侧的上一位椎体的横突上,同时患者向侧屈受限的一侧屈曲。坐位

时,矫正力量向前上方施加;在仰卧位和站立位时,矫正力向后上方施加。在仰卧位和站立位时,患者脊柱必须保持一定的屈曲,来帮助受限关节的分离。

屈曲和伸展矫正法

屈曲和伸展功能受限,患者体位可以选用俯卧位、膝胸位、或者站立位。屈曲受限导致后方突间关节滑移分离受限;伸展受限导致后方突间关节滑移

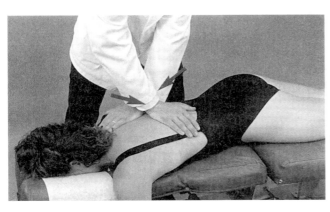

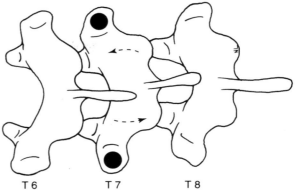

图5-161　双手小鱼际放置于T7横突两侧(黑点处)在T7-T8节段来引起左侧屈运动。

接近的功能受限(图5-162)。

　　为了在俯卧位使胸椎屈曲,分开后部的关节,术者通常将矫正点设置在上一位椎体的横突或棘突上,向患者的前上方向上施加矫正作用力(图5-163)。在上部或者下部的胸椎节段,相关节段上一椎体的触诊矫正点不方便操作,术者可以选择下一椎体设立矫正点。通过这种方法,术者面向患者臀部,矫正力向后下方施加,来引起矫正点上方的分离(图5-164)。在俯卧位矫正法中,患者取自然放松的姿势,术者施加在椎体后方结构的矫正手未必能够提供足够的使椎体活动的张力(滑动)[32]。这提示我们使用的方法和患者的体位结合到最好,同时在胸椎想要矫正的运动节段施加预矫正力,才能产生更好的效果。

　　通过患者主动屈曲和并维持脊柱的屈曲状态,仰卧位矫正法针对屈曲受限可能更有效。当患者维持节段的屈曲位,矫正点可以被设立在受累节段的上一位椎体或者下一位椎体。在矫正手的上一位椎体上的矫正点处,施加矫正力,与下一位椎体分离

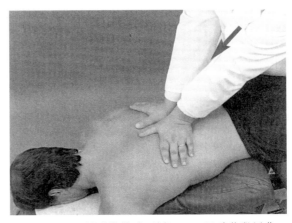

图5-163　双侧手掌辅助,引起T7-T8运动节段屈曲。

(图5-165)。当矫正点在下一位椎体上时,矫正的力量使上一位椎体分离。

　　上一位椎体的矫正时,力应当在由下向上方向施加,下一位椎体的矫正时,力应当在由下向上方向施加。为了达到预矫正张力,术者向患者倾斜,引导患者的躯干向后部的矫正点接近。达到最大张力时,矫正力通过术者躯干的推力施加到后部矫正点(见图5-165)。

　　为了引起俯卧位和膝胸位时胸椎的背伸,术者将矫正点设立在功能障碍的关节上方的椎体的横突或者棘突上。术者的重心通常是施加在矫正点上,矫正力向患者前侧施加来引起后伸(图5-166)。在上胸段或下胸段矫正时,术者可以面向患者的臀部,矫正力的矢量线轻微的向前,来辅助关节囊最大拉伸张力和后伸的发展。

　　为了在引起患者在仰卧位或者站立位的后伸,

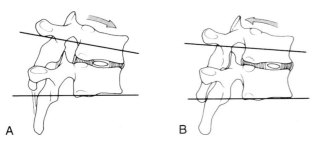

图5-162　矢状位图上,前屈时,胸椎关节突间关节滑移分离;后伸时,相互接近。

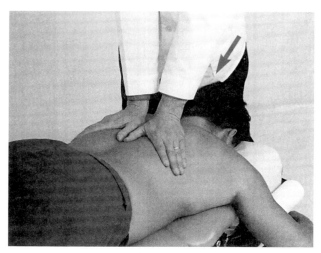

图5-164　单侧小鱼际放置在胸8上，来引起T7-T8运动节段
运动。

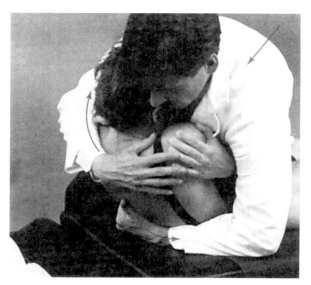

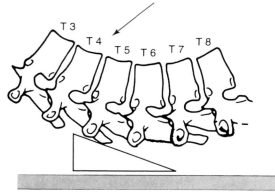

图5-165　辅助方法，矫正的位置设置在T5椎体横突上，来
引起T5-T6运动节段的后伸运动。

矫正点一般的被设定在椎体后方。想要矫正的关节，以后方的矫正点为支点，向后伸展，术者向后部施加力量，采用身体的力量来引起矫正上方关节的分离（图5-167）。在矫正的同时，通常采取一些拉长身体长轴的方法来帮助关节的分离。由后向前的矫正力有时会直接压迫胸廓，应注意避免。

肋骨关节矫正图示

俯卧肋骨矫正法

俯卧位肋骨矫正法通常直接使用短杠杆矫正手法或长短杠杆结合的矫正手法，选点准确，术者的手掌与患者背部的接触面积更大。在应用该手法时，患者处于中立位；术者在开始矫正的过程中运用自己的体重产生预矫正张力。术者的手掌与患者身体的接触面积要大，这样复位过程中所运用的推力就不会集中在肋骨的一个较小的区域上。肋骨比脊椎横突更脆弱，因此更容易受伤。

坐位肋骨矫正法

坐位肋骨矫正法和坐位胸廓矫正法一样，使术者有机会使患者身体进行旋转或侧屈，产生矫正过程中需要的预矫正张力。矫正时矫正点的位置应建立在横突外侧的肋骨角上，作为一种辅助矫正法来运用。辅助手前臂前端，在适当的身体旋转的过程中起到辅助作用。感觉到张力之后，术者突然发力，牵拉肋横突关节。

仰卧位肋骨矫正法

仰卧位肋骨矫正法在肋骨功能障碍（功能障碍）的治疗中是非常有效的，应该被考虑纳入肋骨功能

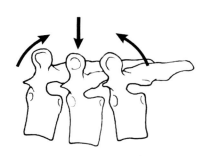

图5-166　单侧手掌大鱼际将矫正点设置在T7横突上（中间的箭头），矫正力的方向是由后向前。由后向前的矫正力产生T7椎体的前移，和T7-T8节段与T6-T7节段的后伸。

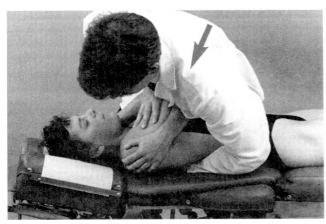
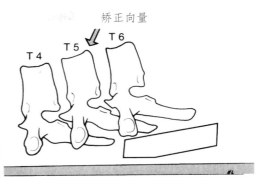

矫正向量

图5-167 应用于T6横突的双侧接触法，以增加T5-T6的间隙。图中的长方形表明手在T6横突和下几节脊椎之下所在的位置。

障碍的治疗中。术者躯体的重量穿过患者的身体直达后接触点，从而产生仰卧位肋骨矫正技巧所需的推力。术者运用手法的过程中，在肋骨角的中间建立矫正点。患者双臂的位置主要由术者的判断以及患者的舒适与否来决定。

肋横突关节的间隙矫正方法。 在肋横突关节所运用的主要的矫正手法有可能是一种间隙矫正法。当肋骨与横突关节分离后就产生了间隙矫正。通过在横突关节侧面的肋骨上运用"后-前"力，可以最有效的进行间隙矫正（见图5-168）。

要在俯卧位打开肋横突间隙，术者要在横突关节侧面的肋骨角后面确定按压点。矫正用力要由后向前，从前面压住肋骨，使肋横突关节产生分离（见图5-192）。

要在仰卧位打开肋横突间隙，在同一位置确定按压点，术者身体在向后矫正点的方向上冲击用力（见图5-187）。术者对患者的身体加速冲击，来使患者的身体向身体后部的按压点冲击。术者的矫正手的按压点固定在整脊床上，从（胸）前面向肋角产生

一个反作用力，使肋横突关节打开间隙。

"水桶－把手"肋骨矫正法。 侧卧位对于"水桶-把手"运动来说是最有效的。患者屈曲身体产生矫正初期的张力，矫正点位于腋中线肋骨上方或下方的肋间隙。当所要矫正的肋骨的位置较高时，术者面向患者头部；当所矫正的肋骨位置较低时，术者面向患者的臀部（见图5-195）。

胸椎调节

颈胸椎矫正（框5-6）

俯卧位

拇指/推动棘突（图5-169）

IND：旋转受限或脊柱侧弯，C6-T3。旋转、侧弯或两种情况并存的关节错位，C6-T3。

PP：患者俯卧，头部低于水平面，使颈椎可以稍微屈曲。

DP：在患者任意一侧以弓箭步站立，面向患者头部。靠前的那条腿与患者的头部齐平，身体的重量集中在患者的后中线上。

CP：矫正点主要使用拇指的指端。拇指外展并固定住患者的头部，其余的手指放在患者的斜方肌上。术者站在矫正按压点一侧的时候，用靠近患者尾骨的那只手确定矫正点（图5-169，A）。可以用肉多的小鱼际代替大拇指来按压患者（图5-169，B）。当站在矫正按压点另一侧的时候，用靠近患者头部的那只手来确定矫正点。

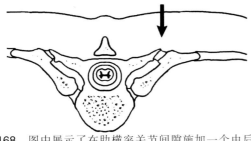

图5-168 图中展示了在肋横突关节间隙施加一个由后向前的矫正力。

框 5-6 颈椎矫正

- **俯卧**
  - 拇指/推动棘突（图5-169）
  - 小鱼际/横向推（图5-170）
  - 双侧的/手掌以及小鱼际/横向推（图5-171）
- **坐位**
  - 拇指/推动棘突（图5-172）
  - 侧卧位
  - 拇指/推动棘突（图5-173）

SCP:棘突的外侧面。

IH:当主要矫正手的手指按压枕骨时,术者的辅助手支撑上颈椎。

VEC:矫正力由外向内的方向施加,力的方向与矢状面的略成角以保持与矫正节段的按压。

P:轻按压,逐步矫正产生张力。通过矫正点和辅助手向患者施加推力。通过辅助手产生的推力要浅;小心不要过度旋转或侧屈颈椎。

旋转:治疗头部旋转功能障碍时,患者可以采用辅助体位也可以采用对抗体位。当采用辅助体位时,在旋转受限的一侧椎体的上一椎体棘突上确定矫正点(向棘突一侧旋转)(图5-169,A)。在将患者的颈部向矫正点对侧旋转的时候,向矫正点一侧稍微屈曲(例如,矫正右侧时,将患者的颈部稍微向右屈曲同时向左旋转)。要将颈部旋转的幅度最小化,以确保颈椎的中立位置。主要通过触诊手施加推力,而辅

助手只对头部进行适度的牵引。当使用对抗方法时,在旋转受限的椎体对侧的下一椎体棘突上确定矫正点(向棘突对侧旋转)(图5-169,B)。通过将患者的头部向受限节段一侧旋转产生预矫正张力,并将头部向矫正点一侧屈曲。产生张力时,用双手向内施加一个相互作用的推力。

侧屈:在治疗侧屈功能障碍时,在侧屈受限的一侧确定矫正点(图5-169,C)。将患者的头部稍微向矫正点对侧旋转同时向矫正点一侧侧屈,产生预矫正张力。产生张力时,通过按压手向内侧施加推力,同时固定手(辅助手)向头部施加推力。

小鱼际/横推(组合移动以及修正组合运动)(图5-170)

IND:旋转受限同时/或者侧弯,C7-T4。旋转,侧弯,或旋转和侧弯兼有的紊乱,C7-T4。

PP:患者俯卧,头部低于水平面,使颈椎可以稍微屈曲。

DP:以弓箭步站立,面向患者头部。前腿与患者头部齐平,上身的重量集中在按压点上。

CP:使用小鱼际(豌豆骨)。站在矫正点一侧时(组合移动),靠近患者尾骨的那只手按压患者的脊椎(见图5-170,A)。站在矫正点对侧的时候(修正组合运动),靠近患者头部的那只手按压患者的脊椎(见图5-170,B)。

SCP:横突。

IH:辅助手支撑颈椎,手指按压下枕骨。

VEC:术者在矫正点的同侧时,力的施加方向由

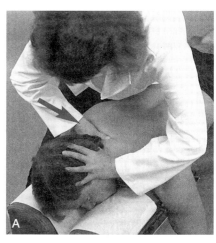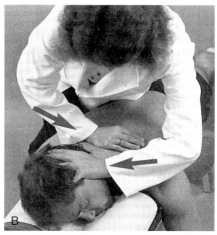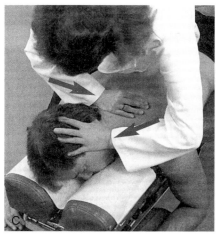

图5-169 (A)辅助法,大拇指触摸T2棘突的右侧将T2-T3运动节段向右旋转。(B)对抗法,小鱼际按压T3棘突的右侧面将T2-T3关节向左旋转。(C)小鱼际按压T2棘突的右侧面,将T2-T3运动节段向右侧屈。

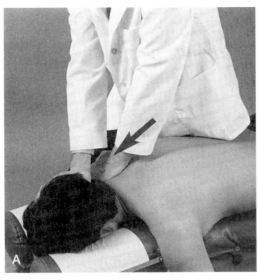
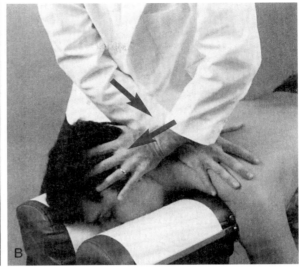

图5-170 （A）辅助体位，小鱼际按压右侧T1横突，将T1-T2运动节段向左侧屈或向左旋转。（B）对抗法，小鱼际按压左T2横突，将T1-T2运动节段向左旋转或者向右侧屈。

后-前（见图5-170，A）。当术者在矫正点对侧时，力的施加方向是由后向前以及由侧面向后正中线（见图5-170，B）。

P：轻轻按压患者头部，轻柔地旋转和牵引患者头部，进行同侧旋转以及对侧侧屈。例如，矫正右侧时，将颈椎向左侧屈同时向右旋转。感觉到张力时，通过矫正手和辅助手发出推力。通过辅助手发出的推力要浅；小心不要过度旋转或侧屈颈椎。身体向患者的倾斜通常可以辅助发力。

旋转：治疗旋转功能障碍可以使用辅助法或对抗法。当患者采用辅助体位时，术者通常站在矫正点一侧（见图5-170，A）。在功能障碍（旋转受限）运动节段对侧的上一椎体确定矫正点（旋转受限的对侧）。术者的身体向前倾斜，辅助手将患者头部向矫正点对侧稍微侧屈，产生矫正前的张力。术者向前发出推动力，拉开矫正点下方的关节。

使用对抗法时，术者通常站在矫正点的对侧，在颈椎椎体向后旋转的对侧的下一椎体确定矫正点（见图5-170，B）。沿旋转受限的方向旋转患者的头部，按压在横突上的矫正点，产生矫正前的张力。感觉到张力时，双臂向相反方向施加压力，拉开按压点上方的关节。

侧屈：治疗侧屈功能障碍可以使用辅助法或对抗法。在这两种方法中，应使轴向旋转达到最低限度，重点是侧屈和滑动的牵引。在辅助法中，术者通常站在矫正点一侧，在上一椎体确定矫正点。向前和向上

突然发力（见图5-170，A）。沿想要进行侧屈的方向对关节预加应力可以对侧屈起到辅助作用。如果不进行适当旋转的话，这种方法不可能引发侧屈。

在对抗法中，术者通常站在矫正点的对侧，在下一椎体确定按压点，向前向下发力，发力方向与辅助手手发力方向相反（见图5-170，B）。

双侧的/手掌（大鱼际）以及小鱼际/横向推（图5-171）

IND：伸展受限，T1-T4。屈曲受限，T1-T4。

PP：患者俯卧，对于屈曲受限的患者，头低于水平面；对于伸展受限的患者，头居中。

DP：术者站在整脊床顶头位置，面向患者尾部。

CP：双手手掌的矫正点与脊椎平行。（双手掌也可以类似于刀刃的形式去按压）。

SCP：上一椎体的横突。

VEC：由后向前以及由侧面向后正中线的方向（见图5-171）。

P：在由侧面向后正中线的方向上，用手的小鱼际按压要矫正的椎体，通过将额外的体重转移到按压点使关节产生张力。感觉到张力最大时，用双臂和身体同时发力。

坐位

大拇指/推动棘突（图5-172）

IND：旋转受限或侧屈受限，C6-T3。旋转，侧屈，

或二者兼有的紊乱,C6-T3。

PP:患者放松坐在颈部治疗椅上。

DP:站在患者身后,稍偏向棘突矫正点的一侧。

SCP:矫正手的大拇指,辅助手手掌将头部向受限一侧的后下方旋转。

SCP:棘突侧面。

IH:辅助手按压患者头顶,前臂支撑头和脸的侧面。

VEC:由下向中上方施加。

P:确定矫正点,将患者的头向棘突矫正点一侧旋转。产生张力时,用矫正手发力,施加力的方向是由下向上向正中线。

旋转:治疗旋转功能障碍可以使用辅助法或对抗法。用辅助法治疗旋转受限时,按压旋转受限一侧的棘突上方,将患者的头部旋转向受限的一侧(见图5-172,A)。主要用辅助手的手臂向身体中线发力,产

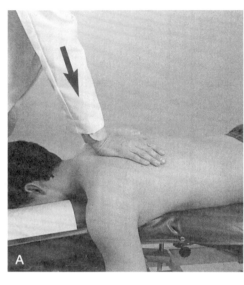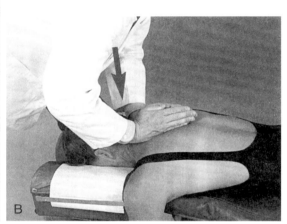

图5-171 (A)双掌横向法,运用辅助按压,由后向前用力按压,使病变节段后伸。(B)双手小鱼际(刀刃)法,运用辅助按压,由后向前以及由侧面向后正中线用力按压,使病变节段后伸。

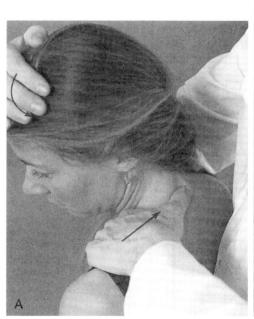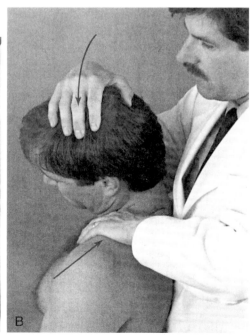

图5-172 (A)辅助法,大拇指按压胸1棘突左侧,将T1-T2向左旋转。(B)大拇指按压T1棘突的左侧,将T1-T2向左侧屈。

生矫正的推力。

当使用对抗法时，按压旋转受限对侧的棘突下方（上一椎体旋转的一侧）。沿受限方向旋转头部和上几节颈椎。产生张力时，用双臂向身体中线发力。用按压手的手臂发出的矫正力量占较大比例。

侧屈：治疗侧屈功能障碍时，在侧屈受限一侧的上一椎体确定矫正点。患者的颈部沿受限方向侧屈。产生张力时，用按压手手臂向身体中线发力。用非按压手发出较弱的牵张力，加强按压点的推力（见图5-172，B）。

侧卧位

大拇指/推动棘突（图5-173）

IND：旋转受限或侧屈受限，C6-T3。旋转，侧屈，或二者兼有的受限，C6-T3。

PP：患者侧卧，脊椎居中位，用术者靠近患者头部的手支撑患者头部。

DP：面向患者平行站立。

CP：靠近患者尾骨的那只手的大拇指或手掌。

SCP：棘突侧面。

IH：靠近患者头部的那只手和前臂抱住患者的颈椎和头部。

VEC：由下向中上方施加。

P：站在患者面前，身体前倾，在矫正节段确定矫正点。按压要轻柔，否则患者会感到不适。产生张力时，用矫正手由侧面向中间发力。

侧屈：治疗侧屈功能障碍时，在侧屈受限一侧的上一位椎体确定矫正点。患者颈部沿受限方向侧

屈。产生张力时，用矫正手的手臂向中线发力。用辅助手适当的牵拉，增强按压点的推拿力（见图5-173，A和B）。

旋转：在偏离的一侧按压棘突（旋转受限的一侧），沿旋转受限方向旋转患者头部。产生张力时，向中线发力。辅助手进行适度的旋转牵拉，增强矫正点的推力。

胸椎矫正（框5-7）

俯卧位

双掌/横推（图5-174）

IND：屈曲、后伸、侧屈或旋转受限，T4-T12。屈曲、后伸、侧屈或旋转受限，T4-T12。

PP：患者俯卧。沿所希望的矫正运动的方向对脊柱关节预加应力（预先拉伸）。要加大屈曲的幅度，可以在患者胸下方放置一个小卷状物。要加大后伸的幅度，患者胸部向前放低，或者患者可以屈曲手臂放在胸下。

DP：以弓箭步站立在患者的任一侧。

CP：双手掌按压点与脊椎平行，手指成扇形散开，从中间向侧面移动

SCP：横突

VEC：由后向前以及由侧面向后正中线进行屈曲，侧屈或旋转（见图5-174，A）。由后向前进行拉伸或旋转（见图5-174，B）。

P：双掌按压患者，沿矫正施力方向牵拉肌肤和肌肉组织，同时身体向按压点加力产生关节张力。当

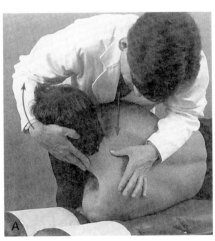
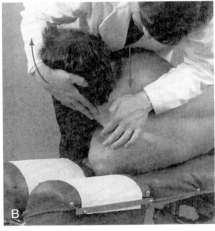
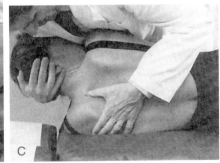

图5-173　大拇指（A）或手掌（B）按压C7棘突的右侧，使C7-T1运动节段向右侧屈。（C）大拇指按压T1棘突的右侧，使T1-T2运动节段向右旋转。

框 5-7	胸廓复位法

- **俯卧**
  - 双掌/横推（图 5-174）
  - 双手小鱼际/横推（双手交叉）（图 5-175）
  - 单手小鱼际/推棘突（图 5-176）
  - 单手小鱼际/横推（图 5-177）
  - 小鱼际与手掌在棘突上交叉/横推（图 5-178）
- **膝胸卧姿**
  - 小鱼际/推棘突（图 5-179）
  - 小鱼际/横推以及双手小鱼际/横推（图 5-180）
- **仰卧**
  - 胸廓仰卧与手掌相对/横向下落（图 5-181）
  - 胸廓仰卧与手掌同侧/横向下落（图 5-182）
  - 胸廓仰卧，牵拉手臂（对侧或同侧）（图 5-183）
- **坐位**
  - 小鱼际/横向牵拉（图 5-184）
- **站位**
  - 手掌/横推（图 5-185）
  - 长轴位牵拉（图 5-186）

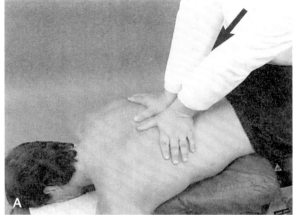

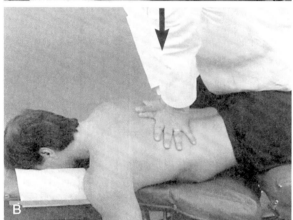

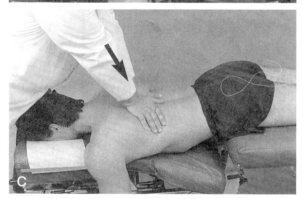

图5-174　双掌按压T8横突使T8-T9运动节段屈曲（A）和拉伸（B）。（C）另一种拉伸方法：术者面向患者尾部。

主要使用后-前力时，术者可以辅助增加由外向内或由内向外的牵拉力。选择哪一种牵拉方式取决于所矫正的区域以及术者的偏好。产生张力时，用双臂、躯干和身体发出推力。

屈曲：为了引起屈曲运动，术者的双手按压受限节段的上一椎体，通过双手按压点向前和向上发力（见图5-174，A）。在矫正按压点水平面之下放置一个卷状物可以增加屈曲预矫正张力。

后伸：为了引起后伸运动，术者的双手按压受限节段的上一椎体，通过双手按压点向前发力（见图5-174，B，C）。要增加拉伸过程中的预矫正张力，患者可以将用前臂支起躯干离开整脊床，或者将矫正床的胸腰部分降低。

侧屈：为了引起侧屈运动，术者的双手按压受限节段的上一椎体，但力的方向应局限在活动受限的一侧。双手按压侧屈受限的对侧，向前和向上发力。

如果不进行适当旋转的话，这种方法是不可能完成侧屈的。

旋转：为了引起脊柱的旋转，可以选择在受限节段的上一椎体或下一椎体来矫正。在上一椎体矫正时，在旋转受限的对侧向前发力。矫正下一椎体时，在向前旋转受限侧发力。下一椎体的矫正法（对抗法）的原理是，通过使的椎体间后关节间隙分离实现的。但是下一椎体的矫正法在传统上并未以此种方式使用。

双手小鱼际/横推(双手交叉)(图5-175)

IND:屈曲受限、侧屈受限或旋转受限,T4-T12。后伸、侧屈或旋转受限,T4-T12。

PP:患者俯卧。沿要进行矫正运动的方向向脊椎关节预加应力可以帮助术者完成所希望的动作。要加大屈曲的幅度,可以在患者胸下放置一个小卷状物。

DP:以改良后的弓箭步站立,或平行站立,这取决于要治疗的受限程度。站在患者的任一侧。

CP:用双手小鱼际(豌豆骨)按压。也可以用手掌代替双手交叉小鱼际按压。

SCP:横突。

VEC:由后向前施加力(见如下讨论)。

P:移开表层松弛组织,按压横突。产生张力时,用双臂、躯干和身体发出推力。

屈曲:要使受限节段屈曲,术者以弓箭步站立,面向患者头部,用双手相对,双手侧立在上脊椎部分,确定矫正点,手指与脊椎平行。产生张力后,用双手的按压点向前向上发力(见图5-175,A)。在矫正点下面放置一个卷状物可以增加屈曲预矫正张力。

旋转:在治疗旋转功能障碍时,以改良后的弓箭步站立,或与患者平行站立。用双手小鱼际按压患者,弓起手,双臂交叉按压脊椎两侧。靠近患者尾部的手按住上一椎体向后旋转的一侧(在旋转受限方向的对侧)。靠近患者头部的手按压另一侧(图5-175,B)。手的按压范围大于脊椎可以使按压更稳定,范围更大,或者可以触及对侧的下一椎体。双手交叉时,也可以用手掌按压代替小鱼际按压。

在按压矫正点的同时,术者的身体前倾并将双手向两侧拉伸,产生预矫正张力。产生张力时,用靠近患者尾骨的手向前发力,靠近患者头部的手稳定对侧结构或者在对侧下一椎体上向前反推(见图5-175,B)。

侧屈:进行侧屈时,在同一节脊椎的横突上用双手进行受限节段的触诊。用双手发力。一只手向前向上发力,另一只手向前向下发力(见图5-175,C)。患者俯卧身体居中时是无法完成节段性侧屈的。对患者进行预加应力进行侧屈可以提高侧屈的

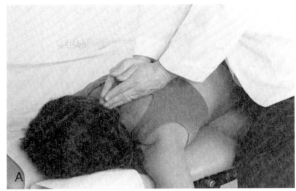

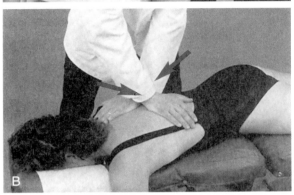

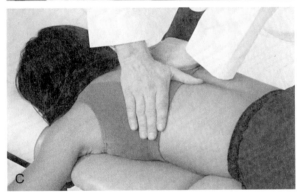

图5-175 (A)双手小鱼际按压T6横突,将T6-T7进行屈曲。(B)双手交叉,用小鱼际按压右侧T6横突以及左侧T7横突,将T6-T7运动节段向左旋转。(C)双手交叉,用小鱼际或手掌按压右侧和左侧的T6横突,将T6-T7运动节段向左侧横推。

可能性。

单手小鱼际/推棘突(图5-176)

IND:屈曲受限,后伸受限,侧屈受限,或者旋转受限,T4-T12。后伸、屈曲、旋转或侧屈功能障碍,T4-T12。

PP:患者俯卧。沿要进行矫正运动的方向对脊椎关节预加应力,这可以帮助术者完成要进行的动作。要加大屈曲的幅度,可以在患者胸下放一个卷状

物。要加大后伸的幅度，折叠式整脊床的胸段可以向前降低。

DP：根据所要进行治疗的功能障碍来决定采取弓箭步、改良后的弓箭步站立或与患者平行站立。

CP：小鱼际中部。

SCP：棘突

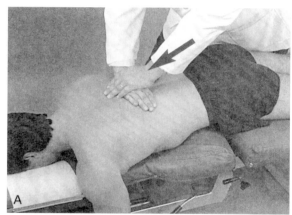

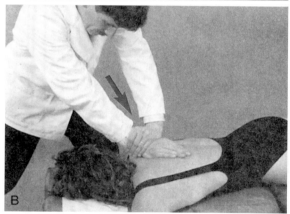

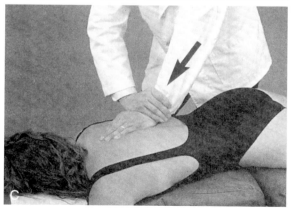

图5-176　A，小鱼际位于中线，用力按压T7棘突的下方，使T7-T8屈曲。B，小鱼际按压T3棘突的右侧面，将T3-T4运动节段向右旋转并向右侧屈。C，小鱼际按压T8棘突的右侧面，将T8-T9运动节段向右旋转并向左侧屈。

IH：辅助手放在矫正手的手背上进行支撑，手指握住矫正手的手腕。

VEC：对于后伸受限，由后向前发力。对于屈曲受限，可以由后向前和由正中线向两侧施加力量。对于旋转或侧屈受限，可以由下向内上方，由脊柱两侧向正中线方向和由后向前施加力量。

P：移开表层松弛组织，用小鱼际多肉的部位按住棘突。将额外的身体重量转移至按压点，产生预矫正张力。产生张力后，用双臂、躯干和身体发出推力。

屈曲：以弓箭步站立在患者任一侧，面向患者头部。用小鱼际的中部向上滑动至上一椎体棘突的下端（见图5-176，A），术者的重心向下与矫正点齐平。产生张力后，向前向上发力。

拉伸：以弓箭步站在患者任一侧。用小鱼际中部按压棘突。将你的重心放在功能障碍的关节上。产生张力后，向前发力。

侧屈或旋转：以弓箭步站立或与患者平行站立，位于矫正按压点的一侧。将小鱼际向中间滑动至旋转受限或侧屈受限一侧（棘突旋转一侧）的上一椎体的棘突的侧面。一定要用小鱼际肉多的地方进行按压，否则的话有可能使患者感到疼痛。按压时，沿顺时针或逆时针方向进行轻微的扭转运动。你的手指的方向与脊椎的长轴成大致45°角（见图5-176，B）。

矫正时，术者与患者平行站立，或者以改良后的弓箭步站立，面向患者尾部（见图5-176，B）。术者靠近患者头部的那只手用作矫正手，使进行旋转的一侧同时进行侧屈运动。这种矫正方法一般用于治疗患者在同一侧同时出现旋转受限和侧屈受限（PRS或者PLS列表）。

矫正时，术者与患者平行站立，或者以改良后的弓箭步站立，面向患者头部（见图5-176，C），术者靠近患者尾骨的那只手作为矫正手，在对侧进行旋转的同时完成侧屈。产生张力后，向前内侧和上方发力。棘突按压法一般不用于治疗对侧旋转和侧屈受限。患者处于居中体位时，俯卧位的棘突按压法不可能完成节段旋转或侧屈。对患者预加应力进行侧屈可以增加完成所需动作的可能性。

单手小鱼际/横推（图5-177）

IND：旋转受限或侧屈受限，T4-T12。旋转或侧屈错位，T4-T12。

PP：患者俯卧。

DP：以弓箭步站立，或平行站立，位于矫正点的一侧。

CP：靠近患者尾骨那只手的小鱼际（豌豆骨），手弓起，手指与脊椎平行。

SCP：横突。

IH：辅助手放在按压手的手背上进行支撑，手指握住按压手的手腕。

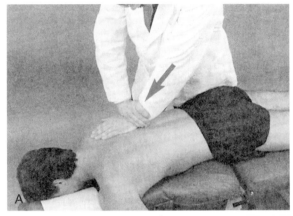

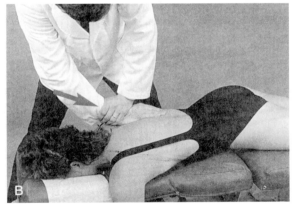

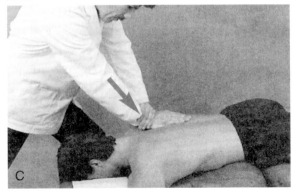

图5-177 （A）小鱼际辅助按压用于T5右侧横突，使T5-T6运动节段向左作旋转或向左侧屈。（B）小鱼际辅助按压用于T5的右侧横突，使T5-T6运动节段向右侧屈。（C）小鱼际对抗按压用于T5的右横突，使右T4-T5关节向右旋转并产生间隙。

VEC：由后向前施加力的同时合并由正中线向两侧或由两侧向正中线的力量，其选择的方式，取决于所治疗的功能障碍以及所按压的椎体。

P：移开表层的松弛组织，按压横突。将额外的体重转移至按压点，产生矫正张力。产生张力后，用双臂，躯干和身体发力。

旋转：治疗旋转功能障碍时，可以按压功能障碍运动节段的上一椎体或下一椎体。按压上一椎体时，在旋转受限的对侧确定矫正点（见图5-177，A）。按压下一椎体时，在旋转受限的一侧确定矫正点（见图5-177，C）。按压下一椎体的方法（对抗法）可以使在矫正点上方的关节产生更多的张力和间隙。但是此法不常使用。

侧屈：治疗侧屈功能障碍时，在受限节段的上一椎体确定矫正点。触诊侧屈受限对侧的横突，以弓箭步站立，面向患者头部。用靠近患者尾骨的手确定矫正点，向前向上发出矫正推力（见图5-177，A）。触诊侧屈受限一侧时，平行站立或以剑客的姿态站立，用靠近患者头部的手确定矫正点，向前向下发力（见图5-177，B）。患者处于中立位的俯卧体位时，不可能完成节段性侧屈。对患者施加预加应力，可以增加侧屈的可能性。

小鱼际与手掌在棘突上交叉/横推（图5-178）

IND：旋转受限同时或者侧屈受限，T4-T12。旋转紊乱或者伴有侧屈紊乱，T4-T12。

PP：患者俯卧。

DP：术者以改良的弓箭步站立或者平行站立，位于棘突按压的一侧。

CP：术者靠近患者头部的那只手的小鱼际（豌豆骨）（图5-178，A）或大拇指（图5-178，B），靠近患者尾骨的那只手的手掌。

SCP：棘突侧面和相应的节段椎体的横突。

VEC：当手的矫正点在脊突上时，力的加载方向由后向前，由下方向前上方，并且由内向外施加；当手的矫正点在横突上时，力的加载方向由后向前，由外向内施加。

P：手掌向上滑动至与术者身体同侧的横突，同时用大拇指或小鱼际在棘突的侧面滑动，移开表层的松弛组织。将额外的体重转移至按压点，产生预矫正张力。张力产生后，用双臂和身体发力。患者处于居中俯卧体位时，不可能完成节段性侧屈。对患者预

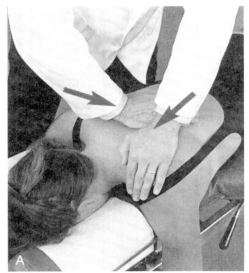

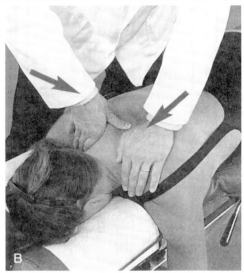

图5-178 小鱼际(**A**)或大拇指(**B**)按压T4棘突的右侧,手掌按压左T4横突,使T4-T5运动节段向右旋转或向右侧屈。

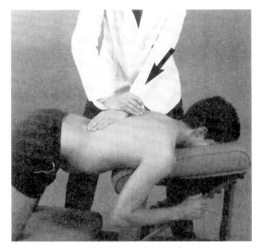

图5-179 患者使用膝胸卧姿,小鱼际按压T8棘突的左侧,使T8-T9运动节段进行拉伸,向左旋转或向左侧屈。

加应力进行侧屈可以增加侧屈的可能性。

膝胸位

小鱼际/推棘突(图5-179)

IND:后伸受限,侧屈受限或旋转受限,T4-T12。屈曲,旋转或侧屈功能障碍,T4-T12。

PP:患者处于膝胸位卧姿,对胸部进行支撑,使患者的胸部脊椎与腰椎处于同一水平面,或稍低于腰椎。患者屈髋成95°或110°角。

DP:术者平行站立在矫正床的一侧,通常站在按压点一侧。也可以以弓箭步站立,面向患者尾部。

CP:小鱼际。

SCP:棘突的侧面。

IH:辅助手放在按压手的手背上,手指握住按压手的手腕。

VEC:后伸受限或屈曲紊乱时为由后向前发力。旋转或侧屈的受限或紊乱时使用由下向内上方,由两侧向后正中线方向,由后向前发力。

过程:首先,辅助手抬起患者的腹部,使棘突更为突出并确定按压点。指导患者放低躯干,产生张力后,发出推力。膝胸卧姿所用的整脊床在帮助术者后伸棘突时可以发挥其最大的优势。对患者沿要进行侧屈的方向预加应力,可以增加侧屈的可能性。患者在这种体位容易受到过度拉伸所带来的伤害,所以用力要适度,不能反复冲击用力。

小鱼际/横向和双向的小鱼际/横向推(图5-180)

IND:伸展受限,侧屈,或者旋转受限,T4-T12。屈曲,旋转或者侧屈功能障碍,T4-T12。

PP:嘱患者采取膝胸位,用胸部来支撑,使患者的胸椎与腰椎在同一水平上,或者比腰椎略低。患者的髋关节应形成95°-110°角。

DP:当使用单侧的触诊矫正时,术者与患者平行站立在矫正床的一侧。你可以采用弓箭步,面向患者的尾部。

CP:小鱼际。

SCP:横突。

IH:采用单侧矫正法时,辅助手放在矫正手的手

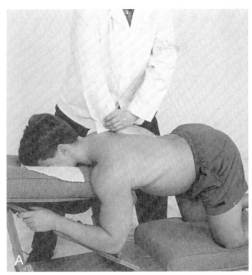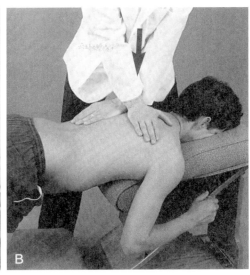

图5-180　(A)单侧小鱼际矫正施加到T5椎体右侧横突，来引起T5-T6运动节段左侧的旋转或者右侧屈。(B)双侧小鱼际矫正施加到T5横突上，来引起T5-T6节段的伸展。

背上，用手指握住矫正手的手腕。采用双侧的矫正法时，辅助手放置在对侧来固定或者提供辅助的推力。

VEC：由后向前。

P：辅助手首先要抬起患者腹部，使脊椎横突突出，以便于矫正。让患者放松躯干肌肉，身体下沉，若患者肌肉紧张，医师须给予一定的推力，使患者身体在这个体位下处于过度伸展状态，推力需要柔和些，但也不能不足。如果辅助手帮助给予推力，力量的方向应该是由后直接向前。膝胸位矫正床可以很大程度上辅助医师完成脊柱拉伸过程。若提前向需要侧屈的方向施加张力，可以增加此时侧屈的趋势。

仰卧位

对侧手掌/横向冲击（图5-181）

IND：T3-T12，胸椎屈曲、伸展、旋转或侧屈受限，T3-T12，胸椎屈曲、伸展、旋转或侧屈功能障碍。

PP：患者坐位或仰卧位，双臂交叉，双手抱肩。

DP：以一种弓箭步，术者用手抱住患者，矫正手按压患者后部的胸椎节段。

CP：手握成杯状或握拳，用矫正手的食指或用掌根（图5-147）。

SCP：双侧脊椎横突，单侧脊椎横突，具体情况取决于患者功能受限的部位。

IH：辅助手可以选择扶住患者交叉的双臂，或者抱住患者的后颈部和上背部（图5-181，A，B）。

VEC：矫正力的方向可以由前向后施加，或者由外向内施加，由前向后施加力的方法多用于患者伸展或旋转受限时。

P：开始时患者成仰卧位，术者首先将患者转向自己，矫正手伸向患者背后，按压脊柱（如图5-181，A），使患者身体上抬，向上按压病变的椎体，然后将患者向下移，摸到下侧椎体。两个矫正的点确定完成后，让患者恢复仰卧位，恢复先前姿势，在此过程中，一定要让患者缓缓压在按压椎体的手上，扶着患者前面的手的压力应用不当将会导致按压脊柱的手受伤。

术者的躯干的重量压向患者的身体上，去挤压和牵拉，使患者脊柱周围肌肉紧张，逐步产生预矫正张力。达到最大的张力后，由术者的躯干和腿部发力，施以短幅度中等速度的推力。当施加预矫正张力时，应避免使用蛮力压迫患者躯体或胸廓。在预矫正张力过程中，要适当地增加轻微的向头侧牵拉力。

仰卧胸部矫正开始前，可以要求患者取坐位，这对纠正其下位胸椎非常有帮助。同时这种体位适用于体型较大的患者，或者将患者的躯干去接近矫正的支点时，可以减少对术者手部支点的压迫而造成的疼痛（图5-181，B）。

屈曲：当治疗屈曲受限（伸展功能异常）时，使患者的受限节段保持在屈曲的位置上（见图5-181，C，D），医师可将矫正按压手放于脊椎横突两侧或者患者背正中线，摸到脊椎棘突，手半握拳状或保持紧握确定横向按压点。

当使用辅助方法时，应当在运动功能障碍的脊椎节段上方横突确定按压面(图5-181,C)在施加了预矫正张力后,术者的躯干、腿部向后向上发力。

当使用对抗方法时,在运动功能障碍的脊椎节段下方横突确定按压面(图5-181,D),医师的手从按压面向上发力, 与从躯干和腿部传来的推力相对抗。

后伸:当治疗后伸受限时(屈曲位置不正),将矫正点确定在活动受限节段的上一位椎体的两侧的横

突上。通过牵引产生张力,向患者身体后部施加力量(图5-181,E)。

旋转:为了矫正旋转受限,术者可以在受限的运动节段的上一椎体或下一椎体上使用手掌根部确立矫正点。当在上一椎体矫正(辅助方法)时,在旋转受限对侧的棘突上施加矫正力。使患者的胸椎维持在一个屈曲的位置和然后由后方施加矫正的推力 (图5-181,F)。

当在下一椎体矫正时(对抗法),在旋转受限侧

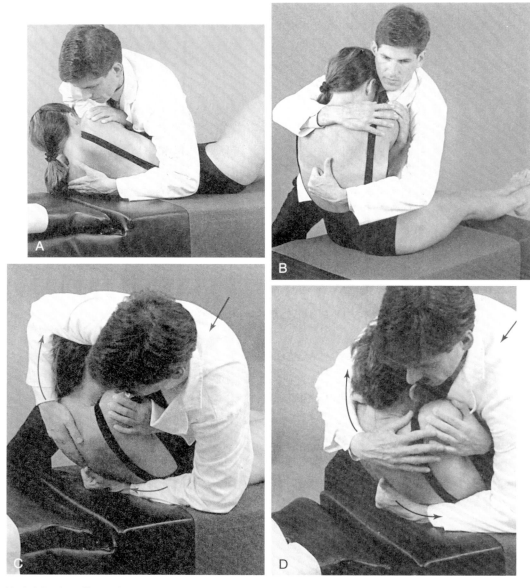

图5-181　仰卧胸椎矫正,使用对侧的矫正法,患者采用上肢交叉的体位。(A)开始时脊柱的体位。(B)坐位矫正时开始的体位。(C)辅助的方法,采用握拳的手纵向支撑在T7的横突,来引起T7-T8运动节段的屈曲(小箭头显示韧带拉伸的方向)。(D)对抗的方法,上肢交叉支撑和握拳放置在T8横突上来引起T7-T8运动节段的屈曲(小箭头显示组织拉伸的方向)。

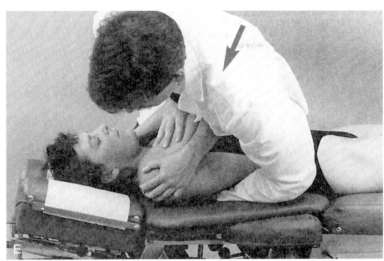
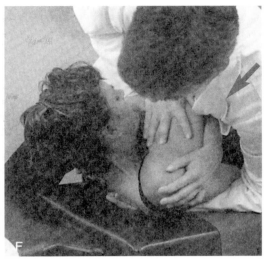

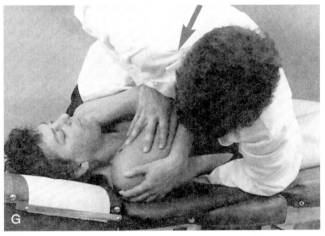

图5-181-续 (E)握拳的手放在T8横突上,来引起T7-T8运动节段的伸展。(F)辅助的手掌放置在T3右侧横突上,来引起T3-T4右侧关节的左侧旋转。(G)对抗的手掌放置在T4右侧横突上,来引起T3-T4右侧关节的旋转和分离。

的棘突施加矫正力。例如,当治疗T3-T4节段右侧旋转受限时,矫正点应当在T4棘突的右侧,在预矫正张力产生的过程中,患者的身体可以更进一步地向矫正力施加的一侧旋转。矫正推力由后向前的施加到矫正点上。下一位椎体的矫正点(T4棘突右侧)可以来辅助椎体间关节面向身体旋转一侧的上一椎体滑动。

侧屈:治疗侧屈功能受限,通常在活动受限对侧设立矫正点。可以使患者的身体适当的调整来辅助矫正,术者按住受限节段的上一位椎体,使患者身体在屈曲的同时侧屈,远离矫正点所在的一侧,然后矫正的推力通过术者的脊柱和腿部的力量从后侧施加。

当使用对抗法时,按住下一位椎体,使患者侧屈

来提供向下的支撑力,再通过矫正点施加矫正的推力。这种方法可以运用于治疗合并有对侧侧屈受限的旋转受限。

同向手掌/横向下降,交叉手臂(图5-182)

IND:屈曲受限,后伸,旋转,侧屈,T3-T12。屈曲,后伸,旋转,侧屈位置不正,T3-T12。

PP:嘱咐患者坐位或仰卧位,手臂交叉,手抓住对侧肩膀。

DP:在需要矫正的一侧,术者以弓箭步态站立。

SCP:双侧横突或者单侧横突,应针对受限的类型选择使用。

IH:术者的辅助手按压患者交叉的手臂,或者扶住患者的颈背部。

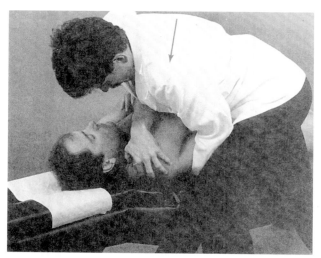

图5-182 仰卧位胸椎矫正，采用上臂交叉的体位和同侧矫正点施加到胸椎中部来引起后伸。

VEC：通过术者的躯干，由前向后施加。

P：术者站在确定矫正点的一侧，嘱咐患者交叉手臂。在患者受限节段的后方确定矫正点后，使患者的背部贴紧整脊床面。通过按着患者交叉手臂或者颈背部辅助手，将患者向术者的怀抱接近，并维持其体位（见图5-182）。通过术者身体力量，形成一个迅速的、小幅度的推力来使软组织更加松弛。

对于屈曲、后伸、旋转受限的治疗过程在图5-181的（C）-（G）中相类似。特殊的理解与在图5-181，（C）-（G）中特别提到的矫正是一样的。这种方法并非少数人的偏爱，它被广泛用于体型较大的患者和不便于确定矫正点的患者的治疗中。

手掌/横线下降，拇指操作（反向或同向）（图5-183）

IND：屈曲，旋转，或侧屈受限，T3-T12。屈曲，后伸，旋转，或侧屈位置不正，T3-T12。

PP：患者可以选择坐位或仰卧位，肘部屈曲，手指相互交叉放置于颈后。

DP：以弓箭步立于患者的侧方。

CP：术者的手半握拳，或者紧握拳，或者使用矫正手的手掌根部。

SCP：双侧横突或者单侧横突，应针对受限的类型选择使用。

IH：要么用辅助手和胳膊拦住患者的颈背部，要么使患者依靠在术者的前臂上 ［见图5-183，A和B

（对侧方法）；C和D（同侧方法）］。

VEC：力在由前向后和力由前后、由下向上施加方向上施加，来使脊柱屈曲或侧屈，由前向后方向上的力用于屈曲或旋转受限。

P：术者站在患者的一侧，在受限节段后侧确立矫正点。术者的辅助手和前臂扶按住患者的前臂或者环绕至患者的颈背部搂抱住患者。对受限节段加载预矫正力，随后矫正的推力通过矫正点施加到病变节段上。

对于具有特殊情况的屈曲和旋转功能障碍，先前提到的仰卧位矫正法也同样适用。"泵-把手"运动对引起患者的屈曲体位有特殊的帮助，但不常用于后伸受限的治疗中。

坐位

小鱼际/横突牵拉（图5-184）

IND：旋转受限或者合并侧屈受限，T5-T12。旋转或侧屈位置不正，T5-T12。

PP：患者双腿叉开坐在整脊床上。患者双手交叉，手抓住对侧肩膀。

DP：术者坐或站于患者背后。

CP：用手的小鱼际或者掌根按压在相应的阶段上。

SCP：上一位椎体的横突或棘突。

IH：术者的辅助手环抱着患者并扶握住患者对侧前臂，术者的辅助手来施加矫正力。

VEC：通过术者按压着患者胸椎节段的前臂和躯干运动产生牵拉旋转力

P：患者取坐位，让患者的手臂相互交叉。术者处于患者背后，或站位，或坐位（见图5-184）。预矫正张力通过屈曲、侧屈和在关节受限制的方向上旋转患者的身体来施加（辅助方法）。一旦张力形成，通过后部的矫正点，利用术者的操作手和躯干，向胸椎节段施加推动和旋转的推力。在受限节段上的矫正点施加向上的矫正力，来使节段侧屈，达到治疗的目的。

旋转：当治疗旋转功能受限时，术者可以将矫正点设置在棘突或横突上。当按压横突时，在旋转受限的相反方向的上一位椎体确定按压点 （图5-184，A）。按压棘突时，采用小鱼际中部较多肉的部位按压在旋转功能受限一侧的棘突的侧面 （图5-184，B）。同时让患者侧屈，远离矫正按着的部位，这有助

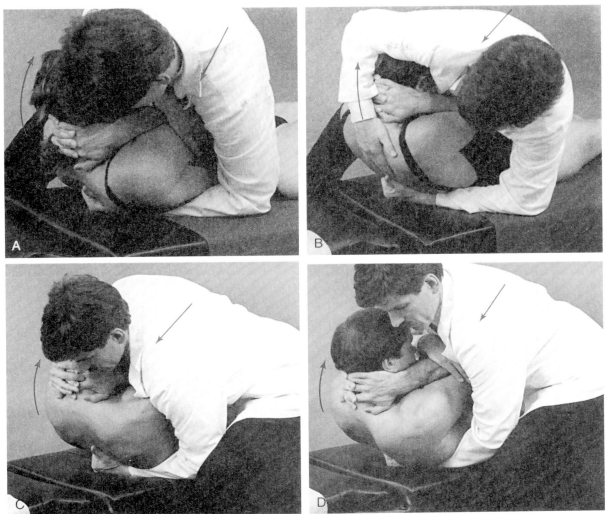

图5-183 仰卧位胸椎矫正法,通过使患者采用"泵-把手"的体位来辅助后伸。(A)对侧方法,术者的双臂交叉越过患者的身体,来辅助患者的屈曲。(B)对侧方法,术者上肢环抱住患者。(C)同侧方法,采用摇篮方法支撑住患者和保持"泵-把手"体位。(D)同侧方法,术者身体前屈,上肢交叉在患者屈曲交叉前臂的后背后方,来辅助患者脊柱的屈曲。

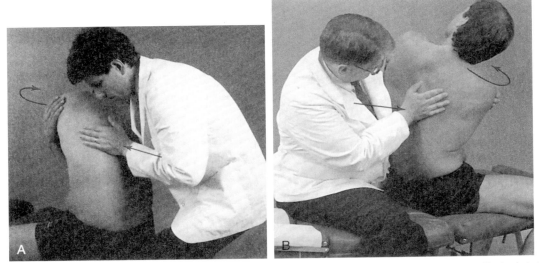

图5-184 (A)坐位时,以小鱼际按压在T6横突的左侧,来引起T6-T7运动节段的右侧旋转和右侧屈。(B)位时,小鱼际按压在T6棘突的左侧,来引起T6-T7运动节段的左侧旋转和右侧屈。

于使矫正一侧的关节面相互分离。

侧屈：坐位胸部矫正法不能有效地解决单纯的侧屈受限，还会产生一定角度的旋转。对于不能忍受脊柱旋转的患者来说，坐位胸部矫正法不是好的选择。

治疗侧屈功能障碍，按压侧屈受限（图5-184，A）相反方向的上一位椎体的横突。为了达到预先矫正的张力，可以通过向按压侧的对侧屈曲和侧屈患者来实现。

联合旋转和侧屈：坐位胸部矫正法同时可以运用于治疗旋转和侧屈联合受限。按压横突的方法更多用于治疗旋转和同向侧屈曲受限，按压棘突对治疗旋转和对侧屈受限效果更好。（图5-184，A）为旋转和同向侧屈受限的治疗演示。（图5-185，B）为演示旋转和反向侧屈受限的治疗演示。

站立位

鱼际/横向挤压（图5-185）

IND：屈曲、后伸、旋转、或侧屈受限，T3-T12。屈曲、后伸、旋转、或侧屈位置不正，T3-T12。

PP：患者靠墙站立，脚分开与肩同宽。交叉手臂，手抓住对侧肩膀。

DP：术者以弓箭步站在患者的一侧。术者内侧腿后伸，身体向患者成45°角。

CP：术者的手半握拳或握拳或者展开，从后边按压患者的胸椎。手必须用棉垫和墙隔开，或者在手和墙之间放置一个衬垫。

SCP：相关椎体的横突或棘突。

IH：术者的辅助手扶按住患者交叉的手臂。

VEC：由前向后和由下向上施加。

P：站在矫正按压的一侧，将患者旋转远离这一侧，在其后部按压住，通过在运用垂直牵引的方式倚靠患者来产生预先矫正张力。当张力产生，要通过术者的腿和上肢挤压来产生长轴的牵引。达到预矫正张力，通过术者的躯干和四肢来传递一个挤压力。

伸展：当伸展受限（屈曲位置不正），按压在下一位椎体上，使运动节段后伸，从后部传递挤压推力（见图5-185，B）。

屈曲：治疗屈曲受限（伸展位置不正）时，在运动功能障碍的部分的上一位椎体上施加常规按压。使患者维持一个屈曲的体位，并从其身体后部向上传递一个挤压推力（见图5-185，A）。站立位胸部矫正

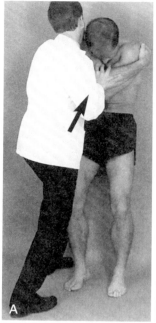
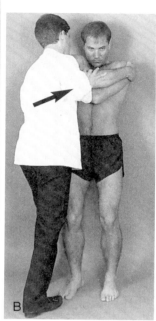

图5-185　中位胸部站位胸部矫正。（A）背靠墙来产生屈曲。（B）背靠墙来产生伸展。

法治疗功能障碍是最困难的，因为屈曲的姿势使患者的椎体避开了术者在后部的按压。在实际操作中，可以使患者的臀部远离墙面，来减少椎体远离矫正按压点的程度。

旋转：当治疗旋转功能障碍，可以在运动功能障碍的上一位或下一位椎体上确定矫正按压点。当在上一位椎体上按压（辅助方法）时，在旋转受限的对侧确定按压矫正点。使患者轻微屈曲，在后部向前和向上部传递一个挤压力。

当在下一位椎体上按压时（对抗的方法），在旋转受限的一侧来确立矫正点并从其身体后部施加一个挤压力。通过把矫正点向受限的肋骨角一侧移动，同样可以用来治疗肋骨的功能受限。

侧屈：治疗侧屈功能障碍通常在侧屈受限相反方向的单侧按压。利用患者的体位可以辅助这一操作，通过按压上一位椎体来引起胸椎的屈曲和侧屈，使身体远离按压的一侧。当达到预矫正的张力后，通过术者的躯干和下肢力量向后部矫正点冲击，从而在椎体后形成向前和向上的推力。

使用对抗的方法，按压受限节段上一位椎体，可使患者向按压点的对侧屈曲。在后部的矫正点施加向下的反作用力来对抗来自前侧的向上的直接推力。这种方法可以用来治疗合并旋转和侧屈功能

受限的患者,但不大可能在引起侧屈的同时不伴随旋转。

胸椎长轴分离(图5-186)

IND:屈曲受限和脊柱长轴的分离,T3-T12,后伸位置不正,T3-T12。

PP:患者站位,双脚之间间距至少10英寸(如果患者比术者高的话要更远一些),双手交叉抱在颈部后侧,或者肘与手臂交叉在胸部。

DP:术者以弓箭步站在患者背后,前面的腿站在患者双腿之间,术者前胸垫上胸骨卷或小枕头。

CP:脊柱关节的矫正点不能设置在患者的背部,术者的胸骨角对应的部位才是使患者病变椎体分离的部位。

SCP:在功能障碍脊柱节段的棘突上。

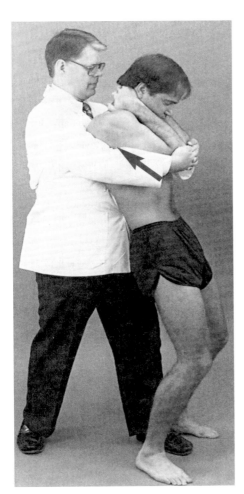

图5-186 站立位胸椎中部矫正法,术者站立在患者的背后来引起后伸和长轴的分离。

VEC:由后向前和由下向上施加。

P:术者抓住患者的前臂,牵引患者的胸椎至轻度屈曲。在张力下,通过患者的手臂向后上方牵拉患者的躯干。

以上的操作有助于局部结构的分离,当然在术者胸骨处放置一个胸骨垫可以使矫正点更准确、更牢靠。该操作可以是有推力的,也可以是非推力关节松动术。医生通过握住患者肘部的手来施加向后向上的拉力,施加的拉力需要柔和,以免造成不必要的损伤。

肋骨矫正(框5-8)

仰卧位

胸椎/肋骨下降(图5-187)

IND:肋骨功能障碍R2-R12。

PP:患者仰卧位,双手交叉,手抓住肩部。患者上肢放置的地方由术者自主决定。当治疗下方肋骨的失稳时,患者可以由坐位开始矫正。

DP:术者以弓箭步站在患者的任意一侧。

CP:手掌的高处。

SCP:肋骨角的内侧。

IH:术者的辅助手放在患者交叉的手臂上或放在患者的颈部和背上。

VEC:从前向后。

P:在患者的任意一边保持一个较低的环抱姿势,用矫正手旋转摆动患者或让患者采用坐位(见图5-187)。

当达到预矫正张力后,在后面的矫正手按压肋骨并施加一快速而适度的推力。借助术者身体重力促进患者的躯干向背部矫正点倾斜,从而形成一种由后向前的力反作用于肋骨按压处。这种由后向前的反作用力,形成对肋骨的矫正作用,使肋骨向前运动并同时改善肋横突关节的功能障碍。

在治疗位置较低的肋骨的功能障碍时,患者一般都是从坐位开始(见图5-187,B)。患者保持胸腰段屈曲一定角度,矫正手半握拳,与肋骨垂直,来引导预矫正张力(见图5-187,D)。

食指/肋骨推动(图5-188)

IND:第一肋骨的功能障碍。

PP:患者仰卧位。

框 5-8	肋骨矫正术

- 仰卧
  - 手掌/肋骨下降（图5-187）
  - 食指/肋骨推挤（图5-188）
- 俯卧
  - 小鱼际/肋骨推挤（图5-189）
  - 改进小鱼际（手掌）/肋骨推挤（图5-190）
  - 食指/肋骨推挤（图5-191）
  - 小鱼际肋骨/挤压（图5-192）
  - 小鱼际/肋骨推挤（图5-193）
  - 覆盖拇指/肋骨推挤（图5-194）
- 侧卧姿势
  - 网状/肋骨推挤（5-195）
- 坐位
  - 食指/肋骨推挤（图5-196）
  - 小鱼际（胸骨）/肋骨推挤（图5-197）
- 与肩胛骨相关的矫正
  - 仰卧覆盖拇指/与肩胛骨相关的推挤（图5-198）
  - 坐位小鱼际/与肩胛骨相关的牵引（图5-199）

DP：站在患者的头侧，面朝患者。

CP：矫正手的手指放置于矫正部位的两侧。

SCP：第1肋骨角。

IH：术者的辅助手的手掌成杯状在患者的耳旁当参照，中指支撑在颈椎上面。

VEC：从上到下和从外向内。

P：确定矫正点后，辅助手托起患者的头至45°角，然后把手放在第一肋，把头向后仰同时拔伸颈部。这时患者头部离按压面旋转大约20°角，并且通过按压点轻微的侧屈。在颈部肌肉紧张状态下，手掌由上向下，由侧面向中线的方向上施加推力。

俯卧位

小鱼际/肋骨推动（图5-189）

IND：肋骨的功能障碍，R1-R4。

PP：患者俯卧位，头部轻微屈曲稍低于胸椎的水平线。（患者的头部靠在前外侧的脸颊部。）

DP：在患者的一侧保持一头朝下的环抱姿势。术者的大腿接近患者头部使上身的重力集中作用在按压部位。

CP：手掌小鱼际成半圆形。当术者站在矫正点的同一侧时（联合移动），术者以靠近臀部的手的小鱼际施加按压（图5-189，A）。当术者在矫正点对侧时（修正联合移动），术者以靠近头侧的手的小鱼际施加按压（图5-189，B）。

SCP：肋骨角。

IH：辅助手放在上颈椎段，手指伸向枕骨部。

VEC：由后向前施加。

P：患者仰卧位，确定矫正点后。通过传递身体重力到矫正手，形成预矫正张力，然后轻度旋转患者的头部并对患者头部做轻微牵伸。在预矫正张力下，通过矫正手和两只手臂传递推动力。矫正手传递的推动力是使身体下降的冲力，是主要的辅助手段。而通过辅助手传递的推动力则是比较浅的一种推力，所以应该注意不要过分地旋转和牵伸颈椎。为了降低矫正点上软组织和椎体间韧带的张力，应当向下方施加力量来顶住肋骨角。

改良小鱼际（手掌）/肋骨的推动（图5-190）

IND：第1、2肋骨功能障碍。

PP：患者仰卧位，头部轻微屈曲稍低于胸椎的水平线。（患者的头由外侧的脸颊部支撑）。

DP：术者以弓箭步的姿势站在矫正床的头侧，面对着患者的臀部。

CP：手掌的小鱼际跨放在受限一侧上。肘部锁定，手臂保持伸直姿势。

SCP：在第1或第2肋角的后上方。

IH：术者的辅助手放在患者耳朵同侧而手指搭在耳侧面。

VEC：由后向前和从上到下。

P：确定着力点后，把患者的头轻微牵伸和旋转。在张力下，这种推动力通过矫正手传递的同时，相反作用力通过辅助手传递。这种矫正力是由术者身体的冲击而产生和传递的。

食指/肋骨的推动（图5-191）

IND：肋骨功能障碍，R1。

PP：患者仰卧位（头部靠在前外侧的脸颊部）。

DP：术者以弓箭步的姿势站立在肋骨功能障碍的一侧，压低重心面向患者的头部，轻微地向前矫正

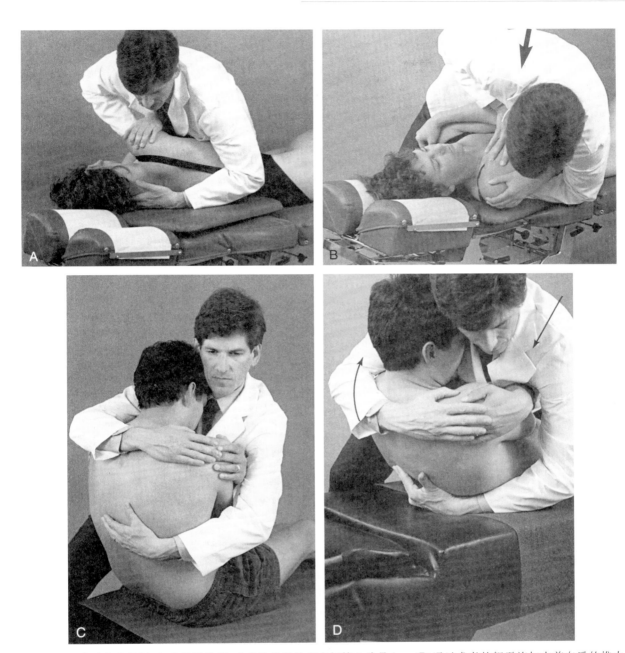

图 5-187 （A）仰卧位肋骨矫正，在仰卧位置，术者的掌根放在右侧第 3 肋骨上。（B）通过术者的躯干施加由前向后的推力，来打开右边的肋横突关节的间隙。（C）患者坐位，术者的手掌放在右边第 8 肋下缘。（D）术者通过自身躯干的力量由前向后施加推力，拉开右边第 8 肋横突关节的间隙。

着力点。

CP：术者矫正手的食指放在矫正一侧。手腕保持伸直姿势并锁定位置，手臂与垂直面成近似45°角。

SCP：第一肋骨角的后上方。

IH：术者的辅助手放在患者的对侧枕骨下缘和头顶的侧面。

VEC：从上到下，从外向内再由后向前。

P：确定着力点后，把患者的头轻微向旁边牵伸，然后再旋转（例如，在患者右边第1肋确定好着力处点后，患者的头向左轻度伸展和向右旋转）。在张力下，通过矫正手传递一种推动力，同时辅助手传递一相反方向的推动力。

俯卧

小鱼际/肋骨的推动（图5-192）

IND：肋骨功能障碍，R3-R10。

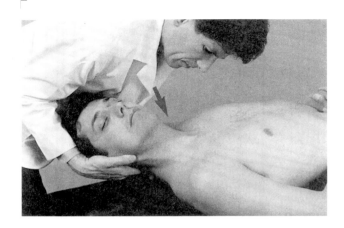

图5-188 按压左边第1肋角的上关节面,分离左边T1肋横突关节。

PP:患者俯卧位,在理想情况下,通过对上肢的牵引,来诱导肩胛骨外展。

DP:当采用单侧矫正法时,术者以箭步的姿势站立,当使用双向的矫正法时,术者与患者平行站立。

CP:靠近头部手的小鱼际放在上胸椎,靠近患者臀部的手放在下胸椎。

SCP:肋骨角。

IH:术者的辅助手放在着力手上或者在对侧的胸腔形成一广阔而稳定的着力处。

VEC:由后向前。

P:患者仰卧位,确立矫正手的位置后。通过术者传递自身的重力到矫正手形成预矫正张力。在张力下,术者摆动自己的身体,通过按压的手臂发出推动力。

在治疗上方的肋骨功能障碍时用一种向前向下的推动力(图5-192,A)。当治疗下端肋功能障碍时用一种向前向上的推动力(图5-192,B)。

髂骨/小鱼际/肋骨的推动(图5-193)

IND:肋骨功能障碍,R7-R12。

PP:患者俯卧位。为了增加伸展,在患者腹部上做小幅度的摆动。

DP:术者垂直站立(图5-193,A)或者采用修正后的箭步站姿(图5-193,B)在着力手矫正的对面。

CP:手的小鱼际。

SCP:肋骨角。

IH:术者的辅助手的手指抓住着力手一边的髂骨的前面(髂骨脊的前上方)。

VEC:由后向前,从下向上,由内向外。

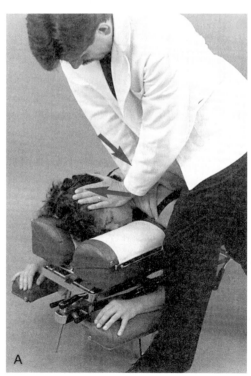
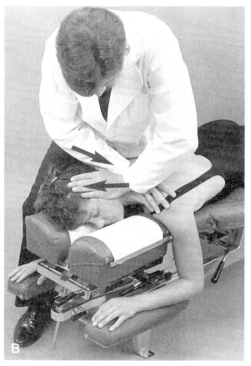

图5-189 在左侧第1肋骨角上缘确定小鱼际着力点用来分离左侧的肋横突关节。(A)术者站在着力点的同侧。(B)术者站在着力点的对侧。

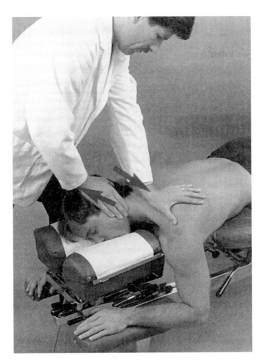

图5-190 在第2肋确定小鱼际着力来矫正左边第2肋横突关节。

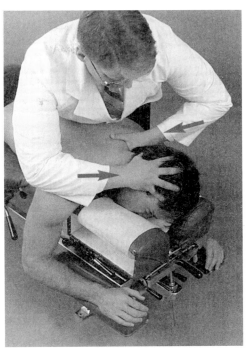

图5-191 箭头指向的地方为矫正点,确定在左侧第1肋骨角来矫正左侧肋横突关节的紊乱。

P:在肋角和髂骨前确定着力,通过传递向前向上提举和牵引患者体重的力,对抗髂骨着力处的作用力,产生预矫正张力。这种通过髂骨诱导的相反的张力是不明显的,患者的骨盆不能被旋转离床面超过1~2英寸。达到预矫正张力后通过着力手传递身体摆动带来瞬间的矫正力。一拇指指腹放在肋间隙

旁边并施加力可以影响肋骨"泵-把手"运动。

拇指覆盖/肋骨的推动(图5-194)
IND:肋骨功能障碍,R3-R12。
PP:患者俯卧位。
DP:站在着力点的对侧,向头部的方向或者面

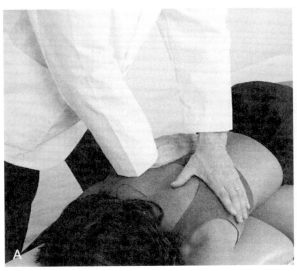

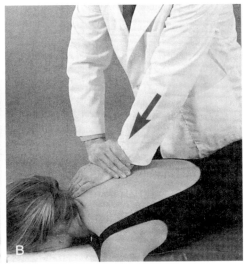

图5-192 (A)着力手的小鱼际按压在右边第6肋角的上缘,来矫正第6肋横突关节。交叉按压是温和的对抗支撑而不施加推力。
(B)着力手的小鱼际按压在右边第4肋角的上缘,来矫正第4肋横突关节。

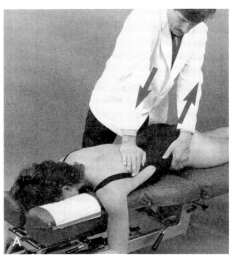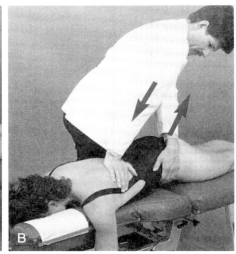

图5-193　着力手的小鱼际运用在左边第九肋角的上缘来矫正第九肋横突关节的间隙。(A)术者在一垂直水平面的站姿。(B)术者改变垂直水平面的站姿,脸朝下。

向患者臀部的方向。

CP:指向头部的拇指指腹根据肋骨的间隙放置。

SCP:肋角向前横突移动。

IH:用近尾端的手的小鱼际(豌豆骨部位)按压定位手的拇指,其余的四指围绕在手腕周围。

VEC:由后向前和由上向下或由下向上施加。

P:借助身体重力,垂直施压。

侧位

网状/肋骨推力(图5-195)

IND:功能失调或者肋间的紊乱,R2-R10。

PP:患者健侧卧位,手臂枕于头下。使用卷状物使身体侧屈。

DP:术者操作手张开放置于患者的胸肋部。

SCP:腋中线上,胸廓的下部分。

IH:辅助手放在操作手背侧,手指可握住手腕部。

VEC:由下向上由外向内施加。

P:辅助手在操作手上施加一定的压力。使患者向受限对侧倾斜,形成正张力。在这种紧张感下达到张力后,施加一个轻巧的推力,有效而适当地分离肋间区域。注意避免对胸廓造成过度的压力。运用缓慢的伸展而不是强力的冲击, 这种方法可被用来分离肋间区域。

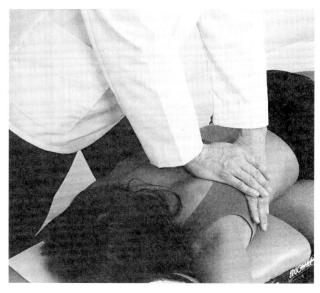

图 5-194　被掌压下的拇指按压施力于第5肋角,引起第5肋横突关节的错动感。

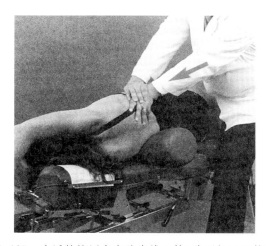

图5-195　广泛的按压在右腋中线上第7肋下部区以使第7、8肋之间的肋间区发生分离。

坐位

(食)指/肋骨的推力(图5-196)

IND:肋骨功能失调,R1。

PP:患者坐位在整脊床上。

CP:术者操作手的食指按压在功能受限的一侧,手腕固定、前臂与水平面约成45°角。

DP:术者站在患者身后,面向肋骨紊乱的一侧。手腕固定,臂与水平面的角度接近45°。

SCP:第一肋角上面的后部。

IH:辅助手紧握患者的头顶,前臂置于功能受限对侧的脸颊旁的对侧。

VEC:由上向下,由外向内,由后向前施加。

P:轻轻地按压,向肋骨功能失调侧旋转患者头部。达到矫正张力后,通过按压肩关节的手释放一种推力,同时通过IH施加一种轻微的辅助力。

小鱼际(手掌)/肋骨的推动(图5-197)

IND:肋骨功能失调,R4-R12。

PP:患者跨坐在整脊床上,手臂交叉,上手抓住对侧肩膀。

DP:术者或坐或站在患者后侧。

CP:小鱼际或者手掌置于需要矫正侧。

SCP:在后正中线或者肋角处。

IH:术者的辅助手与手臂绕过患者前方,置于对侧前臂。

VEC:由后向前,由外向内施加。

P:预矫正张力常通过屈曲、侧屈和向矫正侧旋转患者来达到。在这种紧张度形成后,按压于矫正部位的手施加一个推力,并用另一只手和躯干产生一个辅助的拉力。

胸肋关节矫正

仰卧位

拇指/肋间推动(图5-198)

IND:前肋部功能失调,R2-R6。

PP:患者仰卧位,双臂置于整脊床上。

DP:术者位于需要矫正的对侧。

CP:远心端手的拇指。

SCP:胸肋关节紊乱的前方。

IH:辅助手按压在操作手上。

VEC:由内向外,由前向后施加。

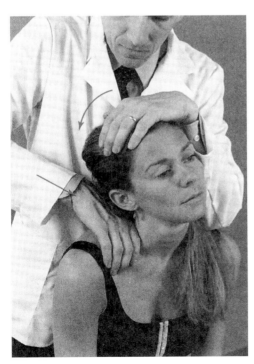

图5-196　手指沿着第1肋骨右侧上部放置,使右侧第1横突关节发生错动和向下的滑动。

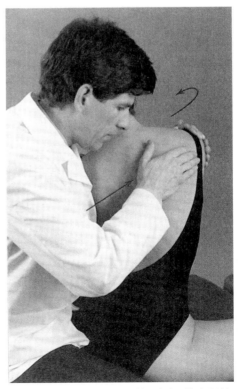

图 5-197　以小鱼际按压于右侧第6肋角,使右侧第6肋横突关节产生错动。

P：拇指于按压点轻轻地滑动，辅助手给予辅助力量，施力的方向以外侧为主，施力时要轻柔，避免对胸廓的过度按压。对女患者用这种手法时，确保术者的触手远离患者胸部且患者须恰当着装。

坐位

小鱼际/肋间拉伸（图5-199）。
IND：胸肋腾节功能失调，R2-R6。
PP：患者跨坐于整脊床上，手臂放松，置于膝部。
DP：术者坐于患者身后。
CP：小鱼际放在矫正部位上。
SCP：胸肋关节紊乱的前方。
IH：辅助按住操作手的背部，辅助按压手加压于背部。
VEC：由内外向施加。
P：用小鱼际在按压部位轻轻地侧向滑动，并增强辅助手手掌的按压。向矫正部位一侧对患者牵拉和旋转，达到能发生错动的张力。达到预矫正张力后，通过手臂和躯干施加一个小的冲击。在矫正过程中，避免因为旋转和错动对胸廓造成过度按压。当对女患者施加这种手法时，确保术者的按压手远离患者胸部且患者须恰当着装。

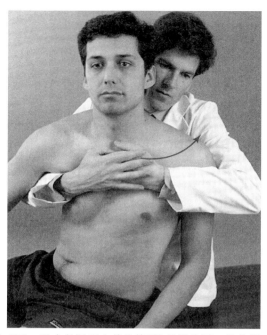

图5-199　以小鱼际于左前胸第3肋骨部按压，以使第3胸肋关节发生错动。

腰椎

　　腰椎最重要的特征是必须承受巨大的压力，这些压力来自身体的重量，如举起重物或是强大的肌肉活动所产生的压力。此外还要承受额外的压力，腰椎在躯干活动时会有巨大的应力变化。因此，在这个领域中要掌握腰椎的力学知识。

功能结构

　　腰椎椎体呈肾形结构，这种结构承受直立姿势所产生的压力。椎体横径大于前后径椎体前部向前凸出，椎体后部向前凹陷，椎体上下部周围平坦，逐渐向中心凹陷。

　　L5椎体是一个非常典型的椎体，椎体周长相对较长，同时椎体前面相对其后面较厚但较上位椎体较薄，横突短而厚，棘突和其他椎体棘突相比较短，上关节突向后，很少居中，下关节突在冠状面与众不同，具有一定的方向，来维持腰椎正常的关节突关节角。

　　腰椎椎弓根来源于椎体上部和水平延伸及向后延伸部分，椎弓根短而强硬，椎上切迹较浅，而椎下切迹则较深，腰椎椎板短、宽并坚硬，保持着垂直面（见图5-200）。

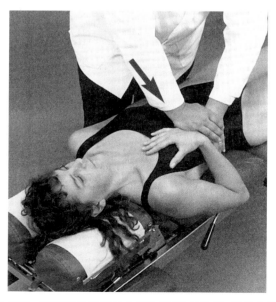

图5-198　被覆盖的拇指与右前胸第6肋处按压，以使右侧第6胸肋关节发生错动。

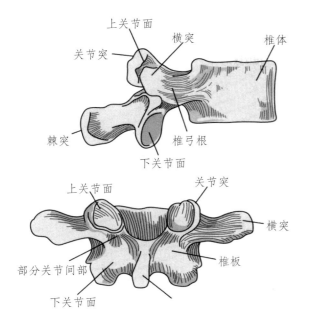

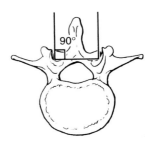

图5-201 腰椎关节平面。(From White AA,Panjabi MM: *Clinical biomechanics of the spine*, ed 2,Philadephia,1990,JB Lippincott.)

图5-200 腰椎节段的后面观 (A) 和侧面观 (B)。(From Dupuis PR,Kirkaldy-Willis WH. In Cruess RL,Rennie WRJ, eds:*Adult orthopaedics*,New York,1984,Churchill Livingstone.)

厚而宽的棘突是斧头状结构,笔直伸向后方。横突较长并且较薄,其前后侧面较扁,它们产生于椎板的连接处,并且被认为是相对的薄弱,L3横突是腰椎最长的横突。

关节突大、厚而且坚硬,上关节突为凹面,并且面向后中央;而下关节突为凸面,并且面向前侧面。上关节突较宽并且分离,位于下关节突的外面,乳状突位于上关节突上面和向后的边缘处。

腰椎小关节主要位于矢状面,而在腰骶连接处变为冠状面 (图5-201)。这样的结构限制灵活的转动,但允许弯曲和伸展活动(图5-202)。

腰椎关节面通常承受腰椎轴向压力的18%,并向上在后伸的姿势上承受33%的压力,关节囊提供腰椎扭转力,并向上增强达45%[33,34]。而在伸展的姿势下最多可达33%,脊柱的扭转力最多有45%来自于带有关节囊的小关节。

腰椎椎间盘的髓核位于椎间盘稍后方,椎间盘和椎体高度比例为1:3(图5-203),这样的关系和胸椎相比允许更多的活动,并且维持有效的加压形式,椎间盘强大的抵抗力可以抵抗轴向的压缩力。

腰椎椎管包含、支撑和保护腰膨大的末梢部分,包含腰膨大部分(脊髓圆锥)和远侧的马尾神经。中枢神经系统的这个部分位于三个脑膜中,由末梢神经固定在尾骨端。因为马尾神经末端在L2水平,所

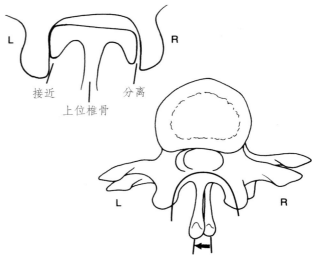

图5-202 腰椎节段右旋,左关节面(压力面)限制旋转受影响图示。

以神经根沿着椎管向下达马尾部。神经根在神经孔开口的上面出硬脊膜,致使神经根走行更加倾斜,长度进一步增加(图5-204)。

硬膜囊及其附属结构不是自由的活动结构。一系列的韧带附属结构,叫作Hoffmann韧带,定义了一个精确的活动范围,因此,使硬膜囊稳定在椎管内(图5-205)。尽管脊髓活动是有限的,但脊髓在不同的活动中的确证实了其灵活性。当脊髓从中立位屈曲时,椎管长度在增加,这是因为运动的瞬间轴位于椎体的前侧面,同理,脊柱后伸时椎管的长度会减小。在这些生理结构发生改变时,脊髓在椎管内也随之改变(图5-206),并完成整个伸屈活动。在中立位上,脊髓收缩成像手风琴一样,有轻微的拉力;在屈曲过程中,脊髓首先伸展,然后开始自由变形;在后伸过程中,脊髓首先向上折叠,并经历自由的压缩。

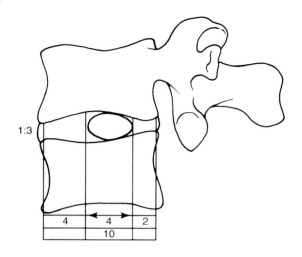

图5-203 椎间盘高度和椎体高度在腰椎核心位置的比例。

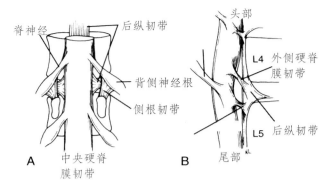

图5-205 Hoffmann硬脊膜韧带。A，后面观。B，侧面观，后面呈拱形移动。

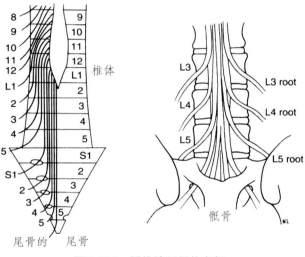

图5-204 腰椎神经根的走行。

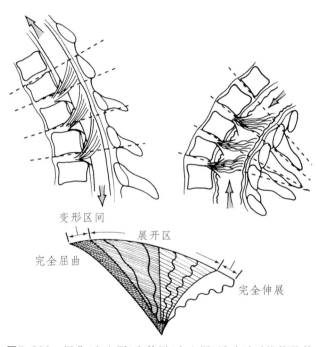

图5-206 屈曲（左上图）和伸展（右上图）活动时对椎管及其包含内容（脊髓、脊膜、神经根）的影响。

腰椎曲线

一个孩子在大约9~12个月时，第二个前凸即腰椎曲度开始发育，此时，孩子开始坐起来。当孩子学习站立时，通常在18个月左右，此时，腰椎曲度开始建立起来。腰椎前屈活动通常发生在L1-L2水平，并逐渐升级到每个水平，从骶骨到达尾骨，腰椎曲度中心的顶点在L3-L4椎间盘。

Moe和Bratford[36]提出腰椎正常前屈应该在40°~60°，但却失败在测量水平上，通常错误的界定骶骨上面的照相范围，使腰椎曲度很难测定。当使用L5椎体下平面和L1椎体上平面测量时，通常腰椎曲度的范围在20°~60°之间（图5-207）。

在直立位站立时，腰椎曲度和脊柱其他部分一样，稳定于骶骨，脊柱处于放松状态。因此，骶骨角的改变影响到腰椎曲度的大小，骶骨角随着骨盆前倾而增大，此时，腰椎前凸增大，腰椎关节面承受更大压力；骶骨角随着骨盆后倾而减小，导致腰椎曲度减小，会有更大的压力在椎间盘上，并减弱脊柱吸收轴向压力的能力。

运动范围和模式

腰椎椎体比其他椎体活动在屈伸方面更加灵活，躯干大约75%的屈伸发生在腰椎。屈曲活动度比伸展活动度高2倍。躯干屈曲60°包括了部分腰椎屈

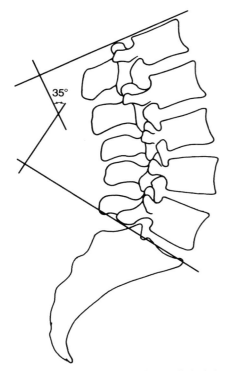

图5-207　腰椎前屈时可测到35°的曲度成角。

曲,而骨盆则由臀部和腿后侧肌群所固定。腰椎屈曲后,骨盆开始屈曲,此时产生一个额外的30°运动。与此相反,腰椎侧屈只是适度的活动,而轴向旋转相当有限,表5-7和图5-24显示了腰椎部分活动范围。

屈曲和伸展

腰椎部分的屈曲和伸展平均是15°[5,39],越向下椎体活动度越大。腰椎屈曲和伸展合并着矢状面上的旋转,在每个方向上,矢状面上有平均2mm~3mm的位移[5,40,41]。White和Panjabi[5]通过在X线片上对临床关节稳定性的调查[28,41]发现,随着屈曲和后伸、侧屈和旋转的联合活动[28,41],4.5mm的位移是活动的上限。但White和Panjabi[5]认为这是次要肌肉控制的反

常形式。

腰椎旋转的瞬时轴的精确位置仍未被确定[5]。而在屈曲和伸展时,其旋转的瞬时轴通常位于下位椎间盘之中,屈曲朝向前面而后伸朝向后面(图5-208)。在屈曲的椎骨向前倾斜和滑动的过程中,下位关节面向上移动远离下面的椎骨。椎间盘被向前挤压和向后牵拉。关节面后伸接近另一侧的过程中,前韧带关节囊的前面和椎间盘的前面都被牵拉(图5-209)。

侧屈

每个椎体侧屈的平均角度大约为6°,其活动范围也基本一样,但腰骶关节除外该处仅有一半的运动范[5,39]。腰椎侧屈伴随着对侧一边的旋转运动,这形成了一种运动模式(例如:椎体朝向其自身凸面旋转而棘突向凹面偏离):棘突随着侧屈方向而指向上(图5-210)[5,42]。在颈椎和胸椎上段,这种运动模式正好相反(图5-116和5-117)。

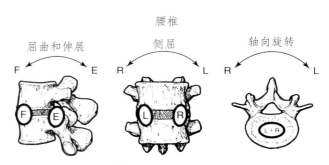

图5-208　腰椎顺时针旋转6°的大概位置。(From White AA, Panjabi MM:*Clinical biomechanics of the spine*,ed 2,Philadepia,1990,JB Lippincott.)

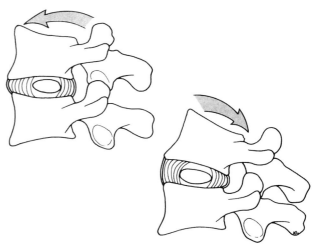

图5-209　腰椎节段的屈曲和伸展活动。

表 5-7	腰椎活动的平均范围		
节段	屈和伸	侧屈	侧旋
L1-2	12	6	2
L2-3	14	6	2
L3-4	15	8	2
L4-5	16	6	2
L5-6	17	3	1

在侧屈中合并旋转,有几种理论因素。一个重要的因素就是没有旋转就不可能发生侧屈;第二个作用在脊柱并引导起联合旋转的因素来自于肌肉的离心作用。侧弯主要是由处于正常运动轴后方的运动腰方肌的离心作用力引起,位于椎间盘的后1/3处。因此,正常的肌肉活动引起椎体向后旋转至凸面,而棘突偏向凹面。

侧屈的旋转瞬时轴位于临近的下方椎间盘的空间内,当脊柱左侧屈时,瞬时轴位于脊柱右侧;而当脊柱右侧屈时,该轴位于脊柱左侧(图5-208)。在侧屈过程中,椎体倾斜并滑向凹面的一侧,而产生一个平滑的、连续的弧,关节面接近凹侧而远离凸侧。椎间盘在凹面被压缩而在凸面伸展,黄韧带、横突间韧带和囊韧带在凸面伸展。

Grice[43]和Cassidy[44]已证实了侧屈的耦合运动,并将椎体的侧屈划分为常见的四种运动模式中的一种(图5-211)。此外,各种病机学说,已尽可能解释了每一种非正常模式。

第一种模式,即第一种活动,显示了侧屈的同时合并轴向旋转至另一侧的正常模式,在这种模式下,后部椎体旋转发生在侧屈的另一侧,棘突旋向侧屈一侧。有人认为,这种模式表现为在协同和通过收缩阻止高度活动性的同时,一侧腰方肌的离心作用力启动了正常的动力控制,而一旦活动性出现或被过度抑制,则意味着第一运动模式出现了异常(见图5-211,A)。

第二种活动是侧屈和同向旋转的联合运动。这样引起后侧腰椎在侧屈、侧旋时,棘突转向另一侧。骶棘肌的肌肉不平衡,尤其是最长肌和部分棘肌,这

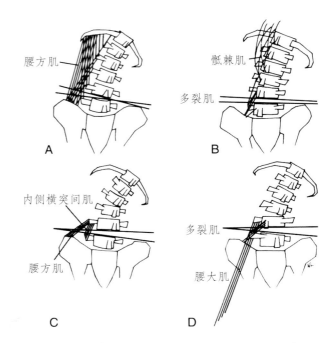

图5-211　(A)第一种活动,侧屈时在腰方肌控制下合并对侧的旋转;(B)第二种活动,在骶棘肌和多裂肌控制下合并同侧的旋转,这种模式可能是复合的,也可能是部分的;(C)第三种活动,部分异常侧屈,是因为异常椎间盘的力学或腰方肌和内侧横突间肌;(D)第四种活动,包括异常侧屈和旋转,因为异常的椎间盘力学或腰大肌和多裂肌。

被认为是不正常运动模式的源头,但半坐的姿势却可以产生这样的运动模式(见图5-211,B)。

第三种运动模式是由异常的侧屈部分和正常的联合旋转为代表,第三种运动涉及的部分没有侧屈或在躯干发生侧屈活动,这种模式病机为腰方肌或横突间肌过多支配而引起的椎间盘力学的改变(见图5-211,C)。

最后一种运动模式,由异常部分的旋转和侧屈产生,这种模式的病机为椎间盘的力学异常或腰方肌、多裂肌的不平衡(见图5-211,D)。

这些模式主要由侧屈功能X线片研究评估来决定,侧屈和屈伸运动的X线片可以描述(见图3-23),并被推荐以对部分运动和不稳定评估[43-61]。尽管X线在关节功能紊乱的评估上具有重要作用,但也有它的局限性,有证据表明在侧屈的X线片结果上,不能说明不正常的临床结果[53,62]。

旋转

轴向旋转在腰椎上是受限制的。腰椎的所有椎体的运动范围都是一致的,每个椎体约为2°[5,39]。矢

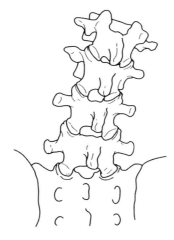

图5-210　腰椎侧屈合并对侧的旋转。

状面的关节是限制旋转活动的一个重要的屏障。在旋转时, 椎体关节面滑向旋转和接近对侧旋转的一侧(见图5-202), 轴向旋转的瞬时轴在髓核后部和纤维环之间[1](见图5-208)。

腰椎的旋转同样合并侧屈和轻微的矢状面旋转。在上腰椎和下腰椎之间, 椎体的耦合侧屈运动还会发生变化。发生在上三个腰椎(L1-L3)的旋转合并向对侧侧屈。在下两个腰椎节段(L4和S1)的旋转合并同侧侧屈[28,63]。L4-L5节段的移行改变, 可能是临床上的重要问题, 它提示要预防该节段增加的扭转力、临床的不稳定性和退行性改变[5]。

这种联合矢状面旋转的运动模式取决于腰椎运动的初始位置[28]。脊柱在开始时处于中立位, 在脊柱旋转时, 侧屈可以发生于腰椎的任何水平。当脊柱从一个侧屈位置开始旋转时, 它有一个后伸的趋势; 而当脊柱从后伸位开始旋转时, 则有一个屈曲的趋势。这种模式在侧屈运动中也有发现。被总结为: "在侧屈或后伸的体位下的侧屈或轴向旋转, 都有伸直脊柱的趋势(移向中立位位置)"[5]。

腰椎动力学

侧屈是由腹肌的向心收缩引起的, 而对侧屈运动的控制, 很大程度上是腰大肌(竖棘肌)的离心收缩的结果(图5-212)。当股骨被固定时, 髂腰肌令脊柱侧屈; 当骨盆被固定时, 腹肌令脊柱前屈。在脊柱前屈的最初60°内, 骨盆由股二头肌和股后肌群固定, 但达到60°之后, 躯干的重力就超过了臀肌和股后肌群维持平衡的力, 余下的30°靠骨盆旋转来完成。在整个屈曲过程中, 此时除了胸、髂、肋肌以外, 所有肌肉都是放松的。脊柱在韧带和肌肉的被动张力作用下保持稳定。

恢复中立位是一个反方向运动的过程, 首先是臀肌控制下的骨盆活动, 随后是竖棘肌控制下的脊柱后伸活动。屈曲活动受黄韧带、后纵韧带、后侧关节囊韧带和棘间韧带的限制。

后伸活动以竖棘肌的向心收缩开始, 随后, 重力和腹肌的离心收缩再次成为主要的控制力, 后伸活动受前纵韧带、棘突和关节面的限制。

侧屈以同侧的腰方肌向心性收缩开始, 并即刻被对侧腰方肌的离心作用力控制。侧屈活动受同侧的关节面、对侧的关节囊、黄韧带、横突间韧带和深筋膜的限制。

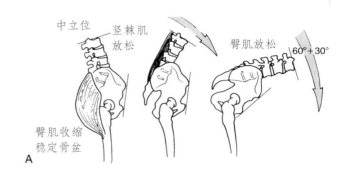

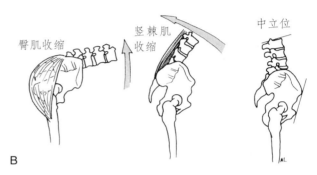

图5-212 躯干屈曲。(A)前屈60°, 腰椎椎旁肌向心收缩, 臀肌放松后, 髋关节又屈曲30°; (B)后伸活动中, 正相反。

旋转在腹斜肌的向心作用力下, 以及对侧较短的肌肉(多裂肌和回旋肌)的辅助下启动。旋转活动受同侧的多裂肌和回旋肌, 以及关节、横突间韧带和黄韧带所控制。对侧肌肉的平衡收缩对维持轴向的瞬时旋转至关重要。

腰椎评估

观察

腰椎结构的评估应从腰骶对齐和活动范围的评估开始。骶骨底形成脊柱的基础, 骨盆和四肢的功能或结构的改变可能改变腰椎的序列。骨盆和髋关节的序列通过观察臀沟、后侧髂骨棘(骶骨窝)和髂嵴来评估。

触诊检查骨盆序列时, 将拇指放在髂后上棘上, 指尖在其上缘(图5-213), 比较两侧是否对称, 如果两侧髂前上棘与大转子的连线不对称, 则提示可能存在双下肢的长度不等。

可通过观察棘突的方向、椎旁肌的位置和腰的轮廓(图5-214)来评估腰椎在冠状面是否水平。腰椎侧凸常表现出脊柱两侧肌肉的不对称。在腰椎侧

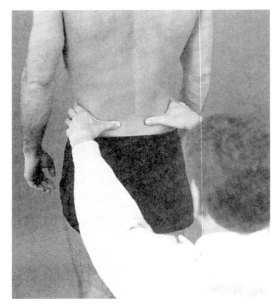

图5-213 通过对髂后上棘和髂嵴的触诊，观察腰骶的序列和姿势。

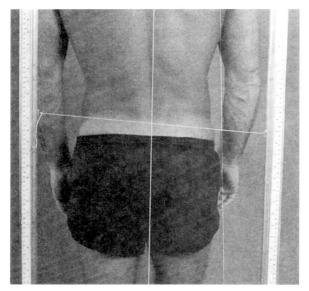

图5-214 后部垂直线的观察。显示右侧骨盆较低，在腰椎上形成凸面曲线。

凸的凸面上常可见椎旁肌形成的团块，如果发现存在偏移，则应测量双下肢长度。

　　髋关节、骨盆和腰椎矢状面的方向可从侧方检查。腰骶角很大程度上决定了腰椎曲度的角度。而骨盆的位置则可反映出腰骶角的大小，其前倾或后倾通常源于髋关节角度的改变。骨盆的前倾是由于双髋的屈曲，骨盆的后倾则是由于双髋的后伸（图5-215）。

　　骨盆前倾增大腰骶角和腰椎曲度，骨盆后倾则

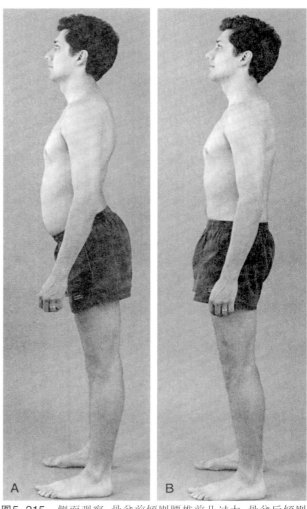

图5-215 侧面观察：骨盆前倾则腰椎前凸过大，骨盆后倾则腰椎反弓。

会减小腰骶角和腰椎曲度。腰椎曲度的改变也和胸椎曲度改变有关。先天胸椎曲度变直通常导致腰椎和颈椎曲度的变直。驼背畸形也可以导致腰椎和颈椎曲度增大。

　　腰椎和骨盆的活动通常可通过角度和对称性来观察。通常可以在立位下检查屈曲、后伸和侧屈功能，坐位下检查旋转功能，这个体位可以固定骨盆以防止髋关节旋转。

　　检查屈曲功能时，要求患者向前屈曲，观察可能出现的任何的活动受限及疼痛弧的改变。如果其活动功能正常，患者应该能够使手指尖和地板相距在几英寸之内，此时，腰椎的曲度正好与生理曲度相反（图5-216）。

　　患者恢复到中立位后，术者应该在其完成脊柱后伸动作时固定住患者的髋关节。后伸活动范围显

保患者在侧屈时没有旋转躯干、屈曲膝关节和抬起脚。活动功能应该是对称的，术者应该记录患者手指通过膝关节的位置，并且侧屈过程中应该观察到脊柱呈一个平滑的类似"C"的曲线，如果完整的活动突然被终止，则应记录其活动受限或活动度加大的区域。

为了单独观察腰椎的活动，术者应该使用令患者身体倾斜的方法，并测量胸腰段和腰骶段区域的活动。表5-8列举了腰椎活动范围，测量活动的方法已在先前描述(图3-10)。

静态触诊

检查腰椎骨性和软性组织时，患者应俯卧位，术者要检查是否存在上述组织的僵硬、序列紊乱和不对称。

观察骨的骨性标志，用手指或拇指触诊棘突、棘突间和关节突区域（图5-217）。通过放一个卷形物体在腹部下，或升高整脊床的腰椎和骨盆部分，来增大棘间触诊区域。关节突区域不易被触及，甚至术者会感觉到在每一侧关节突上都有的质地较硬的软组织。术者还可以在关节突的上方触及腰椎节段旋转的突出物，局部肌肉有一种饱满感，但触到的并不是骨骼。

通过掌下、手指或拇指下感觉的对比，来进行腰椎椎旁软组织的触诊。检查内容应该包括竖脊肌、腰方肌、深层肌肉和髂腰肌的紧张度和结构。在俯卧位触诊检查腰大肌，应检查其紧张度和是否存在压痛。触诊时，髋关节前屈，同时腹部变得明显。

动态触诊

关节活动。腰椎疼痛或关节活动受限的位置可以在坐位或俯卧位被观察。如果怀疑位置不正常，应该通过有效的关节活动测量做进一步评估。同样的方法也可用于评估胸椎由后向前的滑动功能，检查腰椎时，可以采用对抗反向旋转的方法(图5-218)。要检查脊柱是否存在失稳，还有其他的检查方法，例如旋转功能评估法、侧滑功能评估法和侧卧位检查法。

检查关节的旋转活动时，术者要按压邻近的棘突(图5-219)或同时按压棘突和髂后上棘，同时施加对抗旋转关节的动作。正常的活动是无痛的，但伴有压力感，当术者释放压力后，那种感觉就会消失。

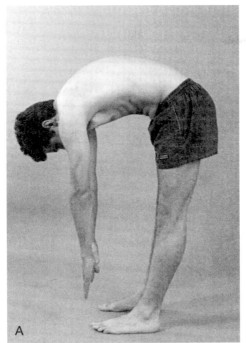
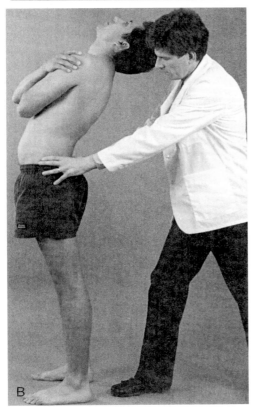

图5-216 胸腰段活动角度观察：(A)前屈，(B)后伸。

然小于前屈活动，腰骶部的不适通常与过度的后伸有关。

检查侧屈活动时，要求患者身体弯向一侧，此时，患者的手指应该在大腿的侧面下方。重要的是确

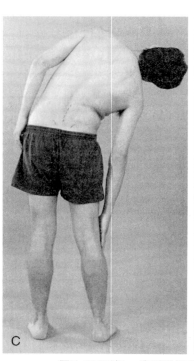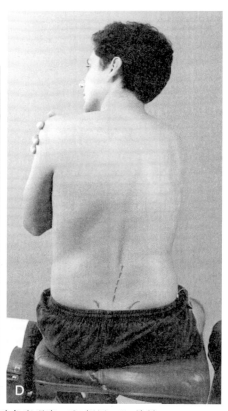

图5-216(续)　胸腰段活动角度观察:(C)侧屈,(D)旋转。

表 5-8	腰椎的活动范围
前屈	40°~60°
后伸	20°~35°
侧屈	15°~25°
旋转	5°~18°

　　检查单个腰椎运动节段的侧滑功能，令患者处于俯卧位，术者一只手的拇指按压在患者邻近棘突的侧面，另一只手抓出患者大腿的前面和中央(图5-220)。借助施加在棘突上的中度压力引起椎体活动，同时，患者的大腿被动外展。正常的活动是脊柱节段的弯曲和棘突远离按压面的滑动。这个检查程序也可以通过在将整脊床的骨盆部分从一侧移动到另一侧来完成。

　　在侧卧位下评估脊柱节段的稳定性，患者任意一侧侧卧位，上侧的腿和膝关节屈曲。用一拇指指尖按压棘突和棘间隙，并固定患者屈曲的膝关节(图5-221)。在患者的膝关节施上加向后的剪力，同时触动手施加向前的轻柔压力。此时，在邻近的棘突间有滑动感，下位棘突相对于上位棘突的过度滑动，提示可

能临床存在关节不稳定。

　　腰椎节段的活动触诊和末端活动：在坐位或侧位姿势下检查患者腰椎节段的活动。这两种姿势对于评估腰椎活动都有效，但是侧位姿势对于整个躯干活动而言不能提供过多的自由度。这是腰椎侧屈和末端活动检查所面临的特殊事实。

　　坐位方法：坐位检查，患者坐在整脊床上或触诊器材上，双手交叉于胸前。术者坐在患者的后面或站在患者的侧面。按住患者的肩关节以控制其活动。

　　旋转。以拇指按压邻近棘突的侧面，评估腰椎节段的旋转功能。按压在椎体旋转的同侧，以便电脑可以扫描到棘间隙。辅助手绕到患者的前面，勾住患者肩关节前侧或抓住对侧的前臂，向按压的同侧旋转患者的躯干(图5-222)。在正常的旋转过程中，术者应该触诊上位棘突，并使之朝远离下位棘突的方向旋转。椎体的旋转活动应该与躯干旋转的方向相同。如果没有发现棘间隙分离，且相邻棘突同时移向同侧，那么就怀疑此节段活动受限。

　　腰椎节段的旋转活动功能是相当有限的（1°到2°），术者可能无法在有限的范围内辨别出活动的减少。因此，术者应该注意到中立位时部分节段的活动

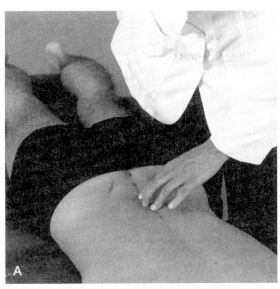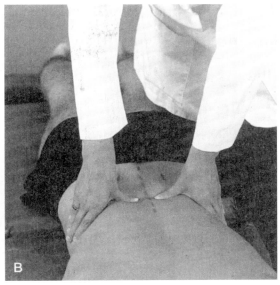

图5-217　腰椎棘间的对齐性和敏感性(A)及椎旁肌肉张力、质地和敏感性(B)的触诊。

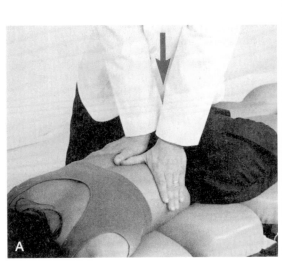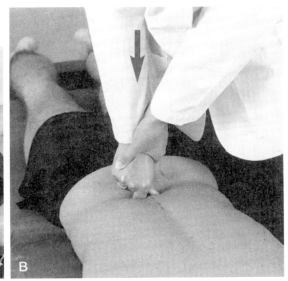

图5-218　腰椎由后向前关节活动的评估。(A)双手手掌按在横突上并对照;(B)手指按压棘突。

(在邻近棘突间的任何改变)和末端活动的质量。

　　尽管腰椎小关节对旋转提供了一个骨性的障碍,但旋转的末端活动仍有一些弹性。为了评估终末活动,术者要将额外的压力应用在被动活动的终末。可以按压旋转同侧的上位棘突上(图5-222)或旋转对侧的关节突和后关节上。

　　侧屈。检查侧屈时,也应按压邻近棘突的侧面。按压在想要侧屈的一侧,同时患者被要求弯向按压的一侧 (图5-223)。术者的按压手通过患者肩部施加向下的中度压力。内侧的手臂和按压的手臂必须

共同工作以使患者尽量向触诊点屈曲。在检查腰椎时,为了引起侧屈,患者的上段躯干必须尽量弯向一侧。在侧屈完成的过程中,术者应该感觉到在按压的范围内脊柱平滑的弯曲和棘突滑向对侧(凸侧)。

　　通过按压并推动上位棘突,并在活动范围的终末施加额外的压力来评估末端活动。与旋转活动相比,侧屈的末端活动是相当有限的,并可观察到有力并持续的反应。

　　前屈和后伸。术者用食指指尖或食指背侧中段的指骨按压棘间隙来检查腰椎的前屈和后伸 (图5-

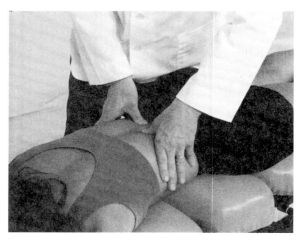

图5-219 对抗旋转法检查关节活动:L3-4左旋活动。L3棘突左侧和L4棘突右侧相对的力作用于棘突中间。

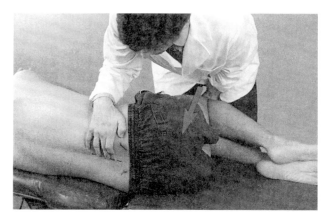

图5-221 侧屈姿势评估腰椎临床不稳定性,术者沿着患者大腿的中线应用一个由前到后的力,并增加在L3和L4之间的活动。

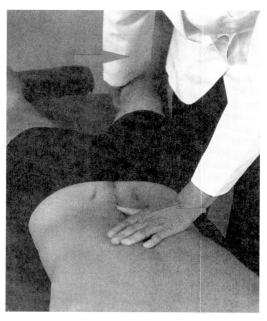

图5-220 用拇指按压在L3-L4棘间隙左侧以评估L3-L4活动节段的侧滑。

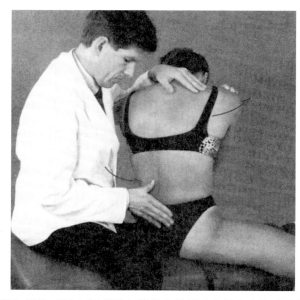

图5-222 对L2-L3节段左旋的节段活动范围和末端感觉的评估,用拇指按压L2-L3棘间左侧。

224),要求患者尽量放松并使腰椎呈弓状。术者要借助手臂及触诊的手引导患者做腰椎前屈的动作,并确保可以触诊到脊柱弯曲的顶点。在前屈的过程中棘间隙增大,在后伸的过程中棘间隙减小。

检查腰椎前屈的末端活动。用拇指或指尖按压上位棘突,同时,术者的辅助手和放在患者肩上的手臂施加轻微向下的压力(图5-225,A)。向前推按棘突可以引起后伸,(见5-225,B)。后伸的末端活动由于棘突的影响而受到限制,其运动质量与前屈相比也较弱。

侧卧位姿势方法。检查侧卧位姿势脊柱活动性时,患者站在一侧,其下方手臂穿过前胸,放在对侧的肩关节上,下方的腿沿着整脊床伸直,上方的膝关节和髋关节放松。术者按住患者的肩关节并固定患者屈曲的大腿以控制其活动。

前屈和后伸。检查前屈和后伸时,术者面对患者站立,并将患者屈曲的膝关节夹在自己的两条大腿之间,用远端手触诊棘间隙,通过上下移动患者的膝关节引起脊柱前屈和后伸,并感觉到棘间的开合(图5-226)。

侧屈。检查侧屈时,术者用远端的手按压在患者

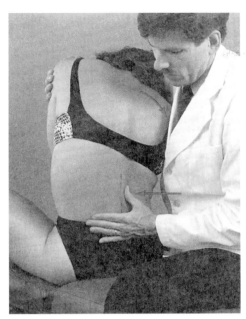

图-223　对L2-L3活动节段右侧屈曲的末端感觉的评估，用拇指按压L2-L3棘间隙的右侧面。

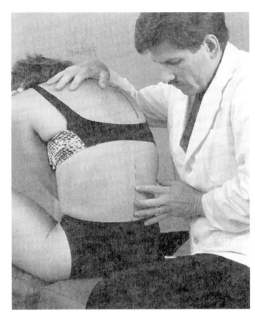

图5-224　腰椎屈曲活动评估，用指尖按压在L2-L3和L3-L4棘间隙。屈曲和后伸。

坐骨结节和髋关节、臀部软组织上。近端手的手指或拇指放在邻近棘突和棘间隙的任何一面。为了引起活动，用远端手将骨盆向近端方向推，同时触诊棘间隙活动（图5-227）。在脊柱弯曲的凹面，棘间隙是闭合的，而在凸面则张开。如果出现功能紊乱，术者触

诊凹面（下方）时棘突就不能滑到术者的手指下；而术者触诊凸面（上方）时，棘突则会维持稳定而没有滑动。

　　旋转。在侧卧位姿势下，可以通过引起患者的躯干或骨盆的运动来检查腰椎旋转功能。如果是利用

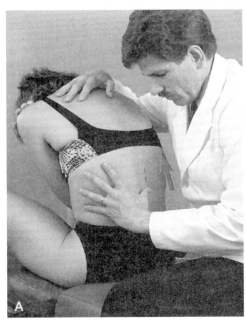

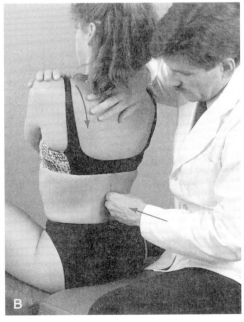

图5-225　（A）在L2-L3活动节段，前屈末端活动的评估，使用拇指按压L2棘突向下倾斜的面上。（B）腰椎后伸末端活动，加强指尖在L2-L3棘间的按压。

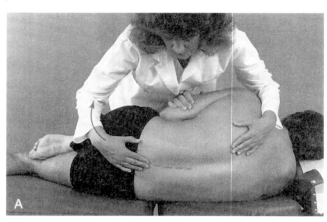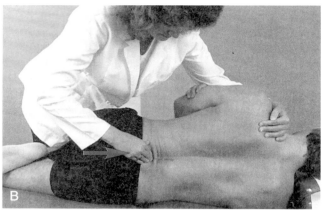

图5-226 （A）对于侧卧位姿势前屈活动的检查。（B）L4-L5活动节段的后伸，使用指尖按压在L4-L5棘间上。

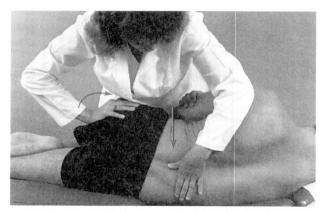

图5-227 侧卧位姿势时L2-L3活动节段侧屈活动的评估，使用拇指按压在L2-L3棘间侧面上。

患者的躯干，应以中等力度按压患者上方的肩关节（图5-228）。如果利用患者的骨盆，则应以中等力度按压患者的大腿或邻近大腿处。术者的近端手或前臂按住患者的躯干（图5-228，A）。在对抗旋转肩关节和骨盆时，术者的前臂在患者的手臂和胸廓之间滑动，按住患者肩关节，要求患者上方的手握住自己对侧的上臂，否则患者的肩部将无法提供足够的距离以引起旋转（图5-228，B）。在通过骨盆引起活动时，术者用踝关节或远侧大腿的背面按压患者上方的大腿。以上两种方法都要求术者用远端手的中指或拇指按压触诊的棘间隙。

为了引起躯干的活动，要从后侧在患者的肩关

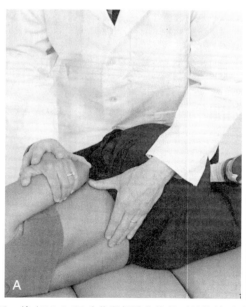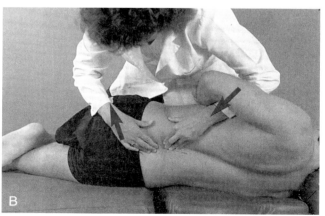

图5-228 检查L3-L4运动节段侧卧位姿势下的旋转活动。（A）右旋活动检查。远端手将手指尖按压在L3-L4棘突上，此时，远端手引起躯干后旋。（B）左旋活动检查。用指尖按压在L3棘突的左侧面和L4棘突的右侧面，同时肩关节及骨盆方向发生对抗旋转。

节和前臂上施加压力。而为了引起骨盆的旋转，则应在患者大腿的远端施加向下的压力（5-228，B）。当躯干的动作引发脊柱运动时，上位棘突沿躯干旋转方向（朝向整脊床）旋转并远离下位棘突。当骨盆的旋转引发脊柱运动时，下位棘突沿骨盆旋转方向（远离整脊床）旋转并远离上位棘突。

腰椎矫正

侧位姿势矫正

侧位姿势腰椎矫正被广泛应用在腰椎功能紊乱的矫正。它们提供自由活动以改变患者的姿势和适应的方法，并提高术者杠杆力和机械力的优势。虽然它们很难称得上完美，但是术者可以通过理解它们的机械力学原理和影响而减少挫折。

患者的体位、脊柱屈曲、侧屈的角度，以及在肩关节和骨盆之间的对抗旋转可以调节椎体水平的张力（图5-229）。推力的矫正方向与躯干的活动方向有关，骨盆的活动对于矫正的定位也是很重要的。

与躯干运动方向相同，但与骨盆运动方向相反的矫正推力被定义为辅助性矫正。而与躯干运动方向相反，但与骨盆运动方向相同的矫正推力则被定义为对抗性矫正（图5-230）。辅助性矫正被用于按

压下位运动节段以增加预先的张力；对抗性矫正则被应用于按压上位运动节段以增加预先张力。

体重和杠杆作用的适度使用及对侧位姿势矫正的有效应用也非常重要。侧位姿势矫正，要求增加力量以引发预矫正张力和矫正推力，这种力量也就是术者的体重。

俯卧位和膝-胸位矫正

俯卧位和膝-胸位矫正将采用在特殊短杠杆的按压（图5-234）。它们尤其适用于后伸受限或旋转受限的矫正治疗。在俯卧位或膝-胸位下，很容易引起脊柱后伸，腰椎矢状面和预矫正矢量的方向不矛盾。也便于术者将自身体重置于在按压点上。

由于膝-胸位有助于增大腰椎后伸，所以患者在这个姿势上过度后伸是有害的。因此，术者必须熟练应用这个方法，所发出的矫正推力应是轻浅的，不易察觉的。

坐位腰椎矫正

坐位腰椎矫正（图5-235）与先前讨论的坐位胸椎矫正的机械力学原理一致。在按压水平以下的运动节段中，使用辅助的方法可以增强后伸。尤其应用于腰椎旋转受限或旋转、侧屈同时受限。最频繁和有效的应用点发生在胸腰段。要充分理解这些应用对胸腰段椎体向矢状面方向的移行，以及对轴向旋转和小关节活动的影响。

旋转矫正

腰椎旋转功能紊乱理论上是由于旋转受限侧或另一侧的后关节活动度的减小。尽管每一侧的活动都很小，但对于关节功能而言，每个关节上活动的减少都是潜在的危害。在关节旋转受限侧的关节固定可产生关节面分离的损伤（图5-236）。在关节旋转受限的另一侧（受压面）的关节固定，理论上会导致下关节向前滑动的减少（见图5-236）。在躯干旋转的对侧，关节面是轴向旋转的主要障碍。而骨性冲击对于限制腰椎旋转起着重要的作用。也就是说，关节周围软组织的改变不可能对轴向旋转的范围有太大影响，而躯干旋转同侧的关节也没有受骨的影响而受限。因此，旋转对侧关节的功能性改变很大程度上是限制关节活动的主要原因。

旋转功能紊乱导致旋转受限侧关节间隙的丢失

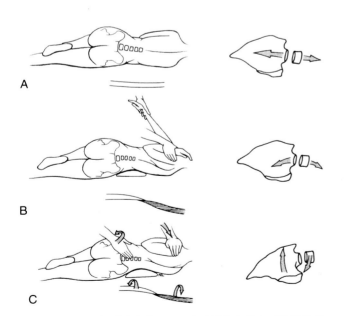

图5-229　患者侧卧位姿势。（A）通过屈曲患者上面的膝关节和髋关节，增大脊柱屈曲和后关节的干扰。（B）通过在腰椎下放一个枕头并将患者肩关节拉向前下立以增大脊柱侧屈。（C）骨盆和肩关节的对抗旋转可以引起上侧（左）关节面的分离。

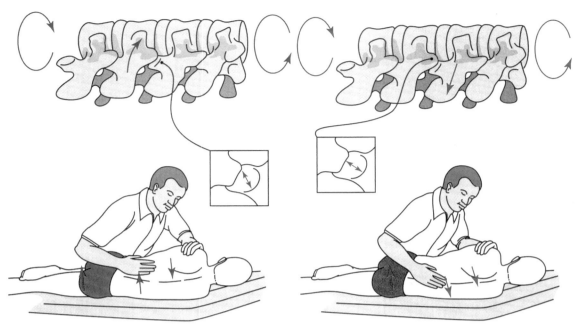

图5-230 侧卧位姿势的旋转功能紊乱。(**A**)对抗姿势,按压下位椎骨使之与上位椎骨分离;(**B**)辅助姿势,按压上位椎骨使之下位椎骨分离。箭头表明矫正的矢量和肩关节及骨盆旋转的方向。

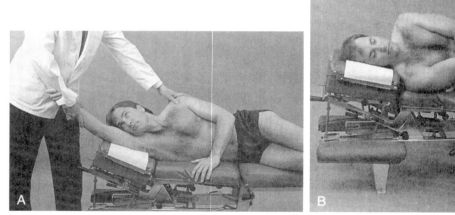

图5-231 在侧屈中,患者前臂的辅助功能。(**A**)远离床面侧屈,术者向患者头部拉其手臂使患者肩关节的侧面看床产生左侧屈(LLF)。(**B**)向患者足部拉其手臂侧屈朝向床面以产生右屈(RLF)。抬高骨盆和腰椎部分,或在腰椎下放一个枕头,有助于向床面侧屈。

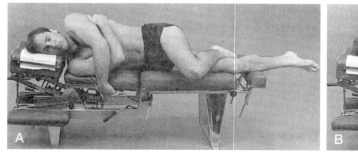
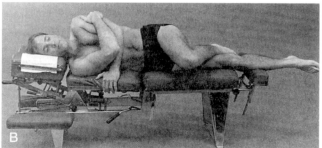

图5-232 侧卧位矫正,可选择患者手臂的位置。(**A**)身体前屈,上臂交叉于胸前以保持躯干中立位。(**B**)上臂置于身体中间,以适应中立位或轻微躯干向后旋转的体位。

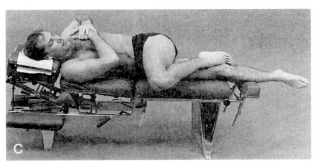

图5-232-续 (C)上臂向后的位置适用于身形较大、尤其引起躯干向后运动。

可以通过侧卧位姿势下辅助或对抗的方法治疗。两种方法都要求将患者受影响的关节置于上方(远离

床面),同时患者身体屈曲,并向床面侧屈,使躯体在阻力下发生功能受限脊柱节段的旋转。

使用对抗的方法,要按压下位椎骨关节突的上面或棘突的下面。在肩关节旋转相反的方向上传递推力,这种方法可引发旋转以及按压点上方关节面的分离(图5-237)。

辅助性体位,按压在上位椎骨的棘突上,并在肩关节旋转的方向上传递推力。这种方法也用以引起关节面分离,但引起分离的位置在按压点下方的关节(图5-238)。要将上述两种方法的力联合起来,就必须采用一种推拉棘突的矫正法(图5-239)。

为了在坐位上引发脊柱旋转和关节面分离,可

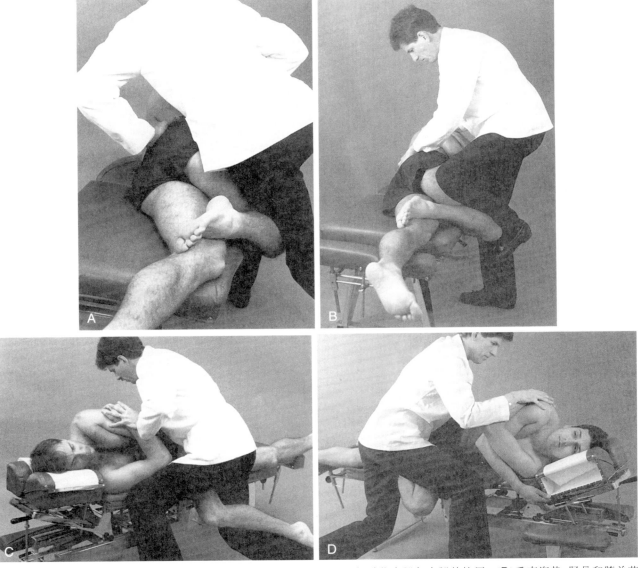

图5-233 侧卧位骨盆和腰椎的矫正术中可以随意按压患者的腿。(A)侧卧位大腿与大腿的按压。(B)垂直姿势,胫骨和膝关节的按压。(C)叉开双腿按压。(D)叉开屈膝按压。

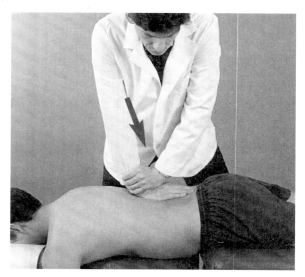

图5-234 俯卧位，单侧小鱼际关节突矫正。

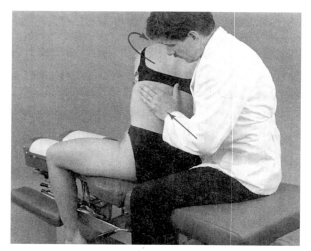

图5-235 坐位，关节突推法矫正。

采用类似于侧卧位下辅助推棘突矫正术的患者体位。按压旋转受限侧（棘突旋转的一侧）的上位棘突的侧面或旋转受限对侧的关节突上。令患者朝预备形成关节面分离的一侧的对侧侧屈，并在受限的方向旋转躯干（图5-240）。

辅助性侧卧位关节突推法矫正或坐位下辅助关节突推法矫正均可以治疗旋转受限。按压后柱旋转侧（旋转受限的对侧）运动节段的上位椎骨。这些方法主要是通过按压关节间隙减小的一侧，起到分离按压点下方的椎体的作用。它们并不按压对侧也就是关节间隙加大的一侧。因此，可能无法像之前描述的方法那样对这一侧产生效果。

在侧卧位姿势方法中，要注意保持患者肩关节处于相对的中立位。肩关节过度的向后旋转会与矫

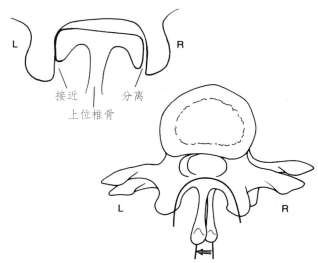

图5-236 右旋图解，右侧关节分离，左侧关节前滑移关节间隙丢失。

正推力的方向相对抗，并会在预矫正节段的上方产生干扰力。此外，要考虑到使矫正推力保持一个较高位置的倾斜（图5-241）。这样沿着腰椎矢状面的推力就可以减小关节面的挤压。

在采用坐位下关节突推动矫正时，患者向按压对侧做一些侧屈也许有助于分离关节（图5-242）。如果患者向按压的一侧侧屈，而矫正推力直接向前而上位椎体未发生分离，那么关节就将面临不必要的压力风险。

侧屈矫正

腰椎侧屈功能紊乱的原因可能包括：椎间盘闭合性的丢失、在侧屈功能紊乱侧小关节间隙的丢失，或侧屈受限对侧的小关节间隙加大和软组织紧张（图5-243）。

侧屈功能紊乱通常采用侧卧位姿势矫正，也可以在坐位姿势下矫正。侧卧位姿势下，术者可以按压棘突或关节突，也可以使用放置枕头或调整整脊床的腰椎和骨盆节段以增加侧屈的辅助姿势。患者侧卧位，侧屈受限的一侧位于上面，患者侧屈远离桌面（侧屈面朝向术者）（图5-244）。张力产生后，术者由前向后、由外向前施以推力，以引起脊柱节段侧屈和上关节面及椎间盘的闭合，及引起向下关节面和椎间盘的分离。

在使用关节突按压法时，患者侧屈受限的一侧向下，患者侧屈面朝向床面以分离上面的关节。可在

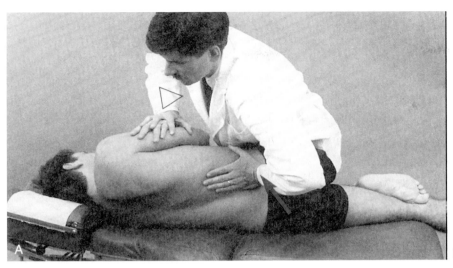
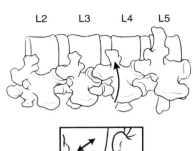

图5-237　对抗性体位,术者小鱼际按压L4右侧横突以引起脊柱右旋和L3-L4右侧关节的分离。

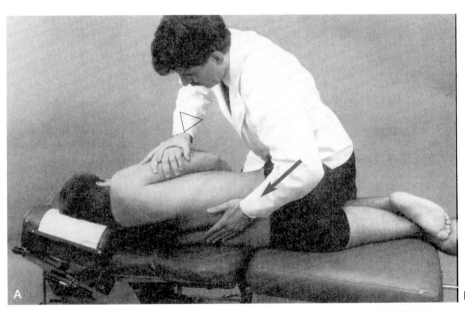
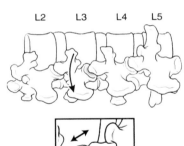

图5-238　辅助姿势。小鱼际按压L3棘突右侧以引起脊柱右旋和L3-L4右侧关节的分离。

患者身下放一个卷形物体以辅助患者发生侧屈。按压下位椎骨或上位椎骨的任意一侧。按压上位椎骨时,推力被优先向前和向上的作用于躯干弯曲的方向,以分离按压点下方的关节(图5-245)。在按压下位椎骨时,推力直接向前和向下以分离按压点上方的关节。上位椎骨按压更常被采用,它更便于术者的手腕或肩关节发力。

在采用关节突按压法治疗突出椎间盘的闭合时,患者侧卧位,侧屈受限侧居上。患者侧屈侧远离床面,术者的推力由后向前、由侧方向中央、由上向下传递,以引起关节面接近和椎间盘闭合(图5-246)。这个方法仅适用于侧屈受限和旋转受限同时存在的情况(右后下或左后下)。

患者中立位时,直接向上或向下矫正脊柱的矢量方向不大可能引起侧屈[32]。如果患者被施以预应力并被允许在侧屈受限侧活动,则很可能产生侧屈(图5-246)。卷形物体、楔形物体和整脊床的使用可以在这样的位置中起辅助作用。

屈曲和伸展矫正

屈曲功能紊乱通常可通过在侧卧位姿势下按压棘突来治疗。脊柱在功能紊乱的节段屈曲,术者在活动受限节段的上位或下位椎骨上施加按压,以引起棘突间或后关节的分离。辅助性方法中,术者按

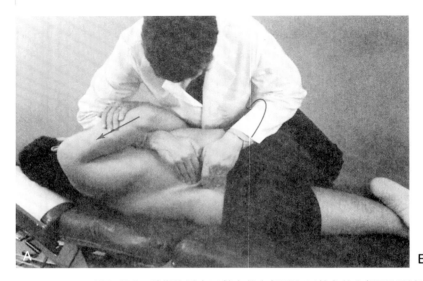
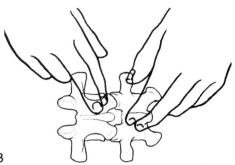

图5-239　手指按压在L3棘突的右侧面和L4棘突的左侧面以引起L3-L4右侧关节的旋转与分离。

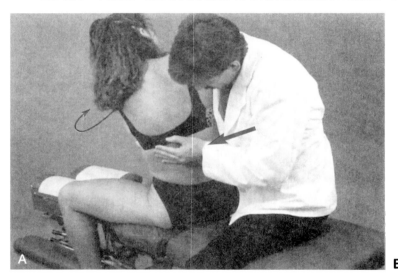
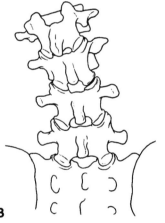

图5-240　治疗方法:小鱼际按压在L3棘突的右侧面以引起L3-L4右侧关节的右旋与分离。

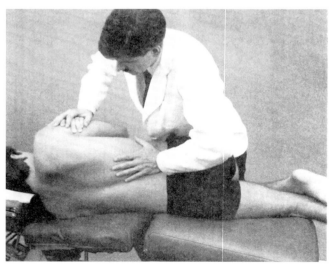
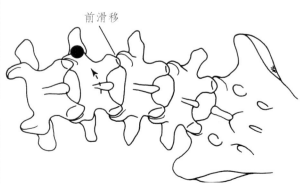

前滑移

图5-241　治疗方法:小鱼际按压在L3右侧关节突以引起左旋。

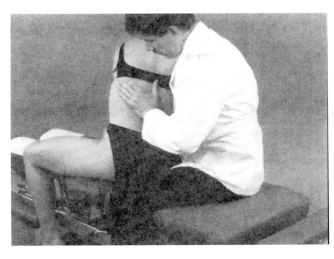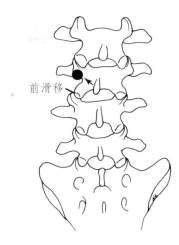

图5-242 治疗方法，小鱼际按压在L3左侧关节突以引起右旋或右侧屈曲。

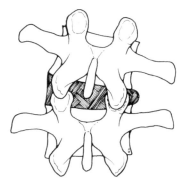

图5-243 右侧屈曲演示，显示右侧关节面滑向一起而左侧关节面分离。

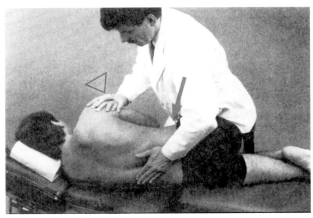

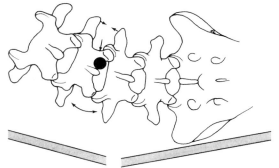

图5-244 治疗方法：小鱼际按压在L3棘突的右侧面以引起L3-L4活动节段的右侧屈曲。

压上位椎骨，推力直接向前和向上传递（图5-247）。对抗性方法中，术者按压下位椎骨，推力直接向前和向下传递。对抗性方法仅适用于腰骶部，术者按压患者骶骨。

后伸功能紊乱也可在侧卧位利用棘突按压进行治疗。在这种情况下，运动节段允许后伸，术者按压上位棘突或下位棘突，并直接运用推力矫正，以引起关节后侧、椎间盘间隙减小及关节前侧部分的分离（图5-248）。可以选择对抗性方法，因为轻微的由下向上的推力可以减小术者肩关节上的压力。

在中立位上，沿脊柱直接向上或向下的矫正矢量方向不大可能引起屈曲或后伸[32]。如果对患者施加预应力，并允许在受限方向活动，则可能产生脊柱的屈曲和后伸。

如上所述，俯卧位或膝-胸位矫正在腰椎后伸的矫正可能特别有效。应用单侧按压还是双侧按压，取

决于术者是否希望引起联合旋转的后伸运动。按压可以施加在棘突上，但是更多应用于关节突上。

腰椎矫正（框5-9）

侧位姿势

小鱼际/关节突推法（图5-249）

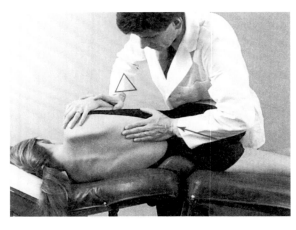
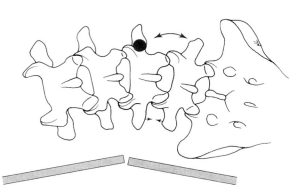

图5-245　治疗方法:用小鱼际按压在右L4横突以引起L4-L5右侧运动节段的左侧屈曲。

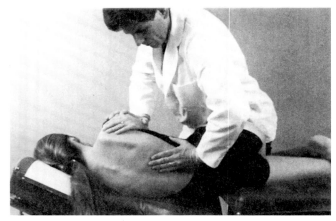
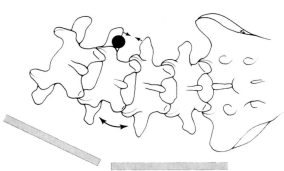

图5-246　治疗方法:用小鱼际按压在L3右侧横突以引起L3-L4运动节段的右侧屈曲。

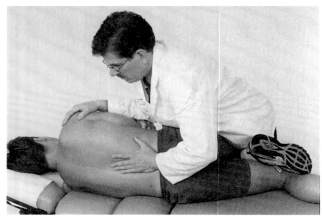
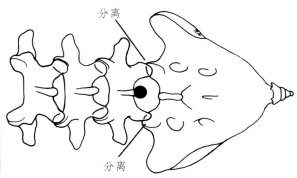

图5-247　治疗方法:用小鱼际按压在L5棘突上以引起在L5-S1运动节段的分离。

IND:旋转或侧屈受限,L1-L5。旋转或侧屈位置不正,L1-L5。

PP:患者侧卧位,头部用枕头支撑或抬高颈椎。手臂放在对侧的肩关节上或侧面胸肋部,患者下方的大腿沿着床面伸直,上方的大腿和髋关节屈曲,患者的脚放在下方腿的腘窝处。其他手臂和腿的位置显示在图5-231至图5-233。

DP:弓箭步的姿势,前屈成角接近45°,术者大腿靠近患者的大腿以支撑患者的骨盆(见图5-233,A),或将患者的大腿夹在术者的大腿之间(见图5-233,C和D)。

CP:着力手的小鱼际(豌豆骨),手指与脊柱

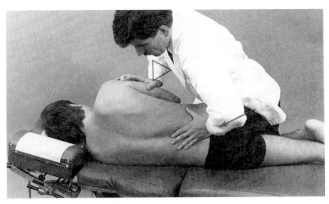
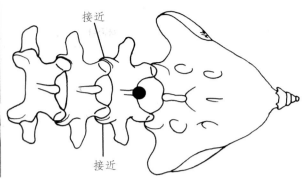

接近

接近

图5-248 对抗性方法:用小鱼际按压在L5棘突上以引起在L4-L5运动节段的后伸。

框 5-9	腰椎的矫正

- **侧卧位:**
  - 小鱼际/关节突推法(图5-249)
  - 小鱼际/棘突推法(图5-250)
  - 小鱼际/棘突拉法(图5-251)
  - 手指/棘突推-拉法(图5-252)
- **俯卧位:**
  - 双侧鱼际/关节突推法(图5-253)
  - 小鱼际/关节突推法(图5-254)
  - 小鱼际/棘突推法(图5-255)
- **膝-胸位:**
  - 小鱼际/棘突推法(图5-256)
  - 双侧鱼际/关节突推法(图5-257)
  - 小鱼际/关节突推法(图5-258)
- **坐位:**
  - 小鱼际/关节突或棘突推法(图5-259)

平行。

SCP:关节突。

IH:患者上方的肩关节按住患者的手。

VEC:矫正力方向。

P:要求患者侧卧,下方的腿伸直,正确摆放患者肩关节的位置,并屈曲上方的腿,以有助于分离功能紊乱运动节段的棘间隙。按压脊椎和大腿,并施加预矫正张力。在张力下,通过术者身体的重力和肩关节的推力产生一个冲力。

旋转受限:治疗方法,为了从中立位引起旋转,使者位于后柱旋转侧的对侧(旋转受限侧),尽量减小患者的肩关节和骨盆之间的旋转。按压椎体,同时引起后柱旋转侧上位椎体的侧滑。例如,L4椎体后柱向右旋转(左旋受限),则应按压L4右侧关节突(见图5-249)。在张力方下,向前和向上释放一个冲力,并与腰椎小关节面平行。

术者牵拉患者下方的手臂使其肩关节旋转和腰椎侧屈(见图5-231,B和C)。升高胸腰段整脊床或在患者的腰段放一个卷形物体可辅助患者的侧屈。术者前侧大腿(见图5-233,A)或下腹部(见图5-233,C和D)沿着患者屈曲的大腿和髋部向前旋转向下牵引,可使患者的骨盆前旋。

肩关节旋转的角度取决于被治疗区域。与下位腰椎相比,上位腰椎的旋转角度较大。肩关节过度的反向旋转对患者来说是没有必要的,也是不适合的,这可能对患者的肋间肌肉产生压力。

在保持张力的情况下,术者通过身体的重量和按压的手臂释放推力。矫正矢量方向允许骨盆活动,而不是直接向前。向前直接的推力有可能引起脊柱节段后伸,而不是旋转和关节分离。按压必须保持轻巧,矢量方向必须合并一个强大的由中央向侧方的力,以加强骨盆的旋转(见图5-249,B)。

对抗矫正方法也可用于治疗旋转受限合并对侧侧屈受限(左后上,右后上)。

侧屈受限:关节突推法矫正通常用于治疗患者的侧屈功能紊乱。患者侧屈受限,按压点建立在上位或下位椎骨上。

为了增强按压的力,可按压侧屈受限的一侧(见图5-249,C和D)。而为了增加分离力,则要按压侧屈受限相反的一侧(见图5-249,E)。

在按压张开的楔形侧时,侧屈受限的相反方向一侧卧于床上,远离床面侧屈,侧屈可通过抬高患者

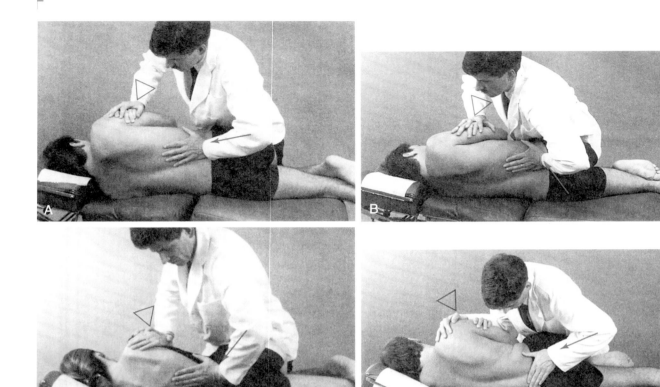

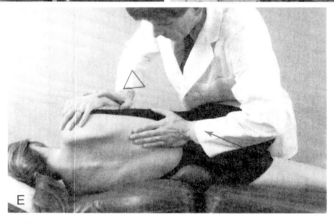

图5-249 (A)治疗方法:用小鱼际按压L4右侧关节突以引起L4-L5节段右侧的旋转。(B)对抗方法:用小鱼际按压L4右侧关节突以引起L3-L4关节右侧的右旋和分离。(C)治疗方法:用小鱼际按压L4右关节突以引起L4-L5运动节段的右侧屈。(D)对抗方法:用小鱼际按压右骶骨以引起L5/S1运动节段的右侧屈。(E)治疗方法:用小鱼际按压右侧关节突以引起L3-L4运动节段的左侧屈。

的肩关节和向头侧牵拉下方的手臂而引起(见图5-232,A)。整脊床的胸腰段部分可以被降低,以在产生侧弯的过程中起辅助作用(见图5-249,C和D)。按压点在上位椎骨或在下位椎骨上。向前、向中央和向下施加推力同时,按压上位椎骨(见图5-249,C);向前向中央、向上施加推力,同时按压下位椎骨(见图5-249,D)。同时,以辅助手轻轻地向下牵拉患者的

肩关节,在侧屈的产生中起到有效的辅助作用(见图5-249,D)。这种上位椎骨的按压方法通常应用于冈氏技术,以治疗旋转受限合并对侧侧屈受限。

在按压闭合的楔形侧时,患者侧受限侧卧于床上,升高整脊床的胸腰段部分或在患者腰段侧面放一个卷形物体以产生侧屈(见图5-249,E),并施加向上和由后向前的矫正推力。

小鱼际/棘突推法(图5-250)

IND:屈曲、后伸、旋转和侧屈受限,L1-L1。旋转、屈曲、后伸和侧屈位置不正,L1-S1。

PP:患者侧卧位。

DP:弓箭步姿势站立,用大腿近侧按压患者的大腿以维持骨盆稳定。

CP:远端手的小鱼际,手指与脊柱呈直角。

SCP:上位棘突的侧面。

IH:患者上侧的肩关节按住患者的手。

VEC:由侧方向中间及由后向前。

P:要求患者适当的侧卧位,并伸直下面的腿。患者肩关节置于合适的位置,并屈曲上方的大腿以治疗功能紊乱节段的椎间隙。在椎骨及大腿上按压,并加大预矫正张力。通过身体的重力产生推力,此时,推力通过肩关节。这种矫正方法施加的是典型的、无问题的推力。棘突推法矫正技术主要是利用辅

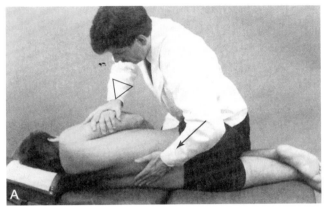
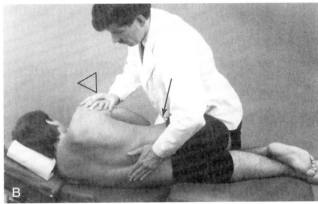
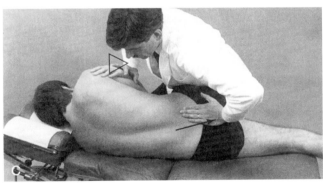
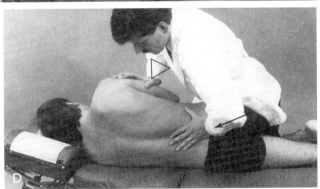
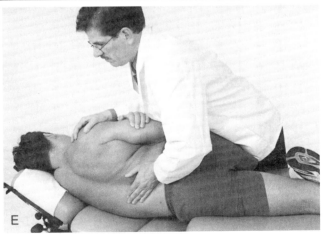

图5-250 (A)辅助性方法:小鱼际按压L3棘突的右侧面以引起L3运动节段的右侧旋转。(B)辅助性方法:小鱼际按压L3棘突的右侧面以引起L3-L4运动节段的右侧屈曲。(C)辅助性方法:小鱼际按压骶部以引起L5-S1运动节段屈曲。(D)辅助性方法:小鱼际按压L5棘突以引起L4-L5运动节段后伸。(E)辅助性棘突推法矫正,按压L4棘突的右侧以引起L4-L5右旋和右侧屈曲。

助性的患者体位来治疗旋转和侧屈受限和利用辅助性或对抗性患者体位来治疗屈曲或后伸受限。

旋转受限:为了治疗旋转受限,患者旋转受限侧的对侧卧于床上(棘突旋转的反侧)。在旋转受限的方向后旋转肩关节,并使患者躯干向整脊床侧屈。上述动作可通过向前下方牵拉患者下方的手臂来完成(见图5-250,A)。按压相应脊柱节段,并向中央推移上位棘突表面(棘突旋转侧),以拉紧松弛的体表组织,这种按压必须轻巧、柔和,否则会产生疼痛。

通过旋转患者的肩关节和向后按压椎骨以产生预矫正张力,术者前侧大腿沿着患者屈曲的大腿和髋部向前旋转向下牵引,可使患者的骨盆前旋。在保持张力的情况下,通过术者的体重和按压的手臂施加推力。

侧屈受限:在治疗单侧侧屈功能紊乱时,患者侧屈受限的对侧卧于床上,并远离床面侧屈。通过将患者下方的肩关节拉向头侧引起侧屈。放一个三角形的枕头在患者的头和肩的下面,或令患者侧卧于整脊床上,并降低胸腰段部分,可以辅助患者侧屈(图5-250,B)。

通过向中央推移上位棘突表面来施加矫正推力,并拉紧松弛的体表组织。通过额外的重力加大棘突按压力,以产生预矫正张力。在保持张力的情况下,借助体重和按压的手臂施加矫正推力。同时,辅助手轻柔地向下牵拉患者的肩关节,能有效地辅助侧屈(图5-250,E)。

屈曲受限:在治疗屈曲功能紊乱时,患者可以任意一侧侧卧,并屈曲腰椎。以手掌中线部分或小鱼际按压受限的脊柱节段。在采用辅助性方法时,向上滑

动以按压上位棘突的下面尖端处,并向上和向前施加推力。

在采用对抗性方法时,向下滑动以按压下位椎骨,并向前下施加推力。对抗方法通常只是治疗腰骶屈曲受限时应用,按压部位为骶骨(见图5-250,C)。

后伸受限:对于后伸功能紊乱,可采用和治疗屈曲功能紊乱同样的按压方法,但允许腰椎后伸活动。在采用辅助性方法时,按压上位椎骨并向前、向下施加推力。在采用对抗性方法时,按压下位椎骨并向前、向上施加推力。

要通过向下按压椎骨引发腰骶连接处后伸,需要按压S1水平的骶部,向前和轻微地向上施加推力(见图5-250,D)。

同侧旋转和侧屈受限:辅助性棘突推法矫正通常用来治疗同侧旋转和侧屈受限(PRS,PLS)。除患者的肩关节朝受限方向旋转以外,术者所采用的患者体位和推力矢量方向与治疗侧屈受限时完全相同(见图5-250,E)。

小鱼际/棘突拉法(图5-251)

IND:旋转受限或旋转和对侧侧屈同时受限,L1-L5。旋转错位或后侧旋转和侧屈同时错位,L1-L5。

PP:患者侧卧位,患者上方的脚勾在下方的腘窝处。

DP:直立位姿势:面对患者而立,用膝关节或大腿远端前侧抵住患者的膝关节。弓箭步姿势,面对患者呈前屈45°站立,跨坐在患者屈曲的膝关节上,并以大腿抵住患者胫骨中段(见图5-251,B)。

CP:远端手的三个手指尖(手指按压),沿着患

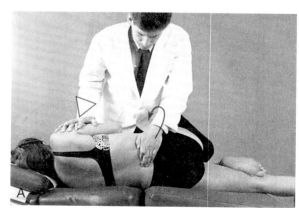
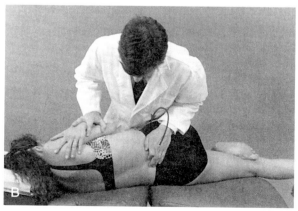

图5-251 (A)辅助性方法:手指按压在L4棘突左侧以引起L4-L5运动节段左旋。(B)对抗性方法:手指按压在L5棘突左侧以引起L4-L5运动节段右旋和右L4-L5关节分离。

者后外侧臀部和髋部。

SCP：棘突的侧面。

IH：置于患者上方的肩关节，按住患者的手。

VEC：由外向内牵拉以引起轴向旋转。

P：要求患者适当地侧卧并伸直下方的腿。屈曲患者上方的大腿以分离功能紊乱活动节段的棘间隙。然后在患者的棘突上、髋关节侧面和屈曲的腿上建立按压。按压棘突时，要用第二、三、四手指勾住棘突的下侧面，同时以前臂抵住患者臀部和髋部的后侧。

在直立位姿势下，术者用膝关节或胫骨远端压住患者的腿（图5-251，A）。在弓箭步姿势站立时，术者则要用大腿的中段压住患者的腿（图5-251，B）。

在保持张力的情况下，通过后伸按压下的肩关节产生牵拉冲力，同时通过快速向下按压患者的腿引起骨盆瞬间前旋。在直立位姿势下，为了引起骨盆前旋，要快速伸直被患者按压的腿。（图5-251，A）。在膝关节对膝关节的按压下，术者要后伸臂部并将体重按压在患者的膝关节上。在弓箭步姿势下，术者的大腿保持对患者胫骨的按压，同时将身体重力快速传递至患者的侧臀部及胫骨上，以产生旋转（图5-251，B）。按压在棘突上的手指用于感知预矫正张力。主要的矫正力是通过建立在患者的大腿侧面和下肢远端的杠杆按压来产生的。

旋转受限：这种矫正技术可以通过辅助方法或对抗方法来实现。可引起反向旋转的对抗性方法在增强旋转张力和关节分离方面可能更为有效[65,66]。

辅助性方法：患者保持中立位，旋转受限侧朝下卧于治疗床，术者按压上位棘突的下方（棘突旋转侧）（见图5-251，A）。利用术者的腿和前臂向前旋转患者的骨盆，以产生预矫正张力，同时向头侧牵拉患者的肩关节。

对抗性方法：使用对抗方法，患者受限的对侧卧于床面（棘突旋转相反的一侧）并在下位棘突的下面建立部分按压。例如，当治疗L3-L4运动节段右旋受限（左后旋转）时，患者左侧卧位并按压L4棘突的左侧（见图5-251，B）。

沿运动节段旋转受限的方向向后旋转患者的肩关节，以产生预矫正张力，这时术者用大腿和前臂向前旋转患者的骨盆，通过向前下牵拉患者的上肢，引起患者下侧躯干的肩关节向后旋转和侧屈。

对抗棘突拉力矫正技术也可以应用于旋转和对侧侧屈同时受限（PRI，PLI表）。按压和姿势是相同的，但是朝向整脊床的侧屈被增加。这样可以通过升高整脊床的胸腰段或放一个卷形的物体在腰椎下来完成。

手指/棘突推-拉法（图5-252）

IND：旋转或旋转合并对侧侧屈同时受限，L1-L5。旋转或旋转合并同侧侧屈错位，L1-L5。

DP：患者侧卧位，上方的脚钩在下方腿的腘窝处。

DP：直立位姿势：面对患者站立，并用术者一侧的膝关节或大腿的远端按压患者的膝关节（见图5-

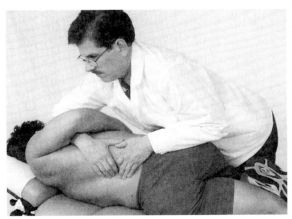
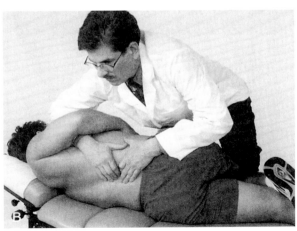

图5-252　手指按压L2棘突右侧面和L3棘突左侧面以引起右旋和L2-L3右侧关节的分离。（A）在术者大腿和患者大腿之间建立按压。（B）在患者的膝关节和术者膝关节之间建立按压。

252，B）。以弓箭步姿势站立，成45°角面对患者而立，利用大腿跨坐在患者屈曲的膝关节并按压患者的胫骨中段（见图5-252，A）。

CP：近端的手指从患者上方上肢的内侧穿过，按压上位棘突的侧面。远端手指勾住下位棘突，同时前臂按压患者臀部后侧和大腿。

SCP：邻近的棘突。

VEC：近端手由外向内和由下向上推。远端手在相反方向由外向内拉。

P：患者侧卧位。屈曲患者上面的大腿，以分离功能紊乱的活动节段的棘间隙。沿旋转受限的方向向后旋转患者的肩关节，并朝向整脊床侧屈躯干。

术者适度地按压邻近的棘突建立合适的按压，并通过对抗旋转骨盆、肩关节和脊柱节段的按压以增加局部关节的张力。当肩关节向后旋转时，患者的骨盆和按压的椎骨向前对抗旋转。这样受到按压的运动节段之间将引起分离。与下位腰椎功能紊乱相比，在治疗上位腰椎功能紊乱时，肩关节向后旋转的角度较大。

在保持张力情况下，通过两个按压的手臂施加快速反向扭转推力，并通过建立在患者肩关节、大腿或胫骨的按压轻柔的推力对上述推力予以加强。但前臂在患者的胸腔的按压不要过分的用力（按压在棘突上的手指用来感知预矫正张力。主要的矫正力由杠杆按压产生，此杠杆力建立在患者大腿的侧面、肩关节近端和四肢末端上）。

俯卧位

双手掌/关节突推法（图5-253）

IND：后伸受限，L1-L5。屈曲错位，L1-L5。

PP：患者俯卧位。

DP：弓箭步姿势站立于患者任意一侧。

CP：双手掌与脊柱平行按压，手指由中间向侧面扇形的移动。

SCP：关节突。

VEC：由后向前。

P：患者俯卧位。双手掌通过将身体的重力转化到按压处以增加关节张力。在保持张力情况下，通过手臂、躯干和身体合并施加推力。降低整脊床的胸段部分，这样在增大节段后伸时有辅助作用（见图5-253）。在腰椎下降部分施加推力。应尽量轻柔以避免后背过伸。

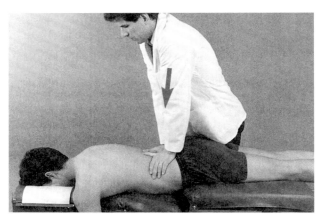

图5-253 双手掌按压L3关节突以引起L3-4运动节段的后伸。

小鱼际/关节突推法（图5-254）

IND：侧屈受限或旋转合并后伸受限，L1-L5。旋转或侧屈错位合并屈曲错位，L1-L5。

PP：患者俯卧位。

DP：弓箭步姿势或直立位姿势站立于矫正按压侧。

CP：小鱼际（豌豆骨），手呈弓形，手指与脊柱平行。

SCP：关节突。

IH：术者的辅助手加强按压或伸至患者身体侧方，以抓住髂前上棘或在矫正按压一侧的肋骨侧。

VEC：由后向前和由上向下或由下向上，取决于受限的情况。

P：患者俯卧位，将胸段降低以辅助引发腰椎节段后伸动作。施加矫正推力，并拉紧松弛的体表组织。通过把身体的重力转化到按压处，以产生预矫正张力。通过手臂、躯干和身体施加推力。推力可以被应用在腰椎下落的部分。

辅助手可以加强按压，也可以按压同侧前面的髂骨。在以辅助手加强按压时，术者要站在矫正按压的一侧（见图5-254，A）。如果辅助手按压髂骨，则应站在对侧（见图5-254，B）。

在按压髂骨时，术者在向前和向近端移动身体重心使体重转化为按压力的同时，通过抬起并向远端牵引髂骨产生预矫正张力，这种反向张力是有限的，患者的骨盆旋转不应该离开桌面超过1~2英寸。术者通过按压的手传递来自手和体重的推力。在俯卧中立位下是很难引出侧屈的。在矫正力释放过程中，术者应对患者预加应力以引起侧屈，这对侧屈的

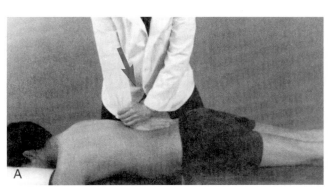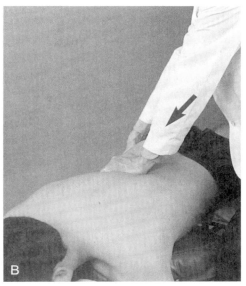

图5-254　（A）小鱼际按压L1右侧关节突以引起在L1-L2运动节段后伸和左旋。（B）小鱼际按压在L1右侧关节突，通过骨盆的对抗牵以引起在L1-L2运动节段右侧部分左旋。

产生有辅助作用。

小鱼际/棘突推法（图5-255）

IND：后伸受限合并旋转或侧屈受限，L1-L5。屈曲错位合并旋转或侧屈错位，K1-L5。

PP：患者俯卧位。

DP：弓箭步姿势站立在需要矫正的一侧。

CP：小鱼际中部。

SCP：上位椎骨棘突的侧面。

IH：辅助手按压在按压手以增加按压力，手指覆盖在按压手的腕关节上。

VEC：由后向前，由外向内和由上向下。

P：患者俯卧位，降低治疗床的胸腰段部分以辅助腰椎后伸。术者以肌肉丰满的小鱼际按压在旋转受限侧的棘突上（棘突旋转侧）。通过向棘突的中央滑动产生按压力，同时会出现一个轻微的顺时针或逆时针的扭转活动，这取决于按压的位置。扭转活动有助于使按压更加稳固。

在按压处通过转化额外的身体重力，产生预矫正张力。在保持张力情况下，通过手臂、躯干和身体释放一种推力。推力应是表浅的以避免患者后背功能紊乱。这个推力可以应用在腰椎下降的部分。过度后伸矫正技术通常被应用于治疗旋转和同侧侧屈同时受限（PRS，PLS表）。

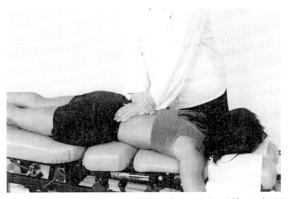

图5-255　小鱼际按压L2棘突左侧以引起后伸、左侧屈曲和L2-L3运动节段左旋。

膝-胸位

小鱼际/棘突推法（图5-256）

IND：后伸受限，合并侧屈或旋转受限，L1-L5。屈曲、旋转或侧屈位置不正，T4-T12。

PP：患者膝-胸位，胸部支撑位置以使患者的骨盆和胸椎水平，或略低于胸椎。患者双下肢之间成角应在95°到110°。

DP：以直立位姿势站在整脊床的一侧，即按压的一侧。术者也可以弓箭步姿势站立，面对患者远端。

CP：小鱼际中部。

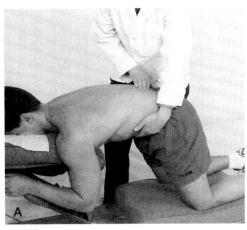
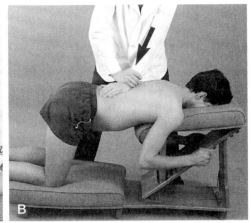

图5-256 膝-胸位矫正。(A)在不使用膝-胸床的情况下,应用整脊长凳建立矫正按压。(B)小鱼际按压L1棘突左侧以引起后伸、左侧屈曲和L1-L2运动节段左旋。

SCP:棘突的侧面。

IH:辅助手按压在按压手的背侧面以增按压,手指覆盖在按压手的腕关节上。

VEC:由后向前,由外向内和由上向下。

P:辅助手首先托住患者的腹部上抬,使腰椎棘突更加突出以便于更有效的按压(见图5-256,A)。随后术者瞬间加大按压力度并使患者腹部降低,此时即释放了推力(见图5-256,B)。这种矫正术易使患者腰椎出现过度后伸,因此,推力必须是表浅的和不反弹的。在矫正力释放的过程中,可对患者施加预应力,这对患者侧屈的产生有辅助作用。

双手掌/关节突推法(图5-257)

IND:后伸受限,L1-L5。屈曲错位,L1-L5。

PP:患者膝-胸位,胸部下方加以支撑位置以使患者骨盆和胸椎水平或略低于胸椎。患者的双下肢间成角应在95°到100°。

DP:弓箭步姿势站立于患者任意一侧。

CP:双手掌平行按压脊柱,手指呈扇形并由中间向侧方移动。

SCP:关节突。

VEC:由后向前。

P:在受限运动节段的上位或下位椎骨建立按压。当按压上位椎骨时,矫正的推力被向前和轻微的向下释放。当按压下位椎骨时,推力被向前和轻微的向上释放。

术者瞬间加大按压力度并使患者腹部降低,此时即释放了推力。这种矫正术易使患者腰椎出现过

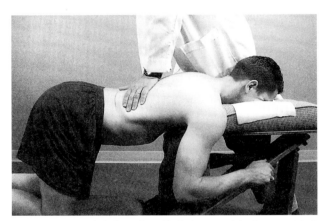

图5-257 双手掌按压在L2关节突上以引起在L2-L3运动节段的后伸。

度后伸并可能受到伤害,因此,推力必须是表浅的和不反弹的。

小鱼际和关节突(图5-258)

IND:后伸受限合并旋转或侧屈受限,T4-T12。屈曲错位合并旋转或侧屈错位,T4-T12。

PP:患者膝-胸位,胸部下方加以支撑以使患者的骨盆与胸椎水平或略低于胸椎。患者的双下肢之间成角应该在95°到100°。

DP:直立位姿势站在床的一边,即在按压的一边。术者可呈弓箭步姿势站立,面对远端。

CP:小鱼际(豌豆骨)。

SCP:关节突。

IH:辅助手按压在按压手面背侧,手指覆盖在按压手的腕关节上。

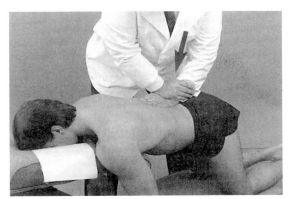

图5-258 小鱼际按压在L4右侧关节突上以引起后伸和左旋。

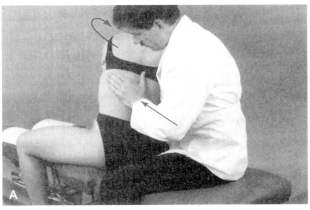

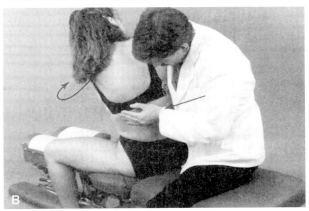

图5-259 （A）小鱼际按压在L2左侧关节突上以引起L2-L3运动节段的右旋或右侧屈曲。（B）小鱼际按压在L2棘突右侧面以引起L2-L3运动节段的右旋或左侧屈曲。

VEC：由后向前。

P：辅助手首先托住患者的腹部上抬，使腰椎棘突更加突出以便于更有效的按压（见图5-256，A）。随后术者瞬间加大按压力度并使患者腹部降低，此时即释放了推力（见图5-256，B）。这种矫正术易使患者腰椎出现过度后伸，因此，推力必须是表浅的和不反弹的。在矫正力释放的过程中，可对患者施加预应力，这对患者侧屈的产生有辅助作用。

坐位

小鱼际/关节突或棘突推法（图5-259）

IND：旋转受限或旋转合并侧屈，T12-L5，这可以合并后伸或屈曲受限。旋转或侧屈错位，T12-L5，这可以合并屈曲或伸展错位。

PP：患者坐位，双腿跨坐在整脊床上，并且膝关节两侧互相错位。手臂交叉于胸部，手抓住肩关节。

DP：术者坐在患者的后面，跨坐在整脊床上，或站在整脊床的远端。直立位姿势，术者可以在患者的髂前上棘上放松肘关节。

CP：按压手的小鱼际(豌豆骨)。

SCP：上位椎骨的关节突或棘突。

IH：辅助手绕过患者身体抓住患者对侧的手臂。

VEC：术者的手向前按压，同时辅助手牵拉患者对侧的手臂，使患者躯干产生旋转的拉力。由后向前和由侧方向中间的按压力，可以辅助旋转产生。

P：要求患者双手臂交叉而坐。令患者腰椎屈曲、侧屈，并在活动受限的方向旋转以产生预矫正张力（辅助性方法）。一旦张力建立起来，则通过术者的手臂、躯干和按压力产生扭转推力，并继而引发脉冲推力。侧屈的方向和可矫正的按压点取决于活动受

限的情况。这种矫正技术可以被应用于治疗腰椎部分，但是在下胸段和上腰段中更为有效。

旋转受限：在治疗旋转受限时，术者可以在棘突上或关节突上进行按压。按压关节突时，要选择旋转受限对侧（椎体向后旋转的一侧）的上位椎骨。令患者腰椎屈曲、旋转，并使患者向按压对侧侧屈，产生预矫正张力（图5-259，A）。在保持张力的情况下，施加推力以引起旋转。这种方法可以最大限度引发在按压点下方同侧小关节的关节分离，它被应用于治疗旋转和同侧侧屈受限（右侧或左侧旋转受限合并相应的右侧或左侧侧屈受限）。

按压棘突时，术者的手向中间滑动并在旋转受限（棘突旋转侧）侧的棘突的左侧以小鱼际中部加以按压。令患者屈曲、旋转，并向按压对侧侧屈以产生预矫正张力（图5-259，B）。在保持张力的情况下，施加推力以引起旋转。这种方法可以最大限度引发在棘突按压点下方同侧小关节的关节分离，在治疗旋

转和对侧侧屈同时受限（右侧或左侧旋转受限合并
对侧右侧或左侧侧屈受限）时，也经常应用。

侧屈受限：通过按压侧屈受限对侧上位椎骨的
关节突可以治疗侧屈受限（图5-259，A）。令患者腰
椎屈曲、侧屈，并使患者向按压对侧旋转，产生预
矫正张力。在保持张力的情况下，施加推力以引起
旋转。

虽然功能受限得到了治疗，但在坐位姿势矫正
腰椎时，在患者脊柱上会产生旋转力。如果患者不能
忍受脊柱旋转，坐位腰椎矫正对患者来说不是一个
好的选择。

骨盆关节

在肌肉骨骼系统中，最有争议的功能部分是组
成骨盆机制的骨骼和关节。后面的两个骶髂关节和
前面的联合部分共同组成一个三关节复合体，具有
同许多典型脊柱关节功能单元一样的功能。尽管原
先的观点认为它是一个固定的关节，但目前已公认
骶髂关节是可动关节，并且对于姿态和步态在静力
和动力方面都非常重要。当活动时，骶髂关节为躯干
提供支撑，并且有助于吸收联合运动和重力所产生
的压缩力。

Grieve[67]认为这个关节作为一个交界区和过渡
区，对于保持治疗脊柱关节疾病是重要的。然而，骶
髂关节功能紊乱经常被其他医疗从业者忽视，认为
其在肌肉骨骼系统疾病中无关紧要。目前骶髂关节
功能紊乱综合征已经从其他下腰痛疾病中分化出
来，并合理存在于临床中[67-71]。

骶髂关节功能结构

骨盆由两块髋骨和中间的骶骨组成。髂骨、坐骨
和耻骨在髋臼融合并形成两侧髋骨（图5-260）。骶
骨由五块骶骨部分融合，形成粗糙的三角形状，外观
上如同楔形物插入两块髋骨之间（图5-261）。骶骨
基底部有两个上关节平面和L5构成关节，骶骨尖向
下和尾骨构成关节。骶骨尖呈椭圆形，通过一个椎间
盘与尾骨构成关节。人体大约在30岁左右，该椎间盘
消失，两个结构完全融合在一起。骶骨结节位于中
间，与已融合的椎体的棘突相联合。后侧面的结节和
横突相联合。

后骶髂关节是滑动关节。有一个关节腔包含关

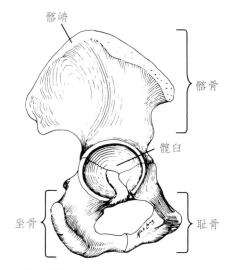

图5-260　右侧髋骨侧面观，髂骨、坐骨及联合形成的髋臼。

节液，并被关节囊包裹。在功能方面，后骶髂关节的
形状和外形是独特的、重要的。关节表面位于侧面呈
耳状形、"C"形或者"L"形（图5-262）。关节表面不同
的轮廓，形成互锁的仰角和俯角。这个骨性结构是组
成骶髂关节的关键性骨结构，并通过骨盆结构有效
地分配轴向压缩力（见图5-261，B）。来自下肢的力
等分的向上传导到脊柱，并向前至耻骨联合。来自脊
柱的重力向下等分到骶髂关节的两侧（图5-263）。

骶髂关节的形态结构不是静态的，在不同人体
中极其多变[72,73]。出生时，关节是未发育的、光滑和
扁平的。当人体成长后，关节表面开始呈现成人特
征。在青少年时期，关节表面开始粗糙并形成凹槽和
脊。在30岁到40岁时，棘突开始形成，60岁到70岁时，
关节表面被侵蚀。在后面的岁月中，很大比例的男性
患者将会在骶髂关节之间形成关节黏连，骶髂关节
将失去活动[72,73]。

一些强大的韧带起到稳定骨盆的作用（图5-
264）。骶髂韧带从骶骨发出，止于髂粗隆和髂后上
棘。它侧面连接骶结节韧带，中间连接腰背筋膜。骶
结节韧带从骶骨较低处斜向下伸展到达坐骨结节。
它通过股二头肌腱连接尾部。骶髂前韧带由许多纤
维条组成，并附于骶骨的侧缘到达髂骨关节面。骶棘
韧带呈三角形，从骶骨侧缘较低位置和尾骨较高缘
延伸到坐骨棘。

骶结节韧带和骶棘韧带限制骶骨尖的向后移
动；骶髂后韧带限制骶尾向前移动。在骨盆前侧，耻
骨参与形成耻骨联合，并形成一个有纤维软骨的关

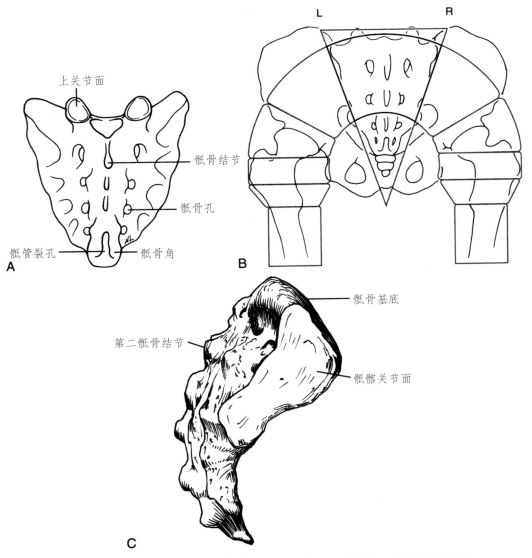

图5-261 (A)骶骨后面观,倒三角形。(B)双下肢柱之间的弓。(C)骶骨侧面观。

节(图5-265)。耻骨上韧带在上面关联耻骨,耻骨下韧带关联耻骨联合的下面,形成耻骨弓的上界线。在耻骨弓的前侧,骨与骨之间有膜连接,腱膜表面有纤维相互交织,而中间有腹直肌肌腹。后侧,同样有纤维组织联系两块耻骨的骨膜、腹股沟韧带及腹外斜肌的反射腱膜的外缘,并从骶髂前韧带到耻骨结节。

尽管一些最强有力的肌肉包裹着骶髂关节,但都不是它固有或直接对它起作用的[67]。然而,周围肌群却影响着关节的力学动作并对施加于它的压力产生反应。

骶髂关节运动

尽管骶髂关节是可动关节已达成共识,但是关于它的运动方式、运动范围、和运动轴的位置仍存有争议。一些关于骨盆力学的假说和模型被提出[71,74-80]。最新模型强化了骶髂关节的活动,也强调了骶髂关节在躯体顶端和末端之间传到力量所起的重要的稳定作用[81]。

骶髂关节运动时是活跃的,首先在矢状面,骶髂关节在屈曲和后伸活动方面与髋关节保持一致。在走动过程中,每一个骶髂关节在屈曲和后伸活动中交替循环活动。一个关节的屈曲和后伸活动反映另一关节相反的活动。

Illi's骶髂关节活动模型[82]提出,通过屈曲和后伸相对应的活动,骶骨的代偿移动和腰骶关节活动帮助吸收骨盆应力。他认为,髋关节屈曲时(骶髂后

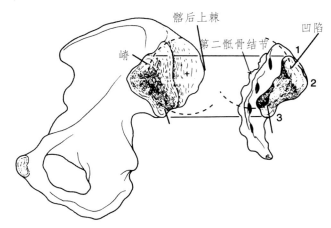

图5-262   骶髂关节后关节面。

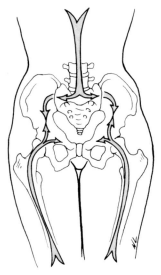

图5-263   来自上身的重力与下肢的传导力在髋关节和骶髂关节相汇合。

韧带向后向下移动),身体同侧的骶骨体向前向下移动。髋关节后伸时(骶髂后韧带向前向上移动),同侧的骶骨体向后向上移动后伸(图5-266)。如果骶骨描述的活动是想象的、并持续的活动,那么一副斜面的水平的、八字位移的交替运动模式就展现出来(图5-267)。

Illi[82]进一步假定髂腰韧带的交替屈曲活动减缓了L5和整个脊椎的活动[78]。当髂骨向后移动时,通过髂腰韧带的拉力,L5被拉向后下,同时其他腰椎承受了轻微的旋转和侧屈的耦合运动(I型活动)。

在整脊业还有一种观点,即在骶髂关节屈伸的过程中,存在互补性的同侧骶骨前下运动和后上运动。这可能导致一种令人困惑的结论,即在骶髂关节

运动中,同样的受限可能被称为屈曲受限,也可能被称为后伸受限。例如,在骶髂关节屈曲时,如果将骶髂后韧带作为运动的参考点,发现骶髂后韧带后下移动受限,则称之为骶髂关节屈曲受限。然而,如果将骶骨体作为运动的参考点,发现互补性的同侧骶骨前下运动明显丢失,则同样的骶髂关节活动受限称之为后伸受限。

这种观点存在一个显而易见的问题,即以上两种运动受限均发生在骶髂关节屈曲过程中,此外一个骶髂关节不可能同时发生屈曲和后伸两种运动。这种质疑的理论基础在于,骶髂结构包含骶髂关节和腰骶关节两个部分。腰骶关节后伸活动伴有骶骨体的前下移位,而当骶髂关节屈曲而不是后伸时。当或髂骨发生前下移位躯体屈曲和后伸时,骶骨体在矢状面上会产生向前下(类似箭头)向下(反向箭头)的运动。这些运动都可称为屈曲和后伸,但却是相对于腰骶关节,而不是骶髂关节的运动(图5-268)。

为了避免混淆,我们建议运用屈曲和后伸描述关节活动,而不是骶骨在空间的运动。如果腰部后伸时腰骶关节部限制了骶骨体前滑移,称为腰骶后伸受限,而如果限制骶髂体前滑移的是骶髂关节,则应称为骶髂关节屈曲受限。

如果从后侧骶髂关节观察,并将髂后上棘和后骶骨体作为观察点,那么骶髂关节的屈曲和后伸活动可能被描述如下:

● 骶髂关节屈曲包括髂后上棘的向后下活动和同侧骶骨体的前下活动。

● 骶髂关节后伸包括髂后上棘的前上移动和同侧骶骨体的后上移动(见图5-266)。

重要的是要了解骶髂关节的屈曲和后伸的同时,必定发生耻骨联合围绕横向轴的旋转。尽管这一扭转式活动被认为是耻骨联后的普通活动,但它可能伴随产生少量的向前、向后、向上、向下平移运动。耻骨联合也会发生较大的平移活动,但这种活动被认为是不正常的,并会伴有骨盆复合体不稳定(见图5-268)。

人们已经对耻骨联合的不正常活动和错位做了描述[83]。如果耻骨的一侧显著高于另一侧,并产生明显的剪切力,同样可以在X线片看到[84]。耻骨联合分离尽管少见,主要发生在妊娠,但同样可以在X线片上被观察到。耻骨联合的功能紊乱可能使局部产生压痛。

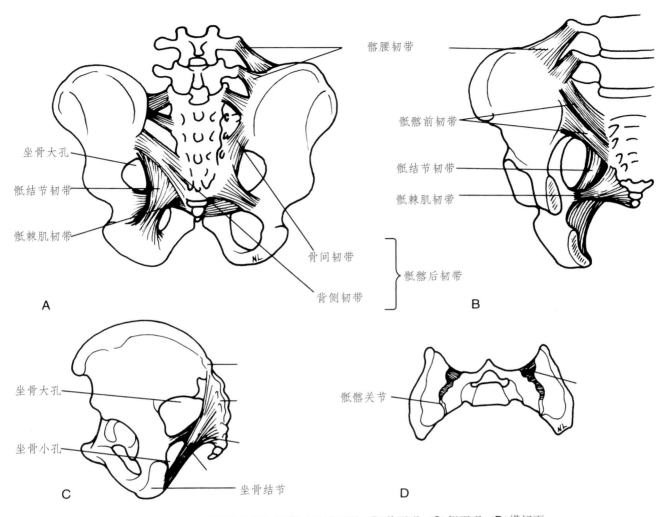

坐骨大孔
骶结节韧带
骶棘肌韧带

髂腰韧带

骶髂前韧带
骶结节韧带
骶棘肌韧带

骨间韧带
背侧韧带

骶髂后韧带

A

B

坐骨大孔
坐骨小孔

坐骨结节

骶髂关节

C

D

图5-264 后骶髂关节的韧带,(A)后面观,(B)前面观,(C)侧面观,(D)横切面。

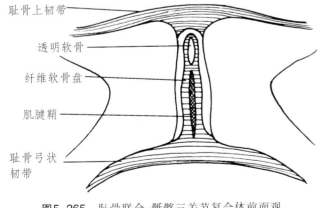

耻骨上韧带
透明软骨
纤维软骨盘
肌腱鞘
耻骨弓状韧带

图5-265 耻骨联合:骶髂三关节复合体前面观。

骨盆复合体评估

骨盆检查应该包括韧带、骨、结构和盆腔环组织的评估,还有相关软组织。同时,对骶髂关节应该检查其疼痛和活动。

观察

盆腔环韧带和骶髂关节应该在站立位、坐位和俯卧位进行评估。站立位常适用于腰椎检查(图5-213至图5-215)。坐位和俯卧位可用于检查骨盆力线,包括其他的骨盆标志,并便于给术者检查承重和不承重姿势下骨盆是否等高。例如,在站立位及坐位时,如有一侧髂嵴较低则说明髂骨不对称,并有在两腿的长度差异,表明骶髂关节功能障碍。

静态触诊

骨盆骨和软组织结构的触诊评估主要是在俯卧位进行。评估骨性标志时,以双拇指或手指相抵对比两侧髂嵴是否等高,并探查髂后上棘、骶骨基底部和

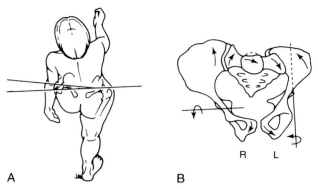

A　　　　　B

图5-266　步态中骨盆关节的位移。(A)后面观,插图表明左髋和骶髂关节屈曲,右髋和骶髂关节后伸。(B)前面观,在骶髂关节屈曲和后伸时,髋骨和骶骨对应移动。当左髋骨向后移,耻骨联合绕轴旋转,左侧骶骨基底向前下移动。当右侧髋骨向前移动,骶骨基底向后上移动。

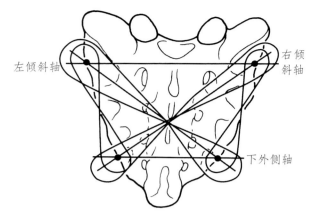

图5-267　骶髂关节移动遵循八字位移。

骶骨尖(图5-269)。骶骨基底的触诊深度恰恰位于髂后上棘的中间,并应对比两侧第二骶骨结节和髂后上棘之间的距离(见图5-269)。

和其他结构比较,髋骨的屈曲或后伸错位可能是骨盆功能紊乱的表现。这些畸形的姿势可以通过触诊和观察被发现。表5-9列出了整脊医师经研究这种错位后得出的临床结果。但是力线的异常并不代表存在功能紊乱。像所有的程序一样,力线的评估在俯卧位很容易出现错误,并且骨盆的先天发现存在性不对称并不少见。

腰骶、骶髂关节和臀部的软组织可以用手掌或拇指的表面触诊。如果患者主诉下腰痛就要,仔细区分几种常见疼痛的位置和来源。如果骶髂关节出现疼痛,髂腰韧带、腰椎运动节段或邻近的臀部软组织都可能是疼痛的来源,患者主诉为腰骶或骶髂疼痛。

可触诊到骶髂韧带在髂后上棘内侧,可触诊到在L5横突与髂嵴之间髂腰韧带。通过沿着髂后上棘、髂嵴和骶骨探查臀肌筋膜和梨状肌的附属物可探及来源于该处的疼痛(图5-270)。

双下肢的长度比较可以用来评估骨盆的骨性结构。长度的解剖学差异可能导致患者的骨盆功能障碍,而功能性下肢长度不等是骶髂关节半脱位和功能障碍的一个潜在的迹象。下肢的长度可以在俯卧位上通过观察比较脚跟或内侧踝来进行评估(图5-271,A)。如果发现存在差异,腰检查并对比双腿在膝关节屈曲90°时胫骨的长短(图5-271,B)。检查时双小腿必须保持笔直的中立位姿势。髋关节内旋或外旋会造成胫骨短缩的假象。

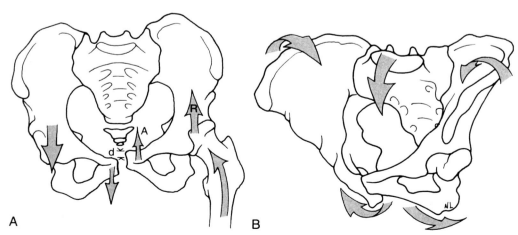

A　　　　　B

图5-268　(A)尽管耻骨联合的正常移动是在横向轴旋转,但是这种移动存在机械剪切力,(B)耻骨的分离力和压缩力。(B)图显示骶骨基底部回转和腰骶关节后伸。

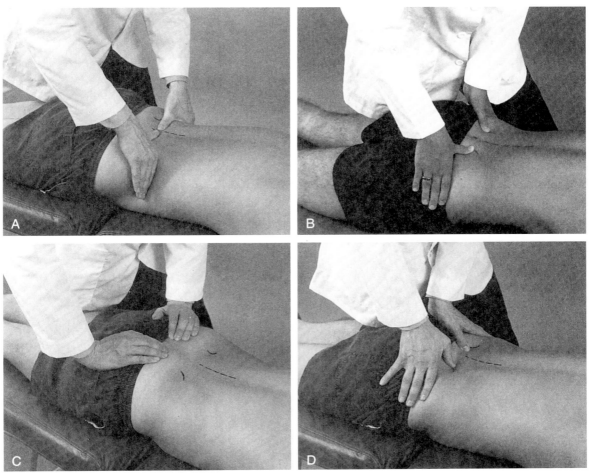

图5-269 骨盆体表标志俯卧位触诊,(A)髂棘韧带触诊,(B)髂后上棘韧带触诊,(C)骶骨尖韧带触诊,(D)骶骨沟触诊(注意深度和骶骨基底部韧带)。

表5-9	骨盆错位临床研究结果
后髋骨屈曲错位	前髋骨伸展错位
髂后上棘突起	髂后上棘侧面、前面、上面
下臀沟	上臀沟
髂前上棘升高	髂前上棘降低
骶骨基底前下	骶骨基底后上
骶骨尖对侧偏转	骶骨尖身体同侧偏转
L5椎体的身体同侧后下旋转	
腰椎曲线身体同侧侧突	
下肢长度不等	

AI,前下;ASIS,髂前上棘;PSIS,髂后上棘。

如果怀疑存在骶髂关节功能紊乱和功能性下肢长度不等,术者应在坐位和俯卧位检查和对比腿的长短。功能性的双下肢不等长可继发于骶髂关节半脱位和功能紊乱,并出现在仰卧位到坐位的过程中,而解剖性下肢长度在这个过程中则可能不会改变,

在其他位置则可能不会出现(图5-272)。

还有一个即俯卧位检查下肢长度的独特的方法,即Derifield盆腔腿检查法(DPLC)。该方法旨在检测骶髂关节功能紊乱和确定功能紊乱位置和性质[85,86]。作为一个独立的诊断程序,Derifield盆腔腿

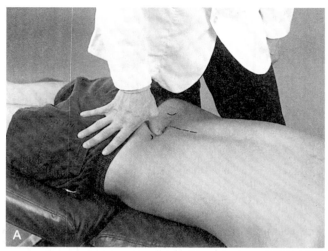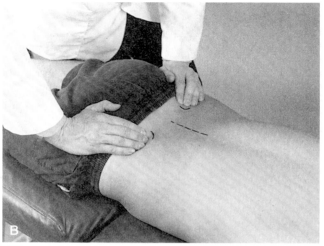

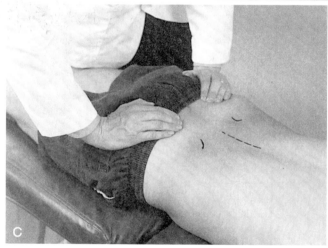

图5-270 腰骶关节和臀肌的触诊,(A)右侧髂腰肌韧带压痛触诊,(B)髂腰肌的起点触诊,(C)梨状肌的起点触诊。

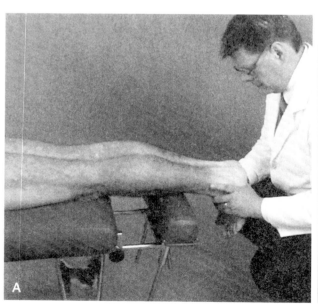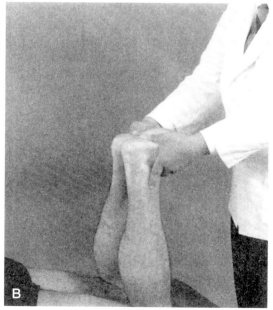

图5-271 俯卧位评估下肢长度,(A)膝伸直,(B)膝屈曲。

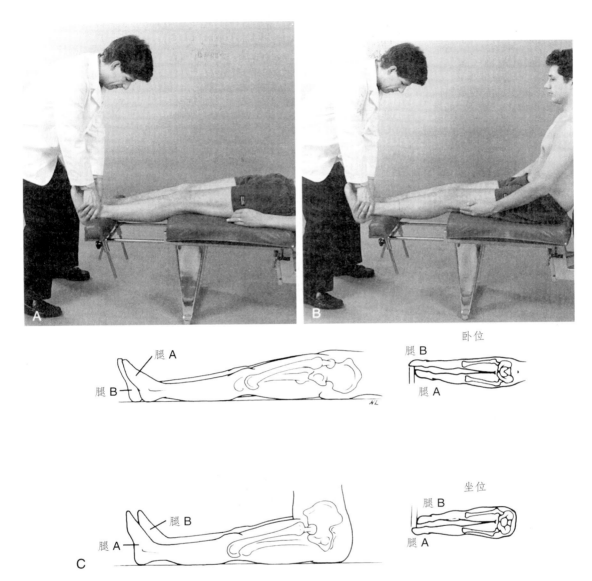

图5-272 仰卧位评估下肢长度,(A) 卧位,(B) 坐位,(C) 卧位到坐位下肢长度改变表示骶髂关节功能紊乱。受检的髋骨(LegA),髋臼向前移,腿长度在卧位缩短,在坐位延长。(Modified from Gatterman MI:*Chiropractic management of spine related disorders*,Baltimore.1990,Williams&Wilkins.)

检查法的可靠性和有效性尚未确定。

该检查法的前提骨盆功能紊乱合并一侧坐骨力线与对侧相比存在异常,且骨盆力线异常能反映出双下肢不等长。如果一侧下肢相对较短,则提示坐骨后下运动错位,而一侧下肢相对较长则提示坐骨前上运动错位。

Derifield盆腔腿检查法要在俯卧位进行,先是在膝关节伸直位,后在膝关节屈曲90°时可观察下肢长度的进一步变化 (见图5-271)。当相对短的腿变长时,为Derifield阳性反应(D+)。当短腿长度不变或甚至更短时,为Derifield阴性反应(D-)。Derifield阳性反应表明骶髂关节功能紊乱发生在腿短的一侧,而Derifield阴性反应表明骶髂关节功能紊乱发生在腿长的一侧[85]。

Derifield盆腔腿检查法理论上可以检查骨盆功能紊乱,骨盆功能紊乱是由于骶髂关节功能紊乱一侧的大腿前侧肌群高张力引起的。当膝关节屈曲时,大腿前侧的肌群被拉紧而收缩,这会使大腿肌肉更紧实并增加其前后径。其实际结果是提高功能紊乱一侧的大腿离开治疗。因此,在Derifield阳性反应一侧,短的腿变长,减少或扭转不对等。在Derifield阴性反应一侧,长的腿变长,增加不对等[85]。

关节活动

在确定骶髂关节为下腰部疼痛来源的过程中，各种不同的联合激发技术已证明了其可靠性和有效性。作为关节活动过程,这些技术包括压缩、分离、扭转和剪切试验。疼痛的触诊定位为骶髂关节,疼痛的触诊位结合积极的联合激发试验中验证了骶髂关节应是下腰部疼痛的一个潜在来源。

坐位关节活动。为了评估坐位时骶髂关节的关节活动,患者处于坐位姿势,手臂自然的放在腿上。术者坐在患者后面,稍移向对侧。大拇指沿着髂后上棘的中部按压,同时,辅助手经过去搭在患者的肩关节(图5-273)。指导患者向按压对侧侧屈,直到在骶髂关节处感觉到张力。在保持张力情况下,通过辅助手手臂向下增加压力,与按压拇指的侧压力的相配合。在评估过程中,术者应该能感知来自患者的轻微的反应,异常的活动受限或疼痛可能与骶髂功能紊乱有关。

俯卧位关节活动

骶髂关节屈曲。为了评估关节屈曲活动,术者一手呈杯状在患者的髂前上棘。另一手触诊骶髂关节,手指尖定位在同侧髂骨(骶髂关节沟)背侧面上方(图5-274)。术者向后牵拉髂骨前侧,并触诊髂骨的向后滑动。通过术者的手掌或小鱼际压向骶骨基底部也可以引起更多对骶髂关节的剪切力。疼痛表明骶髂关节可能存在功能紊乱,即患者下腰痛的病因。

骶髂关节后伸。为了评估后伸活动,术者一手按压骶尾尖,另一手的小鱼际按压同侧的髂后上棘(图5-275)。向髂骨施加向前、向上的压力,向前、向下的活动骶骨尖施加。如果在后伸过程中体会到关节张合的感觉,则为正常的活动。如产生疼痛表明骶髂关节可能存在功能紊乱,引起患者的下腰部疼痛。

骶骨向下滑动。患者取俯卧位,术者跨躯体用手掌跟紧贴在患者坐骨下部,另一手的尺侧缘贴在患者骶骨背侧上方(图5-276)。在这个操作过程中,向

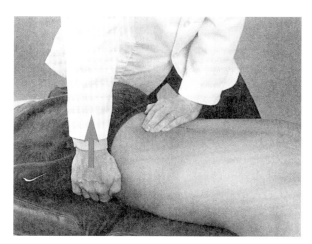

图5-274　由前向后按压右侧髂骨,手指按压于右侧骶髂关节以评估其屈曲活动。

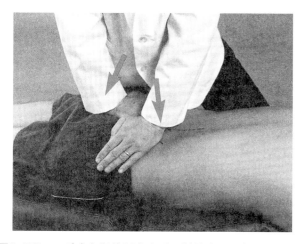

图5-275　一手小鱼际按压在右后上骶骨产生后部压力,另一手小鱼际按压在骶骨尖上以评估右侧骶髂关节的后伸活动。

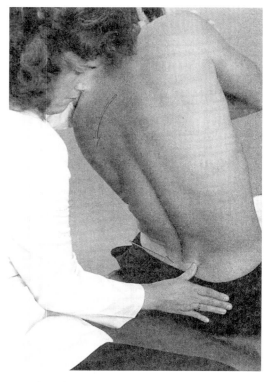

图5-273　拇指触诊于右侧髂后上棘以评估右侧骶髂关节活动。

近端对髂骨施以压力，同时向近端对坐骨施加一个对抗压力。如果在该试验中引起疼痛，可能为骶髂关节功能紊乱。

骶骨向上滑动。患者取俯卧位，术者跨躯体一尺侧边贴在骶骨的下外侧缘。另一手广泛地固定髂嵴（图5-277）。同时，将骶骨向头侧推动。如果在该试验中出现疼痛，则可能为骶髂关节功能紊乱。

运动触诊

坐位运动试验

骶骨推动。患者取坐位，并放松将双手放在大腿上。术者坐在患者后方，双侧大拇指横放在患者骶髂关节与骶骨翼上（图5-278）。患者被要求后伸并以术者大拇指为轴旋转。随着骶髂关节与腰骶关

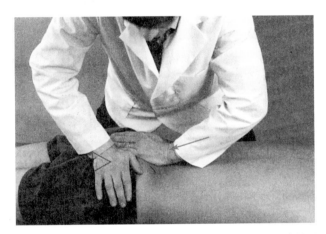

图5-276 小鱼际对右侧骶骨基底部施以一个向远端的压力，同时另一手的掌跟在右侧坐骨施以相反方向的压力，来评估骶骨向下滑动。

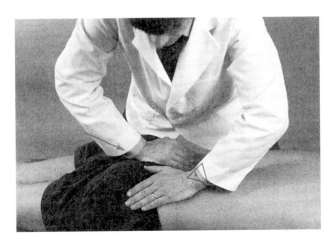

图5-277 小鱼际对右侧骶骨后外侧缘施以一个向头侧的压力，同时另一手掌跟对髂嵴施以一个相反方向的压力，来评估骶骨向上滑动。

节本身的活动，术者的双侧大拇指随着骶骨对称向前移动。骶骨基底向前滑动受限则表明骶髂基底功能紊乱。

直立位运动试验

骶髂关节上部运动。患者取直立位，伸手扶墙或椅子来支撑自己。术者站在或坐在患者身后，并将大拇指放在患者髂后上棘和第二骶骨粗隆，或者是同侧的骶骨基底上（图5-279）。要求患者屈曲同侧的髋关节。这会引起髋关节与骶髂关节的屈曲。这个过程中患者的膝关节会屈曲或伸直。如果患者在屈曲髋关节的同时保持膝关节屈曲，则要求其将髋关节抬升约90°。如果患者在屈曲髋关节的同时保持膝关节伸直，则要求患者将腿抬升约45°。

在正常情况下，术者的大拇指会相互接近，当患者的髂后上棘向下、向后，朝向相对静止的第二骶骨粗隆移动时（见图5-279，A）。如果大拇指未能相互接近，且骨盆沿着对侧髋关节倾斜旋转，则考虑骶髂关节屈曲受限。

在评估关节屈曲之后，要求患者将对侧下肢抬升大约90°。这将引起骶骨底向后下垂，触诊侧的骶髂关节后伸。正常活动下，当髂后上棘向前、向上移动，远离第二骶骨粗隆时，术者的大拇指会相互分离

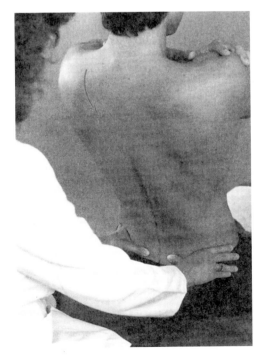

图5-278 大拇指贴在骶骨底双侧从后向前推动，来评估骶骨向前滑动。

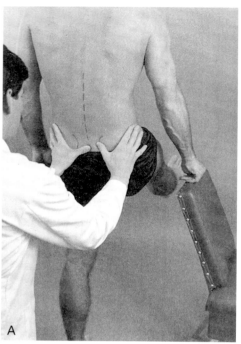
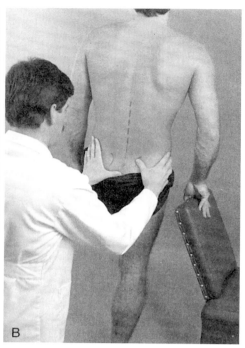

图5-279 右侧骶髂关节上部活动的站立位评估。在将大拇指放置在髂后上棘与骶骨粗隆上,患者屈曲同侧的髋关节来评估骶髂关节屈曲(两大拇指的接近)(**A**)和屈曲对侧髋关节评估骶髂关节后伸(两大拇指分离)(**B**)。

(图5-279,**B**)。

骶髂关节下部运动。为了评估骶髂关节下部的活动性,术者的触诊部位要向下移动到骶尖和接近的坐骨 (图5-280),并再次要求患者将同侧的下肢抬升约90°。骶髂关节下部屈曲时,在坐相对于骶骨尖向前和向上运动的同时术者的大拇指会相互分离(见图5-280,**A**)。评估骶髂关节下部后伸时要将对侧下肢抬升约90°。按压骶骨与坐骨的手指分离则证明该侧骶髂下部关节后伸功能正常(图5-280,**B**)。

站立位骶髂关节运动检查(Gillet 试验)可靠性较差,不是有意义的、有效的试验。它有助于术者筛选整脊手法,但不能成为确定患者骨盆功能是否紊乱的唯一标准。

骶髂关节稳定性试验

骶髂关节拥有自我控制机制,这对于腰椎骨盆维持正常功能具有临床重要意义。"自我加固机制是在运动前,腰椎骨盆区域局部的肌肉系统的预激活,骨盆韧带连续的张力调整,胸腰筋膜张力伴随出现的以及关节面的压缩力来启动的"[81]。这种机制使骶髂关节保持紧密位置 (骶骨下垂以及髂骨相对向后

旋转)便于其横向分散压力。

目前最新的骶髂关节稳定性的临床评估已经得到发展(Stork试验)。Stork试验是站立位骶髂关节试验(Gillet试验)的演变。在患者单腿站立的阶段,术者触诊患者的髂后上棘与第二骶骨粗隆。在稳定的骶髂关节中,自我加固机制会使髂后上棘向后下方向移动,或使髂后上棘固定在中立位。不稳定的骶髂关节则会使髂后上棘向前向上运动(阴性反应)。在这项研究中,Stork试验有好的可靠性,但尚并未证实有效[81]。

耻骨联合功能紊乱

耻骨联合不是滑囊关节,因此无法产生显著运动,但借助其纤维软骨结构,仍可表现出某种程度各自上升与剪切运动,因此,耻骨联合功能紊乱可能会引起骨盆功能紊乱与疼痛。问题出现了:如果耻骨联合可使骶髂关节功能紊乱,那么术者又根据什么来决定是否应对耻骨联合采用手法治疗?

尽管有很多评估耻骨联合滑动的方法,但人们仍怀疑触诊耻骨联合的活动性。因此,在对功能紊乱的检查中,应力试验的疼痛反应比错位及运动试验更具有指向性。耻骨联合是否存在功能紊乱是一种

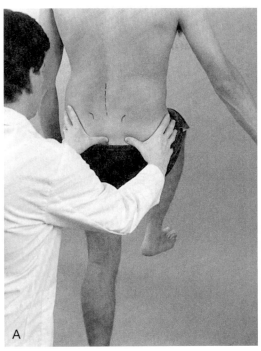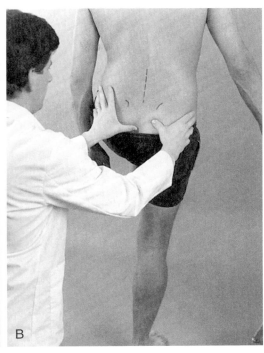

图5-280　右侧骶髂关节下部活动性的站立位评估。术者以大拇指放在右侧骶骨尖和髂后上棘侧方的软组织,患者屈曲同侧髋关节来评估骶髂关节屈曲(大拇指分离)(A)屈曲对侧髋关节来评估骶髂关节后伸(大拇指分离)(B)。

基于物理检查和患者对于治疗的最初的反应。以往临床判断那些疗效不如预期的病例,在排除禁忌证后,其实也应适当使用耻骨联合的试验性手法治疗。

耻骨联合的评估

由于耻骨联合其触诊必须十分小心,邻近生殖器,并对压力敏感。耻骨与耻骨联合的触诊要隔着轻便衣服或睡衣进行。耻骨联合的触诊应当从上向下评估,让患者在触诊前自行定位耻骨位置会有助于术者的检查。

触诊耻骨联合时,让患者取仰卧位,开始用指尖触诊髂前上棘,将大拇指放在耻骨联合上方中线处,然后向下推进直到按压耻骨联合。一旦定位到耻骨上缘,术者就可以用双手大拇指或食指触诊每块耻骨的前侧(图5-281)。

在定位耻骨之后,术者应进一步评估关节力线并观察关节对于温和刺激的反应。应当注意关节两侧由前向后、由上向下的力线是否出现改变。并通过向关节施加由前向后、由上向下的弹性运动来对其进行刺激。最后,让患者主动向侧方倾斜骨盆。在术者要通过触诊体会两耻骨间细微的变化该法也可用患者主动伸长或缩短下肢的方式来替代。当术者触诊因任何方向引起的疼痛,或是任何一个动作的异常,均可认为耻骨联合处存在功能紊乱或者其他疾病。

尾椎的评估

令患者取俯卧位进行尾椎及其关节的评估。术者首先按压骶尾关节间隙来寻找异常的力线与压痛。然后用双手大拇指对骶尾关节施以从后向前的压力,使其产生关节活动。

尾椎的错位和压痛的体内触诊应在患者俯卧位或侧卧位下进行。开始评估时,其检查技术标准作参照直肠指检。当检查异性患者时,医疗法规规定术者身旁应有助手。

在体内触诊时,术者的食指与大拇指夹住可持尾椎,并检查其从前向后滑动的情况及是否存在压痛。尾骨的体内触诊对于诊断其前脱位、向后滑动受限,或者其前外侧表面的筋膜压痛最有帮助。错位伴压痛、关节活动丧失是功能紊乱的特点。

骨盆矫正

骶髂关节活动基本上发生在沿着关节表面的半矢状位水平上[76,77,79,84]。发生于人体从仰卧位到坐位,

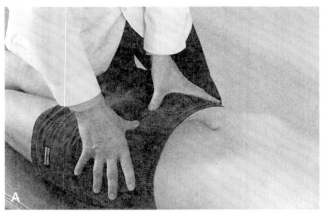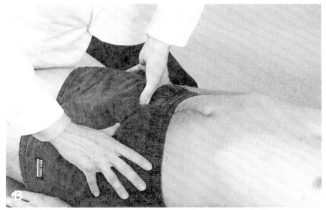

图5-281　耻骨联合错位与疼痛的触诊。(A)从前向后施加压力来评估前部错位和向后滑动。(B)从上向下和从下向上施加压力来评估上下错位与滑动。

或者从坐位到站立位的改变过程中。其中骶骨与髂骨之间反方向的相互运动，已经被认为是髋关节屈曲与后伸的预先动作[78,79]。

在治疗骶髂关节屈曲与后伸功能障碍时，矫正按压应施于髂骨或骶骨上。治疗屈曲功能障碍时要按压髂骨，并引起与同侧骶骨关节面相关节的髂骨关节面向后下方运动；或通过按压骶骨，引起与同侧髂骨关节面相关节的骶骨关节面的向前上方运动。

治疗骶髂关节后伸功能障碍要按压在髂骨上，并引起与同侧骶骨关节面相关节的髂骨关节面向前上方运动或通过按压骶骨，引起与同侧髂骨关节面相关节的骶骨关节面向后上方运动。这些矫正技术可以被应用在大量适用于各种不同的患者体位，并且可与在其他关节面两侧建立矫正按压的方法联合应用。

侧卧位骨盆矫正

侧卧位骶髂关节矫正手法是治疗骶髂关节功能障碍最常用的手法。该手法和腰椎侧卧位矫正手法一样，令术者在调整患者体位与增加杠杆力中更加灵活。但这种手法可能会在腰椎上产生多余的旋转张力。通过限制患者肩部反向旋转，及加强在骶髂关节上的按压与牵引可以尽量减少这种张力。

俯卧位骨盆矫正

俯卧位骨盆矫正可以替代侧卧位骨盆矫正。他们不会像侧卧位矫正手法一样引起预矫正关节的分离，当侧卧位矫正术可能过度牵张腰椎时，采用此法更为合适。

耻骨联合的矫正

矫正手法应用于耻骨联合时，术者要对患者耻骨联合部特定肌肉收缩施加阻力。肌肉收缩首先会牵拉耻骨联合向所需的方向上运动，随后术者在患者能耐受的情况下施加推力。这不是一个滑囊关节，并且不太可能出现空腔。有时术者会在施加过程中感到或听到杂音，这可能是软组织释放或肌腱影响。

尾椎的矫正

尾椎的疼痛多发生在跌落伤或分娩之后，并可能持续甚久。尾椎矫正的好处在于立竿见影。体外矫正手法运用软组织牵拉可能会使患者感觉舒服，但却可能失效，而体内矫正则是术者将手指伸入患者体内按压尾椎前侧。操作时需要带上乳胶手套提供卫生隔离。要向患者全面解释检查的过程，患者身着睡衣或用衣物适当遮盖，当治疗异性患者时，医疗法规规定术者旁边应有助手。

骨盆矫正(框5-10)

侧卧位

小鱼际/髂骨推动法(髂嵴)(图5-282)
IND：骶髂关节后伸受限，髂骨屈曲错位。
PP：患者侧卧位。
DP：弓箭步姿势站立，并向患者成45°。术者用自己的大腿按压患者大腿来固定患者骨盆，或双腿跨坐在患者屈曲的大腿上部。
CP：小鱼际的掌根部。

<table>
<tr><td colspan="2">框 5-10   骨盆的矫正</td></tr>
</table>

- **侧位**
  - 小鱼际/髂骨推法(髂后下棘)(图5-282)
  - 小鱼际/骶骨基底推法(骶骨的后上方)(图5-283)
  - 小鱼际/坐骨推法(髂前上棘)(图5-284)
  - 小鱼际/骶骨顶推法(骶骨的前下方)
- **俯卧位**
  - 小鱼际/髂骨骶骨顶推法(髂后下棘或骶骨的前下方)(图5-285)
  - 小鱼际/坐骨骶骨基底推法(髂前下棘或骶骨的后上方)(图5-286)
  - 小鱼际/髂骨推法合并髋部后伸(髂后下棘)(图5-287)

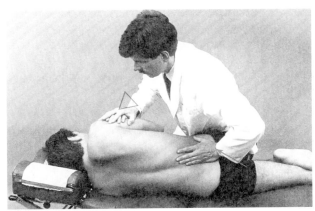

图5-282 小鱼际按压在右髂后上棘上以引起右骶髂关节的后伸。

SCP:髂后上棘内侧。

IH:辅助手放在患者上面的肩关节上并按在患者手上。

VEC:由后向前,由中间向侧方,由下向上。

P:患者侧卧位,患侧下肢在上并屈曲达60°-80°间。按压患者髂骨与患侧下肢并且通过分离和后伸患侧骶髂关节产生预矫正张力。

术者通过身体重心降低至患者外侧大腿来引发关节分离。术者通过由后向前,由外向内,由下向上倾斜身体将体重施加至按压点引发关节后伸。辅助手固定患者肩部并将其向头部和后方轻微牵拉。注意避免患者上部过度后旋。在保持张力情况下,术者通过降低上半身重心降在按压点产生推力。由内向外按压髂后上棘是该过程的重要一步,因为它可以辅助分离骶髂关节。

小鱼际/骶骨基底推法(髂后上棘)(图5-283)

IND:骶髂关节屈曲受限;单侧髂后上棘错位。

PP:患者处于侧卧位。

DP:弓箭步姿势站立位,并与患者成45°。术者用自己的大腿下部按压患者大腿,或者双腿跨坐在患者弯曲大腿上部以固定患者骨盆。

CP:小在鱼际的掌根部。

SCP:骶骨在底上部,骶髂关节功能紊乱侧的髂后上棘内侧。

IH:辅助手放在患者上方肩关节并按在患者手上。

VEC:由后向前,稍由下向上。

P:患者侧卧位,骶髂关节的功能紊乱侧在上或下均可。屈曲上方的大腿达60°~80°。按压患者髂骨

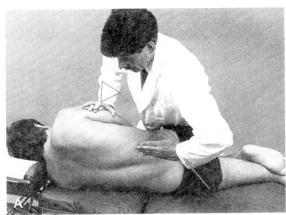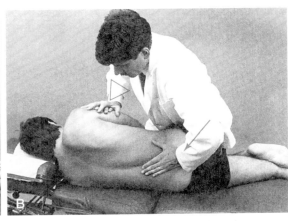

图5-283 小鱼际按压在骶骨基底的右侧(A)和左侧(B)上,使骶骨基底由后向前活动以引起骶髂关节屈曲。

与下肢并且产生预矫正张力。辅助手固定患者肩部并将其向头部和后方轻微牵拉。注意避免患者上部躯干过度后旋。

功能紊乱侧在上：患者侧卧位，功能紊乱侧的对侧卧于床面。术者通过向前推骶骨基底部使骶髂关节屈曲同时降低身体重心按压患者大腿使骶髂关节分离（图5-283，A）。在保持张力的情况下，术者通过将重心移至骶骨按压点产生推力（可以用大鱼际按压取代小鱼际按压）。

功能紊乱侧在下：患者侧卧位，功能紊乱侧卧于床面。术者按压其骶骨底下部，并将患者向术者轻微的旋转。在保持张力的情况下，术者沿着骶髂关节平面施加向前推力使躯干向下（见图5-283，B）。这种方法也适用于功能紊乱侧在上的矫正，因为患者稳

定力和对抗力功能紊乱，侧卧于整脊床可提供一定的并且更便于术者调整体位将重心落在关节上。

小鱼际/坐骨推法（髂前上棘）（图5-284）

IND：骶髂关节屈曲受限；髂骨的后伸错位（前上）。

PP：患者处于侧卧位。

DP：稍低的弓箭步姿势站立位，跨坐在患者上面屈曲的膝关节。术者以大腿近端前侧支撑住患者上方屈曲的大腿。

CP：远端手小鱼际的根部，手指散开并指向头部（见图5-284，A）。

SCP：坐骨下部内侧。

IH：靠近头部手固定在患者肩上，保持脊柱屈曲。

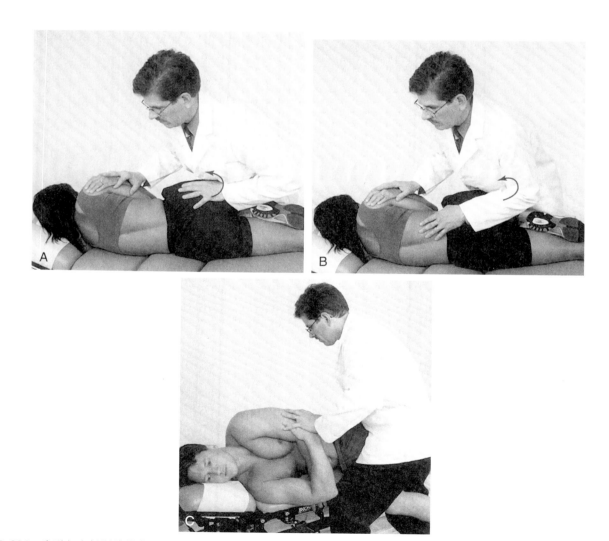

图5-284　为引起右侧骶髂关节的屈曲（髂前下棘），小鱼际（A）或前臂（B）按压在坐骨结节（C）的后面。在这种矫正方法中，术者的腿修正为跨坐姿势。

VEC:由后向前。

P:患者侧卧位,患侧向上。患者的躯干轻微前屈,且屈曲髋关节至90°或以上。沿着坐骨下缘和内侧缘建立轻柔广泛的按压。

通过引发骶髂关节的分离和屈曲产生预矫正张力。术者通过降低患者屈曲的大腿至地面和降低身体重心按压患者屈曲的髋部来引发骶髂关节分离。通过按压手手掌向下垂直按压患者大腿的根部,维持向下垂直压力,来引起骶髂关节屈曲。

在保持张力的情况,以身体为中心的推力沿着股骨轴过躯干和下肢向前传递。而术者的下腹部可能会触及患者臀部和髋部后外侧。在这个过程中,可使用前臂代替小鱼际按压(图5-284,B)。可以做出改变也可以考虑变换术者的体位,以及按压大腿的方法(图5-284,C)。

小鱼际/骶骨顶推法(髂前下棘)(图5-285)

IND:骶髂关节后伸受限或单侧髂前下棘错位。

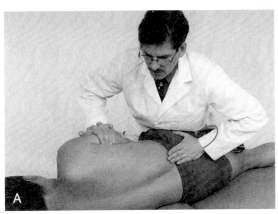
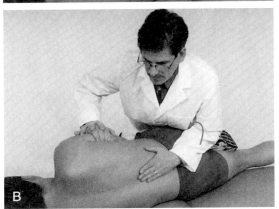

图5-285 小鱼际(A)或前臂(B)按压在骶骨顶上以引起左骶髂关节的后伸。

PP:患者处于基本侧卧位。

DP:稍低的弓箭步姿势站立位,跨坐在患者屈曲的膝关节上。术者以大腿近端前侧支撑住患者上方屈曲的大腿。

CP:小鱼际的掌根部,手指指向头部(图5-285,A)。

SCP:骶骨尖。

IH:近端手固定在患者肩上,保持脊柱侧弯。

VEC:由后向前。

P:患者侧卧位,患肢在下。轻微屈曲躯干并屈曲上面大腿至90°以上。沿着骶骨顶上缘建立柔软、广泛的按压。

术者通过引导腰骶部屈曲和骨盆前旋产生预矫正张力。这样会引发骶骨基底部向下总头以及下侧骶髂关节的后伸。术者将患者屈曲的大腿降至地面,并降低身体重心按压患者屈曲的髋部使骨盆向前旋转。通过按压骶骨尖形成向下牵拉力引骶骨基底部做向后点头动作,术者用自己大腿近端推顶患者屈曲的大腿向其头部移动。

在保持张力情况下,以身体为中心,通过躯干和下肢及肩关节向前传递推力。术者下腹部可能会触及患者臀部和髋部外侧。可使用前臂按压代替小鱼际按压(图5-285,B)。

俯卧位

小鱼际/骶骨顶推法(髂前下棘和骶前下棘)(图5-286)

IND:骶髂关节后伸受限;髂后下棘或单侧髂前下棘错位。

PP:患者处于俯卧位。

DP:改进的弓箭步姿势站立在健侧。

CP:双手小鱼际按压。

SCP:髂后上棘内上侧和骶骨尖(见图5-286,A)。

VEC:由后向前、由下向上和由内向外按压髂后上棘。由后向前、由上向下和由内向外按压骶骨尖。

P:患者俯卧位。近端手横跨过患者身体,以小鱼际按压对侧髂后上棘。远端手在下方按压骶骨尖(图5-286,A)。

术者通过向前上按压髂骨,向前下按压骶骨形成预矫正张力。可在大转子下方放置一骨盆阻碍物,以便于骶髂关节后伸。在张力下,通过手、躯干和身体施加一高速的推力。

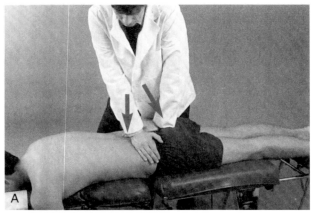

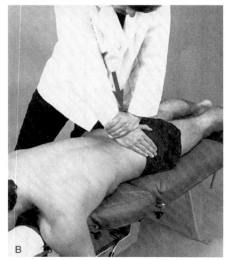

图5-286 左骶髂关节后伸受限的矫正，双边按压在左骶髂关节和骶骨尖上（A），按压单侧骶髂关节上（B）。

在借助可向下移动的整脊床使用矫正手法时，术者要将患者的髂前上棘置于整脊床的骨盆部与腰椎部之间的区域。在通过整脊床的下降块建立了足够的张力后再施加矫正推力。

需要的话，可以通过按压单侧髂后上棘治疗，髂后上棘或骶髂关节后受限。用这种手法时，术者可以站在患者任意一侧（图5-286，B）。

小鱼际/坐骨及骶骨底推法（髂前上棘和髂后上棘）（图5-287）

IND：骶髂关节屈曲受限；髂前上棘或单侧髂后上棘错位。

PP：患者处于俯卧位。

DP：改进的弓箭步姿势站立在健侧。

CP：近端手手掌按压坐骨，远端手大鱼骨或者小鱼际顶端按压骶骨底（图5-287，A和B）。

SCP：坐骨下或髋骨前和骶骨底近端。

VEC：由后向前、由上向下按压与坐骨。由后向前、由下骨向上按压与骶骨。

P：患者俯卧位。近端手跨过患者身体，手掌按压坐骨下方。远端手大鱼际或小鱼际按压在骶骨在底上缘，正位于同侧髂后上棘的内侧。

通过向前下方按压坐骨，向前上方按压骶骨形成预矫正张力。可在髂前下棘下放置一骨盆阻碍物，以便于骶髂关节屈曲（见图5-287，A）。

在张力下，通过手、躯干和身体联后施加一高速推力。

在借助向下移动的整脊床使用矫正手法时，术者要将患者的髂前上棘置于整脊床骨盆部上方。在通过整脊床的下降块建立了足够的张力之后，再施加矫正的推力。

需要的话，可通过单侧髂后上棘按压治疗髂后上棘或骶髂关节屈曲受限。用这种手法时，术者可以站在患者任意一侧（见图5-287，C）。

小鱼际/髋关节后伸的髂骨推法（髂后下棘）（图5-288）

IND：骶髂关节后伸受限；髂后下棘错位。

PP：患者处于俯卧位。

DP：弓箭步姿势站立在健侧。

CP：远端手小鱼际。

SCP：髂后上棘内上侧。

IH：近端手抓住患者同侧大腿的远端。

VEC：由后向前，由下向上和由内向外。

P：患者俯卧位。术者近端手跨过患者身体，以小鱼际俯侧髂后上棘。远端手托住患者大腿远端的下方。

术者通过斜向按压并轻微后伸大腿形成关节张力。患者位于整脊床上升部膝关节保持屈曲或伸直。后伸最大限度髋关节，不要让患者骨盆脱离整脊床。

在张力下术者通过髂骨推力发动推力，并通过上抬患者大腿对推力予以加强。传至髋部的推力必须是表浅的。如果髋部过度后伸，将损害其关节囊和附属软组织。对于有髋部病理性改变或股痛性感觉异常，这种矫正技术是禁止使用的。

在借助可向下移动的整脊床使用矫正手法时，术者要将患者的髂前上棘置于整脊床腰部与骨盆部

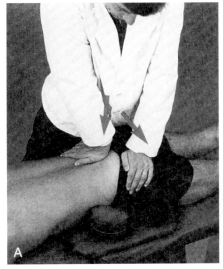
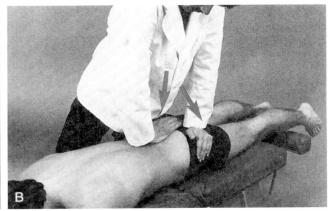
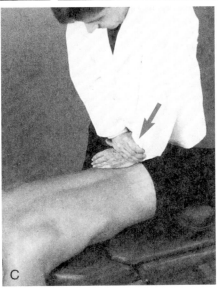

图5-287 左骶髂关节屈曲受限的矫正,使用锁定按压(**A**)或使用不锁定按压(**B**)于左侧坐骨和骶骨其底。(**C**)单侧按压骶骨其底。

之间。在通过整脊床的下降块建立了足够的张力之后,再施加矫正的推力。

俯卧位骨盆锁定法(图5-289)

IND:髂骨前上或后下错位。

PP:患者俯卧位。

DP:术者在操作中是一个被动角色。在骨盆的两侧放置衬垫。

CP:衬垫(骨盆阻碍物)。

SCP:髂后上棘和臀部的前侧

P:让患者俯卧在放有垫板的整脊床上。在髂骨前侧的髂前上棘下放置一个衬垫,另一个放垫在髋

骨后侧的臀部的前侧面,使骶髂关节屈曲,不施加推力。随着时间的推移,重力提供了矫正力。由于此法不提供高速率的推力,故不适用于HLVA矫正术。

耻骨联合矫正(框5-11)

仰卧位

小鱼际/大腿(耻骨上部)(图5-290)

IND:耻骨下滑受限和耻骨上部错位。

PP:患者仰卧位,骨盆患侧位于整脊床的边缘。该侧的下肢悬在整脊床上。髂后上棘正好抵于整脊床上。

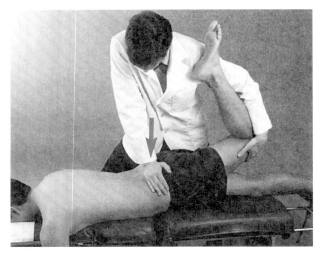

图5-288 后伸髋关节的同时,按压患者左侧髂后上棘,以引起左侧骶髂关节后伸。

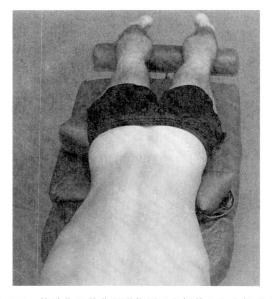

图5-289 俯卧位置骨盆阻碍物用于左侧前上和右侧后上变形的病例,利用重力引起骶髂关节的活动,而不施加推力。

DP:站在患侧,以弓箭步姿势面向患者远端。
CP:远端手的手掌按压。
SCP:患侧的股骨远端。

框 5-11 耻骨联合矫正

● 仰卧位

● 小鱼际/股骨(图5-290)

● 小鱼际/耻骨(图5-291)

● 小鱼际/髂骨,掌/坐骨(图5-292)

● 耻骨分离(图5-293)

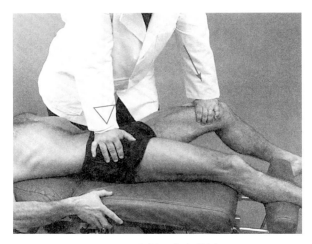

图5-290 左侧上位耻骨矫正。

IH:近端的手,在健侧的髂前上棘上面建立按压。
VEC:从上向下。
P:在辅助手固定住患者骨盆的同时,术者的按压手在患者的大腿上施加一个由前向后的压力。要求患者尝试着对抗阻力抬高大腿,4~5秒钟后,术者向股骨远端传导一轻的、浅的推力。矫正后,患者放松,保持矫正姿势1~2分钟。

小鱼际/耻骨(耻骨前部)(图5-291)

IND:耻骨向后滑动受限和前部错位(耻骨上部错位的替代方法)。

PP:患者仰卧位,健侧膝关节和髋关节屈曲,脚平放在整脊床上。

DP:术者站在健侧,面斜向患者脚部。

CP:近端手的小鱼际垂直按压。

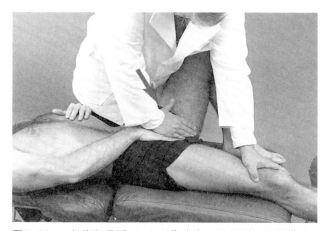

图5-291 右前耻骨矫正;也可作为右上耻骨矫正的替代法。

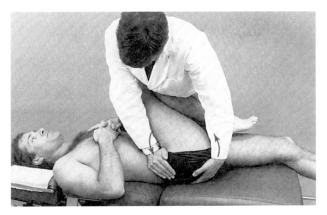

图5-292　右侧下位耻骨矫正。

SCP:患侧耻骨支前侧面(上位耻骨的上侧面)。

IH:远端手握住近端手腕部加强按压力,或以手掌按压健侧大腿远端并施加额外的屈曲压力。

VEC:由前向后。

P:在张力下,向患侧耻骨施加一快速并较浅的由前向后的推力。

这种手法最好应用在骨盆下降部分。

小鱼际/髂骨,手掌/坐骨(下部耻骨)(图5-292)

IND:耻骨上滑移受限。耻骨下部错位。

PP:患者仰卧位,患侧膝关节和髋关节完全屈曲。

DP:术者站立在健侧,身体前屈,上半身按压在患者胫骨的前侧。

CP:远端手的手掌托住患者的坐骨下方,同时近端手按压在患侧髂前上棘上。

VEC:远端手由后向前和由下向上。近端手则由前向后。

P:术者将身体的重力施加到患者屈曲的腿上,以产生预矫正张力。在张力下,远端手向近端施加一个推力,同时近端手通过向后推动躯干,产生推拉力。

耻骨分离(图5-293)

IND:耻骨功能紊乱,耻骨联合触痛及关节激惹。

PP:患者仰卧位,双膝关节及双髋关节屈曲,双脚放松,相互靠近,并平放在整脊床上。

DP:术者站立位或跪于整脊床末端,并面对患者。

CP:双手掌按压。

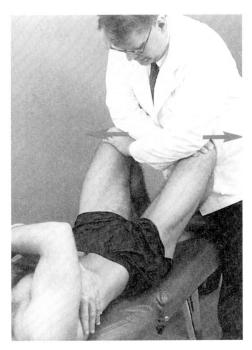

图5-293　耻骨分离。

SCP:双膝内侧。

VEC:由内向外。

P:术者分开患者的双膝,按住患者双膝的内侧。在患者双膝之间交叉前臂,并要求患者同时内收双膝,动作持续几秒钟或直到内收肌群疲劳。然后对双膝施加一个表浅的推力。

尾椎矫正(框5-12)

俯卧位

大拇指/体表尾骨推法(图5-294)

IND:尾骨活动受限;尾骨错位及疼痛。

PP:患者俯卧位,抬升胸椎段与骨盆段,或将枕垫放在髂前上棘下面。用衣物适当遮盖患者臀部。

DP:以弓箭步姿势立于整脊床一侧,并面向患者头侧。

SCP:近端手大拇指。

CP:尾骨基底部(术者与患者皮肤相接触)。

框 5-12	尾骨矫正

- **俯卧位**
  - 大拇指/体表尾骨推法(图 5-294)
  - 食指/体内尾骨拉法(图 5-295)

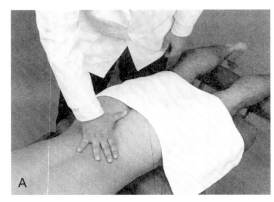

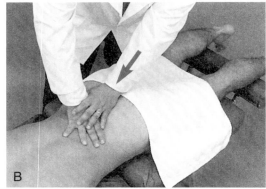

图5-294　体表尾骨矫正,(A)借助大拇指的按压牵拉组织。(B)借助向头侧的推力加强按压。

ZH:近端手的豌豆骨与小鱼际重叠,按压近端手大拇指指甲上方, 其余四指放松放在近端手手背上。

VEC:由下向上。

P:术者双手将局部表皮组织向头侧牵拉。在张力下,在尾骨基底上施加一向头侧的、轻微的由后向前的推力,此时会产生一种混合的拉力,并完成骨骼矫正手法。

食指/体内尾骨拉法(图5-295)

IND:尾骨活动受限;尾骨错位及疼痛。

DP:患者俯卧位,上抬整脊的胸椎段与骨盆段,或将枕垫放在髂前上棘下面。

DP:术者站在整脊床一侧,弓箭步姿势站立,并面向患者头侧。

CP:远端手佩戴手套,中指润滑后按压尾骨。近端手的手掌及掌根按压骶骨的上半部。

SCP:体内,尾骨前面。

IH:近端手的手掌及掌根放在骶骨的上半部。

VEC:由上向下。

P: 术者对患者的尾骨施加向下并略向后的体内按压尾骨部紧张。另一手轻柔按压骶骨,还对尾骨形成一个轻柔、表浅的向右的推力。

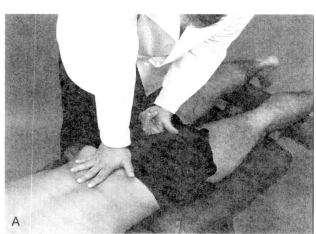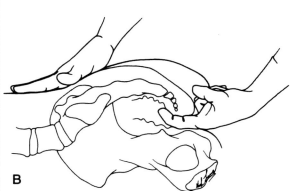

图5-295　(A)模拟尾骨体内矫正。(B)体内按压图解。

脊柱外关节的作用

从美式整脊开展之初，从业者就已经在治疗脊柱外关节。D.D.Palmer[1]在1910年就有治疗足部的报道。用手法治疗外周关节是一项在所有被承认的整脊课程中被广泛教授的技术。

脊柱外关节多为杠杆-铰链复合体，在运动中传递力量，但同时也会负面地放大对神经肌肉骨骼系统的作用力。决定身体能执行什么样功能的机械原理是相同的，无论动作是活跃的、舒缓的、工作中的，还是在日常生活中的。

当面临临床上影响肌肉骨骼系统，特别是外周关节的功能障碍的病情时，了解生物力学（机械学在生命结构中的应用）是最重要的。当力从肌肉中产生时，关节、关节的韧带结构、关节囊将形成链来连接骨性杠杆以完成运动。正常的关节功能依赖于软组织以及骨关节表面韧带结构的完整。

将生物力学原理融入临床实践，整脊医师将会更好地理解推拿损伤部位的性质与范围，以及局部因素和综合因素影响患者神经肌肉骨骼系统的方式。而且，功能障碍改变的机制将会变得显而易见，患者适应范围和效果也会变得明显。

脊柱外关节、肌肉、韧带的损伤会明显地降低执行许多有关工作、生活和娱乐的重要动作的质量与舒适度。治疗外周关节的基本理论包括纠正生物力学问题和反射性引发的功能综合征[2]。生物力学问题是以关节疼痛为主要特点，但是关节肿胀与感觉异常也可存在。这些问题可能是由创伤（扭伤、拉伤、运动损伤或工作损伤）或者重复性动作以及姿势（腕管综合征、跖筋膜炎或足内翻）造成的。反射性引发的功能综合征通过动力链的一系列变形而产生。它们可由力学缺陷（短腿）或肌肉功能不全或畸形（外翻足或内翻足）引起。根据临床调查，这些问题与身体特定区域有关,但主要的功能障碍存在于其他的地方。比如,患者可能在下腰部会有剧烈的或是反复的疼痛,这种疼痛被定位在骶髂关节,但是对于骶髂关节的治疗无效。再进一步检查后,发现跖趾关节功能障碍扰乱了正常感觉功能,从而导致骶髂关节的改变。

当对脊柱实施手法时,应当施以细致的检查来决定适用于外周关节的手法类型与必要性。此外,在对外周关节实施手法与整复时,还应注意软组织手法的应用、冷或热的物理疗法、拉伸练习、功能锻炼、绑缚或固定以及矫形。

为了教学与实践,为每个技术步骤确定一个清楚且特定的名字是十分重要的。在本章节中,矫正技术的名字都已给出,这些名字基于包含的关节或区域,患者体位,临床医生接触方法、接触点,以及所有必要的附加信息(例如:推、拉、伴牵引等),同时还包括关节运动。图案后的名字源自美国国家整脊管理委员会应用,旨在对整脊手法的能力考核与教学有所帮助。

颞下颌关节

在脊柱的顶端,头的重量须保持平衡与稳定。在保持颈椎脊髓节段稳定性、颈深部筋膜张力,以及颞下颌关节(Temporo-mandibular Joint, TMJ)的运动、舌骨肌的运动,还有肩胛带构造之间,存在着生物力学关系(图6-1)。更重要的是,姿势性应力、肌张力、牙齿咬合不正还有关节功能障碍与颈部、头部、口面部的疼痛以及咀嚼吞咽的异常有着临床上的联系。在人体最复杂的两个关节系统——颞下颌关节和寰枕关节之间同样存在着联系。当患者主诉头颈部疼痛时,应对这两个关节系统进行评估。

颅下颌复合体是由颞下颌关节、牙齿、咀嚼肌和舌骨组成的。颞下颌关节是人体中运动最活跃的关节之一。在每天的咀嚼、吞咽、呼吸以及说话的功能活动中,颞下颌关节会有超过2000次的运动。负责颞下颌关节和寰枕关节运动的肌肉组织将头部链系在身体上,头部的姿势依靠这些肌肉的张力来保持,所以要进一步研究头部运动和颞下颌关节运动之间的内在联系。由于这种联系,颈椎位置、头部的姿势和下颌休息位这些因素中任意一个发生改变,都会对另外两者产生新的变化。

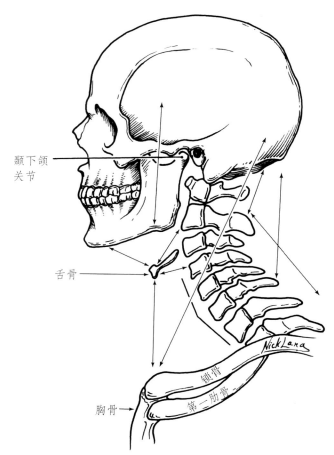

图6-1 生物力学关系对于头部和颈椎的稳定是必要的。箭头表示肌肉牵拉的方向。(Modified from Grieve G: *Common vertebral joint problems*, ed 2, Edinburgh, 1988, Churchill Livingstone.)

功能解剖

骨性结构

下颌骨,是人面部最大且最为粗壮的骨骼结构。为下牙生长处,并与颞骨相关节(图6-2)。下颌体呈水平方向,并有两个下颌支。下颌支与下颌体近似垂直,并且在下方形成一个明显的角。每个下颌支上有两个突起:作为肌肉附着点的冠突,以及通过囊内关节盘与颞骨相关节的髁状突。正常情况下,通过两髁状突的轴作直线,其交点恰好在枕骨大孔之前。对于手法操作来说,想象一条正确的线是具有重要意义的(图6-3)。在颞骨相应位置上,有凹陷的下颌窝,其前方是突出的关节结节。

功能上,在关节处于紧闭位置(上下齿距离较近)时,下颌窝作为一个"容器"容纳髁状突。在下颌

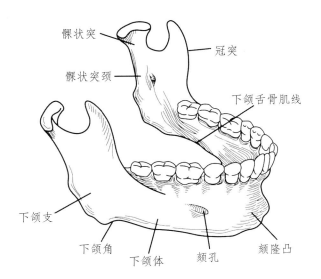

图 6-2 下颌骨的结构。(Modified from Hertling D, Kessler RM: *Management of common musculoskeletal disorders: Physical therapy principles and methods*, ed 2, Philadephia, 1990, JB Lippincott.)

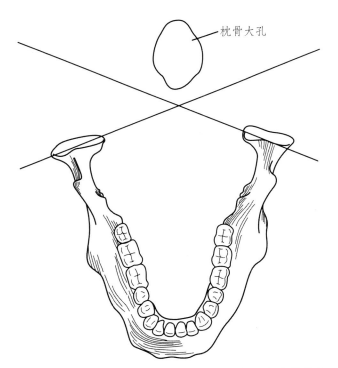

图 6-3 通过下颌骨双侧髁状突的轴作直线,两条直线的交点恰好在枕骨大孔之前 (Modified from Hertling D, Kessler RM: *Management of common musculoskeletal disorders: Physical therapy principles and methods*, ed 2, Philadephia, 1990, JB Lippincott.)

骨张开、闭合、前移、后移的过程中,髁状突表面的突起必须越过关节结节 (图6-4)。而关节内的关节盘

在功能上抵消了这两个表面突起的碰撞[3]。关节盘也将关节囊内空间分为上下间隙,每个间隙有滑膜。关节盘的外缘与关节囊相连。

韧带组织

有四个韧带结构作为颞下颌关节的稳定装置,它们是:关节囊、颞下颌韧带、茎突下颌韧带以及蝶下颌韧带(图6-5)。关节囊的基本功能是包绕关节,但是由于关节盘与之相连,致使关节盘在髁状突向前移动时也随之移动。颞下颌韧带是在下颚张开活动中主要的悬吊韧带。它也防止下颌过度向前、向后和向侧方移动。茎突下颌韧带防止下颌过度前移,同样的,也防止下颌过度张开。蝶下颌韧带在下颌保持张开状态时作为一个悬吊韧带。

据报道,下颌锤韧带将颈部、锤骨前突与下颌关节囊的中后部连接起来[4,5]。这种结构的临床意义在于:使颞下颌关节与中耳之间有了解剖结构上的联系。下颌锤韧带穿过岩鼓裂连接锤骨、颞下颌关节半月板和关节囊韧带。负责向鼓膜供血的鼓膜前室动脉,还有产生舌痛觉的鼓索神经,这些组织结构都从岩鼓裂中穿行。受刺激后,这种结构会产生诸如耳痛、耳鸣、眩晕、主观性听觉丧失、听觉过敏、舌痛和肌肉疼痛的症状。

肌肉组织

颞下颌关节闭合的主要动力来自于颞肌、咬肌和翼内肌(表6-1,图6-6)。颞肌后部的肌纤维在保持髁状突靠后位置的同时,还牵拉着下颌骨。咬肌表层的肌纤维使下颚向前突出,而其深层的肌纤维像个牵开器样向后牵拉下颚,并与关节囊的侧面相连。翼内肌能使下颌突出,并使下颚向旁侧偏移(图6-7)。

颞下颌关节张开的主要动力来自于翼外肌、舌骨上肌群和舌骨下肌群。翼外肌与髁状突还有关节盘相连,因此成为了一个真正意义上的关节稳定装置。翼外肌是负责嘴张开的主要肌肉,还能促使关节的前移和侧移。在颞下颌关节功能紊乱的病例中,该肌肉受影响的程度是有临床意义的。

舌骨上肌群由二腹肌、茎突舌骨肌、颏舌骨肌和下颌舌骨肌构成(图6-8)。二腹肌向下、向后牵拉下颌。茎突舌骨肌收缩不仅引起并促使下颚的张开,而且在下颌固定时关节还可以将舌骨向上或是向后拉动。颏舌骨肌将颞下颌关节向下向后牵拉。下颌舌骨

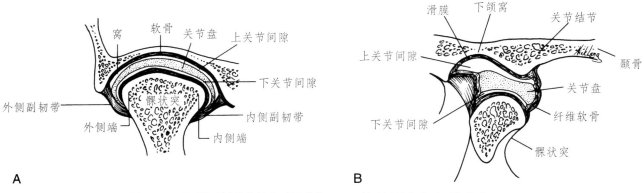

图 6-4　(A)颞下颌关节闭合时冠状位。(B)颞下颌关节张开时矢状位。

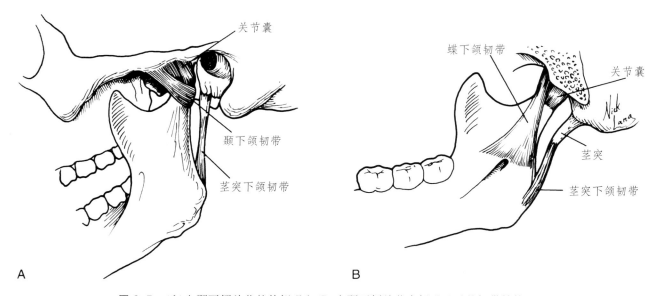

图 6-5　(A)左颞下颌关节的外侧观和(B)右颞下颌关节内侧观显示的韧带结构。

肌能升高口腔底部,并在舌骨固定时压低下颌,或在下颌固定时提升舌骨。

　　舌骨下肌群主要是由胸骨舌骨肌、甲状舌骨肌和肩胛舌骨肌构成的,其主要功能是固定或下拉舌骨。在此基础上,舌骨上肌群可以对下颌骨发生作用。

表 6-1	下颌关节运动与其相关肌肉
运动	**相关肌肉**
下颌上升(闭合)	颞肌、咬肌、翼内肌
下颌下降(张开)	翼外肌、舌骨上肌群、舌骨下肌群
前移(向前滑行)	咬肌浅表肌纤维、翼内肌、翼外肌
后缩(向后滑行)	咬肌深层肌纤维、颞肌
侧方移动	翼内肌、翼外肌
舌骨上升	舌骨上肌群、下颌舌骨肌、二腹肌
舌骨下降	舌骨下肌群

生物力学

姿势与力线

　　颞下颌关节正常放松、无动作的位置,称之为下颌休息位。在休息位时,上下牙齿不应接触。上下颌之间应有一个内部咬合的距离,称之为息止间隙,大约3~5mm。休息位是使下颌上升的肌肉张力与下颌自身重力相平衡的结果。此外,下颌休息位还受颈前和颈后肌群、头部的位置以及下颌肌肉群的内在弹性的影响。在有磨牙、咬牙情况的人群中,休息位时息止间隙会减小,在用嘴呼吸的人群中息止间隙则会增大。休息位的功能紊乱可能影响关节自身重塑和矫正的过程,致使形成一个不健康的颞下颌关节系统。

　　在上下齿完全咬合的情况下,下颌的位置称为

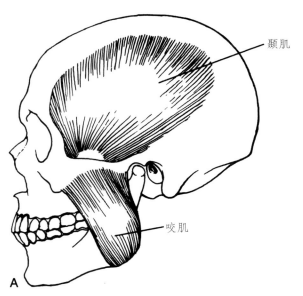

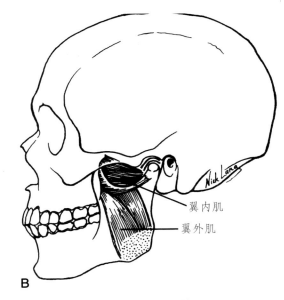

图 6-6　下颌固有肌肉系统。(A)左侧表层颞肌与咬肌。(B)下颌近端移除后左侧翼内肌与翼外肌。

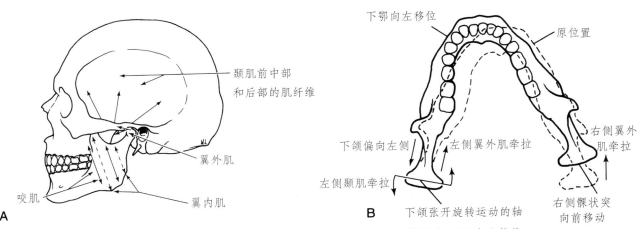

图 6-7　颞下颌关节肌肉牵拉的方向。(A)张开、闭合与向前滑动。(B)向左偏移。

牙尖交错位。与受肌肉动作影响不同,牙尖交错位直接受齿列的影响。而且,牙尖交错位可能会对下颌休息位有所影响,使头部位置和颈椎功能的肌肉系统的平衡被扰乱。因此对于那些具有慢性颈部疼痛主诉的患者,不应忽视其牙齿排列状况。

　　颞下颌关节经受着旋转和平移的耦合运动。下颌关节旋转运动发生在髁状突与关节盘之间的横轴上。这个动作可以使下颌在最初的12~15mm的范围内张开或是闭合。平移运动主要是关节盘-髁状突复合体的前后平移,它有赖于关节盘与髁状突的同时运动(图6-9)。旋转运动主要在较小的关节间隙内发生,平移运动则主要在较大的关节间隙内发生。

　　下颌的运动是由张开、闭合、前后的滑动和侧方

的滑动这些功能组成的。下颌的张开需要翼外肌和二腹肌的收缩,以及舌骨上肌群和舌骨下肌群的辅助。颈后肌群的收缩使颈部避免前屈,间接地使下颌下降远离颅骨。在下颌刚张开的几度是围绕横轴的旋转运动。然后髁状突关节盘复合体必须向前平移越过关节结节,以使髁状突的旋转得以继续。下颌闭合时各部位运动顺序则相反。在髁状突旋转的同时,髁状突关节盘复合体向后平移。将下颌带到休息位或是牙尖交错位。咬肌、翼内肌和颞肌负责该项运动。表6-2列出了颞下颌关节骨运动学和关节运动学的动作。

　　下颌侧方的滑动包括与旋转方向同侧髁状突的旋转运动,以及对侧的平移运动。当下颌向右侧平移时,左侧的翼内肌和双侧二腹肌前腹收缩,使左侧髁

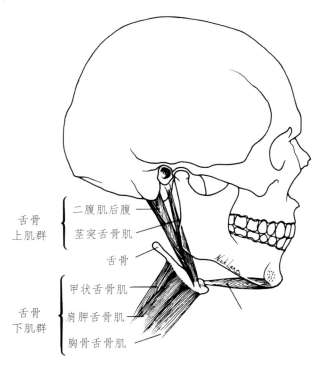

图 6-8 下颌的舌骨上提与下压肌群。

二腹肌后腹
茎突舌骨肌
舌骨上肌群

舌骨

甲状舌骨肌
肩胛舌骨肌
胸骨舌骨肌
舌骨下肌群

状突向下、向前并向中间移动。与此同时，右侧的颞肌和翼内肌收缩，使右侧的髁状突在下颌窝旋转，并使下颌转向右侧。框6-1中对颞下颌关节的紧张位置和松弛位置作了说明。

评估

影响颞下颌关节的问题大体分为：发育异常、关节囊内疾病和关节功能障碍（框6-2）。发育异常包含发育不全、增生、髁状突撞击综合征、软骨瘤和韧带骨化，比如茎突舌骨韧带（伊格尔氏综合征）。关节

囊内疾病包括退行性关节炎、骨软骨炎、风湿性关节炎、银屑病性关节炎、滑膜软骨瘤病、传染病、激素性坏死、痛风以及转移瘤[6]。发育异常和关节囊内病变需通过适当的评估方法排除，如影像诊断和临床试验室检查。在这里的重点是考虑影响颞下颌关节功能障碍的情况，这些情况被分类为关节囊囊外（肌筋膜痛综合征和肌肉失衡）、囊性（扭伤、活动范围减小或过大、滑膜交叠）和囊内（关节盘移位或黏连）。

检查面部和下颌，寻找骨性组织或软组织不对称、上下牙齿的错位和肿胀的迹象（图6-10）。观察下颌的张开闭合，辨别其位移的偏差与弹响的出现[7-9]（图6-11）。询问患者主动运动下颌关节时是否疼痛。正常下颌张开时，患者上下中切牙间可容纳3枚手指伸入。如果不能，应怀疑是由关节功能障碍引起的活动度降低，或是由关节盘移位造成的关节闭锁；若上下中切牙间距超过3枚手指的宽度，则可能是由于关节囊变薄所致的关节活动度过大（图6-12）。

触诊下颌关节时，术者手掌朝前，将小指插入患者双侧外耳道内（图6-13）。在将手指深入之前，向前推动耳屏来确认外耳道是否疼痛。在外耳道内可感觉到髁状突位置和关节内弹响，并可从外部触及到关节和关节囊位置、疼痛及异常活动（图6-14）。通过对相关肌肉触诊可以确定其在张力、质地、柔软度上的改变。从口腔沿颊黏膜到颞下颌关节内侧，紧靠着扁桃腺的地方可触及翼外肌（图6-15和图6-16）。研究表明，由于结构上与解剖上的原因，在口腔内触诊时翼外肌很难被触及[10-13]。部分检查者也赞同这一观点[10]。与这些报告相反，Stelzenmüller与其助手[14]确切地证明了翼外肌的触诊，该触诊是在两个

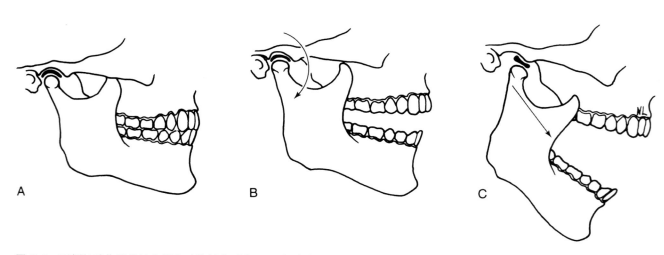

图 6-9 下颌的动作是旋转和滑移动作复合而成。(A)闭合位。(B)最初的张开是旋转。(C)完全张开需要向前滑移才能继续旋转。

表 6-2　颞下颌关节关节运动学与骨运动学动作

骨运动学位移		关节运动学
下颌的升降	40～60mm(上下门牙间距离)	旋转和滑动发生在上下关节间隙
下颌的前探和后缩	5～10mm(同上)	滑动发生在上关节间隙
下颌的侧方滑动	5～10mm(同上)	滑动、旋转和成角移动大部分发生在上关节间隙

框 6-1　下颌关节的紧张位与松弛位

紧张位置：

　　最大限度的牙尖交错位，在这种体位下,所有的上下牙齿都紧密接触。

松弛位置：

　　下颌轻度张开的有"息止间隙"的体位,这种体位是因负责下颌张开与闭合的肌肉群之间张力的平衡所造成的。

框 6-2　影响下颌关节的问题的分类

发育异常：

发育不全

增生

髁状突撞击综合征

软骨瘤

韧带骨化(如：伊格尔氏综合征)

关节囊内疾病：

退行性关节炎

骨软骨炎

引发关节发炎的疾病(风湿性关节炎、银屑病性关节炎和痛风)

滑膜软骨瘤病

传染病

转移瘤

功能障碍：

囊外

肌筋膜痛综合征

肌肉失衡(过度牵拉和痉挛)

囊性

扭伤、关节囊炎、滑膜炎

关节活动度减小

关节活动度过大

滑囊交叠

囊内

关节盘移位

关节盘黏连

影像学方法和肌电图辅助下进行的。这三个方法都证实了翼外肌的触诊。准确定位翼外肌的难点在于,在进行翼外肌触诊时要先通过翼内肌[14]。还要注意舌骨的位置和动作,以及相关软组织的状况。

　　实施颞下颌关节辅助检查时,在口腔内将戴着手套的拇指置于下颌牙上,其余四指在外侧环抱下颌(图6-17)。被动地在长轴方向上下压、侧方滑动以及前后(前-后)滑动(框6-3)。正常情况下,会感到弹性阻碍(图6-18)。

　　应当做一个常规的口腔检查来排除齿列或口腔损害。要求患者迅速并急剧地闭合牙齿。通常情况下不会出现疼痛,并能听到一个广泛的叩齿声。如果出现局部疼痛,或者仅听到一个模糊的、单一的叩齿声,则说明是齿源性(严重的咬合不正、牙龈脓肿或牙周疾病)的问题,应对牙医提及上述情况。除此之外,重点在于记住颞下颌关节与寰枕关节之间内在的神经学联系,当相关症状出现时要记得检查这两个关节。

矫正步骤

　　用于治疗颞下颌关节障碍的手法操作,目的在于恢复正常的关节力学,并恢复下颌关节完全无痛的活动功能。用于不同形式的颞下颌关节障碍有两个基础方法:牵引手法与移位手法(框6-4)。参考框5-3中的应用于手法举例的缩写。

牵引技术

　　牵引手法在下颌关节表面产生了一个缓慢的、可控制的分离间隙。通常需要口腔内的接触,施术者必须佩戴橡胶手套。

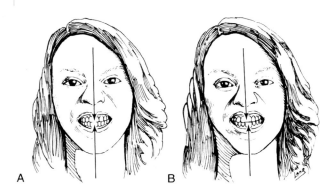

图 6-10 牙尖交错位排列。(A)正常排列。(B)向左偏移。

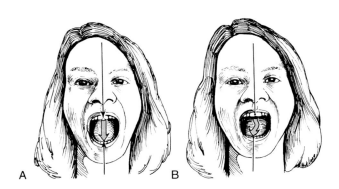

图 6-11 下颌舌体样式。(A)正常样式。(B)C 型偏移。

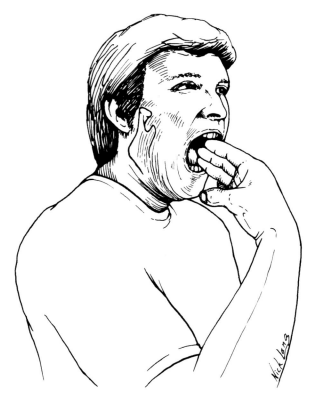

图 6-12 正常情况下,在下颌完全张开时,门牙之间的距离刚好可容纳患者 3 枚手指的宽度。

颞下颌关节仰卧位:术者双侧大拇指/患者下颌;沿头部长轴方向牵引[3,7,8](图6-19)。

IND:整复关节盘严重错位,治疗关节附属运动的丧失,改善关节盘营养状况。

PP:患者仰卧位,嘴微张。可用头带或一名助手帮助固定头部。

DP:佩带手套,站在整脊床的一侧,面对患者关节障碍的一侧。

SCP:患侧下颌牙。

CP:头侧手大拇指放置在患侧下颌牙上,其余四指环抱下颌外侧,食指沿下颌放置。

IH:如果下颚可以发生位移,术者可用尾侧手大拇指压在着力点手的上方来加强压力。否则可将辅助手大拇指放在对侧下颌牙上。

VEC:患者头部长轴方向牵引。

P:嘱患者做吞咽动作,然后向尾侧对关节表面进行牵引。当关节盘向前严重错位时 (图6-20),将髁状突向前倾斜置于关节盘下方,并且施加一个从后向前(后-前)的推力。当关节盘向后严重错位时,将髁状突向后倾斜置于关节盘下方,并施加一个从

前向后(前-后)的推力。对于特定的关节附属运动丧失和机械感应器官的刺激,整复步骤中可以添加下颌的侧方滑动、前后滑动,或是两者都有。

颞下颌关节易于因滑膜皱襞(滑膜囊)发病,尤其是在持久、过度张开的情况下。当滑膜皱襞内陷、关节盘向内移动或是髁状突向外移动时会产生疼痛。为了减少滑膜组织的内陷,牵引手法必须与患者患侧颞肌收缩相结合。

颞下颌关节坐位或仰卧位:术者双侧大拇指/患者下颌白齿;滑膜嵌顿复位[7](图6-21)。

IND:滑膜嵌顿(滑膜皱襞)

PP:患者坐位或仰卧位,头部固定并使下颌远离患侧。

DP:站在患者一侧。

SCP:患侧下颌牙。

CP:大拇指放置在下颌牙上,其余四指抓住下颌。

VEC:患者头部长轴方向牵引。

P:在保持下颌偏移远离患侧的情况下,沿长轴方向牵引。然后让患者向患侧移动下颌(收缩颞肌深

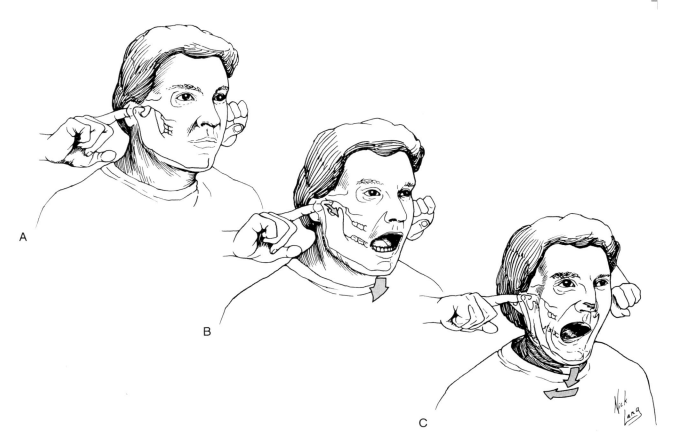

图 6-13 耳内颞下颌关节触诊。(A)手指置于外耳道内。(B)在张开闭合时髁状突触诊动作。(C)不对称的关节动作。

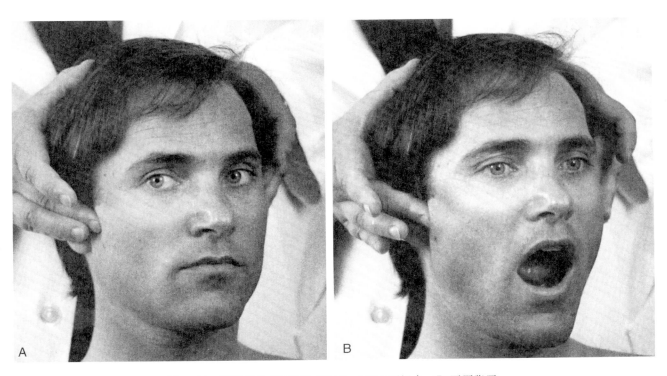

图 6-14 颞下颌关节间隙外侧触诊。(A)下颚闭合。(B)下颚张开。

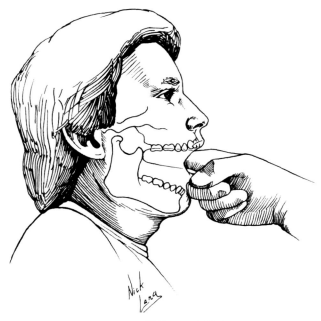

图 6-15 翼状肌口内触诊。

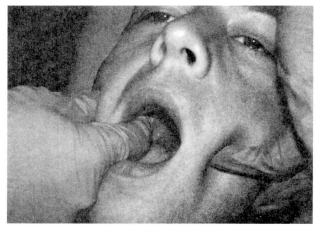

图 6-16 翼状肌口内触诊。

层肌纤维），以此来对抗术者所施加的阻力。

移位技术

移位矫正手法使用一条准确的平行于关节面所在平面的线，并附加应用一个压力。这个步骤的基本作用是将关节盘向后移动，特别是用来松解轻度的关节盘粘连（囊内粘连）。移位手法需口外接触，不必佩带手套。移位手法比牵引手法带来更高的复杂的危险，因此必须规范遵循移位手法的原理。如果移位手法应用于关节盘错位至髁状突前方的关节上时，就有可能伤害关节盘后区的组织，或产生关节积血（关节内的血肿），导致医疗事故。

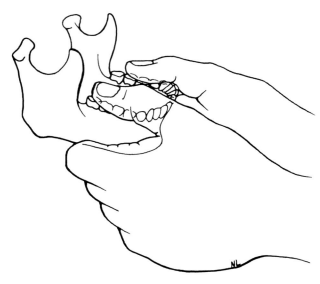

图 6-17 双大拇指口内接触下颌。

框 **6-3**	颞下颌关节的附件关节运动
长轴分离	
外侧滑动	
前侧滑动	
后侧滑动	

颞下颌关节坐位：术者叠加的手掌/患者下颌远端；从前向后滑动[7,9]（图6-22）。

IND：松解关节内关节盘粘连，从前向后的关节附加运动受限，下颌髁状突向前错位。

PP：患者坐位。

DP：站立于患者后方，用毛巾卷或枕头放置于医生与患者之间，以支撑患者颈椎。

SCP：下颌支。

CP：同侧的手掌呈刃状，掌面紧贴下颌支，其余四指扶住下颌。

IH：对侧手加强着力手，并覆于手上方。

VEC：从前向后，沿关节结节线（图6-23）。

P：首先施加压力（从下向上），然后沿关节结节线从前向后推动。分散患者注意力并排除齿源性的干扰，使患者张开嘴并缓缓闭上；在患者闭口时进行矫正。

颞下颌关节仰卧位：术者叠加的大拇指/患者下颌近端；从外向内滑动[3,7]（图6-24）。

IND：从外向内的关节附加运动受限，下颌髁状

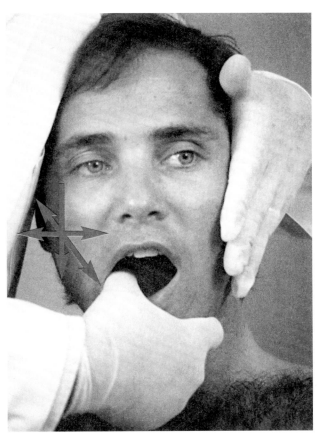

图 6-18　评估颞下颌关节附属关节运动。

仰卧,双拇指/手动分离;长轴分离(图 6-19)

坐位或仰卧位,双拇指/下白齿;滑膜嵌顿复位(图 6-21)

坐位,加强手掌力/下颌骨远端;由前向后滑动(图 6-22)

仰卧位,加强拇指力量/下颌骨近端;由外向内滑动(图 6-24)

坐位,手掌/下颌骨近端;由外向内滑动(图 6-25)

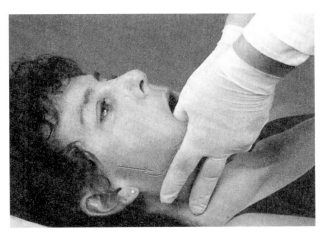

图 6-19　颞下颌关节长轴牵引手法。

突外侧错位。

PP:患者仰卧位,头部微旋,患侧向上。

DP:站立于整脊床一侧,朝向接触面。

SCP:下颌颈端。

CP:将双拇指叠加紧贴下颌颈。

VEC:从外向内。

P:在从外向内的方向上施加一个推力。

颞下颌关节坐位:术者鱼际/患者下颌近端;从外向内滑动(图6-25)。

IND:从外向内的关节附加运动受限,下颌髁状突外侧错位。

PP:患者坐位。

DP:站立于患者后方,微向患侧偏移。

SCP:下颌近端。

CP:将同侧的手鱼际部紧贴下颌近端方向,恰好在关节远端。

IH:对侧手手掌紧贴健侧头面部。

P:患者下颚放松(牙齿非咬紧状态),由外向内施加推力。

最困难的问题之一就是矫正颞下颌关节时患者不能适当的放松下颚肌肉。此外,过度伸张关节上间隙对关节有损伤;因此,在运用口腔内手法时务必小心。

肩关节

将手置于功能位是肩关节的基本功能。为了达到这种功能,肩关节必须有着极大的关节运动性,以达到这种运动性所需要复杂的解剖结构和生物力学结构。肩关节不是一个单纯的关节,而是相当于解剖学上和生理学上关节的一个联合,它由四个关节组合而成。盂肱关节是解剖学上真正意义的关节,形成固有的肩关节。胸锁关节和肩锁关节也是真正意义上的关节,各自在胸骨柄与锁骨之间、肩胛骨肩峰与锁骨之间相连。肩胛胸壁关节没有关节囊,因此被视为生理学上的关节,并且必须能使肩胛骨在肋骨上

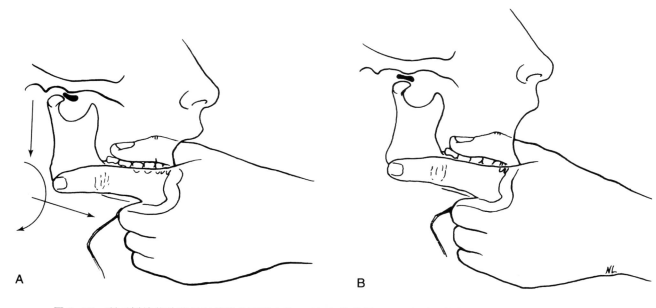

图 6-20　颞下颌关节关节盘向前脱位牵引方法。(A)起始位置。(B)牵引髁状突,并向前倾斜至关节盘下方。

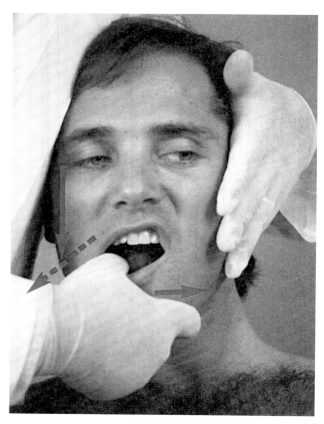

图 6-21　左侧颞下颌关节滑膜嵌顿手法。

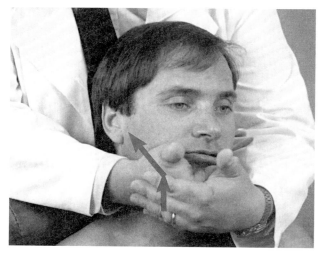

图 6-22　右侧颞下颌关节从前向后滑移。

作。创伤、疾病或是多个关节的功能紊乱会导致整个上肢严重的缺陷。

功能解剖

骨性结构

　　肱骨近端的关节面微向后、向内、向上倾斜,与肩胛骨上的关节窝相关节(图6-27)。关节面与肱骨纵轴呈45°角。肩胛骨上的关节窝并不深,它与肱骨头不完全吻合。盂唇是环绕在关节窝周围的纤维软

平顺地滑动(图6-26)。

　　这些关节为上肢提供了一个宽广的活动范围。许多肌肉共同协作来产生跨越多个关节的复合动

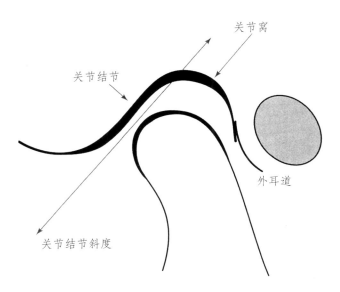

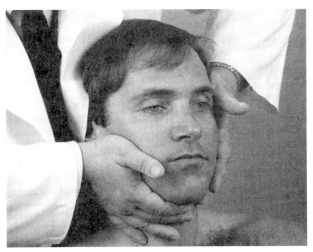

图6-25　右侧颞下颌关节坐位从外向内滑移手法。

图6-23　应当首先确定关节结节的倾斜度，因为这将决定或影响滑移的推动。关节结节的外侧触诊常用于确定倾斜度。(Modified from Curl D: Acute closed lock of the temporomandibular joint: Manipulative paradigm and protocol, *J Chiro Tech* 3[1]:13,1991.)

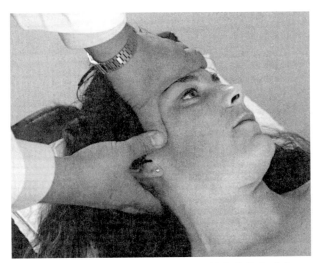

图6-24　右侧颞下颌关节仰卧位从外向内滑移手法。

骨结构，它为与肱骨头相接触提供了更大的面积，以协助保持关节稳定(图6-28)。

锁骨呈S型，便于手臂最大幅度上举。锁骨远端1/3向前突出，其关节面朝向前并稍微朝上。锁骨近端与胸骨柄侧上方相关节，并越过第一肋软骨上表面(图6-29)。胸锁关节面之间有一个关节盘，它在避免锁骨向内脱位时起了重要作用。

肩胛骨与冠状面的夹角为30°，与锁骨夹角为60°[15](图6-30)。肩胛骨上有喙突作为肌肉附着点，

其向前突出，位于关节窝内侧。肩胛冈约平第三胸椎处，沿向外向上的方向走行，止于肩峰端。

韧带组织

许多韧带与肩关节相关，连接骨与骨之间并成为关节次要稳定因素(图6-31)。肩关节能完成各种动作，这些韧带将会变得松弛或紧张。除非韧带受到损伤或牵拉，否则触诊时应没有痛感。

盂肱关节囊薄而松弛，并且过长，手臂呈休息位时关节囊在前方交叠。盂肱关节韧带为关节囊在前部提供了一些加固，并防止肩关节过度外旋与外展。喙肱韧带起于喙突，止于肱骨大结节，用来加强关节囊上部，防止过度外展和过伸。肱骨横韧带位于大小结节之间，其下方有肱二头肌长头肌腱穿行。

肩锁韧带加强关节囊上部。其本身松弛，且当从上方施加作用于肩峰端或盂肱关节的力时该韧带会失去稳定(图6-32)。用来稳定肩锁关节的主要韧带是喙锁韧带，包括锥状韧带和方形韧带。锥状韧带扭转并连接喙突与锁骨。作用是防止锁骨过度上移，并避免肩胛骨回缩，限制肩胛锁骨角的扩大。另外当肱骨外展时，锥状韧带紧绷使得锁骨沿其长轴旋转，这对于手臂完全上举是必要的。方形韧带同样连接喙突与锁骨，但它位于锥状韧带远端。作用是防止锁骨向内侧移动，避免了锁骨过度高于喙突。方形韧带还防止肩胛骨过度伸展，避免肩胛锁骨角的减小。

胸锁关节囊在前侧和后侧各自被胸锁前韧带和胸锁后韧带加强(如图6-32)。锁骨间韧带在上方加

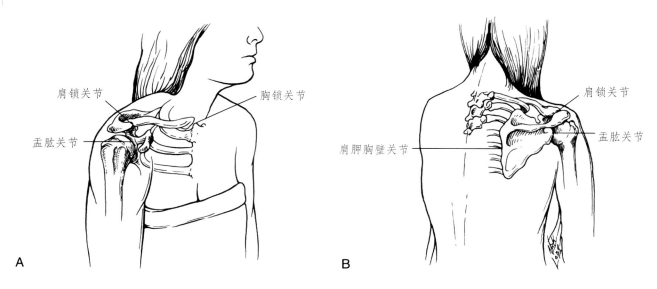

图 6-26 四个关节组成肩关节复合体。(A)前面观。(B)后面观。

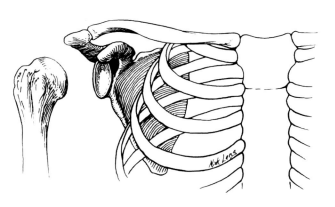

图 6-27 肱骨近端与肩胛骨上的浅关节窝相关节。

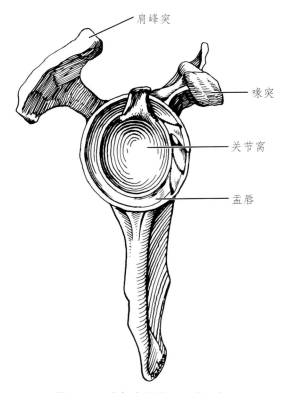

图 6-28 右侧肩胛骨上的关节窝。

强关节囊。肋锁韧带在关节囊外侧，连接锁骨与第一肋，防止锁骨上升。其后侧肌纤维防止锁骨向内侧移动，前侧肌纤维防止锁骨向外侧移动。

肌肉组织

肩关节的活动度较大，其周围存在大量肌肉维持关节稳定，并有8或9个滑囊来减少肩关节移动时产生的摩擦力。所以，刺激滑囊所致的炎性反应在临床上较多见。具有特殊临床意义的是肩胛下滑囊和肩峰下滑囊或叫三角肌下滑囊(图6-31)。肩胛下滑囊分布于肩胛下肌的上面与下面，并且与关节囊前部相连。这个滑囊会在关节积液时肿胀。肩峰下滑囊或三角肌下滑囊遍布于冈上肌腱，在肩峰下方和三角肌下方(图6-33)。肩峰下滑囊易受肩峰弧的影响，其炎性反应常常伴随冈上肌腱炎。

为施行肩关节各种运动保持稳定和提供力量的

大量肌肉，其功能和位置对肩关节复合体功能的影响是非常重要的（表6-3）。尽管肌腱为关节带来稳定，但是它们无法避免关节向下脱位。肩袖是由冈上肌、冈下肌、小圆肌和肩胛下肌构成。最为显著的是，横向的肌纤维避免脱位，防止关节盂在侧面上的游移，这种游移会使肱骨向下移动。避免向下脱位的要

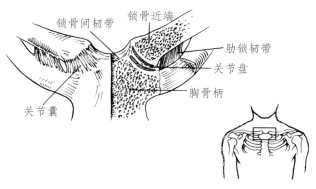

图 6-29　胸锁关节冠状面。

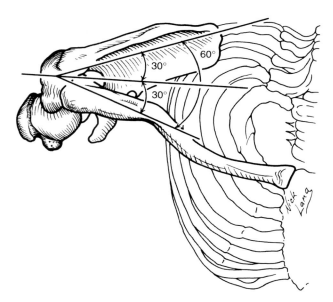

图 6-30　右侧肩关节复合体上面观显示肩胛骨与锁骨的关系。

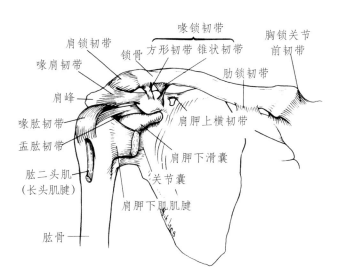

图 6-31　肩关节复合体韧带。

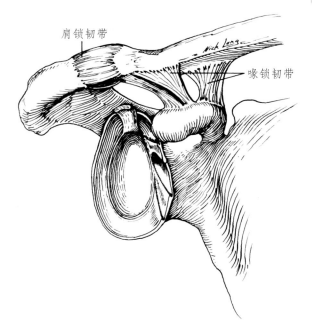

图 6-32　肩锁关节韧带。

素还包括关节窝的倾斜度、关节囊上部与喙肱韧带的紧张度以及冈上肌与三角肌后侧肌纤维的活动。不良的关节窝倾斜度会向外侧推动肱骨并向下牵拉。

肱二头肌长头肌腱是唯一一条起于关节囊内的肌腱。它起自关节窝上方，是盂唇的延续。长头肌腱突破关节囊，沿肱骨横韧带转变为一个"隧道"的结节间沟穿行。管状的滑囊膜会使这一段肌腱穿破关节囊，越过肱骨头，使走行于结节间沟的肌腱更加滑利。

肩关节的外展运动被人为地分成了两个运动阶段，每个阶段都包含了或多或少的不同的肌肉群。肩关节的运动易于改变，而且，许多肌肉的动作会互相影响。外展的第一个阶段是从0°到90°，包括三角肌和冈上肌的联合将肱骨拉起。随后，肩胛骨和肩胛带必须移动。在第二阶段，前锯肌与斜方肌上部和下部使肩胛骨倾斜，向外移动一个较小的角度，并使肩峰上移。以上可以允许90°~180°的运动。

肩关节的前屈由三角肌前侧肌纤维、喙肱肌和胸大肌锁骨部分发起。在肩胛骨和肩胛带移动之前可上升至60°。同样的，前锯肌、斜方肌上部和中部收缩，使肩胛骨倾斜，肩峰上移，并使肩胛骨在肩锁关节和胸锁关节进行自转。

肩关节旋内是由肩胛下肌、小圆肌、胸大肌、背阔肌和三角肌前部的收缩来完成的。在内旋最大角

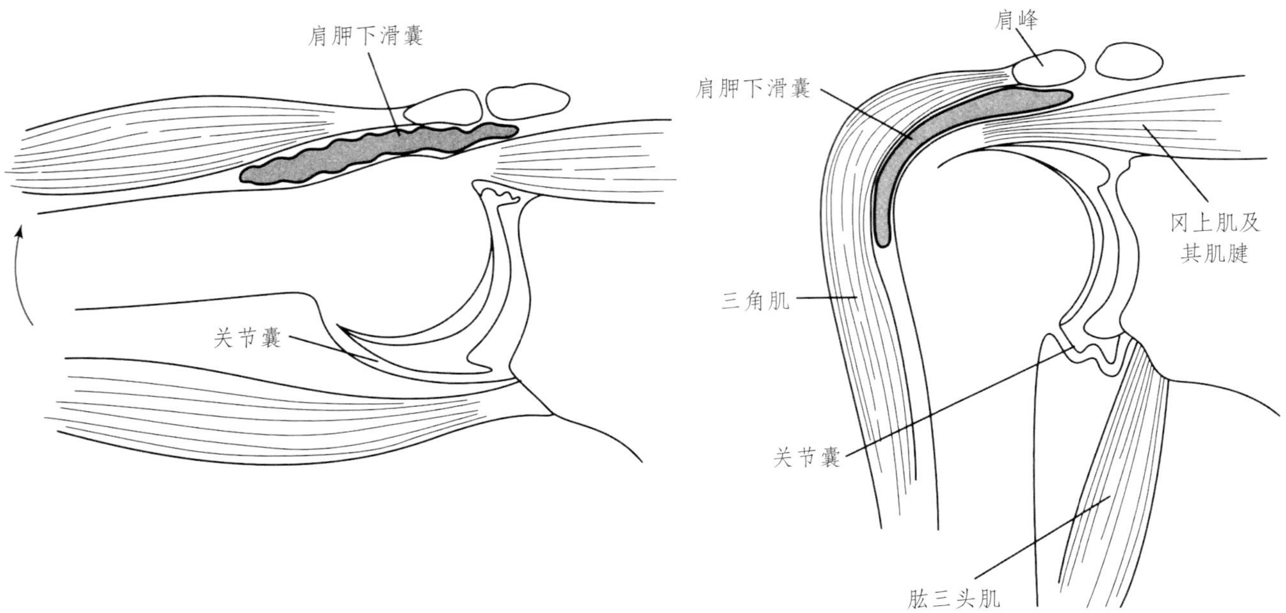

图 6-33　肩峰下滑囊。（A）肱骨外展时。（B）肱骨悬吊时。（Modified from Hertling D，Kessler RM：*Management of common musculoskeletal disorders:Physical therapy principles and methods*，ed 2，Philadelphia，1990，JB Lippincott.）

表 6-3	肩关节运动与其相关肌肉
前屈	三角肌前部、喙肱肌、胸大肌锁骨部
后伸	背阔肌、大圆肌、三角肌后部
外展	三角肌中部、冈上肌、前锯肌（稳定肩胛骨）
内收	胸大肌、背阔肌
外旋	冈上肌、小圆肌、三角肌后部
内旋	肩胛下肌、胸大肌、背阔肌、大圆肌、三角肌前部
肩胛骨固定	斜方肌、前锯肌、菱形肌
肩胛骨回缩（向内滑动）	大小菱形肌
肩胛骨提升	斜方肌、肩胛提肌

度时，在前锯肌和胸小肌会推动下，肩胛骨会外展。

外旋肌群与内旋肌群相比薄弱一些，但对于上肢正常功能来说仍十分重要。临床上，这些肌肉易于劳损。冈下肌、小圆肌及三角肌后部负责外旋肱骨，菱形肌和斜方肌内收肩胛骨，使外旋达到最大。

肩关节后伸是由背阔肌、大圆肌和三角肌后部收缩，以及因菱形肌与斜方肌中部收缩所致的肩胛骨内收来完成的。肱骨的内收是由背阔肌、大圆肌和胸大肌收缩，以及菱形肌内收肩胛骨完成的。

生物力学

肩肱节律

为了使一侧的上肢外展直到头顶，肩胛骨的动作必须同时同步进行。在外展运动刚开始的30°内，肩胛骨通过斜方肌、前锯肌和菱形肌的收缩达到一个稳定的位置（图6-34）。在30°之后，盂肱关节每移动2°，肩胛胸壁关节就移动1°。因此，上肢外展15°是由盂肱关节移动10°和肩胛胸壁关节移动5°构成的。肩胛骨在上臂外展中的旋转，使关节窝处于肱骨头范围内，以提高机械稳定性。

肩锁关节

手臂外展需要锁骨的自转。手臂每外展10°，锁骨就会抬升4°。在手臂外展90°之后（肱骨外展60°且肩胛骨旋转30°），锁骨旋转来使肩胛骨超过其本身60°的运动限制。这是通过锁骨的"S"型完成的[16]。肩锁关节通常有一个半月板将关节功能性地分开。锁骨的旋转运动通过锥状韧带在锁骨肩峰端与半月板之间发生。肩锁关节折叠动作则发生在半月板和锁骨之间[17]。

盂肱关节

肩袖肌群将肱骨拉向下方（下压），盂肱关节囊在外展时产生外旋，从而允许大结节通过肩峰和喙

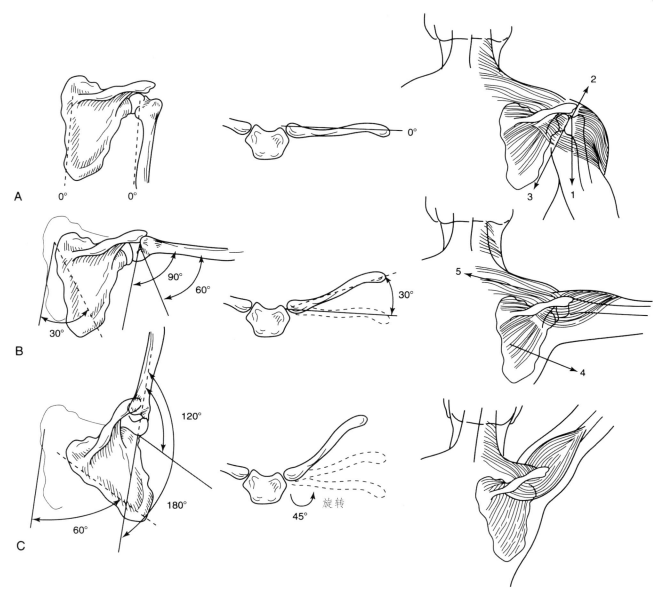

图6-34 肩肱节律。(A)肩关节外展0°时,肩胛骨、肱骨、锁骨处于中立位,上肢重力(1)由三角肌(2)向上的拉力,与肩袖肌群施加在肱骨头(3)上的压力与摩擦力平衡。(B)上臂外展90°时,肩胛骨旋转30°,肱骨外展60°;锁骨上抬30°;前锯肌与斜方肌上部平衡并转动肩胛骨。(C)肩关节外展180°时,肩胛骨旋转60°,肱骨外展120°;锁骨旋转45°并额外抬升30°。(Modified from Wadsworth CT: *Manual examination and treatment of the spine and extremities*, Baltimore, 1998, Williams & Wilkins.)

肩韧带(图6-35)。仔细评估患者上肢完全外展功能丧失时是否伴有疼痛,以确定肱骨是否向上脱位,或者是因为关节囊纤维粘连引起的肱骨无法下移,亦或是肩袖肌群的功能异常。

在肩关节远离躯体的运动中(前屈、外展和后伸),盂肱关节上方关节囊变得松弛,以便其不再维持关节完整性来对抗外力。肩袖肌群负责将肱骨固定在关节窝内。表6-4解释了肩关节复合体的运动范围,表6-5描述了肩关节的紧张位置和松弛位置。

作为束缚程度最少的球窝关节,盂肱关节可以做大量的动作,但也容易受损伤并造成不稳定的情况。尽管滑动与翻转运动也时常发生,但旋转运动仍是最为频繁的表面运动[17]。在发生其他运动时,肱骨头必然会与关节窝发生相对移位。

胸锁关节

重要的活动动作发生在胸锁关节,胸壁锁骨韧带在肩关节活动中作为支点。与肩锁关节相似的是,

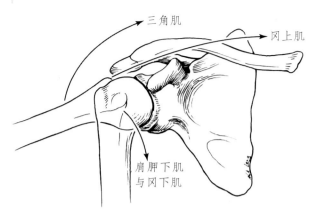

图6-35 在肩关节外展时，肩袖肌群的动作使肱骨头下压。

表6-4	肩关节关节运动学与骨运动学动作	
骨运动学位移	角度	关节运动学
盂肱关节屈曲	120°	旋转与滑动
盂肱关节后伸	55°	旋转与滑动
盂肱关节外展	120°	翻滚与滑动
盂肱关节内收	45°	翻滚与滑动
盂肱关节内旋	90°	旋转
盂肱关节外旋	90°	旋转
锁骨内外旋	10°	旋转
锁骨上升和下降	5°	翻滚与滑动
锁骨内收和外展	10°	翻滚与滑动
肩胛骨内外旋	25°	旋转与滑动

在胸锁关节内，半月板将关节分为两个部分。胸锁关节从前向后的滑动发生在胸骨与半月板之间，从上向下的滑动发生在锁骨与半月板之间[2]。锁骨可以沿其长轴旋转。在锁骨的滑动运动中，胸锁关节和肩锁关节之间存在相互的动作，而在旋转运动中则没有。

评估

肩锁关节相对薄弱，在恒定压力与反复应力下的柔韧性差。从上方对肩峰端或盂肱关节施加外力，会导致肩胛骨以喙突为轴旋转。肩锁韧带本身较为薄弱、易失稳，且肩锁关节又是分离的。第二个伤害机制是当遇到高强度的向下方向的力时，这个力会使锁骨下降到成为支点的第一肋上。如果肩锁韧带和喙锁韧带都撕裂，会导致肩锁关节完全分离。常见受伤原因是外物下落损伤肩部或是损伤伸开的上肢手臂。胸锁韧带和肋锁韧带在肩关节创伤中也可能出现损伤。

肩袖损伤是由外物下落损伤伸展的上肢、对喙肩弓撞击、对易损伤韧带较小或多次压力等原因造成的。

因为冈上肌周围血运相对较差，所以对于这个部位，营养成分可能无法满足肌腱组织的需要。因此在肌腱上就会出现炎性反应，肌腱炎通常是因酶的减少，或者坏死组织被当做异体组织而进行的排异反应而造成的。身体会通过形成瘢痕组织或是钙化来应对。这就是后来所指的钙化性肌腱炎。

由局部创伤导致的滑囊炎并不多见，其多由肌腱炎发展而来。肌腱严重的肿胀压迫滑囊，推挤喙肩弓，导致炎性反应和滑囊肿胀。这会使动作受到严重阻碍，并伴有严重的疼痛。肩峰下滑囊和三角肌下滑囊很容易被牵连。

关节囊炎（粘连性关节囊炎或"冻结肩"）是肌腱炎-滑囊炎进一步发展的临床现象并伴有滑囊壁粘连，这种现象会使冈上肌与三角肌变得"粘在一起"。持续的固定会导致关节囊挛缩，最终关节囊纤维化。关节退行性病变、风湿性关节炎、制动以及反射性交感神经失养症也可以导致关节挛缩，形成关节囊炎。

肩和手臂的疼痛通常可能源于颈椎、心肌、胆囊、肝脏、膈肌和胸部。通常患者的病史能提示疼痛的来源。此外，许多负责肩关节运动和功能的肌肉受C5或C6间隙神经根（nervous root，NR）支配，在评估颈椎时有重要意义。

在开始对肩关节评估时，要先观察肩的姿势是否存在高度不一致，肩胛骨的位置以及肱骨的位置是否异常。检查软组织是否萎缩或者肿胀。通过对胸

表6-5	肩关节紧张位与松弛位(休息位)	
关节	紧张位	松弛位
盂肱关节	完全外展外旋	外展55°，水平内收33°
肩锁关节	外展90°	生理休息位
胸锁关节	手臂完全上举	生理休息位

锁关节、锁骨、喙突、肩锁关节、肩峰、肱骨大结节、肱二头肌腱沟、肱骨小结节及肩胛骨的各个边缘和角的静态触诊,来确定骨骼的对称性和疼痛来源。肌肉的张力、质地和柔软度的改变应通过对滑囊、胸大肌、肱二头肌、三角肌、斜方肌、菱形肌、肩胛提肌、背阔肌、前锯肌、肩袖肌群及大圆肌的软组织触诊来确定。当怀疑关节功能障碍时,应当评估四个方向的附属关节运动(表6-6)。

评估盂肱关节长轴方向牵引时,患者需仰卧位,将被检查上肢放在身体一侧。术者站在整脊床一侧,用内侧的手在腋下固定肩胛骨。另一手抓住肱骨并向远端施力,感受其弹性运动(图6-36)。

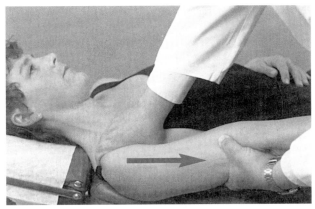

图6-36 评估右盂肱关节长轴方向牵引(向下滑动)。

评估前后方滑动时,患者需仰卧位,被检查肢体微向外展。术者站整脊床一侧,用内侧的手抓住腋下,也就是肱骨近端内侧,用外侧手抓住肱骨近端前外侧。双侧大拇指并列。用大拇指施以从前向后的压力。从后向前滑动时使用同样的体位,在肱骨近端用其余四指施加一个从后向前的力(图6-37)。

从内向外滑动时,患者需仰卧位。术者一手抓住肱骨近端内侧, 另一手同时在肘部固定巩固远

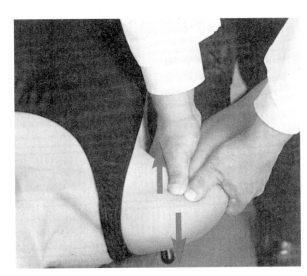

图6-37 评估右侧盂肱关节前后方向上滑动。

表 6-6	肩关节复合体关节附属运动
关节	运动
盂肱关节	肱骨长轴方向牵引
	从前向后滑动
	从后向前滑动
	内旋
	外旋
	从内向外滑动
	屈曲时向下滑动
	外展时向下滑动
胸锁关节	从下向上滑动
	从上向下滑动
	从前向后滑动
	从后向前滑动
肩锁关节	从下向上滑动
	从上向下滑动
	从前向后滑动
	从后向前滑动
肩胛胸壁关节	从外向内滑动
	从内向外滑动
	顺时针旋转
	逆时针旋转

端。以肘作为支点,在肱骨远端施力从内向外滑动(图6-38)。

检查内外旋时,患者需仰卧位,被检查肢体轻微外展。术者站在整脊床一侧,双手抓住肱骨近端,施力使其向内或向外旋转(图6-39)。

评估在肩关节屈曲情况下向下滑动,患者需仰卧位,将被检查肢体屈曲至90°。术者站在整脊床一侧,双手手指交错环抱在肱骨远端,将患者的肘部置于并紧贴医生的肩部。利用患者肘部作为支点紧贴术者肩部,施力使患肢向下移动(图6-40)。

施行肩关节在外展位下向下滑动时,患者需仰卧位,将上臂外展至90°。术者站在整脊床头侧,将头侧的手放在肱骨近端的上方,同时用另一只手固定肱骨远端。然后施力使肱骨近端向下滑动(图6-41)。

胸锁关节拥有向下、向上、向前、向后的附属运

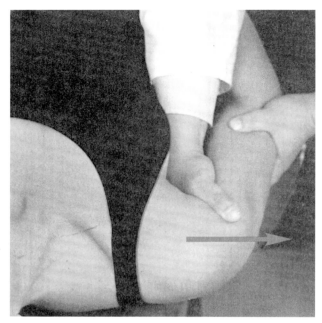

图 6-38 评估右侧盂肱关节长轴方向牵引下从内向外滑动。

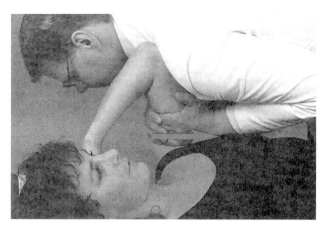

图 6-40 评估左侧盂肱关节屈曲下向下滑动。

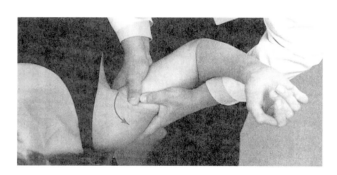

图 6-39 评估右侧盂肱关节外旋。

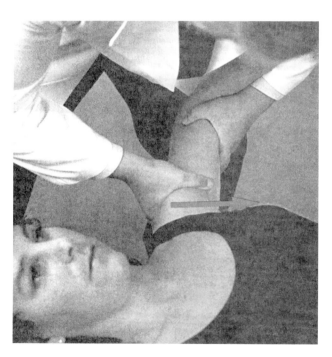

图 6-41 评估左侧盂肱关节外展下向下滑动。

动。为评估其中每一个附属运动,患者需坐位,术者站在患者身后。触摸患者颈前部,并用大拇指接触锁骨近端并使其向下、向上、向前、向后滑动(图6-42)。

评估肩锁关节附属运动时,患者取坐位,医生站在患者的一侧。一手固定患者锁骨远端,另一手固定患者肩部与肩胛骨。然后施力使锁骨向前、向后、向上、向下滑动(图6-43)。

肩胛胸壁关节,尽管不是解剖意义上的关节,也应进行应力评估。寻找弹性末端感觉或是关节活动不如预期的异常情况。应力评估过去常常来确定肩胛下软组织和支持肌肉组织的完整性。活动度减少仍然是阳性的评估结果。其运动评估包括向内滑动、向外滑动和两个方向的旋转运动。实施评估时,术者站在整脊床的一侧,患者取俯卧位。在向内侧滑动

时,术者将患者手臂沿身体一侧放置,并将双手放在肩胛骨外侧(靠腋窝边界)。向内侧推动肩胛骨(图6-44)。对于使肩胛下角向内侧方向的旋转滑动,应将患者手臂向后放在其背部,并用两手固定肩胛骨,使靠尾端的大拇指勾住肩胛下角外侧。双手共同旋转肩胛骨以便肩胛下角向内移动(图6-45)。对于使肩胛下角向外侧移动的旋转运动,应将患者的手放在其头后,并用双手固定肩胛骨,使靠首端的手大拇指能勾住腋窝边界的上方,靠尾侧的手指勾住肩胛下角的内侧。双手同时旋转肩胛骨以便肩胛下角向外移动(图6-46)。对于肩胛骨从内向外的滑动,患

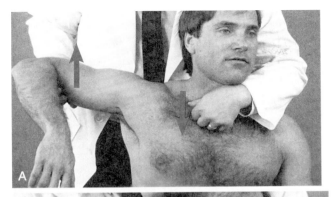

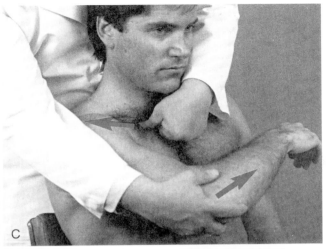

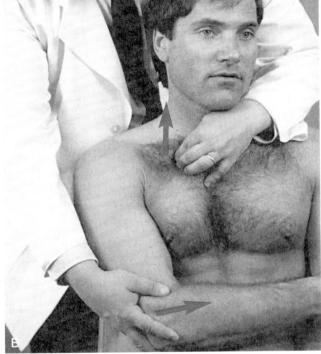

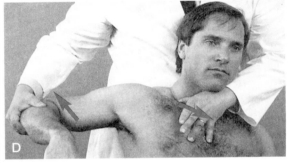

图 6-42　评估右胸锁关节。(A)从上向下滑动。(B)从下向上滑动。(C)从前向后滑动。(D)从后向前滑动。

者的手臂垂于整脊床沿；术者站在整脊床的对侧，双手紧贴肩胛骨内侧(靠脊柱的边界)。用双手将肩胛骨推向外侧(图6-47)。

矫正步骤

治疗肩关节功能障碍的手法操作，目的在于恢复肩关节的正常力学结构，并恢复肩关节完全无痛的活动功能。当肩关节出现症状时，为找出关节功能障碍的特点，所有的这四个关节都应被评估。框6-5概括了肩关节矫正的步骤。

盂肱关节

仰卧位

(术者)虎口/(患者)腋下、术者膝部辅助伸展；

沿患者肱骨长轴方向牵引(图6-48)。

IND：长轴方向附属运动缺失，肱骨上部错位。

PP：患者仰卧位，患肢沿身体置于一侧。

DP：站在患侧，将患肢微向外展，微曲双膝夹住患肢，抓住肱骨远端的肱骨内、外上髁。

SCP：患者腋下。

CP：内侧手虎口紧贴患者腋下，用手指向下将肩胛带紧贴在整脊床上。

IH：外侧手手指环绕关节外侧来控制动作。

VEC：长轴方向。

P：当肩胛带紧贴整脊床，且按压手施加较大的力时，伸直双膝做一个快速的"跳动"，并向长轴方向牵引肱骨。

双手大拇指指腹/肱骨近端、术者膝部辅助伸

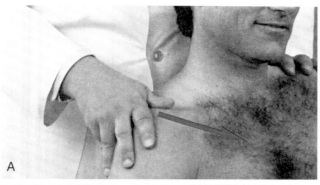

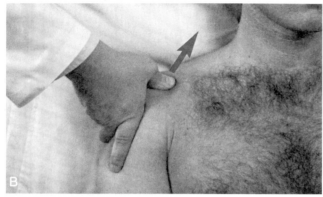

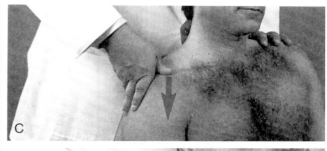

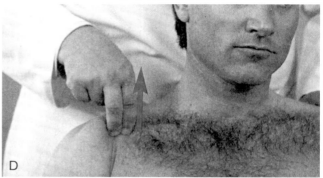

图 6-43　评估右侧肩锁关节。(A)从后向前滑动。(B)从前向后滑动。(C)从上向下滑动。(D)从下向上滑动。

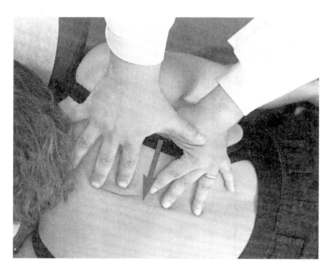

图 6-44　评估右肩胛胸壁关节从外向内滑动。

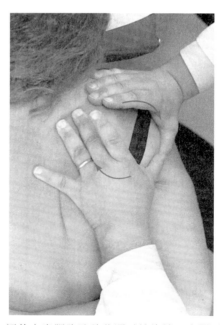

图 6-45　评估右肩胛胸壁关节顺时钟旋转，肩胛下角向内滑动。

展；从前向后滑动（图6-49）。

　　IND：从前向后的附属关节运动不利，肱骨前部错位。

　　PP：患者仰卧位，患肢微向外展，盂肱关节置于整脊床外。

　　DP：站在整脊床一侧，双腿夹住患肢，双膝夹住肱骨内外上髁。

　　SCP：肱骨近端。

　　CP：双手大拇指指腹沿肱骨中轴线固定肱骨近端。

　　VEC：从前向后。

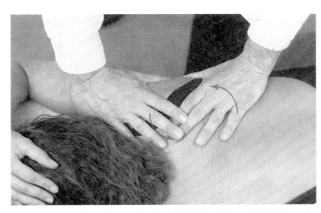

图 6-46　右肩胛胸壁关节逆时针旋转评估，肩胛下角向外滑动。

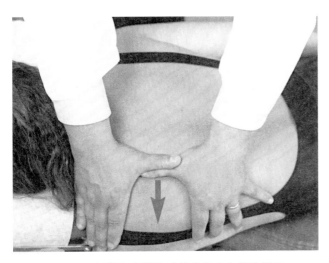

图 6-47　评估左肩胛胸壁关节从内向外的滑动。

P：在用膝夹住并牵引肱骨的同时，双手从前向后推挤。

交叉手指/肱骨近端；肩关节屈曲从上向下滑动（图6-50）。

IND：肩关节屈曲时向下滑动的附属运动丧失，肱骨上部错位。

PP：患者仰卧位，患肢屈曲90°，肘关节屈曲并将手放在肩上。

DP：弓步站在患侧，面向患者头部，让患者肘部贴于术者肩部。

SCP：肱骨近端。

CP：双手固定肱骨远端，双手环抱盂肱关节上部。

VEC：从上向下。

P：以患者肘部在医生肩上作为支点，双手在从上向下的方向施以牵引，并以一个上下方向上的推动结束。

框 6-5　肩关节矫正技术

盂肱关节、患者仰卧位：

（术者）虎口/（患者）腋下、术者膝部辅助伸展；沿患者肱骨长轴方向牵引（图6-48）

双手大拇指指腹/肱骨近端、术者膝部辅助伸展；从前向后滑动（图6-49）

交叉手指/肱骨近端；肩关节屈曲位上下方向滑动（图6-50）

食指/肱骨近端；肩关节外展位上下方向滑动（图6-51）

双手大拇指指腹/肱骨近端、术者膝部辅助伸展；外旋（图6-52和图6-39）

双手大拇指指腹/肱骨近端；牵引下的关节松动（图6-52）

双手固定/患者手部；摇摆下外展的关节松动（图6-54）

盂肱关节、患者俯卧位：

双手大拇指指腹/肱骨近端、术者膝部辅助伸展；从后向前滑动（图6-55）

双手大拇指指腹/肱骨近端；牵引下的关节松动（图6-56）

盂肱关节、患者站位：

交叉手指/肱骨近端；肩关节屈曲位上下方向滑动（图6-57）

食指/肱骨近端；肩关节外展位上下方向滑动（图6-58）

盂肱关节、患者坐位：

加强的手掌/鹰嘴；从前向后滑动（图6-59）

肩锁关节、患者仰卧位：

食指/锁骨远端；从上向下滑动（图6-60）

覆盖的大拇指/锁骨远端；从下向上滑动（图6-61）

小鱼际/锁骨远端伴牵引；从前向后滑动（图6-62）

手指/远端锁骨伴牵引；从后向前滑动（图6-63）

肩锁关节、患者坐位：

虎口/锁骨远端；从上向下滑动（图6-64）

胸锁关节、患者仰卧位：

小鱼际/锁骨近端伴牵引；从前向后滑动（图6-65）

框 6-5 肩关节矫正技术(续)

覆盖的大拇指/锁骨近端;从上向下滑动(图6-66)

覆盖的大拇指/锁骨近端、术者膝部辅助伸展;从下向上滑动(图6-67)

手指/锁骨近端伴牵引;从后向前滑动(图6-68)

小鱼际/锁骨远端,小鱼际/胸骨柄;长轴方向牵引(图6-69)

胸锁关节、患者坐位:

加强的小鱼际/锁骨近端;从下向上滑动(图6-70)

手指近端/锁骨,小鱼际/胸骨柄;锁骨长轴方向牵引(图6-71)

肩胛胸壁关节、患者侧卧位:

大拇指指腹叠加/肩胛外缘;从外向内滑动(图6-72)

交叉的双手小鱼际/肩胛内缘;从内向外滑动(图6-73)

双手手掌固定/肩胛骨;肩胛下角从外向内旋转(图6-74)

双手手掌固定/肩胛骨;肩胛下角从内向外旋转(图6-75)

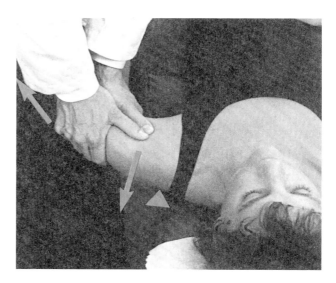

图 6-49 左盂肱关节仰卧位从前向后滑动的矫正手法。

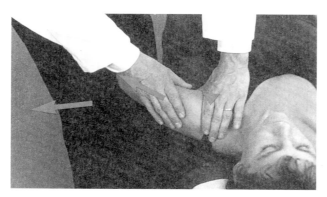

图 6-48 左盂肱关节长轴方向牵引的矫正手法。

食指/肱骨近端:肩关节外展时上下方向滑动(图6-51)。

IND: 外展位下肩关节向下滑动的附属关节运动不利,肱骨上部的错位。

PP: 患者仰卧位,患肢外展90°。

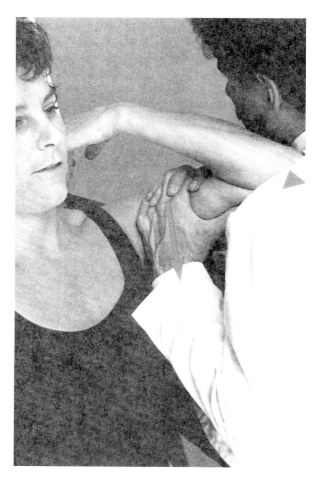

图 6-50 左盂肱关节仰卧位屈曲下向下滑动的矫正手法。

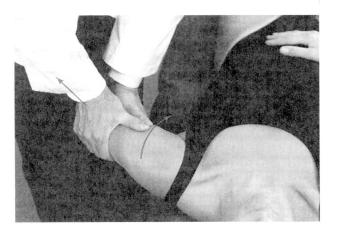

图6-52 左盂肱关节牵引下内旋矫正手法。外旋应用同样步骤,改用外旋的推动力。

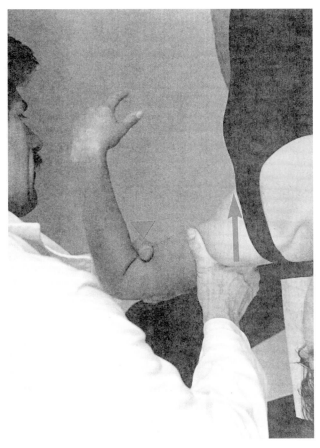

图6-51 左盂肱关节仰卧位外展下向下滑动的矫正手法。

DP:站在患侧整脊床的头侧,面向尾端。

SCP:肱骨近端上部。

CP:头侧手虎口紧贴肱骨近端上部。

IH:尾侧手固定患者肱骨远端。

VEC:从上向下。

P:以辅助手作为支点,固定肱骨远端与肘关节。头侧手移动关节松弛部分,并以从上向下的推动结束。

双手大拇指指腹/肱骨近端、术者膝部辅助伸展;内旋(图6-52)。

IND:内旋的关节附属运动受限,肱骨的外旋错位。

PP:患者仰卧位,患肢微向外展远离躯干与整脊床边缘并内旋。

DP:站在患侧,面向患者头侧,双腿夹住患肢,在内外上髁处固定肱骨远端。

SCP:肱骨近端。

CP:双手手指交叉,固定患者肱骨远端。

VEC:从外向内旋转。

P:双手使肱骨内旋,关节松弛同时伸直双膝,在盂肱关节上同时施以一个肱骨长轴方向上的牵引。

双手大拇指指腹/肱骨近端、术者膝部辅助伸展;外旋(图6-52和图6-39)。

IND:内旋的关节附属运动受限,肱骨的内旋错位。

PP:患者仰卧位,患肢微向外展远离躯干与整脊床边缘并外旋。

DP:站在患侧,面向患者头侧,双腿夹住患肢,在内外上髁处固定肱骨远端。

SCP:肱骨近端。

CP:手指交叉,环抱肱骨近端。

VEC:从内向外旋转。

P:双手使肱骨外旋,同时双膝沿长轴方向牵引盂肱关节。

双手大拇指指腹/肱骨近端伴膝部伸展;牵引下的关节松动(图6-53)。

IND:盂肱关节囊内粘连,肩关节关节松动。

PP:患者仰卧位,患肢伸展。

DP:弓步站于患侧,面向整脊床头部。

SCP:肱骨。

CP:用靠内侧的手固定患肢,使其前臂紧贴医生的胸壁。

IH:外侧的手放在肩关节与肩胛骨后方,为关节松动提供支持与帮助。

VEC:环转运动,牵引。

P:医生运用体重施以一个柔和的牵引,并在肩

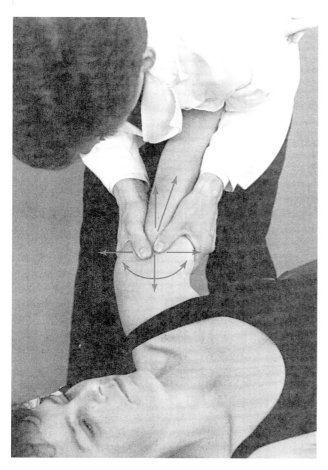

图 6-53 仰卧位盂肱关节松动。

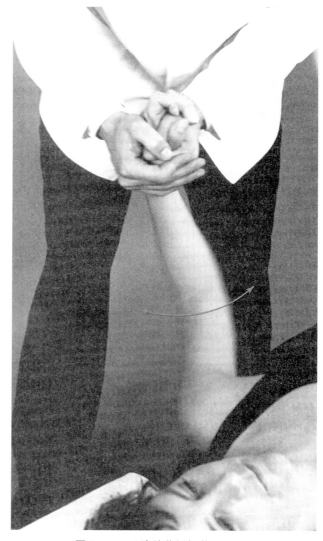

图 6-54 盂肱关节摇摆外展松动。

关节各个方向上进行环转运动。

双手固定/患者手部；摇摆下外展的关节松动（图6-54）。

IND：盂肱关节囊内粘连，肩关节松动术，关节囊粘连。

PP：患者仰卧位，患肢微外展并屈曲90°，指尖向上。

DP：站在整脊床患侧同侧，面朝患者。

SCP：患者手部。

CP：术者双手抓住患者手部。

VEC：从下向上轻微摇摆。

P：嘱患者尽可能放松手臂。升举手臂时使其离开整脊床以便自由地摇摆。通过向头侧与尾侧方向摇动前臂来使盂肱关节产生摇摆动作，并在患者能忍受的情况下加大外展动作。

俯卧位

双手大拇指指腹/肱骨近端、术者膝部辅助伸展；从后向前滑动（图6-55）。

IND：从后向前的关节附属运动丧失；或肱骨后方错位。

PP：患者俯卧位，患肢微外展，盂肱关节置于整脊床边以外。

DP：站在患侧，双腿夹住患肢，在内外上髁处固定肱骨远端。

SCP：肱骨近端。

CP：在肱骨中线以双手大拇指固定肱骨近端。

VEC：从后向前。

P：双膝施以轻微牵引，同时双手从后向前推动。

双手大拇指指腹/肱骨近端；牵引下的关节松动（图6-56）。

IND：盂肱关节囊内粘连，肩关节松动。

PP：患者俯卧位，患肢由整脊床边垂下。

DP:术者跪于整脊床一侧,面朝向患者。

SCP:肱骨近端。

CP:双手固定肱骨近端,两大拇指置于肱骨后侧,其余手指从腋下环抱肱骨下方。

VEC:环转运动。

P:开始时术者以双手沿肱骨长轴方向牵引盂肱关节,然后向尾侧朝向或远离术者的方向移动,如图所示的8个方向。

站立位

交叉手指/肱骨近端;肩关节屈曲位上下方向滑动(图6-57)。

IND:肩关节屈曲下向下滑动的附属关节运动

不利,肱骨上部错位。

PP:患者站立位,双足分开与肩同宽(若患者比医生高则可以分开更宽一点)。肩关节外展90°,肘关节屈曲将手放在肩上。

DP:术者站在患者患侧前方,两腿适当分开保持平衡,以便与患者同高。

SCP:肱骨近端。

CP:先将患者肘部放在术者肩上,然后双手固定肱骨近端,手指交叉置于关节囊上方,双手大拇指置于腋下。

VEC:从上向下。

P:首先牵引上肢以形成关节间隙,然后施以一向下压力解除关节松弛,最后给予一个从上向下的推动。

交叉手指/肱骨近端;肩关节外展位上下方向滑动(图6-58)。

IND:外展位下肩关节向下滑动的附属关节运动不利,肱骨上部错位。

PP:患者站立位,双腿分开与肩同宽。患肢外展90°,肘关节屈曲并将手放在肩上。

DP:术者两腿分开站立,以便患者将肘部放在医生肩上。

SCP:肱骨近端。

CP:双手手指环抱固定肱骨近端上方,双手大拇指置于腋下。

VEC:从上向下。

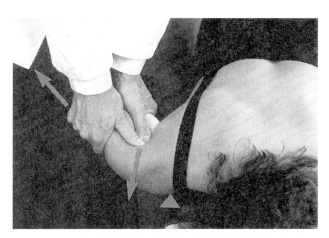

图6-55 右盂肱关节俯卧位从后向前滑动的矫正手法。

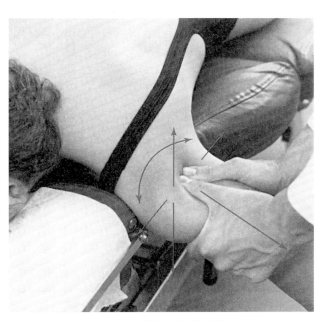

图6-56 俯卧位盂肱关节松动。

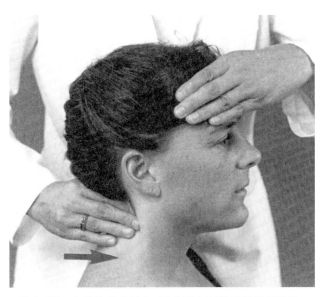

图6-57 右盂肱关节站位,屈曲下向下滑动的矫正手法。

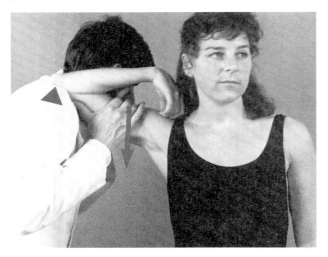

图 6-58 　右盂肱关节站位,外展下向下滑动的矫正手法。

P:首先牵引关节,然后施以一向下压力解除关节松弛,最后给予一个从上向下的推动。

坐位

加强的手掌/鹰嘴;从前向后滑动(图6-59)。

IND:从后向前的关节附属运动丧失,肱骨前侧错位。

PP:患者坐位,患肢前屈。肘关节弯曲,如果肩关节内旋,可将手放在对侧肩上;如果肩关节外旋,可将手放在同侧肩上。

DP:站在患者后侧,微向患侧倾斜。固定患者肩胛带紧贴躯干。

SCP:鹰嘴突。

CP:同侧手的手掌放在患者肘关节上。

IH:另一手加强按压手。

VEC:从前向后。

P:用双手解除关节松弛,并沿肱骨纵轴给予一个快而微小的推动。

肩锁关节

仰卧位

食指/锁骨远端;从上向下滑动(图6-60)。

IND:锁骨远端从上向下滑动的附属关节运动受限,锁骨远端上部错位。

PP:患者仰卧位,患肢外展90°。

DP:术者站在整脊床头侧,面向尾端,朝向患者患肢一侧。

SCP:锁骨远端上部。

CP:将内侧手的食指放在锁骨远端上部。

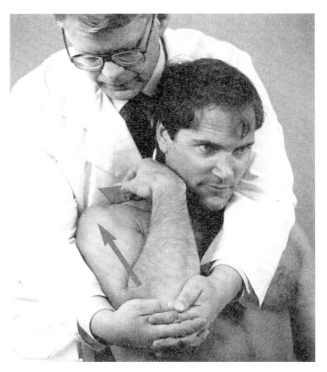

图 6-59 　右盂肱关节坐位从前向后滑动的矫正手法。

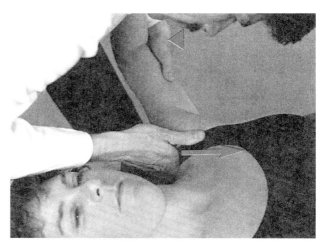

图 6-60 　左肩锁关节仰卧位从上向下滑动的矫正手法。

IH:外侧手固定肱骨的中间部位。

VEC:从上向下。

P:用辅助手拉住肱骨,保持外展并在肱骨长轴方向上施以牵引。用接触锁骨的手从上向下施以一个闪冲力。

覆盖的大拇指/锁骨远端;从下向上滑动(图6-61)。

IND:锁骨远端从下向上滑动的附属关节运动不利,锁骨远端下部错位。

PP：患者仰卧位，患肢伸直并轻微外展。

DP：站在整脊床一侧，双腿夹住患肢，在内外上髁处固定肱骨远端。

SCP：锁骨远端下方。

CP：外侧手大拇指紧贴锁骨远端上方。

IH：内侧手豌豆骨贴在接触手大拇指指甲上。

VEC：从下向上。

P：术者用双膝在肱骨长轴方向牵引肩关节，双手对锁骨远端施以从下向上的推动。

小鱼际/锁骨远端伴牵引；从前向后滑动（图6-62）。

IND：锁骨远端从前向后滑动的附属关节运动受限，锁骨远端前侧错位。

PP：患者仰卧位，患肢伸直并向前屈曲约60°。

DP：站在整脊床的一侧，患肢的对侧。

SCP：锁骨远端前方。

CP：头侧手的豌豆骨与小鱼际紧贴锁骨远端前方。

IH：辅助手固定前臂外侧。

VEC：从前向后。

P：辅助手向前下方牵引肩关节，按压手对锁骨远端施以从前向后的闪冲力。

手指/远端锁骨伴牵引；从后向前滑动（图6-63）。

IND：锁骨远端从后向前滑动的附属关节运动受限，锁骨远端后侧错位。

PP：患者仰卧位，患肢伸直并向前屈曲约60°，轻微外展。

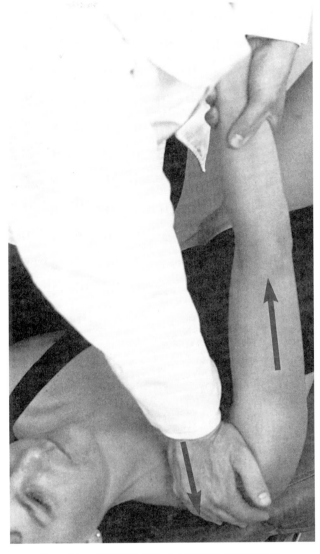

图 6-62 右肩锁关节从前向后滑动的矫正手法。

DP：站在整脊床一侧，与患侧同侧。术者面朝整脊床头侧，站在患肢与整脊床之间。

SCP：锁骨远端后上方。

CP：内侧手的食指与中指贴在锁骨远端后上方。

IH：外侧手固定前臂外侧。

VEC：从后向前。

P：辅助手向前下方牵引肩关节，同时屈曲手臂超过90°。当关节松弛解除，按压手对锁骨远端施以一个快而轻的且从后向前的推动（提起锁骨远端）。

坐位

虎口/锁骨远端；从上向下滑动（图6-64）。

IND：锁骨远端从上向下滑动的附属关节运动

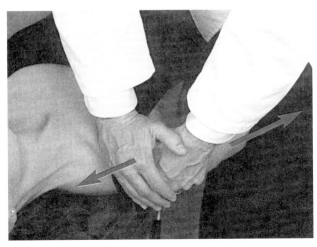

图 6-61 右肩锁关节从下向上滑动的矫正手法。

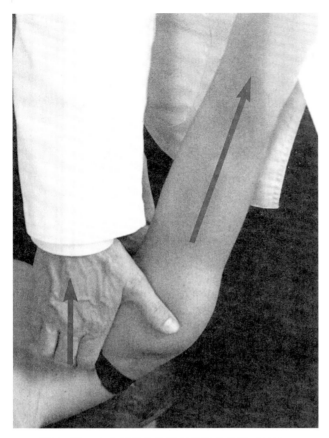

图 6-63 右肩锁关节从后向前滑动的矫正手法。

CP：内侧手的豌豆骨和小鱼际紧贴锁骨近端前方。

IH：外侧手在内外侧髁处固定肱骨远端。

VEC：从前向后。

P：用辅助手向前牵引肩关节，使肩关节和盂肩胛骨离开整脊床，当关节松弛解除时，锁骨近端前方的按压手施以一个从前向后的推力。

覆盖的大拇指/锁骨近端；从上向下滑动（图6-66）。

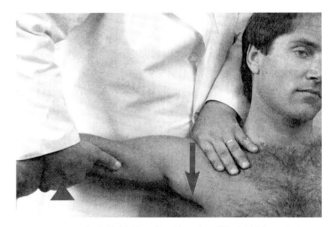

图 6-64 右肩锁关节坐位，从上向下滑动的矫正手法。

受限，锁骨远端上部错位。

PP：患者坐位，患肢外展。

DP：站在患者后方，与患肢同侧。

SCP：锁骨远端上方。

CP：内侧手虎口紧贴锁骨远端上方。

IH：外侧手固定患肢远端。

VEC：从上向下。

P：当辅助手用患者前臂作为杠杆牵引并外展肩关节时，按压手施以一个从上向下的闪冲力。

胸锁关节

仰卧位

小鱼际/锁骨近端伴牵引；从前向后滑动（图6-65）。

IND：锁骨近端从前向后的附属关节运动受限，锁骨近端前部错位。

PP：患者仰卧位，患肢向前屈曲约60°。

DP：站在整脊床一侧，面向头侧。

SCP：锁骨近端前方。

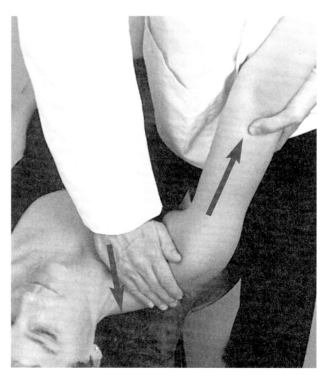

图 6-65 右胸锁关节从前向后滑动的矫正手法。

IND:锁骨近端从上向下的关节附属运动丧失，锁骨近端上方错位。

PP:患者仰卧位，患肢外展90°，并将手放在头后。

DP:站在整脊床前侧，面朝尾端。

SCP:锁骨近端上方。

CP:同侧手的大拇指置于锁骨近端上方。

IH:对侧手将豌豆骨小鱼际紧贴在大拇指上。

VEC:从上向下。

P:双手对锁骨近端施以一个从上向下的推力。

覆盖的大拇指/锁骨近端、术者膝部辅助伸展；从下向上滑动(图6-67)。

IND:锁骨近端从下向上的关节附属运动丧失，锁骨近端下方错位。

PP:患者取仰卧位，患肢微外展。

DP:站在患侧，双腿夹住患肢，双膝固定肱骨远端。

SCP:锁骨近端下方。

CP:外侧手大拇指置于锁骨近端下方。

IH:内侧手豌豆骨与小鱼际放在按压手大拇指上来加强。

VEC:从下向上。

P:用膝关节固定肱骨远端向后牵引肩胛带。当关节松弛解除时，双手对锁骨近端施以一个从下向上的闪冲力。

手指/锁骨近端伴牵引；从后向前滑动（图6-68）。

IND:锁骨近端从后向前的附属关节运动不利，锁骨近端后方错位。

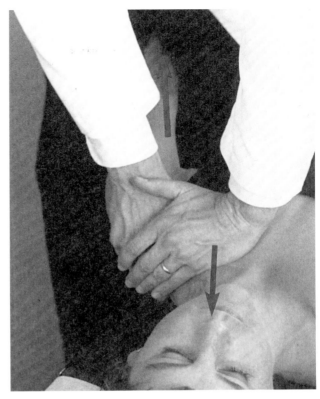

图6-67 左胸锁关节仰卧位，从下向上滑动的矫正手法。

PP:患者仰卧位。

DP:站在患侧，面向头侧。

SCP:锁骨近端后上方。

CP:内侧手的食指与中指紧贴锁骨近端后上方。

IH:外侧手固定患者前臂远端。

VEC:从后向前。

P:辅助手向前牵引肩关节并保持牵引，屈曲前臂至90°。当关节松弛解除时，按压手在锁骨近端施以一个轻而快的且从后向前的闪冲力(提拉锁骨)。

小鱼际/锁骨远端，小鱼际/胸骨柄；长轴方向牵引(图6-69)。

IND：胸锁关节功能障碍，关节囊内半月板脱位。

PP:患者仰卧位，取以毛巾卷或圆柱形小枕头置于患者上胸段胸椎下方。患肢外展约90°。

DP:弓步站在患侧，面向患者头侧。

SCP:锁骨远端。

CP:辅助手小鱼际紧贴锁骨远端并抓住三角肌区域。

IH：内侧手小鱼际紧贴胸骨柄，大拇指指向头

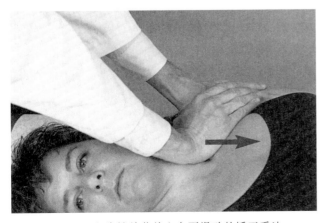

图6-66 左胸锁关节从上向下滑动的矫正手法。

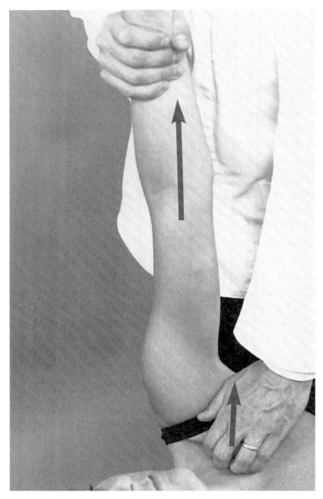

图 6-68　左胸锁关节从后向前滑动的矫正手法。

侧,其余四指指向外侧,止于健侧锁骨。

VEC:牵引方向。

P:辅助手固定患者胸骨柄,将非患侧的肩关节紧贴在整脊床上,并施以一个向下的压力。以枕头或毛巾卷作为支点,对锁骨远端和肩关节施以一个快速的闪冲力,并将锁骨近端从胸骨柄上牵引开。另外,临床上可以使双臂交叉,用小鱼际边缘按压锁骨和胸骨柄。

坐位

加强的小鱼际/锁骨近端;从下向上滑动(图6-70)。

IND:锁骨近端从上向下的附属关节运动不利,锁骨近端下方错位。

PP:患者坐位,双上肢放松。

DP:站在患者身后。

SCP:锁骨近端下方。

CP:对侧手的小鱼际贴在患侧锁骨近端下方。

IH:同侧手的手掌根贴在按压手小鱼际上加强。

VEC:从下向上。

P:将患者的胸廓固定在椅背或术者身体上,双手施以一个从下向上的推动。

手指近端/锁骨,小鱼际/胸骨柄;锁骨长轴方向牵引(图6-71)。

IND:胸锁关节功能障碍,关节盘错位。

PP:患者坐位,患肢外展约90°。

DP:站在患者后侧,偏向患肢。

SCP:锁骨近端。

CP:患侧同侧手置于患者患肢下,用前臂支撑患肢。用食指与中指紧贴锁骨近端。

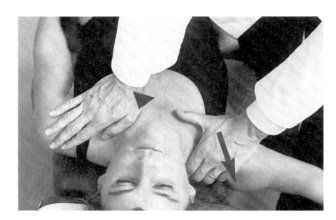

图 6-69　仰卧位分离右胸锁关节,可在患者肩下放置枕垫作为矫正的支点。

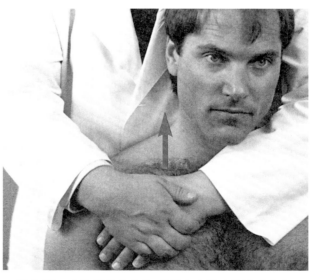

图 6-70　右胸锁关节坐位,从下向上滑动的矫正手法。

IH:患侧对侧手的小鱼际贴在胸骨柄上,前臂置于对侧锁骨上。

VEC:牵引。

P:用辅助手固定胸骨柄和对侧的肩胛带,使其贴在椅背或医生身体上。同时,按压手从内向外牵拉患侧锁骨,手臂从前向后牵拉同侧肩关节。当关节松弛解除时,给予一个快而轻的推动,分离锁骨与胸骨柄。

肩胛胸壁关节

侧卧位

大拇指指腹叠加/肩胛外缘;从外向内滑动(图6-72)。

IND:肩胛胸壁关节从外向内的关节附属运动丧失,肩胛肱骨节律功能障碍,肩胛下粘连。

PP:患者侧卧,患肢朝上,手臂置于一侧。

DP:站在整脊床一侧,面向患者。

SCP:肩胛外缘。

CP:将双手大拇指、掌面和掌根推挤肩胛外缘,其余手指指向脊柱。

VEC:从外向内。

P:将肩胛骨从外推向内,当推到极限时,施以一个从外向内的推动。

交叉的双手小鱼际/肩胛内缘;从内向外滑动(图6-73)。

IND:肩胛胸壁关节从内向外的附属关节运动不利,肩胛肱骨节律功能障碍,肩胛下粘连。

PP:患者侧卧,患肢在整脊床前上方。

DP:术者站在整脊床一侧,弓步朝向患者前侧(击剑姿势),面向头侧。

SCP:肩胛内侧缘(脊柱一侧)。

CP:尾侧的手掌指关节(MP)贴在患侧肩胛内缘,手指越过肩胛冈和肩胛体。

IH:头侧的手掌根紧贴在另一侧肩胛内缘,手指越过肩胛体。

VEC:从内向外。

P:双手相反方向从内向外用力,并通过按压手从内向外施以一个闪冲力。

双手手掌固定/肩胛骨;肩胛下角从外向内旋转(图6-74)。

IND:肩胛胸壁关节旋转运动不利,肩胛肱骨节律功能障碍,肩胛下粘连。

PP:患者侧卧,患肢向上,并将患肢背向后方,手握拳。

DP:站在整脊床一侧,面向患者。

SCP:肩胛下角外侧。

CP:尾侧手手掌贴在肩胛下角外侧,手指越过

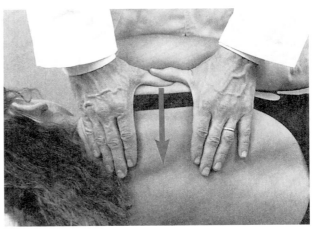

图 6-72 右侧肩胛胸壁关节从外向内滑动手法。

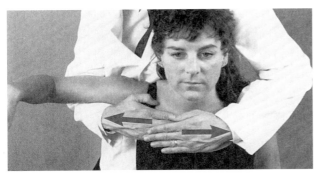

图 6-71 右胸锁关节坐位牵引,术者的身体作为牵引的支点。

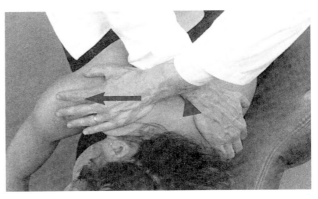

图 6-73 右侧肩胛胸壁关节从内向外滑动手法。

肩胛体指向脊柱。

IH：头侧手手掌紧贴肩胛冈上方，手指指向肩胛下角。

VEC：旋转。

P：双手同时旋转动作，施以一个闪冲力使肩胛下角从外向内移动。

双手手掌固定/肩胛骨；肩胛下角从内向外旋转（图6-75）。

IND：肩胛胸壁关节旋转功能不利，肩胛肱骨节律功能障碍，肩胛下粘连。

PP：患者侧卧，患肢向上并外展，手放在头后。

DP：站在整脊床一侧，面向患者。

SCP：肩胛下角内侧。

CP：尾侧手的豌豆骨与小鱼际贴在肩胛下角内侧缘，手指指向患者腋下。

IH：头侧手固定肩胛冈。

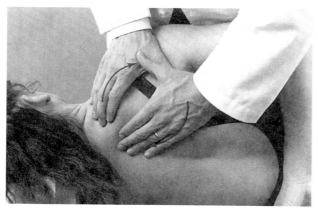

图6-74　右侧肩胛胸壁关节旋转手法，肩胛下角从外向内移动（顺时针）。

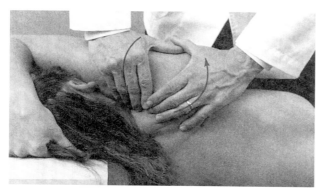

图6-75　右侧肩胛胸壁关节旋转手法，肩胛下角从内向外移动（逆时针）。

VEC：旋转。

P：双手同时旋转动作，施以一个闪冲力使肩胛下角从内向外移动。

肘关节

尽管表面上肘关节看似一简单的单一关节，但它实际上是由三块骨组成的四个不同种类关节所构成的复杂结构。这种周边关节综合体必须共同工作才能完成（肱尺关节和肱桡关节的）屈伸运动和（上尺桡关节和下尺桡关节的）内外旋运动。上肢独有的手工技术，其操作很大程度上依赖于肘关节的骨、韧带、肌肉的正常运作。

功能解剖

骨性结构

肱骨圆柱形骨干向远端渐渐扩展和膨胀为内外上髁。肱骨远端包含两关节面：类似滴漏一侧的滑车和球形的肱骨小头（图6-76）。在前侧面的桡骨窝及冠状窝和在后侧面的鹰嘴窝，通过缓冲肱骨轴向各个方向的骨碰撞来增加屈伸的范围[16]。尺骨近端包含冠状突和鹰嘴，滑车切迹位于其中。尺骨关节表面与肱骨滑车相关节。滑车关节表面是非对称的，直向尺骨，前臂形成一个5°~15°的携带角（图6-77）。

桡骨头上表面呈凹形以容纳球形肱骨小头。桡骨头远端为向前和向内凸出的桡骨或二头粗隆。

韧带组织

除了关节囊紧紧围绕三关节复合体（肱尺关节、肱桡关节、上尺桡关节）外，还有三条主要韧带固定肘关节。环状韧带围绕桡骨头，并附着于尺骨切迹前后缘。它与关节软骨并行排列，这样桡骨头与尺骨、桡骨、环状韧带就构成了肘关节（图6-78）。内外侧附属韧带加强肘部关节囊。它们限制了内外侧成角和尺骨在肱骨上的滑动。每条附属韧带从各自附着的内外上髁向前加强环状韧带，同时通过各自附着于尺桡骨加强了关节前后稳定性。

肌肉组织

几块重要肌肉横跨肘关节并作为其有力的固定（表6-7）。腕屈肌经过肘关节止于内上髁，腕伸肌则

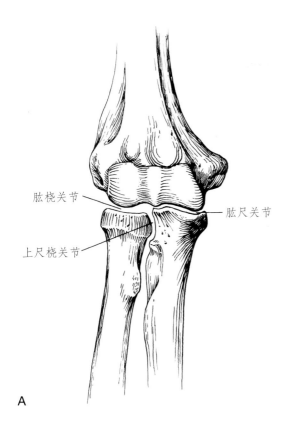
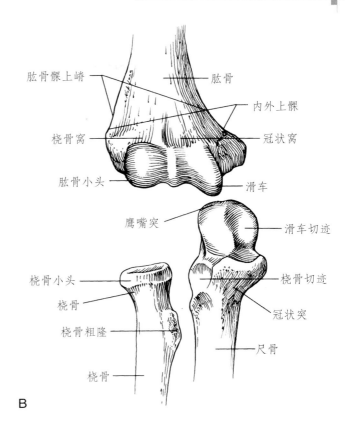

图6-76 右肘前面观。(A)肘部三关节。(B)骨结构。

经过肘关节止于外上髁。二者的肌腱延伸成环状韧带的肌纤维。尽管经过肘关节，但它们的主要功能是参与腕部运动。屈肘主要靠肱肌、肱桡肌、肱二头肌的运动协调完成。伸肘仅靠肱三头肌的运动，尽管肘肌活动范围不大。前臂外旋主要依靠旋后肌和一定程度的肱二头肌收缩。旋前方肌和旋前圆肌收缩促使前臂内旋。

鹰嘴囊位于皮肤和鹰嘴之间以减少二者摩擦（图6-79）。肱二头肌桡骨囊位于肱二头肌肌腱和桡骨间。

生物力学

肘关节为一铰链状关节，其定义为一复合的髁旁关节，它由一块肱骨的两个独特关节表面背靠背形成[18]。屈伸运动发生在肱骨滑车和尺骨切迹间。单个关节腔内存在肱尺关节铰链（屈戎关节）、肱桡骨关节滑动（平面上）、上尺桡关节枢纽（轨迹性）[15]。表6-8显示正常肘关节骨与关节运动学。

屈伸运动围绕经过滑车沟和肱骨小头的弧中心轴，允许从伸到屈的145°的主动运动和160°的被动运动（图6-80）。肱尺关节在紧缩位伸直并外旋，而肱桡关节在紧缩位则是屈90°并外旋5°。肘关节从伸至屈的过程中，尺桡骨在各自相关的肱骨小头和滑车间进行滚动和滑动。主动屈曲因前臂和上臂前侧软组织的挤压而受阻，被动屈曲则因肱三头肌后方关节囊和肌腱张力而受阻。伸直因鹰嘴窝里的鹰嘴突的阻挡而受限。

上尺桡关节近端的解剖和力学排列对普通关节来说非常独特，但同时也增加了治疗难度。作为环状韧带的一部分，真正的纤维软骨被一个骨性纤维环取代，它组成了80%的关节表面。下尺桡关节凸起的尺骨头插入桡骨的浅凹内。尺骨远端与组成部分腕关节尺侧的三角纤维软骨相关节。

前臂内外旋运动的力学轴是从桡骨头中心至尺骨茎突近端的线。正常情况下，从内旋至外旋的角度在175°~180°之间。这种运动是尺桡关节近端和远端的主要功能，而旋转运动则发生在肱桡关节（图6-81）。内旋时，桡骨（和手）围绕相对固定的尺骨转。内外旋运动时，尺骨是最基本的固定物。桡尺骨以骨间膜为界限。贯穿整个前臂的压缩力和分离力施压于

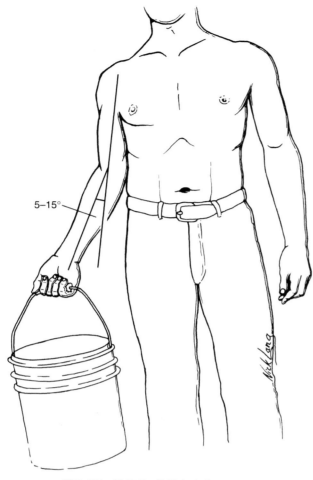

图6-77 携带角,外翻角度为5°~15°。

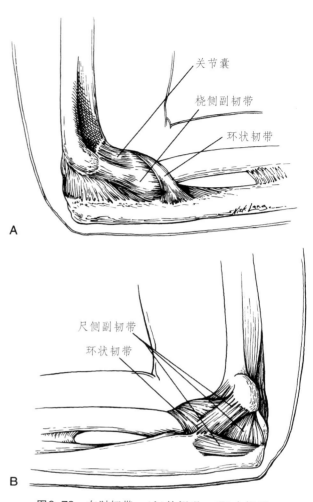

图6-78 右肘韧带。(A)外侧观。(B)内侧观。

骨间膜附属物,这可能是前臂深度疼痛的一个根源。下尺桡关节主要涉及腕和手。

如上所述,当手在解剖位伸直时,上臂和前臂纵轴于肘关节形成一向外侧的(外翻)角,即携带角。正常携带角测量值在男性为5,在女性为10°~15°。增大成角能引起骨骺二次损伤。当外上髁骨折时,可引起手上尺神经分配区域迟发性神经麻痹。携带角降低,即枪托状菱形,经常是创伤的结果,比如小儿时期的髁上骨折。

肘关节关节运动学发现滑车关节表面呈螺旋形。屈伸运动是单纯摆动运动,内收时屈曲,外展时伸直。肘关节紧缩位和松弛位见表6-9。

评估

肘部遭受大量损伤时能导致关节损伤和功能障碍。肘部周围肌肉过度运动是导致肘部病变的常见原因。外上髁炎也是腕伸肌过度运动的结果。伸肌,

表 6-7	肘部肌肉运动
运动	肌肉
屈曲	肱肌
外旋时屈	肱二头肌
负重时迅速屈或伸	肱桡肌
伸直	肱三头肌和肘肌
外旋	旋后肌和肱二头肌
内旋	旋前方肌
迅速内旋或负重时内旋	旋前圆肌
内侧固定时稍伸	腕屈肌
外侧固定时稍屈	腕伸肌

特别是位置较深的桡侧腕伸肌,在肌肉强力收缩时,在外上髁和桡骨头上摩擦和滚动。肌肉群强力收缩产生最初拉力,导致肌腱微撕裂和骨膜张力。再加上发生在骨粗隆上的软组织摩擦刺激,结果引起肘关节区域疼痛。典型症状是疼痛扩展至前臂,延伸至伸

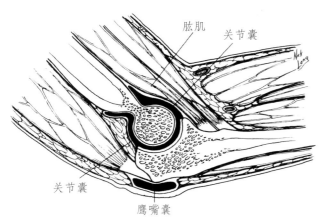

图6-79 矢状位肘关节,展示鹰嘴囊。

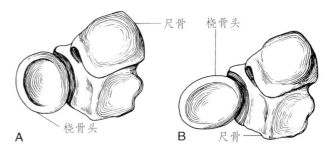

图6-81 横断位上尺桡关节。(A)内旋。(B)外旋。

表 6-8	肘关节关节运动学和骨运动学	
骨运动学	角度	关节运动学
屈曲	135° ~165°	滚动和滑动
伸直	0° −5°	滚动和滑动
外旋	90°	旋转和滑动
内旋	90°	旋转和滑动

表 6-9	肘关节紧缩位和松弛位	
关节	紧缩位	松弛位
肱尺关节	外旋时过伸	外旋 10° 时屈 70°
肱桡关节	外旋 5° 时屈 90°	外旋时过伸
上尺桡关节	外旋 5°	屈 70° 时外旋 35°

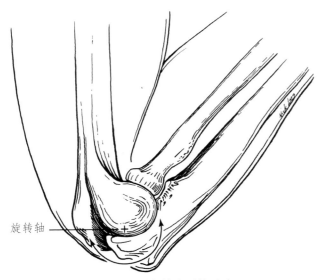

图6-80 肘部轴向屈伸运动。

肌群,压痛点出现在外上髁上。在做伸腕伸指动作如握手时,疼痛加剧。疼痛可能发展至患者难以手持咖啡杯或者扭开门把。打网球时反手击球动作是常见诱因,因此也叫网球肘。

内上髁炎发生于腕屈肌的强力肌肉收缩运动。医学描述类似于外上髁炎,但是其疼痛在内侧并延伸至腕屈肌。它常被称为高尔夫球肘,在挥动高尔夫时腕屈肌常被强力屈曲。

桡骨头半脱位常发生于被抓住手腕强力牵拉的年轻人。这个动作能引起环状韧带一侧因被位抓住手臂而牵引,而另一侧则受身体重力作用。这种情况被称为牵拉肘或育婴保姆肘,可导致肘关节外旋受限,且压痛点在桡骨头。患者常拒绝使用手臂,治疗时需将其悬挂于一侧,同时手内旋。

肘部后方创伤,或着地时屈肘或是频繁刺激,能引起鹰嘴滑囊炎。肿胀可视并可触及,且在触诊和运动时引起疼痛。鹰嘴滑囊炎是常见病,比如学生长时间用肘倚靠在坚硬物体表面。肘关节韧带稳定性被破坏,导致肘关节在过度伸直、外展、内收时扭伤。

尺神经在经过肘部内侧较表浅的尺神经沟时容易遭受损伤。它容易被直接打击挫伤,被作用于肘关节的外翻暴力所牵张,肘关节创伤后残留瘢痕组织,或者是骨刺刺激也可引发损伤。任一或所有因素都能引起外周尺神经卡压,即肘管综合征。肘部疼痛可能与此有关系。尺神经损伤的基本症状是小指和环指尺侧半区域的震颤和烧灼感。小指伸肌和骨间肌的自主对抗功能也会受到影响。

对肘部病变治疗和干预的有效性,取决于在初诊时能否确定病变的性质和程度,以及被损伤组织的解剖位置。肘部主要受C6和C7神经支配,因此会引起相关区域疼痛,这也是来自这些节段支配的其他组织相关疼痛的根源(图6-82)。

开始评估肘关节,应观察肘部肿胀明显程度、轮廓的不对称性、步态和体位,以及步行、体位改变和其他活动时手臂功能的使用情况。让患者伸直自己的肘并外旋(解剖位置)以评估携带角,并在上臂和前臂的纵向连接点处测量其角度。

通过静态触诊桡骨头、内上髁、外上髁、鹰嘴突和鹰嘴囊来明确骨对称性和疼痛产生部位。肘关节结构的完整性可以通过对鹰嘴突与肱骨内外上髁的关系来评估。当肘伸直并从后看时,三者应在同一水平线上。当屈肘成直角时,三者成一等腰三角形,且顶点向下(图6-83和图6-84)。这种对称性若有任何细小偏差,都可能提示有解剖病变,需要进一步观察研究[19]。

弹响音质、手感质地、压痛改变要通过对鹰嘴窝、侧副韧带、环状韧带、尺神经、腕屈肌群、腕伸肌群、肱三头肌、肱桡肌、肱二头肌等软组织的触诊来确诊。评估肘关节附属运动(框6-6)来判断是否存在功能障碍。主要是测定肱尺关节的侧向牵拉,患者坐位或仰卧位,并使其肘轻微弯曲。站在患侧,面对患者,使用内侧手固定肱骨,同时外侧手抓紧前臂远端。沿纵轴方向对前臂挤压,感觉末端弹响(图6-85)。

评估肱桡关节和肱尺关节从前向后滑动,患者坐位,患肘伸直并屈肩。术者站在患侧,并面向患肢

内侧。用外侧手固定患肢,内侧手掌根部放在肘关节内侧。固定前臂,从内向外按压肘关节,直至出现关节运动弹响声(图6-86)。

评估肱桡关节和肱尺关节从后向前滑动,患者坐位,患肘伸直并屈肩。术者站在患侧,并面向患肢外侧。固定前臂,内侧手抓住患肢,以对抗术者身体。外侧手掌根部放在肘关节外侧。固定患肢前臂以使对抗术者身体,从外向内按压肘部,直至出现关节运动弹响声(图6-87)。

评估在伸直位时肱尺关节从后向前滑动,患者坐位,患肘伸直并屈肩。术者站在患侧,并面向患肢外侧。术者外侧手拇指和食指成环,并放在鹰嘴突外方。另一只手放在前臂远端前方。用较小下压力作用于前臂远端,从后向前力按压鹰嘴突,直至出现关节运动弹响声(图6-88)。

测定上尺桡关节从前向后和从后向前滑动,患

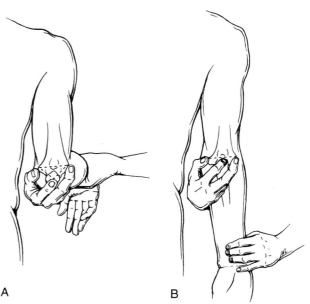

A   B

图6-83　正常肘部内外上髁与鹰嘴突间触诊关系。

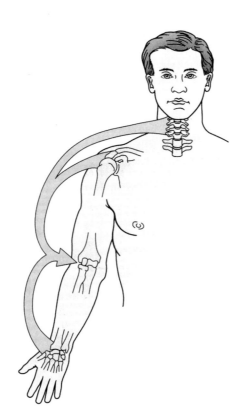

图6-82　肘可能是相关疼痛点,也是疼痛来源。(From Magee DJ:*Ortbopedic Physical Assessment*,ed 5,St Louis,2008,Saunders.)

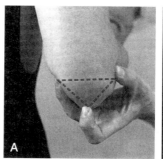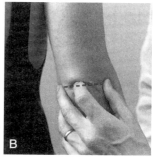

A   B

图6-84　内外上髁与鹰嘴突间触诊关系。(A)屈肘时成等腰三角形。(B)伸肘时成直线。有偏差则提示有结构问题。

纵向牵引

由内向外滑动

由外向内滑动

伸时由后向前滑动

由前向后滑动(上尺桡关节)

由后向前滑动(上尺桡关节)

由后向前滑动(内旋时上尺桡关节)

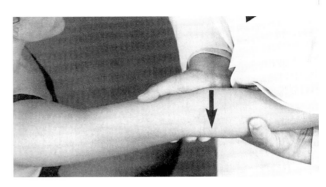

图6-86　评估右肱尺关节由内向外滑动。

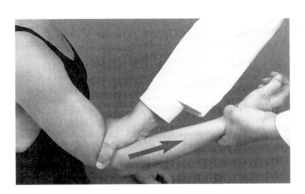

图6-85　评估右肱尺关节纵向牵引。

者坐位,患肘伸直并屈肩。术者站在患侧,并面向患肢外侧。内侧手固定前臂以使对抗术者身体,并抓住肱骨远端和尺骨近端。外侧手拇指和示指抓住桡骨头。固定肱骨和尺骨,从前向后和从后向前按压桡骨头,直到出现关节运动弹响声(图6-89)。

　　评估内旋位上尺桡关节从后向前滑动,患者坐位,患肘伸直并屈肩。术者站在患侧,并面向患肢外侧。外侧手抓住前臂远端,并用示指、中指、环指抓住桡骨后方。内侧手拇指放在桡骨头后方。外侧手内旋前臂。手放在桡骨头上,术者应先感知桡骨头旋转运动,并在运动将结束时从后向前按压桡骨头,直至出现关节运动弹响声(图6-90)。

矫正操作

　　用于治疗肘部疾病的手法技术,目的在于恢复正常关节力学,并恢复肘关节完全无痛的活动功能。框6-7概括了肘关节矫正手法的步骤。

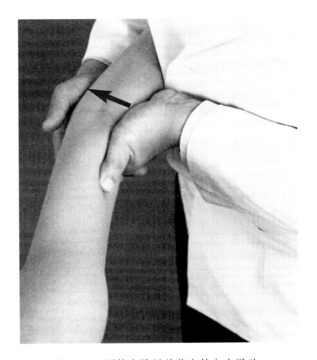

图6-87　评估右肱尺关节由外向内滑动。

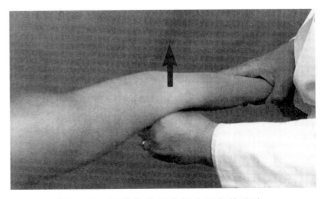

图6-88　评估右肱尺关节由后向前滑动。

肘

坐位

环状/肱骨远端,握住前臂紧拉;纵轴牵引(图6-91)

IND:肘关节纵向牵拉损伤(肱桡关节和肱尺关节)。

PP:患者坐位,患肘轻微屈曲。

DP:站在患肢旁,面朝患者。

SCP:前臂近端。

CP:内侧手抓住患肢前臂远端。

IH:外侧手于肱骨远端成环状围绕。

VEC:前臂长轴。

P:使辅助手固定肱骨,发力手施加前臂纵轴推力。这也常常通过内外旋移动肘部来实施持续牵引。

掌根部/尺骨近端前臂固定;从内向外滑动(图6-92)。

IND:从内向外的附属关节运动不利,鹰嘴突向内上髁错位。

PP:患者坐位,患肢轻微屈曲于肩上。

DP:站在患肢内侧,面朝患者。

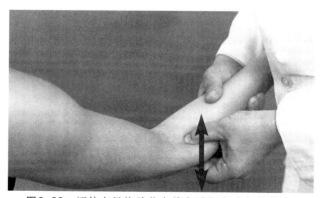

图6-89 评估右尺桡关节由前向后和由后向前滑动。

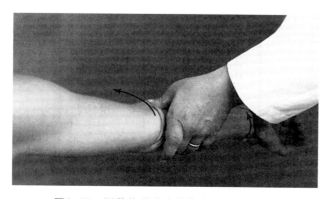

图6-90 评估桡骨头内旋位由后向前滑动。

SCP:尺骨近端内侧。

CP:发力手手掌根部接触尺骨近端内侧,使肘关节内侧远离身体。手指放在肘前窝,并且覆盖前臂近端前侧。

IH:辅助手放在前臂后方,这样术者手能固定患者前臂以对抗术者身体。

VEC:从内向外。

P:当辅助手固定前臂时,轻微牵引前臂并使肘伸直,使用发力手产生从内向外的推力。

掌根部/桡骨近端前臂固定;从外向内滑动(图6-93)。

IND:从外向内的附属关节运动不利,鹰嘴突向外上髁错位。

PP:患者坐位,患肢轻微屈曲于肩上。

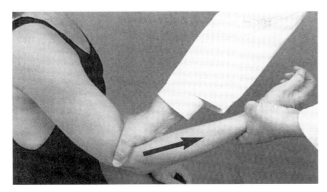

图6-91　坐位下右肱尺关节纵向牵引矫正手法。

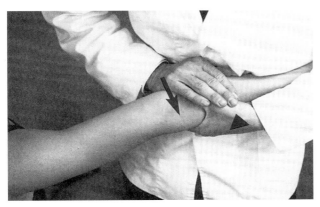

图6-92　坐位下右肘由内向外滑动矫正手法。

DP：站在患肢外侧，面朝患者。

SCP：桡骨近端，肘关节外侧。

CP：一手根部按压桡骨头和肘关节外侧。

IH：另一手抓住前臂近端，固定患者前臂以对抗患者身体。

VEC：从外向内。

P：当辅助手固定前臂时，发力手轻微牵引前臂力，产生从外向内的推力。

小鱼际加强/桡骨近端牵拉；从前向后滑动（图6-94）。

IND：桡骨头从前向后滑动减少，桡骨前方错位。

PP：患者坐于椅子上或者整脊床边，患侧手搭在椅子边或者床边。

DP：或者跨坐在椅子上面向患侧，或者蹲在坐在椅子上的患者身边。

SCP：桡骨头前方。

CP：辅助手豌豆骨-小鱼际按压患肢桡骨头前

方。

IH：加强接触。

VEC：从前向后。

P：当术者用双手向桡骨头施以一个从前向后的力时，确保患者重心支撑于固定上肢的手上。患者可被要求抓住床边以固定躯干。

大拇指/桡骨推拉，前臂远端抓紧；内旋时从后向前滑动（图6-95）。

IND：桡骨头内旋时从后向前的附属运动不利，桡骨后侧错位。

PP：患者坐位，患肘屈曲并内旋。

DP：站在患侧。

SCP：桡骨头后方。

CP：一手大拇指抓住桡骨头后方，其余手指围绕肘关节后方。

IH：抓住患肢前臂远端，所有手指接触桡骨后方。

VEC：从后向前。

P：辅助手牵拉使肘关节从屈曲外旋位移动至伸直内旋位。重复该操作数次，使患者肘关节放松。当患者肘部完全伸直内旋时，发力手从后向前向桡骨头施加一个较浅但迅速的力。

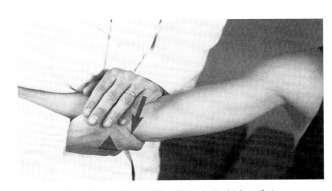

图6-93　坐位下右肘由外向内滑动矫正手法。

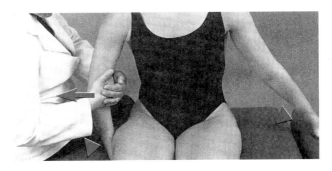

图6-94　右桡骨头由前向后滑动矫正手法。

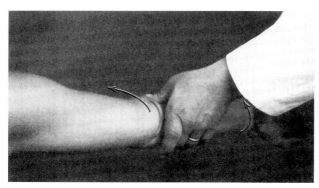

图6-95　右桡骨头内旋位由后向前滑动矫正手法。

中-小鱼际(掌缘)/尺骨近端肘部屈曲;从前向后滑动(图6-96)。

IND:肱尺关节从前向后运动减小,桡骨后侧力线不正。

PP:患者坐位,患肘屈曲并搭在术者肩上。

DP:站在患侧,面向患者。

SCP:尺骨近端。

CP:发力手中-小鱼际(掌缘)按压肘窝处的尺骨近端。

IH:外侧手抓住患肢前臂近端。

VEC:从后向前。

P:辅助手屈曲患肘至术者发力手,直至肘关节松弛解除。当发力手在尺骨近端施加一个从前向后的推力时,辅助手发动推力,使前臂移动至患者肩上。

小鱼际/桡骨推拉尺骨固定;外旋时从后向前滑动(图6-97)。

IND:桡骨头从后向前附属关节运动不利,桡骨后侧错位。

PP:患者坐于椅子上或者治疗床边,患侧手掌侧撑在椅子边或者床边。

DP:或者跨坐在椅子上面向患侧,或者蹲在坐在椅子上的患者身边。

SCP:桡骨头后方。

CP:辅助手豌豆骨-小鱼际区按压患者桡骨头后方。

IH:另一手握住尺骨近端。

VEC:从后向前。

P:患者重心支撑于固定上肢的手上。辅助手固定尺骨,使用接触手发动从后向前冲力至桡骨头。

大拇指食指/鹰嘴冲力握住前臂远端;完全伸直时从后向前滑动(图6-98)。

IND:肱尺关节从后向前附属关节运动不利。

PP:患者坐位,患肘屈曲并内旋。

DP:站在患侧,面向患肢后方。

SCP:鹰嘴突。

CP:外侧手大拇指和示指扣成环放在鹰嘴突后方。

IH:另一只手握在前臂远端前方。

VEC:从后向前。

P:前臂远端施加较小的压力,在鹰嘴突上施加一个从后向前较轻的压力,产生一较浅推力。

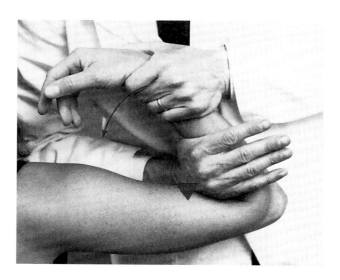

图6-96　右尺骨由前向后滑动矫正手法。

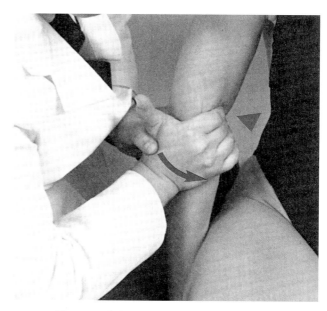

图6-97　右桡骨头由后向前滑动矫正手法。

仰卧位

双手抓住/肱骨远端并膝关节伸直；纵向牵引（图6-99）。

IND：纵轴关节分离损伤。

PP：患者仰卧位，患肢轻微外展。

DP：站在患侧，面向掌根部，跨坐在患者前臂，以便术者膝盖能夹住患者前臂远端。

SCP：肱骨远端。

CP：双手握住患者肱骨远端。

VEC：前臂纵向。

P：双手固定肱骨，然后膝部用力夹住患肢，发力以使肘部有纵向牵引力。

环状/尺骨近端冲力并膝关节伸直；从内向外滑动（图6-100）。

IND：从内向外的附属关节运动不利，鹰嘴突向内上髁错位。

PP：患者仰卧位，患肢轻微外展。

DP：站在患侧床边，面向掌，跨坐在患者前臂以便术者膝盖能夹住患者前臂远端。

SCP：尺骨近端后方。

CP：内侧手环状按压尺骨近端后方，注意远离肘关节内侧。手指环绕肘关节后方，大拇指放在肘前窝。

IH：外侧手抓住前臂后方，并远离其他接触。

VEC：从内向外。

P：膝部用力夹住患肢，发力以使肘部有纵向牵引力，同样的，在辅助手发动一相反力时发力手发动从内向外冲力。

环状/桡骨近端冲力并膝关节伸直；从外向内滑动（图6-101）

IND：从外向内的附属关节运动不利或鹰嘴突向外上髁错位。

PP：患者仰卧位，患肢肩部轻微外展。

DP：站在患侧床边，面向手跟部，跨坐在患者前臂以便术者膝盖能夹住患者前臂远端。

SCP：肘关节后方，桡骨近端。

CP：外侧手环状按压桡骨近端后方，注意远离肘关节内侧。手指环绕肘关节后方，大拇指放在肘前窝。

IH：另一手握住前臂内侧，并远离其他接触。

VEC：从外向内。

P：膝部用力夹住患肢，发力以使肘部有纵向牵引力，同样的，当辅助手发动一相反力时按压手发动

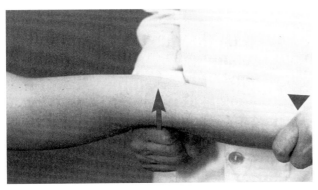

图6-98 伸直时右尺骨由后向前滑动矫正手法。

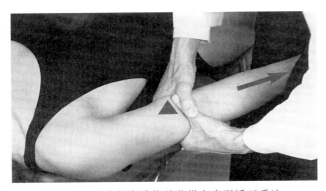

图6-99 仰卧位右肱桡关节纵向牵引矫正手法。

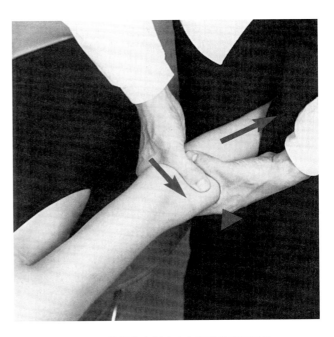

图6-100 仰卧位右肘由内向外滑动矫正手法。

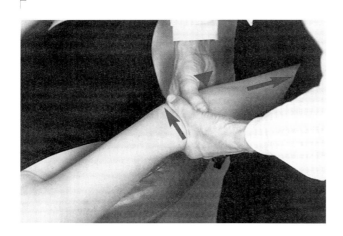

图6-101 仰卧位右肘由外向内滑动矫正手法。

从外向内推力。

腕关节

腕和手部众多复杂结构的相互作用，是该复杂关节以灵巧性和精密性为特征所必需的[15]。很明显，整个上肢服从于手的活动，如作为触觉器官、表达工具，甚至武器。对手的研究与对腕和前臂的研究密不可分，从功能来看，作为单一生理单元，腕是最重要的关节[3]。腕部位于前臂和手之间，并对手指和肌肉的张力关系起重要作用。当然手部最重要的肌肉骨骼功能是持物，同时手也是一个重要的感觉器官（运动觉），如通过手势、触摸和艺术来帮助表达情感。因为其生物力学的复杂性，故手部功能涉及大脑皮层一大块不对称区域。因此，手部功能障碍将引起相应的不对称区域的病变。手是人体主要活动器官，拥有众多不同功能，因此不能过度评估其功能紊乱程度。

功能解剖

骨性结构

有趣的是，尽管尺骨在肘关节起相当重要作用，但其在腕关节却起次要作用，而桡骨在腕关节起主导作用，却在肘关节起次要作用。桡骨在前臂远端迅速变大，并以一个外伸终结，即桡骨茎突。尺骨远端亦以一个茎突结束，但相对桡骨茎突则较小。桡尺骨远端与各腕骨近端相关节，与桡骨是直接相关节，与尺骨是通过囊内软骨盘间接关节。8块

腕骨组成腕，并排列成两排，这样极大提高了手的灵活性。近端腕骨（从外向内）依次为：舟骨、月骨、三角骨和豌豆骨。豌豆骨位于三角骨上，并且通过关节内软骨盘与尺骨远端相关节。舟骨与月骨直接和桡骨相关节。远端腕骨（从外向内）排列为：大多角骨、小多角骨、头状骨和钩骨。腕骨近端和远端共同构成腕间关节，尽管各个腕骨间存在各自运动（图6-102）。

腕骨远端分别与5个掌骨相关节。5个近端指骨与各自掌骨相关节，除大拇指只有一远端指节外，其余手指均有中节和末节指骨。

韧带组织

腕部有大量韧带，其中很多是未命名的，这些韧带并非全部都有其相应的实体。它们在尺腕、桡腕、腕掌、掌间纵横交错联结（图6-103）。掌侧桡腕韧带与尺侧腕桡韧带加强关节囊与腕前部，而背侧桡腕韧带提供后部支持（图6-104）。桡侧副韧带和尺侧副韧带分别在外侧和内侧固定腕部。副韧带也固定腕内后侧和掌骨间关节（图6-105）。

肌肉组织

腕部和手部外在和内在的肌肉功能见表6-10。腕屈肌和腕伸肌位于前臂，分别附着在肱骨内外上髁上。作为抵止在远端的肌肉，它们的肌腱被包在鞘内，以便于快速的滑动。内在肌包括骨间肌和蚓状肌，它们负责拇指和小指的运动。伸肌腱有6条通路通过骨纤维管。从支持带至腕骨走行的纤维带，构成腕管（图6-106）。屈肌支持带横跨在舟骨、大多角骨、钩骨、豌豆骨上。它在腕拱上形成一个管道，允许正中神经和屈肌腱通过（图6-107）。

生物力学

腕部的复杂运动靠下尺桡关节、桡腕关节和腕间关节共同完成。桡腕关节和腕间关节主导腕的关节运动。腕屈伸和桡尺骨分离运动，被认为是以头状骨为轴的运动（图6-108）。然而，腕关节的多样性和腕运动的复杂性使得评估精细瞬间轴向运动变得困难[12]。腕紧缩位是在腕处于完全伸直时（表6-11）。腕能承受大概160°的屈伸，伸直时能稍微加大些角度。桡尺骨偏差大约是60°，尺偏大约是桡偏的两倍（图6-109）。桡偏因舟骨与桡骨茎突的对抗而受限。

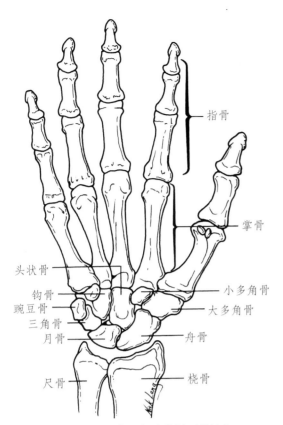

图6-102 右腕和右手掌侧面骨结构。

标注（图左上至下）：指骨、掌骨、头状骨、钩骨、豌豆骨、三角骨、月骨、尺骨、小多角骨、大多角骨、舟骨、桡骨

腕和手关节的骨运动学见表6-12。

当腕背屈时，腕骨旋后肌旋转，这是舟骨相对桡骨运动和月骨与三角骨相对尺骨运动的结果。而且，当腕从屈曲至背伸时，腕骨远端处于紧缩位，舟骨最先开始。这会导致舟骨与腕骨远端背伸运动，并迫使舟骨与月骨运动至接近完全背伸。当腕伸直时，腕骨近端相对于桡尺骨向前滚动与滑动，腕骨远端运动类似于近端。相反，腕屈时亦成立；腕骨近端相对于桡尺骨向后运动，如同近端相对于腕骨远端向后运动。

桡尺骨偏差涉及腕骨近端和桡骨间的旋转运动，以及腕骨近端和远端的相对作用。而且桡偏时，腕骨近端屈曲并内旋，尺骨相对桡骨滑动，且远端腕骨伸直并外旋，尺骨相对腕骨近端滑动。尺偏时则运动相反[3,16]。

手必须变换形状以适应抓取物体。三个不同方向的生理功能弓，可以满足手腕和手以各种方式抓物所需各种位置（图6-110）。横向弓通过腕形成腕凹，而远端的掌骨弓由掌骨头形成。纵向弓沿着每个手指，由掌骨和指骨形成。倾斜时纵向弓由大拇指形

成，而在相反位置时则由其他手指组成。这三个弓能协调手指屈曲以及大拇指与小指的伸直。

腕为手提供固定基础，手处于功能位能控制指非固有肌长度。肌肉固定腕部也为手提供一个良好位置，使其处于功能位。腕所处位置对于手指力量大小有重要作用。若对手指非固有肌产生有效运动，腕运动则必须与手指运动方向相反。

手自然的持物位置，或者是使用最理想的功能时所处的位置，被称为功能位（图6-111）。当腕背伸20°，尺偏10°，手指所有关节屈曲，大拇指处于中立位，掌指和指骨关节适度屈曲时，手处于功能位。手的适度抓握功能有其独特的基础（图6-112）。

评估

腕和手易因创伤受损，如伸开的手被砸。腕和手桡侧容易遭受更大的创伤。如常发生脱位、腕失稳、舟骨旋转半脱位，引发腕背屈受限及关节运动时疼痛。舟骨与月骨触诊可感知压痛。通常情况下，舟骨能在腕运动时感觉滑动，或者能感知叩击痛。舟骨与月骨间如有超过3mm的缝隙，在拳紧握并外旋位时拍X线片能被明显观察到。

创伤，尤其是向外伸展的手因暴力而强制屈曲或伸直时，容易引起桡骨骨折。克雷氏骨折发生在腕背伸并且前臂内旋时。所引起的疼痛和压痛是触诊和振动时重要的物理指征；当然，拍X线片是确诊骨折最重要的工具。骨折区禁止手法治疗。

单一创伤，如摔伤或反复运动，会造成腕韧带扭伤。而且，当腕部被突然增加运动量时，比如抓物、提物或打网球等这些需要腕反复屈伸的动作，会使围绕腕部的肌腱发炎，从而引起肌腱炎。此外，可能出现反复扭伤，并且扭伤的部位会出现一个结节状肿胀，即神经节腱鞘囊肿。就像一个保卫机制，神经节腱鞘囊肿以外在纤维套膜覆盖一凝胶状来自肌腱鞘滑膜衬里的液体。

不可否认，最应该指出的影响腕和手的病症是腕管综合征，它是一个累及正中神经的周围神经刺激征。正中神经位于屈肌腱表面，在腕横韧带（屈肌支持带）下面，使得腕管仅能容纳这些结构。当手抓取物体，尤其是腕屈时，周边强硬的韧带反位于神经上，并压迫神经。骨折后腕骨畸形、退行性关节病、肌腱滑膜肿胀或腕关节韧带滑膜炎、腕横韧带增粗均能导致滑膜腔变窄（图6-113）。然而，不是所有的引

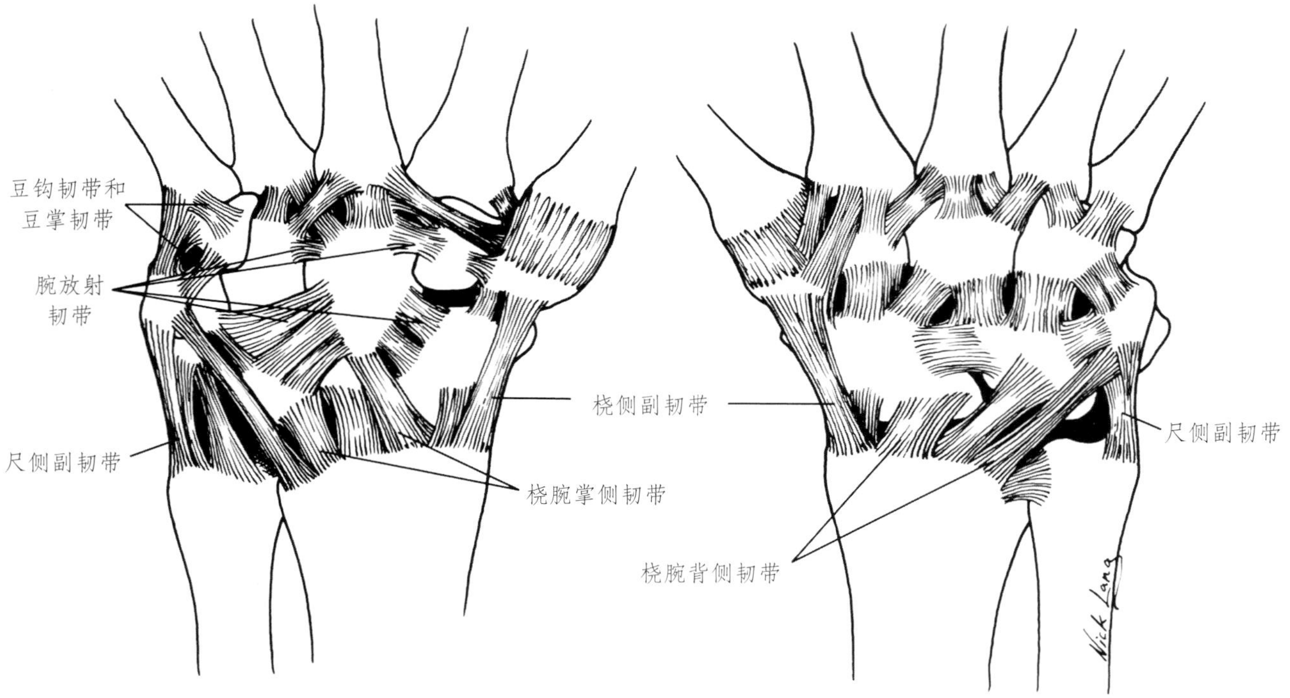

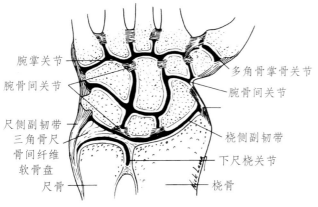

图6-103　腕韧带。（A）掌侧观。（B）背侧观。（Modified from Hertling D, Kessler RM: *Management of common musculoskeletal disorders*: *Physical therapy principles and methods*, ed 2, Philadelphia, 1990, JB Lippincott.）

图6-104　冠状位过右腕，显示腕间关节和韧带。

起神经压迫的诱因均能被发现。此外，Upton和Mc-Comas[20]教授已经明确了外周神经受压的诱因可能不止一个，而是两个、三个甚至四个，最终引起综合征。因此，尽管患者的医学体征能被诊断为腕管综合征，但神经压迫不一定发生在腕部，而可能在肘、肩或颈。这种病更容易发生在40~50岁的女性。几个月内，轻微的感觉异常会先于急性疼痛症状出现。然后，阵发性疼痛、感觉异常、麻木等症状会出现在正中神经支配区域。患者经常在半夜被麻木和疼痛惊

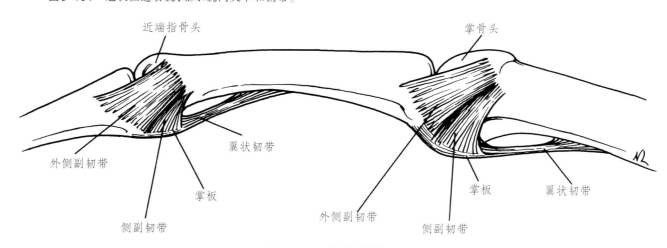

图6-105　手指韧带外侧观。

表6-10 腕部和手部肌肉运动

运动	肌肉
腕屈	桡侧腕屈肌,外展拇长肌,掌长肌,拇长屈肌,尺侧腕屈肌,指深浅屈肌
腕伸	桡侧腕伸肌,指伸肌,尺侧腕伸肌,拇长伸肌
腕内收(尺偏)	尺侧腕伸肌,尺侧腕屈肌
腕外展(桡偏)	桡侧腕伸肌,拇长展肌,拇长短伸肌
指屈	指深浅屈肌
指伸	指伸肌,小指伸肌,示指伸肌
指外展	骨间肌

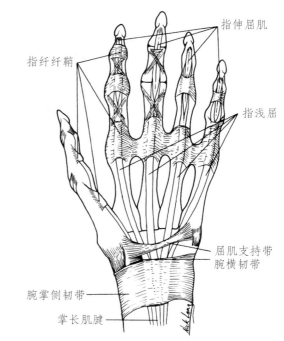

图6-107 左手掌侧观,展示屈肌腱。

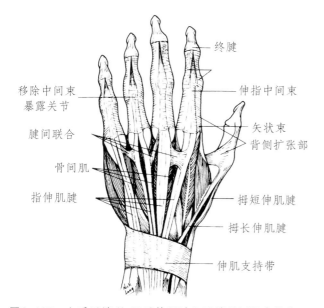

图6-106 左手远端观,显示伸肌腱和远端骨间肌肉的位置。

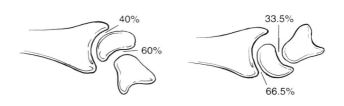

图6-108 大部分腕屈发生在腕间关节,大部分腕伸发生在桡腕关节。

醒,描述为烧灼样或针刺样疼痛,能发生大拇指内收肌或外展肌运动无力。当手在床边摇晃、大力握手或摩擦时,患者感觉疼痛缓解。

因为腕部结构主要受C6至C8段神经支配,受病变影响的类似结构会引起腕部疼痛,反之亦然。对腕和手部出现的症状要经常考虑是否有更多的近端组织来源可能性(图6-114)。

观察腕和手部的一般姿势与形态。手处于放松位时,掌指及指间关节常处于微屈曲位。当患者行走时,观察其手臂和手的自然挥摆度。当然,要注意手和腕活动功能,包括握手有力程度、手部温度与湿度。应明确主导手(即功能手)。有时能通过观察手与更多相关的肌肉组织被发现,当然询问患者更容易获得。

评估腕和手,可以通过对腕和手的静态触诊来明确其骨对称性、相关关节情况及压痛点位置(图6-115)。触诊桡尺骨远端,找到其各自茎突。桡骨茎突远端及鼻烟窝内能触摸到舟骨。屈腕能方便找到舟骨旁的月骨。三角骨与豌豆骨相对重叠,并位于尺骨茎突远端。大多角骨位于第一掌骨基底。小多角骨位于第二掌骨基底。头状骨位于第三掌骨基底与月骨之间。钩骨有钩,因此能在掌侧表面被发现,其在豌豆骨大拇指侧远端。通过手掌侧触诊掌骨,在掌侧用手指沿着掌骨纵轴触诊,而大拇指在掌面上。最终能触诊到14块指骨(大拇指2块,其余手指3块)。

表6-11 腕和手关节紧缩位和松弛位

	紧缩位	松弛位
腕	完全背屈	轻微尺偏下掌屈
手	完全伸直	轻微尺偏下屈曲

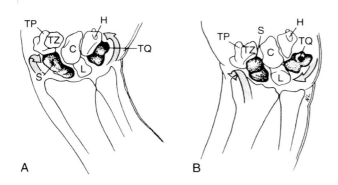

图6-109 右腕背侧观。(A)尺偏下出现腕近端部分伸直。(B)桡倾下出现腕近端部分屈曲。(C)头状骨;H:钩骨;L:月骨;S:舟骨;TP:大多角骨;TQ:三角骨;TZ:小多角骨。

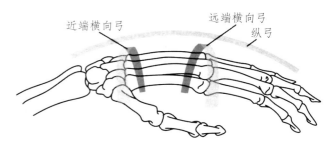

图6-110 腕和手三个生理弓。(Modified from Nordin M, Frankel VH:*Basic biomechanics of the musculoskeletal system*,ed 2,Philadelphia,1989,Lea & Febiger.)

表 6-12	腕部和手部关节关节运动学和骨运动学	
骨运动学	角度	关节运动学
腕屈	80°	滚动和滑动
腕伸	70°	滚动和滑动
尺偏	30°	滚动和滑动
桡偏	20°	滚动和滑动
掌指关节屈曲	90°	滚动和滑动
掌指关节伸直	30°~45°	滚动和滑动
近端指间关节伸直	100°	滚动和滑动
近端指间关节屈曲	0°	滚动和滑动
远端指间关节伸直	90°	滚动和滑动
远端指间关节屈曲	10°	滚动和滑动
指外展	20°	滚动和滑动

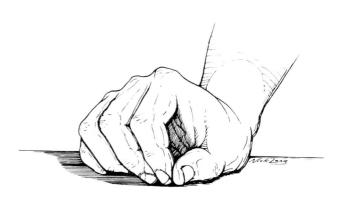

图6-111 手功能位。

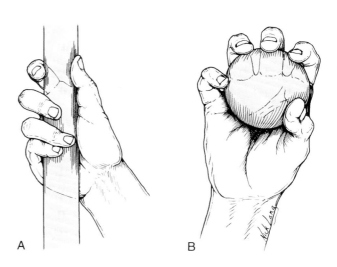

图6-112 适于抓握的手的基础类型。(A)用力抓。(B)精密手法。

通过屈肌伸肌腱、大小鱼际突起等软组织触诊明确音质、手感质地、压痛改变。通过艾伦试验,明确桡动脉与尺动脉通畅性,并触摸桡动脉搏动。

评估腕和手关节附属运动来决定关节功能障碍程度(表6-13)。患者仰卧位或坐位,评估下尺桡关节由前向后和由后向前滑动。一只手抓住桡骨远端,另一只手抓住尺骨远端。在桡尺骨间施加相反的由前向后和由后向前的剪切压力(图6-116)。

患者仰卧位或坐位,双手成环状围住桡尺骨远端,对下尺桡关节施加由内向外的压力。使用双手施加由内向外的压力至桡尺骨远端(图6-117)。

患者坐位或仰卧位,评估腕间关节纵向牵拉力。一只手抓住前臂远端,另一只手抓住腕部远端。当固定前臂时,沿纵轴方向牵拉腕(图6-118)。

患者坐位,患肢上抬并向前屈曲,通过操作引发

患者腕间关节由内向外的倾斜和滑动。术者站在患侧,面向手臂后方,一手抓住桡尺骨远端,另一手抓住患者腕远端。双手形成相反作用力并产生推力,剪切力(由内向外滑动)(图6-119)和桡尺骨分离力(由内向外)(图6-120)。

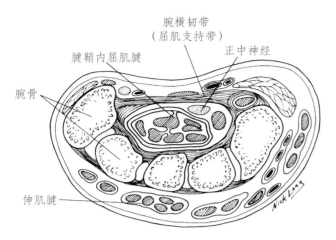

图6-113　腕横断面,显示腕骨、肌腱、屈肌支持带、正中神经间关系。

上部标注：腕横韧带（屈肌支持带）　正中神经

左部标注：腱鞘内屈肌腱　腕骨

下部标注：伸肌腱

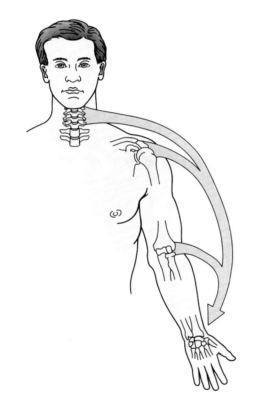

图6-114　手和腕病变应怀疑有一更近端组织来源。(From Magee DJ: *Orthopedic Physical Assessment*, ed 5, St Louis, 2008, Sauders.)

患者坐位,患肢上抬并向前屈曲,评估腕间关节由前向后和由后向前滑动。站在患侧,一只手抓住桡尺骨远端,另一只手抓住患者腕远端。双手自相反方向发力,引起腕关节由前向后和由后向前滑动,直至出现关节运动弹响声(图6-121)。

患者坐位,患肢上抬并向前屈曲,评估单一腕骨由前向后和由后向前滑动。站在患侧并面向患者。用大拇指和食指或中指按压腕骨前后表面,而另一只手固定放松的腕来进行评估。施加一由前向后和由后向前力作用于每一块腕骨,直至出现关节运动弹响声(图6-122,A和B)。

患者坐位,患肢上抬并向前屈曲,评估掌骨间关节由前向后和由后向前滑动。站在患侧并面向患者。双手抓住邻近掌骨,施加一由前向后和由后向前作用力(图6-123)。

以类似方式评估掌指和指间关节。患者坐位,一只手抓住待测试关节近端,另一只手抓住待测试关节远端。然后对每个掌指和指间关节施加一纵向牵拉力,由前向后和由后向前滑动,由内向外和由外向内滑动,内旋和外旋(图6-124和图6-125)。

矫正操作

在做附属关节运动测试时,常应用推力,并多在最后时施加。尽管腕和手也属于身体关节,但就测试过程来说,在这两个关节施加的矫正手法相对较少,这也正是独特或不同之处。框6-8概括了腕和手矫正手法的步骤。

腕

仰卧位或坐位

双手拇指-示指桡骨和尺骨剪切;从前向后和从后向前滑动(图6-126)。

IND:桡尺骨从前向后和从后向前滑动不利。

PP:患者仰卧或坐位。

DP:站在患侧,面朝患者。

SCP:桡尺骨远端。

CP:一只手抓住桡骨远端,另一只手抓住尺骨远端。

P:在桡尺骨间使用相反的从前向后和从后向前的剪切推力。

坐位

加强小鱼际/桡骨;从内向外挤压(图6-127)。

IND:桡尺骨挤压损伤。

PP:患者坐在治疗床上,患肢放在垫上以便患肢前臂尺骨面向下,桡骨面向上。

DP:站在治疗床头,面向患者。

SCP:桡骨远端。

CP:头侧手豌豆骨放在患者桡骨远端。

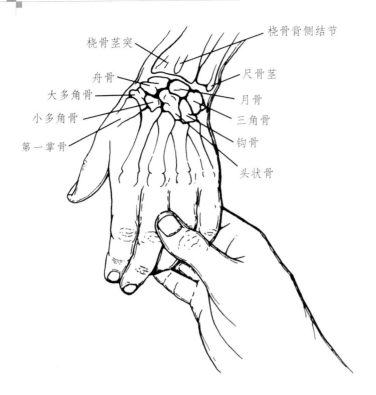

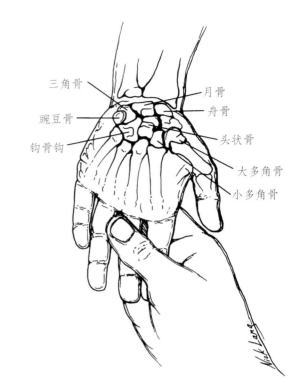

图6-115　左腕骨结构定位。

表 6-13	腕部和手部关节附属关节运动
下尺桡关节	由前向后滑动
	由后向前滑动
	由内向外压缩
腕间关节	纵向牵引
	由内向外倾斜
	由内向外滑动
	由前向后滑动
	由后向前滑动
各自腕骨	由前向后滑动
	由后向前滑动
腕掌间关节	由前向后滑动
	由后向前滑动
腕掌指关节和掌指间关节	纵向牵引
	由内向外滑动
	由外向内滑动
	由前向后滑动
	由后向前滑动
	内旋
	外旋

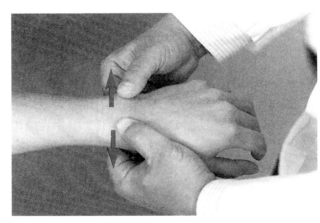

图6-116　评估左下尺桡关节由前向后和由后向前滑动。

IH：尾侧手豌豆骨放在头侧手鼻烟窝上。

VEC：近似挤压。

P：双手传递伸直推力同时按压桡尺骨。这个过程可以借助整脊床上可下降的机械部分来加强。

抓住手牵拉前臂固定；纵向牵引(图6-128)。

IND：纵轴附属关节运动不利。

PP：患者坐位，患肢上抬并向前屈曲。

DP：站在患侧，面向患者。

SCP：手。

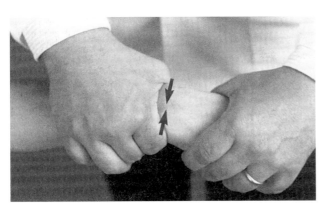

图6-117　评估左下尺桡关节由内向外按压。

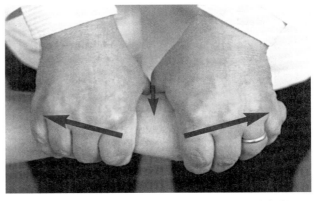

图6-120　评估左腕间关节由内向外和由外向内倾斜。

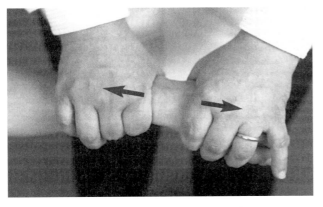

图6-118　评估左腕间关节纵向牵拉。

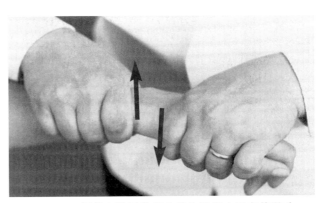

图6-121　评估左腕间关节由前向后和由后向前滑动。

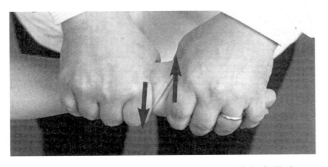

图6-119　评估左腕间关节由内向外和由外向内滑动。

CP：一手如同握手般握住患手。

IH：另一手握住前臂远端。

VEC：纵向牵引。

P：当辅助手固定前臂时，发力手纵向牵引腕。

双手掌侧夹住/手臂腋窝固定；纵向牵引（图6-129）。

IND：纵轴附属关节运动不利。

PP：患者坐位，患肢肩肘稍屈曲。

DP：站或坐在患侧。

SCP：大小鱼际近端。

CP：内侧臂下方放在患者肘前窝，手掌根部放在患者大小鱼际近端。

IH：外侧手掌根部放在患者掌骨头远端，手掌侧放在患者手背部。

VEC：纵向牵引。

P：发力手和辅助手均紧握，屈患者肘时维持接触。发动向下推力，并且保持纵向牵引腕部。

双手抓住/前臂远端与手；由内向外或由外向内滑动；由内向外或由外向内倾斜（图6-130）。

IND：由内向外或由外向内滑动减少。

PP：患者坐位，患肢上抬并向前屈曲。

DP：站在患侧，面向手臂后方。

SCP：桡尺骨远端。

CP：一手抓住桡尺骨远端。

IH：另一手抓住腕部远端。

P：双手形成相反作用力并产生推力，产生剪切压力（由内向外滑动）或桡尺骨分离力（由内向外

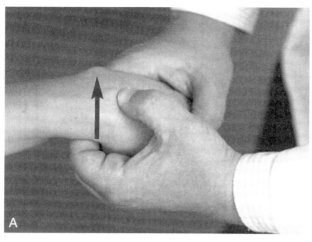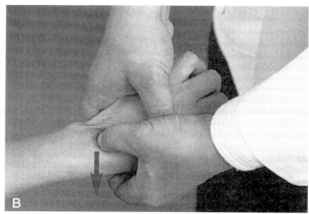

图6-122 评估左腕各腕骨由后向前(A)和由前向后(B)滑动。

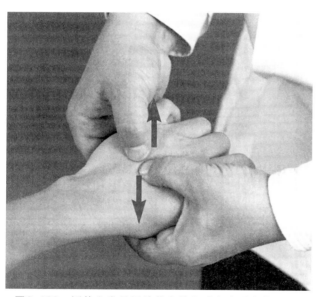

图6-123 评估左掌骨间关节由前向后和由后向前滑动。

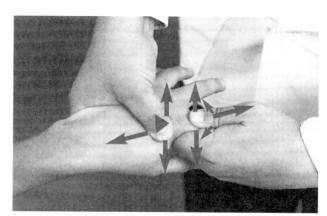

图6-124 评估左掌指关节纵向牵引、内外旋,由前向后、由后向前、由外向内、由内向外滑动。

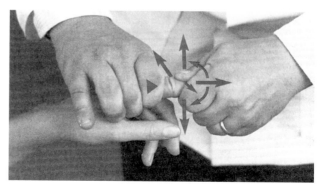

图6-125 评估左指间关节纵向牵引、内外旋,和由前向后、由后向前、由外向内、和由内向外滑动。

倾斜)。

双手抓住/前臂远端与手;由前向后或由后向前滑动(图6-131)。

IND:由前向后和由后向前附属关节运动不利。

PP:患者坐位,患肢上抬并向前屈曲。

DP:站在患侧。

SCP:桡尺骨远端。

CP:近侧手抓住桡尺骨远端。

IH:远侧手在掌骨与腕关节处抓住腕部远端。

P:双手形成相反作用力并产生推力,由前向后或由后向前方向对腕间关节发力。

双手大拇指发力/腕;由前向后或由后向前滑动

(图6-132)。

IND:腕部滑动运动受限,个别腕骨向前或向后偏离。

框 6-8　腕部和手部矫正技术

仰卧位或坐位时：

双手拇指-示指桡骨和尺骨剪切；从前向后和从
　后向前滑动（图6-126）

腕坐位时：

加强小鱼际/桡骨；从内向外挤压（图6-127）

抓住手牵拉前臂固定；纵向牵引（图6-128）

双手掌侧夹住/手臂腋窝固定；纵向牵引（图6-
　129）

双手握住/前臂远端与手；由内向外或由外向内滑
　动；由内向外或由外向内倾斜（图6-130）

双手握住/前臂远端与手；由前向后或由后向前滑
　动（图6-131）

双大拇指发力/腕；由前向后或由后向前滑动（图
　6-132）

手坐位时：

双大拇指与其余手指/掌骨；由前向后或由后向前
　滑动（图6-133）

大拇指示指握住/手固定掌指间（或指间）；纵向牵
　拉；内旋或外旋；由前向后或由后向前滑动；由
　外向内或由内向外滑动（图6-134）

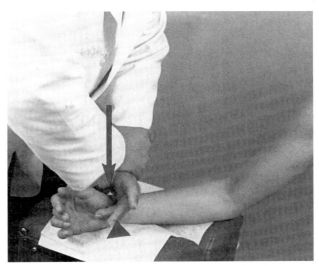

图6-127　右下尺桡关节由外向内按压矫正手法。

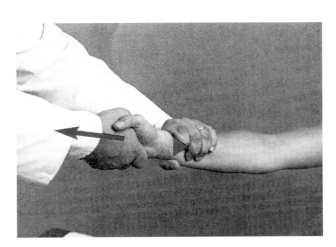

图6-128　右腕间关节纵向牵拉矫正手法。

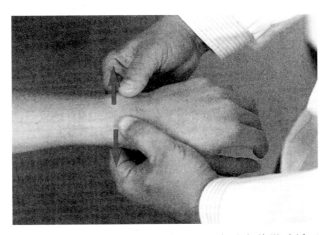

图6-126　左下尺桡关节由前向后和由后向前滑动矫正
手法。

PP：患者坐位，患肢上抬并向前屈曲。

DP：站在患侧，面向患者。

SCP：腕骨。

CP：大拇指压住患腕。

IH：另一只手大拇指压在按压手大拇指上，并
发力。

VEC：由前向后或由后向前。

P：双手活动松弛的关节并用双手大拇指传递
推力，使其由前向后或由后向前滑动。

手

坐位

双手大拇指与其余手指/掌骨；由前向后或由后
向前滑动（图6-133）。

IND：掌骨间滑动运动受限。

PP：患者坐位，患肢上抬并向前屈曲，屈肘并使
掌侧朝外。

DP：站在患侧，面向患者。

SCP：掌骨。

CP：大拇指放在掌骨掌侧。其余手指在手背处

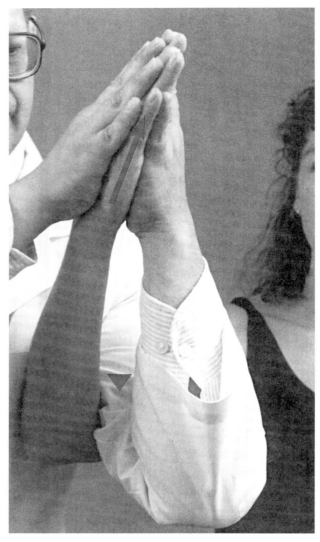

图6-129　右腕间关节持续纵向牵拉操作。

握住掌骨。

　　IH：在邻近掌骨建立相同接触。

VEC：由前向后或由后向前。

　　P：双手在两掌骨间产生由前向后或由后向前剪切力。

　　大拇指示指握住/手固定掌指间（或指间）；纵向牵拉；内旋或外旋；由前向后或由后向前滑动；由外向内或由内向外滑动（图6-134）。

　　IND：手指关节附属关节运动短缺，手指关节错位。

　　PP：患者坐位。

　　DP：站在患侧，面向患者。

　　SCP：受累关节的远端部分。

　　CP：握住任意一只患手的远端部分。

　　IH：另一只手握住患手近端部分。

　　VEC：纵向牵拉；由前向后或由后向前滑动；由外向内或由内向外滑动；内旋和外旋。

　　P：在患手掌指关节或指间关节施加纵向牵拉推力，以由前向后或由后向前滑动，由外向内或由内向外滑动，内旋和外旋。

髋关节

　　髋关节是人体最大、最稳定的一个关节[17]。和其他末端关节相比，特别是和上肢的肩关节相比，髋关节相对刚硬的杵臼关节结构（图6-135）和一系列广泛的囊内韧带，形成了其固有的稳定性。尽管髋关节功能紊乱不像脊柱和其他末端关节那样常见，但它的适应证和治疗是非常重要的，常需要高度重视。病理性髋关节疾病或髋关节创伤能引起一系列功能受限，如出现行走、穿衣、开车、上楼、提物困难。髋关节必须具备步行及日常活动所必需的高度活动性。而

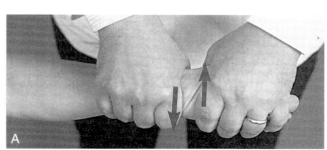
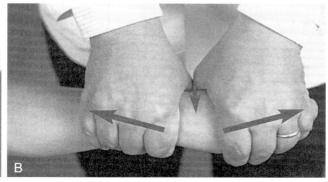

图6-130　左腕间关节由内向外和由外向内滑动（A）以及由内向外和由外向内倾斜（B）矫正手法。

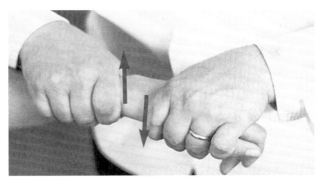

图6-131 左腕间关节由前向后和由后向前滑动矫正手法。

且,髋关节是个多轴关节,必须成为联系下肢与脊柱及骨盆的稳定纽带。

功能解剖

骨性结构

髋关节是一个由股骨头球形凸面的关节表面和髋臼凹面的关节表面组成的一个较深的杵臼关节。髋臼是由髂骨(靠上)、坐骨(后下)、耻骨(前下)三骨骨性融合而成 (图6-136)。纤维软骨性髋臼唇围绕在髋臼边缘, 这样极大地加深了髋臼并且保护髋臼免受股骨头暴力撞击运动影响。透明软骨位于髋臼马蹄形表面。髋臼中心被大量脂肪组织填充,被滑液膜所覆盖。髋臼腔向前、向外、向下倾斜。髋臼下部构成结构很重要, 因为它使来自人体上部的重力通过

骶髂关节传到股骨头及股骨干。

股骨为人体最长、最坚硬的骨。它必须禁得起身体重力的传导,也要禁受住肌肉的牵拉力。股骨头除中心小凹陷即股骨头凹外,全部被透明软骨覆盖。靠上的软骨较厚,四周的渐渐变薄。

股骨颈与股骨干轴形成的两个角影响着髋部功能(图6-137)。股骨内倾角即颈干角,在成人为125°(范围在90°~135°)。颈干角可以增加下肢的运动范围,并且使躯干的力量传达至较宽的基底部。颈干角超过125°则为髋外翻,小于125°则为髋内翻。无论何种角度偏差均能改变髋关节力量关系。自股骨头中心沿股骨颈画一条轴线与股骨下端两髁间的投影连线,并不在一平面上,正常情况下,前者在后者之前,它们之间存在一角度,称为前倾角或者扭转角,此为髋部第二个重要角度。此角成人为12°,但偏差较大,其正常范围在10°~30°。前倾角增大者,其股骨处于内旋位,呈"内八字"步态;而后倾角增大者,股骨处于外旋位,呈"外八字"步态。

大气压力使股骨头稳定在髋臼内的力量为18公斤。即使没有韧带和肌肉的支撑,这个力量也足以支持整个下肢, 尽管关节囊韧带和肌肉的张力确实有助于维持股骨头在髋臼内。

股骨颈内独特的骨小梁类型与穿过骨盆、髋部、下肢的力线相一致 (图6-138)。张力性骨小梁更靠上,从股骨头扩展至转子间线。压力性骨小梁位于下部,从转子部反向至股骨头。骨骺板向右成角至张力

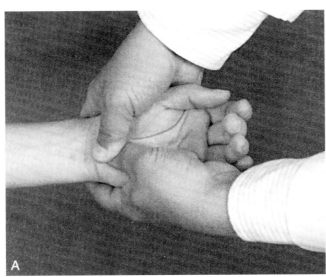

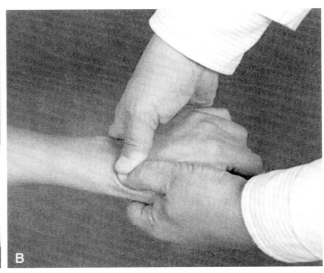

图6-132 左腕各腕骨由前向后(A)和由后向前(B)滑动矫正手法。

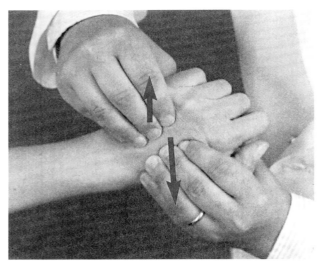

图6-133 左掌骨间关节由前向后由后向前滑动矫正手法。

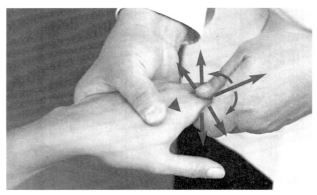

图6-134 左掌指关节纵向牵引、内外旋、由前向后、由后向前、由外向内、由内向外滑动矫正手法。

性骨小梁，就像作用于股骨头的一个垂直关节作用力。骨小梁老化后会出现退化性再吸收，容易导致股骨颈骨折。

韧带组织

髋关节被附着在髋臼边缘、股骨转子间线、部分股骨颈基底和邻近区域的关节囊完整覆盖。关节囊为圆柱形结构，像一个袖套，围绕在髋臼唇表面外周至股骨颈(图6-139)。这样不仅加固了股骨头，也加固了股骨颈。股骨附属物，有些纤维沿股骨颈反折向上形成纵向支，我们称其为支持带。关节囊前上部韧带较厚，此处正是最大力量的阻力所需要的。有些关节囊远端深部纤维呈环形，紧紧围绕股骨颈，形成轮匝带。它们好像一个吊索或颈圈围绕在股骨颈。

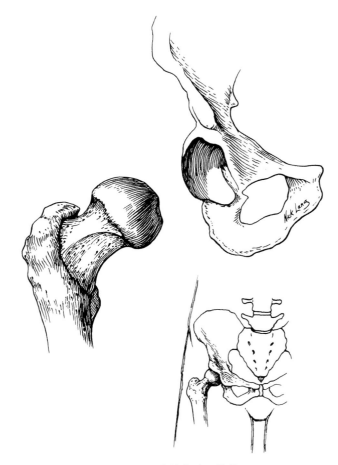

图6-135 髋关节球凹结构。

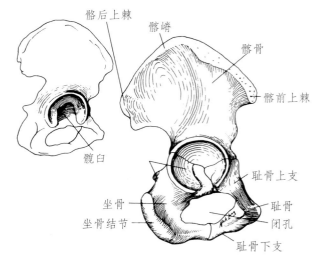

图6-136 髋骨与髋臼结构。

关节囊被强大的并附着于股骨头相应区域的韧带加强和支持(图6-140)。髂股韧带位于前上部，从髂前上棘下部至股骨转子间线，形成"Y"形韧带。它能防止人体直立时骨盆向后倾斜，以及髋关节过伸。

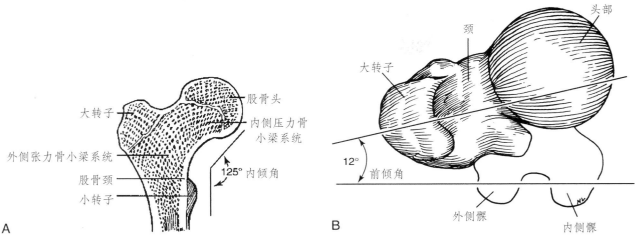

图6-137　股骨近端。(A)冠状位,显示骨小梁类型与股骨颈倾斜角度。(B)左股骨顶点观,显示前倾角。

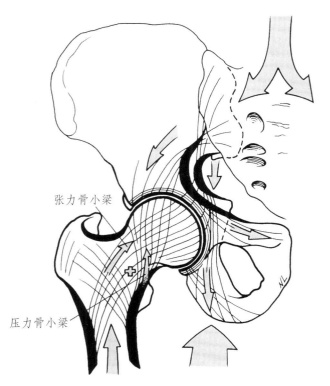

图6-138　髋关节,展示张力与压缩骨小梁,和来自地面和重力的暴力传递。(Modified from Kapandji IA：*The physiology of the joints*,ed 2,vol 1,Edinburgh,1970,Churchill Livingstone.)

并且在肌肉缺乏足够收缩力时,负责所谓的"韧带平衡"。

　　坐股韧带由三角形的强力纤维束组成,它从坐骨开始向下延伸,经髋臼后方走行,并随关节囊环行纤维一同屈曲,最终附着在大转子根部内表面。

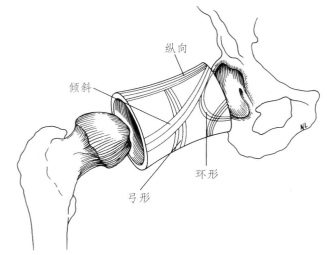

图6-139　图解呈现圆柱形关节囊,显示抗压纤维方向。

它加强了关节囊后侧部分,限制过度内旋、内收和外展。

　　耻股韧带贴附于闭孔嵴和耻骨上支上,并随关节囊和髂股韧带直立支较深表面向下弯曲。它加强了关节囊内下部分,限制过度外展、外旋、伸直。

　　股骨头圆韧带顶端止于股骨头凹,其基底被两个分支所贴附,其中一支位于髋臼凹口一侧 (图6-141)。这种韧带并不真正有助于支持关节,尽管大腿在半屈曲位内收旋转或伸直旋转时,它是被拉紧的。它有时被来自股骨头的滋养动脉包绕和保护。旋前圆肌韧带位于滑膜内,其产生出的滑膜液布满股骨头关节表面,对润滑关节起重要作用。这在某种程度上类似于膝关节半月板的作用。髋臼横韧带跨过髋臼切

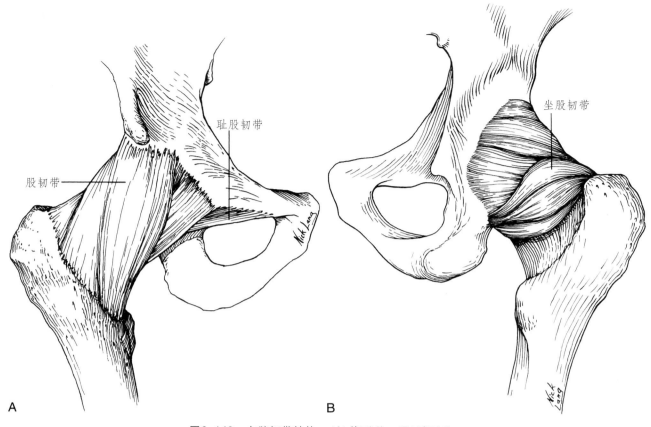

图6-140 右髋韧带结构。(**A**)前面观。(**B**)后面观。

迹,从切迹至闭孔,孔内有股骨头滋养动脉通过。

肌肉组织

髋关节周围被强大的肌肉组织所支持（表6-14）。后部肌肉有:臀大肌、臀中肌后侧肌纤维、股后肌群、梨状肌,这些肌肉为髋关节提供后部稳定性。关节前的稳定性依赖于髂腰肌、缝匠肌、肌直肌。阔筋膜张肌、臀中肌、臀小肌提供外侧稳定性。内侧稳定性来自于耻骨肌、内收肌、肌薄肌。因为有大量的运动和软组织位于不同平面来协调髋关节,所以存在大量滑膜囊;然而,只有三个有重要的医学意义。髂耻滑膜囊位于髂腰肌和髋关节囊之间。它有时与自身的关节腔相通,因为创伤而产生的过多液体可能会流入关节腔。髋关节屈曲和内收联合运动或者过度伸直,能压迫受伤的关节囊,引起疼痛。转子间滑膜囊从大结节处隔开臀大肌肌腱和髂胫束。这个部位的直接损伤或者关节过度使用,都会刺激滑膜囊,引起炎症反应。第三个滑膜囊,即坐股滑膜囊,

位于坐骨结节上。长时间处于坐位,仅偶尔屈曲和伸展臀部的人群,坐股滑膜囊会受到损害。

因为髋关节对人体体态和步态有重要影响,它的活动需要众多强有力的肌肉协同作用。髋关节屈曲主要依赖髂腰肌完成,同时还有股直肌、耻骨肌、长收肌、肌薄肌、阔筋膜张肌、缝匠肌的协同作用。臀大肌的收缩使得髋关节伸直,无疑这是人体最有力的肌肉之一。而髋关节伸直也依赖股后肌群、臀大肌后肌纤维的协助。臀中肌、臀小肌、阔筋膜张肌、梨状肌(在一定程度上)能协助髋关节外展。髋关节内收主要依赖内收肌、肌薄肌、耻骨肌起作用,股后肌群也起一定作用。髋关节外旋依赖梨状肌、闭孔肌、股方肌的收缩。髋关节内旋主要依赖阔筋膜张肌、臀中肌、臀小肌和肌薄肌。

几组肌肉的运动不但作用于髋关节,而且对膝关节产生相同或更大的影响。它们被称为下肢双关节肌肉。了解肌肉的位置、牵拉线或运动线,就能更容易理解测试任意一块肌肉的力学原理。

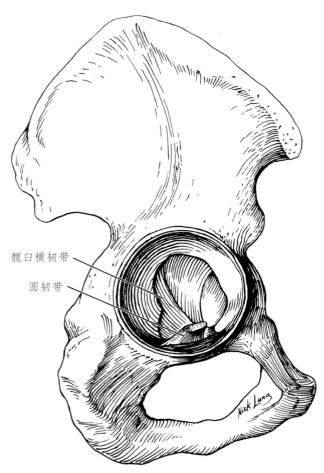

图6-141　圆韧带和髋臼横韧带不是真正的支持韧带。

髋臼横韧带
圆韧带

表 6-14	髋关节肌肉运动
运动	肌肉
伸直	臀大肌,臀中肌,股后肌群
屈曲	髂腰肌,缝匠肌,股直肌,阔筋膜张肌,股薄肌,耻骨肌
外展	阔筋膜张肌,臀中肌,臀小肌,梨状肌
内收	内收肌,耻骨肌,肌薄肌
外旋	梨状肌,上孖肌,下孖肌,闭孔肌,股方肌
内旋	阔筋膜张肌,臀中肌,臀小肌,肌薄肌

生物力学

　　髋臼的深度决定了股骨的运动和肱骨运动相似,但不如其灵活。在站立位,股骨轴线在一定程度上向内侧倾斜,而不是垂直于地面,使得膝关节运动中心几乎处于髋关节运动中心下。因此,股骨轴力线几近垂直。股骨轴倾斜程度既依赖颈干角又依赖骨盆宽度。从侧面看,股骨轴弯曲向前。股骨弯曲方向

　　是基于抵抗步行与跳跃时产生的压力和阻力,以及确保合理的下肢重力传递所决定的。

　　髋部骨盆旋转对于身体前倾有重大意义。躯干从直立位向前屈曲45°~60°时,首先是腰椎起作用,再加大角度弯曲则需要髋部骨盆的旋转来起作用(图6-142)。当髂股韧带和坐股韧带从骨盆走行至股骨时,二者缠绕在一起。在直立位时,这些韧带适度紧张。伸直大腿会使得这些韧带紧紧围绕股骨颈。而且,当骨盆向后倾斜时,这些韧带会处于绷紧状态,这样有助于骨盆维持在最佳位置(图6-143)。髋和大腿前部疼痛可能是骨盆过度向后倾斜使这些韧带持续紧张的结果。相反,髋关节屈曲则会使这些韧带松弛。然而,骨盆向前倾斜时不会被这些韧带保护,因此髋关节伸直对于在前后方向固定骨盆起重要作用。这些韧带的盘绕以及发生在关节囊内的盘绕,可引起关节通过表面"锁扣"运动进入紧缩位。当髋关节伸直、外展和内旋时,其处于紧缩位(表6-9)。根据Kapandji[21]的观点,骨盆直立位时向后倾斜,对于股骨来说,将会导致这些韧带盘绕股骨颈。

　　当屈曲时,股骨在矢状位向前运动。如果膝部直立,那么运动将会因为股后肌群紧张而受到限制。在极度屈曲下,倾斜骨盆将辅助髋关节运动。伸展是屈曲的反向运动。然而,在过伸位,股骨在矢状位向后运动。因此这个运动被极大限制。大多数人只有当股骨向外旋时才存在这种可能。受限原因是因为坐股韧带在关节前。运动受限的好处在于,在不需要强大收缩的情况下提供了稳定的关节来负重。这些运动

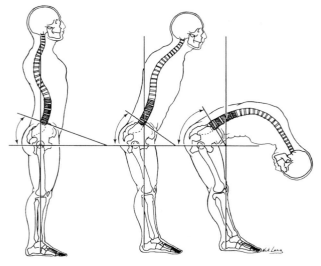

图6-142　屈曲躯干开始于腰椎屈曲,然后是髋关节带动的骨盆屈曲。

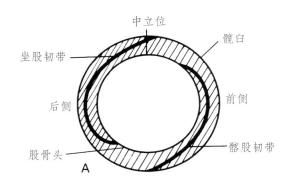

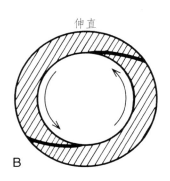

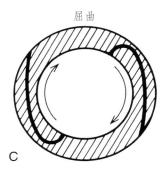

图6-143 动态呈现坐股韧带与髂股韧带屈伸效果。(A)右髋在中立位。(B)伸时韧带绷紧。(C)屈时韧带松弛。

大部分是旋转运动。外展是指股骨在水平面上横向移动并远离身体正中线的侧向运动。当股骨外旋时，可能有更大的活动范围。内收是外展的反向运动，而且当另一条腿也外展时，充分内收是可能的。外展和内收是关节滑动和滚动的结合。内旋和外旋是股骨围绕长轴方向的旋转运动，并导致膝关节相应地向内转或向外转(图6-144)。环转是屈、伸、内收、外展按一定次序在各个方向的结合运动(表6-15)。

当髋关节外旋时，其前面韧带紧张而后面韧带松弛。同理，当髋关节内旋时，情况则相反(图6-145)。当髋关节内收时，关节囊下部松弛而上部紧张。同理，当髋关节外展时，情况则相反，即关节囊下

框 6-9	髋关节紧张位和松弛位

紧张位：

过伸，内旋，外展

松弛位：

屈30°，外展30°，轻微外旋

部紧张，上部松弛且包住了关节囊(图6-146)。当外展时，髂股韧带紧张而耻骨韧带与坐骨韧带松弛。同样的，当内收时，情况相反，即耻骨韧带与坐股韧带紧张而髂股韧带松弛。

骨盆在冠状位的稳定同时被身体同侧和对侧的内收肌与外展肌所提供。当这些对抗性的运动得到平衡后，骨盆在对称位置保持稳定(图6-147)。然而，如果在内收肌和外展肌间存在一个非平衡因素，骨盆就会向外倾斜至内收肌占主导的一侧。如果骨盆仅被一条下肢支撑，那么只能依靠同侧的外展肌的运动提供其稳定性。如果外展肌功能不全，特别是臀中肌不能抗衡身体重力，就会导致骨盆向相反方向倾斜。相关肌肉严重功能不全会直接影响骨盆向外倾斜程度。而且，当单腿直立时，股骨头必须承受更多的身体重力。整个股骨头所承受的力量相当于外展力产生的张力加上身体承受的重力，或者是三倍身体重力[3]。

当放松休息时，或者当髋处于松弛位时，此时关节囊完全松弛，有10°的屈曲、外展和外旋。这个体位常被认为易于容纳吸收肿胀。病机学说的改变和退行性进程能改变休息体位。关节屈曲位、内收位和外旋位是髋关节典型体位。

评估

尽管髋关节拥有3°的自由运动度，而且在骨科上类似于盂肱关节，但髋关节本身是一个相对稳定的关节。然而，髋关节仍然很容易发生病理改变，并且常常被视为关节力学功能紊乱的来源。临床上髋关节疼痛常常被理解为涉及L3段，但其定位是从L2段至S1段。髋部疼痛可由低位腰椎病变引起。而且，膝关节疼痛也常涉及髋部病变，髋部疼痛可考虑膝关节病变(图6-148)。

横跨髋关节的肌肉工作时会受到损伤，要么是因为过度使用(慢性损伤)，要么是因为压力过大(急性损伤或创伤)。压痛部位通常位于相关肌肉区，并

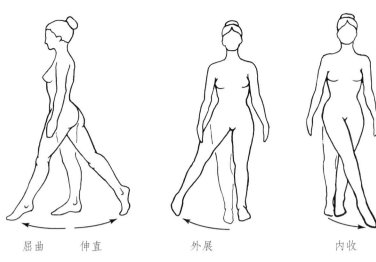

屈曲　伸直　　　外展　　　　内收　　　　外旋　　　内旋

图6-144　髋关节运动。

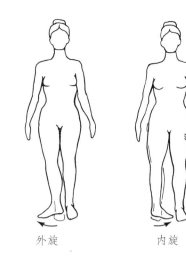

表 6-15	髋关节关节运动学和骨运动学	
骨运动学	角度	关节运动学
屈曲	120°	旋转
伸直	30°	旋转
外展肌	45°～50°	滚动和滑动
内收	20°～30°	滚动和滑动
外旋	35°	滚动和滑动
内旋	45°	滚动和滑动

且疼痛程度会因为肌肉的抵抗收缩而增加。通常易损伤肌肉包括缝匠肌、股直肌、髂腰肌、股后肌群和内收肌。

　　转子间滑囊炎是过度使用或直接损伤的结果，主要表现为整个髋部外侧的疼痛，上楼梯时症状加重。疼痛常深而酸，且在不知不觉中加剧。上下车有时被认为是疼痛的一个突发因素。压痛点常常在受损滑膜囊所在大结节后外侧区域。

　　髋关节功能紊乱与数个外周神经刺激放电有关。股神经邻近股骨头，并且创伤或血肿容易产生刺激，引起髋关节屈曲无力或腹股沟局部压痛。坐骨神经位于梨状肌深层或经过梨状肌，当梨状肌收缩时

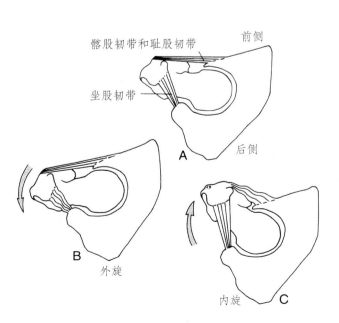

髂股韧带和耻股韧带　　　　前侧

坐股韧带

A　　后侧

B　外旋

内旋　C

图6-145　横断位过左髋，证明坐股韧带、髂股韧带、耻股韧带内外旋效果。（A）中立位。（B）外旋时后韧带松弛前韧带伸展。（C）内旋时前韧带松弛。

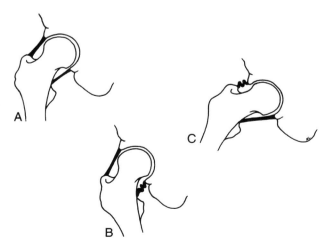

A　　B　　C

图6-146　冠状位过右髋由前向后看，证明外展和内收时关节囊效果。（A）中立位。（B）内收时上部纤维紧张下部纤维松弛。（C）外展时下部纤维紧张上部纤维松弛。

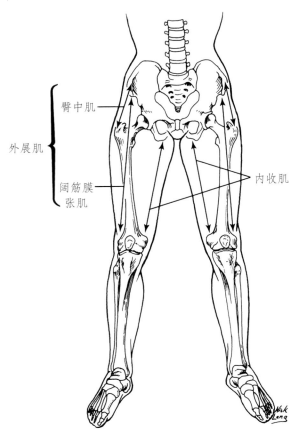

图6-147　冠状位骨盆稳定性由内外收肌间平衡产生。

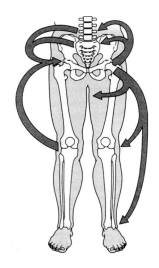

图6-148　髋周围疼痛参考。左侧表示髋疼痛来源，右侧展示疼痛来自髋。(Modified Magee DJ：*Orthopedic physical assessment*，ed 5，St Louis，2008，Saunders.)

坐骨神经会受到压迫。坐骨神经根痛会出现伴随运动和感觉改变的症状。股外侧皮神经走行经过腹股沟韧带远端外侧，容易刺激髂前上棘附近区域。这种

刺激可引起股外侧皮神经炎，以大腿前外侧区域烧灼样疼痛为特征。它可能与腰椎骨盆综合结构生物力学功能紊乱及骨盆位置倾斜有关[22]。

对小儿髋关节疼痛(前后位和蛙式位)使用X线片检查来评估其股骨头骨骺发育的完整性。滑动性股骨头骨骺出现，易引发髋和膝关节疼痛。在检查中，髋关节应摆至外旋位代替屈曲位。相关的骨外科检查是需要的。

不可取的或不正确的治疗会使股骨头骨骺滑动，或者发作期的滑膜炎可阻断股骨头血供，导致部分或全部股骨头会因缺血而坏死。这些缺血区域往往在股骨头承重区域的前上侧，在后期，这些区域会渐渐塌陷、萎缩、硬化。X线片检查示股骨头稀疏是股骨头软骨瘤缺血性坏死的特征。

评估髋部时，应观察关节因创伤所致的皮肤功能障碍、炎症症状和骨盆倾斜等表现。观察步态，尽管髋部功能紊乱的病态特征不一定会表现出显著的步态改变。然而，当出现"内八字"或"外八字"时，仍可确诊。

关注骨对称以及大结节、髂前上棘、髂后上棘、髂嵴、坐骨结节和耻骨联合等骨的关系。明确音质、质地，通过触诊滑膜囊、腹股沟韧带、屈髋肌、伸髋肌、髋内收肌、髋外展肌等软组织感知压痛改变。

评估髋关节附属关节运动来确定关节功能紊乱表现(框6-10)。评估髂股关节纵向牵拉，患者仰卧位，患肢靠近整脊床边缘。术者跨坐在患者大腿远端上，并用双膝顶住患者股骨髁近端。用外侧手触摸大结节，而内侧手于髂前上棘固定骨盆。固定双腿，将髋关节纵向牵拉，此时手能感觉到大结节处关节运动弹响活动(图6-149)。

评估内旋和外旋，患者仰卧位，患肢屈髋、屈膝90°。术者站在患侧，面朝患者头部，使用外侧手触摸髋关节和大转子，用内侧手抓住患者小腿和大腿区

框 6-10	髋关节附属关节运动
纵向牵引	
由前向后滑动	
由后向前滑动	
内旋	
外旋	
屈曲时下滑	

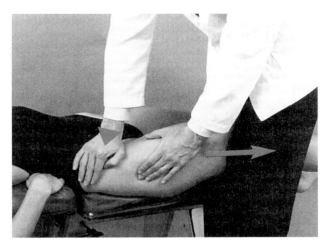

图6-149　评估右髋关节纵向牵引。

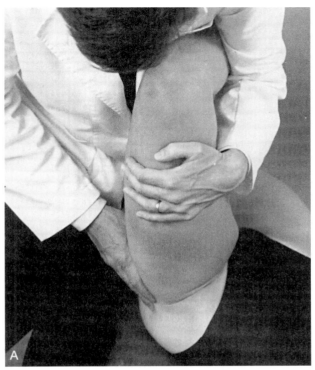

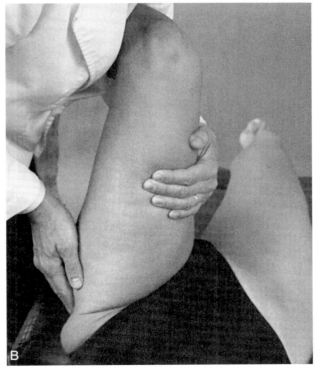

图6-150　评估左髋关节外旋(A)和内旋(B)。

域。然后向内旋和向外旋,同时评估末端感觉弹性活动(图6-150)。

评估从前向后和从后向前滑动运动,患者仰卧位,患肢轻度外展。在患肢膝上方,术者跨坐在患者大腿上。双手抓紧大腿近端,从前向后和从后向前发力,感觉关节弹响(图6-151)。

评估髋关节屈曲位下滑,患者仰卧位,屈髋、屈膝90°。站在患侧,面向患者并弯腰蹲下,使患者小腿搭在术者肩上。抓紧患肢大腿近端前面,向床尾方向即骨盆方向发力,评估是否出现末端感觉活动弹响(图6-152)。

矫正操作

治疗髋部疾病的手法技术,目的在于恢复正常关节力学,并恢复髋关节完全无痛的活动功能。

髋

仰卧位

双手握住/胫骨远端牵拉;纵轴牵引(图6-153)。

IND:纵向牵拉附属关节运动不利。

PP:患者仰卧位,整脊床骨盆模块向头部方向轻微抬起,并使边缘接触坐骨结节。

DP:站在床尾。

SCP:小腿远端。

CP:双手放在踝关节上握住胫骨远端。

VEC:纵轴牵拉。

P:使用上抬的骨盆块将骨盆固定于治疗床上,同时双手纵向牵拉髋关节。很难感知牵拉力是否作用于髋关节、膝关节或踝关节中的哪一个,也有可能三者都有影响。该手法可调整为用毛巾围绕患者踝关节,然后双手牵拉毛巾(毛巾围绕抓住/胫骨远端纵向牵引)(图6-154)。

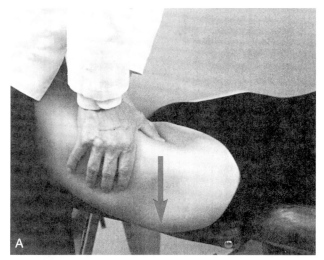

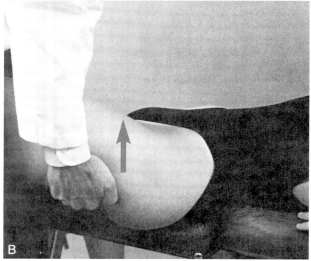

图6-151　评估左髋关节由前向后(A)和由后向前滑动(B)。

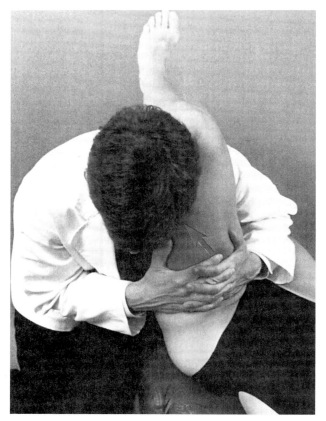

图6-152　评估左髋关节屈曲时下滑。

<table>
<tr><td colspan="2">框 6-11　　髋部矫正手法步骤</td></tr>
</table>

仰卧位时：

双手握紧/胫骨远端牵拉；纵轴牵引(图 6-153)

毛巾围绕握住/胫骨远端；纵向牵引(图 6-154)

双手握紧/股骨近端；内旋(图 6-155)

双手握紧/股骨近端；外旋(图 6-156)

小鱼际/股骨近端，掌侧/握紧股骨远端；从前向后滑动(图 6-157)

双手握紧/股骨近端，掌侧/握紧股骨远端；屈曲时向下滑动(图 6-158)

侧卧位时：

小鱼际/股骨大转子按压；纵向牵拉(图 6-159)

俯卧位：

小鱼际/股骨近端，掌侧握紧股骨远端；产生从后向前滑动(图 6-160)

双手握住/股骨近端；内旋(图6-155)。

IND：髋关节内旋附属关节运动不利，股骨近端外旋错位。

PP：患者仰卧位，患髋屈髋、屈膝90°。

DP：站在患肢旁，面朝患者。

SCP：股骨中段。

CP：一只手握住患肢股骨近端。

IH：另一只手握住患肢股骨近端，加强发力手。

VEC：内旋力。

P：辅助手施加内旋力，发力手产生推力。

双手握住/股骨近端；外旋(图6-156)。

IND：髋关节外旋附属关节运动不利，股骨近端内旋错位。

PP：患者仰卧位，患髋屈髋90°，并轻微收缩，同

时屈膝90°。

DP：站在患肢和治疗床旁，面朝患者。

SCP：股骨近端内侧。

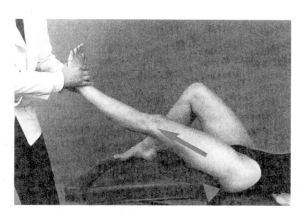

图6-153 左髋关节纵向牵拉矫正手法。

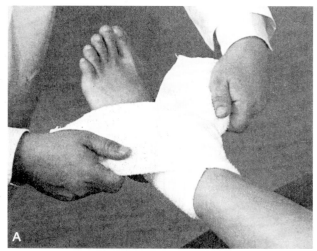

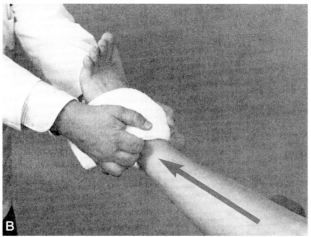

图6-154 使用一毛巾改良型纵向牵拉。(A)缠绕毛巾。(B)抓紧毛巾施加冲力。

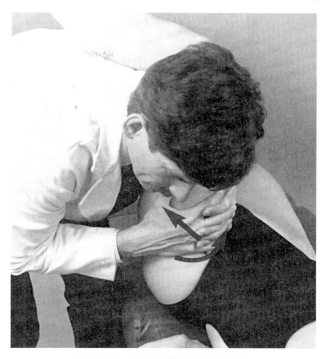

图6-155 左髋关节内旋矫正手法。

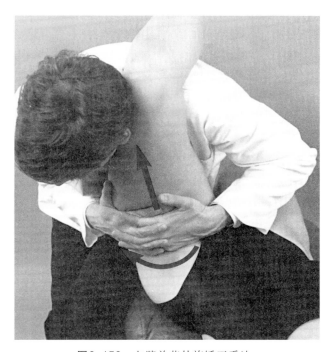

图6-156 左髋关节外旋矫正手法。

CP：发力手握住患肢股骨近端内侧。

IH：抓住患肢股骨近端，加强发力手。

VEC：外旋。

P：辅助手加强股骨外旋，发力手产生推力。

小鱼际/股骨近端，掌侧/握住股骨远端；从前向后滑动(图6-157)。

IND：从前向后滑动的附属关节运动不利，股骨近端前侧错位。

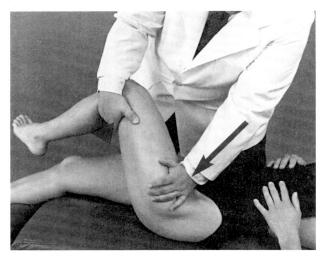

图6-157　左髋关节由前向后滑动矫正手法。

PP:患者仰卧位,轻微屈髋、屈膝。

DP:站在患肢对侧,治疗床旁。

SCP:股骨近端内侧。

CP:发力手小鱼际掌缘按压患肢股骨近端内侧。

IH:辅助手握住患肢股骨远端,手指在腘窝内。

VEC:从前向后。

P:当发力手传递从前向后的推力时,辅助手用力屈髋。

双手握住/股骨近端;屈曲时向下滑动(图6-158)。

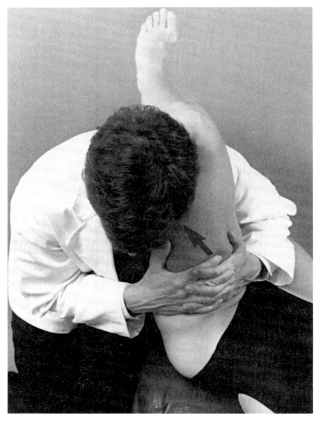

图6-158　左髋关节屈曲时下滑矫正手法。

IND:髋关节屈曲时向下滑动附属关节运动不利。

PP:患者仰卧位,患髋屈髋、屈膝90°。

DP:站在患侧,面朝患者,身体屈曲向前,使患者小腿搭在术者肩上。

SCP:股骨近端内侧。

CP:双手握住患肢股骨近端内侧。

VEC:从上向下。

P:使用双手掌根部传递推力。

侧卧位

小鱼际/股骨大转子按压;纵向牵拉(图6-159)。

IND:髋关节纵向牵拉附属关节运动不利。

PP:患者侧卧位,患肢在上,屈髋约60°,屈膝至90°,足背部位于另一条腿腘窝内。

DP:站在患者前,跨坐于患肢上。

SCP:大转子上后侧。

CP:发力手的豌豆骨–小鱼际按压大转子上后侧。

IH:另一手手掌放在患侧肩部。

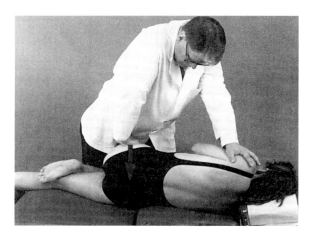

图6-159　左髋关节侧位纵向牵引,屈曲时或内旋时下滑矫正手法。

VEC:纵向牵拉。

P:当发力手垂直按压髋关节时,辅助手固定患者躯干。相同过程也可适用于内旋和屈曲时向下滑动损伤的病变。

俯卧位

小鱼际/股骨近端,掌侧握住股骨远端;产生从后向前滑动(图6-160)。

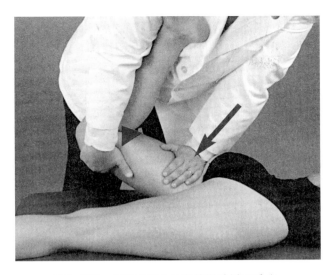

图6-160　左髋关节由后向前滑动矫正手法。

IND：从后向前滑动附属关节运动不利，股骨近端后侧错位。

PP：患者俯卧。

DP：站在患侧治疗床旁。

SCP：股骨近端后侧。

CP：发力手掌缘按压在患肢股骨近端后侧。

IH：尾侧手从内侧握住股骨远端（术者的辅助手和前臂托住患者屈曲的下肢）。

VEC：从后向前。

P：辅助手抬高膝部离开治疗床以使髋部向外。发力手传递从后向前的推力。

膝关节

股骨下端和胫骨上端由无数条韧带连接，并由强健的肌肉加固才构成了复杂的膝关节。膝关节位于人体两个最长的杠杆臂之间，由于站立或行走过程伴随有强大的力量，因此它必须要有强大的负荷力。研究膝关节时涉及与之相关的其他三个关节复合体：胫骨复合体、髌骨复合体以及胫腓骨复合体。但只有胫骨复合体和髌骨复合体参与膝关节活动。胫腓骨复合体实际上并不参与膝关节的活动，相反，它是踝关节复合体的一部分，活动方式包括：踝关节内翻、外翻、背伸以及跖屈。但是胫腓骨近端功能紊乱会影响到其他的膝关节功能，也可能引起膝关节疼痛。

膝关节位于人体两个支撑柱的末端，因而承受

了强大的压力和张力，承受负荷的同时还要参与运动。为了承受负荷，膝关节有较大的包裹着关节内半月板的髁状突。关节结构活动度广，能促进运动。膝关节周围强大的韧带组织也能协助承受外来的压力。膝关节有强有力的肌肉组织，以此承受重力带来的向下的压力以及满足剧烈的运动（例如：跑步和跳跃）的需求。膝关节功能损伤中最常见的两种是韧带损伤及软骨损伤[23]。

功能解剖

骨性结构

股骨干和胫骨存在一个倾斜的角度，产生的生理外翻角度约为170°~175°（图6-161）。股骨远端延伸形成一个大的凸起的U型关节面（图6-162）。股骨髁状突中端和后端位于U型关节面的末端，被髁间窝分开。在前侧，股骨髁状突的关节面形成髌骨沟。胫骨近端被分成了两个平面以及非关节性的股骨髁间隆起，将该平面分成股骨外侧髁和股骨内侧髁。胫骨粗隆起自胫骨平台前侧，其上附着着四头肌腱（图6-163）。髌骨是人体最大的籽骨，包埋于股四头肌腱内，为三角形的扁平骨。底朝上，尖向下。髌骨前面几乎平整，后面则被纵脊分成内关节面和外关节面。纵脊伸入股骨的髌股沟。腓骨小头内关节面与胫骨粗隆的外侧面相关节。

韧带组织

膝关节内部有交叉韧带，呈十字型交叉，保证膝关节由前向后和由内向外的稳定。交叉韧带能阻止胫骨过度内翻，并使胫骨前侧和股骨相联系（图6-164至图6-167）。前交叉韧带从胫骨髁间隆起的前方向前、向上一直延伸至股骨外侧髁的后方。后交叉韧带由胫骨髁间隆起的前方向前、向上延伸至股骨内侧髁的前方。前交叉韧带伸膝时最紧张，阻止胫骨向前滑动。相反，后交叉韧带主要阻止胫骨向后滑动从而制止胫骨内翻，在屈膝时紧张。后交叉韧带位于前交叉韧带中部，是膝关节韧带中最强的韧带。在膝关节处于屈伸运动时，后交叉韧带对于保证膝关节由内向外侧的稳定尤为重要。

侧副韧带能保证膝关节由内向外的稳定并提供支持，同时也能够阻止胫骨过度外旋。内侧副韧带或称胫侧副韧带，起自股骨内上髁，止于胫骨干内侧。

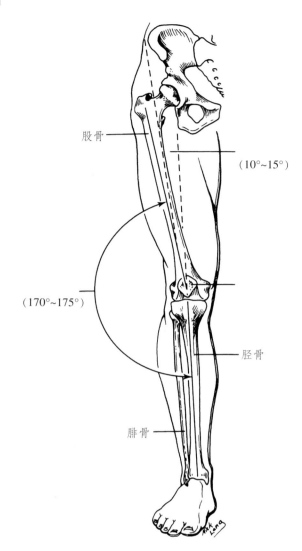

图6-161　下肢生理外翻倾斜。

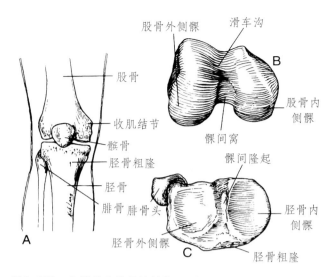

图6-162　右膝关节的骨性结构。(A)正面观。(B)股骨远端关节面。(C)胫骨前端关节面。

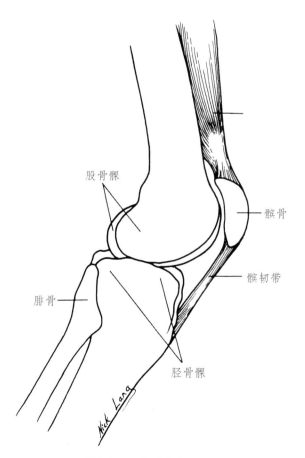

图6-163　膝关节侧面观。

膝关节伸直、胫骨过伸及外旋至股骨处时韧带绷紧。内侧副韧带能起到阻止胫骨向前移位至股骨的作用。外侧副韧带或称腓侧副韧带,起自股骨外上髁,止于腓骨头。膝关节伸直、外展及外旋至股骨处时韧带绷紧。股二头肌几乎完全覆盖外侧副韧带,腘肌位于股二头肌下方,并将其同半月板分离。

环绕在膝关节外缘的是关节囊纤维,它附着于关节软骨的周缘。关节囊下部被称作冠状韧带。关节囊内侧的纤维显著增厚附着于内侧半月板周缘,因此与股骨稳固相连,而与胫骨的连接较为松弛。关节囊外侧同样有显著的纤维增厚附着于外侧半月板周缘。

内侧副韧带后部纤维增厚部分与关节囊、内侧半月板相连。髌股韧带为关节囊前壁纤维增厚部分,从髌骨中部延伸到股骨粗隆的内侧和外侧,具有将髌骨固定于髌股沟的作用。关节囊的后壁纤维增厚

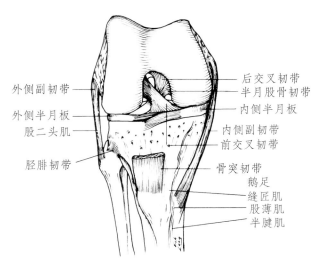

图6-164 膝关节韧带(右)前面观。

外侧副韧带
外侧半月板
股二头肌
胫腓韧带

后交叉韧带
半月股骨韧带
内侧半月板
内侧副韧带
前交叉韧带
骨突韧带
鹅足
缝匠肌
股薄肌
半腱肌

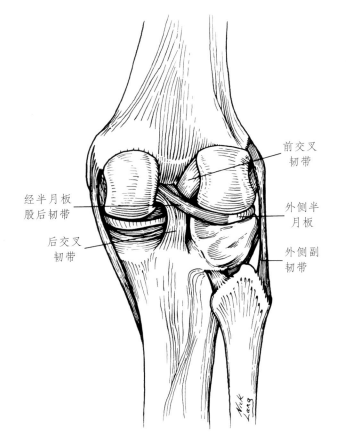

前交叉韧带
外侧半月板
外侧副韧带
经半月板股后韧带
后交叉韧带

图6-165 右膝关节韧带后面观。

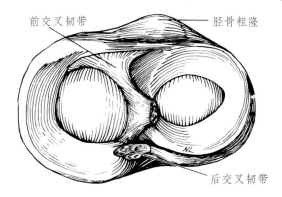

前交叉韧带
胫骨粗隆
后交叉韧带

图6-166 右胫骨近端上面观,显示韧带起点。

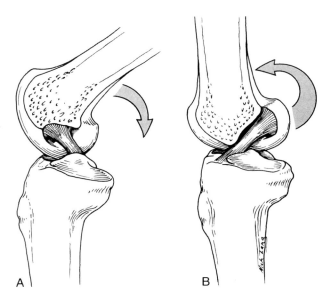

图6-167 (A)膝关节屈曲时前交叉韧带绷紧。(B)膝关节伸展时后交叉韧带绷紧。

悬于腘肌之上,附着于腓骨头基底上,在膝关节过伸时绷紧。同样腘斜韧带为膝关节囊后壁纤维增厚部分,是半膜肌腱的反折部,其斜向上、向外走行附着于股骨外侧髁。膝关节过伸时腘斜韧带绷紧。

位于股骨和胫骨之间的是两个半月形软骨,称为半月板(图6-168)。半月板外缘较内缘厚,从而增加了胫骨平台关节面的厚度,为关节提供了额外的稳定。由于半月板扩大了关节面的面积,所以它通过把重量分散到更广的范围,而分担了膝关节的承重。同时,半月板减少了关节间的摩擦,促进膝关节营养吸收。半月板所具有的减震功能大大减少了软骨磨损。每个半月板的外缘都附着有关节囊,其内缘是悬空的。内侧半月板呈"C"型,前段狭窄而后段较宽。前角前端起于胫骨髁间窝,后角位于外侧半月板与后交叉韧带附着点之间。外侧半月板呈"O"型,前后角的附着点相距很近。所以外侧半月板比内侧半月板更加灵活。

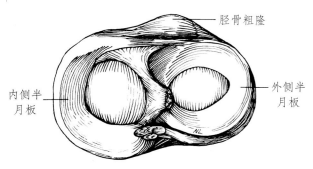

图6-168　右膝关节半月板。

表 6-16	膝关节肌肉活动
活动	肌肉
伸膝	四头肌
屈膝	腘绳肌,股薄肌,缝匠肌,阔筋膜张肌以及腘肌
内旋	缝匠肌,股薄肌,半腱肌,半膜肌以及腘肌
外旋	股二头肌和阔筋膜张肌(髂胫束)

肌肉组织

参与稳固膝关节的有很多肌肉组织（表6-16）。纵向观察,髂胫束附着于胫骨外侧髁,能起到前外侧加固和稳定的作用,防止胫骨过度移位到股骨处。围绕在膝关节前部的是股四头肌腱,由股四头肌的四个头连接而成。这四个肌腱分别为:股直肌、股中间肌、股外侧肌和股内侧肌。股四头肌具有伸膝的功能。股内侧肌和股外侧肌之间的平衡保证了髌股沟内髌骨的最佳位置。缝匠肌和股薄肌为膝关节提供了内侧稳定。缝匠肌还具有屈髋、屈膝、股骨外旋、胫骨内旋的功能,这取决于肢体的负重。股薄肌能伸展股骨,协助屈膝以及胫骨内旋。鹅足腱(缝匠肌、股薄肌、半腱肌)以及半膜肌腱能保证关节的后内侧稳定。这些都有助于防止胫骨的过度内旋、外展以及向前移位。来自股二头肌腱的后外侧支撑,有助于防止胫骨的过度内旋和向前移位。腘绳肌是主要的膝关节屈肌;股二头肌同样能使膝关节内旋。腓肠肌和腘肌为膝关节提供后侧加固（图6-169）。腓肠肌是主要的踝关节跖屈肌,但同时也协助屈膝。当腿部不承重时,腘肌内旋胫骨屈曲。腿部承重时则相反。

由于膝关节能满足人体活动的诸多要求,因此很多滑膜所处位置都与膝关节和滑囊腔相关。膝关节的滑膜是体内覆盖面积最大的滑膜。髌上囊或四头肌囊通常是滑膜的扩展部分,其从髌骨上面一直向上直到四头肌腱的下面,然后环形封闭形成一个袋状囊,抵止于髁状突上方的股骨远端(图6-170)。髌前滑囊相对较大,但位置较浅,在皮肤和髌骨中间。长时间的膝关节活动会导致髌前滑囊红肿。髌下囊深层和表层正好分别位于髌韧带的下方和上方。半膜肌和腓肠肌内侧头之间也有滑囊,两个滑囊将腓肠肌内侧头同关节囊分离(腓肠肌内侧和半膜肌滑囊开口为单方向的,因而容易导致腘窝囊肿)。鹅足腱下方也有一个滑囊,将其同胫骨侧副韧带分离。

生物力学

膝关节若想保证其稳定性就要拥有灵活的活动度。它必须适应旋转力以及吸收冲击力,然后立即做好缓冲准备。膝关节属于枢纽关节,主要活动有膝伸展和膝屈曲。特别是当膝关节伸展时,受到扣锁机制影响,膝关节旋转受限(框6-12)。

屈膝和伸膝包含转动、滑动和旋转等动作,能在膝关节由伸到屈的过程中有效地将运动的轴线向后

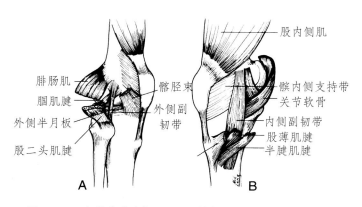

图6-169　右膝关节内侧观(A)和外侧观(B),显示肌肉附着。

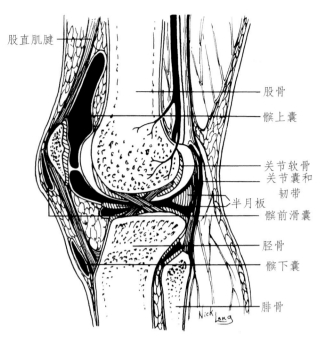

图6-170　矢状面膝关节众多的滑囊组织。

股直肌腱

股骨
髌上囊

关节软骨
关节囊和韧带
半月板
髌前滑囊
胫骨
髌下囊
腓骨

框 6-12	膝关节的紧张与松弛状态

紧张状态：

膝关节完全外展并外旋时

松弛状态：

膝关节屈曲25°时

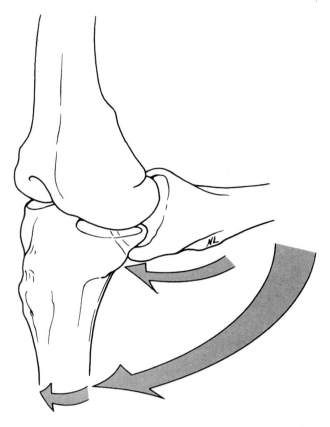

图6-171　膝关节的屈伸运动同时伴随着滚动、滑动与旋转运动。

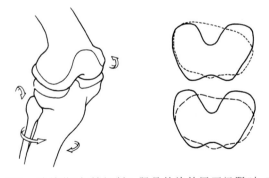

图6-172　膝关节"扣锁机制"：胫骨外旋外展至极限时，产生胫股关节面最大限度的接触。（Modified from Nordin M, Frankel VH: *Basic biomechanics of the musculoskeletal system*, ed 2, Philadelphia, 1989, Lea & Febiger.）

移动（图6-171）。同屈肘类似，屈膝也受到小腿肌腹和股后区软组织的限制，伸膝受到骨关节扣锁与软组织在关节紧张状态下的限制。所谓的扣锁机制是指膝伸展时胫骨外旋，由于股骨内外髁形态不同，内侧髁横径及前后径较外侧宽长，关节接触面不对称，在伸膝过程中，外髁在胫骨平台上较内侧向前滚动的更多，致使其在伸膝末端时胫骨不得明显地外旋，而同时股骨内旋，产生所谓的扣锁机制，最终使膝关节锁定在伸直位，韧带结构被锁紧，此时其更近似于骨性结构以稳定关节（图6-172）。这一明显的胫股关节不协调运动被纤维软骨半月板削弱。这些同样有助于将压迫负载力量分散到更大的范围，使关节关节面承受更少的压迫力。表6-17列出了膝关节的活动度。

　　髌股关节在膝关节的伸展和屈曲活动中起着积极作用。当由完全伸膝过渡到完全屈膝时，该关节向尾侧滑动约7cm。髌骨关节面同股骨髁不能完全接

触，膝屈曲时关节间隙逐渐减少，随着膝关节安全屈曲，髌骨滑入股骨髁间沟（图6-173）。这一特性在屈膝（膝的下蹲位）时，对提高膝关节的承重能力有很大作用。因此，髌骨在膝关节活动中具有两个重要的机械作用。首先是辅助膝关节的伸展，使四头肌腱向前移位，从而延长四头肌力臂的长度。另外，能在膝关节处于完全屈曲的状态下使压力更广泛地分布到股骨。

表 6-17	膝关节的关节面运动和骨运动	
关节面运动	**运动范围**	**骨运动**
屈曲	130°	转动和滑动
伸展	10°	转动和滑动
内旋	10°	旋转
外旋	10°	旋转

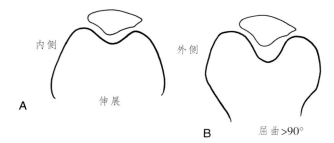

图 6-173 膝关节伸膝(A)和屈膝(B)时髌骨与股骨的关系。

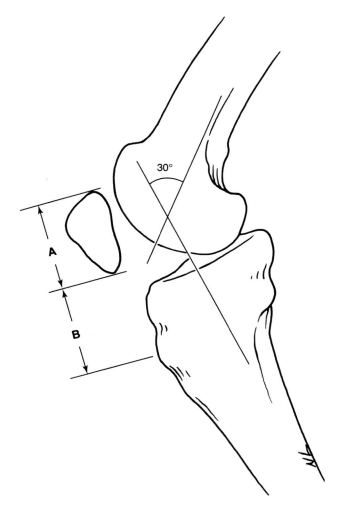

图6-174 髌骨位置识别(若A-B>1cm,为低位髌骨;若B-A>1cm,为高位髌骨)。

　　无论膝关节处于垂直面或叫矢状面,髌骨都处于有利位置。从膝关节外侧来看,比较髌骨的长度和髌骨下缘到胫骨结节的距离（图6-174)。若两者之间的差距大于1厘米,则判定髌骨属于高位髌骨,反之则为低位髌骨。通过确定Q角的值,可以判断髌骨在股骨沟内排列是否整齐。确定髌骨中点的位置之后,从髌骨中点到胫骨结节中点连线,然后与股四头肌牵拉力线相交之角即为Q角(图6-175)。正常Q角值介于10°~15°,女性的Q角值略大。胫骨和股骨的肌肉失调以及旋转移位会导致Q角异常。

　　上胫腓关节与踝关节相关联,踝关节紊乱在临床上表现为膝关节内部或周围的疼痛。因此,临床上讨论膝关节时有必要将踝关节纳入其中。上胫腓关节会带动腓骨的上下运动和内外旋转。踝背伸时,腓骨向内旋转并向上移位。踝过度外翻会导致腓骨头的向后移位。踝跖屈会引起腓骨向内运动,导致外旋。踝过度内翻会导致腓骨头向前移位。

评估

　　膝关节损伤受一系列临床症状的影响。目前为止外伤是最常见的诱因。通常外力才会导致侧副韧带受损。内侧副韧带损伤的机制是膝关节屈曲位或是受到外翻暴力(膝外展)时韧带受到扭转外翻的张力牵拉。膝关节内翻(膝内收)时可导致外侧副韧带损伤,若伴随着内翻力,膝关节过度内旋或过伸时可导致腓骨头撕脱骨折。

　　前交叉韧带通常在膝关节外展或是屈曲时,因股骨内翻力作用于胫骨而受伤。外力作用于屈曲的胫骨并使其向后移位到股骨下面,可引起后交叉韧带撕裂。足部固定,膝关节外展或屈曲时,股骨过度外旋至胫骨时同样会损伤到后交叉韧带。

　　外伤引起膝关节韧带损伤会导致关节不稳定,从而使其平动或转动时失稳。整形外科的压力测试就是用来鉴定关节是否稳定的方法。

　　半月板是另一个容易受伤的部位。外伤造成的膝关节旋转或强烈伸展,可能引起半月板纵向或横向撕裂。

　　与髌股关节复合体失调引起的相关病痛可能要比由韧带或半月板损伤引起的病痛更为常见,患者主诉由于上下楼而加重的膝关节莫名疼痛,可能和髌股关节的功能失调有关。髌骨牵涉痛的诱因首先

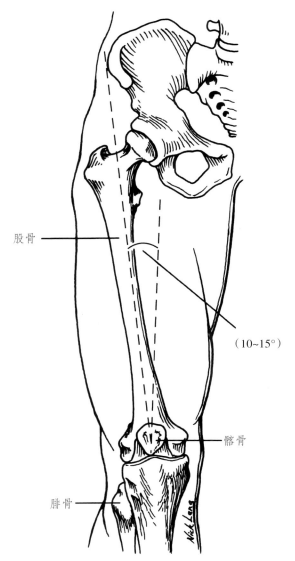

图6-175 Q角（髂前上棘和四头肌腱分别与髌骨中心连线所形成的夹角）。

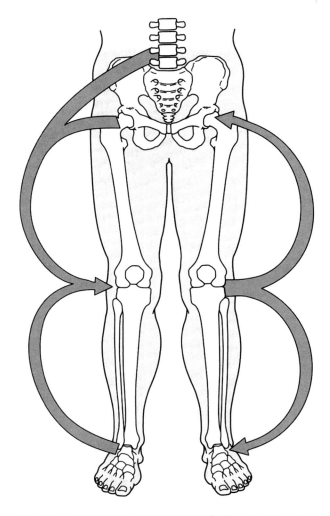

图6-176 膝关节涉及的疼痛类型示意图。（Modified from Magee DJ：*Orthopedic physical assessment*，ed 5，St Louis，2008，Saunders.）

来自于膝关节和股四头肌的损伤，其次是对其有影响的踝关节和臀部问题。另外还有髌骨软化症（髌下软骨的磨损和碎裂）与外伤、复发性脱位、外翻足、姿型不稳、短腿综合征或股骨过度弯曲而引起的不正常Q角等。

股四头肌的突发收缩可能造成撕脱性骨折及其引发的胫骨结节无菌性坏死。这种情况被称为Osgood-Schlatter（奥斯戈德氏）病，在男孩中更为常见。

膝关节受L3-S1神经支配，所以在非外伤性疼痛发作时，必须排除L3-S2任何位置的损伤。腰椎、臀和足也是膝关节牵涉痛的多种诱因（图6-176）。

评估膝关节时，应观察其外观是否有肿胀、轮廓是否对称、外型有无改变（外翻、内翻或反张）。膝关节在屈曲摆动和前后足的跨幅尽力拖长的情况下，运动步态应当是顺滑的、有节奏的。

通过对胫骨平台、胫骨结节、内收肌结节、股骨干、股骨髁、股骨上髁、腓骨头、髌骨和滑车神经沟的静态触诊，判断骨的对称性和疼痛（图6-177），并以此来确定Q角。

通过对四头肌、髌下腱、侧副韧带、鹅足肌腱、腓神经、胫神经、动脉、肌腱、腓肠肌和比目鱼肌的软组织触诊，判断声音、组织及触痛的变化。

通过评估膝关节附属关节运动来判断膝关节功能障碍是否存在（表6-18）。患者仰卧位，患肢轻微

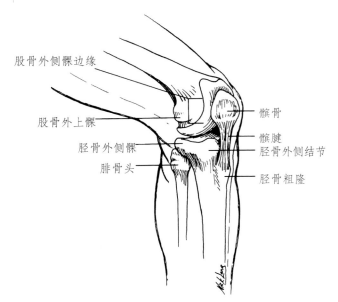

图6-177 右膝的表面解剖图。

股骨外侧髁边缘

股骨外上髁

胫骨外侧髁

腓骨头

髌骨

髌腱

胫骨外侧结节

胫骨粗隆

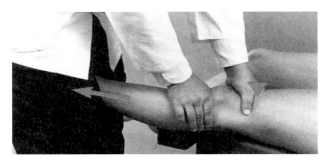

图6-178 评估左胫股关节沿纵向牵引。

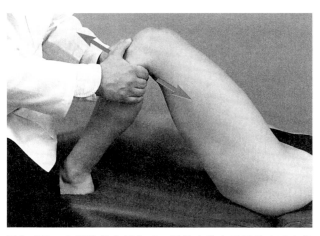

图6-179 左胫股关节屈曲时，评估由前向后以及由后向前滑动。

表 6-18	膝关节的辅助运动
关节	运动
胫股关节	沿纵轴牵引
	由前到后滑动
	由后到前滑动
	内旋
	外旋
	由内向外滑动
	由外向内滑动
髌股关节	由上到下滑动
	由下到上滑动
	由外向内滑动
	由内向外滑动
胫腓关节	由前到后滑动
	由后到前滑动
	由下到上滑动
	由上到下滑动

外展，术者面向患者站立，并用膝关节夹住患者踝部大腿远端，同时双腿发力向下做纵向牵引。使用双手对膝关节的内侧和外侧进行触诊，双腿纵向牵扯引同时双手触诊激惹末端异常感觉（图6-178）。或者，一只手把患者的股骨固定在整脊床上，而另一只手触诊激惹末端异常感觉。

患者仰卧位，患膝屈曲90°，使患者足底平放在整脊床上，评估由前向后和由后向前的滑动。术者跪在或者坐在患者的脚上进行固定，同时用双手抓住胫骨近端。由前向后和由后向前挤压胫骨近端，寻找激惹末端异常感觉（图6-179）。

通过由前向后和由后向前的相对滑动来评估胫股关节的内旋和外旋功能。按压胫骨近端内部和外部来激惹末端异常感觉（图6-180）。

患者仰卧位，患肢外翻并置于整脊床边缘。术者双手握住患者胫骨近端，并用内侧手固定患者足踝，然后由内向外和由外向内挤压胫骨近端，激惹末端异常感觉。或者术者抱住患者胫骨，一只手置于胫骨近端，另一只手置于股骨远端，双手由内向外和由外向内相对做挤压试验（图6-181和图6-182）。

通过由内向外（图6-183）、由外向内（图6-184）、由上向下（图6-185）、由下向上（图6-186）的滑动来评估髌股关节。患者仰卧位，患肢伸直，术者双手拇指由内向外或者由外向内推挤髌骨，并且沿

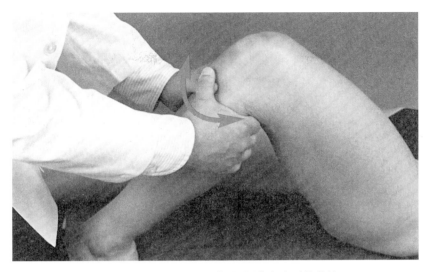

图6-180 左胫股关节屈曲时,评估由内到外旋转。

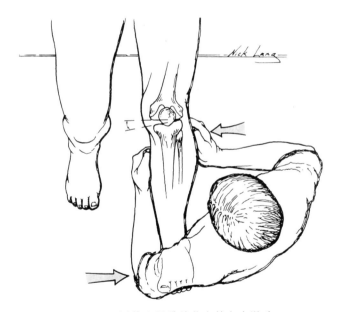

图6-181 评估左胫腓关节由外向内滑动。

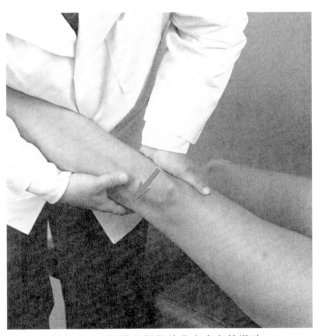

图6-182 评估左胫股关节由内向外滑动。

纵轴方向由下到上或者由上到下推挤髌骨,手下感觉髌骨是否有轻微移动和激惹末端异常感觉。

通过由前向后和由后向前的滑动来评估胫股关节功能。患者仰卧位,患肢90°屈曲位,足底平放于整脊床上。术者膝盖压住或者坐于患者足部来固定患肢,并用右手握住腓侧近端,左手固定胫骨近端,然后从前向后和从后向前拉动胫骨,激惹末端异常感觉(图6-187和图6-188)。

通过由上向下和由下向上的滑动来评估胫股关

节功能。患者仰卧位,患肢伸直,膝关节自然伸展。术者一只手提起患者足跟并使髋关节屈曲,膝关节伸直,另一只手抓住膝关节,拇指抵住腓骨头下,同时旋转踝关节,同时屈膝,随后近端的手向内推膝关节,远端的手向外拉踝关节,使膝关节承受外翻应力,维持膝关节内旋外翻及胫骨外髁向前移位的同时被动屈膝,激惹末端异常感觉(图6-189和图6-190)。

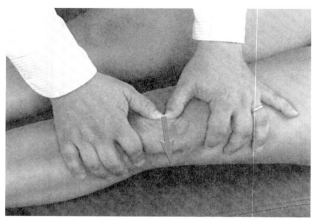

图6-183 评估左髋股关节由内向外滑动。

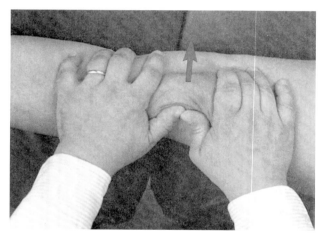

图6-184 评估左髋股关节由横向向侧向的滑动。

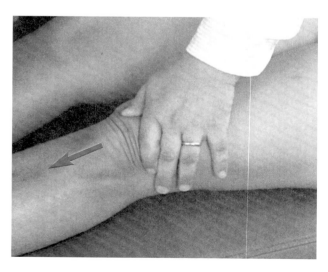

图6-185 评估左侧髋股关节由上向下滑动。

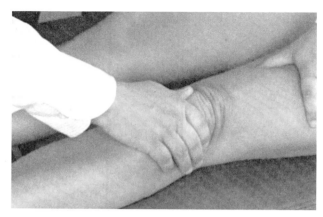

图6-186 评估左侧髋股关节由下向上滑动。

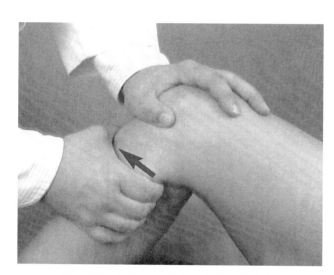

图6-187 评估左胫腓关节由后向前滑动。

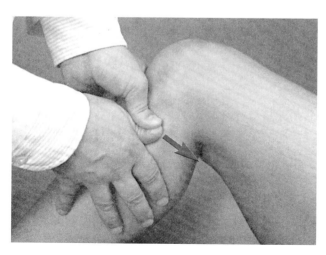

图6-188 评估左胫腓关节由前向后滑动。

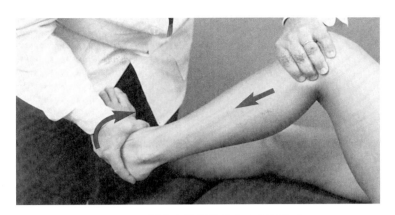

图6-189 评估左胫腓关节由上向下滑动。

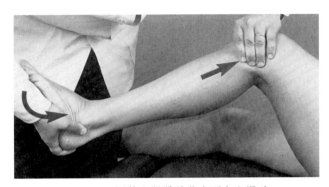

图6-190 评估左胫腓关节由下向上滑动。

矫正操作

治疗膝关节错位的手法技术，目的在于恢复正常关节力学，并恢复膝关节完全无痛的活动功能。当膝关节出现症状时，通过对和膝关节紧密联系的其他三个关节的检查可以明确诊断。框6-13概括了膝关节矫正手法的步骤。

胫股关节

仰卧位

双手紧握/胫骨近端，伸膝位；纵轴牵引（图6-191）。

IND：胫股关节纵向牵引关节附属运动不利。

PP：患者仰卧位，患肢外展，伸在整脊床床沿以外。

DP：跨坐在患肢上，术者用膝关节在患者内外踝处固定胫骨远端。如果整脊床有升降骨盆的功能，可把患者臀部提高。

SCP：胫骨近端。

CP：用双手抓住胫骨近端。

VEC：纵向牵引。

P：伸直膝关节的同时用双手拉胫骨近端做纵向牵引滑动。

虎口发力/推胫骨近端；膝关节屈曲位下从前向后滑动（图6-192）。

IND：胫骨从前向后滑动功能不利，胫骨近端向前偏移。

PP：患者仰卧位，患肢弯曲使髋关节和膝关节成90°。

DP：站在患肢一侧，足跟放在整脊床上，将患肢放在术者的大腿上。

SCP：胫骨近端前部。

CP：一只手虎口贴住胫骨近端的前部。

IH：另一只手的小鱼际按压在按压手上。

VEC：从前向后。

P：用双手从前向后按压胫骨近端。

双手紧握/胫骨近端 膝关节伸直位做从内向外的旋转活动（图6-193）。

IND：胫骨旋转附属关节运动不利，胫骨近端向内或向外错位。

PP：患者仰卧位，患肢外展越过整脊床边。

DP：面向患者站立，跨坐在患肢上，用双膝夹住患者的踝关节。

SCP：胫骨近端。

CP：用双手大拇指沿着胫骨粗隆抓住胫骨近端。

VEC：旋转。

P：膝关节伸直，术者一只手施以一个纵向牵引，另一只手内旋或外旋胫骨近端。

小鱼际/胫骨近端内侧固定下肢；从内向外滑动（图6-194）。

框 6-13　膝关节矫正技术

仰卧位、胫股关节：

双手紧握/胫骨近端，膝关节伸直，沿纵轴牵拉（图 6-191）

双手虎口叠加发力/推胫骨近端 屈曲位由前向后滑动（图 6-192）

膝关节伸直，双手拉伸/胫骨近端，膝关节伸直位内旋或外旋（图 6-193）

小鱼际/固定胫骨近端；由内向外侧滑动（图 6-194）

小鱼际/固定胫骨近端；由外向内侧滑动（图 6-195）

俯卧位、胫股关节：

双手叠加手掌中部用力/拉伸胫骨近端；屈曲位从后到前滑动（图 6-196）

双手紧握/胫骨远端，固定股骨与膝关节；膝关节屈曲下内旋外旋（图 6-197）

仰卧位、髌股关节：

双手环抱/髌骨从内上向外下推挤；从外上向内下推挤；从内下向外上推挤；从外下向内上推挤（图 6-198）

仰卧位、胫腓关节：

食指/腓骨近端，用手推动足踝；膝关节屈曲位 从后向前滑动（图 6-199）

双手大拇指叠加用力/腓骨近端，膝关节屈曲位从前向后滑动（图 6-200）

俯卧位、胫腓关节：

双手叠加用力/拉伸腓骨近端；膝关节屈曲位 从后向前滑动（图 6-201）

侧卧位、胫腓关节：

双手叠加小鱼际用力/推压腓骨近端；膝关节外翻位 从下向上滑动（图 6-202）

双手叠加小鱼际用力/推压腓骨近端上部；膝关节内翻位从上向下滑动（图 6-203）

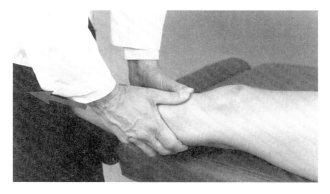

图6-191　左胫股关节纵轴牵引的矫正手法。

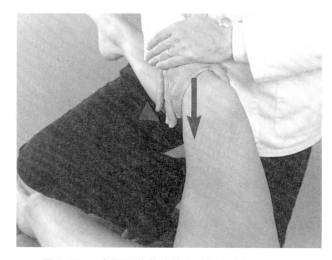

图6-192　右胫股关节从前向后滑动的矫正手法。

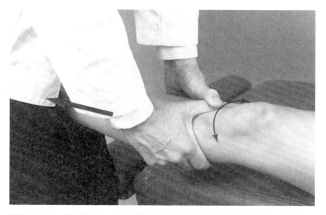

图6-193　仰卧时左胫股关节由外向内旋转滑动的矫正手法。

IND：由内向外滑动受限，胫骨近端内侧偏移。

PP：患者仰卧位，患侧髋关节屈曲近45°。

DP：站在患肢对侧，用手臂和腋窝固定胫骨远端。

SCP：胫骨近端内侧。

CP：一只手的豌豆骨与小鱼际放在胫骨近端内侧。

IH：另一只手抓住胫骨近端，使其贴靠术者的身体。

VEC：由内向外。

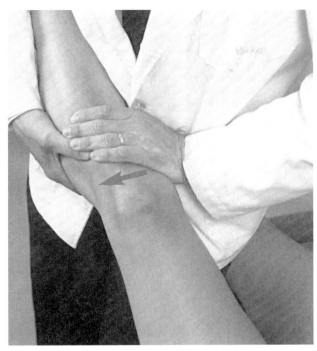

图6-194 左胫股关节由内向外滑动的矫正手法。

P：通过用身体夹住患侧小腿远端，一手抬高膝关节，将胫骨远端作为杠杆，并使胫股关节产生张力，绕按压手旋转。在抵消关节自身运动之后，施加一个从由内向外的闪动推力。

小鱼际/胫骨近端外侧固定下肢；从外向内滑动（图6-195）。

IND：肛骨由内向外滑动不利，胫骨近端向外错位。

PP：患者仰卧，患侧髋关节屈曲近45°。

DP：站在患侧，用手臂在腋下固定患者胫骨远端。

SCP：胫骨近端外侧。

CP：一只手的豌豆骨与小鱼际放在胫骨近端外侧。

IH：另一只手抓住胫骨近端，使其贴靠术者的身体。

VEC：由外向内。

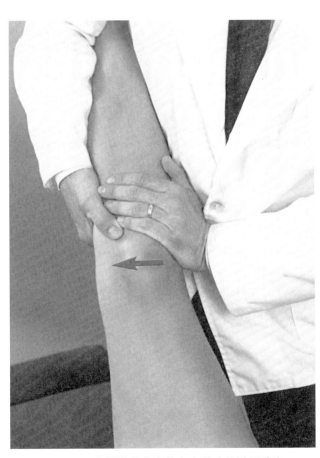

图6-195 右胫股关节由外向内滑动的矫正手法。

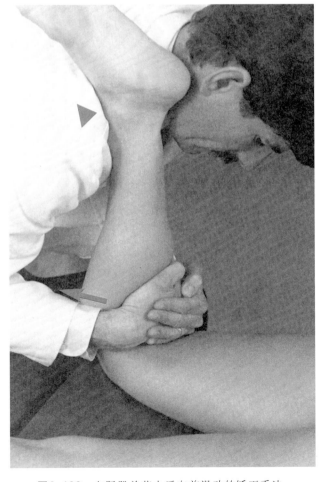

图6-196 左胫股关节由后向前滑动的矫正手法。

P：以按压手为轴，用同侧的手臂使胫骨远端倾斜以使关节松弛，然后用按压手对胫骨近端施以一个从外向内的闪动推力。

俯卧位

双手叠加手掌中部用力/拉伸胫骨近端；膝关节屈曲位从后向前滑动（图6-196）。

IND：胫骨从后向前滑动不利，胫骨近端向后错位。

PP：患者俯卧位，患肢弯曲不超过90°。

DP：站在整脊床尾端，弯腰以使患者足背放在术者肩膀处。

SCP：胫骨近端后侧。

CP：一只手的小鱼际紧贴胫骨近端后侧。

IH：另一只手叠加于按压手上。

VEC：从后向前。

P：双手先使关节松弛并沿股骨纵轴方向施以一个推力，牵拉胫骨近端后侧从后向前滑动。

双手紧握/胫骨远端，固定股骨与膝关节；膝关节屈曲下内旋或外旋（图6-197）。

IND：胫骨旋转附属关节运动不利，胫骨近端内旋或外旋错位。

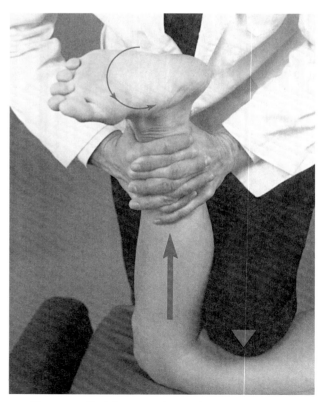

图6-197　俯卧位左胫股关节外旋方向的矫正手法。

PP：患者俯卧位，患肢屈曲不超过90°。

DP：术者站在整脊床一边，与患侧同侧，术者用胫骨近端压住患者股骨远端。

SCP：胫骨远端。

CP：双手手指交叉握住胫骨远端。

VEC：旋转。

P：将患者股骨固定在整脊床上，双手纵向牵引，然后施加一个闪动推力，使胫骨内旋或外旋。

股髌关节

仰卧位

双手环抱/髌骨；从内上向外下滑动；从外上向内下滑动；从内下向外上滑动；从外下向内上滑动。（图6-198）。

IND：髌骨移位，髌骨活动受限。

PP：患者仰卧位，患侧膝关节处于放松伸直状态。

DP：站在患侧。

SCP：髌骨。

CP：用双手大拇指与虎口按压髌骨周围。

VEC：外下、内下、外上、内上。

P：依据运动功能障碍以及相关软组织方向，由外下、内下、外上、内上方向推挤髌骨。

胫腓关节

仰卧位

食指/腓骨近端，用手推踝关节。

IND：腓骨从后向前滑动不利，腓骨后侧移位（图6-199）

PP：患者仰卧位，患侧屈髋、屈膝。

DP：站在患侧。

SCP：腓骨近端后侧。

CP：一只手指指腹按在腓骨近端的后部。

IH：另一只手固定胫骨远端。

VEC：从后向前。

P：用辅助手屈曲患肢，将足跟推向臀部，同时按压手上提，使腓骨近端从后向前滑动。

双手大拇指叠加用力/腓骨近端；膝关节屈曲位从前向后滑动（图6-200）。

IND：腓骨从后向前滑动不利，腓骨向前移位。

PP：患者仰卧位，患侧膝关节屈曲90°，足底放在整脊床上。

DP：跪或坐在患者足部加以固定。

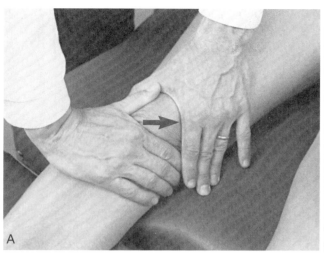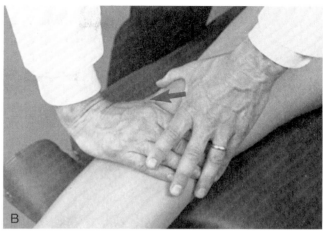

图6-198　右髋股关节直向上(A)或者斜向下(B)滑动的矫正手法。

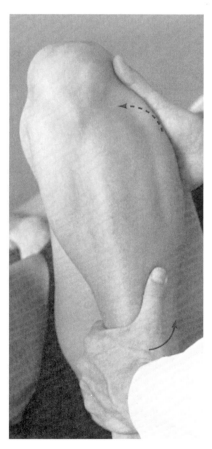

图6-199　仰卧位下左胫腓骨关节从后向前滑动的矫正手法。

SCP：腓骨近端前方。

CP：一只手大拇指或豌豆骨小鱼际贴在腓骨近端前侧。

IH：另一只手固定胫骨近端，并叠加在按压手上。

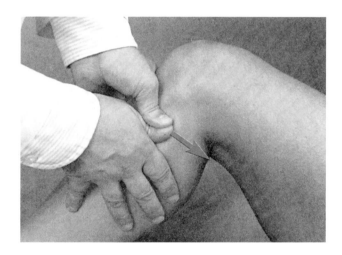

图6-200　左胫腓骨从前向后滑动的矫正手法。

VEC：从前向后。

P：用辅助手固定胫骨，同时按压手向腓骨近端施以一个从前向后的闪动推力。

俯卧位

双手叠加小鱼际用力/拉伸腓骨近端；膝关节屈曲位 从后向前滑动(图6-201)。

IND：腓骨从后向前滑动不利，腓骨向后方移位。

PP：患者俯卧位，膝关节屈曲不超过90°。

DP：站在整脊床尾端，弯腰以便患者足背放在术者肩膀处。

SCP：腓骨近端后侧。

CP：一只手的豌豆骨与小鱼际放在腓骨近端的后侧。

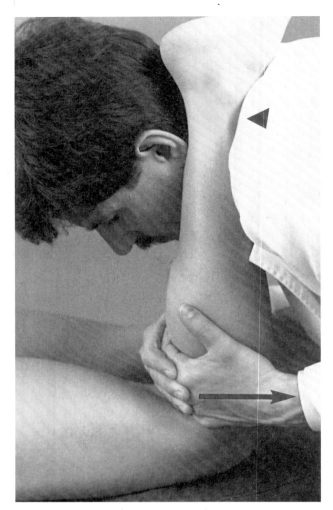

图6-201 左胫腓骨从后向前滑动的矫正手法。

IH:另一只手叠加在按压手上。

VEC:从后向前。

P:用双手对近端腓骨施以一个从后向前的拉动。

侧卧位

双手叠加小鱼际用力/推压腓骨近端;膝关节外翻位从下向上滑动(图6-202)

IND:腓骨从上向下滑动不利,腓骨向下移位。

PP:患者侧卧位,抬起患肢,置于健侧下肢前面。双膝微屈。

DP:站在整脊床尾端,把患肢放在术者大腿上,使患者足踝翻转。

SCP:腓骨近端的侧面和前面。

CP:一只手的小鱼际放在腓骨头近端后上方。

IH:另一只手叠加在按压手上。

VEC:从下向上。

P:保持足踝翻转的同时,从下向上推动腓骨近

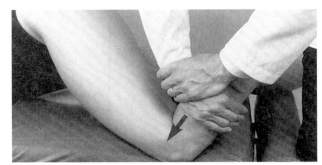

图6-202 左胫腓关节从下向上的滑动矫正。

端。对外踝下部支撑足底进行按压也可达到相同效果,用另一只手叠加该动作,并施以从下向上的推力。

双手叠加小鱼际用力/推压腓骨近端;膝关节内翻位从上向下滑动(图6-203)。

IND:腓骨从上向下的滑动不利,腓骨向下移位。

PP:患者侧卧,患肢在上,并将患肢置于健侧肢

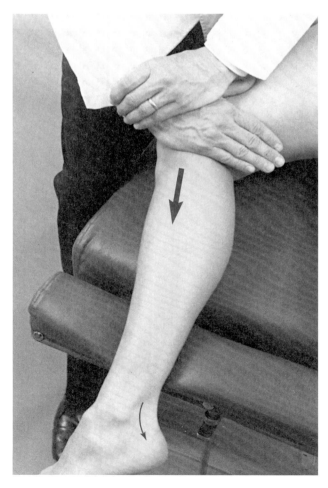

图6-203 左胫腓关节由上向下滑动的矫正手法。

体上方,患侧足踝悬于整脊床边,使膝关节内翻。

DP:站在整脊床一侧,面向患者身体远端。

SCP:腓骨近端后上部。

CP:一只手小鱼际放在腓骨近端后上方。

IH:另一只手叠加在按压手上。

VEC:从上到下。

P:用双手对腓骨头施以从上向下的闪动推力。

足踝关节

踝与足可以放在一起讨论,因为他们是复杂运动单位中紧密相连的两部分。他们一起构成了运动链中重要的一部分,可以促进和保持平衡。这些关节上依附着其他骨骼、肌肉,起到支持骨骼框架结构的作用。反过来说,从中枢神经发出的指令又通过这些关节传递到髋关节和膝关节,从而带动这些关节运动。这些复合关节对削弱负重力、支撑体重及保持平衡起到了很大作用[15]。

因此足与踝关节必定表现出稳定性和柔韧性这两种截然相反的特质,并通过相邻关节、结缔组织和肌肉之间的协同作用来实现上述特质。当然,在外伤和体位不当等多种因素的影响下,该部分关节也很可能出现各种关节功能紊乱综合症。

功能解剖

骨性结构

胫骨末端、腓骨和距骨相互连接形成了一个铰链型的枢纽关节,叫做胫距关节。跟骨是最大的跗骨,和距骨相连形成距下关节。舟骨近端和距骨相连,远端与楔骨相连。骰骨近端和跟骨相连,远端与第四和第五跖骨相连(图6-204),中段与舟骨和第三楔骨相连。第一楔骨(中楔骨)和第一跖骨连接;第二楔骨(中内楔骨)和第二跖骨连接;第三楔骨(外楔骨)和第三跖骨连接。两块趾骨组成了姆趾的结构,三块趾骨组成了其他四个足趾各自的骨结构。胫骨的功能是将大部分体重从足传递出去,或传递到足,尽管腓骨在踝的稳定中起重要作用,但它不直接参与承重力的传递。距骨起到连接胫骨和足的功能。

韧带组织

足与踝关节有大量相关韧带和关节囊,其中一些对于定位、触诊和功能检查十分重要(图6-205,图6-206和图6-207)。三角韧带由四部分组成,为踝提供了内侧的稳定,它起自内踝前侧和后侧,止于距骨、舟骨和跟骨。踝关节外侧还有五条起稳定作用的腓韧,即:前后胫腓韧带、前后距腓韧带和跟腓韧带。跟舟足底韧带起自跟骨载距突前缘,止于舟骨下面和内侧面(图6-208)。此韧带连接跟骨与舟骨,是维持足内侧纵弓的重要结构,其功能是保持前足和后足的内侧并置,以此帮助维持足的弓形结构。

肌肉组织

和腕关节肌肉分布在手臂中的部位相似,踝部肌肉也来自小腿。从后侧看,较大的小腿肌肉组织(腓肠肌和比目鱼肌)起自骰骨、腓骨近端和胫骨,止于跟骨,主要作用是维持踝的跖屈。胫骨后肌腱从内踝下通过,止于舟骨、楔骨、骰骨和第二、第三、

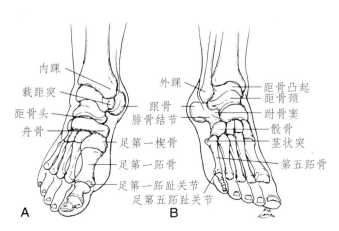

图6-204　右足和右踝关节骨性结构。(A)内侧观。(B)外侧观。

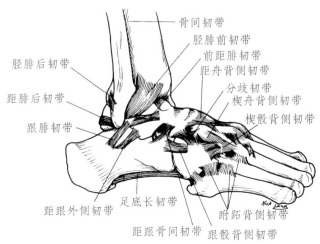

图6-205　右踝关节外侧韧带。

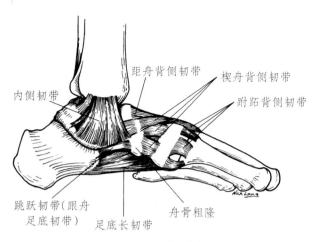

图6-206 左踝关节内侧韧带。

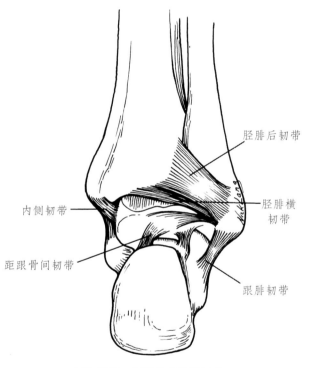

图6-207 右踝关节后侧韧带。

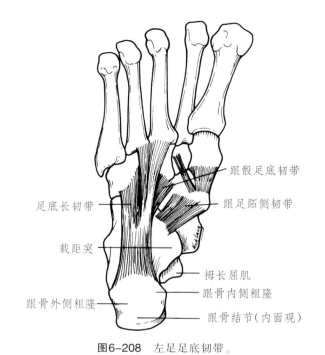

图6-208 左足足底韧带。

表 6-19	足与踝关节肌肉运动
动作	肌肉
踝关节跖屈	腓肠肌;比目鱼肌;跖肌
踝关节背伸	趾长伸肌;胫骨前肌;第三腓骨肌;蹈长伸肌
踝关节内翻	胫骨后肌;胫骨前肌
踝关节外翻	趾长伸肌;腓骨长肌;腓骨;第三腓骨肌
足趾屈曲	趾长屈肌;蹈长屈肌
足趾伸展	趾长伸肌;蹈长伸肌

第四跖骨的跖面。它主要充当了足的内旋肌和内收肌,或者说旋后肌的作用。足蹈长屈肌腱和足趾长屈肌腱也通过内踝下,分别止于每个足趾的远端趾骨,使足趾能够屈曲。它前面是趾长伸肌、胫骨前肌和蹈长伸肌。趾长伸肌贴近每个末端趾骨背面,主要扩展到四个足趾,用于跖屈、外翻与足外旋。蹈长伸肌是蹈趾的主要背伸肌。胫骨前肌腱经胫骨前缘前面和踝前方,转向内侧,绕过足内侧缘,止于第一楔骨和第一跖骨底的内侧面,两块腓骨肌主要起到足外翻的功能。腓骨第三肌为趾长伸肌最外侧的第

五腱,抵止于第五跖骨底背侧,它和趾长伸肌一起负责足的跖屈、翻转和外旋。

足踝肌肉组织是按照其位置或它们的动作特征来分组的(表6-19)。腓肠肌、比目鱼肌和跖肌位于后端,负责足和踝的跖屈。蹈长伸肌、趾长伸肌、第三腓骨肌和胫骨前肌位于前端,主要用于足的背伸和足趾的伸展。腓骨长肌和短肌位于旁侧,用于足的后转和外翻。胫骨后肌、趾长屈肌和蹈长屈肌在内侧,功能是足的反转和脚趾的屈曲。足部肌肉的命名与其支配的动作基本一致。

生物力学

研究足和踝的功能性生物力学,必须了解其承重能力和灵活活动的能力。踝关节是一个单平面铰

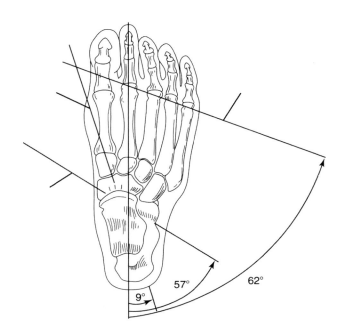

图6-209 背伸、跖屈运动穿过足与踝斜面轴,外翻、内翻运动穿过纵轴面(Modified from Wadsworth CT:*Manual examination and treatment of the spine and extremities*,Baltimore,1988,Williams & Wilkins.)

表 6-20	踝关节和足部关节的关节面运动和关节间运动	
关节面运动	运动范围	关节间运动
踝关节背伸	20°	转动和滑动
踝关节跖屈	50°	转动和滑动
距下关节内翻	5°	转动和滑动
距下关节外翻	5°	转动和滑动
前足外展	10°	转动和滑动
前足外展	10°	转动和滑动

链关节,其运动可以理解为在矢状面上的斜面轴与纵轴方向的岩屑运动(图6-209)。踝关节的主要运动是背伸(20°~30°)和跖屈(30°~50°)(表6-20)。然而,保持正常步态只需要10°背伸和20°跖屈[24]。

距骨和跟骨之间形成的距下关节也是一个铰链状关节。运动轨迹为三个平面的坐标移动,因此一定程度上距下关节可以在所有三个平面内移动。关节的运动包括距骨下跟骨复杂的旋后和旋前运动。旋后是内翻、内收和跖屈的组合;旋前是背伸、外展和外翻的组合(图6-210)。距下关节可以缓冲跟骨着地的震动能,并且在步态的站立相横截面中旋转下肢。

横向的或跗骨间的关节由距舟关节和跟骰关节组成。这些功能相同的关节的运动量,由足是否处于内旋和旋后状态决定。旋后位置时造成了运动坐标轴的分叉,这减小了运动量,并建立起了一个坚实的骨结构,这对于步态中足着地点的稳定是必要的。另一方面,内旋时使轴的运动对齐,从而增加了机动性并减少了稳定性。跗骨间跖面上的韧带可以吸收来自外界的压力并维持足纵弓稳定。表6-21明确了足和踝关节的紧张和松弛位置。

单个的跗骨关节、跖跗关节、跖趾关节和趾间关节增加了足的稳定性和灵活性。它们必须为起步相提供一个基础,并适应足趾离地时的屈伸运动。韧带和肌腱通过保持足弓进一步增强了足的稳定性和灵活性(图6-211)。

在步态周期中,描述两个主要的相。当足着地的时候,叫做起步相;当足不和地接触的时候,叫做摆动相(图6-212)。起步相进一步分成接触时期、站立中时期和推离时期。腿和足在不同相间交替运动。足跟着地时首先出现距下关节旋前,同时伴有胫骨内旋。在起步相的接触和推离时期,以及在步态的摆动相中胫骨内旋,紧接着足距下关节旋后和胫骨外旋。这创造了一个横跨足的承重移动面积,它从跟骨后外侧开始,直到第一跖趾关节。距下关节的不正常旋后和旋前会导致畸形的步态模式,而且导致承重压力将落在足的跖面上。

评估

在双足静态和动态姿势中,当承重力作用在足和踝上时,容易对这些区域造成伤害。通常,踝关节损伤多为急性创伤,而足部则可能由于压力超负荷而发展成慢性或潜在性疾病。下腰段或第一骶椎神经根的疼痛和感觉异常也要鉴别诊断(图6-213)。足和踝的疼痛多由局部病变或病态过程引起。

这个区域最常见的创伤是踝的反向扭伤,踝关节外侧的牵拉及距腓前韧带的伤害,可能造成跟腓韧带的损伤。踝的反向扭伤很少单独出现,而是和踝的跖曲和下肢的外旋同时出现。

当足过度旋前及用力地向同向或反向转动时,压力首先作用到距腓前韧带上,造成外翻扭伤并导致踝内侧的创伤和对三角肌韧带的影响。

外胫炎通常是指胫骨的深痛,有时候是锐痛。它是一种过度运动损伤的综合征,通常是由于在硬的平面上跑或者跳而诱发。此运动导致了距骨被动过

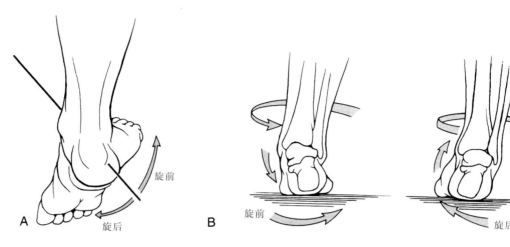

图6-210　足旋前与旋后非承重(A)承重(B)情况下活动。

表 6-21	踝关节和足部关节的紧张位置和松弛位置	
关节	紧张位置	松弛位置
胫距关节	完全背伸	介于完全内翻和完全外翻之间的跖屈(10°)
跖趾关节	完全伸展	屈曲

度向上,造成胫骨和腓骨分离。对骨间膜施加压力可能引起骨膜炎。另外,胫前肌的劳损也可能导致液体渗入筋膜覆盖区,产生筋膜间室综合征。足底筋膜张力过大会引起足底筋膜炎。这可能是在较硬平面上久站、快速加速和减速运动、反复震荡运动、在台阶上站立或长时间足旋前的结果。如果筋膜炎进一步恶化,会导致跟骨骨刺的出现。筋膜将骨膜拉离跟骨,导致疾痛性骨膜炎,而且受压部位的骨将会下沉。

　　姆外翻是第一趾的横向偏离,通常伴有跖骨外翻。多由穿鞋不当、站姿不稳和足过度旋前引起。

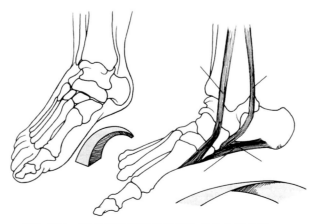

图6-211　胫骨前肌和胫骨后肌构成的右足纵弓。

　　对足和踝的诊断要从静态站姿开始,并观察步态的对称与否、足弓形状、足趾畸形和软组织有无肿胀。足跖面如果出现异常足垫,多提示足踝承重不对称。要对胫骨远端和腓骨远端、距骨穹窿、舟骨、骰骨、跟骨、楔骨、跖骨和趾骨进行全面的静态触诊,判断是否存在骨对称和疼痛。

　　可通过对内侧和外侧韧带、跟腱、跖筋膜以及按制足和踝运动的肌肉组织等软组织触诊,观察皮肤外观的颜色、纹理和压痛的变化。此外,还要触诊胫后动脉和足背动脉。

　　评估足和踝附属关节的运动,以确定是否存在关节功能障碍(表6-22)。鉴定胫距关节或踝椎关节纵轴方向是否分离或错位,患者需仰卧位,膝关节弯曲大约90°,髋部弯曲并外展。术者坐在整脊床与患肢之间,面向患者身体远端。双手虎口握住距骨凸起与跟骨上部,施加一个分离的力(图6-214)。

　　评估踝关节在由前向后和由后向前滑动时,患者需仰卧位,髋和膝都略屈曲,跟骨放在整脊床上。术者站立在整脊床一侧,头侧手虎口抓住胫骨远端前方,同时下面的手把持住距骨穹窿的前方。用双手抓握保持踝关节处于中立位,并在相反的方向施加由前向后和由后向前平移的推力,引发关节滑动(图6-215)。

　　评估胫距关节由内向外和由外向内滑动时,患者需仰卧位,术者站在整脊床尾,面向患者头侧。双手手指抓住距骨穹顶,拇指在足的跖面下顶住。然后在由内向外和由外向内方向给距骨压力,可感到关节滑动(图6-216)。

　　评估距下关节滑动时,患者需俯卧位,膝关节屈

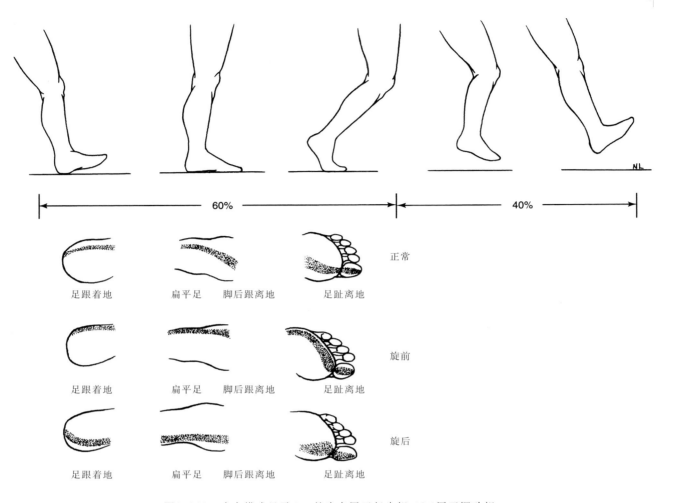

60%

40%

正常
足跟着地　　扁平足　　脚后跟离地　　足趾离地

旋前
足跟着地　　扁平足　　脚后跟离地　　足趾离地

旋后
足跟着地　　扁平足　　脚后跟离地　　足趾离地

图6-212　步态模式显示60%的步态属于起步相,40%属于摆动相。

曲约60°。术者站在床尾,面向患者,让患者足趾的跖面靠在术者的腹部。然后用手掌抓住跟骨,同时交叉双手手指使之处于一个"祈祷"状。用双手产生由前向后和由后向前的滑动,以及由内向外和由外向内的滑动(图6-217)。

握住具体跗骨,引发舟骨、骰骨和楔骨由前向后和由后向前的滑动;同时固定跗骨近端,引发由前向后和由后向前滑动。(图6-218)。

双手分别抓住相邻跖骨施加一个由前向后和由后向前的剪切力(图6-219)。

用一只手抓住跖骨以维持稳定,另一只手拇指食指捏住趾骨,同时做从前向后、从后向前滑动和由内向外、由外向内旋转滑动,分析跖趾关节和趾间关节的情况(图6-220)。

矫正步骤

治疗踝关节和足关节的手法技术,目的在于恢复正常关节的力学,并恢复踝关节和足完全无痛的活动运动。框6-14概括了踝和足的基本矫正步骤。

胫距关节

仰卧位

双手牵拉趾骨/距骨前推;纵向牵引(图6-221)。

IND:胫距关节纵向活动不利。

PP:患者仰卧在整脊床上,使骨盆部分抬起,术者腰部和抬起的骨盆部分相对。

DP:站在整脊床床尾,面向患者头部。

SCP:距骨顶部。

CP:一只手放到关节间的连接部分,将中指放在距骨顶部。

IH:另一只手中指叠加于按压手上用力,双手大拇指握住足的跖面。

VEC:纵向牵引。

P:术者用双手保持踝关节背屈并沿纵轴方向

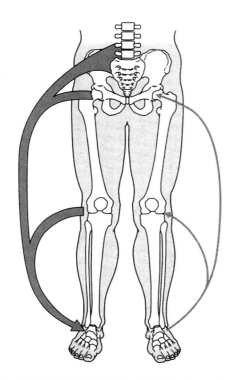

图6-213 踝关节牵涉痛的类型。(Moidified from Magee DJ: Orthopedic physical assessment, ed 5, St Louis, 2008, Saunders.)

表 6-22	足关节和踝关节辅助关节运动
关节	运动
胫距关节	纵轴牵引；由前向后滑动；由后向前滑动；由内向外倾斜（内旋）；由外向内倾斜（外旋）
距下关节	由前向后滑动；由后向前滑动；由内向外倾斜（内旋）；由外向内倾斜（外旋）
跗骨关节（骰骨；舟骨；楔骨）	由前向后滑动；由后向前滑动；
跖骨间关节	由前向后滑动；由后向前滑动；
跖趾关节和趾间关节	由前向后滑动；由后向前滑动；由内向外滑动和倾斜；外－内滑动和倾斜；内旋；外旋

牵引，辅助手鱼际或虎口扣紧跟骨后上方，做纵轴方向的拔伸牵引。

双手紧扣/距骨前推；胫距关节做前后方向的滑动（图6-222）。

IND：胫距关节由前向后滑动不利，距骨向前错位。

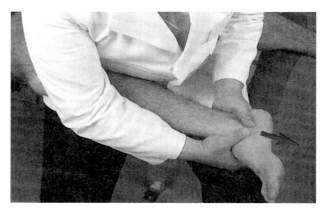

图6-214 右胫距关节纵轴方向牵引评估。

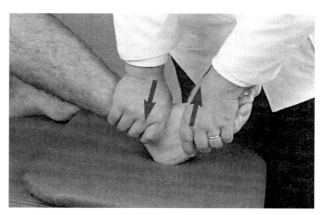

图6-215 胫距关节向前向后、后向前滑动评估。

PP：患者仰卧在整脊床上，足跟恰好伸出床尾。

DP：站在整脊床床尾，面向患者头部。

SCP：距骨顶部。

CP：一只手虎口按住距骨顶部，用大拇指和其他手指紧握住足。

IH：另一只手或者双手叠加用力，或者抓住胫骨端以保持稳定。

VEC：前后方向推动。

P：施加一个前后平移推力滑动距骨。

中指用力/距骨推动，纵向牵引同时由内向外（外旋）或由外向内（内旋）滑动（图6-223）。

IND：在胫距关节内侧或外侧的活动不利，距骨内侧或外侧错位。

PP：患者仰卧，患肢伸直，将足伸出床沿。

DP：站在整脊床床尾，面向患者头部。

SCP：距骨顶部。

CP：内侧手中指指间关节按住距骨顶部，向内

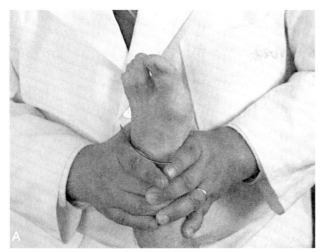

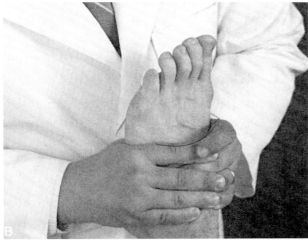

图6-216 评估左胫距关节由内向外(外旋)和由外向内(内旋)方向的滑动。

牵拉组织和关节并作外旋以产生外翻力;外侧手中指按住距骨顶部,牵拉组织和关节做旋转以产生内翻力。

　　IH:另一只手抓住跟骨后部。

　　VEC:由内向外或由外向内。

　　P:用双手做纵轴牵引,同时推着距骨顶部由内向外或由外向内旋转滑动。

　　双手环抱/距骨,小鱼际(虎口)中部/跟骨;纵向牵引同时内旋或者外旋(图6-224)。

　　IND:胫距关节纵轴方向的活动不利。

　　PP:患者仰卧在整脊床上,骨盆抬起,术者臀部与之相对。

　　DP:站在床尾,面向患肢。

　　SCP:距骨顶部。

　　CP:沿着胫骨方向,术者用一只手掌根部与前

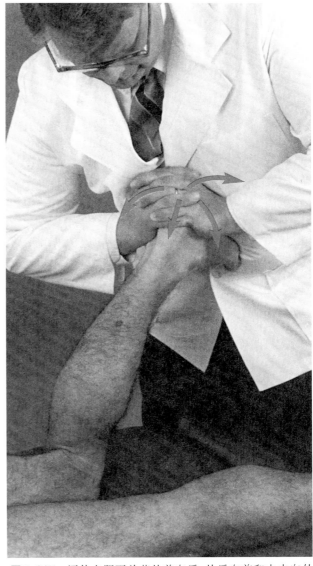

图6-217 评估右距下关节从前向后、从后向前和由内向外及由外向内的滑动。

臂托住距骨顶部。

　　IH:另一只手抓住胫骨末端,用小鱼际(虎口)按压跟骨上部。

　　VEC:纵向牵引。

　　P:在胫骨纵轴方向上用双手施加一个推动力,由此产生由外向内(内旋)或由内向外(外旋)的滑动。

　　俯卧位

　　双手位叠加用力/距骨推动、由前向后滑动(图6-225)。

　　IND:由前向后滑动不利,距骨向前角错位。

　　PP:患者俯卧位,胫骨远端置于床边。

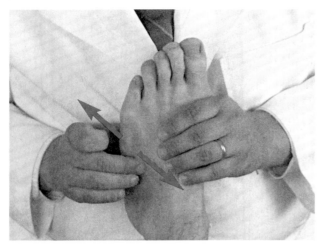

图6-218 评估左骰骨前后方向的滑动(在舟骨、楔骨部可以同样操作)

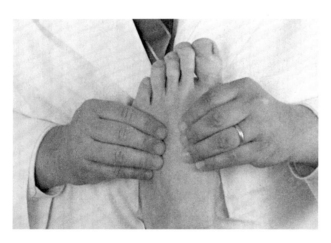

图6-219 评估跖骨间的前后方向的滑动。

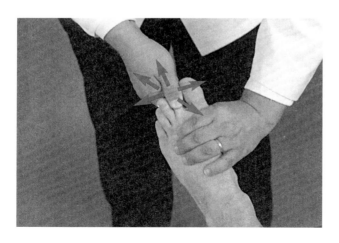

图6-220 左跖趾关节纵轴牵引,同时评估内旋、外旋、由前向后、由后向前、由外向内以及由内向外的滑动(同样操作也适用于趾间关节)。

框 6-14　踝与足相关关节的矫正技术

仰卧位胫距关节:
双手牵拉趾骨/距骨前面 纵轴牵引(图 6-221)
双手紧扣/距骨前面 做前后方向的滑动(图 6-222)
中指用力/距骨,纵轴牵引同时进行由内向外(外旋)或由外向内(内旋)滑动(图 6-223)
双手环抱/距骨,小鱼际(虎口)中部/跟骨;进行纵轴方向牵引同时内旋或者外旋(图 6-224)

俯卧位胫距关节:
双手虎口叠加用力/距骨的推动,前后方向滑动(图 6-225)

俯卧位距下关节:
双手叠加/扣住跟骨,纵向牵引(图 6-226)
双手交叉/跟骨;由外向内滑动;由内向外的滑动;从前向后推滑动;从后向前滑动(图 6-227)

俯卧位跗跖骨底面:
小鱼际/前足骨骺的牵拉;足底向足背方向的滑动(图 6-228)
小鱼际/足舟骨(楔骨)前的牵拉;足底向足背方向的滑动(图 6-229)
大拇指发力/楔骨(距骨,足舟骨)前足牵拉;足底向足背方向的滑动(图 6-230)

仰卧位跗跖骨上面:
小鱼际发力/楔骨(距骨,足舟骨);由前向后滑动(图 6-231)
双手中指叠加发力/拉伸 楔骨(足舟骨,距骨);从前向后的滑动(图 6-232)

仰卧位踝关节:
双手虎口/跗骨;纵轴方向牵引(图 6-233)

仰卧位距骨上面:
双手、足底/紧抓距骨 剪切力;从前向后,从后向前的滑动(图 6-234)

仰卧位趾骨上面:
拇指、距骨/拇指、趾骨交错用力;足底向足背的滑动(图 6-235)
拇指/拽住趾骨;纵轴牵引(图 6-236)

仰卧位 第一趾骨:
跖趾趾蹼/手指捏住趾骨;从内向外的滑动和摆动牵引(图 6-237)

仰卧位 足指间关节:

拇指、食指紧握/趾骨;纵轴牵引;内部或者外部的
循环;从前向后或者从后向前的滑动;从外向
内或者从内向外的滑动(图6-238)

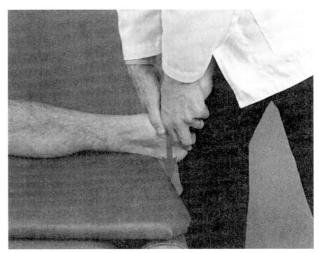

图6-222　推动胫距关节作前后方向滑动的矫正手。

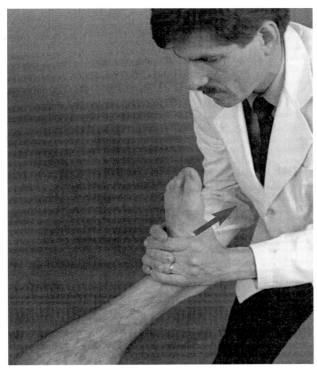

图6-221　做左胫距关节的纵轴方向的滑动矫正。

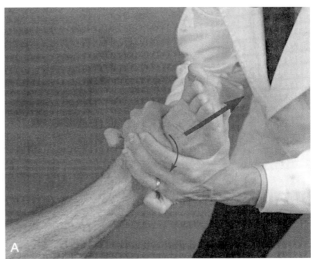

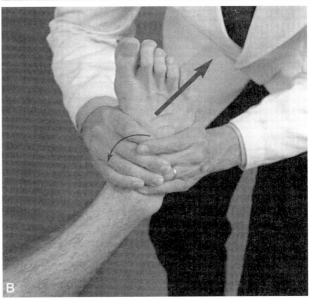

DP:站在床尾,面向患侧。

SCP:距骨后部。

CP:一只手虎口扣住胫骨后部。

IH:另一只手抓住胫骨远端以维持稳定。

VEC:由前向后。

P:用按压(距骨)手对距骨施加一个推动力,产
生由前向后的滑动。

距下关节

俯卧位

双手叠加/扣住跟骨;纵向牵引(图6-226)。

IND:距下关节纵向牵引活动不利。

PP:患者俯卧位,足背刚好贴在床沿,保持足距
屈位。

图6-223　右胫距关节由内向外、由外向内方向滑动的矫正
手法。

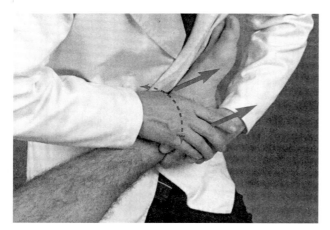

图 6-224 左胫距关节的内旋、外旋滑动的矫正手法。

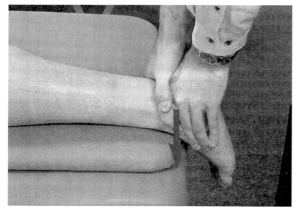

图 6-225 做左胫距关节前后方向滑动的矫正手法。

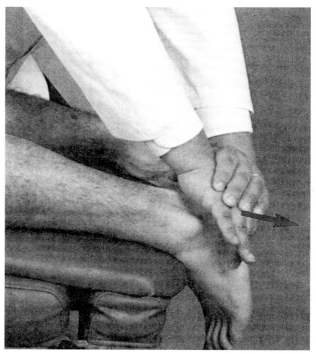

图6-226 左距下关节牵伸的矫正手法。

VEC：由前向后，由后向前，由外向内，由内向外。

P：把患者的足部稳定在术者的腹部，足跟前后、左右方向滑动矫正。

跖跗关节

侧卧位

小鱼际/前足骨骺的牵拉；足底到足背的滑动（图6-228）。

IND：骰骨从足底到足背活动不利，骰骨下部错位。

PP：患者俯卧位，膝关节屈曲成90°。

DP：站在患者的两腿之间，面对患肢内侧面。

SCP：骰骨的足底面。

CP：一只手小鱼际按压骰骨足底面，手指交叉横向贴住前足底。

IH：另一只手托起足背或者与按压手交叉手指。

VEC：由足底到足背。

P：辅助手回应按压手在骰骨足底面的压力，双手合力于足纵弓。按压手施加一个由足底向足背方向的推动力。

小鱼际/足舟骨（楔骨）前足的牵拉；足底到足背的滑动（图6-229）。

DP：站在患侧，面向患者脚部。

SCP：跟骨后上部。

CP：一只手按压跟骨后上部。

IH：另一只手手部叠加在按压手上。

VEC：平推。

P：用双手向后施加一个推动力，牵引跟骨和距骨分离。

双手交叉握住/跟骨；由外向内滑动；由内向外的滑动；由前向后推滑动；由后向前滑动（图6-227）。

IND：距下关节活动（由后向前、由前向后、由外向内、由内向外）不利，跟骨（前、后、内、外）错位。

PP：患者俯卧位，膝关节屈曲约45°。

DP：站在整脊床床尾，面向患者头部，让患者足底靠着术者的腹部。

SCP：足跟骨。

CP：双手抓住足跟，交错手指成"祈祷"状手型。

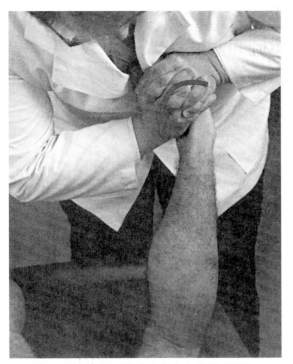

图6-227　左距下关节由外向内的矫正手法。

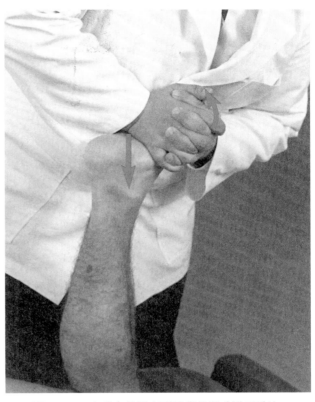

图6-229　右足舟骨足底到足背的滑动矫正手法。

IND：舟骨由足底到足背方向的附属关节活动不利,舟骨上部错位。

PP：患者俯卧,膝关节屈曲90°。

DP：站在患侧,面对着足部侧面。

SCP：舟骨的底部。

CP：一只手小鱼际接触舟骨底部,手指交叉横向紧贴着足部。

IH：另一只手托起足背或者与按压手交叉手指。

VEC：由足底到足背。

P：用术者的辅助手与按压手合力于足纵弓,由足底到足背推挤舟骨。

大拇指发力/楔骨(跖骨、足舟骨)牵拉前足;足底到足背的滑动(图6-230)。

IND：楔骨从底到背方向的附属关节活动不利,楔骨底部错位。

PP：患者俯卧位,双膝屈曲约45°。

DP：站在整脊床床尾,面向患者头部。

SCP：楔骨的底部。

CP：一只手拇指按压楔骨底部,其他手指抓住足的背部。

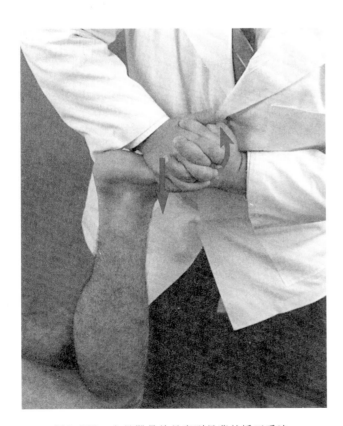

图6-228　左足骰骨从足底到足背的矫正手法。

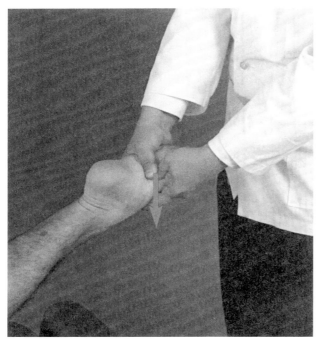

图6-230 右足第一楔骨由足底到足背滑动的矫正手法。

IH:另一只手拇指叠加按压。

VEC:由足底到足背。

P:用双手拇指施加一个从足底到足背的推动,注意不要过力以免踝部扭伤。此手法也可以用于舟骨和骰骨的矫正。

跖跗关节

仰卧位

小鱼际发力/楔骨(跖骨、足舟骨);由前向后滑动(图6-231)。

IND:从足背向足底的附属关节活动不利,跗骨背侧错位。

PP:患者仰卧位,屈膝、屈髋,以便足底部放在整脊床上。

DP:站在整脊床床尾,面向患者头部。

SCP:跗骨的背部(距骨、楔形骨、足舟骨)

CP:任意一只手的豌豆骨接触跗骨背面做复位。

IH:另一只手叠加按压。

VEC:由足背到足底。

P:由足背到足底方向做加速推力滑动或者反向滑动。落板的重力下落作用可以用来叠加这一手法。

双手中指叠加发力/拉伸楔骨(足舟骨、距骨);

由前向后滑动(图6-232)。

IND:由足背向足底方向的附属关节活动不利,跗骨背侧错位。

PP:患者仰卧位,患肢伸直。

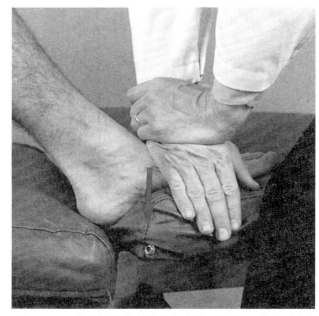

图6-231 跗骨从足背到足底方向滑动的矫正手法(图为左舟骨)。

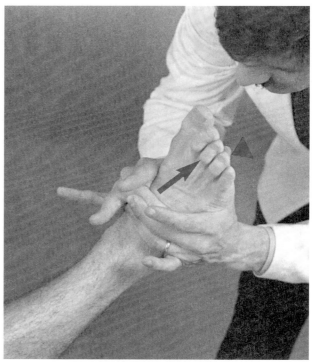

图6-232 跗骨从足背到足底方向滑动的矫正手法(图为右舟骨)。

DP：站在整脊床床尾，面向患者头部。

SCP：跗骨的背面（距骨、足舟骨或楔骨）。

CP：用任意一只手的中指指尖在相应的跗骨背面进行关节间矫正。

IH：另一只手叠加于按压手，双手扣紧足底，拇指的顶端抵住足底相应的发力点。

VEC：由足背到足底。

P：用双手从足背到足底方向按压，拇指对应进行相反方向的挤压。然后用按压手施加一次加速推力。

跗骨间关节

仰卧位

双手虎口/跗骨；纵向牵引（图6-233）。

IND：距骨内翻，跗骨内侧关节活动不利。

PP：患者仰卧位，下肢外旋并侧放在整脊床上。

DP：站在患侧，面向患者足部，术者大腿内侧靠到整脊床尾，使患者的患侧足部可以侧放在术者的大腿上。

SCP：足舟骨内侧。

CP：用一只手虎口按在足舟骨内侧。

IH：另一只手虎口按在近距骨的内侧。

VEC：牵引。

P：用术者大腿作为支点，双手发力使足舟骨以及第一楔骨与近距骨近端分离。

跖间关节

仰卧位

双手、足底/紧抓跖骨剪切力；从前向后和从后向前滑动（图6-234）。

IND：在跖骨间关节区域滑动受限。

PP：患者仰卧位，患肢微曲。

DP：站在整脊床床尾，面向患者头部。

SCP：跖骨。

CP：用拇指-手掌接触跖骨背面，然后用手指握住同一跖骨干。

IH：在邻近的跖骨做同样的滑动。

VEC：由前向后或者由后向前。

P：双手在两个跖骨之间做一个由前向后和由后向前的剪切力。

跖趾关节

仰卧位

拇指、跖骨/拇指、趾骨交错用力；由足底到足背滑动（图6-235）。

IND：由跖骨足底到足背的附属关节运动不利，跖骨底面错位。

PP：患者仰卧位，患肢伸直放在整脊床上。

DP：站在整脊床床尾，面向患者头部。

SCP：跖骨底面。

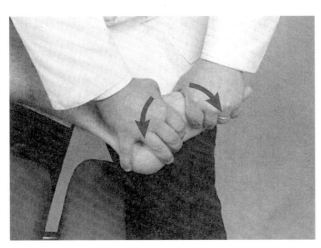

图6-233 左足的舟骨，第一楔骨和第一跖骨关节间的牵引。

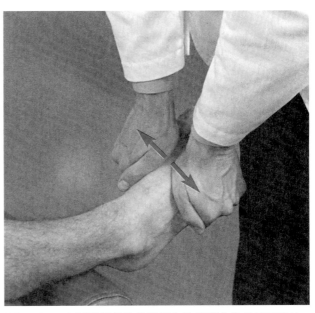

图6-234 右跖骨间的从前到后和从后到前滑动矫正手法。

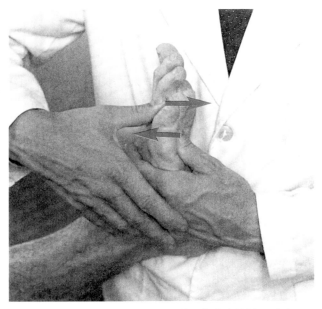

图6-235 右跖趾关节的足底到足背滑动的矫正手法。

CP：术者用外侧手拇指按压跖骨的底面。

IH：用内侧手的拇指在趾骨的背面做推动，指尖触及跖骨。

VEC：由足底到足背。

P：双手拇指产生对应的剪切力，重点在跖骨的足底到足背部分。

拇指、食指握住/趾骨；纵向牵引（图6-236）。

IND：跖趾关节和趾间关节纵向附属关节活动不利。

PP：患者仰卧位，患侧足伸出整脊床。

DP：站在整脊床床尾，面向患者头部。

SCP：某一趾骨。

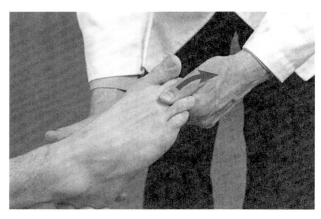

图6-236 右跖趾关节的纵轴牵引的矫正手法（与趾间关节相同的步骤）。

CP：任意一只手的食指弯曲，用食指侧面靠着跖趾关节的底面。然后用拇指从上面（足背面）握住趾骨，指端在底面和食指相接。

IH：另一只手固定足。

VEC：纵轴牵引。

P：用拇指把趾骨拉到食指按压处，进行由足背到足底方向的牵引滑动。

第一跖趾关节

仰卧位

跖趾趾蹼/手指捏住趾骨；由内向外滑动或摆动牵引（如图6-237）

IND：是拇趾外翻，拇囊炎，第一跖趾关节活动不利。

PP：患者仰卧位，患侧下肢离开整脊床。

DP：站在整脊床边，面向患者头部。

SCP：足拇趾近端。

CP：外侧手握住趾骨固定在食指和拇指之间。

IH：内侧手虎口在跖趾关节中间进行交错滑动。

VEC：由内向外。

P：辅助手把足提起来，通过重力在跖趾关节进行纵向牵引。按压手开始活动关节，并借助辅助手由

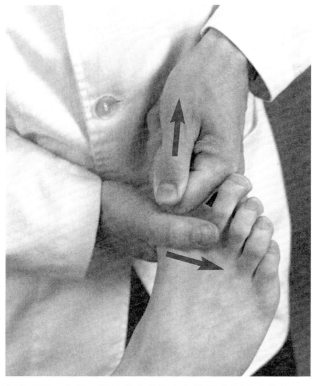

图6-237 右第一跖趾关节的从内向外滑动的矫正手法。

内向外滑动趾间关节。

趾间关节

仰卧位

拇指、食指紧握/趾骨;纵向牵引;向内或向外的旋转;从前向后或者从后向前的滑动;从外向内或者从内向外的滑动(图6-238)。

IND:趾关节附属关节活动不利,趾关节错位。

PP:患者仰卧位。

DP:术者站立,面向患者。

SCP:患肢关节远端。

CP:任意手抓住患者关节远端以矫正。

IH:另一只手抓住待矫正关节近端。

VEC:由前向后和由后向前滑动,由外向内和由内向外滑动,内外旋。

P:对病变跖趾或趾间关节使用脉冲推力,由前向后、由后向前、由外向内和由内向外滑动,内外旋。

对于非脊柱相关关节问题的手法使用或矫正操作在整脊操作中是有价值的，但也需要结合某些脊柱矫正技术。

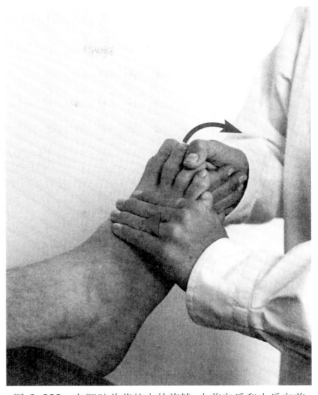

图 6-238　右跖趾关节的内外旋转,由前向后和由后向前,由外向内和由内向外的滑动矫正。

非推力操作步骤：关节松动术、牵引和软组织矫形技术

第 7 章

　　虽然大多数整脊矫正技术使用推力，但很多手法治疗操作步骤则设计为影响生理过程而不借助推力。这种不使用推力的操作主要包括关节松动术、牵引和软组织矫正法(STM)。本章将介绍并概述手法治疗和整脊技术中很多常见的非推力操作的实际应用。

　　整脊专业的同行们并不使用本章讨论的技术和操作，因此，这些技术不应被认为是整脊技术所独有。况且，仅一小部分整脊同行们会因为推力技术的排他性而不使用以上这些技术。然而，这些技术是非常重要的手法治疗形式，可以单独使用，也可以和推力操作合用。以高速率推力(矫正)为特征的操作，其疗效的确与非推力操作不同，在某种临床环境下甚至优于非推力操作[1,2]。

　　尽管如此，这两种手法具有相同的物理治疗属性，并均能取得良好的临床疗效。Grieve[3]认为所有关节松动术和手法治疗均属于软组织技术，因为两者所治疗的损害和取得的疗效均来自于软组织。

　　整脊医师通常会遇到推力手法操作不当，或主要的神经肌肉骨骼(NMS)功能紊乱并非由关节功能障碍或病理情况引起。在这种情况下，如果整脊医师能熟练地改用非推力手法操作，则会使术者和患者双双受益。事实上，整脊技术中也确实涵盖了多种不同类型的手法治疗技术[4]。非推力手法可能更适合治疗老年患者、骨质疏松症患者或处于疾病急性期的患者、孕后期患者或肌筋膜疼痛综合征(扳机点)患者。

　　在术者无法运用足以产生关节空腔的推力的情况下，非推力手法操作也是可行的选择。如果术者的身高、力量或技术上存在不足，无力做出有足够速度和振幅的推力动作，应用其他一些技术也可能会有良好的疗效。当然这只有在假定推力和非推力都能产生同样的物理效果的情况下才适用。各种手法治疗并非完全一样，因为有广泛种类的方法存在[5]。本章所描述的大多数操作法都是以经验为基础发展起来的。它们一般和某个特别的创新者或职业者有关，但被后来的创新者不断发展、改良、修正，最终使得同一种操作法具有了多种不同定义和类型。本章的目的不是讨论每种操作法的变化及其之间的细微差别，而是提供一种具有代表意义的技术并对每种技术方法进行回顾。我们希望，本章所包含的对各种操作法的描述能够拓展您对于非推力手法操作的了

解，并刺激您对那些能激起您好奇心的操作法做进一步的决定性的评估。

关节松动术

定义

关节松动术可以被定义为一个被动运动疗法，它可以提升关节活动度，但并不超过其解剖范围。一个非推力的关节运动通常并不会超过关节的弹性界限，否则将使关节进入亚生理关节空间，并明显能听到特有的波或喀哒声。因此与手法治疗相比，关节松动术并不常见有明显的撞击声。Grieves[3]认为脊柱松动术是一个在关节屈伸活动范围内或在关节极度屈伸时更温和且更易于接受的可操作外力。无论如何，关节松动术应用非常广泛，并因此而涉及一系列运动(按等级和程度划分)。关节松动术是一种轻巧、反复、有节奏的关节运动，患者可以忍耐。非推力手法中会自然产生一种患者反馈机制，这是因为关节的运动是相对缓慢、可控和温和的，患者可以在施术过程中对效果进行反馈。

主要目标

关节松动术的主要目的是恢复最理想的活动范围(ROM)和运动的质量，并使施术的关节感到舒适。有人认为还有间接的益处，即那些需要治疗的动力学链的每一个部分的功能都得到了改善。比如，当动力学链中猝然疼痛或活动受限的环节恢复了正常功能时，相邻组织的代偿机械压力也会减轻。通常，恢复关节最大限度的理想活动范围和无不适感，就是这种被动治疗的最终目的[6]。关节松动术可以在符合关节生理运动方向(旋转、屈伸、伸展或侧屈)或在非生理运动方向(例如:纵向牵引或前后滑动)的条件下实施。而且，多种类型的关节松动术可以用来恢复椎体运动功能，并可减轻脊柱和四肢的疼痛。不同力度的振动、逐步递进和持续的牵张动作构成了大多数关节松动技术的基本形式。

多种类型

不同力度的振动术是关节松动术的形式之一，它将压下和推出的压力交替作用于关节活动范围的不同部分[7]。振动的幅度可取决于施术的目的。振动术根据振幅的不同和关节能达到的活动范围分为1~4个级别(框7-1)。不同力度的振动术的本质是激活机械性刺激感受器，从而有助于减轻疼痛，恢复本体感受器的功能。框7-2列出了不同力度振动术的常用操作步骤。

逐步递进的牵张松动术包含一系列连续的短幅、有弹性的压力或一系列短幅牵张运动[8]。牵张或按压的力度随活动范围的增加逐步递进。和振动术一样，这种牵张术的力度也分为1~4级。递进牵张松动术主要应用于机械组织或软组织功能受限，或两者均可。

持续牵张松动术是一种可承受的、渐进递增或不被打断的牵张力或压力。如果在关节松动术施术过程中想要迅速观察到软组织反应，我们建议术者维持牵张力或压力不变。持续牵张术很可能会引起适应性的关节周围软组织挛缩。胶原纤维的重新排列和黏度的变化，会提升脊柱关节附近的关节周围软组织的可伸展性，从而有助于改善关节的活动度。

关节松动术可以普遍应用于身体大部分区域，

框 7-1	振动术的振幅级别

1 级:在运动范围起始处的小振幅运动

2 级:在运动范围内任意处的更大振幅运动,无关肌肉痉挛或僵硬

3 级:可干预肌肉痉挛或僵硬的更大振幅运动

4 级:可牵拉僵硬或痉挛的肌肉的小振幅运动

框 7-2	关节松动术中振动术的普遍分级

1. 拉紧关节 (使关节活动至极限或产生疼痛)施加压力直至感到抵抗。无论如何,重要的是避免使用可能导致肌肉痉挛的暴力手法。

2. 轻柔地固定关节于牵张尽头处 3~10 秒, 至有抵抗感时再放松,这个动作可以理解为对抵抗感的软化或缓解。或者可以采取重复的或有节奏的松动直至抵抗感松弛。

3. 持续松动直至运动正常(平均松动次数为 3~10次)。

4. 动作宜短暂,不能复制症状,并刚好可以触及痛点而不消退。

5. 如果振动幅度过小,治疗效果会减弱;反之(在疼痛区域用力过度),症状则会加重。

或特定的关节水平。治疗操作的区别在于外力的定位。要进行精确的关节松动术，需要将指定的部位定位于最适于运动的位置，术者须在这个部位上或靠近这个部位进行按压。普通的关节松动术或特定部位的关节松动术均借助于长杠杆作用，或通过按压被松动部位远端起效。此外，关节松动术的范围越大，运动弧就应越大。

此外，还应关注关节松动术的牵引部分。解剖关系允许牵引来配合松动术，牵引须被视为治疗的必要部分。在很多缓解疼痛失败的松动术治疗过程中，即当有成角的或直线的矢量力度导致疼痛加重时，单纯牵引仍可以有效。这个事实进一步强化了这样一个概念：牵引是伤害性最小的关节松动方法[9]。

选取的病例

以下是具有代表性的脊柱和四肢松动术治疗操作。这些操作是预先选择好的，因为它们代表了多种治疗方法，而不是因为它们与其他关节松动术相比表现出了更好的疗效。

摆动下的颈椎侧屈（图 7-1）

患者仰卧位，头颈部在靠头物及术者双手保护之下。术者坐或立于患者头侧。为完成颈椎左侧屈关节松动术，术者右手须轻握患者下颌，前臂处于患者头部一侧。另一手扶住患者头后部。双手扶住患者头部并在 Z 轴上进行重复的，有节奏的左侧屈。一个摆动性的关节松动术是由双手互相配合完成的，并且所有的尝试都有相同的价值。

摆动下的寰椎侧滑（图 7-2）

患者侧卧位，双膝屈曲以保持骨盆稳定，双上肢位于体侧，双手扶住大腿，头部位于中立位，其下靠头物上抬。术者面向患者坐或立，两拇指触于横突外侧面，一拇指压于另一指上。施行从侧屈到中立位的摆动下的关节松动术，引发平行侧方移动。

递进拉紧下胸部伸展（图 7-3）

患者俯卧位，双手交错位于颈后，双肘靠拢（图 7-3A）。术者立于整脊床旁，一只手于患者头部位置握住患者上肢的下部。另一只手置于患者身体远侧，在预备要松动的部位以下脊柱上建立广泛接触。术者模拟并逐渐上抬患者上肢直至患者能忍耐的限

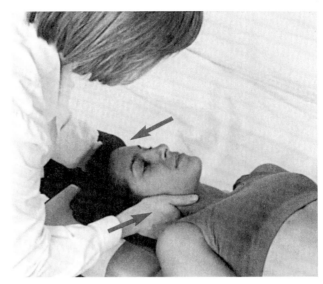

图 7-1 摆动下颈椎左侧屈：颈椎左外侧屈运动。

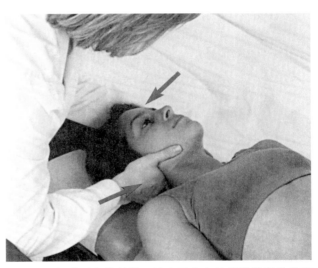

图 7-2 摆动下寰椎侧滑：从左至右向外侧平移寰椎关节（C1~C2）的运动。

度，同时向脊柱施加稳定的压力。此操作也可应用于患者坐位（图 7-3B）。两种体位均能产生强有力的杠杆作用，应当谨慎使用以避免损伤。

摆动下的由后向前滑动（图 7-4）

患者俯卧位，术者立于整脊床一侧，向患者头部，保持持弓步体位（如击剑状）。术者双手拇指相抵，置于颈椎某一椎体的关节突，或某一胸椎的横突，或某一腰椎的乳状突。拇指可以在患者脊柱同侧，也可分列两侧。术者操作引发摆动下椎体由后向前的滑移。

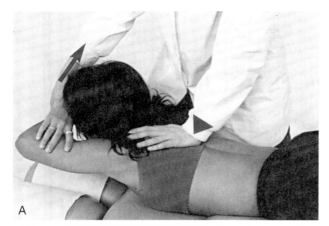

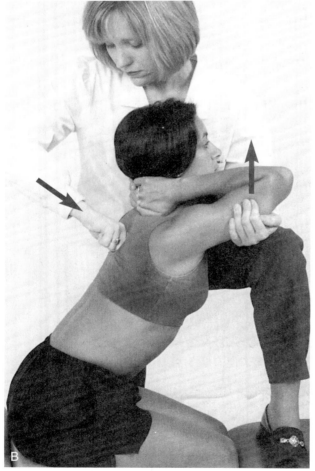

图 7-3　递进牵张下的胸椎后伸。(A)俯卧位;(B)坐位。

递进拉紧下的腰椎旋转(图 7-5)

患者俯卧于可升起的整脊床或荷兰枕垫上。术者立于床旁,身体直立,面对松动部位的对侧,下方的手握住髂前上棘,上方的手在预备松动的一侧下胸腔部分广泛按压。在上方的手产生的阻力下,反复抬高、放低骨盆,产生有节奏、小振幅的腰椎旋转。

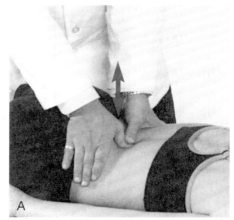

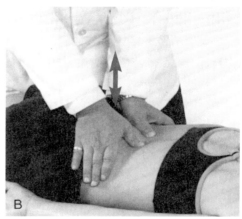

图 7-4　摆动下 L3 椎体由后向前滑动。患者俯卧位,术者以弓箭步立于其侧,面向患者头部双拇指叠压腰椎棘突,拇指可位于腰椎一侧或分别位于两侧。(A),也可双拇指分开按压(B),完成椎体由后向前的摆动运动。

持续牵张下的旋转(图 7-6)

患者俯卧于可升起的整脊床或荷兰枕垫上。术者立于床旁,面向患者头部,保持持弓步体位(如击剑状)。术者一只手拇指抵住患者某一棘突,另一手位于骨盆外侧。在骨盆稳定下,以持续的有一定强度的压力(不超过患者耐受)抵住 L5 棘突。保持 8~12秒,重复 3 次。

徒手牵引-分离技术

目的

牵引这个术语指的是牵拉一个与其他物体有关的物体,导致两者分开的操作。牵引是关节的被动平行移动,发生于关节水平面的合适角度,引起关节面

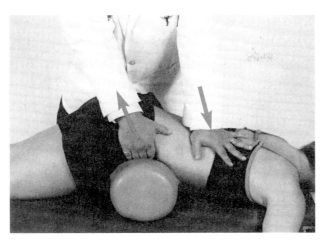

图7-5　递进牵张下的脊柱旋转：松动脊柱右侧部分。患者俯卧于可抬高的整脊床或荷兰枕垫上，术者以弓箭步立于床侧，在治疗区的对侧，一只手握住髂前上棘，另一只手张开广泛按压在松动区域上方的下胸腔部分。上方的手在阻力下反复抬高、放低骨盆，产生小幅度的有节奏的脊柱旋转。

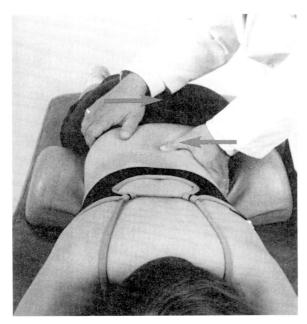

图7-6　对L4椎体的持续牵张旋转：L4椎体左侧旋至L5上。患者卧位于可升起的整脊床或荷兰枕垫上。术者立于床旁，面向患者头部，保持持弓步体位（如击剑状）。一只手拇指抵住位于骨盆外侧。在骨盆稳定下，以持续的有一定强度的压力（不超过患者耐受）抵住L5棘突。保持8~12秒，重复3次。

分离。Kaltenborn[10]根据牵引的三种疗效来对其进行评价。在1级疗效中，不产生关节分离，因为牵引力刚好与作用在关节的压力相抵消。这种压力来自于肌肉紧张、关节突间的紧密结合力和空气压力。2级疗效是对关节周围的软组织产生一种收紧效应，被

称为"勒紧作用"。3级疗效需要更大牵引力，以产生拉紧超关节软组织的效果。治疗的首要目标是恢复正常、无痛的关节活动功能（框7-3）。

牵引会引发可测量的椎体分离，以及因紧张引起的作用于关节周围软组织的向心力。然而，牵引还会产生其他疗效。Grieve[11]认为持续的和有节奏的牵引均可引起很多其他疗效（框7-4）。

徒手牵引不是唯一、单独的治疗方式，它仅仅是被动关节松动术的方式之一[12]。牵引可演化为多种不同形式，几乎各种被动手法牵引均可在临床中使用，可配合摆动术，也可保持牵引下施术部位静止。也就是说，关节摆动术（或振动术）、慢节奏的拉伸，或者保持静止的牵引均可引发关节纵向的运动。牵引可以手法操作，或者由机器操作；可以保持静止，也可以是有节奏的；可快可慢；牵引力可强也可柔和；可对称也可不对称。术者必须明确了解这些丰富的变化，以便满足患者的需求并符合术者的能力。牵

引的疗效不限于局部，但可以通过仔细定位以达到尽量精确。

牵引疗法要在最短的时间内取得最大的疗效，就必须准确定位患者的体位，应用最小的有效外力，且每个患者的治疗必须建立在其症状和体征的基础上，而不是仅仅依靠诊断。理论上，脊柱牵引可能产生的效果包括拉伸肌肉和韧带，改善硬膜囊根袖的滑动，释放关节面的固定，改变椎间盘的静力学压力和突出髓核碎片的位置，改善脊柱及其周围组织的血液供应[13]。

具体操作

徒手腰椎屈曲分离法（Cox 法）

屈曲分离法是关节松动术或分离技术的一种靠机器协助的形式，它将整骨疗法和整脊疗法的原则结合为一种技术。屈曲分离法发展成为整脊技术，大部分要归功于整脊专家 James Cox 教授的研究。Cox教授研对该技术的起始研究是建立在整骨专家 J.V. McManis 的研究基础上。而且，Cox 整脊床的设计构思就是直接模仿了 1900 年初的 McManis 整脊床。这种手法整脊床为患者和术者提供了便利，支持引发分离的多平面途径，包括屈曲分离、侧屈和旋转。McManis 整脊床涵盖了同时代整脊床的多种特点，包括分体的头盔、令患者感觉舒适的多处可调功能及针对不同调整策略为患者进行定位的功能[14]。

大量腰椎紊乱患者均适合应用腰椎屈曲分离法治疗，如腰椎间盘突出症、腰椎前滑脱、平面综合征、腰椎脱位及先天的非外科脊柱侧弯[15]。该治疗理论上的疗效见于框 7-5。

Cox 法应用了一组分析方法，包括物理检查、骨科和神经科检查以及影像资料。这些影像资料可以显示椎间盘损害、平面综合征及影响下腰部的其他

疾病。Cox 分离治疗法主要包括 3 种 20 秒屈曲分离治疗。一旦患者卧于整脊床上并被准确定位，且其屈曲的耐受程度已被确定，治疗就可以开始。术者的手置于要牵引的椎体的上位椎体棘突（例如：要牵引 L5/S1 部分，手就要抵于 L5 棘突）。手掌心略凹陷，在大鱼际和小鱼际隆起之间形成一个切迹，以对应棘突的隆起，无需增加额外的压力，避免引起患者不舒适感[16]。鼓励患者放松，术者压下整脊床尾的手柄。如果没有手柄，术者须用手压低整脊床尾（骨盆一侧）。手柄是在徒手按压整脊床尾部基础上的改进，因为它使治疗力度提升了级别，也使术者能保持更便于治疗的站姿（图 7-7）。

在术者的手探明肌肉组织已经绷紧至极限并记录其位置，且治疗区域所有的组织和关节内活动已经消失后，再压下骨盆一侧。保持牵引位置，手动压下整脊床 2~3 英寸（1 英寸=2.54 厘米）。下方的部分则会回归中立位，跟着做另一个向下的朝这个位置方向的运动超过 20 秒。这个过程引发一个"泵效应"，并重复 3 次，在每次之间间隔数秒（框 7-6）。

椎间盘突出症患者在牵引过程中可能会感到中度疼痛，而椎间盘脱出的患者则通常不会有类似感觉。应避免治疗过程中过度牵引，因为这可能导致进一步的纤维环损伤。在各种间盘疾患中，椎间盘和椎体分离可能会对疼痛和机械性刺激敏感，患者也可能很容易感到损伤处的疼痛。因此，对患者的治疗应采取过犹不及的态度，并鼓励在技术说明中予以明确警告。而且，如果患者不能耐受屈曲分离的运动疗法，或者疼痛放散至远端，治疗就不应再继续。在开始治疗性分离法前，进一步的牵引应集中于减轻疼痛。任何不可耐受的疼痛均应视为警

框 7-5	屈曲分离法理论上的益处

1. 增加椎间盘高度
2. 消除间盘压力
3. 使髓核回复中央位置，减轻间盘压力
4. 恢复脊柱运动功能
5. 改善姿势

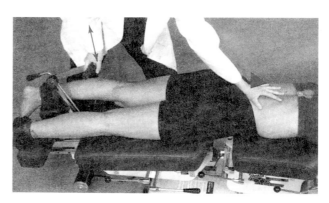

图 7-7　Cox 屈曲分离法：通过按压 L4 棘突，同时身体下部被压下，治疗 L4 间盘（L4~L5 部分），产生分离。

框 7-6　屈曲分离治疗法的必要步骤

1. 协助患者俯卧位，髂前上棘贴附于胸下部。以此测试下胸段对分离法的耐受度。在测明耐受度并证明患者可以耐受分离法后，使用踝部绷带，增加治疗区域的受牵引力度。
2. 术者感受到脊柱旁肌肉已被拉紧后，压下整脊床下部。
3. 迅速并持续按压病变间盘上一椎体棘突。
4. 持续按压棘突的同时，另一手按压床尾的手柄或直接按压床尾。
5. 按压床尾，保持牵引。保持患的舒适感。随之而来的床尾部类似的泵动作引起椎间盘的挤压效应，根据Cox[15]的说法，这会促进恢复进程。
6. 以上过程可以重复，以患者耐受为度。术者可以在标定的椎体水平经触诊感受到症状的缓解。
7. 为患者施行进一步的分离法（第三步），时间约20秒，以患者耐度受为度。
8. 治疗后，床尾回归水平中立位，并松开踝部绷带。

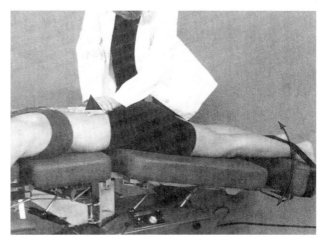

图 7-8　Leader 整脊床牵引 L4~L5 椎体，骨盆部位可活动，便于双手按压。

告，尽管疼痛不会成为治疗的禁忌证，患者的诉求也理应受到尊重，治疗也应受到控制。就此而言，治疗量并非多多益善，实际上也可能导致患者的情况进一步恶化。

腰椎机动分离法（Leader 法）

类似 Leader 整脊床这样的机动牵引床，可以用于协助增进腰椎牵引的效果（图 7-8）。腰椎牵引时患者取俯卧位，整脊床的下部可引起脊柱长轴上持续被动的运动。术者可应用一种使脊柱稳定的压力，将双手置于要牵引的椎体棘突，以阻抗整脊床产生的牵引力。

徒手颈椎牵引

颈椎牵引可以用手法操作或借助机械。徒手颈椎牵引通常在患者仰卧位下完成。术者坐或立于整脊床头侧，双手手指按压颈椎后侧面。按压 C5~C6 节段（图 7-9A）将有助于颈椎被轻柔地拉伸，产生更大程度的分离，并拉紧前侧组织（椎间盘和颈长

肌）。按压枕部（图 7-9B）将有助于颈椎被轻柔地屈曲，产生更大程度的分离，并拉紧后侧组织（椎体小平面和脊柱旁肌肉）。可用毛巾代替双手接触（图 7-9C）。

颈椎机动牵引法

类似 Leader 整脊床这样的机动牵引床，可以用于协助增进颈椎牵引的效果（图 7-10）。颈椎牵引时患肢取俯卧位，整脊床的下部可引起脊柱长轴上持续被动的运动。术者可应用一种使脊柱稳定的压力于枕部下方或颈椎任何部位，以产生一种针对整脊床产生的分离力的抵抗压力（框 7-7）。

McKenzie 操作法

McKenzie 操作法是与腰椎伸展训练联合应用治疗下腰痛（LBP）最常用的方法。因此，它常被误认为仅仅是一种治疗方法。实际上，McKenzie 操作法既是脊柱疼痛的诊断方法，同时也是治疗方法。它是建立在对重复运动和固定的姿势对患者症状和脊柱生物力学影响的结构性评估和重点评估的基础上。根据所得到的关于患者在负重下的症状反应和机械性反应的信息，术者可以决定在临床治疗计划中应当采取哪些具体的运动、体位和动作，而哪些应该避免。这些信息细化到每一个具体患者的每一个具体位置，并提供基于临床决策的可重复的客观标准和主观标准。有研究表明该方法可以更准确地区分盘

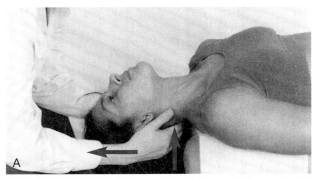

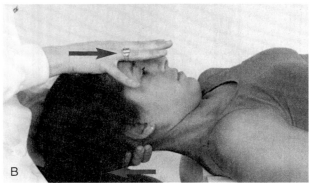

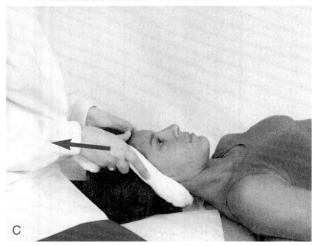

图 7-9 手法牵引颈椎。(A)按压颈部中段以拉伸颈部前侧组织。(B)按压枕部以拉伸枕骨下和后侧组织。(C)以毛巾代替手。

源性疼痛和非盘源性疼痛，以及功能正常和不正常的纤维环[17]。与核磁共振成像相比，它能更好地确定责任间盘[17]。

治疗原则

McKenzie 操作法是建立在机械应力的应用和患者症状及对外力的机械反应的基础上的。一个重要的前提是，只有那些减少患者的疼痛或使疼痛"中央化"的运动才可以用来治疗患者的疼痛。所谓"中央

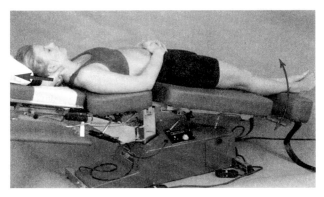

图 7-10 机动颈椎牵引。按压枕部基底，利用来自运动的骨盆部分的阻力(也可用于俯卧位)。

框 7-7　机动颈椎牵引

1. 患者仰卧或俯卧于整脊床，系紧踝部绷带(或无绷带也可)
2. 如患者取仰卧位，术者立于整脊床头侧或边侧;如患者取俯卧位，术者面向其头部，弓步站好
3. 按压需治疗的颈部节段或枕部基底
4. 另一手加重按压力，保持该颈部节段稳定
5. 整脊床设置为运动状态，使患者髋部和下肢屈曲，产生对颈椎的牵引力
6. 保持对牵引的阻力，反复牵引 3~4 次，两次牵引之间压力要稍减
7. 整脊床运动的速度要设置为相对缓慢(每分钟10~12 个循环)

化"是指减轻肢体末梢症状的方法。它可能使患者的脊柱疼痛仍然存在，甚至短暂加重。已有研究证实"中央化"是有益的临床效果[18]。大多数在脊柱远端的症状被定义为外周症状，它的加重与纤维环功能不全相关[18]，提示 McKenzie 操作法治疗操作的不良反应。在 McKenzie 操作法治疗手段中，有相当数量的自我治疗法。患者在治疗初始阶段就要学习理解预防手段的作用，并要理解哪些功能锻炼、体位或运动是有益的，哪些不是。最主要的一点是要明确患者能够应用所有的治疗操作，并有效地进行自我治疗。McKenzie[19]认为并非所有的颈腰部疼痛人群都适合用手法操作治疗脊柱，仅有少数不能通过自我治疗解决症状的患者才适合该方法。

三种症候群：体位性、功能障碍、功能紊乱

根据 McKenzie 评估法得到的信息，考虑将机械性疼痛列入以下三种症候群之一：体位性、功能障碍、功能紊乱。虽然每种症候群都被认为是一个独特且独立的疾病；然而，它们却经常在同一个体上同时出现。可通过以下方法来将它们进行区分：症状位置、伴有或不伴有急性脊柱畸形、重复运动和疼痛模式可变的持续极限拉伸所带来的影响[20]。

体位性症候群的典型症状是在过度静载荷下出现疼痛，这种疼痛会引起正常脊柱组织的过度拉伸和机械性变形。当静载荷消除后，疼痛就会减轻。治疗的目的是纠正体位、减轻正常组织的紧张疼痛。

在功能障碍症候群中，当短缩的脊柱组织在过度拉伸力作用下机械性变形时，即刻产生疼痛。活动范围常常减小，运动至范围极限时疼痛增加，当运动范围极限位置的压力消除时，疼痛则会减轻。

功能紊乱症候群是椎间盘的解剖性分裂和替代的产物。当发生损伤时疼痛可即刻产生，也可随着时间延长逐渐出现，且经常在活动范围中间部分出现。紊乱症候群可分为 1 个前侧型和 6 个后侧型。通过病史和重复运动法检查可鉴别以上三种症候群（框 7-8）。由于这三种已确认的机械性疼痛症候群均系独立存在，因此每种症候群都需要不同的治疗手段。

体位性症候群

对于已表现出体位性症候群症状的患者，首先要了解体位性外在压力的基本机械学原理，消除这种外力是治疗的基础。一旦体位异常被认为是患者症状的根源，治疗就应直接指向纠正体位。首先要考虑的是要在患者控制疼痛产生机制的能力以内开展治疗。

极度放松-过度矫正训练法（图 7-11）。患者极度放松地坐着会引起下腰痛。可通过增加脊柱前弯和头部回缩的方法对这种姿势予以纠正。患者应能感觉到在改变体位后疼痛会消失或至少得到缓解。这种训练法的常规动作是要鼓励患者培养一种减轻或消除体位源性疼痛的意识。立位也可操作。

功能障碍症候群

功能障碍症候群的治疗主要通过牵张手法重塑

框 7-8　McKenzie 症候群的典型特征

体位性症候群

症状常为间歇性发作，日久加重

重复运动不产生疼痛

正常组织在活动极限下承受持续的载荷会引起疼痛

疼痛在静止下出现，在重复运动过程中不出现

功能障碍症候群

患者大多经历过间歇性症状的逐渐发病

疼痛只在活动极限处出现

运动功能常由于组织短缩而减弱

当运动范围极限处外力消失时，疼痛也消除

在测试中，疼痛模式始终不变（同样的活动极限处疼痛）

可能存在神经拉伸产生的放射痛

测试后症状不变

测试无法得到快速的或持续的改变

功能紊乱症候群

患者常经历急性疼痛的快速发作

在运动范围内，症状常出现或改变

可能存在疼痛弧

测试过程中疼痛模式经常改变

测试中常有疼痛的递进或递减

测试中存在症状的中心化或外周化

测试后症状有改善或加重

测试后得到快速的或持续的改变

适应性短缩的组织。该症候群的主要症状是脊柱后伸功能消失。但颈椎中上节段除外，该部分的脊柱前屈功能大多受限[21]。要引发所需的组织反应，活动极限牵张操作应每日每隔 2 小时以缓慢、重复的方式进行 10~15 组。如存在明显的退行性改变，或因牵张对神经组织产生刺激，患者可能很难承受重复治疗的频率。要根据病变的脊柱节段和特定运动能力的缺失来决定治疗所需的运动。因此，仅仅纠正体位恐怕很难恢复短缩组织的长度。无论如何，长期习惯性的不良体位常导致组织短缩和功能失调，所以如果存在体位性功能障碍则必须进行处理。而且，当进展缓慢或无效时，可应用手法操作或其他外力。包括

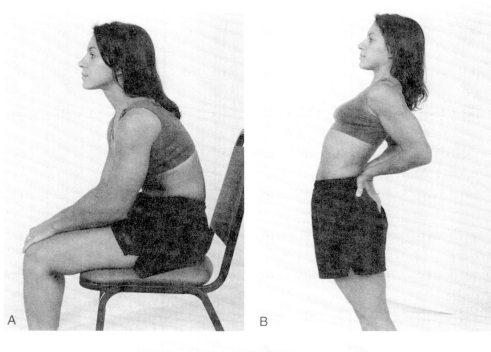

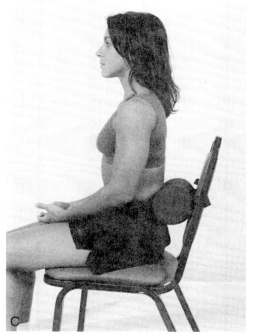

图 7-11　McKenzie 法(极度放松-过度矫正训练法)。(A)患者极度放松体位。(B)患者增加脊柱前弯。(C)坐位时使用腰椎枕。

应用有助于软组织长度逐渐恢复的有节奏的极限关节松动术。不过,这些都是用来强化训练效果的,无法替代训练。在对功能失调症候群的诊断和治疗中应用的重复运动包括:过屈、过伸和侧滑,坐、卧位均可(图 7-12)。治疗性训练可能会使患者的疼痛再次出现,但随着治疗期的延长,疼痛应该不会持续存在。

紊乱症候群

对于紊乱症候群的患者,治疗上必须要首先建立椎间盘病理力学的概念模式。这种模式的基本原则是将某种运动应用于改善椎间盘紊乱和膨出。同时也可以与能成功改善椎间盘突出的运动相结合,这种运动在减少突出的间盘和相邻的脊神经根之间

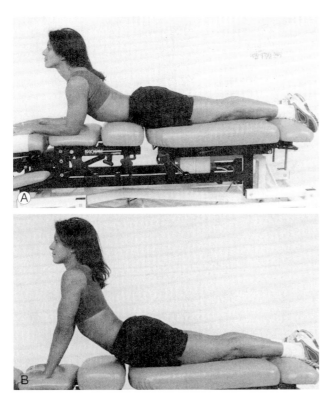

的挤压的同时，也改善了患者大部分末梢症状（即将外周症状中心化）。在症状中心化的同时，通常患者经过训练也可以改善活动功能。通过这种方法，经过一系列的运动，可以指导可疑为紊乱症候群的患者明确哪种运动或体位对缓解脊柱节段功能紊乱最有效。患者的诊断结果可分为7种不同的紊乱类型。前6种紊乱类型是椎间盘后突出的变异，通常需要做后伸运动。在某些病例中，也需要做冠状水平位运动，如侧滑（图7-13），甚或旋转运动来改善症状。第7种类型是椎间盘前侧紊乱，需要做屈曲训练以改善症状（图7-14）。

　　要使脊柱屈曲或后伸运动训练真正发挥功效，必须强调避免压力下静止和动态屈曲（或后伸）的体位和动作。这些动作通常会导致患者症状的外周化，同时运动功能也会减弱伴且有疼痛。当患者能够完成反复的承重下屈曲或过伸动作，且只会感到运动极限处的牵拉而不是疼痛时，即可认为运动功能已完全恢复[21]。

图 7-12　McKenzie 法（俯卧位后伸训练）。（A）患者前臂屈曲支撑，上身抬起。（B）患者前臂伸直支撑，上身抬起。

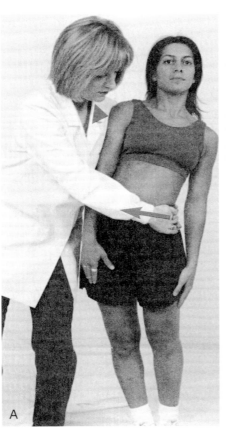
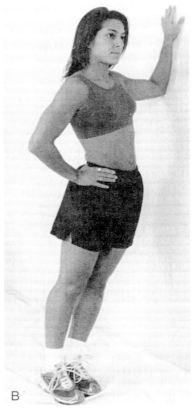

图 7-13　McKenzie 法（侧滑运动）。（A）术者协助。（B）患者独立训练。

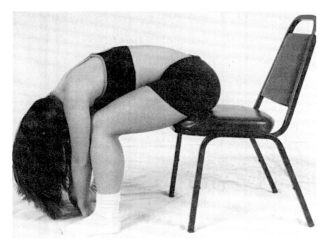

图 7-14 McKenzie 法 (屈曲缓解训练)。紊乱症候群的第 7 型是一种椎间盘前侧紊乱,需减少屈曲动作。

扰乱脑脊液循环

干扰血压

刺激骨缝神经通路

颅神经卡压

阻碍脑部静脉循环

内分泌失调

感觉功能受到干扰

神经组织破坏

颞下颌功能紊乱

颅操作法

颅操作法在 19 世纪 30 年代与整骨技术和整脊技术同时发展起来。但错误的认识和理解引发了关于该治法的很大争议。大多数争议的焦点在于,有人认为颅骨是一个闭合组织,并因此认为该操作法没有理论基础。颅操作法最初由整脊医师 Cottam 和整骨医师 Sutherland 研发。两位医师均假设颅骨也有运动,并以此作为颅操作法的理论基础。但颅骨运动的概念,及外力在颅骨上的治疗性应用,在当时不可能被广泛接受。然而,很早就被认定的关于人体发育初期时颅骨即是闭合体的观点后来被证明是错误的[22-24]。尽管颅骨骨化的进程始于出生后 24~26 天左右,但骨化闭合处仍会终生维持开放的缝隙,甚至直至老年仍会保有某些运动功能[25]。颅骨是由仍保持非硬化的骨缝韧带或膜状物这些相连的组织共同连接和支持的。神经纤维与胶原结缔组织并行,尽管它们的功能尚未明确。

关于颅骨的运动有三种假说。Sutherland 认为硬脊膜腔存在一种持续的、有节奏的、振荡性的运动。硬脊膜张力系统的功能失常导致某些可辨认且可纠正的损害。另一种概念是颅骨在静脉和脑脊液循环的压力影响下以一种天然的、不可知的方式运动。第三种假说是颅骨实际上并不运动,只是在颅操作法的影响下,骨与关节中逐步建立了重力和压力。

颅操作法的操作者声称能通过触诊感知颅骨有节奏的运动(每分钟 8~14 振荡)[26-28],但却未发表关于评分者间信度的任何研究成果。Sutherland 把硬脊膜系统内的有节奏的运动称为主要呼吸机制。硬脊膜腔内的搏动被认为有助于脑脊液循环。脑脊液浸泡中枢神经系统,并为其提供营养。颅骨运动功能失常的潜在影响见框 7-9。

尽管颅骨运动的机制仍属未知,但骨缝不对称、闭合受到干扰、疼痛和肌肉紧张可通过触诊感知,这一点是得到认同的[25]。颅骨运动功能失常的诊断法包括观察颅骨是否对称;触摸颅骨轮廓和骨缝本身,以确定是否存在颅骨增宽、变窄或柔软;对颅骶运动机制的级别、节奏、振幅的评估。颅操作的目的是改善骨缝运动,缓解膜紧张,促进循环,增进主要呼吸机制的持久性。人们已经描述出了治疗颅骨运动功能失常的正确和错误的操作手法。要配合患者的呼吸类型采用轻柔的外力。

矢状缝扩展法(图 7-15)

患者坐位或仰卧位,用双手除拇指外其余手指按于矢状缝两侧。以轻柔外力牵引使骨缝分离。同样手法可以用于头部其他任何骨缝。

颅骨旋转法(图 7-16)

患者俯卧位,一只手拇指及中指按住头部两侧乳状突。另一只手手指按住其枕骨。双手同向旋转,以轻柔压力重复 4~5 次。

顶骨上提法(图 7-17)

患者仰卧位,双手除拇指外其余手指按于鳞缝一侧顶骨的前侧面,双手拇指按住顶骨骨缝,通过手

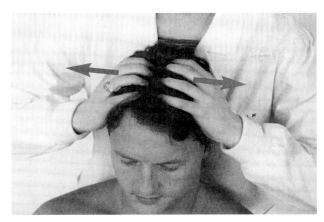

图 7-15　矢状缝扩展法。

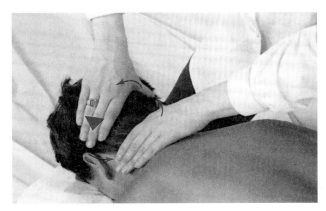

图 7-16　颅骨旋转法。

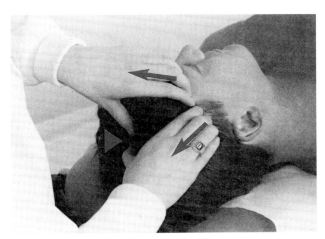

图 7-17　顶骨上提法。按压顶骨右侧。

指按压产生柔和的提升力并重复 4~5 次。

软组织矫正法

　　自从具备了抚摸触碰的能力，人类就开始了软组织的治疗操作。软组织矫正技术被定义为作用在

肌肉、韧带、肌腱、筋膜和其他结缔组织的物理方法，目的是以手法操作缓解症状[29]。疼痛和功能障碍的常见原因是软组织损伤导致的纤维化以及弹性和力量的下降。软组织损伤和纤维化可能是由于肌肉、肌腱、肌筋膜或韧带的急性或反复创伤造成的[30-32]。尽管几乎所有操作技术对于软组织损伤均有一定效果，但软组织矫正法独立分类的理由是要把改善软组织血管分布和伸展性的具体目的放在第一位[11]。关节功能障碍和脱位的表现之一就是出现肌肉高张性。触诊可以感知局部的竖脊肌张力增高。Janda[33]提出了 5 种肌张力增高的类型：边缘功能障碍、脊柱节段疼挛、反射性疼挛、扳机点、肌肉紧张。Liebenson[34]研究了以上 5 种类型肌张力增高的治疗方法，采用的是动态肌肉牵引法和放松手段。脊柱疼痛敏感的组织创伤或损伤后，就会出现反射性肌肉疼挛或肌僵直。上述组织包括椎骨关节突关节、后韧带、椎旁肌肉、硬脊膜、前后纵韧带和椎间盘[35]。这些组织的机械变形或化学刺激会引起肌肉疼挛，进而导致活动受限。针对疼痛的组织来源，治疗会减轻反射性肌肉疼挛，改善活动功能。然而，如果肌肉疼挛已经存在一定时间，那么针对肌肉的直接治疗也是必需的。

　　内脏疾病也可导致反射性肌肉僵硬。内脏躯体反射的诊断依据是内脏疾病病史或现有的内脏疾病的症候学表现及客观触诊所见[36]。客观触诊须证实以下情况：存在 2 个或 2 个以上相邻的脊柱节段固着在在一个具体的自主反射区；深层椎旁肌肉僵硬的相应反应；椎关节运动阻力；皮肤和皮下组织的改变与急性或慢性反射作用的表现是否一致[36]。

软组织矫正法的疗效

　　如果认为应采用针对软组织的治疗操作，就必须注意到了解这些治疗的基础原则是很必需和有帮助的。应用于软组织的手法操作倾向于强化正常的肌肉的紧实度和伸展性，或均需通过许多已提出的机制产生效果。尽管也会产生特定和显著的疗效，但不变的是这些操作仍会是多种效果的结合。

对血流量和体温的影响

　　软组织矫正法的目的是促进血流量和体表温度。对普通患者、风湿性关节炎患者、疼挛性瘫痪患者进行四肢软组织的深度按抚和揉捏，临床上会产生显著的持续血流量增加和皮温升高[37]。其他研究

也支持以上发现[38-40]。然而,必须强调在这些研究报告中测试的临床操作均系深透有力的按摩法。因此,不能照搬这些研究数据得出关于轻力度按摩刺激的疗效的结论。

按摩可以引发血液黏稠度、血球容积计数、血浆黏稠度的下降。Ernst,Martrai 和 Magyarosy[41]均发现按摩对于血流量的影响等同与药物。目前认为产生疗效的机制可能是血浆含量增加或反应性充血导致的血液稀释。因此,按摩的疗效及血液中血浆液灌注量增加的血循环变化,对改善血流量有效。

对代谢系统的影响

Cuthbertson[42]针对按摩对于代谢过程,包括生命体征和体内代谢废料的影响进行了一个文字回顾。他的研究表明,按摩后在正常人体内未见氧的基础代谢量增加、脉搏或血压也未见升高,仅观察到了排尿量增加。他的结论假设要影响生命体征,必须先产生对整个机体的影响,而按摩并不产生以上效果。Schneider 和 Havens[43]发现软组织矫正法确实具有增加红细胞数量的作用,而红细胞主要负责对软组织供氧。这支持了软组织矫正法能够增加所治区域的血液循环和营养供应的说法。再次声明,关于大力的按摩治疗有很多描述,因此当临床上将前者的治疗原则应用于其他治疗操作时需要格外谨慎。

按摩治疗被进一步认为是治疗高血压的手段。Hernaderz-Rief[44]和他的同事报告了关于采用 10~30 分钟按摩治疗,连续应用 5 周能降低心脏舒张压的结果,和兴奋、沮丧等情绪的影响类似。与对照组接受肌肉逐步放松的指导训练比较具有显著统计学意义。这些发现支持了关于降低心脏舒张压和收缩压的早期研究[45]。在对术前患者进行轻柔按摩的研究中,发现了来自副交感神经系统的松弛反应,该反应能降低血压、心率,并引起皮温升高[46]。

对反射性肌肉痉挛的影响

两个牵张感受器:肌梭和腱梭都能够监测到肌肉长度和紧张度的变化。肌梭内有高度敏感的神经纤维,如螺旋末梢在肌肉长度仅发生微小变化时即可快速发出信号;还有一些更小的神经纤维和花簇末梢,它们的反应速度更慢,且更多是对拉伸力的速度和量级做出反应。腱梭位于肌肉、肌腱连接处,它监测收缩肌肉的紧张度或在外力影响下的肌肉状态。按摩操作可引起腱梭的过度载荷,有利于反射抑制和肌肉放松[47]。多种按摩方式产生的综合效果可以治疗腰部肌肉拉伤及并发的肌肉高张性。Yu[48]报告了 55 例按摩治疗的研究,结果表明对疼痛、炎症和高张性的改善效果良好。在一个回顾性研究中,Goats[49]发现按摩治疗能有效缓解肌肉痉挛。研究还发现与对照组相比,按摩能显著降低运动神经元的兴奋度,这些结论构成了按摩能够放松肌肉的理论基础[50]。人们也同样在进行关于不同强度按摩的效果的研究[51]。有人研究了对小腿三头肌进行轻柔按压和深度按压的效果。与对照组相比两治疗组均发现高频反射显著降低。而且深度按压治疗组效果优于轻柔按压治疗组,提示起效机制可能是与压力敏感反应有关[51]。

具体操作技术

接下来是对整脊医师和其他健康保健医师采用的操作治疗方法的具体描述,而不是所有软组织矫正法和反射治疗技术的纲要。这些治疗首先会影响人体的软组织。我们有选择性地列出了以下操作,图解多种形式软组织矫正法的基本概念,并列出常见操作的具体方法。软组织矫正法的功效之一就是使疼痛部位能耐受接下来的松动和操作治疗。软组织矫正法是静止的(作用于一点),也可以是移动的(双手不停移动)。而且,施术的压力强度、部位和治疗频率可以不停变化。

软组织矫正法包括按摩(按抚法或轻抚法、捏合或揉捏法,震动或轻叩法,以及横向摩擦按摩法)、结缔组织按摩、扳机点治疗法(Nimmo 法)、肌筋膜减张术[MRT;肌肉能量技术(ME)、后等容放松(PIR)、本体感受的神经肌肉促进法(PNF)]、体壁反射技术(Chapman 淋巴反射、Bennett 血管反射和指压按摩点刺激)(框 7-10)。

按摩技术

按摩技术的产生早于现有记录。在 1940 年药物治疗方案出现之前,摩擦是按摩的最主要形式[52]。如今,经典的或传统的按摩方法成为了许多其他治疗法的基础。简单的定义就是,按摩即是带着明确的治疗目的,以双手运动施于患者体表的治疗方法[53]。此外还有一个更接近临床和实际操作的定义:按摩是描述常用软组织操作手法的一种术语;是用手操作

框 7-10　软组织矫正法的类型

按摩技术

轻抚法(按抚法)

揉捏法(捏合法)

轻叩法(震动法)

捏皮法(滚动法)

摩擦法或横向摩擦按摩法

结缔组织调整法

功能技术

拉伸-抗拉伸

体位性放松技术

肌筋膜的减张术

徒手阻力技术

肌肉能量技术

后等容放松

本体感受的神经肌肉促进法

缺血性压缩

扳机点治疗

牵张和拉伸

感受器-肌紧张技术(Nimmo)

体壁反射技术

指压按摩刺激

Chapman 淋巴反射

Bennett 血管反射

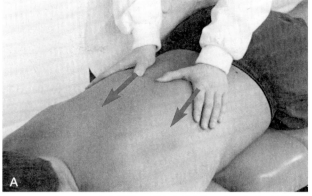

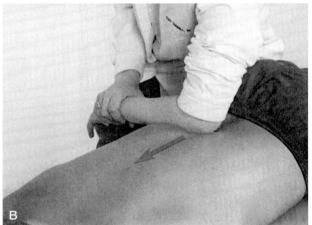

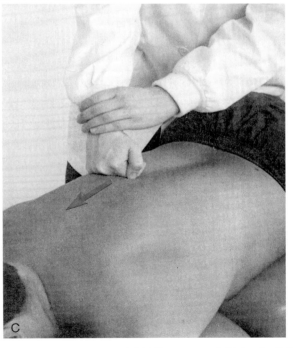

图 7-18　轻抚法(沿肌纤维操作)。(A)双手按压。(B)前臂按压。(C)滚压法。

的、最有效的并以治疗神经、肌肉、循环、淋巴系统疾病为目的调整法的一种形式[54]。按摩手法的变化包括轻抚法、揉捏法、捏皮法、轻叩法和摩擦法。在大多数按摩治疗法中，润滑剂的使用也可增加疗效。有人推荐短时间按摩可应用水质护肤液，这种护肤液能很好地被皮肤吸收。长时间按摩则推荐使用油质护肤液。

　　轻抚法。Effleurage 是一个法语单词，意思是滑动或按抚。操作时可深可浅，效果是普通的肌肉放松和表皮发热，局部皮肤略发红。在单个治疗过程中，需要也推荐以此法开始和结束。这种手法是一种慢节奏的按抚，术者以双手轻按患者皮肤(图 7-18)。全掌按压可施于较大面积皮肤，拇指或余指施于较小范围。术者双手需充分放松,以便在从操作区远端到近端移动时尽可能轻微。手的按压力均匀地分散开,力度随操作区的部位和面积不同而变化。轻抚以长距离分离的滑动为宜。动作宜以每分钟15次的节奏缓慢进行,其恢复动作要比治疗动作稍快。在减轻表面软组织疼痛和缓解肌肉紧张的同时,轻抚法会产生一种镇静放松的效果,并可使患者软组织轻度充血(框7-11)。

　　揉捏法。揉捏法是指在应用交叉纤维轻抚或拉伸动作于皮下软组织的过程中,抓住皮肤及其下的肌肉组织的操作。Pétrissage 是法语捏合的意思,也可被翻译成夹(pinching)。该技术的目的是改善软组织-液体交换、血管分布以及皮下组织、深层软组织的结构。操作中需进行间歇牵引,或以拇指与余指夹起、挤压、放松局部皮肤组织。术者以手夹起皮肤及皮下肌肉(图7-19)。通过交替的抓紧、松弛动作卷起、挤压、提起皮肤组织。手部松弛时,皮肤会因为自身弹性回落至原始位置。术者手指应并拢,双手合作以改变皮肤组织扭曲的方向。如果术者的手在表皮上滑动或捏掐皮肤,会产生明显的疼痛感。

　　揉捏法可以消除肿胀和积液,引起肌肉充血,改善结缔组织的弹性和收缩性。而且还可以通过提升、卷起、挤压皮肤等动作来影响肌腹的纺锤细胞本体感受器,降低肌肉紧张度。当肌腹受到挤压时,肌肉牵张力会降低。上提动作会牵张肌腱,引发 Golgi 腱感受器的潜在反应。当出现这两种现象时,感觉信号的输入可以反射性地导致肌肉松弛。揉捏法还具有软化肌纤维、在肌纤维周围创造亚空间、增加肌腱柔顺度的机械作用[55]。而且,它还可能消除存在于筋膜平面、结缔组织和肌纤维的交锁(框7-12)。

　　捏皮法。捏皮法,上提皮肤以脱离皮下筋膜层;遇到粘连部分时,对局部皮肤施以拉起的动作,可使皮肤脱离粘连(图7-20)。捏皮法适用于长的肌肉,被认为是揉捏法的变异。然而,该法仅上提皮肤,而不像揉捏法那样连带提起其下的肌肉层。捏皮法具有使表面筋膜发热和软化的作用,并能引起皮下感

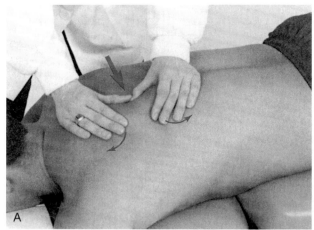
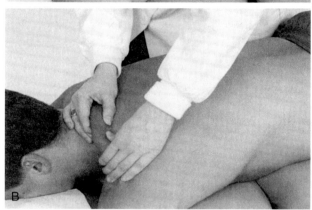

图 7-19　揉捏法(着力点横穿肌纤维)。(A)双手抓握。(B)抓握和上提。

框 7-12	揉捏法的疗效

减轻疼痛

松解粘连

减轻充血

增加组织温度

受器的反射性刺激。它还可以应用于脊柱。那些局部皮肤不易脱离筋膜部位的下方,很可能存在关节功能障碍问题(框7-13)。

　　轻叩法。轻叩法是一种应用于软组织的快速轻叩或振动的动作,这种方法可产生刺激效果。轻叩振动的操作是双手合掌进行一连串快速的击打动作。手指和腕保持放松,肘部不停屈伸。以手的尺侧缘及手指反复对术区做快速地敲击刺激(图7-21A)。此外,手指指尖可借助腕关节不停快速地交替屈伸,对局部进行有力地叩击(图7-21B)。此操作最常用于

框 7-11	轻抚法的疗效

放松

改善循环

充血

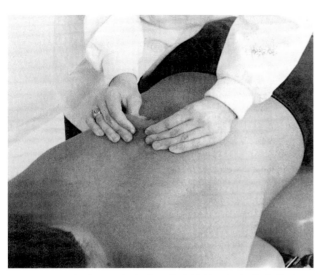

图 7-20　捏皮法。在皮肤上快速拉扯以松解筋膜粘连。

框 7-13	捏皮法（捏皮）的疗效

松解粘连
皮下感受器的反射性刺激
增加组织温度
软化体表筋膜

四肢。有一种轻叩法的变异手法，是双手半握，掌心凹陷进行轻叩，以产生深层叩击振动，常用于胸腹部（图 7-21C）。这种变异手法垂直作用于肌纤维，其冲击频率为每秒 8~10 次正弦曲线振动。对肌肉紧张度的改善效果可能不会立即出现，起效时间约为 2~5 分钟。振动动作必须保证足够的时间和强度，才能产生生理反射性疗效。该法应用于紧张的肌肉，具有产生感觉刺激的效果。根据术区情况可全手操作，也可仅用指尖。快速持续的振动力度通过双手传导至皮肤。起初，手的按压对组织产生压力，接着就是由前臂肌肉交替收缩舒张产生的抖动式振荡法（框 7-14）。

摩擦法。该法多是指用掌面或拇指的边缘在较小范围施行的缓慢的、压力稳定的操作手法。在摩擦法施术过程中，拇指做快速从一侧到另一侧或环形的动作，推移皮肤脱离皮下组织和肌肉层（图 7-22A）。手指、手掌或肘平面可以交替按压（图 7-22B，C）。摩擦法的目的是推移皮下组织，因此通常不使用润滑剂以避免组织滑动。该法主要目的是引发穿过肌筋膜或韧带组织的快速的横向运动（框 7-15）。

有力度的横穿组织纤维的操作，叫做横向摩擦法。治疗的目的是松解粘连，促进渗出物吸收。摩擦的重点在于产生一种可控制的炎性反应，这种反应可通过释放组胺和加速循环引起局部发热、发红。尽管会出现轻度肿胀，比如水分会渗入结缔组织，但不会有任何青肿。摩擦法还可以与压缩法及被动关节活动配合使用。这被认为是一种肌筋膜的释放，并会在相关章节中着重讨论。

摩擦法是有力的操作手法，因此必须考虑患者的耐受度。应用该操作手法时，会产生一种"摩擦麻醉"，它使得术者可以加重按压力量。摩擦法通常的操作时间为 30 秒到 10 分钟，这取决于患者的耐受度和治疗目的。摩擦法是用于高度致密的结缔组织如肌腱连接点的最佳机械力学方法。应考虑是否对治疗区肌筋膜组织采取拉伸或放松。

结缔组织调整法

Elizabeth Dicke 是德国的一名理疗师，于 1929 年发明了结缔组织调整法。Ebner[56] 为此法进行了定义，即软组织矫正法应用于人体表面结缔组织的深层的一种方式。这种按抚技术是摩擦法的另一类型，主要是用 3、4 指向外牵拉皮肤和皮下组织，使之与皮下筋膜分离。运用此法可通过皮肤、皮下组织和其他对应脑反射区的结缔组织的紧张，鉴定椎体节段病变。皮肤上对应的脑区如出现痛觉过敏，可提示内部组织病变。系统化地应用结缔组织调整法，需要术者耗费大量时间来学习和实践；不过，可分别使用该技术的不同方法，而无需全套照搬。该技术既具有反射效应（对循环和疼痛），同时也具有物理效应（拉伸和松动结缔组织）。

结缔组织调整法的基本特性是应用拉伸力于结缔组织，以产生所需的物理和反射效应。患者多取坐位，膝、臀部处于适当角度。不过在临床上也可取侧卧位、俯卧位和仰卧位。先通过对四肢的观察来评估病情，接着施以触诊。触诊操作时，以中指和无名指向深层筋膜按压皮肤，以产生轻柔的按抚。对比两侧肢体的紧张度，可以发现存在的问题。按抚引发了一种压力，可以导致组织膨大。改变结缔组织的紧张度会影响组织膨大的程度以及局部感觉，从而提示存在筋膜组织损害。长、短时间的按抚法相结合应用于躯体特定的部位，有助于定位筋膜病变。常用的按抚法是以中指和无名指垂直按抚，并自 L5 椎体开始上

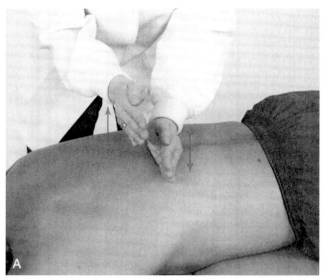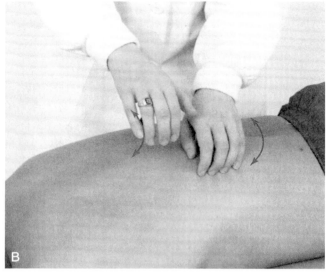

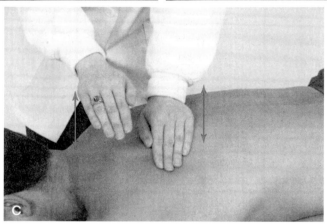

图 7-21　轻扣法(轻叩敲击)。(A)双手掌边缘轻巧。(B)指尖。(C)叩击。

框 7-14	轻叩法的疗效

充血
改善肌肉紧张
对皮下感受器的反射性刺激

移至 C7。

治疗手法以长时间的或短促的按抚法为主,手腕放松,以食指和中指的指尖挤压皮肤使之产生皱褶(图7-23A,B)。这种和检查法类似的拉起皮肤的按抚法也应用于治疗中。指尖的皮肤需被拉紧,因此不需使用润滑剂。按抚治疗起于骶骨,沿脊柱向上至颈椎。尽管结缔组织调整法借助皮肤和皮下组织产生作用,但它首先还是软组织矫正法用于身体表浅部分的一种类型。Cantu 和 Grodin[57]认为结缔组织

调整法可用于具有自主神经系统过敏症的不同个体,例如反射性交感神经营养不良。此法据说具有显著充血和汗腺刺激的疗效。治疗后有时会出现擦伤,这取决于毛细血管的脆性。

结缔组织调整法的起效机制基于反射假说。此法据说可引起类组胺物质的释放,后者会刺激自主神经系统。组胺具有强力扩张小血管的作用,并引发血管渗透性增加,从而导致微细血管液体丢失。有人认为拉起皮肤的按抚法的刺激机制是通过适度的刺激引起所需的本能反射。皮肤的神经感受器受刺激后产生冲动,起于皮肤,通过体觉脊柱神经,经脊髓灰质根神经节后路或越过血管丛,最终均到达同一椎体神经节或相邻椎体神经节[58]。

多功能技术

此组技术着重于机体内部组织之间的关系和功

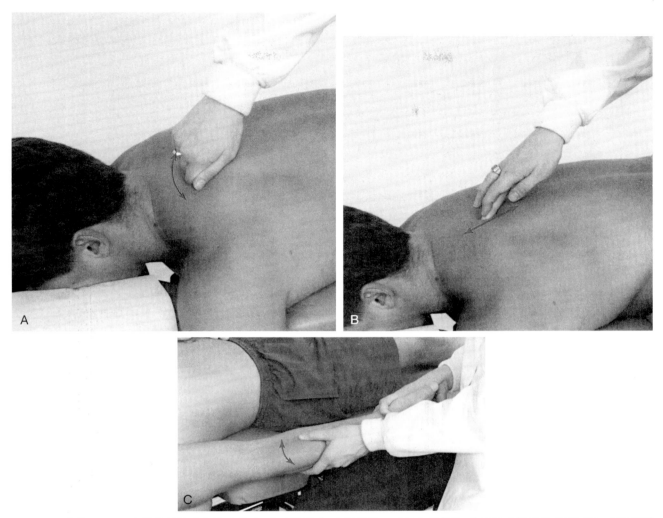

图 7-22　摩擦法。(A)支撑的拇指边缘快速移动,穿过肌纤维(肩胛提肌)。(B)余指并拢,快速移动肌纤维(菱形肌)。(C)前臂和肘拉伸肌肉纤维,并穿过肌纤维。

框 7-15	摩擦法的疗效

拉伸或松解粘连

减轻肿胀

减轻纤维化

分散病理沉淀物

减轻疼痛

缓解肌肉痉挛

能,趋向于机体的自我规范[59]。这种手法更注重运动而不是体位,更注重运动的质量而不是数量。它的理论是运动功能障碍的节段改变了神经信号的输入,从而导致异常信号输出,尤其是对神经肌肉骨骼系统[59]。多动能技术可恢复正常的运动舒适感,减少异常信号输入。通常该技术的目的是避免机械性刺激

感受器和伤害感受器加大输入疼痛信号,并减弱紧张的脊椎周围肌肉引起的纺锤体反射,从而恢复关节的正常活动和肌肉紧张度。其典型特点是,所治疗的关节常处于被动体位,以缩短被刺激的肌肉纺锤体,从而减少异常信号的释放和输入。

拉伸 - 抗拉伸。拉伸-抗拉伸技术是由整骨理疗师 Lawrence Jones 提出的概念发展而来,其目的是利用肌肉位置减弱扳机(压痛点)效应,即减轻疼痛,缓解肌肉痉挛和关节运动障碍[60]。Jones 博士提出急性关节疾病常伴有压痛点,他将其称为扳机点,尽管这与 Travell 或 Nimmo 的扳机点概念不同。Jones 博士还偶然发现,如果患者被置于舒适体位一段时间,其疼痛主诉可能会暂时减轻(舒适体位)。从这个偶然的发现中,Jones 博士继续完善其用以鉴别扳机点的检查和治疗的方法,通过移动患肢或关节

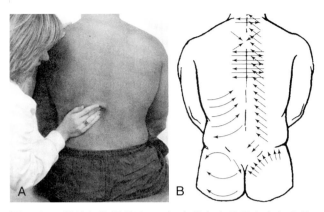

图 7-23 结缔组织调整法。(A)食指和中指指尖夹起皮肤。(B)长短结合的按抚法。

至舒适体位远离疼痛来抑制扳机点。

此法基于以下假设:即最初被拉伸的肌肉并不一定是患肢持续不适症状的根源。进一步说,理论上,异常输入的信号和肌肉在过度拉伸的情况下产生的对抗性的持续收缩有可能是持续疼痛和关节僵硬的原因。据说这种情况在拮抗肌被骤然极度缩短时导致的过度拉伸损伤疾患中经常出现,它会引发 gamma 运动神经元激活速率增加。最初的 gamma 运动神经元激活速率增加理论上可以缓解受损肌肉纺锤体的持续收缩。由此引发的梭内结构肌肉紧张导致中枢神经系统兴奋,alpha 运动神经元受刺激和梭外纤维收缩。当所涉及的肌肉恢复正常长度时,纺锤体的异常活动性就会导致持续的肌肉异常紧张。这会在肌肉产生对抗性反应和对该肌肉施予异常拉力之间引发一个递增的肌肉痉挛和紧张的循环。

抗拉伸理论提出恢复无痛运动只能在拮抗肌被动回归正常长度时才可应用。将所治疗的肌肉处于极度短缩状态位置方可完成此手法,接下来利用拉伸力使肌肉缓慢回复中立长度[60]。该体位需保持 90 秒,以便 gamma 运动神经元活性降低和纺锤体活性恢复正常。

体位释放治疗法。体位释放治疗法(PRT)是抗拉伸手法的类型之一,由 D'Ambrogio 和 Roth 创立[61]。它的主要特点包括特定的体位设定、对痛点的利用以及间接治疗。应用 PRT 的治疗法通过将所治疗的组织置于理想的舒适位置来实施。该法被设计用来缓解压痛点的敏感度和使功能失常的结缔组织恢复正常。所谓理想的舒适体位,主观上决定于患者的自我感觉,客观上则决定于疼痛部位明显的紧张缓解程度。PRT 理论上是用来治疗神经肌肉的高度过敏性和受本体感受神经系统影响引起的肌肉高张性[61]。

治疗操作包括定位肌筋膜压痛点、固定肌肉和相关关节置于舒适体位(图 7-24A,B)。在保持肌肉和关节最大程度松弛下,按压痛点会引发异常反射和肌肉痉挛,以及肌肉的对抗牵拉力。保持压力和体位不变约 90 秒,再使关节缓慢被动回复中立位。异常的神经反射活动借助体位改变而释放,从而使肌肉长度恢复正常。这就是所谓的体位释放技术。

肌筋膜释放技术(MRT)。尽管 MRT 已应用了数十年,却很少有相关的文献和记载。该技术源自于骨科技术、物理治疗、整骨疗法和整脊疗法的一系列概念。现在,提到 MRT 就必须先从物理治疗师John

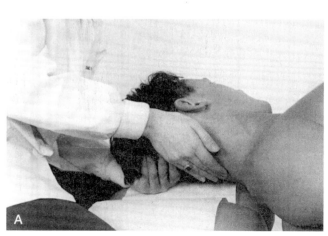
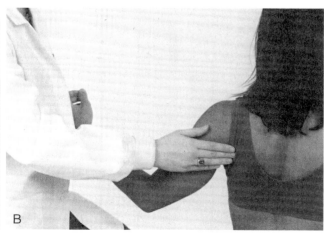

图 7-24 拉伸和抗拉伸(体位放松)。(A)压痛点位于 C3 椎体小关节前侧面。患者头部外侧屈并旋转。(B)压痛点位于肩胛骨上外侧界限。患者取坐位,上肢外展,肘关节屈曲,术者握住其前臂并做肩部伸展、内收极度旋转的动作。

F.Barnes 谈起。Barnes[62]将 MRT 定义为以手法操作为主评估和治疗整个人体组织(主要是筋膜系统)疾病的方法。MRT 评估筋膜系统的方法主要是通过触诊筋膜层组织和观察脊柱运动的速度、频率来分析人体结构[62]。筋膜的释放,是指组织松弛(包括肌肉松弛),并继之对筋膜组织施以足够的按压力[59]。

　　MRT 的治疗目的是建立三维的、全身的对称性和运动功能,并消除筋膜粘连和恢复人体平衡[63]。也就是说,这种治疗需要精确地找到肌肉骨骼系统的切入点、最利于避免不良反应的按压部位,并在治疗时针对组织的反应做出正确的调整[64]。

　　MRT 具有改善肌肉痉挛和筋膜粘连、消除对疼痛敏感组织不良刺激、加大活动范围的作用[62]。筋膜释放可以软化、再水合、改造结缔组织。通过伸展、拉长或牵张筋膜组织,在其粘连处进行松解,可以起到上述作用。筋膜释放是紧张的组织变得松弛的结果。因此,MRT 可以用来恢复筋膜活性,使组织重获正常分离性和减轻疼痛。

　　MRT 的具体操作要靠谨慎施行的、对抗组织界限的手法来完成(图 7-25)。要以掌、拳或前臂施以深透的、持久的、滑动的按抚,并达到深层筋膜,以对其进行伸展和延长。提升、扭转的动作比按压的动作更为常用[65]。操作时先要确认存在筋膜粘连,然后沿粘连的方向施以温和的外力。这种外力会拉伸弹性纤维,产生弹力感。在持续牵张下,筋膜组织会触及以坚强的胶原组织为主形成的组织界限。外力持续,直至局部产生释放感[62]。结缔组织需被牵拉至阻力点方可真正产生牵张效果。这种操作通常要穿过特定部位的肌纤维。框 7-16 明确了肌筋膜释放的各种途径。MRT 起始阶段的不适感常会随着按压时间延长而消除,但要注意该技术并不总是无痛的。

　　活动性筋膜释放技术［又称为活动性释放技术(ART)］是由 Leahy 提出的一种改良技术[66]。Leahy认为 ART 是软组织疾病的最佳治疗方法,这种疾病应纳入累积损伤性功能失调的范畴[66],是急性损伤、重复损伤及持续压力导致肌紧张的结果。要检查软组织在结构、紧张度、运动和功能方面的变化。以上要素经查发现变化,即提示关节和软组织的机械功能发生了变化。治疗之前,经确认已受损的组织需被置于短缩位置。软组织的损害可经检查触及,治疗时应用按压力,以缓慢的活动性的或被动的运动牵拉组织(图 7-26)。

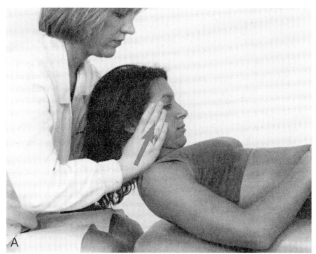

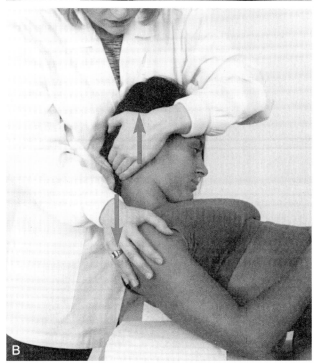

图 7-25　肌筋膜释放(Barnes 法)。(A)颈椎释放,目的是缓解自颈椎至上背部的筋膜粘连。术者手腕成摇篮状,患者枕部置于其内,术者对其施予持续颅骨牵引,不做过度屈曲。(B)交替放松颈椎,重点在胸锁乳突肌和肩胛提肌部分。

框 7-16	肌筋膜释放出现的方式

对关节的强迫分离或挤压
外力负载或不对称的绷紧组织
控制机械感受器的肌本体反应
肌肉紧张或不对称

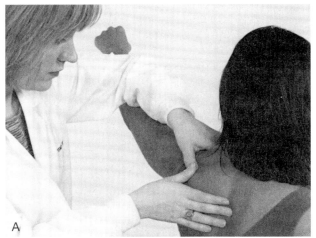

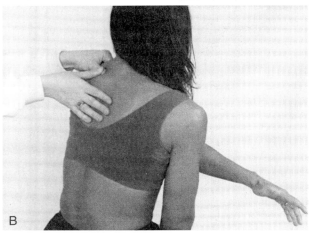

图 7-26　ART(Leahy)治疗左冈上肌。(**A**)起始体位,患者上肢内收,术者双拇指按压肌肉。(**B**)结束体位,患者在持续按压下活动的缓慢放低、内收上肢。

手法阻抗技术

　　这种软组织矫正法的常见类型系以不同级别力度的按压法和关节运动或定位为主。该技术同样应用不同级别力度的肌肉牵引手法,力度从 0 开始,直至较强的持续牵拉。有些医师对疼痛区域仅采用轻手法按压或不施加力度,其他人则选择使用重手法。这种可变性便于术者根据患者的临床表现 (急性或慢性)和能力(耐受性)来决定如何施予以手法。但这些手法有相似之处,因此也在明确专业术语和具体治疗目的时造成了一定的混乱。

肌肉能量技术(MET)

　　该技术由 Fred Mitchell,D.O 首先提出, 它也涵盖了利用患者自主肌肉运动的部分。MET 的首要疗效是影响关节功能, 尽管在施术时手法也会对肌肉产生影响。MET 的目的是通过适当地改变姿势来恢复正常关节位置和功能。Mitchell 的基本理论是施行准确的治疗外力, 依靠其反作用力激发肌肉的自主收缩, 以治疗在收缩后放松的过程中出现的关节接合无力[67]。患者自主产生的肌肉收缩需具有不同的强度,并确保是在一个准确控制的体位下、沿特定的方向、针对性准确执行的反作用力。正确的操作需要患者积极地参与,鼓励患者承担照顾自己的责任[64]。MET 的施行需要借助工具,在拉长肌肉的操作环节还要依靠重力, 特别是不需要术者的被动牵拉。然而,很多改良和变异使该技术具有了不同的用途,并在专业术语命名上出现了严重混乱,例如在拟定治疗目的时。

　　MET 包括两种相反的外力,分别来自患者和术者。这两种外力产生等容或等张收缩, 也可同时产生。方向的变化、收缩的类型(等容或等张)、模式和患者或术者发出的外力总量,决定了 MET 的多种不同形式。要有效地施行 MET,必须找到并准确定位关节界限。

　　所谓临界现象最初被描述为与关节有关, 但也适用于运动系统的几乎所有组织。关节界限的概念体现出了在软组织按摩法和调整法之间的重要区别。当术者触及最轻的阻力,就会觉察到关节界限。稍稍过度按压就可能产生类似橡皮圈特征的弹回的运动。关节界限功能失常的具体特征见表 7-1。

　　临界现象使得诊断和定位变得异常重要。而对受损脊柱节段的治疗外力的定位比外力和反作用力的总量更重要(图 7-27)。这种关节治疗法并不需要肌肉完全极度的收缩,而是经常采用较轻柔的力度。有时需要提醒患者不要太过用力,他只需用出与术者外力相对应的力即可。如果治疗力度过大,必将牵涉附属肌肉,这会使对需放松组织的治疗疗效有所削弱。

后等容放松法(PIR)

　　经过多年的变化,MET 已有了明显的改良和发展。经过改良,MET 可以增加关节活动性和肌肉灵活性。PIR 就是这样的一种经过演变的 MET。PIR 技术的治疗重点在于肌肉系统和引发肌肉拉伸,而MET 则重点治疗关节的病变。然而,两者都影响关节和相关的肌肉。PIR 指的是在短周期的等容收缩

表7-1	功能失调的界限的类型和特征	
界限类型	触诊所见	原因
神经肌肉界限	弹性质量	加重的肌强直
筋膜界限	非弹性质量	纤维化
被动充血界限	不连贯但逐渐变得不明显	肿胀
骨的界限	不连贯但不柔顺	关节内交锁
解剖界限	随着活动范围加大而变得僵硬	过度活动、不稳定

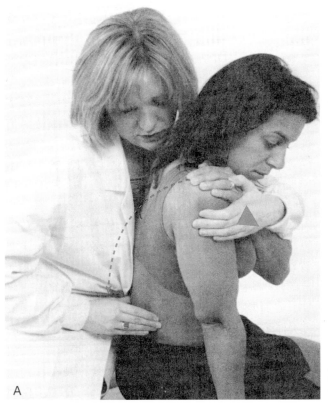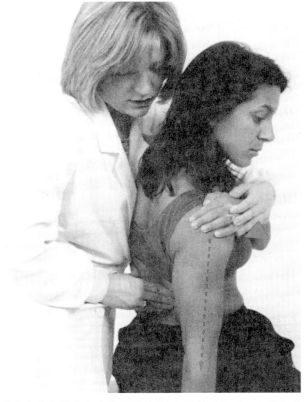

图 7-27　肌肉能量技术质量关节功能失调(L4-L5)。(A)等容收缩治疗向右旋转和向右外侧屈曲受限，可触及界限。指导患者在术者外力阻抗下向左旋转、左外侧屈曲。(B)等张收缩治疗向右旋转和向右外侧屈曲受限，可触及界限。指导患者在术者外力阻抗下向右转、向右外侧屈曲。

后肌肉的松弛。PIR 技术更趋向简单、轻柔，便于在家治疗。由于 PIR 是 MET 演变后的模式，因此这两种操作可以互换。而且，现在也同样有人正在对 PIR 技术进行改良。

　　MET 技术用于通过减弱活跃的肌肉收缩和挛缩的限制作用来拉长短缩的组织。甚至，当肌肉短缩的原因是肌肉结缔组织的挛缩，而不是主动收缩时，这种操作同样有效。通过放松肌肉内的活跃成分，拉伸肌肉的操作能更有效地拉长结缔组织成分，恢复

肌肉内收缩性和非收缩性因素的正常功能。

　　这些 MET 操作法的理论基础建立于所观察到的现象，即最大程度的肌肉舒张经常导致强力的肌肉等容收缩。Sherrington[68]在 1909 年最早发现了这个现象。这个原则应用于 MET 的演变中，即形成了所谓的PIR。MET 的这种改良形式包括三个步骤：收缩、松弛和拉伸。患者在术者的阻力下进行肌肉收缩，随后是一段时间的肌肉松弛和来自术者的被动拉伸(图7-28)。

框 7-17 改善关节运动的肌肉能量技术操作法

1. 柔和拉紧关节(达关节界限)。
2. 诱发柔和的等容收缩,远离关节界限,时间约3~5秒。患者自主发力不应强于术者的外力或引发疼痛感。此外还有一种诱发等张收缩的接近关节界限的替代技术。
3. 通过沿纠正的方向柔和地按压或拉伸关节,运动须触及界限,并保持5~15秒,或直至术者觉得关节有释放感或软化感。
4. 在第一次释放后,如仍未恢复正常运动,等待5~15秒释放后的松弛。
5. 重复直至术者感到关节恢复正常运动(3~5次)。

我们展现了这些治疗操作产生疗效的不同模式,但这些技术引发软组织变化的机制仍不清楚。有一种理论强调了 GTOs 的作用。在这种模式中,持续的等容收缩增加了已在收缩的肌肉的紧张度,导致 Golgi 感受器系统感受到增强的紧张信号,并反射性的引发肌肉松弛或拉长。

另一个引发肌肉松弛的模式是通过利用相互抑制的现象(RI)来实现的。当肌肉做等容收缩时,它的拮抗肌就会被抑制,并立刻出现拮抗肌的舒张。这个理论用于模仿肌肉在减弱柔韧度的方向上的等容收缩。

PIR 似乎对于慢性疾病疗效更好,而 RI 则在治疗急性疾病中疗效更佳[69]。不过,两者皆可在急慢性疾病中应用, 只要不产生疼痛或不试图拉伸关节组织。应用 PIR 时, 治疗的等容收缩阶段需维持 7 秒 (范围在 4~10 秒,延长收缩时间会影响疗效),松弛和被动拉伸阶段须持续约 15 秒 (图 7-29 和图 7-30)。等容收缩须保持最小力量,重要的一点是收缩的力量要柔和,并等于患者的自主力度。患者需被指导使其自身的力度与术者的阻抗力相对应, 且力度不能强于术者。如无法保持正确位置或无法准确触及界限,则会影响疗效。

关节界限的概念对于 PIR 技术的应用是非常重要的。在松弛阶段,术者应用轻柔压力,并拉长肌肉至关节新的临界点,患者可在该点感受到疼痛或活动受限。这种活动至新的关节范围的操作需重复几次, 直至活动受限、肌肉疼挛和疼痛水平得到改善

(框 7-18)。

患者也可自行进行多种方式的自我控制的 PIR。在指导患者之后,这些操作在患者随访间隔期也是有效的。当然,它们的效果有限,尤其是对于上颈段和枕区。

Evjenth 和 Hamberg[70]建议改良 PIR 技术,在治疗最后阶段刺激拮抗肌或主动肌。这种改良主要是在患者肌肉收缩阶段提高活跃程度。在这种方法中,患者在拉伸阶段之后要通过拮抗肌主动收缩协助引发所需的运动。这就需要患者在术者柔和的阻抗力下沿活动受限方向主动增加运动。这种 PIR 的改良适用于收缩、松弛、拮抗肌收缩法或 RI。当肌肉等容收缩时,它的拮抗肌被抑制收缩。因此,RI 法通过等容收缩短缩肌肉的拮抗肌,即可使短缩肌肉松弛。在短缩的肌肉(主动肌)因剧烈疼痛而无法收缩时,拮抗肌收缩法可能会有效。有很多其他操作也应用拮抗肌收缩机制。

本体感受神经肌肉简易治疗法(PNF)

PNF 由 Herman Kabat,M.D 和 Margaret Knott,P.T 提出,用于治疗患者的神经功能失常疾患。20 世纪 50 年代,Kabat 博士提出了 PNF 治疗法, 在此之前她被介绍加入了 Elisabeth Kenny 提出的"Kenny 治疗法"的研究工作及对脊髓灰质炎患者的治疗研究。在早期,他们的治疗重点和 Kenny 术者的一样,都是治疗瘫痪和脊髓灰质炎患者。多年以后,治疗的手法逐渐发展变化,其技术应用范围也更为广泛,包括改善运动功能和治疗 NMS 系统疾病。现在这种操作法常用于多种类型疾病,范围从卒中、脊髓损伤的康复到常见的 NMS 系统损伤和功能紊乱的处理[71]。Kabat 的 PNF 治疗法的概念性的目标在于通过强化神经功能治疗肌肉无力。Mitchell 在完善 MET 法的过程中吸收了这些概念用于关节松动术,这也相应地改善了短缩肌肉释放法(PIR)。这些操作法的起效机制的理论基础以及功效,至今仍在不断完善之中。

PNF 法被认为具有提升本体感受器反应速度和对神经肌肉信号灵敏度的作用[64]。患者在指导下进行一系列复杂的运动模式,以达到最大限度拉长肌肉的目的。这些运动模式包括螺旋和斜线运动,仿效了日常运动和工作的正常运动模式。人们猜测,PNF 正是通过学习或强化这些运动模式起到刺激本体感受器和加速神经功能恢复的作用。在 PNF 的发明者

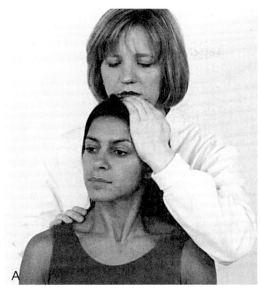
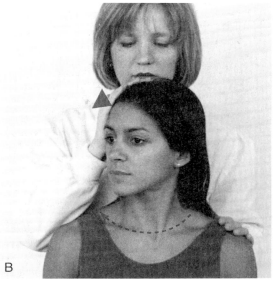
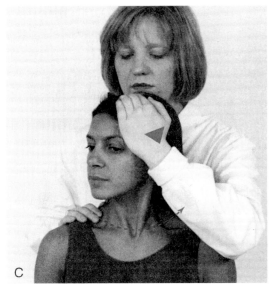
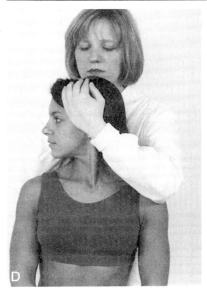

图 7-28　改良的肌肉能量技术治疗颈椎右旋受限。

1. 患者坐位。
2. 术者立于患者体侧。
3. 术者旋转患者颈椎至临界点(A)。
4. 指导患者自主颈椎肌肉收缩，在术者阻抗力下行颈椎左或
　　右旋转。

5. 在阻力下右旋时，产生后等容松弛(B)。
6. 在阻力下左旋时，产生相互抑制疗法的效果(C)。
7. 术者再次旋转患者颈椎，注意患者颈椎右旋功能是否改善
　　(D)。

看来，与其说 PNF 是一种技术，倒不如说是一种医疗哲学。它的治疗目的是对机体功能产生全面的影响，包括多个肌肉和多个运动平面。

　　PNF 手法的理论基础，即基本的神经生理学原则，涵盖了一个重要的概念：肌肉的反应可以受阻力、牵张反射和其他本体感受器输入信号的影响而产生变化。因此，PNF 引用了阻力、牵张反射、近似值、牵引、手法按压的相关概念，以优化运动效率或补充运动模式。通过运用这些基本原则，可以评估并理论上增强患者的体位性反应、运动模式、力量和耐受力。

　　应用本体感受神经肌技术的物理治疗法经常通过握住-放松-牵张的操作模式来改善关节活动度，并使关节周围的肌肉功能恢复正常。这个技术和专业术语在治疗目的和效果上都是与牵引-放松-牵张技术相对应的[72]。PNF 的起效途径是以通过观

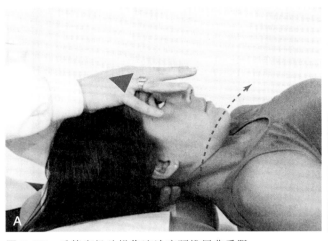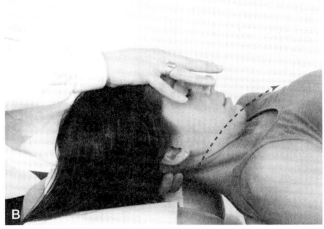

图 7-29 后等容松弛操作法治疗颈椎屈曲受限。

1. 患者头部前屈至受限位置。

2. 患者上视,并在术者对抗压力下主动收缩颈部肌肉(A)。

3. 患者下视并呼气,术者向前被动拉伸患者头部(B)。

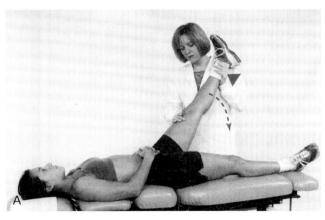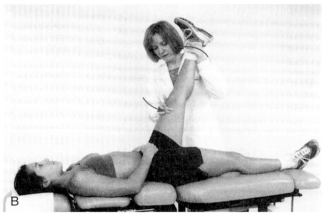

图 7-30 后等容松弛操作法用于下肢腘肌。

1. 患者仰卧位。

2. 患者髋部极度屈曲,在能耐受肌肉短缩引起的症状的情况下尽量伸直膝关节。

3. 术者立于患肢一侧,将患者膝关节置于自己的肩部,握住患者大腿近膝关节处(A)。

4. 患肢搭在术者肩部,指示患者收缩下肢肌肉,试图伸髋或屈膝,或同时做以上连个动作。

5. 患者维持肌肉收缩约 7 秒。

6. 指示患者放松,术者逐渐屈曲患者髋部,伸直膝关节(B)。

察、触诊和运动评估来确诊神经肌肉控制功能失调的程度为基础的。用于确定功能失调的评估程序见框 7-19。

该表也介绍了评估程序的定义和类型。被动活动性检查法用于评估在 PNF 的斜线运动模式上患者的被动活动范围和自我放松能力。主动运动法则增加了主动肌肉牵引,使之前被动运动法检测过的部位沿 PNF 斜线运动。通过观察运动的惯性、延迟

反应、过度反应或不适当的补充来评估运动初始时的质量。

通过额外增加阻力引发相应的运动,可以评估肌肉的协调性和控制力,以确定是否存在运动偏离或肌肉痉挛以及不协调的运动。同样的,通过运用阻力可以评估肌肉的力量和收缩速度是否存在不足。通过一系列等张收缩,可以评估不同类型的等张收缩(同轴、离心和持续的)的表现及收缩类型之间的

<table>
<tr><td>框 7-18</td><td>后等容松弛操作法治疗疼痛肌肉的痉挛</td></tr>
</table>

1. 肌肉被拉长（在无拉伸外力的情况下）至临界点。
2. 患者在阻抗下自主进行最小力度的等容收缩，并维持 10 秒。
3. 指示患者放松或放开。
4. 重复以上动作 3~5 次直至新的临界点产生。

<table>
<tr><td>框 7-19</td><td>用于鉴定功能失调的本体感受神经肌肉简易评估法</td></tr>
</table>

被动活动性
主动活动性
运动启动
运动的协调和控制力
力量和速度
等张收缩的组合
等容收缩
反向运动
主动肌和拮抗肌的平衡
躯干控制

转化。除了评估等张收缩之外，还要观察患者等容收缩的缺点以进行评估。

反向运动能力是神经肌肉系统的一大必要特征，而交互运动的控制力、速度或力量的不足会导致关节运动学改变。确定是否存在主动肌和拮抗肌功能失调非常重要，因为这种失调很可能源自组织功能失调、椎间盘突出或过度使用综合征。躯干控制依赖于活动性和稳定性的整合，并对于相关组织的正常功能和健康非常重要。

与 PNF 相关的操作程序和原则范围极广，数量众多，难以进行归类。尽管最初 PNF 被认为只是一项康复锻炼的计划，但很明显 PNF 的很多技术不能被简单归类于功能锻炼。有人将这些操作技术应用过程中的肌肉活动进行合并，并由此将 PNF 归为 MET 的一种形式，不过这似乎是过于简单了。PNF 在应用过程中有 9 种变化，可根据改善患者功能的不同需要进行操作（框 7-20）。每一种技术都有具体

的目的、标志和用法。

有节奏的启动。有节奏的启动（图 7-31 和图 7-32）具有评估和治疗患者被动活动能力的作用：患者以柔和的、有节奏的方式进行主动肌肉收缩；在持续的有节奏的阻力下进行运动。因此这项技术可以用来治疗肌肉收缩的启动、速度、方向或质量的功能障碍。施术时，患者需取有助于放松的姿势，术者被动

<table>
<tr><td>框 7-20</td><td>PNF 应用中的变化</td></tr>
</table>

有节奏的启动
等张收缩的组合
沿肌肉延长线反复快速地拉伸
对已存在的肌肉收缩进行反复快速的拉伸
拮抗肌逆转
等张逆转
稳定性逆转
收缩-舒张
握住-松弛

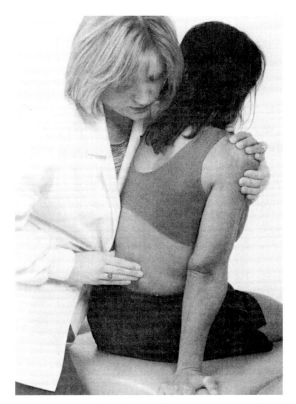

图 7-31　PNF 有节奏的启动法治疗急性疼痛。患者取有助于放松的姿势，术者使其进行被动运动。患者最低限度地辅助运动。

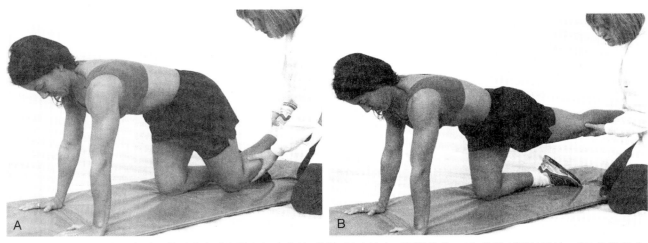

图 7-32 PNF 有节奏的启动法协助患者进行臀肌极度收缩(伸髋)活动治疗下腰椎失稳。(A)伸髋(爬行)开始。(B)伸髋完成。此操作分别在被动、主动、阻力下完成,用以提升躯干稳定性。

运动施术的关节。一旦产生柔和、有节奏的被动运动,术者即要求患者最低限度地辅助该运动,并在患者更主动配合的同时施以阻力。

等张收缩的组合。等张收缩的组合(图 7-33)具有评估和提高患者对运动的控制力和运动目的性的作用。有报道表明该技术可用于治疗力量不足、活动范围下降以及神经肌肉协调性下降, 可以解决肌肉同轴收缩、离心收缩或保持肌肉长度的收缩(等容收缩)存在的问题。治疗时主动肌的同轴收缩、离心收缩、等容收缩等模式按顺序与舒张模式任意结合,以进行可控的有目的的运动。

重复的快速拉伸。重复的快速拉伸技术主要是重复利用牵张反射以协助启动肌肉反应。因此该技术具有缓解疲劳、提升耐受力和提高患者运动意识的作用。中枢神经系统通路的反复兴奋使神经冲动沿通路进行传导。实际应用中可以利用收缩肌肉的延长线。肌肉的成分将被定位于牵张后的位置或接近的位置。随后指导患者在术者阻力下进行反应性收缩。

拮抗肌逆转法。拮抗肌逆转法用于治疗与指定运动不相协调的拮抗肌群。该技术通过肌肉在阻力下交替的同轴收缩或等容收缩来起效。

收缩-舒张。收缩-舒张法通过同轴收缩引发的肌肉紧张协助患者放松。肌筋膜通过协助患者放松和缓解肌筋膜组织的紧张来增加肌筋膜的运动范围。将治疗部分置于运动模式下活动受限的位置,对

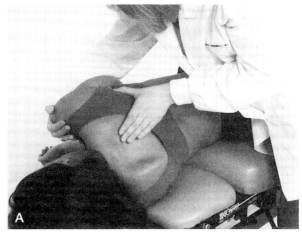
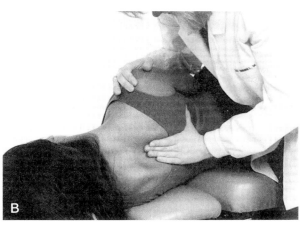

图 7-33 PNF 技术中等容收缩结合法的操作,以肩胛骨为例。(A)拉伸、上提和内收肩胛骨。(B)回缩、按压和内收肩胛骨。治疗的顺序是:(1)术者引发被动运动,(2)患者部分协助运动,(3)完全由患者主动运动,(4)阻力下的运动。

被限制的主动肌或拮抗肌的同轴收缩施以阻力。收缩之后，指导患者完全松弛，施术部位被动或主动地进入新的活动范围。

握住 - 松弛。握住 - 松弛法可用于协助患者放松并改善活动范围，它更多地是利用等容收缩而不是等张收缩，原因是疼痛限制了等张收缩的应用。治疗时将关节置于无痛位置，然后缓慢地引发等容收缩。要求患者在对抗的压力下保持该位置。

缺血性按压法

缺血性按压法是一个一般性的操作手法。由于很多专利技术均应用此手法，导致其定义较为混乱。在感受器 - 肌强直法（Nimmo）、扳机点治疗法（Travell 和 Simons）、神经肌肉技术（Chaitow 和 St. John）、肌肉疗法（Prudden）、技巧（Leahy）、指压按摩疗法和针压法中均使用这个术语，用来描述他们的个体治疗方法或治疗机制。

这些治疗法的支持者们有不同的解释和理论，但临床应用却极其相似：在柔软的肌肉结节上施以深度按压手法。Travell 和 Simons[73]最早使用缺血性按压法这个术语来描述施于肌筋膜扳机点的按压手法。很多采用缺血性按压法形式的扳机点治疗法，包括 PIR 和播散 - 牵张技术，被认为可以通过反射通路的神经病学调整方法产生效果。

有些理论要求对缺血性按压法的起效机制的解释。Travell 和 Simons[73]认为通过对特定部位保持按压，可以诱发感觉神经缺血，因缺氧而导致神经阻滞。他们还认为对与扳机点相连的收缩的肌小节进行深度按压可以产生集中的牵张，导致肌动 - 肌凝蛋白头部的分离。另一个解释是在压力解除后，会出现反射性血管舒张和充血，导致循环量增加，具有清除化学刺激物和代谢废料以及增加氧和三磷酸腺苷含量的作用。最新的理论认为其起效机制是通过深度按压手法产生疼痛，对中间神经元脊髓灰质后角产生高强度刺激，从而释放可以阻断疼痛知觉的内啡肽。而最大的可能是，缺血性按压法的效果源自多种起效机制的结合。

感受器 - 肌强直技术（Nimmo）

Raymond Nimmo 是最早关注功能失调和半脱位状态下的软组织成分的整脊医师之一，早在 20 世纪 50 年代他就提倡精确的软组织治疗。临床上，

Nimmo 观察到在肩部有一些位置，在按压时产生的疼痛可扩散到多个区域，Nimmo 称之为 "有害物质产生点"[74]。1952 年，他从 Travell 和后来的 Simons 关于肌筋膜疼痛和功能失常的研究成果中有所收获。Travell 将肌筋膜疼痛部位命名为扳机点。Nimmo 将治疗扳机点的操作称为感受器 - 肌强直技术，目的是强调他的理论，即这是一种反射技术而不属于按摩治疗[75]。

在 Nimmo 的治疗方法中，评估和治疗的重点在于体位和相关的肌肉情况。通过触诊检查软组织的压痛、痉挛和扳机点，发现它们都有产生疼痛的特定模式。Nimmo 设计了以有力按压扳机点为主的治疗方法，操作时对存在刺激性损害的部位直接进行深度按压，持续大约 5~7 秒以产生加压的效果[75-77]。

在整个治疗过程中应均匀地施以按压，随后迅速解除压力。按压时，患者会感到局部疼痛或牵涉疼痛，或者两者都有。即使手法按压保持稳定，疼痛的强度通常也会有所增加。解除按压后，疼痛的强度会缓慢减弱至较低水平。患者每次就诊时，在同一扳机点上重复以上操作 1~2 次。其方式包括以拇指、食指或中指、肘按压，钳状抓握（拇指与食指、中指相对）、刀锋按压（手的尺侧）和使用 T-bar（一个有橡胶头的手动机械装置）（图 7-34）。框 7-21 总结了 Nimmo 的缺血性按压法的操作步骤。

同一次治疗中，在第二次或第三次治疗扳机点之前，对肌肉组织的紧张度和结节状态的变化进行评估非常重要。在第一次采用按压之后，患者发现局部疼痛或牵涉痛有缓解，或两者均有缓解。同一次治疗中，在第一次施行按压之后，如果确实提示强度或结节紧张状态有所缓解，则不应对扳机点施行额外的治疗。此外，如果扳机点在 3 次治疗之后仍无改善，在进一步治疗之前建议安排数天的间隔。应用过度的按压和过于频繁的治疗是常见的错误。过度的超过组织柔顺度的按压，会导致某种类型的损伤，并可能进一步导致充血或新的扳机点形成。

对于体质虚弱或毛细血管脆性高的患者，以及有血管疾病或有皮质类固醇药物服用史的患者，治疗应极为柔和，以避免医源性后遗症。对于较大的肌肉，如臀部肌群，可能需要强度更大的压力以达到缺血性按压的效果。而对于较小的肌群，如枕骨下肌群，则需要强度较小的按压。术者必须经常在患者的疼痛耐受度以内进行操作；如果术者不能确定其疼

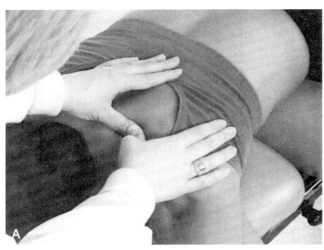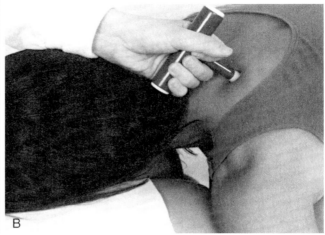

图 7-34　Nimmo 感受器-肌强直技术以拇指按压分散在肩胛提肌的扳机点（A）和 T-Bar（B）。

通过触诊定位收缩肌肉的痛性结节和条索。

术者以手指有力按压结节，并询问患者按压的强度和是否有放射痛。

保持对结节的按压 7~10 秒，强度不增加。

解除按压，考虑其他治疗位置。

每次患者就诊时，对每个结节重复以上操作 2~3 次。

记住过度按压和过多的治疗会导致不良刺激和挫伤。

通过触诊和患者的疼痛主诉重新评估痛性结节或条索。

痛耐受度，则应明智地采用强度较小的按压而不是过度的按压。

临床上也存在这样的现象：即使患者的肌肉组织得到了很好的改善，也有可能在治疗后第一天出现治疗后疼痛，术者应对其给予相应的建议。建议对患者的治疗安排以每周 2 次为基础（治疗急性疾病每周 3 次），并在就诊期间安排 1~2 天的间隔。这样有助于肌肉组织从治疗的微损伤中恢复，并有助于神经系统重建感觉-运动反射通路的平衡。一些整脊医师在日常脊柱操作中会取得良好的效果。无论如何，我们不推荐每天以 Nimmo 法进行治疗，因为这可能延缓患者从治疗后损伤中恢复。

Nimmo 假定在局部应用深度按压会高度刺激疼痛感受器，由此产生神经病学变化，导致运动神经信号输出的反射性抑制和肌紧张度的缓解。他假设了对治疗结果的神经病学解释，根据是患者表示治疗后疼痛会即刻缓解，而只有神经系统能够在数秒内产生反应，导致肌肉紧张度的变化。临床上，在常用的 5~7 秒治疗时间结束之前，肌肉的收缩就会得到放松。因此，感受器-肌强直技术提供了一个被认为可以在中枢神经系统干预下通过反射媒介缓解肌肉紧张的反射技术。

扳机点治疗法（Travell 和 Simons）

Janet Travell[73]是一名内科医生，她强调了肌筋膜在健康和疾病状态中的重要作用。她最早用扳机点这个术语来描述软组织的痛性结节。Travell 和 Simons[73]将扳机点定义为过度敏感的点，它的位置通常在骨骼肌的条索上，按压时会产生疼痛并可会加重具有特异性的牵涉痛、触痛和一些自发现象。

对扳机点的评估包括能够确诊粗大肌肉不平衡的姿势评估和对肌筋膜的精确触诊。图 7-35 列出了具体到单个肌肉的牵涉疼痛模式的确定方法。表 7-22 中总结了体格检查所见。Travell[73]提出可以对被牵张的敏感组织外喷气化散热剂，以及在扳机点注入抗炎药物（如普鲁卡因）。

她也同样提倡以手法按压来影响扳机点。最早将按压操作称为缺血性按压法的就是 Travell 和 Simons[73]，不过按压的时间要明显长于 Nimmo 法中描述的缺血性按压法。Travell 治疗方式采用有力的指压法，配合深度按抚手法、揉捏手法或振动手法以引

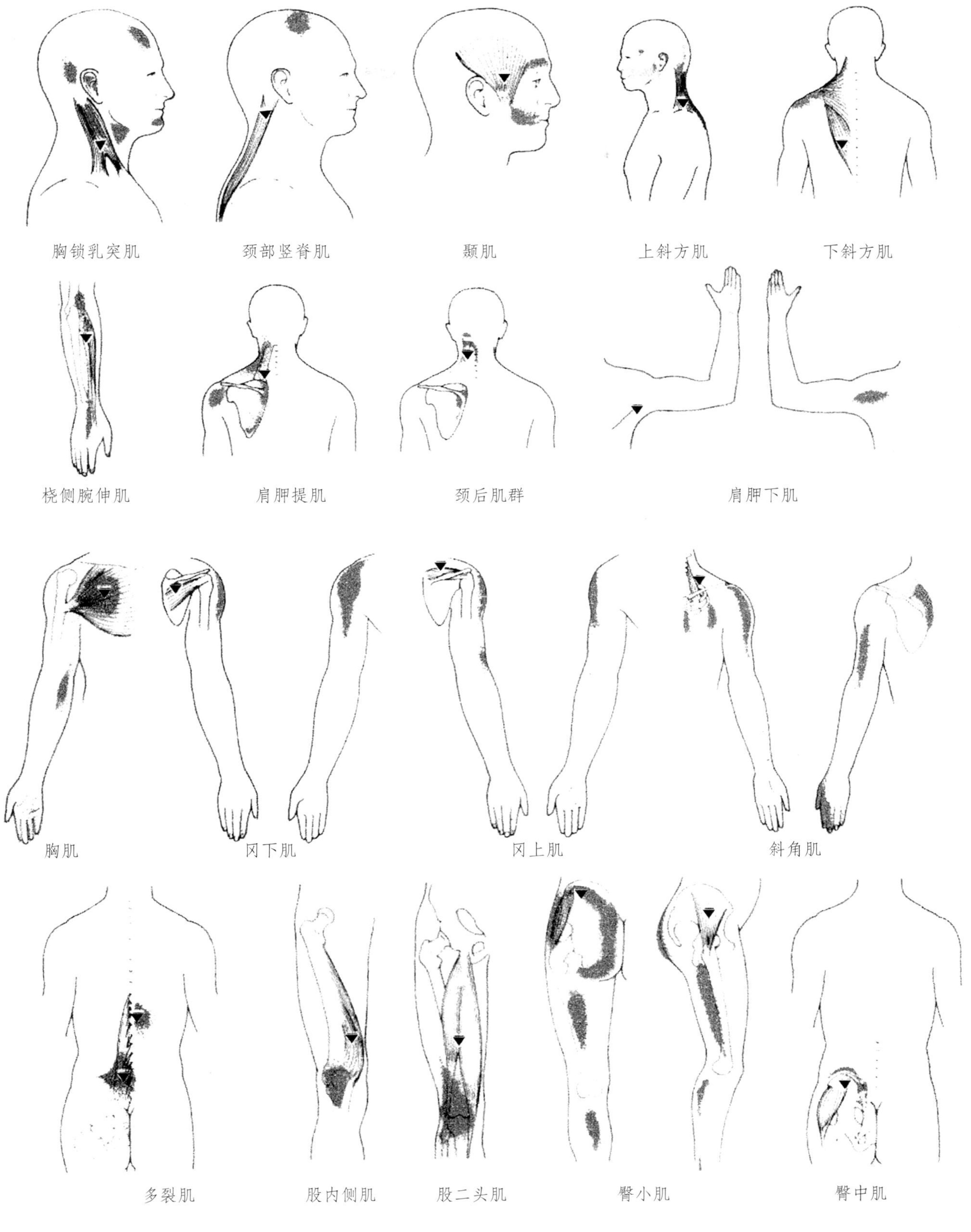

胸锁乳突肌	颈部竖脊肌	颞肌	上斜方肌	下斜方肌

桡侧腕伸肌	肩胛提肌	颈后肌群	肩胛下肌

胸肌	冈下肌	冈上肌	斜角肌

多裂肌	股内侧肌	股二头肌	臀小肌	臀中肌

图 7-35 常见扳机点 (三角形) 和牵涉模式列表。(Modified from Chaitow L: *Modern neuromuscular techniques*, London, 1996, Churchill Livingstone.)

框 7-22　关于扳机点的检查结果

当出现活跃的扳机点时,被动或主动的牵张受损肌肉会加重疼痛。

受损肌肉的牵张范围缩小。

受损肌肉在阻力下收缩时疼痛会加重。

受损肌肉最大收缩力下降(肌无力)。

肌肉触诊发现肌紧张、纤维粘连或伴有极度压痛的可触及的筋节。

疼痛和感觉迟钝常见于与肌肉对应的某些特定点。

手指按压活跃的扳机点常会导致患者躲闪或喊叫等剧烈疼痛反应。

强力按压扳机点会导致肌肉局部痉挛反应。

发局部组织缺氧,随之出现反应性充血。按压力度在30~60秒内逐步增加,或直至扳机点压痛被消除。手法、不采用喷雾剂的牵张法、超声波、热源性治疗、药物治疗、生物反馈技术和经皮神经电刺激疗法(TENS)均被认为可以作为影响扳机点的替代疗法。

体壁反射技术

体壁反射技术包括很多不同的操作,均适用于诊断对触诊敏感的多种不同类型的不相关的软组织病变。这种对触诊的敏感性可以用反射痛机制来解释。疼痛刺激的不断延长会形成一个恶性循环,刺激信号会通过连通上方和下方的中间池,穿过脊髓并可能传导至丘脑。如果这些连接的传导程度足够高,则有可能在损伤部位一远处,甚至有时在身体另一侧探知疼痛和交感神经紊乱。

筋膜组织的刺激性损害是各种神经反射系统的一个常见要素[78]。这些反射系统似乎有一个共同点,即它们对于多种不同类型和级别的组织损伤,包括物理创伤、感染、退变和化学损伤均会产生反应[78]。

引发体壁反射后,局部皮肤可能会出现不良反应,并影响血液和淋巴循环,刺激神经系统。人们认为对机体皮肤和软组织进行明智和科学的手法操作,会将皮肤调整至最佳生理状态,增加血液和淋巴循环活力,并使中枢和末梢神经系统变得敏锐[79]。

多种不同的体壁反射技术都有交集,这意味着每一个操作者都意识到它们有相似的特征,但又难以分别加以解释。而且,如果所有用针灸疗法描述的

体壁反射点,以及Travell(扳机点)、Chapman(淋巴反射)、Johes(摆位放松)、Bennett(血管反射)和其他人描述的体壁反射点均在身体表面加以标注,如同在地图上标明坐标,那么整个体表都会被覆盖了[78]。进一步说,很多内脏疾病牵涉痛的模式与这些反射点极为类似。这意味着体壁富有多种感受器,并易于成为对整个身体有害刺激的来源。尽管这些操作法拥有很多不同的名称和不同的哲学内容,但在具体应用上却极其相似。

指压点刺激法

指压法是按摩或点压法的方式之一,它应用于针刺穴位,通常以镇痛为目的[64]。关于针灸、指压法和经络疗法的临床报道已有很多。针灸穴位沿经络分布,目前对经络的神经或血管模式尚不了解。研究显示敏感点的电位存在可测量的变化,且这些敏感点可以通过电刺激、针灸或手法按压来治疗。理论上,经络不通或其他紊乱可以影响人体的健康状态[29]。

通过临床研究探索针灸有效性的人正在不断增多。如同其他的治疗法一样,对于针灸的研究也存在很多矛盾[80]。在一个研究针灸治疗颈部肌筋膜慢性疼痛疗效的随机单盲试验中,结果显示针灸治疗可以取得中等程度的镇痛效果[80]。另一个以针灸治疗糖尿病患者慢性末梢神经疼痛的研究,则表明针灸适用于糖尿病神经疼痛的长期治疗,且是安全和有效的治疗手段,尽管它的起效机制尚未明确[81]。此外还有针灸对于缓解恶心和孕期呕吐的有效性的研究,结果表明针灸对于缓解恶心症状有效,但不能降低孕期妇女呕吐的频率[82]。有一小部分人研究了针灸治疗颈部疼痛的疗效,发现针灸与安慰剂相比疗效无显著性差异,尽管两组均有中等程度改善。其结论是针灸的疗效可能并不优于安慰剂[83]。Ernst[84]在一个系统回顾著作中报道,由于试验方法学的缺陷,很多关于针灸的研究结果极度矛盾。在一个针灸治疗消瘦的安慰剂对照随机临床试验中,得出了针灸治疗安全但并不显著提升体重或加大脂肪丢失,也不会降低血压的结论[85]。此外在英国有一个应用针灸治疗慢性病的报道,其结果令人尤为不安。调查[86]发现针灸广泛应用于慢性疼痛的治疗,但1/5的操作者并未接受过任何针灸方面的正规训练。这一结果令人们担心,那些未接受足够的针灸训练的操作

者仅仅是在做补充关怀的工作。对于针灸研究的一致结论是：关于针灸的潜在有效性有很多研究，但由于设计方案和病例数的缺陷，这些研究得出的结论均模棱两可[87]。不过，针灸治疗成人术后和化疗后恶心呕吐的疗效还是得到了理想的结果[87]。此外，对于有些疾病，例如成瘾性、休克复原、头痛、痛经、网球肘、纤维组织肌痛、骨质疏松、下腰痛、腕管综合征和哮喘等，针灸均可以作为附属治疗手段或替代疗法，或可被纳入综合治疗计划[87]。

　　穴位通常位于皮肤下方，但有时需要针入到筋膜和韧带的层面才能扎到某些穴位。有人认为在某些形式的反射刺激下，穴位才会被激活并能用于治疗。穴位对压力敏感，因此可以成为诊断依据之一。穴位多位于体表可触及的凹陷处，在穴位点上的皮肤比其他非穴位点的皮肤略薄[88]。穴位点下方的组织排列包括纤维组织、脂肪、神经和神经干、大静脉、肌肉和肌腱受体。因此，针刺和指压力可以同时影响多种机体组织。

　　激活的穴位点通常对正确施加的压力非常敏感，而徒手按压或者低温下徒手按压与牵张术相结合则往往能消除其敏感性[78]。指压法则通常是由手指旋转、横推或下压等方式来产生压力（图 7-36）。在治疗过程中，由指压所带来的一些局部疼痛会慢慢缓解。一般来讲手法压力应持续大约 30~90 秒，当然有的穴位点也可以持续 3~4 分钟。要使过度反应的穴位稳定下来，则需要进行持续或间歇按压或旋转按摩超过或达到 5 分钟。如果需要刺激一个穴位，应按压 20 秒到 2 分钟。需要注意的是，手法的按压力过大或时间过长可能会产生相反的效果。

　　指压法和针灸理论可以通过调整脑啡肽的内含量[64]或通过刺激局部机械感受器群和疼痛感受器群（刺激产生镇痛），或同时刺激两者产生镇痛作用。其机制可能是当针灸或指针作用于肌肉深筋膜区的组织感受器群时，疼痛感受器的活性会受到抑制[64]。此外，针灸学的神经反射学说认为，当内脏器官出现异常时会使依赖神经系统器官的相关皮肤和肌肉发生改变。反射症状分为感觉反射、连锁反射和自主神经系统反射。感觉反射的发生是因为一个异常的神经冲动进入脊髓并反射性地导致该区域皮肤敏感；当任何一个内脏器官内发生异常时，神经生理学上与之相关联的躯体部位附近的肌肉会出现有限的肌肉收缩或僵硬，从而发生连锁反射；当内脏的异常引发

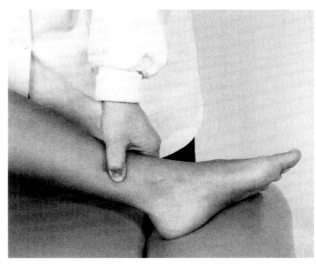

图 7-36　指压法：摩擦手法治疗脾反射点。

皮肤下的汗腺、皮脂腺、立毛肌、血管的反射性活动时会产生自主神经系统反射。穴位点代表着能产生连续异常生理活动的区域，能将较低能量级别的输入信号传输到中枢神经系统[89]。这可能会导致同一区域支配的其他组织的组合性的伤害性刺激。Melzack，Stillwell 和 Fox[89]报告扳机点图和穴位图表之间有 70% 的相关性。

Chapman（神经淋巴）反射点技术

　　Chapman（神经淋巴）反射点的体表改变多可通过触诊查发现，且多被认为源自于深层筋膜的收缩，这些体表改变常位于某些特定点。其压痛程度对于鉴别是深层筋膜收缩还是皮下脂肪球有重要意义。这些可触及的改变都位于身体前侧和后侧的特定解剖区域，并据报道都与特定内脏相关联。触诊时会发现这些神经淋巴反射点的大小可能从颗粒到蚕豆大小不等。这些反射点可以作为辅助诊断来定位一些有病理学改变的组织器官，而我们尚不清楚它的具体性质及如何通过神经系统信号的传入来影响内脏功能。Frank Chapman，D.O.认为这些体壁反射在临床上可以用来诊断内脏器质性病变，包括那些影响血液流体运动的疾病，主要是淋巴系统疾病，以及影响内脏功能的神经系统疾病。

　　前反射点多位于靠近胸骨的肋间，后反射点被发现多分布于脊柱胸段，在棘突和横突尖端的两侧（图 7-37）。当然也有反射点位于骨盆和大腿上。但是身体表面上的反射点是绝不可能被精确定位，或者用解剖位置的描述来精确定位，当然粗略的定位还

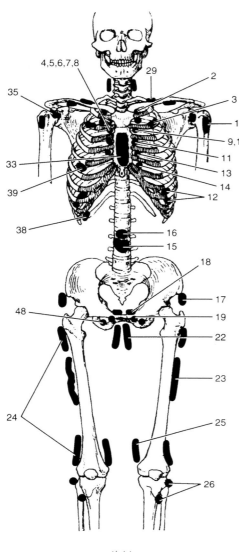

前侧　　　　　　　　　　　　　　　　后侧

图 7-37 Chapman 反射法的定位表(神经淋巴)。

反射	症状或范围	反射	症状或范围	反射	症状或范围	反射	症状或范围
1	结膜炎	15	膀胱炎	28	小脑梗死(记忆和注意力)	40	肝或胆囊梗死
2	鼻部症状	16	肾	29	中耳炎	41	输卵管炎,咽鼓管炎或精囊炎
3	上肢(循环)	17	迟缓性便秘	30	咽炎	42	卵巢
4	扁桃体炎	18	腹部紧张	31	喉炎	43	子宫
5	甲状腺	19	尿道	32	鼻窦炎	44	子宫纤维瘤
6	支气管炎	20	上肢和肩部疼痛	33	幽门狭窄	45	直肠
7	食管	21	脑梗死(卒中或局部麻痹)	34	神经衰弱症	46	宽的韧带(包括子宫)
8	心肌炎	22	阴蒂兴奋或痉挛	35	颈部歪斜(斜视)	47	腹股沟腺(下肢和骨盆内器官的循环和排泄)
9	上肺部	23	前列腺	36	脾炎	48	痔疮
10	大腿神经炎	24	麻痹性便秘或肠炎	37	肾上腺(过敏、衰竭)	49	舌
11	下肺部	25	白带	38	阑尾系膜		
12	小肠	26	坐骨神经炎	39	胰腺		
13	胃过度充血症	27	肝功能不全(恶心、饱胀感、不适)				
14	胃酸过多症						

是可能的。因此，在图标和反射图上的反射点位置都是近似准确的，当然也不排除有很大的个体差异。

Chapman 反射通过光数字压力传感器来处理前反射点，而后是后反射点。用中指按压将要进行操作的反射点位置，保持一个稳定、温和的力度，并用旋转按揉法将力度从手臂到手再到手指进行传递，使淋巴液流动至周围组织（图 7-38）。应用这一手法通常只会持续数秒，而实际操作中的时长取决于触诊的反应。因此，治疗的时间可能会持续 20 秒到 2 分多钟不等[78]。如果反射点的敏感度已经减弱，那么可以不再继续给予手法治疗。如果反射点的敏感度没有明显变化，则再施加一次手法治疗。治疗时所应用的力应遵循这一原则，即过度的治疗往往适得其反，且可能会产生不必要的影响。

这些存在于肋间的反射点的起效机制，可能是通过刺激位于身体前面肋间筋膜的壁层和脏层之间的感受器和肋间神经来产生作用。肋间神经支配着脏层和壁层的肋间肌，并通过其与交感神经纤维的联系可以影响肋间动脉、静脉和淋巴结。由于手法的刺激冲动的传入，可能会导致进出组织的血管血流量的增减变化。与交感神经纤维关联的重要器官的特定组织部位、淋巴结也可能会受到影响[78]。

抛开可能的起效机制，有一些研究证据支持临床应用 Chapman 反射。一项研究关于 Chapman 反射是否能够降低血压的研究结果显示，该反射对血压无明显影响，但醛固酮的水平却发生了改变[90]。许多高血压患者都伴有高醛固酮血症和低肾素水平，会影响肾小管，引起钠潴留。现已证明在原发性高血压人群中醛固酮的水平异常。Chapman 反射的刺激能够引起醛固酮水平持续降低。有人认为其对血压无影响的结果与没有足够的时间来监测血压是否降低有关，因为即使是用药物降低了醛固酮水平，也需要 5~7 天，血压才会降低。

Bennett（神经血管）反射

Terrence Bennett，D.C 描述的反射点主要集中在颅骨区，同时他认为身体其他部位的反射点在应激性刺激下能反映器官的血管疾病[91,92]。这些反射点将同时用于诊断和治疗。Bennett 开发出了血管神经动力学技术，他提出改变和恢复自主平衡是治疗内脏和生理功能改变的方法。

Bennett 用和 Chapman 相同的方式介绍了可触及的组织变化：当组织萎缩或硬化时，其质地也会发生变化。许多反射点都位于头部，虽然还有许多其他反射点在躯干的胸腹侧（图 7-39）。Bennett 反射的治疗手法是手指施加轻度压力，再加上轻微的伸展或牵拉皮肤（图 7-40）。当皮肤被伸展时，指尖轻柔地拉开，随之产生柔韧的感觉。只需要几秒钟的接触就可确认其为轻微的脉动，我们相信在微观上这一脉动是来自毛细血管床的。如果没有脉动产生，则需改变皮肤的伸展方向。保持手法不变，直到组织能够以变化的、松弛的和脉动的形式出现。这些变化的出

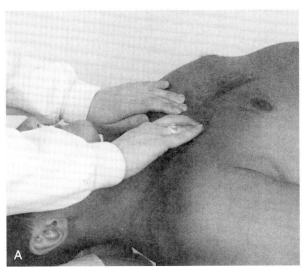
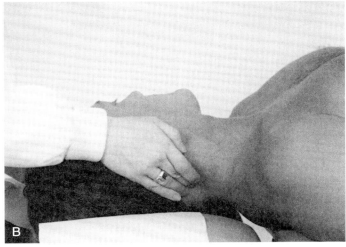

图 7-38　Champman（神经淋巴）反射治疗会影响静脉窦的回流，使用高频指揉法按摩位于第二肋和第三肋腹侧直至胸骨内侧缘处（A）和位于 C2 椎体椎板上的反射点（B）。

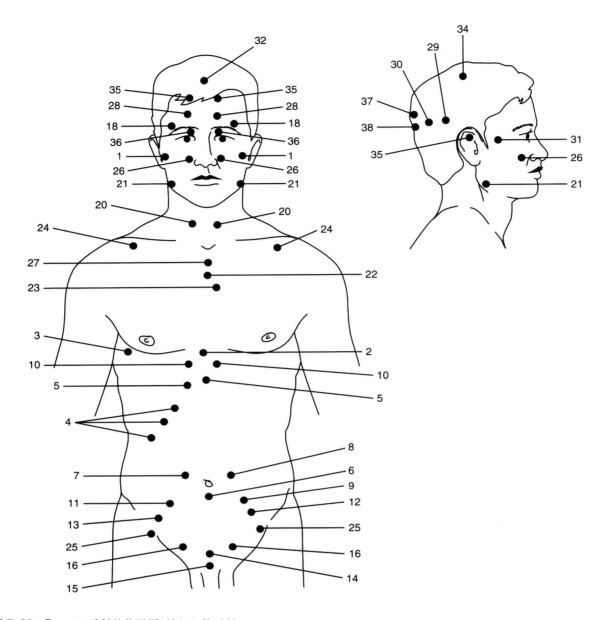

图 7-39 Bennett 反射的位置图(神经血管反射)。

反射	受影响的范围	反射	受影响的范围	反射	受影响的范围
1	腮腺	14	膀胱	27	支气管区
2	贲门括约肌	15	前列腺或子宫	28	皱眉肌
3	肝	16	精索或卵巢	29	迷走神经
4	胆囊	17	超级肾	30	顶叶
5	胰腺	18	垂体前叶	31	颞叶–情绪
6	幽门	19	垂体后叶	32	前囟
7	十二指肠降部	20	甲状腺	33	颅骨中裂
8	十二指肠水平部	21	颈动脉窦	34	中央沟回
9	十二指肠升部	22	主动脉窦	35	枕颌肌颌腹
10	双肾	23	心音	36	眼轮匝肌
11	回盲瓣	24	锁骨下淋巴结	37	后囟门
12	直肠内括约肌	25	腹股沟淋巴结	38	更年期腺
13	阑尾	26	上颌窦		

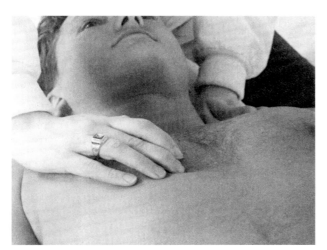

图 7-40 胰腺的贝内特反射治疗：中指持续施加下压力，在第六和第七肋骨头间胸骨侧，直到感觉到有脉动出现。

现可能需要几秒钟到几分钟不等。与其他体壁反射技术同用时，必须注意不要过度治疗。

Bennett 反射可以假定为内脏躯体反射，因此也被认为具有和内脏躯体反射相同的特性和神经系统。持续病理状态下的内脏结构会存在理论耐受期，促使身体结构形成自身反应性功能不全。内脏疾病或功能不全也可能会激活自主神经系统，通过脊髓侧角细胞形成的交感神经通路来产生血管收缩，营养、内脏或代谢的改变。内脏躯体反射会导致从结构功能障碍的内脏传入刺激。该反射是由于内脏中的效应受体传入冲动所产生的，信号传输到脊髓背角，在那里他们的神经元突触相互连接。然后神经冲动被传输到交感神经和运动传出神经，最终导致体细胞组织发生变化。

曾有人提出，内脏疾病的体壁表现是疾病过程的一个组成部分，而不仅是症状和体征[93]。Korr 表明，在内脏变化出现可识别的临床症状之前，内脏躯体反射的活跃可能首先会被注意到，因此它具有诊断和预后判断的价值[94]，但明确的致病因素和个别反射的反应特性仍是个谜。目前在能检索文献报道中还没有临床试验使用 Bennett 反射的例子。有病例报告指出，这些反射有利于治疗，同时得出结论认为仍然需要更多的相关性研究[92,95]。

Logan 基本技术

Hugh B. Logan, D.C.[96]发明了 Logan 基本技术，强调身体必须有正常的结构才能有正常的功能。其次，该技术会系统地考虑重力对脊椎和其相关结构

的影响。Logan 假设处于最低的且自由可动的椎体将朝着骶骨（或上一椎体）向下方偏移的一侧旋转，也就是说，该椎体将向支撑最少的一侧旋转。这通常是骶骨低的一边。脊柱下段承受不均的重力，或不均力量自上而下传导至骶骨，是腰肌扭伤和脊柱阶段性半脱位的病因。首要的治疗方案应转向提供更加平衡的脊柱下段负重，保持骶椎基线水平，并使从上部躯干传导下来的重力更加平衡。

Logan[96]和其他人指出，如果脊柱在重力的影响下出现不正确的姿势，身体将会比以往消耗更大的能量，并随着时间的推移可能会对人体造成更严重的影响。减少扭曲是通过平衡脊柱负重、协调肌肉运动和平衡韧带阻力来达到的。Logan 创造并发展的一个主要的概念，就是脊柱的基本支撑因素。下肢、骨盆、骶骨位置的错位偏差，这些都可以被归为引发下腰段和脊柱扭曲及椎体半脱位的原因。包括足弓高度；踝关节、膝关节和髋关节的关节间隙；胫骨和腓骨长度；股骨长度；踝关节、膝关节和髋关节的角度，以上这些下肢差异都会导致脊柱支持的改变。这些都会被列为骨盆和脊柱负重、支持的变量。

脊柱力学评价通常通过姿势分析，脊柱触诊和分析（静态和动态），全脊柱的 X 线测定，脊柱不同姿势下的肌肉活性，疼痛阈值点降低和模式，双边量尺，和其他仪器仪表。更具体地说，Logan 的分析[96,97]旨在确定脚，腿，骨盆，骶骨这些因素对于腰椎承重作用的改变所起的作用。此外还通过研究侧弯，旋转，弯曲，断裂（半脱位），肌肉活动反应，韧带紧张不平衡等其他情况，证明了以上因素对腰椎的影响。

Logan[96]认为骶椎是人体生物力学体系的重点，因为它对脊柱有支持作用，并帮助脊柱活动，由此，他认为骶骨的病变会影响脊柱。因此，恢复正常的腰骶脊椎排列关系是减少脊柱受累的必不可少的条件。他认为，通过熟练的运用轻中力度手法准确的沿骶结节韧带和骶棘韧带进行按压能达到这一目的。压力量则和一个人眼球能接受的压力相当。按压时需稳定的施加压力，而不是单纯的爆发力的传递。最常用的，适用于骶结节韧带和骶棘韧带的交界处的组织的一种手法，其力量大约为 2 到 10 盎司。关于肌肉紧张度、皮肤和核心体温、呼吸及排汗等方面在手法治疗下的变化，有很多有趣的报告[96,97]。该手法的基本技术利用了许多方法，包括脊柱平衡负重、闪动调整、放低下肢疗法、骶髂关节治疗、平衡肌肉训

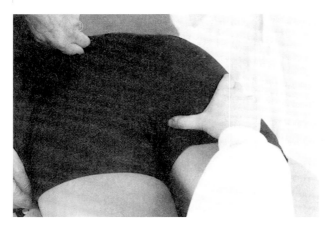

图 7-41 Logan 基本技术：指间关节顶点接触右骶结节韧带。

练、体位指导、桡骨和尺骨的调整，以及平衡韧带的阻力。

Logan 所提出所有的针对脊椎源性疾病的处理建议都应遵从经典整脊原则。治疗理念在这个阶段是相对简单的 "如果在临床上患者存在任何椎体半脱位的可能〔初始发作或持续发作〕，那么运用手法治疗将具有减轻症状的临床价值〔运用整脊疗法调整脊柱节段〕[96]。Logan 进一步指出，在神经生理学上，以单个脊柱节段病变为主的脊柱源性疾病的影响绝不仅限于单个神经和单个水平。脊柱源性疾病的发病在神经生理学和病理生理学上有两个路径：由脊柱扭转引起的脊柱源性疾病的直接路径和由脊柱系统失稳(椎体半脱位)引起的神经病学疾病的间接路径。

Logan 的治疗程序[96]的重点是在第一阶段的路径治疗：直接地改善脊柱扭转和与之相关的神经生理学疾病；间接地改善神经生理学疾病的特定水平的脊柱节段损害。Logan 方法主要是矫正脊柱的扭转和减缓与这些扭转相关联的病理机制进程。脊柱运动和支持功能的生物力学变化，无论是作为脊柱扭转的结果，还是和它共同作为病因的一部分，都应直接成为诊断和治疗的目标。具体地说，Logan 的治疗程序旨在矫正人体整个体系、运动部位和运动单位的异常的支持和运动要素。

Logan 的教学理念[96]的临床意义在于改变沿脊柱自上而下传导的负重支持因素.诸如如脊柱扭曲、姿势不良、脊柱的不对称、生理曲度的变化、升高的脊髓平面、和脊柱系统的失稳(椎体半脱位)等是公认的有病理学意义的变量。Logan 对于治疗椎体半

脱位的治疗的临床意义是建立在其他的经典整脊原则及脊髓调整技术的基础之上的。正是这些原则和技术阐明了纠正半脱位对于改善动态平衡和健康的意义，以及椎体半脱位在全部病理生理学上的不利影响。

脊柱疗法

脊柱疗法是由 Janse[98] 定义的，是一种通过对相关脊柱阶段的机械刺激或电刺激来正确判断和治疗内脏疾病的方法，通常采用间断的敲击或震动的方式。

脊柱疗法是通过放在脊柱棘突或双侧竖脊肌上的示指或中指，或两指共同完成的。同时用另外一只手在定位好的棘突或竖脊肌的手指位置上迅速的上下敲击，并持续大约 5 分钟。在这段时间内应敲击大约 15 下比较适合。该疗法通常应用于三个或四个相邻椎体之间，由此发出的脊神经支配的是相同阶段的内脏器官。

通常被治疗的椎体在触诊时会有明显疼痛感，

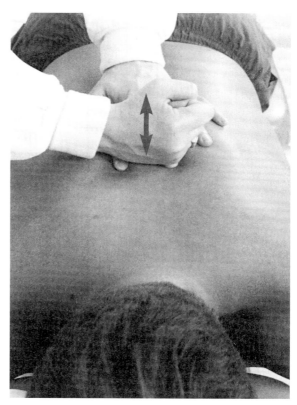

图 7-42 脊柱疗法：应用于 T5-T9 的脊柱横突，以刺激分布于胃的交感神经。

表 7-2	脊神经与内脏关联
内脏	椎体节段
心	T1-T8
肺	T3-T9
食管	T5-T6
胃	T5-T9
十二指肠	T6-T10
空肠	T8-T11
大肠	T9-L1
阑尾	T9-L1
肝	T6-T11
胆囊	T6-T11
脾	T7-T10
胰腺	T7-T9
肾	T9-L2
输尿管	T9-L2
睾丸/卵巢	T10-T11
前列腺	T11-L1
子宫	T12-L1

而治疗区域内敏感性的轻度增加则提示已达到所需的刺激水平。轻柔的持续的按压，时长超过最初的刺激手法的持续时间，就能通过休息状态达到松弛的效果。而持续的重手法则会因产生神经阻滞而最终导致抑制作用。连续的打击、冲击或震动最终会因反射疲劳而导致神经抑制。而间断的打击、冲击、震动或类似正弦曲线般的手法频率则会延长机体参与反应机制的初始刺激时间。

直接敲击手法技术在很长一段时间内都是临床医师使用手册里通过脊髓通路影响器官的治疗方法。震动冲击疗法则通过激发躯体内脏反射和刺激椎神经支配的内脏来起效。这一假说同样说明，由冲击震动、生物力学的改变、疼痛、和潜在的局部炎症带来的持续传入的信号，能够触发一个节段的脊髓反射，并由此诱发躯体内脏反射。因此理论上说，不断改变的输入信号能够改善神经元池的敏感和阻断异常的躯体内脏反射[99-103]。

结论

在被纳入整脊实践的范畴之后，这些操作的临床治疗范围无疑会加大。尤其是这些手法的低刺激性和轻柔力度具有保护性的特征，使其可以在临床上替代被视为禁忌的推力手法。这种非推力手法更大的优势在于它在心理因素影响疾病图谱的情况下也能发挥作用。

在这一章中，还没有证据能够区分手法的有效性或相对有效性。虽然有一些病例的报道，但还没有最新的对照研究。以今天的技术和知识恐怕无法对其达到全面的理解和绝对的确认。仅建立在临床成功基础上的概念肯定是相对和薄弱的。这就要求术者们要竭尽全力来开展验证其原则和程序的临床实践。

主动运动	不在外界协助下完成的运动。患者独立运动关节。
适应	机体对其环境做出的调整;身体对于机械变形的代偿性反应。
粘连	异常粘连的纤维束或纤维组织。
矫正	A.整脊疗法矫正是直接作用于关节手法的一种特殊形式,在特定的接触下运用长杠杆或短杠杆技术,以在速度、幅度和方向可控的、动态的推力为特点。B.任意一种具有可控的力度、力臂、方向、幅度和速度的,针对特定关节或解剖组织的整脊疗法。整脊医师通常运用这一手法影响关节和神经系统功能。
主动肌群	肌肉或其部分解剖学上的附属肌肉,在这些肌肉同时收缩时产生收缩力。
校准	在直线上或沿直线调整位置。
广域	型号、面积、宽度或广度。
分析	将各个组成部分分割开来进行研究的做法。
脊柱分析	研究椎体与相邻椎体及其周围结构的关系的脊柱检查。
血压	对动脉的直接或间接的压力。(例如:椎间孔内直接压力是由椎间盘疾病导致的,或横突孔内的骨性反应产生的。)
畸形	先天或后天的,相对于正常标准的偏差。
拮抗肌群	肌肉或其部分解剖学上的附属肌肉,在这些肌肉同时收缩时而产生拮抗力。
骨盆前倾	骨盆的一种体位。在该位置下,经过髂前上棘的垂直面在经过耻骨联合垂直面的前侧。该体位与腰椎过伸和髋关节屈曲相关。
前滑脱	椎体向前滑移。
关节疾病	脊柱或四肢活动关节的退行性疾病。
关节拉伤	作用在关节上的力超过了关节所能承受的范围而导致的结果。指的是关节组件的伸展超过了生理限制所导致的损伤。
不对称	动作或位置缺乏对称性;身体一侧的部位或器官与对侧部分不同。
轴	旋转运动时所围绕的线,或者位移的方向;对物体运动的相互垂直的三个轴的三维描述。根据笛卡尔坐标系的右手准则,将三条轴命名为 x 轴,y 轴和 z 轴。
轴质流	神经胞质在树突与朝向器官或远离器官的方向上沿轴突流动。
屏障	对运动的限制。
解剖屏障	解剖完整性的界限;由解剖结构所决定的运动的限制。强迫运动超过屏障时会产生组织损伤
弹性屏障(生理上的)	在被动运动范围末端感受到的弹性阻力。被动动作可以引发突破解剖屏障的进一步运动。
生物力学	研究人体运动的结构、功能和力学的学科。主要涉及人体运动的静态或动态特性的外在力量。
人体力学	研究人体运动的静态或动态特性,记录人体部位的力学学完整性,尽可能重建并维持人体接近于正常力学条件的学科。
海绵样变	以组织结构内可触及的海绵感为特点,由组织充血或积液引起。

肋骨桶柄样运动	低位肋骨在呼吸时协助吸气的运动,肋骨的侧面提升,使胸廓直径扩大。
肋骨卡尺样运动	在呼吸运动中,低位肋骨在吸气时前移的运动。
重心	身体中心所在的点。
整脊疗法实践	是一门有关功能紊乱及其发病原因、诊断、治疗和预防;病机现状;疼痛综合征以及神经生理影响的医疗原则的学科,这些都与运动系统特别是脊柱与骨盆的静止和运动有关。
整脊医学	是一门研究人体结构(主要是脊柱)与功能(主要是神经系统)之间的关系,恢复和保持健康的学科。
代偿	为适应身体基础的紊乱以及维持平衡,身体在结构关系上发生的改变。
着力点	在整脊疗法中,与患者相接触的矫正的手的位置。其中有 12 种着力点(1)豌豆骨、(2)小鱼际、(3)第五掌骨(手成刀刃状)、(4)手指、(5)远端指间关节、(6)近端指间关节、(7)掌指关节或食指、(8)指蹼、(9)大拇指、(10)大鱼际、(11)掌根、(12)手掌。
收缩	尺寸上的缩短或减少;在肌肉连接中,收缩指的是肌肉的缩短,或是肌肉张力的增加或者两者都有。
挛缩	被动牵拉时,由支持肌肉或关节的软组织纤维化导致的肌肉固有的高抵抗力状态。
联动	两种轴向运动(翻转或旋转)之间固有联系的现象。一个动作的产生无法脱离另一动作。
蠕变	兼具黏着性与伸缩性的材料在恒定不变的情况下突然受到载荷,随着时间推移所产生的形变。
弯曲	从直线运动的方向上偏移;脊柱在任何方向上远离正常生理曲度的异常弯曲,累及三个或三个以上的椎体。
生理曲度	脊柱在矢状位上正常的弯曲(如胸曲、骶曲、颈曲、腰曲)。
形变	长度或形状的改变。
自由度	在一个需要准确指定目标位置的坐标系统中,独立坐标的数值。绕轴旋转或沿轴翻转是一个自由度。脊柱有六个自由度,因为它可以绕三条轴旋转,同时沿三条轴翻转。
诊断	辨别疾病的技能;运用科学的有技巧的方法来确认疾病的原因与特点。
椎间盘突出	髓核从纤维环薄弱处被挤出。
盘源性的	由椎间盘紊乱所导致的。
椎间盘病理性的	椎间盘的活动或功能异常引起的紊乱状态;椎间盘退变是这种状况的原因。
椎间盘疾病	椎间盘的任何病理性改变。
错位	脱离正常位置的状态;椎体与其相关结构的一种脱离关系。
形变	在人体构造中,任何偏离理想或正常的对称的机械学变化。
分离	两个表面相互分开的运动。
动力学	机械学的分支,包含有关机体间的载荷与运动的学科。
关节变形	在排除神经病学的前提下,关节运动受限的最基本的原因;适用于运动学。
运动障碍	主动运动力量的缺失导致的运动不完整;属于异常的活动。
离心运动或离心收缩	当肌肉长度增加时所产生的动作。
擦法	按摩手法的一种,在小体力度轻压力下实施的有节律性的滑动。
伸缩性	负载解除后,物体或结构恢复到原有形式的一种属性。
末端运动(末端感觉)	主动肌群主导的独立关节的小范围运动,其范围由每个椎体被动运动的弹性限制所决定。
平衡	身体各个方向的运动和力的总和为零的状态。
伸展	两个胚胎的腹侧面的分离;远离胎儿位置的运动;屈曲运动的反向运动
易化	传入刺激的加大使得突触的阈值更容易被达到,并因此加大了在突触与途径中刺激的效应。其结果是过度活跃的反应。
纤维化	纤维组织的构成。
纤维组织炎	人体内白色纤维组织的炎性增生,尤其是指运动系统中的肌鞘和腱鞘。
固定(运动障碍)	常发生在一些生理运动中,关节被地强制固定在某个位置上的状态;当关节运动静止时

或运动到某一位置时,关节运动能力的丧失。

弹性	在负载状态下,结构变形的能力。
屈曲	两个胚胎的腹侧面的靠近,靠近胎儿体位的运动。
基础	任何支持或参与支撑身体的结构。
摩擦按摩	在皮肤上深及皮下组织的环转的或横向的按摩方式。
功能性的	A.与脏器功能相关的;非结构性的;仅影响功能的。B.与功能相关的;影响功能但未影响结构。
滑动	关节表面水平的或微弧度的运动,一个关节面在另一个关节面上滑动。
重力线	通过身体重心的垂直的线;理论上,该线侧面起于外耳道,穿过肱骨头肩部顶端外侧,经股骨大转子和股骨外侧髁,至外踝稍前侧。
健康	生理、精神以及社会方面最理想的状态,而非单纯的无病或非虚弱状态。
动态平衡	A.保持内在环境静止或是连续性的状态。B.保持人体内在生理平衡的状态。
亢进	过度。
衰减	在正常水平以下或是缺乏。
侵犯	压迫或妨害;靠近接触;导致神经的压迫。
抑制	神经细胞对另一神经细胞的影响,趋向于抑制其产生神经冲动。
先天的	与生俱来的;遗传的。
先天禀赋	健康有机体固有的内在的生物能力,能对内外部条件改变产生生理应答。
失稳	质量或状态变得不稳定。
倒置	运动方向转而向内,或由内转向外、由上转向下的动作,或者是正常方向的反转;常用于描述被动倒转的牵引力。
缺血性压迫	为了使扳机点变软,而在扳机点上应用逐渐加强的致痛压迫。
等速练习	使身体一部分匀速运动的锻炼。
关节功能障碍	在关节结构未改变的情况下出现的关节的机械功能紊乱;细微的关节功能紊乱影响着关节运动的质量与范围。关节功能障碍可通过运动触诊、压迫以及 X 线检查来诊断。功能紊乱的具体表现为关节运动范围的减少、增加或者关节活动异常。
关节低移动性	关节运动的范围与角度的减少。
关节高移动性	关节运动的范围与角度的增加,而并不表现为异常关节活动。
临床关节失稳	关节线性和异常活动的增加。旋转的瞬时轴(重心)与运动模式发生紊乱。
关节固定	关节在任意一个生理运动阶段发生的,维持在一个位置上并逐渐丧失运动能力的状态;关节固定发生在关节休息位或者关节运动时所在的某个位置。
关节运动	独立于主动肌群以外的非连续的小范围的关节运动。由每个椎体在中立位时的移动性所决定。
运动学	不考虑产生动作的力的性质,而是研究身体动作、位移速度、加速度等几何学问题的机械学学科。
运动功能学	研究动作以及静态和动态结构的学科。
肌肉运动知觉	对于能察觉到的运动、重量和位置的感知。一般特指对于关节运动角度变化的感知。
肌肉运动知觉的	同上。
运动链	几个相邻关节组成的复杂的如同链一样的联合体。
闭合运动链	运动链系统中每一个环节的动作与其他每个环节之间都有特定的联系。
开放运动链	末端为自由关节的运动链。
动力学	研究作用于身体上的力与其对于身体产生的改变二者之间的关系的学科,属于机械学的分支。
叩法	轻拍法(用手掌或罐)。
拿法	按摩手法的一种,运用有力的环转运动或横向运动,使皮肤及其下方肌肉组织交叠的方法。
脊柱侧凸	脊柱向后或向侧方的弯曲。

驼背	在胸椎弯曲处的异常凸突。
驼背的	趋向于驼背的。
侧屈	冠状面上向侧方屈曲。
侧滑	椎体向侧方平移。
损伤	病理性或创伤性的组织中断,或功能丧失。
杠杆	在支点上移动的刚性杆。
排列(动态的)	椎体相对于其下方相邻节段的异常运动的描述名称。
动态排列系统命名法	1.屈曲受限;2.伸展受限;3.侧屈受限(左或右);4.旋转受限(向右或向左)。
排列(静态的)	椎体与某相邻节段关系的三维描述。
静态排列系统命名法	1.屈曲位置不正;2.伸展位置不正;3.侧曲位置不正(左或右);4.旋转位置不正(向左或向右);5.向前滑移;6.向后滑移;7.向侧方滑移。
脊柱前弯	腰椎与颈椎向前弯曲的曲度。
脊柱前弯的	由脊柱前弯所造成的。
位置不正	异常的或反常的位置。
静态排列系统命名法	1.屈曲位置不正;2.伸展位置不正;3.侧曲位置不正(左或右);4.旋转位置不正(向左或向右);5.向前滑移;6.向后滑移;7.向侧方滑移。
手法	A.运用手来操作的治疗方法。脊柱手法从广义上说,指的是用手运动、矫正、治疗、牵引、按摩、刺激或者其他方法影响脊柱和周围组织的,旨在治疗患者的方法。B.在正常生理解剖结构下,运用特定的冲击力使关节恢复生理的运动范围。(Gatterman MI, Hansen DT:Development of chiropractic nomenclature through consensus, *J Manipulative Physial Ther* 17[5]:302,1994.)
按摩	对于身体系统具有治疗作用的摩擦、轻抚和捏拿;通过患者的皮肤作用于皮下组织。其操作在压力、治疗区域以及应用的频率上可有所变化。
神经末梢系统	通过对分布于内脏器官的神经末梢对应的椎体水平进行调整,来治疗内脏疾病的方法。
未对准	位置并未在直线上或未与直线相合。
松动术	指通过某种方法使骨骼某个部位活动起来的过程;一种以非推力手法为主要特征并作用于关节被动活动范围之内的推拿术。
动作	身体在一段时间内的空间变化,相对于其他部位或参照物发生的运动。
肌筋膜综合征	起源于与相关功能失调的肌筋膜扳机点的疼痛或自主现象,或者二者均有。应定位引起症状的肌肉或肌群。
肌筋膜扳机点	产生过度应激反应的点,常见于骨骼肌或肌筋膜中的条索,伴有压痛,以持续性放射痛、压痛和自主现象为特点。肌筋膜扳机点应与皮肤、韧带、骨膜等的非肌筋膜扳机点相区别。扳机点类型包括活跃扳机点、潜在扳机点、主要扳机点、相关扳机点、卫星性扳机点与次要扳机点几种。
肌筋膜炎	肌肉及其筋膜的炎症,特别是指嵌入骨骼中的筋膜;表现为与肌筋膜扳机点相关的疼痛、压痛、功能紊乱及其他牵涉症状。
肌纤维变性	肌肉组织被纤维组织替换。
神经阻碍	整脊学中的概念,指正常神经传导(神经能量)的中断。
神经传导	指经过神经元对信息进行传输的过程。
基于冲动的神经传导	指沿神经轴突产生并包含电势产生与转换的神经传导过程。
基于非冲动的神经传导	指沿神经轴突发生的化学物质信息的传输过程(例如:轴质流)。
神经系统营养不良症	由创伤、循环系统障碍或代谢性疾病引起的神经疾病(如神经系统营养不良要素[糖尿病和恶性贫血])。
神经性的	指发源于神经系统内部的
神经病理性的	由神经效能异常导致的组织疾病(例如:利二氏综合征就是由颈椎病理力学导致的神经病理性反射)。

神经疾病	用于描述发生于末梢神经系统的功能性失调和/或病变等症状的专有术语。
神经心理学的影响	末梢或自主神经系统功能性改变或异常干扰。这个术语用来指定与以下情况相关的非特异性影响:(a)运动和感觉功能的末梢神经系统;(b)源于自主神经系统的血管舒张收缩活动、促分泌神经活动和平滑肌的运动[例如:颈部、肩膀、手臂综合征(手足变冷、出汗增加)];(c)对末梢和自主神经系统的营养活动（例如:颈部肌肉萎缩,肩膀上肢综合征）。
神经压迫	指对神经施加的直接性或间接性的压迫(例如:在末梢神经组织充血过程中产生于椎间孔部位的压迫或在韧带直接受压过程中施加于腕管部位的压迫)。
垂头	骶骨沿冠状轴运动,骶骨基底向前、向下移动,尾骨尖向后、向上移动;点头,就像头部动作一样。
反向点头	骶骨沿冠状轴运动,骶骨基底向后、向上移动,尾骨尖向前、向下移动;点头,就像头部动作一样。
骨赘	肌腱压力下的退化外生骨疣。
触诊	通过手触碰进行感受,应用多种按压手法于身体表面,以判断所诊查部位的形状、大小、位置、内在移动性以及皮下组织健康状况的方法。
动态触诊	脊柱关节主被动活动范围的触诊。
静态触诊	中立静态位置时体表结构的触诊。
触诊	触摸患者以评估神经和脏器系统的过程。
触诊技巧	查体时使用的感觉和触觉技巧。
心悸	患者自己感觉心动过速或心律不齐。
被动运动	术者在患者无意识或加以辅助或拒绝时,实施的动作。
病理力学状态	关节的病理力学伴随有因不平衡运动和负重、外伤导致的结构变化;与衰老及发育缺陷有关的生化变化。通过静态X线片、活性组织检查、手术探查等能够揭示这些组织的生化变化。以下是三个病理力学状态:1.关节病;2.脊椎滑脱;3.椎间盘退行性病变。
骨盆侧移	骨盆冠状平面运动时,髂前上棘接近中线,另一髂前上棘则偏离中线向远处移动,与髋关节内收和外展动作相关。
骨盆侧倾	骨盆不能保持水平状态(例如:某一髂前上棘高于另外一侧),与腰椎侧屈同时髋关节内收、外展运动相。
骨盆旋转	骨盆绕 y 轴或者纵轴做旋转运动时,某一侧髂前上棘处于另一侧的前面。
骨盆倾斜	骨盆矢状面偏离中间位置。
揉捏法	揉捏。
生理运动	关节或某一部位运动时关节面的正常变化。
面	由三个点所处位置确定的平面。
冠状面	沿左右方向将人体纵切为前后两部分的断面,也称为额状面。
矢状面	沿前后方向将人体纵切为左右两部分的断面。正中矢状面将人体分为左右对等两半。
横切面	是与人体或器官的长轴垂直的切面。该切面将人体横切为上下两部分,此切面与地平面平行,故又称水平面。
塑性变形	不可恢复原状的变形。
塑形	材料受到超出弹性范围外力作用时,发生的稳定的永久变形的性质。
铅垂线	与重力线成视觉对比的垂直线。
姿势	身体的姿势、身体部位的相对位置。良好的姿势是:肌肉、骨骼的平衡状态,该状态不管在运动或休息的何种姿势下(站立、平躺、蹲或弯腰)都能保护身体的支撑结构免受损伤或渐进式变形。
预防学	应用生物学的分支,旨在通过消除或改变相关责任因素以减少或消除疾病。预防疾病;预防治疗;预防由不良姿势、身体状况、有缺陷的躯体力学引起的病变;加强后续护理而预防后续的复发(例如:运动)。许多病变无法治愈,有时治疗也对其无效,因此

有必要进行后续护理,以防止进一步的病变,或至少减缓病变的发展。

本体感受	人体的运动感觉和位置感觉。
活动范围	关节的平移和旋转运动在 6 个自由度内的范围。
交互神经抑制	收缩肌受到刺激时拮抗肌产生的抑制作用。
直线运动	沿直线的运动。
牵涉痛	在病变处以外的部位感受到的疼痛。
反射	将传入的感官神经冲动转化成外向传出神经冲动的无意识动作。
反射疗法	旨在刺激传入神经冲动,唤起既定反应的治疗(如神经肌肉反射)。
松弛	物体受到持续外力作用时随着时间的变化,变形组织的压力逐渐减小的过程。
弹力	物体受到扭曲后,要恢复到原来形状、大小或状态所产生的力。
受限	活动受限;由于关节半脱位、功能失调或者二者兼有导致的关节活动受限。
后滑脱	椎体向后平移。
伦琴射线测定术	通过 X 线照片显示组织结构的检查法。
罗尔夫按摩法	10 个小时为一疗程的躯体软组织放松法。此法主要是通过对深部软组织结构的按摩达到放松肌肉的效果。
条索感	组织结构异常,触摸时具有绳索的感觉。
旋转	身体绕轴运动。
骶髂关节固定(骶髂关节交锁)	骶髂关节缺少正常运动,可通过运动触诊确定,旋转运动的轴会上移或者下移。也有关节完全交锁,而骶髂关节无法旋转,但这种情况比较少见。
骶髂关节伸直固定(前上位)	同侧髂骨与骶骨固定或交锁,髂后上棘被固定在前上位,此时旋转轴下移,骶髂关节的上位关节仍可活动。
骶髂关节屈曲固定(后下位)	同侧髂骨与骶骨固定或交锁,髂后上棘被固定在后下位,此时旋转轴上移,骶髂关节的下位关节仍可活动。
详查	临床医生检查关节局部区域功能障碍的一种中级筛查触诊法。
脊柱侧凸	横向偏离脊柱正常垂直直线的一种可观察及触及的非久永性的脊柱畸形。
功能性脊柱侧凸	脊椎横向偏离,多由于不正确的姿势、基因异常以及职业性肌肉紧张所诱发。
结构性脊柱侧凸	永久性的脊柱横向偏离,脊柱不可能再回复到居中位置。
剪切力	在一个物体内导致相反且平行的滑动运动的作用力。
长短腿	一种会导致功能障碍的解剖学、病理学或功能性上的腿部缺陷。
侧弯	参见侧曲
躯体功能障碍	躯体(人体主干)系统相关部位:骨骼、关节、肌筋膜结构以及相关血管、淋巴和神经元的功能受损或切除。
脊椎 X 线影像术	脊椎 X 线影像测量法。
脊椎炎	椎骨的炎症。
椎关节炎	脊椎关节滑膜的退行性病变。
脊椎关节滑脱症	椎体前部与其后端脱离。
椎弓根断裂	椎弓峡部单侧或双侧的断裂。
脊椎骨刺	椎骨端盘状物生出的变性刺状物,通常为横向突出。
椎关节强硬	影响椎体终板的退变性关节炎。
脊椎疗法	在椎骨应用叩诊或震动以引出反射作用,反映出受影响器官的神经分布层级的疗法。
扭伤	韧带纤维破裂但韧带的连续性未受损的关节损伤。
骨刺	骨头上的突出体。
静力学	力学的一个分支,研究静止状态下或零加速度的运动状态下机体的平衡。
硬度	物体或组织变形时对外部施加的力表现出的阻力的量度。
牵张	肌腱组织的过度延伸或撕裂。
压力	任何干扰机体自动平衡的不良刺激(如对身体及精神或情绪的、内在或外在的)的生物

学反应总称。如果存在不当的代偿反应,将会导致疾病。

纤维性(黏性)	一种可摸到的组织纹理异常,表现为细微的或丝状的肌筋膜结构。
亚急性的	比急性的轻;介于急性和慢性之间。
半脱位	A.两个相连的关节结构之间的一种异常的关联,可能是功能性或病理性的后遗症,并导致这些关节结构的生物力学或神经生理学反射的改变,其邻近的结构及身体系统可能直接或间接受其影响。B.动力学、解剖学或生理学上相邻关节结构正常关联的改变。C.直线性、运动完整性、生物力学或这三项任何组合改变,导致关节节段的正常动态结构变化,而关节表面的关联仍保持完整(Gatterman MI, Hansen DT;Development of Chioproctic Plomenclature through cons ensus, *J Manipulative Physiol Ther* 17[5]:55,1994)。
骨科半脱位	部分或不完全脱臼。
半脱位复合体	一种理论上的关节节段动态功能障碍的模式(半脱位),由神经、肌肉、韧带、血管及相关组织的病理综合改变导致。(Gatterman MI, Hansen DT;Development of Chioproctic Plomenclature through cons ensus, *J Manipulative Physiol Ther* 17[5]:55,1994)。
半脱位综合征	与脊椎、骨盆的动态节段或外围关节有关的病理生理学或功能学障碍的一组症状(Gatterman MI, Hansen DT; Development of Chioproctic Plomenclature through cons ensus, *J Manipulative Physiol Ther* 17[5]:55,1994)。
对称性	各部分围绕一条轴或在个体的一个平面上,各个侧面形状和关联的相似排列。
韧带骨赘	从韧带生出的骨赘生物或骨性突出物,通常从脊椎垂直突出。
叩法	按摩中的轻拍或叩诊、敲打,包括轻拍、敲打和点。
技术	在脊椎按摩疗法中任何一项物理或机械操作。
推力	在患者身上适当的部位用手突然施加受控的、定向的力,以达到矫正目的。
强直性痉挛	在肌骨结构中肌肉的轻微持续收缩,有助于维持人体姿态。
扭转	一种由若干个(在组织轴面上平行且互相相反的)力施加的受载力。
牵引力	牵拉或施加拉力的动作。
平移	身体作固定的与身体中轴线保持平行的移动动作。
扳机点	参见肌筋膜扳机点。
营养学	营养的,或与营养有关的。
脊椎运动节段	A.两个相连的椎体骨块以及之间的椎间盘;后面的两个关节突关节与椎体之间的韧带结构。B.两椎体间解剖与功能上的一种关系,由它们的关节突、相连的肌肉组织、韧带及滑膜组成。
黏弹性	一种物质展现出来的对负载或变形的速率敏感特性。其两种基本组成部分为黏性和弹性。
黏性	物质阻止剪切力的特性。
X轴,横坐标轴	一条水平经过一点至另一点的线;也被称为冠状轴或额状轴。围绕X轴的运动被称作在矢状平面的运动。
Y轴,纵坐标轴	一条与地平面垂直的线;也被称作纵轴。围绕Y轴的运动被称作在水平面或横平面内的运动。
Z轴	一条水平从前往后的线;也被称作矢状轴。围绕Z轴的运动被称作在冠状面的运动。

附录表 1-1　整脊技术名称

矫正技术	创始人
参加研讨会文集	Weigant，Bloomenthal
活化技术	Fuhr（Lee）
主动松解术	Leahy
先进的生理构造重建	Jutkowitz
艾伯茨脑膜应激综合征治疗	Alberts
阿尔法生物技术（克雷恩骨髁提拉法）	Chrane
交互脊椎整脊矫正	Wiehe
实用脊柱变形整脊术分析	Kotheimer
实用肌动学	Goodheart，Walters，Schmitt，Thie
实用脊柱生物力学	Aragona
实用上颈椎生物力学	Tiscareño，Amalu
宝瓶座保健术	Hurley，Sanders
安霍尔茨肌肉矫正	Arnholz
阿龙诺生物力学软组织技术	Aronow
寰椎垂直技术	Sweat
寰椎特效技术	Wernsing
班迪研讨会文集	Bandy
生物颅脑系统	Boyd
生物能同步技术	Morter
生物几何学综合	Brown
生物能学	Broeringmeyer
生物肌动学	Barton
生物肌动学健康体系	Newsum
生物磁技术	Stoffels，Borham，Broeringmeyer
生物两极技术	Cargioli
生物能量学敏感性和恩兹米疗法	Cutler
布莱尔宫颈扩张术	Blair
不失血的手术	Lorenz，Failor，DeJarnette
Blye颅骨技术	Blye
全身综合治疗技术	Espy
无痛脊柱整脊技术课程	Buxton
脑脊液技术	Glassey
夏雷特四肢矫正技术	Charrette
整脊修复学	Walker

矫正技术	创始人
整脊能量学	Kimmel
整脊测量学	Quigly
整脊技术及人体运动学	Dowty
整脊概念	Prill
整脊手法反射技术	DeJarnette
整脊神经生物力学分析	Unknown
整脊生物物理学(临床体位生物力学)	Harrison
乔可-E系统	Johnson
临床人体运动学	Beardall
柯林斯无痛矫正方法	Collins
概念疗法	Fleet，Dill
按压反射分析	Versendaal
颅骨矫正技术	Dejarnette，Denton，Goodheart
颅骨病	Cottam
颅骶疗法	Upledger
克里德神经运动整合技术	Creed
方向型非力量矫正技术	Van Rumpt，Johns
分离技术	Cox，Markey，Leander
多样化的矫正技术	Beatty，Bonyun，Carver，Crawford，Frank，Grecco，Janse，DeGiacomo，Logan，LeBeau，Metzinger，Reinnert，States，Stonebknk，Stierwalt
动态脊柱分析	Hochman
鼻骨内矫正技术	Gibbons，Lake，Broeringmeyer
手足关节矫正技术	Burns，Grecco，Gertler，Hearon，Malley，Schawn，Christenson，Charrette
脊髓刺激反射聚焦反冲效应矫正技术	George
弗里曼整脊技术	Freeman
基于功能分析的整脊技术	Clary
整脊基础	Ashton
大体能量矩阵	Babinet
岗斯泰德矫正技术	Gonstead
格拉斯顿器械辅助软组织矫正技术	Graston
格罗斯提克矫正技术	Grostic
赫尔令颈椎矫正技术	Herring
全息诊断及治疗	Franks，Gleason
霍华德体系	Howard
凯克分析方法	Keck
科伦特定技术	koren
金四面体理论	King
雷蒙德脑干矫正技术	Lemond
罗根基本矫正技术	Logan，Coggins
主能量动力学	Bartlett
基质重塑	Roth
马维尼脊柱侧凸矫正技术	Mawhinney
麦克提蒙尼矫正技术	McTimoney

矫正技术	创始人
米尔斯矫正技术	Mears
梅里克矫正技术系统	Cleveland,Palmer,Loban,Forster,Riley
脊柱微调矫正技术	Young
莫雷姆矫正技术	Morreim
运动触诊	Gillet,Faye
肌肉触诊	Spano
肌肉反应检测	Lepore,Fishman,Grinims
肌肉骨骼同步化和稳定化矫正技术	Krippenbrock
纳布得利帕德的变态反应消除矫正技术	Nambudripad
神经信号干扰	Craton
系统的脊柱调整	Epstein
神经情感疗法	Walker
神经淋巴管反射技术	Chapman
神经–组织矫正技术	Ferrari
神经血管反射矫正技术	Bennett
奥莱斯基21世纪矫正技术	Olesky
奥特曼矫正技术	Ortman
肛周体位性反射矫正技术	Unknown
佩提邦脊柱生物力学技术	Pettibon
皮尔斯–斯提尔沃根矫正技术	Pierce,Stillwagon
两极(矫正)技术	Stone
体位释放治疗	Roth,D'Ambrogio,Jones
体位失衡模式	Sinclaire
矫正器技术	Pisciottano
单纯整脊矫正技术	Morreim
里夫斯的第五颈椎关键矫正技术	Reaver,Pierce
肌痉挛受体矫正技术	Nimmo
里德尔反射矫正技术	Riddler
骶骨–尾骨(全脊)矫正技术	DeJarnette
软组织矫形术	Rees
躯体矫正技术	Hanna
躯体合成	Ford
斯皮尔斯无痛技术	Spears
特定专业	Nemiroff
脊柱应力	Ward
脊柱触诊矫正技术	Rosquist
脊椎治疗术	Forster,Riley
交感神经–中枢神经疗法	Usselmann
整体治疗法	Roth
汤普森终点矫正技术	Thompson,Stucky,Mitchell
提赞矫正技术	Tieszen
托夫特尼斯矫正技术	Toftness
一级内脏治疗法	Portelli,Marcellino
扭矩接触矫正技术	Holder

矫正技术	创始人
骨盆扭转/斜颈	Barge
全身调整	Frank
按压保健	Thie
三基因肌神经药	Austin
楚斯考特矫正技术	Truscott
安杰兰克低力度精确整脊技术	Ungerank
上颈段矫正技术	Palmer，Duff，Grostic，Kale，Life，Laney，National Upper Cervical Chiropractic Association（NUCCA）
不同力量矫正技术	Leighton
冯福克斯联合矫正技术	Von Fox
维布斯特矫正技术	Webster
金默曼矫正技术	Zimmerman
金德勒反射矫正技术	Zindler

关节评估方法可靠性研究汇编

附录表 2-1 运动触诊检查者之间的可靠性研究

作者,参考文献	节段	检查者经验	主题	质量	评分结果	可靠性
Bergstrom 和 Courtis[1]	L1–L5	2 DC,训练之前	100 Asx	67%	%=65~88	不确定
Binkley 等[2]	L1–S1	6 PT,至少6年经验	18 Sx	50%	κ =0.09 ICC=0.25 (CI,0~0.391)	轻度的
Boline 等[3]	T12–S1	1 DC(<1 年)1 St	50(23 Sx,27 Asx)	83%	κ =−0.05~0.33 %=60~90	都不到一般
Brismée 等[4]	T5–T7	3 PT,≥12 年	41 Asx	50%	κ =0.27~0.65 %=63~83	一般到充分
Carmichael[5]	S1	10 DC St	54 Asx	50%	κ =−0.07~0.19 %=66~100	极低
Christensen 等[6]	T1–T8	2 DC,有经验	107（51个心绞痛,56 Asx）	100%	κ =0.22~0.24	一般
Comeaux 等[7]	C2–T8	3 DO,>10 年	54 Asx	67%	κ =0.12~0.56	轻度到中等
Deboer 等[8]	C1–C7	3 DC,有经验	40 Asx	50%	κw=0.03~0.42	轻度到中等
Degenhardt 等[9]	L1–L4	3 DO,<10年	15 Asx	50%	κ =0.20 %=66	轻度
Downey 等[10]	腰椎	6 PT,7~15 年	30 Sx	33%	κ =0.23~0.54	一般到中等
Fjellner 等[11]	C0–C2	2 PT,6 年和 8 年	48(11 Sx,36 Asx)	67%	κw=0.01~0.18 %=60~87	轻度
Fjellner 等[11]	C0–T5	2 PT,6 年和 8 年	48(11 Sx,36 Asx)	67%	κw=−0.16~49 %=41~92	都不到中等
Flynn 等[12]	S1	8 PT,有经验	55 Sx	33%	κ =−0.08~0.59	都不到中等
Gonella 等[13]	T12–S1	5 PT,≥3 年	5 Asx	17%	目测的原始资料	不确定
Haas 等[14]	T3–L1	2 DC,15 年	73,49% Sx	67%	κ =0.08~0.22	轻度到一般
Hanten 等[15]	C1–C3	2 PT,有经验	40 Sx	50%	κ =−0.71~0.86 %=70~95	非常好
Herzog 等[16]	S1	10 DC,>1 年	11(10 Sx,1 Asx)	33%	%=54~78	不确定
Hicks 等[17]	L1–L5	3 PT,1 DC/PT,4~8 年	63 Sx	33%	κw=−0.02~0.26 %=52~69	非常低

(续表)

附录表 2-1		运动触诊检查者之间的可靠性研究				
作者,参考文献	节段	检查者经验	主题	质量	评分结果	可靠性
Humphreys 等[18]	C1—C7	20 DC St,第4年	3 例伴有先天障碍	50%	κ=0.46~0.76	中等到充分
Inscoe 等[19]	T12—S1	2 PT,≥4 年	6 Sx	17%	Scott's π=18.4% %=33.3~58.3	不能接受
Jull 和 Bullock[20]	T12—S1	2 PT,有经验	10 Asx	0%	r=0.82~0.94 %=86	不确定
Keating等[21]	T12—S1	3 DC,≥2.5 年	46(21 Sx,25 Asx)	67%	κ=−0.18~0.31	都不到一般
Leboeuf[22]	L1—S1	4 DC St	45 Sx	17%	%>90	不确定
Lindsay 等[23]	L1—S1	2 PT,≥6 年	18(Sx和Asx)	100%	κw=−0.03~0.6 %=14~100	都不到中等
Lindsay 等[23]	S1	2 PT,≥6 年	18(Sx和Asx)	100%	κw=0.2~0.6 %=50~100	轻度到中等
Love 和 Brodeur[24]	T1—L5	8 DC St	32 Asx	17%	r=0.01~0.49	不确定
Lundberg 和 Gerdle[25]	T10—S1	3 PT,有经验	150 Asx	50%	κw=0.59~0.75	中等到充分
Maher 和 Adams[26]	L1—L5	6 PT,≥5 年	90 Sx	67%	ICC=−0.4~0.73 %=13~43	低到一般
Maher 等[27]	L3	5 PT,≥5 年	40 Asx	33%	ICC=−0.50~0.77 SEM=0.72~1.58	一般到好
Marcotte 等[28]	C0—C7	25 DC(1 个有经验,24 St)	3 Asx	33%	κ=0.6~0.8	中等到充分
Marcotte 等[29]	C0—C7	24 DC(1 个有经验,23 St)	3 Asx	33%	κ=0.7~0.75	中等
McPartland 和 Goodridge[30]	C0—C3	2 DO,≥10 年	18(7 Sx,11 Asx)	83%	κ=0.34 %=66.7	一般
Meijne[31]	S1	2 PT St	38(9 Sx,29 Asx)	83%	κ=−0.30~0.75 %=48~100	都不到充分
Mior 等[32]	C0—C2	2 DC St,经过 3 个月培训	59 Asx	50%	κ=0.15 %=61	轻度
Mior 等[33]	S1	3 DC,≥5 年,74 St	15 Asx	33%	κ=0.00~0.30	都不到一般
Mootz 等[34]	L1—S1	2DC,≥7 年	60 Asx	33%	κ=−0.17~0.17	都不到轻度
Nansel 等[35]	中下段颈椎	4 DC(3 个有经验,1 St)	270 Asx	50%	κ=0.01 %=45.6~54.3	几乎没有
Olson等[36]	C0—C2	6 PT,≥4.5 年	10 Asx	33%	κ=−0.04~0.12	都不到轻度
Paydar 等[37]	S1	2 DC St	32 Asx	50%	κ=0.09 %=344	轻度
Phillips 和 Twomey[38]	L1—L5	2 PT NI	72(63 Sx,9 Asx)	67%	κw=−0.15~0.32	都不到一般
Rhudy 等[40]	C1—L5	3 DC,有经验	17 Sx	50%	κ 值未呈现	不确定
Robinson 等[41]	S1	2 PT,平均 5.8 年	61(45 Sx,16 Asx)	83%	κ=−0.06 %=48	无可信度
Smedmark 等[43]	C1—T1	2 PT,>25 年	61 Sx	67%	κ=0.28~0.43 %=70~87	一般到中等

（续表）

作者,参考文献	节段	检查者经验	主题	质量	评分结果	可靠性
附录表 2-1	运动触诊检查者之间的可靠性研究					
Strender 等[44]	C0-C3	2 PT,≥21 年	50(25 Sx,25 Asx)	83%	κ=0.06~0.15 %=26~44	都不到轻度
Strender 等[45]	L5-S1	2 MD,2 PT,有经验	71 Sx	67%	κ=-0.08~0.75 %=48~88	都不到充分
Tong 等[46]	S1	4 DO,NI	24 Sx	33%	Stork test κ=0.27~0.50 Flexion 实验 κ=0.06~0.30	不到中度 不到一般
Vincent-Smith 和 Gibbons[47]	S1	9 DO,≥4 年	9 Asx	50%	κ=0.013~0.09 %=34~50	轻度
Wiles[48]	S1	8 DC,平均 2.75 年	46 Asx	17%	r=0.13~0.43 %=47~64	不确定

From Haneline M, Cooperstein R, Young M, et al:An annotated bibliography of spinal motion palpation reliability studies. *J Can Chiropr Assoc* 53(1):40-58,2009.

Asx,无症状的;*AVE*,平均的;*C*,颈;*CI*,95% 可靠区间;*DC*,整脊医师;*Exp*,有经验的;ICC,组间系数;*Intra*,检查者内部的可信度;*Inter*,检查者之间的可信度;*L*,腰椎;*MP*,掌指关节;*MT*,整脊术者;*NI*,未提供信息;*PT*,理疗师;*r*,皮尔特相关系数;*S*,骶骨;*SEM*,测量错误;*SI*,骶髂关节;*St*,学生;*Sx*,有症状的;*T*,胸椎;*K*,加权的。

参考文献

1. Bergstrom E,Courtis G:An inter-and interexaminer reliability study of motion palpation of the lumbar spine in lateral flexion in the seated position,Eur J Chiropractic 34:121,1986.

2. Binkley J,Stratford PW,Gill C:Interrater reliability of lumbar accessory motion mobility testing, Phys Ther 75:786,1995.

3. Boline P, et al:Interexaminer reliability of palpatory evaluations of the lumbar spine, Am J Chiropract Med 1:5,1998.

4. Brismee JM, et al: Interrater reliability of a passive physiological intervertebral motion test in the mid-thoracic spine, J Manipulative Physiol Ther 29:368,2006.

5. Carmichael JP: Inter-and intra-examiner reliability of palpation for sacroiliac joint dysfunction, J Manipulative Physiol Ther 10:164,1987.

6. Christensen HW, et al: Palpation of the upper thoracic spine: an observet reliability study, J Manipulative Physiol Ther 25:285,2002.

7. Comeaux Z, et al: Measurement challenges in physical diagnosis: refining inter-rater palpation, perception and communication, J Body Mov Ther 5:245,2001.

8. Deboer KF, et al: Reliability study of detection of somatic dysfunctions in the cervical spine, J Manipulative Physiol Ther 8:9,1985.

9. The Degenhardt BF, et al: Interobserver reliability of osteopathic palpatory diagnostic tests of the lumbar spine: Improvement from consensus training, J Am Osteopath Assoc 105:465,2005.

10. Downey B, Taylor N, Niere K: Can manipulative physiotherapists agree on which lumbar level to treat based on palpation? Physiotherapy 89:74,2003.

11. Fjellner A, et al: Interexaminer reliability in physical examination of the cervical spine, J Manipulative Physiol Ther 22:511,1999.

12. Flynn T, et al: A clinical prediction rule for classifying patients with low back pain who demonstrate short-term improvement with spinal manipulation, Spine 27:2835,2002.

13. Gonella C, Paris SV, Kutner M: Reliability in evaluating passive intervertebral motion, Phys Ther 62:436,1982.

14. Haas M, et al: Reliability of manual end-play palpation of the thoracic spine, Chiropr Tech 7:120,1995.

15. Hanten WP, Olson SL, Ludwig G: Reliability of manual mobility testing of the upper cervical spine in subjects with cervicogenic headache, J Man Manip Ther 10:76-82,2002.

16. Herzog W, et al: Reliability of motion palpation procedures to detect sacroiliac joint fixations, J Manipulative Physiol Ther 12:86,1989.

17. Hicks GE, et al: Interrater reliability of clinical examination measures for identification of lumbar segment instability, Arch Phys Med Rehabil 84:1858,2003.

18. Humphreys BK, Delahaye M, Peterson CK: An investigation into the validity of cervical spine motion palpation using subjects with congenital block vertebrae as a "gold standard". BMC Musculoskelet Disord 5:19,2004.

19. Inscoe E, et al:Reliability in evaluating passive intervertebral motion of the lumbar spine, J Man Manip Ther 3 : 135,1995.

20. Jull G, Bullock M: A motion profile of the lumbar spine in an aging population assessed by manual examination, Physiother Pract 3:70,1987.

21. Keating JC Jr, et al: Interexaminer reliability of eight evaluative dimensions of lumbar segmental abnormality, J Manipulative Physiol Ther 13:463,1990.

22. Leboeuf C: Chiropractic examination procedures: a reliability and consistency study, J Aust Chiropr Assoc 19: 101,1984.

23. Lindsay D, et al: Interrater reliability of manual therapy assessment techniques, Phys Ther Can 47:173,1995.

24. Love RM, Brodeur RR: Inter-and intra-examiner reliability of motion palpation for the thoracolumbar spine, J Manipulative Physiol Ther 10:1, 1987.

25. Lundberg G, Gerdle B: The reliationships between spinal sagittal configuration, joint mobility, general low back mobility and segmental mobility in female homecare personnel, Scand J Rehabil Med 31:197,1999.

26. Maher C, Adams R: Reliability of pain and stiffness assessments in clinical manual lumbar spine examination, Phys Ther 74:801, 1994, discussion 809.

27. Maher C, Latimer J, Adams R: An investigation of the reliability and validity of posteroanterior spinal stiffness judgments made using a reference based protocol, Phys Ther 78:829,1998.

28. Marcotte J, Normand MC, Black P: The kinematics of motion palpation and its effect on the reliability for cervical spine rotation, J Manipulative Physiol Ther 25:E7,2002.

29. Marcotte J, Normand MC, Black P: Measurement of the pressure applied during motion palpation and reliability for cervical spine rotation, J Manipulative Physiol Ther 28: 591,2005.

30. McPartland JM, Goodridge JP: Counterstrain and traditional osteopathic examination of the cervical spine compared, J Body Mov Ther 1:173,1997.

31. Meijne W, et al: Intraexaminer and interexaminer reliability of the Gillet test, J Manipulative Physiol Ther 22: 4,1999.

32. Mior S,et al: Intra and interexaminer reliability of motion palpation in the cervical spine, J Can Chiropr Assoc 29: 195,1985.

33. Miro SA, McGregor M, Schut B: The role of experience in clinical accuracy, J Manipulative Physiol Ther 13: 68,1990.

34. Mootz RD, et al: Intra-and interobserver reliability of passive motion palpation of the lumbar spine, J Manipulative Physiol Ther 12:440, 1989.

35. Nansel DD, et al: Interexaminer concordance in detecting joint play asymmetries in the cervical spines of otherwise asymptomatic subjects, J Manipulative Physiol Ther 12: 428,1989.

36. Olson KA,et al :Radiographic assessment and reliability study of the craniovertebral sidebending, J Manual Manipulative Ther 6:87,1998.

37. Paydar D, Thiel H, Gemmell H: Intra-and interexaminer reliability of certain pelvic palpatory procedures and the sitting flexion test for sacroiliac joint mobility and dysfunction, J Neuromuscloskel Sys 2:65,1994.

38. Phillips DR, Twomey LT: A comparison of manual diagnosis with a diagnosis established by a unilevel lumbar apinal block procedure, Man Ther1:82,1996.

39. Potter L, McCarthy C, Oldham J: Interexaminer reliability of identifying a dysfunctional segment in the thoracic and lumbar spine, J Manipulative Physiol Ther 29:203,2006.

40. Rhudy T, Sandefur M, Burk J: Interexaminer/intertechnique reliability in spinal subluxation assessment: a multifactorial approach, Am J Chiropract Med 1:111,1988.

41. Robinson HS, et al: The reliability of selected motion and pain provocation tests for the sacroiliac joint, Man Ther 12: 72,2007.

42. Sebastian D, Chovvath R: Reliability of palpation assessment in non-neutral dysfunctions of the lumbar spine, Orthop Phys Ther Pract 16:23,2004.

43. Smedmark V, Wallin M, Arvidsson I: Inter-examiner reliability in assessing passive intervertebral motion of the cervical spine, Man Ther 5:97,2000.

44. Strendmark LE, Lundin M, Nell K: Interexaminer reliability in physical examination of the neck, J Manipulative Physiol Ther 20:516,1997.

45. Strender LE, et al Interexaminer reliability in physical examination of patients with low back pain, Spine 22：814,1997.

46. Tong HC,et al：Interexaminer reliability of three methods of combining test results to determine side of sacral restriction, sacral base position, and inncominate bone position, J Am Osteopath Assoc 106：464,2006.

47. Vincent-Smith B, Gibbons P：Inter-examiner and intra-examiner reliability of the standing flexion test, Man Ther 4：87,1999.

48. Wiles M：Reproducibility and interexaminer correlation of motion palpation findings of the sacroiliac joints, J Can Chiropr Assoc 24：56,1980.

附录表 2-2　脊柱痛和/或骶髂区域疼痛的可靠性研究

作者	节段	检查者经验	主题	研究类型	质量	评分结果	可靠性
Boline 等,1988[1]	T12-S1	1 DC,1 年,1 St	50(23 Sx, 27 Asx)	Inter	83	κ=-0.03~0.49 %=60~90	都不到中等
Boline 等,1993[2]	L1-S1	3 DC,有经验	28 Sx	Inter	50	κ=0.48~0.90 %=79~96	中等到非常好
Christensen 等[3]	T1-T8	2 DC,有经验	107(51 Sx 心绞痛, 56 Asx)	Inter	100	κ=0.38~0.70	一般到充分
	T1-T8	2 DC,有经验	107(51 Sx 心绞痛, 56 Asx)	Intra	100	κ=0.34~0.77	一般到充分
Deboer 等[4]	C1-C7	3 DC,有经验	40 Asx	Inter	50	κ=-0.04~0.48	都不到中等
	C1-C7	3 DC,有经验	40 Asx	Intra	25	κ=0.20~0.56	一般到中等
Hubka 和 Phelan[5]	C2-C7	2 DC,1~5 年	30 Sx	Inter	50	κ=0.68	不确定
Keating 等[6]	T12-S1	3 DC,2.5年	46(21 Sx, 25 Asx)	Inter	67	κ=0.19~0.48	轻度到中等
Lundberg和 Gerdle[7]	T10-S1	2 PT,有经验	150	Inter	50	κ=0.67~0.71	不确定
McCombe等[8]	L1-L5, S1	3 MD,1 PT,有经验	83 Sx	Inter	17	κ=0.28~0.47	一般到中等
Paydar等[9]	S1	2 ST	32 Asx	Inter	50 25	κ=0.73 %=90.6	不确定到非常好
	S1	2 ST	32 Asx	Intra		κ=0.91 %=96.8	
Strender等[10]	C0-C3	2 PT,≥21年	50(25 Sx,25 Asx)	Inter	67	κ=0.31~0.52 %=58to68	一般到中等
Strender等[11]	L5-S1	2 MD,2 PT,有经验	71 Sx	Inter	67	κ=0.06~0.71 %=73~88	轻度到不确定
Van Suijlekom[12]	C0-C7	2 neuro,有经验	24 Sx	Inter	17	κ=0.14~0.31	轻度到一般
Viikari-Juntura[13]	C1-C7	1 MD,1 PT,有经验	52 Sx	Inter	17	κ=0.47~0.56	中等
Waddell等[14]	L1-S1	4 MD,有经验	475 Sx,335 Asx	Inter	33	κ=1.0 %=100	非常好

From Haneline MT, Morgan Young M：A review of intraexaminer and interexaminer reliability of static spinal palpation：A literature synthesis. *J Manipulative physiol Ther* 32：379,2009.

Asx,无症状的;*C*,颈椎;*DC*,整脊医师;*Exp*,有经验的;*Inter*,检查者之间的可信度;*Intra*,检查者内部的可信度;*L*,腰椎;*MD*,内科医生;*neuro*,神经病专家;*P*,接近整组数量的百分比。

参考文献

1. Boline P, et al: Interexaminer reliability of palpatory evaluations of the lumbar spine, Am J Chiropr Med 1:5,1998.

2. Boline PD, et al: Interexaminer reliability of eight evaluative dimensions of lumbar segmental abnormality abnormality: Part Ⅱ, J Manipulative Physiol Ther 16:363,1993.

3. Christensen HW, et al: Palpation of the upper thoracic spine: an observer reliability study, J Manipulative Physiol Ther 25:285,2002.

4. Deboer KF, et al: Reliability study of detection of somatic dysfunctions in the cervical spine, J Manipulative Physiol Ther 8:9,1985.

5. Hubka MJ, Phelan SP: Interexaminer reliability of palpation for cervical spine tenderness, J Manipulative Physiol Ther 17:591,1994.

6. Keating J, et al: Interexaminer reliability of eight evaluative dimensions of lumbar segment abnormality, J Manipulative Physiol Ther 13:463,1990.

7. Lundberg G, Gerdle B: The relationships between spinal sagittal configuration, joint mobility, general low back mobility and segment mobility in female homecare personnel, Scand J Rehabil Med 31:197,1999.

8. McCombe PF, et al: Volvo Award in clinical sciences Reproducibility of physical signs in low back pain, Spine 14:908,1989.

9. Paydar D, Thiel H, Gemmell H: Intra-and interexaminer reliability of certain pelvic palpatory procedures and the sitting flexion test for sacroiliac joint mobility and dysfunction, J Neuromusculoskelet Syst 2:65,1994.

10. Strender LE, Lundin M, Nell K: Interexaminer reliability in physical examination of the neck, J Manipulative Physiol Ther 20:516,1997.

11. Strender LE, et al: Interexaminer reliability in physical examination of patients with low back pain, Spine 22:814,1997.

12. Van Suijlekom HA, et al: Interobserver reliability in physical examination of the cervical spine in patients with headache, Headache 40:581,2000.

13. Viikari-Juntura E: interexaminer reliability of observations in physical examinations of the neck, Phys Ther 67:1526,1987.

14. Waddell G, et al: Normality and reliability in the clinical assessment of backache, Br Med J (Clin Res Ed) 284:1519,1982.

附录表 2-3 脊柱和/或骶髂区域体表标志定位的可靠性研究

作者	节段	检查者经验	主题	研究类型	质量	评分结果	可靠性
Keating 等[1]	T12-S1	3 DC,≥2.5 年	46 (21 Sx,25 Asx)	Inter	67	κ=-0.08~0.03	都不到轻度
Billis 等[2]	C5,T6,L5	17 PT,≥2 年,	9 Asx	Inter	67	F=18.43	不确定
	C5,T6,L5	13 PT St				P=0.001	
		17 PT,≥2 年	9 Asx	Intra	50	F=2.09	不确定
		13 PT St				P=0.161	
Binkley 等[3]	L1-S1	6 PT,至少 6 年	18 Sx	Inter	50	κw=0.30	一般
						ICC=0.69	一般到好
						(CI,0.53~0.82)	
Broadbent 等[4]	T12-S1	2 MD, NI	100 Sx	Inter	50	κw=0.43~0.63	中等到充分
Byfield 和	L1,L4	2 DC,有经验	42 Asx	Inter	17	%=55~81	不确定
Humphreys[5]	L1,L4	2 DC,有经验	42 Asx	Intra	0	%=39~62	不确定
Downey 等[6]	L1-L5	6 PT,>7年	20 Sx	Inter	33	κw=0.44~0.8	中等到非常好
Holmren 和 Waling[7]	L5和S1	3 PT,≈15年	25 Sx	Inter	67	κ=0.11~0.17	轻度
Mckenzie 和 Taylor[8]	L1-L5	14 PT,无经验 PT	3 5 Asx	Inter	17	κ=0.28	一般
						%=56	
	L1-L5		5 Asx	Intra	25	κ=0.61~0.9	不确定到非常好
						%=84~96	

（续表）

附录表 2-3		脊柱和骶髂区域体表标志定位研究						
作者	节段	检查者经验	主题	研究类型	质量	评分结果	可信度
O'Haire 和 Gibbons[9]	S1	10 DO,5 年经验,St	10 Asx	Inter	50	κ =0.04~0.08	轻度
	S1	10 DO,5 年经验,St	10 Asx	Intra	25	κ =-0.05~0.58	都不到中等
Simmonds 和 Kumar[10]	L4,S1	20 PT,St	20 Asx	Inter	33	Coef Var=0.48~0.65	不确定
	L4,S1	20 PT, St	20 Asx	Intra	25	Coef Var=0.28~0.78	不确定

From Haneline MT, Morgan Young M：A review of intraexaminer and interexaminer reliability of static spinal palpation：A literature synthesis. J Manipulative Physiol Ther 32:379,2009.

Asx,无症状的;*C*,颈椎;*CI*,95%变化系数;*Coef Var*,变化系数;*DC*,整脊医师;*DO*,骨科医师;*Exp*,有经验的;*F*,观测的 *F* 价值;*ICC*,组间系数;*Inexp*,无经验的;*Inter*,检查者之间的可信度;*Intra*,检查者内部的可信度;*L*,腰椎;*MD*,内科医生;*NI*,未提供信息;*P*,明显水平;*PT*,理疗师;*S*,骶骨;*SI*,骶髂关节;*St*,学生;*Sx*,有症状的;*T*,胸椎。

参考文献

1. Keating J, et al：Interexaminer reliability of eight evaluative dimensions of lumbar segment abnormality, J Manipulative Physiol Ther 13:463,1990.

2. Billis EV, Foster NE, Wright CC：Reproducibility and repeatability：errors of three groups of physiotherapists in locating spinal levels by palpation, Man Ther 8:223, 2003.

3. Binkley J, Stratford PW, Gill C：Interrater reliability of lumbar accessory motion mobility testing, Phys Ther 75:786,1995.

4. Broadbent CR, et al：Ability of anaesthetists to identify a marked lumbar interspace, Anaesthesia 55:1122,2000.

5. Byfield D, Humphreys K：Intra-and inter-examiner reliability of bony landmark identification in the lumbar spine, Eur J Chiropr 40:13,1992.

6. Downey BJ, Taylor NE, Niere KR：Manipulative physiotherapists can reliability palpate nominated lumbar spine levels, Man Ther 4:151,1999.

7. Holmgren U, Waling K：Inter-examiner reliability of four static palpation tests used for assessing pelvic dysfunction, Man Ther 13(1):50-56,2008.

8. Mckenzie A, Taylor N：Can physiotherapists locate lumbar apinal levels by palpation. Physiotherapy 83:235,1997.

9. O'Haire C, Gibbons P：Inter-examiner and intra-examiner agreement for assessing sacroiliac anatomical landmarks using palpation and observation：Pilot study, Man Ther 5:13,2000.

10. Simmonds M, Kumar S：Health care ergonomics. Part Ⅱ：location of bony structures by palpation-a reliability study, Int J Ind Ergon 11(2):45,1993.

附录表 2-4　脊柱和/或骶髂关节位置或排列的可靠性研究

作者	节段	检查者经验	主题	研究类型	质量	评分结果	可靠性
Collaer 等[1]	腰椎	3 PT	30 Sx	Inter	67	κ=0.18~0.39 %=63~67	轻度到一般
Fryer 等[2]	S1	10 DO St,	10 Asx	Inter	33	κ=0.08	轻度
	S1	接受和未接受训练的	10 Asx	Intra	25	接受训练,0.15 未接受训练	
		10 DO 学生,接受和未接受训练的				κ=0.54 接受训练 0.49 未接受训练	中等
Hart[3]	C1–C2	12 DC, NI	31 Sx	Inter	33	κ=-0.27~0.38 %=11~58	都不到一般
Keating 等[4]	T12–S1	3 DC	46(21 Sx, 25 Asx)	inter	67	κ=-0.16~0.22	都不到一般
Potter 和 Rothstein[5]	S1	8 PT	17 Sx	Intra	0	%=44~50	不确定
Spring 和 Tehan[6]	L1–L5	10 DO,St	10 Asx	Inter	83	κ=0.04	轻度
	L1–L5	10 DO,St	10 Asx	intra	75	κ=0.04	轻度

From Haneline MT, Morgan Young M: A review of intraexaminer and interexaminer reliability of static palpation: A literature synthesis. *J Manipulative Physiol Ther* 32:379,2009.

Asx,无症状的;*C*,颈椎;*DC*,整脊医师;*DO*,骨科医师;*Inter*,检查者之间的可信度;*Intra*,检查者内部的可信度;*L*,腰椎;*NI*,未提供信息;*PT*,理疗师;*S*,骶骨;*SI*,骶髂关节;*St*,学生;*Sx*,有症状的;*T*,胸椎。

参考文献

1. Collaer JW, McKeough DM, Boissonnault WG: Lumbar isthmic spondylolisthesis detection with palpation: Interrater reliability and concurrent criterion-related validity, J Man Manipulative Ther 14:22,2006.

2. Fryer GM, McPherson H, O'Keefe P: The effect of training on the interexaminer and intra-examiner reliability of the seated flexion test and assexxment of pelvic anatomical landmarks with palpation, Int J Osteopat med 8:131,2005.

3. Hart J: Palpation and X-ray of the upper cervical spine: are-liability study, J Vertebral Subluxation Res October 25,2006,pp.1–14.

4. Keating J, et al: Interexaminer reliability of eight evaluative dimensions of lumbar segmental abnormality, J Manipulative Physil Ther 13:463,1990.

5. Potter NA, Rothstein JM: Intertester reliability for selected clinical tests of the sacroiliac joint, Phys Ther 65: 1671,1985.

6. Spring F, Gibbons P, Tehan P: Intra-examiner and interexaminer reliability of a positional diagnostic screen for the lumbar spine, J Osteopat Med 4:47,2001.

附录表 2-5			研究结束感或关节活动的检查者之间和检查者内部运动触诊程序的可靠性（不包括所有由后向前的刚度）的参考文献概要					
引用者及时间	作者	定位	方法	检查者之间	检查者内部	评价/结果的提要	统计方法
DeBoer 等，1985[1]	PhD DC	颈椎	坐位	X	X	使用静态及动态的触诊时，没有描述实际的过程。前后一致性较差。	%Agree
Bergstrom和Countis，1986[2]	DC	腰椎	侧屈坐位	X	X	检查者之间的可信度较高，检查者内部的可信度更高。	%Agree
Love和Brodeur，1987[3]	DC	T1-L5	坐位	X	X	缺乏"多样性"的节段的设计（即检查者必须选择一个）。可信度无意义。	皮尔逊指数
Boline等，1988[4]	DC PhD	腰椎	坐位		X	评估过高的肌张力和软组织疼痛。运动触诊无力支持检查者之间的可信度。与疼痛有较强的一致性。	κ:+/-
Nansel等，1989[5]	PhD DC	颈椎	侧屈坐位		X	报告了关节的活动，但实际上是运动结束感。完成了"标准"的课题。"在无症状的个体中，对关节功能障碍可能不是有效的预测。"缺乏一致性。	κ:+/-
Mootz等，1995[6]	DC PhD	腰椎	坐位（屈曲、伸直、旋转）	X	X	对检查者内部的可信度最小的支持，对观察者之间的可信度不支持。	κ:+/-
Haas 等，1995[7]	DC	胸椎	旋转坐位	X	X	观察者内部的可信度:中等。观察者之间的可信度:较差。	κ:-/se
Binkley，1995	PT	L1-S1	棘突由后向前		X	18例下腰痛压痛点。6位理疗师评价了腰椎由后向前的附属运动。用腰椎平面及活动来确定差评。	ICC +/-κ
Phillips和Twomey，1996[8]	PT	腰椎	棘突侧面		X	单一的手法和记录疼痛反应的手法与麻醉阻滞相比较。在确定腰椎节段对疼痛反应时，表现出了高度精确性（敏感和特异的）。在上腰椎一致性较高，而下腰椎一致性较低。	κ
Marcotte等，2002[9]	DC	颈椎	仰卧旋转位		X	使用分析运动的计算机系统。讨论需要高水平的标准化测试。良好的可靠性依赖于科学的力学测试手段。	κ:+/se
Christensen等，2002[10]	DC MD PhD	胸椎	坐位	X	X	评估坐位结束感觉，俯卧位关节活动以及软组织触诊;107 例有无症状，K 值一致较低，但扩展的 K 值显示出良好的观察者内部和观察者之间的可信度。应使用扩展的 K 值。	扩展的 κ 值:+/+
Piva 等，2006[11]	PT	颈椎	仰卧位侧向滑动		X	用倾角仪评估主动活动范围有较高的可靠性;被动侧向滑动有中度的可靠性。	κ:+/+
Brismee等，2006[12]	PT	中段胸椎	坐位		X	43例无症状的患者;结果表明观察者之间的可信度更好。尽管相对于其他活动结束感的研究，没有使用过度的压力;而是根据被动伸直、侧屈及旋转时棘突位置的相对变化。	κ:+/+

AROM,主动活动范围;*C*,颈椎;*DC*,整脊医师;*E*,伸展;*EP*,极限活动;*F*,屈曲;*inter*,检查者之间的可信度;*intra*,检查者内部的可信度;*L*,腰椎;*Lat*,外侧;*LBP*,下腰痛;*LF*,侧屈;*MD*,内科医生;*PA*,由后到前;*PT*,理疗师;*Rot*,旋转;*se*,标准误差;*SP*,棘突;*T*,胸椎。

参考文献

1. DeBoer KF, et al: Inter-and intra-examiner reliability of leg length differential measurement: a preliminary study, J Manipulative Physiol Ther 6(2):61,1983.

2. Bergstrom E, Courtis G: An inter-and intra-examiner reliability study of motion palpation of the lumbar spine in lateral flexion in the seated position, Eur J Chiropr 34:121,1986.

3. Love RM, Brodeur RR: Inter-and intra-examiner reliability of motion palpation for the thoracolumbar spine, J Manipulative Physiol Ther 10:1,1987.

4. Boline P, et al: Interexaminer reliability of palpatory evaluations of the lumbar spine, AM J Chiropr Med 1(1):5,1988.

5. Nansel DD, et al: Interexaminer concordance in detecting joint-play asymmetries in the cervical spines of otherwise asymptomatic subjects, J Manipulative Physiol Ther 12(6):428,1989.

6. Motz RD, Keating JC, Kontz HP:Intra-and inter-examiner reliability of passive motion palpation of the lumbar spine, J Manipulative Physiol Ther 12(6):440,1989.

7. Hass M, et al: Reliability of manual end play palpation of the thoracic spine, Chiropr Tech 7:120,1995.

8. Phillips DR, Twomey LT: A comparison of manual diagnosis with a diagnosis established by a uni-level lumbar spinal block procedure, Man Ther 2:82,1996.

9. Marcotte J, Normand MC, Black P: The kinematics of motion palpation and its effect on the reliability for cervical spine rotation. J Manipulative Physiol Ther 25(7):E7,2022.

10. Christensen HW, et al: Palpation of the upper thoracic spine: an observer reliability study. J Manipulative Physiol Ther 25(5):285-292,2002.

11. Piva SR, et al: Inter-tester reliability of passive intervertebral and active movements of the cervical spine, Man Ther 11:321,2006.

12. Brismée JM, et al: Interrater reliability of a passive physiological intervertebral motion test in the mid-thoracic spine. J Manipulative Physiol Ther 29(5):368-373,2006.

附录表 2-6 检查者之间和检查者内部运动触诊程序的可靠性/有效性研究的参考文献概要

引用者及时间	作者	定位	方法	检查者之间	检查者内部	评价/结果的提要
Hestboek 和 lebouef-yde,2000[1]	DC	腰椎骨盆	文献综述 可靠性 真实性	X	X	许多评估工具:掌指腰椎、掌指骶髂关节、腿的长度、枕骶技术、触痛。只有专注于疼痛的研究才会有一致的可靠性。
Huijbregts,2002[2]	PT	脊柱	文献综述 可靠性 真实性	X	X	有多个专业的脊柱运动评价方法。观察者内部可信度的变化较小;检查者之间的可信度较高;评级包括存在或不存在疼痛的一致性。
Seffinger 等,2003[3]	DO DC MD PhD	脊柱	文献综述 可靠性 真实性	X	X	脊柱触诊程序内容的有效性和可靠性,来自理疗师、整脊医师、医学博士的论文。每篇论文提供了一篇摘要。没有提出完整的结论。
Najm 等,2003[4]	DO DC MD PhD	脊柱	文献综述 可靠性 真实性			缺乏可接受的参考标准可能是导致敏感性较低的原因。研究在动态范围的测试和疼痛的敏感性差异很大。不论检查者的经验如何,对关节活动范围研究的敏感性都较低。一个稍微好些的敏感性(82%)在颈部疼痛被报道。
Van Trijffela,2005[5]	MD	脊柱	文献综述 可靠性 真实性		X	被动的评估确定观察者之间在颈椎和腰椎节段椎间盘运动的可信度以及探索异质性的来源。C1-C2 和 C2-C3 运动节段的评估几乎一致达到公正的可靠性。

（续表）

附录表 2-6			检查者之间和检查者内部运动触诊程序的可靠性/有效性研究的参考文献概要				
引用者及时间	作者	定位	方法	检查者之间	检查者内部	评价/结果的提要	
Stochkendahl 等,2006[6]	DC PhD	脊柱	文献综述 可靠性 复制	X	X	在许多评估工具:掌指关节、静态触诊、骨疼痛、软组织疼痛,软组织的变化及脊柱的整体运动。检查者内部、检查者之间的可接受的(强)触诊疼痛用观察者内部来整体评估。无静态触诊的证据。动态触诊:检查者内部的可信度良好,而检查者之间的可信度是不能接受的。	
Haneline 等,2008[7]	DC	脊柱	文献综述 可靠性	X	X	复习掌指关节的不同形式（移动和活动结束感作比较）,以确定是否报告的可靠性存在差异。可靠性通过掌指关节不同变化来观察。结果表明无统计学意义。	

DC,整脊医师;*DO*,骨科医师;*FS*,整个脊柱;*Inter*,检查者之间的可信度;*Intra*,检查者内部的可信度;*lit rev*,文献报道;*MD*,内科医生;*Mp*,掌指关节;*reprod*,复制;*SIJ*,骶髂关节;*SOT*,枕尾技术。

参考文献

1. Hestboek L, Leboeuf-Yde C: Are chiropractic tests for the lumbopelvic spine reliable and valid? A systematic critical literature review, J Manipulative Physiol Ther 23:258,2000.

2. Huijbregts P: spinal motion palpation: a review of reliability studies, J Man Manip Ther 10:24,2002.

3. Seffinger M, et al: Spinal palpatory diagnostic procedures utilized by practitioners of spinal manipulation: Annotared bibliography of reliability studies, J Can Chiropr Assoc 47:89,2003.

4. Najm WI, et al: Content validity of manual spinal palparory exams-A systematic review, BMC Complement Altern Med 3:1,2003.

5. van Trijffela E, et al: Inter-examiner reliability of passive assessment of intervertebral motion in the cervical and lumbar spine: a systematic review, Man Ther 10:256,2005.

6. Stochkendahl MJ, Christensen HW, Hartvigsen J, et al: Manual examination of the spine: a systematic critical literature review of reproducibility, J Manipulative Physiol Ther 29:475,2006.

7. Haneline MT, et al: Spinal motion palpation: a comparison of studies that assessed intersegmental end feel vs excursion, J Manipulative Physiol Ther 31:616,2008.

附录表 2-7 检查者之间运动触诊程序的参考文献概要

引用者&时间	作者	定位	方法	检查者之间	检查者内部	评价/结果的提要	统计方法
Humphreys, 2004[1]	DC	颈椎	坐位旋转和侧屈极限运动	X		20名学生触诊检查3例患有先天性融合椎的患者形成一个"金标准"。数据真实全面一致,敏感性在55%~78%,特异性很好(91%~98%)。	κ
Jull等, 1997[2]	PT	上颈段	触诊痛,不能解释	X		6名检查者对40例有症状和没有症状的对象用他们自己的方法进行检查,对检查结果即是否40例对象存在疼痛性上颈段功能障碍表示认同。检查者自身的一致性达70%。	κ
King等, 2007[3]	MD	颈椎	触诊痛	X		对疼痛关节进行触诊检查,并与诊断为阻滞的关节进行对比。颈椎关节疼痛区域具有高敏感性和低特异性。与之前的研究相比没有统计学差异。但是总结出用手法对颈椎进行检查缺乏精确度较差。	计数表 敏感性 特异性
Chlids等, 2004[4]	PT						
Fritz, 2005[5]	PT	腰椎	由后向前的运动	X		为一组腰痛的患者做由后向前运动能力检查,并预测其精确性。	κ方差分析

ANOVA,方差分析;*C*,颈椎;*DC*,脊柱按摩医生;*EP*,极限活动;*Inter*,检查者之间的可信度;*Intra*,检查者内部的可信度;*LF*,侧屈;*MD*,内科医生;*PA*,由后向前;*PT*,物理治疗;*rot*,旋转;*sens*,敏感性;*spec*,特异性。

参考文献

1. Humpheys B, Delahaye M, Peterson CK: An investigation into the validity of cervical spine motion palpation using subjects with congenital block vertebrae as a "gold standard," BMC Musculoskel Disord 5:19,2004.

2. Jull GA, et al: Interexaminer reliability to detect painful upper cervical joint dysfunction. Aust Physiother 43 (2):125-129,1997.

3. King W, Lau P, Lees R, et al: The validity of manual examination in assessing patients with neck pain, Spine J 7:22,2207.

4. Childs MJ, Fritz JM, Flynn TW: A clinical prediction rule to identify patients with low back pain most likely to benefit from spinal manipulation, Ann Intern Med 141 (12):920,2004.

5. Fritz JM, et al: Lumbar spine segmental mobility assessment: an in patients with low back pain, Arck Phys Med Rehabl 86:1745,2005.

运动触诊精确度的研究汇总

附录表 3-1			检查者之间运动触诊程序精确度的参考文献概要				
引用者 & 时间	作者	位置	程序	检查者之间	检查者内部	评价/结果的提要	统计方法
Humphreys, 2004[420]	DC	颈椎	坐位旋转和侧屈极限运动		X	20 名学生触诊检查 3 例患有先天性融合椎的患者形成一个"金标准"。数据真实全面一致，敏感性在 55%~78%，特异性很好（91%~98%）。	κ
Jull, 1997*	PT	上颈段	触诊痛,不能解释		X	6 名检查者对 40 例有症状和没有症状的对象用他们自己的方法进行检查,对检查结果即是否 40 例对象存在疼痛性上颈段功能障碍表示认同。检查者自身的一致性达 70%。	κ
King, 2007[258]	MD	颈椎	触诊痛		X	对疼痛关节进行触诊检查,并与诊断为阻滞的关节进行对比。颈椎关节疼痛区域具有高敏感性和低特异性。与之前的研究相比没有统计学差异。但是总结出用手法对颈椎进行检查缺乏精确度较差。	计数表 敏感性 特异性
Chlids, 2004[260]	PT	腰椎	多因素的棘突运动,包括由后向前的运动			临床预测规律标准的应用（症状持续时间、症状定位、恐惧回避、信念、腰椎运动和髋旋转运动范围）提高了经手法治疗的腰痛患者的反应率。	
Fritz, 2005[261]	PT	腰椎	棘突由后向前的运动		X	为一组腰痛的患者做由后向前运动能力检查，并预测其精确性。	κ 方差分析

ANOVA,方差分析;DC,整脊医生;EP,极限活动;LF,侧屈;MD,内科医生;PA,由后向前;PT,内科治疗;ROT,旋转;C,颈;Z,长骨关节

*Jull G,Zito G,Trott P,Potter H,Shirley D. Inter-examiner reliability to detect painful upper cervical joint dysfunction. Australian Journal of Physiotherapy 43(2):125–129,1997.

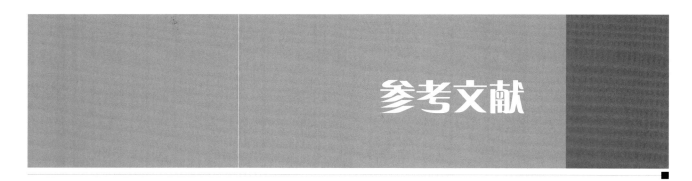

参考文献

CHAPTER 1

1. Brantingham JW: Still and Palmer: the impact of the first osteopath and the first chiropractor, Chiropr Hist 6:20, 1986.
2. Coulter ID: Chiropractic: a philosophy for alternative health care, 1999, Butterworth Heinemann, pp 37–55.
3. Kinsinger S: Advancing the philosophy of chiropractic: advocating virtue, J Chiropr Humanit 11:24–28, 2004.
4. Briggance BB: A proposal regarding the identity of chiropractic: embrace the centrality of the spine, J Chiropr Humanit 12:8–15, 2005.
5. Miller A: Transcendentalism's inspiration to chiropractic philosophy and practice, Today's Chiropractic 29:2, 2000.
6. Cleveland A, Phillips R, Clum G: The chiropractic paradigm. In Redwood D, Cleveland CS, editors: Fundamentals of chiropractic, St. Louis, 2003, Mosby.
7. Palmer DD: The science, art and philosophy of chiropractic, Portland, OR, 1910, Portland Printing House Co.
8. Gibbons R: Go to jail for chiro?, J Chiropr Humanit 1:61, 1994.
9. Wardwell WI: Why did chiropractic survive? J Chiropr Humanit 8(1):2, 1998.
10. Beideman RP: Seeking the rational alternative: The National College of Chiropractic from 1906 to 1982, Chiropr Hist 3:17, 1983.
11. Gibbons RW: The evolution of chiropractic: medical and social protest in America. In Haldeman S, editor: Modern developments in the principles and practice of chiropractic, East Norwalk, CT, 1980, Appleton-Century-Crofts.
12. Donahue RJDD: Palmer and innate intelligence. Development, division, and derision, Chiropr Hist 6:31, 1986.
13. Palmer DD: The chiropractor's adjuster, textbook of the science, art and philosophy of chiropractic for students and practitioners, Portland, OR, 1910, Portland Printing House Co.
14. Palmer BJ: History in the making (vol. XXXV), (as reprinted with corrections by C. Jensen, Sacramento, 1985), Davenport, IA, 1957, Palmer School of Chiropractic.
15. Waagen G, Strang V: Origin and development of traditional chiropractic philosophy. In Haldeman S, editor: Principles and practice of chiropractic, Norwalk, CT, 1992, Appleton and Lange.
16. Northrup GW: Osteopathic medicine: an American reformation, ed 2, Chicago, 1970, American Osteopathic Association.
17. Jackson R: Vis Medicatrix Naturae: vital force to innate intelligence and concepts for 2000, J Chiropr Humanit 2001.
18. Winterstein JF: Is traditional "chiropractic philosophy" valid today? Philos Constructs Chiropr Prof 1:3–5, 1991.
19. Phillips R: Philosophy and chiropractic divisions and directions, J Chiropr Humanit 5:2–7, 1995.
20. Gelardi TA: The science of identifying professions as applied to chiropractic, J Chiropr Humanit 6:11–17, 1996.
21. Wardwell WI: Chiropractic "philosophy," J Chiropr Humanit 3:3–8, 1993.
22. Donahue J: Are philosophers just scientists without data? Philos Constructs Chiropr Prof 1:21–23, 1991.
23. Coulter ID: Uses and abuses of philosophy in chiropractic, Philos Constructs Chiropr Prof 2:3–7, 1992.
24. McAulay BJ: Rigor in the philosophy of chiropractic: beyond the dismissivism/authoritarian polemic, J Chiropr Humanit 12:16–32, 2005.
25. Brooks WH, et al: Neuroimmunomodulation: neural anatomical basis for impairment and facilitation, Ann Neurol 12:56, 1982.
26. Haldeman S: The clinical basis for discussion of mechanisms of manipulative therapy. In Korr IM, editor: The neurobiologic mechanisms of manipulative therapy, New York, 1978, Plenum.
27. Sato A: Physiological studies of the somatoautonomic reflexes. In Haldeman S, editor: Modern developments in the principles and practice of chiropractic, East Norwalk, CT, 1980, Appleton Century-Crofts.
28. Coote JH: Central organization of the somatosympathetic reflexes. In Haldeman S, editor: Modern developments in the principles and practice of chiropractic, East Norwalk, CT, 1980, Appleton-Century-Crofts.
29. Beal MC: Viscerosomatic reflexes: a review, JAOA 85:786, 1985.
30. The central connection: Somatovisceral/viscerosomatic interaction, 1989. In Proceedings of International Symposium, Cincinnati, OH, 1989.
31. Wardwell WI: Chiropractic history and evolution of a new profession, St Louis, 1992, Mosby.
32. Clusserath MT: A treatise on fundamental principles of the philosophy of chiropractic and related topics in the life sciences, J Chiropr Humanit 13:12–20, 2006.
33. Flexner A: Medical education in the United States and Canada, Carnegie Foundation Advancement Teaching Bull No 4, 1910, Carnegie Foundation.
34. Beideman RP: A short history of the chiropractic profession. In Lawrence DJ, editor: Fundamentals of chiropractic diagnosis and management, Baltimore, 1991, Williams & Wilkins.
35. Standards for chiropractic programs and institutions, Scottsdale, AZ, 1996, Council on Chiropractic Education.
36. Vear HJ: Quality assurance: standards of care and ethical practice, JCCA 35(4):215, 1991.
37. Kusserow RP: State licensure and discipline of chiropractors, DHHS Pub No OAI-01-88–00581, Washington, DC, 1989, Office of Inspector General.
38. Lamm LC, Wegner E: Chiropractic scope of practice: what the law allows, Am J Chiropractic Med 2(4):155, 1989.
39. Analysis of VA Health Care Utilization Among U.S. Southwest Asian War Veterans: Operation Iraqi Freedom, Operation Enduring Freedom, 2006, VHA Office of Public Health and Environmental Hazards.
40. Eisenberg DM, et al: Unconventional medicine in the United States. Prevalence, costs, and patterns of use, N Engl J Med 328(4):246–252, 1993.
41. Tindle HA, et al: Trends in use of complementary and alternative medicine by US adults: 1997–2002, Altern Ther Health Med 11(1):42–49, 2005.
42. Kreitzer MJ, Mann D: Complementary health practice review, 2008.
43. Haas M, Bronfort G, Evans R: Chiropractic clinical research: progress and recommendations, J Manipulative Physiol Ther 29:695–706, 2006.
44. Proceedings of the 1990 Consensus Conference on Validation of Chiropractic Technique, Seattle, J Chiro Tech 2(3):71, 1990.
45. Shekelle PG, et al: The appropriateness of spinal manipulation for low-back pain, Santa Monica, CA, 1991, RAND.
46. Shekelle PG, et al: Congruence between decisions to initiate chiropractic spinal manipulation for low back pain and appropriateness criteria in North America, Ann Intern Med 129(1):9, 1998.
47. Coulter ID, et al: The appropriateness of manipulation and mobilization of the cervical spine, Santa Monica, CA, 1996, RAND.
48. Shekelle PG, Coulter ID: Cervical spine manipulation: summary report of a systematic review of the literature and a multidisciplinary expert panel, J Spinal Disord 10(3):223, 1997.
49. Haldeman S, Chapman-Smith D, Peterson DM: Guidelines for chiropractic quality assurance and practice parameters, Gaithersburg, MD, 1993, Aspen.

50. Bigos S, et al: Acute low back problems in adults, Clinical Practice Guideline No 14, AHCPR Pub No 95–0642, Rockville, MD, 1994, Agency for Health Care Policy and Research, Public Health Service, US Department of Health and Human Services.

51. Manga P, et al: The effectiveness and cost-effectiveness of chiropractic management of low-back pain, Ottowa, Ontario, 1993, Pran Manga and Associates.

52. Manga P, Angus D: Enhanced chiropractic coverage under OHIP as a means of reducing health outcomes and achieving equitable access to select health services, Toronto, 2004, Ontario Chiropractic Association.

53. Legorreta AP, et al: Comparative analysis of individuals with and without chiropractic coverage, patient characteristics, utilization and costs, Arch Intern Med 164: 1985–1992, 1004.

54. Chapman-Smith D: WFC's world meeting on identity, Chiropractic Report 18(2):1–8, 2004.

55. Chapman-Smith D: Perspective on the future of chiropractic, Cal Chirop Assoc J 16(2):31, 1991.

56. Phillips RB: The battle for innate: A perspective on fundamentalism in chiropractic, J Chiropr Humanit 11:2–10, 2004.

57. Meeker WC, Haldeman S: Chiropractic: a profession at the crossroads of mainstream and alternative medicine, Ann Intern Med 136(3):216–227, 2002.

58. Chapman-Smith D: WFC's consultation on the profession's identity, Chiropractic Report 18(1):1–8, 2004.

59. McDonald W, et al: How chiropractors think and practice: the survey of North American chiropractors, Ada, OH, Institute for social research, OH Northern University, 2003.

CHAPTER 2

1. White AA, Panjabi MM: Clinical biomechanics of the spine, ed 2, Philadelphia, 1990, JB Lippincott.

2. Nordin M, Frankel VH: Basic biomechanics of the musculoskeletal system, ed 2, Philadelphia, 2001, Lippincott Williams & Wilkins.

3. Goal VK, Weinstein JN: Biomechanics of the spine: clinical and surgical perspective, Boca Raton, FL, 1990, CRC Press.

4. Kendall HO, Kendall FP, Wadsworth GE: Muscle testing and function, ed 2, Baltimore, 1971, Williams & Wilkins.

5. Weiss C, Rosenberg L, Helfet AJ: An ultrastructural study of normal young adult human articular cartilage, J Bone Joint Surg Am 50:663, 1968.

6. Woo SLY, Adeson WH, Jemmott GF: Measurements of nonhomogeneous directional mechanical properties of articular cartilage in tension, J Biomech 9:785, 1976.

7. Newman AP: Articular cartilage repair, Am J Sports Med 26(2):309, 1998.

8. Mankin HJ: The response of articular cartilage to mechanical injury, J Bone Joint Surg Am 64(3):460, 1982.

9. Moran ME, Kin HK, Salter RB: Biological resurfacing of full-thickness defects in patellar articular cartilage of the rabbit: investigation of autogenous periosteal grafts subjected to continuous passive motion, J Bone Joint Surg Br 74:659, 1992.

10. Maigne R: Diagnosis and treatment of pain of vertebral origin, Baltimore, 1996, Williams & Wilkins.

11. Jay GD, et al: The role of lubricin in the mechanical behavior of synovial fluid, Proc Natl Acad Sci U S A 104(15):6194–6199, 2007.

12. Jay GD, et al: Association between friction and wear in diarthrodial joints lacking lubricin, Arthritis Rheum 56(11): 3662–3669, 2007.

13. Gale LR, et al: Boundary lubrication of joints: characterization of surface-active phospholipids found on retrieved implants, Acta Orthop 78(3):309–314, 2007.

14. Akeson WH, Amiel D, LaViolette D: The connective tissue response to immobility, Clin Orthop 51:183, 1967.

15. Hertling D, Kessler RM: Management of common musculoskeletal disorders, physical therapy principles and methods, ed 2, Philadelphia, 1990, JB Lippincott.

16. Holm S, Indahl A, Solomonow M: Sensorimotor control of the spine, J Electromyogr Kinesiol 12(3):219–234, 2002.

17. Wyke BD: Articular neurology and manipulative therapy. In Glasgow EF, et al: Aspects of manipulative therapy, Edinburgh, UK, 1985, Churchill Livingstone.

18. McLain RF: Mechanoreceptor endings in human cervical facet joints, Spine 19(5):495, 1994.

19. Gillette RG: A speculative argument for the coactivation of diverse somatic receptor populations by forceful chiropractic adjustments, Manual Med 3:1, 1987.

20. Malinsky J: The ontogenetic development of nerve terminations in the intervertebral discs of man, Acta Anat (Basel) 38:96, 1959.

21. Carr J, Shepherd R: Movement science, Gaithersburg, MD, 2000, Aspen Publishers Inc.

22. Shumway-Cook A, Woollacott M: Motor Control: Theory and practical applications, Baltimore, MD, 1995, Williams & Wilkins, pp 239–268.

23. Bacsi AM, Colebatch JG: Evidence for reflex and perceptual vestibular contributions to postural control, Exp Brain Res 160:22–28, 2005.

24. Kristinsdottir EK, Fransson PA, Magnusson M: Changes in postural control in healthy elderly subjects are related to vibration sensation, vision and vestibular asymmetry, Acta Otolaryngol 121:700–706, 2001.

25. Lord SR, Clark RD, Webster IW: Postural stability and associated physiological factors in a population of aged persons, J Gerontol 46:M69–M76, 1991.

26. Bogduk N: The innervation of the lumbar intervertebral discs. In Grieve G, editor: Modern manual therapy of the vertebral column, Edinburgh, UK, 1986, Churchill Livingstone.

27. Shinohara H: A study on lumbar disc lesions, J Jap Orthop Assoc 44:553, 1970.

28. Freemont AJ, et al: Nerve in growth into diseased intervertebral disc in chronic back pain, Lancet 350(9072):178, 1997.

29. Bogduk N, Windsor M, Inglis A: The innervation of the cervical intervertbral discs, Spine 13(1):2, 1988.

30. Mendel T, Wink CS, Zimny ML: Neural elements in human cervical intervertebral discs, Spine 17(2):132, 1992.

31. Roberts S, et al: Mechanoreceptors in intervertebral discs: morphology, distribution, and neuropeptides, Spine 20(24):2645, 1995.

32. Rabischong P, et al: The intervertebral disc, Anat Clin 1:55, 1978.

33. Roofe PG: Innervation of the annulus fibrosus and posterior longitudinal ligament, Arch Neurol Psychiatry 44:100, 1940.

34. Bogduk N, Tynan W, Wilson AS: The nerve supply to the human lumbar intervertebral discs, J Anat 132:39, 1981.

35. Hirsch C, Ingelmark BE, Miller M: The anatomical basis for low back pain, Acta Orthop Scand 33:1, 1963.

36. Jackson HC, Winkelmann RK, Bickel WH: Nerve endings in the human lumbar spinal column and related structures, J Bone Joint Surg Am 48:1272, 1966.

37. MacConnail MA, Basmajian JV: Muscles and movements: a basis for human kinesiology, Baltimore, 1969, Williams & Wilkins.

38. Edmond SL: Manipulation and mobilization extremity and spinal techniques, St Louis, 1993, Mosby.

39. Andersson GBJ: Biomechanics of the lumbar spine. In Kirkaldy-Willis WH, Burton CV, editors: Managing low back pain, ed 3, New York, 1992, Churchill Livingstone.

40. Garg A: Occupational biomechanics and low back pain, Occupational Medicine: State of the Art Reviews 7(4):609, 1992.

41. Fiorini GT, McCammond D: Forces on the lumbo-vertebral facets, J Biomed Eng 4:354, 1976.

42. Farfan HF, et al: Effects of torsion on the intervertebral joint: the role of torsion in the production of disc degeneration, J Bone Joint Surg Am 52:468, 1970.

43. Adams MA, Hutton WC: The relevance of torsion to the mechanical derangement of the lumbar spine, Spine 6:241, 1981.

44. Schultz AB, et al: Mechanical properties of the human lumbar spine motion segments. I. Response in flexion, extension, lateral bending and torsion, J Biomech Eng 101:46, 1979.

45. Skipor AF, et al: Stiffness, properties and geometry of lumbar spine posterior elements, J Biomech 18:821, 1985.

46. Bogduk N, Twomey LT: Clinical anatomy of the lumbar spine, ed 2, Melbourne, Australia, 1991, Churchill Livingstone.

47. Threlkeld AJ: Basic structure and function of the joints. In Neuman DA, editor: Kinesiology of the musculoskeletal system, 2002, St. Louis Mosby, p 31.

48. Zhang G: Evaluating the viscoelastic properties of biological tissues in a new way, J Musculoskelet Neuronal Interact 5(1):85–90.

49. Akeson WH, Amiel D, Woo SLY: Cartilage and ligament: physiology and repair processes. In Nicholas JA, Hershman EB, editors: The lower extremity and spine in sports medicine, St Louis, 1986, Mosby.

50. Akeson WH, et al: Collagen cross linking alterations in joint contractures: changes in reducible cross links in periarticular connective tissue collagen after 9 weeks of immobilization, Connect Tissue Res 5:5, 1977.

51. Burger AA: Experimental neuromuscular models of spinal manual techniques, J Man Med 1:10, 1983.

52. Guyton AC: Textbook of medical physiology, ed 4, Philadelphia, 1971, WB Saunders.

53. Astand O, Rodahl K: Textbook of work physiology, New York, 1970, McGraw-Hill.

54. Kaltenborn FM: Mobilization of the extremity joints: examination and basic treatment principles, ed 3, Oslo, 1980, Olaf-Norlis-Bokhandel.

55. Janda V: Muscle spasm: A proposed procedure for differential diagnosis, J Man Med 6:136, 1991.

56. Liebenson C: Active muscular relaxation techniques. I. Basic principles and methods, J Manipulative Physiol Ther 12(6):446, 1989.

57. Jones VT, Garrett WE, Seaber AV: Biomechanical changes in muscle after immobilization at different lengths, Trans Orthop Res Soc 10:6, 1985.

58. Fink B, et al: Morphologic changes in the vastus medialis muscle in patients with osteoarthritis of the knee, Arthritis Rheum 56(11):3626–3633, 2007.

59. Cramer GD, Darby SA: Basic and clinical anatomy of the spine, spinal cord, and ans, ed 2, St. Louis, 2005, Mosby, p 35.

60. Jiang H: Identification of the location, extent, and pathway of sensory neurologic feedback after mechanical stimulation of a lateral spinal ligament in chickens, Spine 22(1):17–25, 1997.

61. Cramer GD: General characteristics of the spine. In Cramer GD, Darby S, editors: Basic and clinical anatomy of the spine, spinal cord, and ans, ed 2, St. Louis, 2005, Mosby Year Book, pp 13–65.

62. Brinkley JM, Peat M: The effects of the mobilization on the ultra-structure and mechanical properties of the medial collateral ligament of rats, Clin Orthop 203:301, 1986.

63. Evans EB, Eggars GWN, Butler JK: Experimental remobilization of rat knee joints, J Bone Joint Surg Am 42:737, 1960.

64. Woo SLY, Matthews JP, Akeson WH: Connective tissue response to immobility: correlative study of biomechanical and biochemical measurements of normal and immobilized rabbit knees, Arthritis Rheum 18:257, 1975.

65. Dahners LE: Ligament contractions: a correlation with cellularity end actin staining, Trans Orthop Res Soc 11:56, 1986.

66. Solomonow M, et al: The ligamento-muscular stabilizing system of the spine, Spine 1(23):2552–2562, 1998.

67. Giles LGF, Taylor JR: Innervation of lumbar zygapophyseal joint synovial folds, Acta Orthop Scand 58:43, 1987.

68. Little JS, Khalsa PS: Human lumbar spine creep during cyclic and static flexion: creep rate, biomechanics, and facet joint capsule strain, Ann Biomed Eng 33(3):391–401, 2005.

69. Bogduk N, Engel R: The menisci of the lumbar zygapophyseal joints: a review of their anatomy and clinical significance, Spine 9:454, 1984.

70. Zaccheo D, Reale E: Contributo alla conoscenza delle articolazioni tra i processi articolari delle vertebre dell'uomo, Arch Anotomica 61:1, 1956.

71. Kos J, Wolf J: Les menisques intervertebreaux et leur role possible dans les blocages vertebraux, Ann Med Phys 15:2, 1972.

72. Bogduk N, Jull G: The theoretical pathology of acute locked back: a basis for manipulative therapy, Man Med 1:78, 1985.

73. Giles LGF, Taylor JR: Human zygapophyseal joint capsule and synovial fold innervation, Br J Rheumatol 26:93, 1987.

74. Taylor JR, Twomey LT: Age changes in the lumbar zygapophyseal joints: observations on structure and function, Spine 11:739, 1986.

75. Adams MA, Hutton WC: The mechanical function of the lumbar apophyseal joints, Spine 8:327, 1983.

76. Danbury R: Functional anatomy of the intervertebral disc, J Man Med 6:128, 1971.

77. Farfan HF: Mechanical disorders of the lumbar spine, Philadelphia, 1973, Lea & Febiger.

78. Twomey L, Taylor J: Flexion creep deformation and hysteresis in the lumbar vertebral column, Spine 7:116, 1982.

79. Kurowski P, Kubo A: The relationship of degeneration of the intervertebral disc to mechanical loading conditions on lumbar vertebrae, Spine 11:726, 1986.

80. Gracovetsky S: Function of the spine, J Biomed Eng 8:217, 1986.

81. Aspden RM: The spine as an arch: a new mathematical model, Spine 14:266, 1989.

82. Panjabi M, et al: Spinal stability and intersegmental muscle forces: a biomechanical model, Spine 14:194, 1989.

83. Louis R: Spinal stability as defined by the three-column spine concept, Anat Clin 7:33, 1985.

84. Gracovetsky S, Farfan H: The optimum spine, Spine 11:543, 1986.

85. Levin SM: The importance of soft tissue for structural support of the body. In Dorman TA, editor: Prolotherapy in the lumbar spine and pelvis, Spine: State of the art reviews, 9(2):357, 1995.

86. Ingber DE, Jamieson JD: Cells as tensegrity structures: architectural regulation of histo differentiation by physical forces transduced over basement membrane. In Andersson LC, Gahmberg CG, Ekblom P, editors: Gene expression during normal and malignant differentiation, London, 1985, Academic Press.

87. Thompson DW: On growth and form, New York, 1977, Cambridge University Press. As cited in Ingber DE, Jamieson JD: Cells as tensegrity structures: Architectural regulation of histo differentiation by physical forces transduced over basement membrane. In Andersson LC, Gahmberg CG, Ekblom P, editors: Gene expression during normal and malignant differentiation, London, 1985, Academic Press.

88. Fuller BR: Synergetics, New York, 1975, Mcmillan.

89. Kuchera ML: Gravitational stress, musculoligamentous strain, and postural alignment. In Dorman TA: Prolotherapy in the lumbar spine and pelvis, Spine: State of the Art Reviews 9(2):243, 1995.

CHAPTER 3

1. Palmer DD: Textbook of the science, art and philosophy of chiropractic, Portland, OR, 1910, Portland Printing House.

2. Palmer DD, Palmer BJ: The science of chiropractic: its principles and adjustments, Davenport, IA, 1906, Palmer School of Chiropractic.

3. Montgomery DP, Nelson JM: Evolution of chiropractic theories of practice and spinal adjustment: 1900–1950, Chiropr Hist 5:71, 1985.

4. Strasser A: The chiropractic model of health: a personal perspective, Dig Chiropr Econ 31(2):12, 1988.

5. Strasser A: The dynamics of human structure in the chiropractic model of health, Dig Chiropr Econ 32(4):14, 1990.

6. Jamison JR: Chiropractic and medical models of health care: a contemporary perspective, J Manipulative Physiol Ther 8(1):17, 1985.

7. Sandoz R: A perspective for the chiropractic profession, J Can Chiropr Assoc 21(3):107, 1977.

8. Quigley WH: Chiropractic's monocausal theory of disease, J Am Chiropr Assoc 8(6):52, 1981.

9. Council on Chiropractic Education: Standards for doctor of chiropractic programs and requirements for institutional status, Appendix III—Glossary. Scottsdale AZ, 2007.

10. Indexed synopsis of ACA policies on public health and related matters: 1989–1990, Des Moines, IA, 1991, American Chiropractic Association.

11. Haldeman S: Spinal manipulative therapy: a status report, Clin Orthop 179:62, 1983.

12. Triano J: Biomechanics of spinal manipulative therapy, Spine J 1(2):121, 2001.

13. Triano J: The mechanics of spinal manipulation. In Herzog W, editor: Clinical biomechanics of spinal manipulation, New York, 2000, Churchill Livingstone, pp 92–190.

14. Bernard TN, Kirkaldy-Willis WH: Recognizing specific characteristics of nonspecific low back pain, Clin Orthop 217:266, 1987.

15. Stonebrink RD: Evaluation and manipulative management of common musculoskeletal disorders, Portland, OR, 1990, Western States Chiropractic College.

16. Grieve GP: Aetiology in general terms. In Grieve GP, editor: Common vertebral joint problems, Edinburgh, 1988, Churchill Livingstone.

17. Grieve GP: Pathological changes: General. In Common vertebral joint problems, Edinburgh, UK, 1988, Churchill Livingstone.

18. Grieve GP: Manipulation in general terms. In Common vertebral joint problems, Edinburgh, 1988, Churchill Livingstone.

19. Kirkaldy-Willis WH: Pathology and pathogenesis. In Kirkaldy-Willis WH, editor: Managing low back pain, ed 3, New York, 1992, Churchill Livingstone.

20. Kirkaldy-Willis WH: The three phases of the spectrum of degenerative disease. In Kirkaldy-Willis WH, editor: Managing low back pain, ed 3, New York, 1992, Churchill Livingstone.

21. Cassidy JD, Kirkaldy-Willis WH: Manipulation. In Kirkaldy-Willis WH, editor: Managing low back pain, ed 3, New York, 1992, Churchill Livingstone.

22. Cyriax J: Diagnosis of soft tissue lesions. In Textbook of orthopedic medicine, ed 8, vol 1, London, 1982, Bailliere Tindall.

23. Sandoz R: Some critical reflections on subluxations and adjustments, Ann Swiss Chiropr Assoc 9:7, 1989.

24. Nelson C: The subluxation question, J Chiropr Humanit 7(1):46, 1997.

25. Mootz RD: Theoretic models of subluxation. In Gatterman MI, editor: Fundamentals of chiropractic subluxation, ed 2, St. Louis, 2005, Mosby.

26. Sandoz R: The natural history of a spinal degenerative lesion, Ann Swiss Chiropr Assoc 9:149, 1989.

27. Palmer BJ: Fight to climb, Davenport, IA, 1950, Palmer School of Chiropractic.

28. Palmer BJ: The subluxation specific—The adjustment specific: an exposition of the cause of all disease, Davenport, IA, 1934, Palmer School of Chiropractic.

29. Stephenson RW: Chiropractic textbook, Davenport, IA, 1948, Palmer School of Chiropractic.

30. Sandoz R: Classification of luxations, subluxations and fixations of the cervical spine, Ann Swiss Chiropr Assoc 6:219, 1976.

31. Vear HJ: An introduction to the science of chiropractic, Portland, OR, 1981, Western States Chiropractic College.

32. Hildebrandt RW: The scope of chiropractic as a clinical science and art: An introductory review of concepts, J Manipulative Physiol Ther 1(1):7, 1978.

33. Janse J: History of the development of chiropractic concepts, chiropractic terminology. In The research status of spinal manipulative therapy, NINCDS Monograph No 15, DHEW Pub No 76–988, Washington, DC, 1975, US Government Printing Office.

34. Lantz CA: The vertebral subluxation complex, ICA Rev 45(5):37, 1989.

35. Leach RA: The chiropractic theories: A synopsis of scientific research, ed 2, Baltimore, 1986, Williams & Wilkins.

36. Palmer BJ: Our masterpiece, Davenport, IA, 1966, Palmer College of Chiropractic.

37. Haldeman S, Hammerich K: The evolution of neurology and the concept of chiropractic, J Am Chiropr Assoc 7:57, 1973.

38. Homewood AE: The neurodynamics of the vertebral subluxation, St Petersburg, FL, 1979, Valkyrie Press.

39. Dishman R: Review of the literature supporting a scientific basis for chiropractic subluxation complex, J Manipulative Physiol Ther 8(3):163, 1985.

40. ICA policy handbook and code of ethics, Arlington, VA, 1990, International Chiropractors Association.

41. Gillet H: Vertebral fixations: An introduction to movement palpation, Ann Swiss Chiropr Assoc 1:30, 1960.

42. Gillet H: The anatomy and physiology of spinal fixations, J Nat Chiropr Assoc 1963.

43. Gillet H, Liekens M: A further study of spinal fixations, Ann Swiss Chiropr Assoc 4:41, 1969.

44. Gillet H: Spinal and related fixations, Dig Chiropr Econ 14(3):22, 1973.

45. Gillet H, Liekens M: Belgian chiropractic research notes, Huntington Beach, CA, 1984, Motion Palpation Institute.

46. Gillet H: The history of motion palpation, Eur J Chiropr 31:196, 1983.

47. Illi FH: The vertebral column: life-life of the body, Chicago, 1951, National College of Chiropractic.

48. Mennell J McM: Back pain diagnosis and treatment using manipulative techniques, Boston, 1960, Little, Brown.

49. Mennell J McM: Joint pain diagnosis and treatment using manipulative techniques, Boston, 1964, Little, Brown.

50. Sandoz R: Some physical mechanisms and effects of spinal adjustments, Ann Swiss Chiropr Assoc 6:91, 1976.

51. Sandoz R: Newer trends in the pathogenesis of spinal disorders, Ann Swiss Chiropr Assoc 5:93, 1971.

52. Faye LJ: Motion palpation of the spine: MPI notes and review of literature, Huntington Beach, CA, 1981, Motion Palpation Institute.

53. Schafer RC, Faye LJ: Motion palpation and chiropractic technique: principles of dynamic chiropractic, Huntington Beach, CA, 1989, Motion Palpation Institute.

54. Dishman R: Static and dynamic components of the chiropractic subluxation complex: a literature review, J Manipulative Physiol Ther 11(2):98, 1988.

55. Triano JJ: The subluxation complex: outcome measure of chiropractic diagnosis and treatment, J Chiropr Tech 2(3):114, 1990.

56. Gitelman R: The treatment of pain by spinal manipulation. In The research status of spinal manipulative therapy, NINCDS Monograph No 15, DHEW Pub No 76–988, Washington, DC, 1975, US Government Printing Office.

57. Howe JW: Preliminary observations from cineroentgenological studies of the spinal column, J Am Chiropr Assoc 4:565, 1970.

58. Brantingham JW: A survey of literature regarding the behavior, pathology, etiology, and nomenclature of the chiropractic lesion, J Am Chiropr Assoc 19(8):65, 1985.

59. Taber's cyclopedia medical dictionary, ed 15, Philadelphia, 1985, FA Davis.

60. Gatterman MI, Hansen DT: Development of chiropractic nomenclature through consensus, J Manipulative Physiol Ther 17(5):302, 1994.

61. ACA Council on Technic: Chiropractic terminology: a report, J Am Chiropr Assoc 25(10):46, 1988.
62. Hart AC, Hopkins CA, editors: International classification of diseases—Clinical modification (ed 9) and hospital modification (ed 6), West Valley City, UT, 2001, Ingenix.
63. Ward M: Glossary of osteopathic terminology, AOA, 1981.
64. Gatterman MI: Foundations of chiropractic subluxation, St Louis, 1995, Mosby.
65. Faye LJ: Most people who erect theories come to believe them themselves, Dynamic Chiropr 1984.
66. Hubka MJ: Another critical look at the subluxation hypothesis, J Chiropr Tech 2(1):27, 1990.
67. Lantz C: The vertebral subluxation complex. In Gatterman MI, editor: Foundations of chiropractic: subluxation, St Louis, 1994, Mosby.
68. Faye LJ: The subluxation complex, J Chiropr Humanit 9:1–4, 2000.
69. Leboeuf-Yde C: How real is the subluxation? A research perspective, J Manipulative Physiol Ther 21(7):492–494, 1998.
70. Nelson CF: The subluxation question, J Chiropr Humanit 7: 46–55, 1997.
71. Keating JC Jr, et al: Subluxation: dogma or science? Chiropr Osteo 13:17, 2005.
72. Keating JC: To hunt the subluxation: clinical research considerations, J Manipulative Physiol Ther 19(9):613–619, 1996.
73. Keating JC: Science and politics and the subluxation, Am J Chiropr Med 1(3):107–110, 1988.
74. Walker BF, Buchbinder MB: Most commonly used methods of detecting spinal subluxation and the preferred term for its description: a survey of chiropractors in Victoria, Australia, J Manipulative Physiol Ther 20(9):583, 1997.
75. Lantz CA: Immobilization degeneration and the fixation hypothesis of chiropractic subluxation, Chiropr Research J 1(1):21, 1988.
76. Rahlmann JF: Mechanisms of intervertebral joint fixation: a literature review, J Manipulative Physiol Ther 10(4):177, 1987.
77. Lewit K: Manipulative therapy in rehabilitation of the locomotor system, Boston, 1985, Butterworths.
78. Maigne R: Orthopedic medicine: a new approach to vertebral manipulations, Springfield, IL, 1972, Charles C Thomas.
79. Kellet J: Acute soft tissue injuries: a review of the literature, Med Sci Sports Exerc 18(5):489, 1986.
80. Oakes BW: Acute soft tissue injuries: nature and management, Aust Family Physician 10(Suppl):3, 1982.
81. Cyriax J: Treatment of pain by manipulation. In The research status of spinal manipulative therapy, NINCDS Monograph No 15, DHEW Pub No 76–988, Washington, DC, 1975, US Government Printing Office.
82. Stonebrink RD: Physiotherapy guidelines for the chiropractic profession, J Am Chiropr Assoc 9:65, 1975.
83. Akeson WH, Amiel D, Woo SL-Y: Immobility effects of synovial joints: the pathomechanics of joint contracture, Biorheology 17:9, 1980.
84. Akeson WH, et al: Collagen cross-linking alterations in joint contractures: changes in the reducible cross-links in periarticular connective tissue collagen after nine weeks of immobilization, Connect Tissue Res 5:15, 1977.
85. Woo S.L.-Y., Matthews JV, Akeson WH: Connective tissue response to immobility: correlative study of biomechanical and biochemical measurements of normal and immobilized rabbit knees, Arthritis Rheum 18(3):257, 1975.
86. Akeson WH: An experimental study of joint stiffness, J Bone Joint Surg Am 43(7):1022, 1961.
87. Noyes FR, et al: Biomechanics of ligament failure, J Bone Joint Surg Am 56(7):1406, 1974.
88. Enneking WF, Horowitz M: The intra-articular effects of immobilization of the human knee, J Bone Joint Surg Am 54(5):973, 1972.
89. Binkley JM, Peat M: The effects of immobilization on the ultrastructure and mechanical properties of the medial collateral ligament of rats, Clin Orthop 203:301, 1986.
90. Amiel D, Woo S.L.-Y., Harwood F: The effect of immobilization on collagen turnover in connective tissue: a biomechanical-biomechanical correlation, Acta Orthop Scand 53:325, 1982.
91. Baker W, De C: Changes in the cartilage of the posterior intervertebral joints after anterior fusion, J Bone Joint Surg Br 51(4):736, 1969.
92. Donatelli R: Effects of immobilization on the extensibility of periarticular connective tissue, J Orthop Sports Phys Ther 3(2):67, 1981.
93. Videman T: Experimental models of osteoarthritis: the role of immobilization, Clin Biomech 2:223, 1987.
94. Still AT: Osteopathic research and practice, Kirksville, MO, 1910, AT Still.
95. Triano JJ: Buckling: a biomedical model of subluxation. In Gatterman MI, editor: Foundations of chiropractic subluxation, ed 2, St Louis, 2005, Mosby.
96. Bourdillon JF, Day EA, Bookhout MR: Spinal manipulation, ed 5, Oxford, UK, 1992, Butterworth-Heineman.
97. Henderson CNR: Three neurophysiological theories on the chiropractic subluxation. In Gatterman MI, editor: Foundations of chiropractic: subluxation, ed 2, St Louis, 2005, Mosby, pp 296–303.
98. Leach RA, Pickar JG: Segmental dysfunction hypothesis: joint and muscle pathology and facilitation. In Leach RA, editor: The chiropractic theories, ed 4, Philadelphia, 2005, Lippincott Williams & Wilkins, pp 137–206.
99. Bakkum BW, et al: Preliminary morphological evidence that vertebral hypomobility induces synaptic plasticity in the spinal cord, J Manipulative Physiol Ther 30:336–342, 2007.
100. Mabit C, et al: Study of the experimental biomechanics of tendon repair with immediate active mobilization, Surg Radiol Anat 8(1):29, 1986.
101. Cornwall MW, Leveau B: The effect of physical activity on ligamentous strength: an overview, J Orthop Sports Phys Ther 5(5):275, 1984.
102. Fitz-Ritson D: Chiropractic management and rehabilitation of cervical trauma, J Manipulative Physiol Ther 13(1):17, 1990.
103. Waddell G: A new clinical model for the treatment of low-back pain, Spine 12(7):632, 1987.
104. Mealy K, et al: Early mobilization of acute whiplash injuries, BMJ 292:656, 1986.
105. Deyo RA: How many days of bed rest for acute low back pain? N Engl J Med 315:1064, 1986.
106. Mayer T, Gatchel R: Functional restoration for spinal disorders: the sports medicine approach, Philadelphia, 1988, Lea & Febiger.
107. Salter RB: The biologic concept of continuous passive motion of synovial joints: the first 18 years of basic research and its clinical application, Clin Orthop 242:12, 1989.
108. Salter RB: Motion vs. rest: why immobilize joints? J Bone Joint Surg Br 64:251, 1982.
109. Van Royen BJ, et al: Comparison of the effects of immobilization and continuous passive motion on surgical wound healing in the rabbit, Plast Reconstr Surg 78:360, 1986.
110. Evans E, et al: Experimental immobilization and remobilization of rat knee joints, J Bone Joint Surg Am 42(5):737, 1960.
111. Allen ME: Arthritis and adaptive walking and running, Rheum Dis Clin North Am 16(4):887, 1990.
112. Frank C, et al: Physiology and therapeutic value of passive joint motion, Clin Orthop 185:113, 1984.
113. Korcok M: Motion, not immobility, advocated for healing synovial joints, JAMA 246:1981, 2005.
114. Liebenson C: Guidelines for effective management of spinal pain. In Liebenson C, editor: Rehabilitation of the spine, Baltimore, 1996, Williams & Wilkins.

115. Bigos S, et al: Acute low back problems in adults, Clinical Practice Guideline No 14, AHCPR Pub No 95–0642, Rockville, MD, 1994, Agency for Health Care Policy and Research, Public Health Service, US Department of Health and Human Services.

116. Korr IM: Proprioceptors and somatic dysfunction, J Am Osteopath Assoc 74:638, 1975.

117. Kirkaldy-Willis WH, editor: Managing low back pain, ed 3, New York, 1992, Churchill Livingstone.

118. Gatterman MI: Chiropractic management of spine related disorders, Baltimore, 1990, Williams & Wilkins.

119. Good AB: Spinal joint blocking, J Manipulative Physiol Ther 8(1):1, 1985.

120. Melzack R, Wall PD: Pain mechanisms: a new theory, Science 150:971, 1965.

121. Fryer G, Morris T, Gibbons P: Paraspinal muscles and intervertebral dysfunction: Part one, J Manipulative Physiol Ther 27:267, 2004.

122. Simons D: Myofascial pain syndromes due to trigger points. I. Principles, diagnosis and perpetuating factors, Manipulative Med 1:67, 1985.

123. Travell J, Simons D: Myofascial pain and dysfunction: the trigger point manual, Baltimore, 1983, Williams & Wilkins.

124. de Seze S: Les accidents de la deterioration structurale du disque, Semin Hop Paris 1:2267, 1955.

125. de Seze S: Les attitudes antalgique dans la sciatique discoradiculaire commune, Semin Hop Paris 1:2291, 1955.

126. Cyriax J: Lumbago: Mechanism of dural pain, Lancet 1:427, 1945.

127. Cassidy JD, Kirkaldy-Willis WH: Manipulation. In Kirkaldy-Willis WH, editor: Managing low back pain, ed 3, New York, 1992, Churchill Livingstone.

128. Herbst R: Gonstead chiropractic science and art: The chiropractic methodology of Clarence S. Gonstead, Mt Horeb, WI, 1980, DC SCI-CHI Publications.

129. Barge FH: Torticollis, Davenport, IA, 1979, Bawden Bros.

130. Schmorl G, Junghans H: The human spine in health and disease, ed 2, New York, 1971, Grune & Stratton.

131. Giles LGF: Anatomical basis of low back pain, Baltimore, 1989, Williams & Wilkins.

132. Giles LGF, Taylor JR: Intra-articular synovial protrusions in the lower lumbar apophyseal joints, Bull Hosp Joint Dis Orthop Inst 42:248, 1982.

133. Giles LGF, Taylor JR, Cockson A: Human zygapophyseal joint synovial folds, Acta Anat 126:110, 1986.

134. Giles LGF, Taylor JR: Innervation of lumbar zygapophyseal joint synovial folds, Acta Orthop Scand 58:43, 1987.

135. Giles LGF: Lumbar apophyseal joint arthrography, J Manipulative Physiol Ther 7(1):21, 1984.

136. Giles LGF: Lumbo-sacral and cervical zygapophyseal joint inclusions, Manipulative Med 2:89, 1986.

137. Kos J, Wolf J: Les menisques intervertebraux et leur role possible dans les blocages vertebraux, Ann Med Phys 15:203, 1972.

138. Kos J, Wolf J: Translation of reference 119 into English, J Orthop Sports Phys Ther 1:8, 1972.

139. Bogduk N, Engel R: The menisci of the lumbar zygapophyseal joints: a review of their anatomy and clinical significance, Spine 9(5):454, 1984.

140. Bogduk N, Jull G: The theoretical pathology of acute locked back: a basis for manipulative therapy, J Manual Med 1:78, 1985.

141. Engel RM, Bogduk N: The menisci of the lumbar zygapophyseal joints, J Anat 135:795, 1982.

142. Badgley CE: The articular facets in relation to low back pain and sciatic radiation, J Bone Joint Surg 23:481, 1941.

143. Hadley LA: Anatmico-roentgenographic studies of the spine, ed 5, Springfield, IL, 1964, Charles C Thomas.

144. Kraft GL, Levinthal DH: Facet synovial impingement, Surg Gynecol Obstet 93:439, 1951.

145. Saboe L: Possible clinical significance of intra-articular synovial protrusions: a review of the literature, J Manipulative Physiol Ther 3:148, 1988.

146. Jones T, et al: Lumbar zygapophyseal joint meniscoids: Evidence of their role in chronic intersegmental hypomobility, J Manipulative Physiol Ther 12(5):374, 1989.

147. Bogduk N, Twomey LT: Clinical anatomy of the lumbar spine, ed 2, Melbourne, Australia, 1991, Churchill Livingstone.

148. Tillmann K: Pathological aspects of osteoarthritis related to surgery, Inflammation 8(Suppl):557, 1984.

149. Howell D: Pathogenesis of osteoarthritis, Am J Med 80(Suppl 4B):24, 1986.

150. Hochberg MC: Osteoarthritis: pathophysiology, clinical features, management, Hosp Pract 19(12):41, 1984.

151. Murray RO, Duncan C: Athletic activity in adolescence as an etiological factor in degenerative hip disease, J Bone Joint Surg Br 53(3):407, 1971.

152. Kos J, Wolf J: Translation of reference 94 into English, J Orthop Sports Phys Ther 1:8, 1972.

153. Farfan MF: Torsion and compression. In Farfan MF, editor: Mechanical disorders of the low back, Philadelphia, 1973, Lea & Febiger.

154. McGill S: Functional anatomy of the lumbar spine. In Low back disorders, ed 2, 2007, Human Kinetics, Ontario, Canada.

155. Cyriax J: Textbook of orthopedic medicine, ed 9, vol 2, London, 1974, Baillier Tindall.

156. Vanharanta H, et al: The relationship of pain provocation to lumbar disc deterioration as seen by CT discography, Spine 12:295, 1987.

157. Preuss R, Fung J: Can acute low back pain result from segmental spinal buckling during sub-maximal activities? A review of the current literature, Man Ther (10):14, 2005.

158. Kirkaldy-Willis WH, Hill RJ: A more precise diagnosis for low-back pain, Spine 4(2):102, 1979.

159. Yong-Hing K, Kirkaldy-Willis WH: The pathophysiology of degenerative disease of the lumbar spine, Orthop Clin North Am 14(3):491, 1983.

160. McGill S, Cholewicki J: Biomechanical basis for stability: an explanation to enhance clinical utility, J Orthop Sports Phys Ther 31:96, 2001.

161. McGill S: Low back disorders: evidence-based practice and rehabilitation, Windsor, Ontario, 2002, Human Kinetics.

162. Pope M, Frymoyer JW, Krag MH: Diagnosing instability, Clin Orthop 279:60, 1992.

163. Nachemson A: Lumbar spine instability: A critical update and symposium summary, Spine 10:290, 1985.

164. Dupuis PR, et al: Radiologic diagnosis of degenerative lumbar spinal instability, Spine 10(3):262, 1985.

165. Schneider G: The unstable lumbar segment definition and detection, J Man Manipulative Ther 1:67, 1993.

166. Paris S: Physical signs of instability, Spine 10:277, 1985.

167. Barr KP, Griggs M, Cadby M: Lumbar stabilization: a review of core concepts and current literature, part 2, Am J Phys Med Rehab 86:72, 2007.

168. Abbott JH, et al: Lumbar segmental instability: a criterion-related validity study of manual therapy assessment, BMC Musculoskelet Disord 6:56, 2005.

169. Kirkaldy-Willis WH, editor: Pathology and pathogenesis of low back pain; the three phases of the spectrum of degenerative disease. In Kirkaldy-Willis WH, editor: Managing low back pain, ed 3, New York, 1992, Churchill Livingstone.

170. Kirkaldy-Willis WH, et al: Pathology and pathogenesis of lumbar spondylosis and stenosis, Spine 3(4):319, 1978.

171. Crelin ES: A scientific test of the chiropractic theory, Am Sci 61:574, 1973.

172. Rydevik B, Brown M, Lundborg G: Pathoanatomy and pathophysiology of nerve root compression, Spine 9(1):7, 1984.

173. Young S, Sharpless SK: Mechanisms protecting nerve against compression block. In Suh CH, editor: Proceedings of the 9th Annual Biomechanics Conference on the Spine, Boulder, CO, 1978, International Chiropractors Association.

174. Giles LGF: A histological investigation of human lower lumbar intervertebral canal (foramen) dimensions, J Manipulative Physiol Ther 17:4, 1994.

175. Golub BS, Silverman B: Transforaminal ligaments of the lumbar spine, J Bone Joint Surg 51:947–956, 1969.

176. Howe JF, Loeser JD, Calvin WH: Mechanosensitivity of dorsal root ganglia and chronically injured axons: a physiological basis for the radicular pain of nerve root compression, Pain 17:321, 1983.

177. Wall JF, Devor M: Sensory afferent impulses originate from dorsal root ganglia as well as from the periphery in normal and nerve injured rats, Pain 17:321, 1983.

178. Drum DC: The vertebral motor unit and intervertebral foramen. In The research status of spinal manipulative therapy, NINCDS Monograph No 15, DHEW Pub No 76–988, Washington, DC, 1975, US Government Printing Office.

179. Luttges MW, Kelly PT, Gerren RA: Degenerative changes in mouse sciatic nerves: electrophoretic and electrophysiologic characterizations, Exp Neurol 50:706–733, 1976.

180. Luttges MW, Stodiek LS, Beel JA: Post injury changes in the biomechanics of nerves and roots in mice, J Manipulative Physiol Ther 9(2):89, 1986.

181. Triano JJ, Luttges MW: Nerve irritation: a possible model for sciatic neuritis, Spine 7:129–136, 1982.

182. Macgregor RI, Sharpless SK, Luttges MW: A pressure vessel model for nerve compression, J Neurol Sci 24:299, 1975.

183. Devor M, Obermayer M: Membrane differentiation in rat dorsal root ganglia and possible consequences for back pain, Neurosci Letters 51:341, 1984.

184. Rydevik BL: The effects of compression on the physiology of nerve roots, J Manipulative Physiol Ther 15:62, 1992.

185. Howe JF, Loeser JD, Calvin WH: Mechanosensitivity of dorsal root ganglia and chronically injured axons: a physiological basis for the radicular pain of nerve root compression, Pain 3:27, 1977.

186. Pickar JG: Neurophysiological effects of spinal manipulation, Spine J 2:357, 2002.

187. McCarron RF, et al: The inflammatory effect of nucleus pulposus. A possible element in the pathogenesis of low-back pain, Spine 12:760, 1987.

188. Kawakami M, et al: Mechanical compression of the lumbar nerve root alters pain-related behaviors induced by the nucleus pulposus in the rat, J Orthop Res 18:257, 2000.

189. Yabuki S, Igarashi T, Kikuchi S: Application of nucleus pulposus to the nerve root simultaneously reduces blood flow in dorsal root ganglion and corresponding hindpaw in the rat, Spine 25:1471, 2000.

190. Nygaard OP, Mellgren SI, Osterud B: The inflammatory properties of contained and noncontained lumbar disc herniation, Spine 22:2484, 1997.

191. Ozaktay AC, Kallakuri S, Cavanaugh JM: Phospholipase A 2 sensitivity of the dorsal root and dorsal root ganglion, Spine 23:1297, 1998.

192. Chen C, et al: Effects of phospholipase A2 on lumbar nerve root structure and function, Spine 22:1057, 1997.

193. Korr IM, editor: The neurobiologic mechanisms in manipulative therapy, New York, 1978, Plenum.

194. Sato A, Budgell B: Somatoautonomic reflexes. In Haldeman S, editor: Principles and practice of chiropractic, ed 3, New York, 2005, McGraw-Hill.

195. Sato A: The somatosympathetic reflexes: their physiologic and clinical significance. In Goldstein M, editor: The research status of spinal manipulative therapy, Washington, DC, 1975, US Government Printing Office.

196. Gillette RG: A speculative argument for the coactivation of diverse somatic receptor populations by forceful chiropractic adjustments, Manipulative Med 3:1, 1987.

197. Sato A: Spinal reflex physiology. In Haldeman S, editor: Principles and practice of chiropractic, ed 2, Norwalk, CT, 1992, Appleton & Lange.

198. Korr IM, Wright HM, Thomas PE: Effects of experimental myofascial insults on cutaneous patterns of sympathetic activity in man, J Neural Transm 23(22):330, 1962.

199. Korr IM, Wright HM, Chace JA: Cutaneous patterns of sympathetic activity in clinical abnormalities of the musculoskeletal system, Acta Neuroveg 25:589, 1964.

200. Hulse M: Disequilibrium caused by a functional disturbance of the upper cervical spine, Manual Med 1:18, 1983.

201. Mooney B, Robertson J: The facet syndrome, Clin Orthop 115:149, 1976.

202. Thabe H: Electromyography as a tool to document diagnostic findings and therapeutic results associated with somatic dysfunctions in upper cervical spinal joints and sacroiliac joints, Manual Med 2:53, 1986.

203. Grainger HG: The somatic component in visceral disease. In Academy of Applied Osteopathy 1958 yearbook, Newark, OH, 1958, American Academy of Osteopathy.

204. Beal MC: Viscerosomatic reflexes: a review, J Am Osteopath Assoc 85(12):786, 1985.

205. Larson NJ: Summary of site and occurrence of paraspinal soft tissue changes of patients in the intensive care unit, J Am Osteopath Assoc 75:840, 1976.

206. Kelso AF: A double blind clinical study of osteopathic findings in hospital patients, J Am Osteopath Assoc 70:570, 1971.

207. Beal MC: Palpatory findings for somatic dysfunction in patients with cardiovascular disease, J Am Osteopath Assoc 82:822, 1983.

208. Beal MC, Dvorak J: Palpatory examination of the spine: a comparison of the results of two methods and their relationship to visceral disease, Manual Med 1:25, 1984.

209. Kimura A, et al: A- and C-reflexes elicited in cardiac sympathetic nerves by single shock to a somatic afferent nerve include spinal and supraspinal components in anesthetized rats, Neurosci Res 25:91, 1996.

210. Budgell B, Igarashi Y: Response to arrhythmia to spinal manipulation: monitoring by ECG with analysis of heart-rate variability, J Neuromusculoskel Syst 9:97, 2001.

211. Delaney JP, et al: The short-term effects of myofascial trigger point massage therapy on cardiac autonomic tone in healthy subjects, J Adv Nurs 37:364, 2002.

212. Pollard H: The somatovisceral reflex: how important for the "type O" condition? Chiropr J Aust 34:93, 2004.

213. Pollard H: Reflections on the "type O" disorder, J Manipulative Ther 28:547.e1, 2005.

214. Toda H, et al: Responses of dorsal spinal cord blood flow to noxious mechanical stimulation of the skin in anesthetized rats, J Physiol Sci 58(4):263, 2008.

215. Kurosawa M, et al: Contribution of supraspinal and spinal structures to the responses of dorsal spinal cord blood flow to innocuous cutaneous brushing in rats, Auton Neurosci 136 (1–2):96, 2007.

216. Cramer G, et al: Basic science research related to chiropractic spinal adjusting: the state of the art and recommendations revisited, J Manipulative Physiol Ther 29(9):726, 2006.

217. Budgell B, Polus B: The effects of thoracic manipulation on heart rate variability: a controlled crossover trial, J Manipulative Physiol Ther 29(8):603, 2006.

218. Budgell B, Hirano F: Innocuous mechanical stimulation of the neck and alterations in heart-rate variability in healthy young adults, Auton Neurosci 91(1–2):96, 2001.

219. Budgell B, Suzuki A: Inhibition of gastric motility by noxious chemical stimulation of interspinous tissues in the rat, J Auton Nerv Syst 80(3):162, 2000.

220. Bolton PS, et al: Influences of neck afferents on sympathetic and respiratory nerve activity, Brain Res Bull 47:413, 1998.

221. Lantz CA: The vertebral subluxation complex. In Gatterman MI, editor: foundations of chiropractic subluxation, St Louis, 1995, Mosby.

222. Wright V, Johns JJ: Physical factors concerned with the stiffness of normal and diseased joints, Bull Johns Hopkins Hosp 106:216, 1960.

223. Fields HL: Pain, San Francisco, 1987, McGraw-Hill.

224. Janda V: Muscles, central nervous motor regulation and back problems. In Korr IM, editor: The neurobiologic mechanisms in manipulative therapy, New York, 1978, Plenum Press.

225. Grigg P, Schaible HG, Schmidt RF: Mechanical sensitivity of group III and IV afferents from posterior articular nerve in normal and inflamed cat knee, J Neurophysiol 55:635, 1986.

226. Schaible HG, Schmidt RF: Time course of mechanosensitivity changes in articular afferents during a developing experimental arthritis, J Neurophysiol 60:2180, 1988.

227. Schaible HG, Schmidt RF: Effects of an experimental arthritis on the sensory properties of fine articular afferent units, J Neurophysiol 54:1109, 1985.

228. Salter RB: Textbook of disorders and injuries of the musculoskeletal system, ed 2, Baltimore, 1983, Williams & Wilkins.

229. Ritchie AC: Boyd's textbook of pathology, ed 9, vol 2, Philadelphia, 1990, Lea & Febiger.

230. Kirkaldy-Willis WH: Pathology and pathogenesis of low back pain. In Kirkaldy-Willis WH, editor: Managing low back pain, ed 2, New York, 1988, Churchill Livingstone.

231. Gatterman MI, Hansen DT: Development of chiropractic nomenclature through consensus, J Manipulative Physiol Ther 17:302, 1994.

232. Gatterman MI, editor: Foundations of chiropractic: subluxation, St Louis, 1995, Mosby, pp 306–469.

233. Cassidy DJ, Potter GE: Motion examination of the lumbar spine, J Manipulative Physiol Ther 2:151, 1979.

234. Faucret B, et al: Determination of body subluxations by clinical, neurological and chiropractic procedures, J Manipulative Physiol Ther 3:165, 1980.

235. Russell R: Diagnostic palpation of the spine: a review of procedures and assessment of their reliability, J Manipulative Physiol Ther 6(4):181, 1983.

236. Sandoz R: The choice of appropriate clinical criteria for assessing the progress of a chiropractic case, Ann Swiss Chiropr Assoc 8:53, 1985.

237. Bryner P: A survey of indications: knee manipulation, Chiropr Tech 1(4):140, 1989.

238. Bryner P, Bruin J: Extremity joint technique: Survey of the status of technique in chiropractic colleges, Chiropr Tech 3(1):30, 1991.

239. Scaringe JG, Faye LJ: Palpation: the art of manual assessment. In Redwood D, Cleveland, III CS, editors: Fundamentals of chiropractic, St Louis, 2003, Mosby.

240. Bergmann TF: The chiropractic spinal examination. In Ferezy JS, editor: The chiropractic neurological examination, Gaithersburg, MD, 1992, Aspen.

241. Bourdillon JF, Day EA: Spinal manipulation, ed 4, London, 1987, William Heinemann Medical Books.

242. Hestboek L, Leboeuf-Yde C: Are chiropractic tests for the lumbo-pelvic spine reliable and valid? A systematic critical literature review, J Manipulative Physiol Ther 23:258, 2000.

243. Stochkendahl MJ, et al: Manual examination of the spine: a systematic critical literature review of reproducibility, J Manipulative Physiol Ther 29:475, 2006.

244. Piva SR, et al: Inter-tester reliability of passive intervertebral and active movements of the cervical spine, Man Ther 11:321, 2006.

245. Schneider M, et al: Interexaminer reliability of the prone leg length analysis procedure, J Manipulative Physiol Ther 30:514, 2007.

246. Herzog W, et al: Reliability of motion palpation procedures to detect sacroiliac joint fixations, J Manipulative Physiol Ther 12:86, 1989.

247. Haas M: Interexaminer reliability for multiple diagnostic test regimens, J Manipulative Physiol Ther 14:95, 1991.

248. Breen A: The reliability of palpation and other diagnostic methods, J Manipulative Physiol Ther 15:54, 1992.

249. Smedmark V, Wallin M, Arvidsson I: Inter-examiner reliability in assessing passive intervertebral motion of the cervical spine, Manual Ther 5:97, 2000.

250. Pool JJ, et al: The interexaminer reproducibility of physical examination of the cervical spine, J Manipulative Physiol Ther 27:84, 2004.

251. Medicare carriers manual, Rev. 1565, Section 2251.2, Coverage of Chiropractic Services, www.hcfa.gov.

252. Keating JC, et al: Interexaminer reliability of eight evaluative dimensions of lumbar segmental abnormality, J Manipulative Physiol Ther 13(8):463, 1990.

253. Boline P, et al: Interexaminer reliability of a multi-dimensional index of lumbar segmental abnormality, II, J Manipulative Physiol Ther 16(6):363, 1993.

254. Hubka MJ, Phelan SP: Interexaminer reliability of palpation for cervical spine tenderness, J Manipulative Physiol Ther 17:591, 1994.

255. Gemmell H, Miller P: Interexaminer reliability of multidimensional examination regimens used for detecting spinal manipulable lesions: a systematic review, Clin Chiropractic 8(4):199–204, 2005.

256. Jull G, Bogduk N, Marsland A: The accuracy of manual diagnosis for cervical zygapophysial joint pain syndromes, Med J Aust 148:233, 1988.

257. King W, et al: The validity of manual examination in assessing patients with neck pain, Spine J 7:22, 2007.

258. Leboeuf-Yde C, Kyvik K: Is it possible to differentiate people with low back pain on the basis of tests of lumbopelvic dysfunction? J Manipulative Physiol Ther 23(3):160, 2000.

259. Childs MJ, Fritz JM, Flynn TW: A clinical prediction rule to identify patients with low back pain most likely to benefit from spinal manipulation, Ann Intern Med 141(12):920, 2004.

260. Fritz JM, et al: Lumbar spine segmental mobility assessment: an examination of validity of determining intervention strategies in patients with low back pain, Arch Phys Med Rehab 86:1745, 2005.

261. De Hertogh WJ, et al: The clinical examination of neck pain patients: The validity of a group of tests, Man Ther 11:51, 2006.

262. Flynn T, Fritz J, Whitman J: A clinical prediction rule for classifying patients with low back pain who demonstrate short-term improvement with spinal manipulation, Spine 27(24):2835, 2002.

263. Fritz J, Dellito A, Erhard R: Comparison of classification-based physical therapy with therapy based on clinical practice guidelines for patients with acute low back pain: a randomized clinical trial, Spine 28(13):1363, 2003.

264. Haas M: The reliability of reliability, J Manipulative Physiol Ther 14(3):199, 1991.

265. Keating J: Several strategies for evaluating the objectivity of measurements in clinical research and practice, J Can Chiropr Assoc 32(3):133, 1988.

266. Keating J: Inter-examiner reliability of motion palpation of the lumbar spine: a review of quantitative literature, Am J Chiropr Med 2(3):107, 1989.

267. Boline P, et al: Interexaminer reliability of palpatory evaluations of the lumbar spine, Am J Chiropr Med 1(1):5, 1988.

268. Panzer DM: The reliability of lumbar motion palpation, J Manipulative Physiol Ther 15:518, 1992.

269. Breen A: The reliability of palpation and other diagnostic methods, J Manipulative Physiol Ther 15:54, 1992.

270. Haas M, Panzer DM: Palpatory diagnosis of subluxation. In Gatterman MI, editor: Foundation of chiropractic subluxation, St Louis, 1995, Mosby.

271. Keating JC: Traditional barriers to standards of knowledge production in chiropractic: proceedings of the Consensus Conference on Validation of Chiropractic Methods, Chiropr Tech 2(3):78–85, 1990.

272. Panzer DM: Lumbar motion palpation: A literature review. In Proceedings of the Sixth Annual Conference on Research and Education, Monterey, CA, 1991, CORE.

273. Koran LM: The reliability of clinical methods, data and judgments, N Engl J Med 293:642, 1975.

274. Nelson MA, et al: Reliability and reproducibility of clinical findings in low back pain, Spine 4:97, 1979.

275. Alley RJ: The clinical value of motion palpation as a diagnostic tool, J Can Chiropr Assoc 27:91, 1983.

276. Waddell G, et al: Normality and reliability in the clinical assessment of backache, BMJ 284:1519, 1982.

277. Shekelle PG: Current status of standards of care, J Chiropr Tech 2(3):86, 1990.

278. Walker BF: The reliability of chiropractic methods used for the detection of spinal subluxation, Australas Chiropr Osteopathy 5:12, 1996.

279. Lewit K, Liebenson C: Palpation—problems and implications, J Manipulative Physiol Ther 16:586, 1993.

280. Huijbregts P: Spinal motion palpation: a review of reliability studies, J Man Manip Ther 10:24, 2002.

281. Seffinger M, et al: Spinal palpatory diagnostic procedures utilized by practitioners of spinal manipulation: Annotated bibliography of reliability studies, J Can Chiropr Assoc 47:89, 2003.

282. Najm WI, et al: Content validity of manual spinal palpatory exams—A systematic review, BMC Complement Altern Med 3:1, 2003.

283. van Trijffela E, et al: Inter-examiner reliability of passive assessment of intervertebral motion in the cervical and lumbar spine: A systematic review, Man Ther 10:256, 2005.

284. Haas M: Interexaminer reliability for multiple diagnostic test regimens, J Manipulative Physiol Ther 14(2):95, 1991.

285. Hawk C, et al: Preliminary study of the reliability of assessment procedures for indications for chiropractic adjustments of the lumbar spine, J Manipulative Physiol Ther 22:382, 1999.

286. De Hertogh WJ, Vaesa PH, Vijverman V, et al: The clinical examination of neck pain patients: the validity of a group of tests, Manual Ther 12:50, 2007.

287. Tuchin PJ, et al: Interexaminer reliability of chiropractic evaluation for cervical spine problems—a pilot study, Australas Chiorpr Osteopathy 5:23, 1996.

288. Boline PD, et al: Interexaminer reliability of eight evaluative dimensions of lumbar segmental abnormality: part II, J Manipulative Physiol Ther 16:363, 1993.

289. Keating JC, et al: Interexaminer reliability of eight evaluative dimensions of lumbar segmental abnormality, J Manipulative Physiol Ther 13:463, 1990.

290. French SD, Green S, Forbes A: Reliability of chiropractic methods commonly used to detect manipulable lesions in patients with chronic low back pain, J Manipulative Physiol Ther 23:231, 2000.

291. Abbott JH, et al: Manual physical assessment of spinal segmental motion: intent and validity, Manual Ther 14:36, 2009.

292. Haas M, et al: Short-term responsiveness of manual thoracic end-play assessment to spinal manipulation: a randomized controlled trial of construct validity, J Manipulative Physiol Ther 18:582, 1995.

293. Roberts AR, Yeager K: Evidence-based practice manual: research and outcome measures in health and human services, New York, 2004, Oxford University Press USA.

294. Bergmann TF: Introduction and opening statement, Consensus Conference on Validation of Chiropractic Methods, Chiropr Tech 2(3):71, 1990.

295. Liebenson C: Rehabilitation of the spine: a practitioner's manual, Baltimore, MD, 1996, Williams & Wilkins.

296. Yeomans SG: The clinical application of outcomes assessment, Stamford, CT, 2000, Appleton & Lange.

297. Lewis T: Pain, New York, 1987, McGraw-Hill.

298. Kellgren JH: The anatomical source of back pain, Rheumatol Rehabil 16(3):3, 1977.

299. Deyo RA: Measuring the functional status of patients with low back pain, J Chiropr Tech 2(3):127, 1990.

300. Vernon H: The neck disability index: a study of reliability and validity, J Manipulative Physiol Ther 14(7):409, 1991.

301. Love A, LeBoeuf C, Crisp T: Chiropractic chronic low back pain sufferers and self-report assessment methods. I. A reliability study of the visual analogue scale, the pain drawing and the McGill Pain Questionnaire, J Manipulative Physiol Ther 12(2):21, 1989.

302. Price DD, et al: The validation of visual analogue scales as ratio scale measures for chronic and experimental pain, Pain 17:45, 1983.

303. Price DD, Harkins SW: The combined use of visual analogue scales and experimental pain in proving standardized assessment of clinical pain, Clin J Pain 3:1, 1987.

304. Nyiendo J: A comparison of low back pain profiles of chiropractic teaching clinic patients with patients attending private clinicians, J Manipulative Physiol Ther 13(8):437, 1990.

305. Finch L, Melzack R: Objective pain measurement: a case for increased clinical usage, Physiother Can 34(6):1, 1982.

306. Pel JJM, et al: Biomechanical analysis of reducing sacroiliac joint shear load by optimization of pelvic muscle and ligament forces, Ann Biomed Eng 36(3):415, 2008.

307. Mayer TG, et al: Use of noninvasive techniques for quantification of spinal range-of-motion in normal subjects and chronic low-back dysfunction patients, Spine 9(6):588, 1984.

308. Klausen K: The shape of the spine in young males with and without back complaints, Clin Biomech 1:81, 1986.

309. Brunarski DJ: Chiropractic biomechanical evaluations: validity in myofascial low back pain, J Manipulative Physiol Ther 5(4):155, 1982.

310. Wietz EM: The lateral bending sign, Spine 6(4):119, 1981.

311. Peters RE: The facet syndrome, J Aust Chiropr Assoc 13(3):15, 1983.

312. Giles LGF, Taylor JR: Low-back pain associated with leg length inequality, Spine 6(5):510, 1981.

313. Enwemeka CS, et al: Postural correction in persons with neck pain. I. A survey of neck positions recommended by physical therapists, J Orthop Sports Phys Ther 8(5):235, 1986.

314. Enwemeka CS, et al: Postural correction in persons with neck pain. II. Integrated electromyography of the upper trapezius in three simulated neck positions, J Orthop Sport Phys Ther 8(5):240, 1986.

315. Pope MH, Bevins T, Wilder DG: The relationship between anthropometric, postural, muscular, and mobility characteristics of males ages 18–55, Spine 10(7):644, 1983.

316. Burton AK: Variation in lumbar sagittal mobility with low-back trouble, Spine 14(6):584, 1989.

317. Triano JJ, Schultz A: Correlation of objective measure of trunk motion and muscle function with low-back disability ratings, Spine 12(6):561, 1987.

318. Pearcy M, Portek I, Shepard J: The effect of low-back pain on lumbar spinal movement measured by three-dimensional x-ray analysis, Spine 10(2):150, 1985.

319. Fairbank J, et al: Influence of anthropometric factors and joint laxity in the incidence of adolescent back pain, Spine 9(5):461, 1984.

320. Mellin G: Correlations of spinal mobility with degree of chronic low back pain after correction for age and anthropometric factors, Spine 12(5):464, 1987.

321. Giles LGF, Taylor JR: Lumbar spine structural changes associated with leg length inequality, Spine 7(2):159, 1982.

322. Giles LGF: Lumbosacral facetal "joint angles" associated with leg length inequality, Rheumatol Rehabil 20(4):233, 1981.

323. Sandoz R: Principles underlying the prescription of shoe lifts, Ann Swiss Chiropr Assoc 9:49, 1989.

324. Papaioannou T, Stokes I, Kenwright J: Scoliosis associated with limb-length inequality, J Bone Joint Surg Am 64:59, 1982.

325. Illi C, Sandoz R: Spinal equilibrium: further developments of the concepts of Fred Illi, Ann Swiss Chiropr Assoc 8:81, 1985.

326. Dieck G, et al: An epidemiologic study of the relationship between postural asymmetry in the teen years and subsequent back and neck pain, Spine 10(10):872, 1985.

327. Hansson T, et al: The lumbar lordosis in acute and chronic low-back pain, Spine 10(2):154, 1985.

328. Phillips R, et al: Stress x-rays and the low back pain patient, J Manipulative Physiol Ther 13(3):127, 1990.

329. Bigos SJ, et al: A prospective study of work perceptions and psychosocial factors affecting the report of back injury, Spine 16(1):1, 1991.

330. Battie MC, et al: The role of spinal flexibility in back pain complaints within industry: a prospective study, Spine 15(8):768, 1990.

331. Haas M, et al: Lumbar motion trends and correlation with low back pain. I. A roentgenological evaluation of coupled lumbar motion in lateral bending, J Manipulative Physiol Ther 15(3):145, 1992.

332. Haas M, Nyiendo J: Lumbar motion trends and correlation with low back pain. II. A roentgenological evaluation of quantitative segmental motion in lateral bending, J Manipulative Physiol Ther 15(4):224, 1992.

333. Nansel D, et al: Time course considerations for the effects of unilateral lower cervical adjustments with respect to the amelioration of cervical lateral-flexion passive end-range asymmetry, J Manipulative Physiol Ther 13(6):297, 1990.

334. Phillips R, et al: Low back pain: a radiographic enigma, J Manipulative Physiol Ther 9(3):183, 1986.

335. Daniels L, Worthingham C: Muscle testing techniques of manual examination, ed 3, Philadelphia, 1972, Saunders.

336. Greenman PE: Principles of manual medicine, Baltimore, 1989, Williams & Wilkins.

337. Vernon H: An assessment of the intra- and inter-reliability of the posturometer, J Manipulative Physiol Ther 6(2):57, 1983.

338. Adams AA: Intra- and inter-examiner reliability of plumb line posture analysis measurements using a three dimensional electrogoniometer, Res Forum 4(3):60, 1988.

339. D'Angelo MD, Grieve DW: A description of normal relaxed standing postures, Clin Biomech 2:140, 1987.

340. Dunk NM, et al: The reliability of quantifying upright standing postures as a baseline diagnostic clinical tool, J Manipulative Physiol Ther 27(2):91, 2004.

341. Fedorak C, Ashworth N, Marshall J, et al: Reliability of the visual assessment of cervical and lumbar lordosis: how good are we? Spine 28:1857, 2003.

342. Arnold CM, Beatty B, Harrison EL: Investigation of the validity of postural evaluation skills in assessing lumbar lordosis using photographs of clothed subjects, J Orthop Sports Phys Ther 52:286, 2000.

343. Cooperstein R: The Derefield pelvic leg check: a kinesiological interpretation, Chiropr Tech 3:60, 1991.

344. Mannello DM: Leg length inequality, J Manipulative Physiol Ther 15:576, 1992.

345. Haas M, et al: Reactivity of leg alignment to articular pressure testing: evaluation of a diagnostic test using a randomized crossover clinical trial approach, J Manipulative Physiol Ther 16:220, 1993.

346. Nguyen HT, et al: Interexaminer reliability of activator methods relative leg-length evaluation in the prone extended position, J Manipulative Physiol Ther 22:565, 1999.

347. Thompson JC: Thompson technique reference manual, Elgin, IL, 1984, Thompson Educational Workshops SM and Williams Manufacturing.

348. Fuhr A: Activator methods chiropractic technique seminars, Wilmar, MN, 1985.

349. Lawrence DJ: Chiropractic concepts of the short leg: A critical review, J Manipulative Physiol Ther 8:157, 1985.

350. DeBoer KF, et al: Inter- and intra-examiner reliability of leg length differential measurement: A preliminary study, J Manipulative Physiol Ther 6(2):61, 1983.

351. Fuhr AW, Osterbauer PJ: Interexaminer reliability of relative leg-length evaluation in the prone, extended position, J Chiropr Tech 1(1):13, 1989.

352. Venn EK, Wakefield KA, Thompson PR: A comparative study of leg-length checks, Eur J Chiropr 31:68, 1983.

353. Shambaugh MS, Sclafani L, Fanselow D: Reliability of the Derefield-Thomas test for leg length inequality, and use of the test to determine cervical adjusting efficacy, J Manipulative Physiol Ther 11(5):396, 1988.

354. Falltrick D, Pierson SD: Precise measurement of functional leg length inequality and changes due to cervical spine rotation in pain-free students, J Manipulative Physiol Ther 12(5):364, 1989.

355. Rhudy TR, Burk JM: Inter-examiner reliability of functional leg-length assessment, Am J Chiropr Med 3(2):63, 1990.

356. Cooperstein R, et al: Validity of compressive checking in measuring artificial leg-length inequality, J Manipulative Physiol Ther 26(9):557, 2003.

357. Haas M, et al: Responsiveness of leg alignment changes associated with articular pressure testing to spinal manipulation: the use of a randomized clinical trial design to evaluate a diagnostic test with a dichotomous outcome, J Manipulative Physiol Ther 16:306, 1993.

358. Cocchiarella L, Andersson GBJ, editors: Guides to the evaluation of permanent impairment, Chicago, 2001, American Medical Association.

359. Marras WS, et al: The quantification of low back disorder using motion measures, Spine 24:2091, 1999.

360. Wilson L, et al: Intertester reliability of a low back pain classification system, Spine 24:248, 1999.

361. Donelson R, Aprill C, Grant W: A prospective study of centralization of lumbar and referred pain: a predictor of symptomatic discs and anular competence, Spine 22:115, 1997.

362. Delany PM, Hubka HJ: The diagnostic utility of McKenzie clinical assessment for lower back pain, J Manipulative Physiol Ther 22:628, 1999.

363. Kilby J, Stignant M, Roberts A: The reliability of back pain assessment by physiotherapists using a McKenzie algorithm, Physiotherapy 76:579, 1990.

364. Fiddle DL, Rothstein JM: Inter-tester reliability of McKenzie's classifications of the type of syndrome present in patients with low back pain, Spine 18:1333, 1993.

365. Kilpikoski S, et al: Interexaminer reliability of low back pain assessment using the McKenzie method, Spine 27(8):E207, 2002.

366. Clare HA, Adams R, Maher CG: Reliability of detection of lumbar lateral shift, J Manipulative Physiol Ther 26(8):476, 2003.

367. Clare HA, Adams R Maher CG: Reliability of McKenzie classification of patients with cervical or lumbar pain, J Manipulative Physiol Ther 28(2):123, 2005.

368. Johnston W, et al: Interexaminer study of palpation in detecting location of spinal segmental dysfunction, J Am Osteopath Assoc 82(11):839, 1983.

369. Gill K, et al: Repeatability of four clinical methods for assessment of lumbar spinal motion, Spine 13:50, 1988.

370. Merritt IF, et al: Measurement of trunk flexibility in normal subjects: reproducibility of three clinical methods, Mayo Clin Proc 61:192, 1986.

371. Liebenson C, Phillips RB: The reliability of range of motion measurements for lumbar spine flexion: a review, Chiropr Tech 1:69, 1989.

372. Nitschke JE, et al: Reliability of the American Medical Association guides' model for measuring spinal range of motion: Its implication for whole person impairment rating, Spine 24(3):262, 1999.

373. Kelly J, et al: Quantification of lumbar function. V. Reliability of range of motion measures in the sagittal plane and in vivo torso rotation measurement technique, Spine 11:31, 1986.

374. Newton M, Waddell G: Reliability and validity of clinical measurement of the lumbar spine in patients with chronic low back pain, Physiotherapy 77:796, 1991.

375. Petra M, et al: Lumbar range of motion: reliability and validity of the inclinometer technique in the clinical measurement of trunk flexibility, Spine 11:1332, 1996.

376. Johnston W, et al: Palpatory findings in the cervicothoracic region: variations in normotensive and hypertensive subjects—a preliminary report, J Am Osteopath Assoc 79(5):300, 1980.

377. Deboer KF, et al: Reliability study of detection of somatic dysfunctions in the cervical spine, J Manipulative Physiol Ther 8(1):9, 1985.

378. Viikari-Juntura E: Interexaminer reliability of observations in physical examinations of the neck, Phys Ther 67:1526, 1987.

379. Boline PD, et al: Interexaminer reliability of eight evaluative dimensions of lumbar segmental abnormality. II, J Manipulative Physiol Ther 16:363, 1993.

380. Paydar D, Thiel H, Gemmell H: Intra- and inter-examiner reliability of certain pelvic palpatory procedures and the sitting flexion test for sacroiliac mobility and dysfunction, J Neuromusculoskeletal System 2:65, 1994.

381. Nilsson N: Measuring cervical muscle tenderness: a study of reliability, J Manipulative Physiol Ther 18:88, 1995.

382. Strender L, Lumdin M, Nell K: Interexaminer reliability in physical examination of the neck, J Manipulative Physiol Ther 20:526, 1997.

383. Strender L, et al: Interexaminer reliability in physical examination of patients with low back pain, Spine 22:814, 1997.

384. Huijbregts PA: Spinal motion palpation: a review of reliability studies, J Manual Manipulative Ther 10:24–39, 2002.

385. Schneider M, Erhard R, Brach J, et al: Spinal palpation for lumbar segmental mobility and pain provocation: an interexaminer reliability study, J Manipulative Physiol Ther 31:465, 2008.

386. Van Trijffel E, et al: Perceptions and use of passive intervertebral motion assessment of the spine: A survey among Dutch physiotherapists specializing in manual therapy, Man Ther 14(3):243–251, 2008.

387. Jull B, Bullock M: A motion profile of the lumbar spine in an aging population assessed by manual examination, Physiotherapy 3:70, 1987.

388. Jull G, Bogduk N, Marsland A: The accuracy of manual diagnosis for cervical zygapophysial joint pain syndromes, Med J Aust 148:233, 1988.

389. Leboeuf C, et al: Chiropractic examination procedures: a reliability and consistency study, J Aust Chiropr Assoc 19(3):101, 1989.

390. Haneline MT, et al: Spinal motion palpation: A comparison of studies that assessed intersegmental end feel vs excursion, J Manipulative Physiol Ther 31:616, 2008.

391. Wiles MR: Reproducibility and interexaminer correlation of motion palpation findings of the sacroiliac joints, J Can Chiropr Assoc 24:59, 1980.

392. Gonnella C, Paris SV, Kutner M: Reliability in evaluating passive intervertebral motion, Phys Ther 62(4):436, 1982.

393. Matyas T, Bach T: The reliability of selected techniques in clinical arthrometrics, Aust J Physiother 31:175, 1985.

394. Potter NA, Rothstein JM: Intertester reliability for selected clinical tests of the sacroiliac joint, Phys Ther 65:1671, 1995.

395. Mior SA, et al: Intra- and inter-examiner reliability of motion palpation in the cervical spine, J Can Chiropr Assoc 29:195, 1985.

396. Bergstrom E, Courtis G: An inter- and intra-examiner reliability study of motion palpation of the lumbar spine in lateral flexion in the seated position, Eur J Chiropr 34:121, 1986.

397. Love RM, Brodeur RR: Inter- and intra-examiner reliability of motion palpation for the thoracolumbar spine, J Manipulative Physiol Ther 10:1, 1987.

398. Carmichael JP: Inter- and intra-examiner reliability of palpation for sacroiliac joint dysfunction, J Manipulative Physiol Ther 10:164, 1987.

399. Rhudy TR, Sandefur MR, Burk JM: Interexaminer/intertechnique reliability in spinal subluxation assessment: a multifactorial approach, Am J Chiropr Med 1:111, 1988.

400. Nansel DD, et al: Interexaminer concordance in detecting joint-play asymmetries in the cervical spines of otherwise asymptomatic subjects, J Manipulative Physiol Ther 12(6):428, 1989.

401. Herzog W, et al: Reliability of motion palpation to detect sacroiliac joint fixations, J Manipulative Physiol Ther 12:86, 1989.

402. Mootz RD, Keating JC, Kontz HP: Intra- and inter-examiner reliability of passive motion palpation of the lumbar spine, J Manipulative Physiol Ther 12(6):440, 1989.

403. Mior SA, McGregor M, Schut AB: The role of experience in clinical accuracy, J Manipulative Physiol Ther 13:68, 1990.

404. Haas M, et al: Reliability of manual end play palpation of the thoracic spine, Chiropr Tech 7:120, 1995.

405. Meijne W, et al: Intraexaminer and interexaminer reliability of the Gillet test, J Manipulative Physiol Ther 22:4, 1999.

406. Mior SA, McGregor M, Schut B: The role of experiment in clinical accuracy, J Manipulative Physiol Ther 13:68, 1990.

407. Mior SA, et al: Intra- and interexaminer reliability of motion palpation in the cervical spine, J Can Chiropr Assoc 29:195–198, 1985.

408. Nansel RD, et al: Intra- and interobserver reliability of passive motion palpation of the lumbar spine, J Manipulative Physiol Ther 12:440, 1989.

409. Nansel DD, Peneff AL, Jansen RD, et al: Interexaminer agreement in detecting cervical joint play asymmetries in the spine of otherwise asymptomatic subjects, J Manipulative Physiol Ther 12:428, 1989.

410. Lewit K, Liebenson C: Palpation-problems and implications, J Manipulative Physiol Ther 16:586, 1993.

411. Robinson R, et al: Reliability and validity of a palpation technique for identifying the spinous processes of C7 and L5, Man Ther 14(4):409–414, 2009.

412. Ross JK, Bereznick DE: Determining cavitation location during lumbar and thoracic spinal manipulation: is spinal manipulation accurate and specific, Spine 29(13):1451, 2004.

413. Bereznick DE, Ross KJ, McGill S: The frictional properties at the thoracic skin–fascia interface: implications in spine manipulation, Clin Biomech 17:297, 2002.

414. Harvey D, Byfield D: Preliminary studies with a mechanical model for the evaluation of spinal motion palpation, Clin Biomech 6:79, 1991.

415. Hides JA, et al: Evidence of lumbar multifidus muscle wasting ipsilateral to symptoms in patients with acute/subacute low back pain, Spine 19:165, 1994.

416. Schwarzer AC, et al: The false positive rate of uncontrolled diagnostic blocks of the lumbar zygapophyseal joints, Pain 58:195, 1994.

417. Maher C, Latimer J: Pain or resistance: the manual therapists' dilemma, Aust J Physiother 38:257, 1992.

418. Jull G, Treleaven J, Versace G: Manual examination: is pain provocation a major cue for spinal dysfunction? Aust J Physiother 40:159, 1994.

419. Humphreys B, Delahaye M, Peterson CK: An investigation into the validity of cervical spine motion palpation using subjects with congenital block vertebrae as a "gold standard," BMC Musculoskelet Disord 5:19, 2004.

420. Leboeuf-Yde C, et al: Motion palpation findings and self-reported low back pain in a population-based study sample, J Manipulative Physiol Ther 25:80, 2002.

421. Fernández-de-las-Peñas C, Downey C, Miangolarra-Page JC: Validity of the lateral gliding test as tool for the diagnosis of intervertebral joint dysfunction in the lower cervical spine, J Manipulative Physiol Ther 28:610, 2005.

422. Haas M, et al: Efficacy of cervical endplay assessment as an indicator for spinal manipulation, Spine 28:1091, 2003.

423. Haas M, et al: Dose response for chiropractic care of chronic cervicogenic headache and associated neck pain: a randomized pilot study, J Manipulative Physiol Ther 27(9):547, 2004.

424. Troyanovich SJ, Harrison DD, Harrison DE: Motion palpation: it's time to accept the evidence, J Manipulative Physiol Ther 21:568, 1998.

425. Saal JS: General principles of diagnostic testing as related to painful lumbar spine disorders: a critical appraisal of current diagnostic techniques, Spine 27(22):2538, 2002.

426. Lok CE, Morgan CD, Ranganathan N: The accuracy and interobserver agreement in detecting the gallop sounds by cardiac auscultation, Chest 114:1283, 1998.

427. Riddle DL, Freburger JK: North American Orthopaedic Rehabilitation Research Network: evaluation of the presence of sacroiliac joint region dysfunction using a combination of tests: a multicenter intertester reliability study, Phys Ther 82:772, 2002.

428. Dreyfuss P, et al: Positive sacroiliac screening tests in asymptomatic adults, Spine 19:1138–1143, 1994.

429. Fortin JD, et al: Sacroiliac joint: pain referral maps upon applying a new injection/arthrography technique, part II: Clinical evaluation, Spine 19:1483, 1994.

430. Stoddard A: Manual of osteopathic technique, London, 1969, Hutchinson Medical Publishing Ltd.

431. Greenman P, Riddle DL, Freburger JK: North American Orthopaedic Rehabilitation Research Network: evaluation of the presence of sacroiliac joint region dysfunction using a combination of tests: a multicenter intertester reliability study, Phys Ther 82:772, 2002.

432. Greenman PH: Principles of manual medicine, Baltimore, 1989, Lippincott Williams & Wilkins.

433. Haldeman S: Modern developments in the principles and practice of chiropractic, New York, NY, 1980, Appleton-Century-Crofts.

434. Lee DG: The pelvic girdle, ed 3, Edinburgh, 2004, Elsevier.

435. Laslett M, Williams M: The reliability of selected pain provocation tests for sacroiliac joint pathology, Spine 19(11):1243, 1994.

436. Van der Wurff P, Hagmeijer RHM, Meyne W: Clinical tests of the sacroiliac joint. A systematic methodological review. Part 1: reliability, Manual Ther 5(1):30, 2000.

437. Hungerford BA, et al: Evaluation of the ability of physical therapists to palpate intrapelvic motion with the Stork Test on the support side, Phys Ther 87:879, 2007.

438. Broadhurst NA, Bond MJ: Pain provocation tests for the assessment of sacroiliac joint dysfunction, J Spinal Disord 11:341, 1998.

439. Laslett M: Pain provocation sacroiliac joint tests: reliability and prevalence. In VIeeming A, et al, editors: Movement, stability and low back pain: the essential role of the pelvis, ed 1, New York, 1997, Churchill Livingstone.

440. Laslett M, et al: Diagnosis of sacroiliac joint pain: validity of individual provocation tests and composites of tests, Man Ther 10:207, 2005.

441. Arab AM, et al: Inter- and intra-examiner reliability of single and composites of selected motion palpation and pain provocation tests for sacroiliac joint, Man Ther 14(2):2009.

442. Laslett M: Evidence-based diagnosis and treatment of the painful sacroiliac joint, J Manual Manipulative Ther 16(3):142, 2008.

443. Boline PD, et al: Interexaminer reliability of eight evaluative dimensions of lumbar segmental abnormality: part 2, J Manipulative Physiol Ther 16:363, 1993.

444. Hubka MJ, Phelan SP: Interexaminer reliability of palpation for cervical spine tenderness, J Manipulative Physiol Ther 17:591, 1994.

445. Tunks E, et al: The reliability of examination for tenderness in patients with myofascial pain, chronic fibromyalgia and controls, J Rheumatol 22:944, 1995.

446. Travell J, Rinzler SH: The myofascial genesis of pain, Postgrad Med 11:425, 1952.

447. Kuchera ML, et al: Musculoskeletal examination for somatic dysfunction. In Ward RC, editor: Foundations for osteopathic medicine, Baltimore, 1997, William & Wilkins, pp 486–500.

448. Grieve GP: Pathological changes: general. In Common vertebral joint problems, ed 2, Edinburgh, UK, 1988, Churchill Livingstone.

449. Christensen HW, et al: Palpation of the upper thoracic spine: an observer reliability study, J Manipulative Physiol Ther 25:285, 2002.

450. Brodeur R: The audible release associated with joint manipulation, J Manipulative Physiol Ther 18:155, 1995.

451. Haas M, Peterson D: A roentgenological evaluation of the relationship between segmental motion and mal-alignment in lateral bending, J Manipulative Physiol Ther 15(6):350, 1992.

452. Hubka MJ: Palpation for spinal tenderness: a reliable and accurate method for identifying the target of spinal manipulation, Chiropr Tech 6:5, 1994.

453. Phillips DR, Twomey LT: A comparison of manual diagnosis with a diagnosis established by a uni-level lumbar spinal block procedure, Man Ther 2:82, 1996.

454. Kendall HO, Kendall FP, Wadsworth GE: Muscles testing and function, ed 2, Baltimore, 1971, Williams & Wilkins.

455. Walther DS: Applied kinesiology: The advanced approach in chiropractic systems, DC, 1976, Pueblo, CO.

456. Haas M, et al: The reliability of muscle testing response to a provocative vertebral challenge, Chiropr Tech 5:95, 1993.

457. Haas M, et al: Muscle testing response to provocative vertebral challenge and spinal manipulation: a randomized controlled trial of construct validity, J Manipulative Physiol Ther 17:141, 1994.

458. Evans RC: Illustrated orthopedic physical assessment, ed 3, St. Louis, 2009, Mosby.

459. Hildebrandt R: Chiropractic spinography and postural roentgenology. I. History of development, J Manipulative Physiol Ther 3(2):87, 1980.

460. Howe J: Some considerations in spinal x-ray interpretations, J Clin Chiropr Arch 4:75, 1971.

461. Sherman R: Chiropractic x-ray rationale, J Can Chiropr Assoc 30:33, 1986.

462. Howe JW: Facts and fallacies, myths and misconceptions in spinography, J Clin Chiropr Arch 3:34, 1972.

463. Plaugher G, Hendricks A: The inter- and intra-examiner reliability of the Gonstead pelvic marking system, J Manipulative Physiol Ther 14(9):503, 1991.

464. Logan HB: Textbook of Logan basic methods, St Louis, 1950, Logan Chiropractic College.

465. Gregory RR: Manual for upper cervical x-ray analysis, Monroe, MI, 1971, National Upper Cervical Chiropractic Association.

466. Blair WG: Blair Clinic of Lubbock, TX, Dig Chiropr Econ 14(1):10, 1971.

467. Weinert DJ: Influence of axial rotation on chiropractic pelvic radiographic analysis, J Manipulative Physiol Ther 30(1):78, 2007.

468. Haas M, Taylor JAM, Gillette RG: The routine use of radiographic spinal displacement analysis: a dissent, J Manipulative Physiol Ther 22(4):254, 1999.

469. Sandoz R: Some reflections on subluxations and adjustments, Ann Swiss Chiropr Assoc 9:7, 1989.

470. Bussières AE, Peterson C, Taylor JA: Diagnostic imaging practice guidelines for musculoskeletal complaints in adults—an evidence-based approach: Introduction, J Manipulative Physiol Ther 30(9):617, 2007.

471. Bussières AE, Taylor JA, Peterson C: Diagnostic imaging practice guidelines for musculoskeletal complaints in adults—an evidence-based approach. Part 1: Lower extremity disorders, J Manipulative Physiol Ther 30(9):684, 2007.

472. Bussières AE, Peterson C, Taylor JA: Diagnostic imaging guideline for musculoskeletal complaints in adults—an evidence-based approach—Part 2: upper extremity disorders, J Manipulative Physiol Ther 31(1):2, 2008.

473. Bussières AE, Taylor JA, Peterson C: Diagnostic imaging practice guidelines for musculoskeletal complaints in adults—an evidence-based approach—Part 3: spinal disorders, J Manipulative Physiol Ther 31(1):33, 2008.

474. Ammendolia C, et al: Adherence to radiography guidelines for low back pain: a survey of chiropractic schools worldwide, J Manipulative Physiol Ther 31(6):412, 2008.

475. Plaugher G: Textbook of clinical chiropractic, Baltimore, MD, 1993, Williams & Wilkins.

476. Deyo RA, Diehl AK: Lumbar spine films in primary care: Current use and effects of selective ordering criteria, J Gen Intern Med 1:20, 1986.

477. Taylor JAM: The role of radiograph in evaluating subluxation. In Gatterman MI, editor: Foundations of chiropractic subluxation, St Louis, 1995, Mosby.

478. Hildebrandt RW: Full spine radiography: a matter of clinical justification, J Chiropr 23(8):56, 1986.

479. Sellers T: Diagnostic or non-diagnostic, J Am Chiropr Assoc 22(8):71, 1988.

480. Peterson C, Gatterman MI, Wei T: Chiropractic radiology. In Gatterman MI, editor: Chiropractic management of spine related disorders, Baltimore, 1990, Williams & Wilkins.

481. Howe JW: The chiropractic concept of subluxation and its roentgenological manifestations, J Clin Chiropr Arch Sept/Oct: 64–70, 1973.

482. Harrison DE, Harrison DD, Troyanovich SJ: Reliability of spinal displacement analysis on plain x-rays: a review of commonly accepted facts and fallacies with implications for chiropractic education and technique, J Manipulative Physiol Ther 21:252, 1998.

483. Troyanovich SJ, et al: Intra- and inter-examiner reliability of chiropractic biophysics lateral lumbar radiographic menstruation procedure, J Manipulative Physiol Ther 18:519, 1995.

484. Jackson BL, et al: Chiropractic biophysics lateral cervical film analysis reliability, J Manipulative Physiol Ther 16:384, 1993.

485. Sigler DC, Howe JW: Inter- and intra-examiner reliability of the upper cervical x-ray marking system, J Manipulative Physiol Ther 8:75, 1985.

486. Schram SB, Hosek R, Silverman HL: Spinographic positioning errors in Gonstead pelvic x-ray analysis, J Manipulative Physiol Ther 4(4):179, 1981.

487. Schram SB, Hosek RS: Error limitations in x-ray kinematics of the spine, J Manipulative Physiol Ther 5(1):5, 1982.

488. Plaugher G, Cremata E, Phillips RB: A retrospective consecutive case analysis of pretreatment and comparative static radiological parameters following chiropractic adjustments, J Manipulative Physiol Ther 13(9):498, 1990.

489. Phillips RB: An evaluation of the graphic analysis of the pelvis on the A-P full spine radiograph, J Am Chiropr Assoc 9:S139, 1975.

490. Frymoyer JW, et al: A comparative analysis of the interpretations of lumbar spinal radiographs by chiropractors and medical doctors, Spine 11:1020, 1986.

491. Peterson CK, Haas M, Harger BL: A radiographic study of sacral base, sacrovertebral, and lumbosacral disc angles in persons with and without defects in the pars interarticularis, J Manipulative Physiol Ther 13:491, 1990.

492. Howe JW: The role of x-ray findings in structural diagnosis. In The research status of spinal manipulative therapy, NINCDS Monograph No 15, DHEW Pub No 76–988, Washington, DC, 1975, US Government Printing Office.

493. Banks SD: The use of spinographic parameters in the differential diagnosis of lumbar facet and disc syndromes, J Manipulative Physiol Ther 6:113, 1983.

494. Reinert OC: An analytical survey of structural aberrations observed in static radiographic examinations among acute low back cases, J Manipulative Physiol Ther 11:24, 1988.

495. Grostic JD, DeBoer KF: Roentgenographic measurement of atlas laterality and rotation: a retrospective pre- and post-manipulation study, J Manipulative Physiol Ther 5:63, 1982.

496. Anderson RT: A radiographic test of upper cervical chiropractic theory, J Manipulative Physiol Ther 4:129, 1981.

497. Jackson BL, et al: Inter- and intra-examiner reliability of the upper cervical x-ray marking system: a second look, J Manipulative Physiol Ther 10:157, 1987.

498. Jackson BL, Barker WF, Gamble AG: Reliability of the upper cervical x-ray marking system: a replication study, Chiropractic Res J 1(1):10, 1988.

499. Keating JC, Boline PD: The precision and reliability of an upper cervical marking system: lessons from the literature, Chiropractic 1:43, 1988.

500. Owens EF: Line drawing analysis of static cervical x-rays used in chiropractic, J Manipulative Physiol Ther 15:442, 1992.

501. Plaugher G, et al: The reliability of patient positioning for evaluating static radiographic parameters of human pelvis, J Manipulative Physiol Ther 16:517, 1993.

502. Burk JM, Thomas RR, Ratliff CR: Intra- and inter-examiner agreement of the Gonstead line marking method, Am J Chiropr Med 3:114, 1990.

503. Yi-Kai L, Yun-Kun Z, Shi-Zhen Z: Diagnostic value on signs of subluxation of cervical vertebrae with radiological examination, J Manipulative Physiol Ther 21:617, 1998.

504. Hass M, Peterson D: A roentgenological evaluation of the relationship between segmental motion and segmental malalignment in lateral bending, J Manipulative Physiol Ther 15:350, 1992.

505. Sandoz R: Technique and interpretation of functional radiography of the lumbar spine, Ann Swiss Chiropr Assoc 3:66, 1965.

506. Cassidy JD: Roentgenological examination of the functional mechanics of the lumbar spine in lateral flexion, J Can Chiropr Assoc 20(2):13, 1976.

507. Grice A: Radiographic, biomechanical and clinical factors in lumbar lateral flexion. I, J Manipulative Physiol Ther 2(1):26, 1979.

508. Vernon H: Static and dynamic roentgenography in the diagnosis of degenerative disc disease: a review and comparative assessment, J Manipulative Physiol Ther 5(4):163, 1982.

509. Hviid H: Functional radiography of the cervical spine, Ann Swiss Chiropr Assoc 3:37, 1963.

510. Prantl K: X-ray examination and functional analysis of the cervical spine, Manual Med 2:5, 1985.

511. Penning L: Normal movements of the cervical spine, Am J Roentgenol 130:317, 1978.

512. Pennal GF, et al: Motion studies of the lumbar spine, J Bone Joint Surg Br 54(3):442, 1972.

513. Pitkanen M, et al: Limited usefulness of traction compression films in the radiographic diagnosis of lumbar instability, Spine 22:193, 1997.

514. Van Akerveeken PF, O'Brien JP, Park WM: Experimentally induced hypermobility in the lumbar spine, Spine 4:236, 1979.

515. Muggleton JM, Allen R: Insights into the measurement of vertebral translation in the sagittal plane, Med Eng Phys 20(1):21, 1998.

516. Dvorak J, et al: Functional radiographic diagnosis of the lumbar spine: flexion-extension and lateral bending, Spine 16(5):562, 1991.

517. Dvorak J, et al: Clinical validation of functional flexion-extension roentgenograms of the lumbar spine, Spine 16(8):943, 1991.

518. Dvorak J, et al: Clinical validation of functional flexion-extension radiographs of the cervical spine, Spine 18(1):120, 1993.

519. Hasner E, Schalimtzek M, Snorrason E: Roentgenological examination of the function of the lumbar spine, Acta Radiol 37:141, 1952.

520. Fielding JW: Cineroentgenography (CR) of the normal cervical spine, J Bone Joint Surg Br 39A:1280, 1957.

521. Howe JW: Cineradiographic evaluation of normal and abnormal cervical spinal function, J Clin Chiropr 1:42, 1976.

522. Cholewicki J, et al: Method for measuring vertebral kinematics from videofluoroscopy, Clin Biomech 6:73, 1991.

523. Breen A: Integrated spinal motion: a study of two cases, J Can Chiropr Assoc 35:25, 1991.

524. Breen A, Allen R, Morris A: An image processing method for spine kinematics: preliminary studies, Clin Biomech 3:5, 1988.

525. Humphreys K, Breen A, Saxton D: Incremental lumbar spine motion in the coronal plane: an observer variation study using digital videofluoroscopy, Eur J Chiropr 38:56, 1990.

526. Antos JC, et al: Interrater reliability of fluoroscopic detection of fixation in the mid-cervical spine, J Chiropr Tech 2(2):53, 1990.

527. Gatterman B: Protocol for the use of spinal videofluoroscopy, ACCR Guidelines 1990.

528. Boden SD, et al: Abnormal magnetic-resonance scans of the lumbar spine in asymptomatic subjects, J Bone Joint Surg Am 72(3):403, 1990.

529. Fischer AA: Pressure tolerance over muscles and bones in normal subjects, Arch Phys Med Rehabil 67:406, 1986.

530. Fischer AA: Pressure threshold meter: its use for quantification of tender spots, Arch Phys Med Rehabil 67:836, 1986.

531. Fischer AA: Pressure algometry over normal muscles: standard values, validity and reproducibility of pressure threshold, Pain 30:115, 1987.

532. Reeves JL, Jaeger B, Graff-Radford SB: Reliability of the pressure algometer as a measure of myofascial trigger point sensitivity, Pain 24:313, 1986.

533. Fischer AA: Documentation of myofascial trigger points, Arch Phys Med Rehabil 69:286, 1988.

534. Takala E-P: Pressure pain threshold on upper trapezius and levator scapulae muscles, Scand J Rehabil Med 22:63, 1990.

535. Ohrback R, Gale EN: Pressure pain thresholds, clinical assessment and differential diagnosis: reliability and validity in patients with myogenic pain, Pain 39:157, 1989.

536. Fischer AA: Application of pressure algometry in manual medicine, Manual Med 5:145, 1990.

537. List T, Helkimo M, Falk G: Reliability and validity of a pressure threshold meter in recoding tenderness in the masseter muscle and the anterior temporalis muscle, Cranio 7:223, 1989.

538. Langemark M, et al: Pressure pain thresholds and thermal nociceptive thresholds in chronic tension-type headache, Pain 38:203, 1989.

539. Gerecz-Simon EM, et al: Measurement of pain threshold in patients with rheumatoid arthritis, osteoarthritis, ankylosing spondylitis, and health controls, Clin Rheumatol 8:467, 1989.

540. Vernon HT, et al: Pressure pain threshold evaluation of the effect of spinal manipulation in the treatment of chronic neck pain: a pilot study, J Manipulative Physiol Ther 13:13, 1990.

541. Hsieh J, Hong C: Effect of chiropractic manipulation on the pain threshold of myofascial trigger point: a pilot study. In Proceedings of the 1990 International Conference on Spinal Manipulation, Washington, DC, May 11–12, 1990.

542. Uemtsu S: Symmetry of skin temperature comparing one side of the body to the other, Thermology 1:4, 1985.

543. Silverstein EB, Bahr GJM, Katan B: Thermographically measured normal skin temperature asymmetry in the human male, Cancer 36:1506, 1975.

544. Christiansen J: Thermographic anatomy and physiology. In Christiansen J, Gerow G, editors: Thermography, Baltimore, 1990, Williams & Wilkins.

545. Meeker WC, Gahlinger PM: Neuromusculoskeletal thermography: A valuable diagnostic tool? J Manipulative Physiol Ther 9:257, 1986.

546. Swenson RS: Clinical investigations of reflex function. In Haldeman S, editor: Principles and practice of chiropractic, ed 2, Norwalk, CT, 1992, Appleton & Lange.

547. Chusid JG: Correlative neuroanatomy and functional neurology, ed 17, Los Altos, CA, 1979, Lange Medical Publications.

548. Peterson AR, editor: Segmental neuropathy, Toronto, Canadian Memorial Chiropractic College.

549. Jones CH: Physical aspects of thermography in relation to clinical techniques, Bibl Radiol 6:1, 1974.

550. Judavich B, Bates W: Pain syndromes: diagnosis and treatment, ed 4, Philadelphia, 1954, FA Davis.

551. Plaugher G: Skin temperature assessment for neuromusculoskeletal abnormalities of the spinal column, J Manipulative Physiol Ther 15:365, 1992.

552. Triano JJ, Skogsbergh DR, Kowalski MH: The use of instrumentation and laboratory examination procedures by the chiropractor. In Haldeman S, editor: Principles and practice of chiropractic, ed 2, Norwalk, CT, 1992, Appleton & Lange.

553. Nansel D, Jansen R: Concordance between galvanic skin response and spinal palpation findings in pain free males, J Manipulative Physiol Ther 11:2267, 1988.

554. Plaugher G, et al: The interexaminer reliability of a galvanic skin response instrument, J Manipulative Physiol Ther 16:453, 1993.

555. Riley LH, Richter CP: Uses of the electrical skin resistance method in the study of patients with neck and upper extremity pain, Johns Hopkins Med J 137:69, 1975.

556. Yamagata S, et al: A diagnostic reevaluation of electrical skin resistance, skin temperature and deeper tenderness in patients with abdominal pain, Tohoku J Exp Med 118:183, 1976.

557. Turker KS: Electromyography: some methodological problems and issues, Physical Ther 73(10):698, 1993.

558. Kent C: Surface electromyography in the assessment of changes in paraspinal muscle activity associated with vertebral subluxation: a review, J Vertebral Subluxation Res 1(3):15, 1997.

559. Specter B: Surface electromyography as a model for the development of standardized procedures and reliability testing, J Manipulative Physiol Ther 2(4):214, 1979.

560. Komi P, Buskirk E: Reproducibility of electromyographic measurements with inserted wire electrodes and surface electrodes, Electromyography 10:357, 1970.

561. Giroux B, Lamontague M: Comparisons between the surface electrode and intramuscular wire electrodes in isometric and dynamic conditions, Electromyogr Clin Neurophysiol 30:397, 1990.

562. Anderson G, Johnson B, Ortengren R: Myoelectric activity in individual lumbar erector spinae muscles in sitting: a study with surface and wire electrodes, J Rehabil Med 3:91, 1974.

563. Thompson J, Erickson R, Offord K: EMG muscle scanning: stability of hand-held electrodes, Biofeedback Self Regul 14(1):55, 1989.

564. Cram JR, Lloyd J, Cahn TS: The reliability of EMG muscle scanning, Int J Psychosom 41:41, 1994.

565. Sihvonen T, Partanen J, Hanninen O: Averaged (RMS) surface EMG in testing back function, Electromyogr Clin Neurophysiol 28:335, 1988.

566. Cram J: Surface EMG recordings and pain related disorders: a diagnostic framework, Biofeedback Self Regul 13(2):123, 1988.

567. Ng LKY: New approaches to treatment of chronic pain: Review of multidisciplinary pain centers, National Institute of Drug Abuse Research Monograph Series No 36, Rockville, MD, 1983, Department of Health and Human Services.

568. Cram J, Lloyd J, Cahn T: The reliability of EMG muscle scanning, Int J Psychosom 37:68, 1990.

569. Lehman GJ: Clinical considerations in the use of surface electromyography: three experimental studies, J Manipulative Physiol Ther 25:293, 2002.

570. Ritvanen T, et al: Dynamic surface electromyographic responses in chronic low back pain treated by traditional bone setting and conventional physical therapy, J Manipulative Physiol Ther 30:31, 2007.

571. Myerowitz M: Scanning paraspinal surface EMG: A method for corroborated post treatment spinal and related neuromusculoskeletal symptom improvement, J Occup Rehabil 4(3):171, 1994.

572. Meyer JJ: The validity of thoracolumbar paraspinal scanning EMG as a diagnostic test: an examination of the current literature, J Manipulative Physiol Ther 17(8):539, 1994.

573. Meeker W, Matheson D, Wong A: Lack of evidence for a relationship between low back pain and asymmetrical muscle activity using scanning electromyography: analysis of pilot data. In Proceedings of the International Conferences on Spinal Manipulation, Washington, DC, 1990.

574. Triano JJ: Surface electrode EMG/lumbar spine—static paraspinal EMG scanning: clinical utility and validity issues. In Proceedings of the Consortium for Chiropractic Research, 1993.

CHAPTER 4

1. Lamm LC, Wegner E, Collard D: Chiropractic scope of practice: what the law allows. II, J Manipulative Physiol Ther 18:16, 1995.
2. Hawk C, et al: Use of complementary healthcare practices among chiropractors in the United States: a survey, Altern Ther Health Med 5(1):56, 1999.
3. Department of Statistics: 1985 survey, J Am Chiro Assoc 23(2):68, 1986.
4. Commission of Inquiry into Chiropractic: Chiropractic in New Zealand, reprinted by Davenport, IA, 1979, Palmer College of Chiropractic.
5. Vear HJ: Standards of chiropractic practice, J Manipulative Physiol Ther 8(1):33, 1985.
6. Nyiendo J, Haldeman S: A prospective study of 2,000 patients attending a chiropractic college teaching clinic, Med Care 25(6):516, 1987.
7. Kelner M, Hall O, Coulter I: Chiropractors: do they help?, Toronto, 1980, Fitzhenry & Whiteside.
8. Shekelle PG, Brook RH: A community-based study of the use of chiropractic services, Am J Public Health 81(4):439, 1991.
9. ACA Council on Technic: Chiropractic terminology: a report, J Am Chiro Assoc 25(10):46, 1988.
10. Maigne R: Personal method: The rule of no pain and free movement. In Orthopedic medicine: a new approach to vertebral manipulations, Springfield, IL, 1972, Bannerstone House.
11. Wood KW: Acute torticollis: chiropractic therapy and management, Chiro Tech 3:3, 1991.
12. Hammond B: Torticollis, Eur J Chiro 31(3):162, 1983.
13. Bergmann TF: The chiropractic spinal examination. In Ferezy JS, editor: The chiropractic neurological examination, Rockville, MD, 1992, Aspen.
14. Vear HJ: Introduction. In Vear HJ, editor: Chiropractic standards of practice and quality of care, Rockville, MD, 1992, Aspen.
15. Bartol KM: A model for the categorization of chiropractic treatment procedures, J Chiro Tech 3(2):78, 1991.
16. Gatterman MI, Hansen DT: Development of chiropractic nomenclature through consensus, J Manipulative Physiol Ther 17(5):302, 1994.
17. Palmer DD: Textbook of the science, art and philosophy of chiropractic, Portland, OR, 1910, Portland Printing House.
18. Stephenson RW: The art of chiropractic, Davenport, IA, 1947, Palmer School of Chiropractic.
19. Gatterman MI, Hansen DT: Development of chiropractic nomenclature through consensus, J Manipulative Physiol Ther 17(5):302, 1994.
20. Levine M: The structural approach to chiropractic, New York, 1964, Comet Press.
21. Haldeman S: Spinal manipulative therapy and sports medicine, Clin Sports Med 5(2):277, 1986.
22. Haldeman S: Spinal manipulative therapy: A status report, Clin Orthop Relat Res 179:62, 1993.
23. Sandoz R: Some physical mechanisms and affects of spinal adjustments, Ann Swiss Chirop Assoc 6:91, 1976.
24. Senstad O, Leboeuf-Yde C, Borchgrevink C: Frequency and characteristics of side effects of spinal manipulative therapy, Spine 15(4):435, 1997.

25. Herzog W, Kawchuk GN, Conway PJ: Relationship between preload and peak forces during spinal manipulative treatments, J Manipulative Physiol Ther 1(2):52, 1993.
26. Bartol KM: Algorithm for the categorization of chiropractic technic procedures, J Chiro Tech 4(1):8, 1992.
27. Bartol KM: The categorization of chiropractic procedures. In Proceedings of the sixth annual conference on research and education, Monterey, CA, 1991.
28. Nwuga VC: Manipulation of the spine, Baltimore, 1976, Williams & Wilkins.
29. Cyriax J: Textbook of orthopedic medicine, ed 8, vol 1, London, 1982, Bailliere Tindall.
30. Grieve GP: Common vertebral joint problems, ed 2, New York, 1988, Churchill Livingstone.
31. Nyberg R: Role of physical therapists in spinal manipulation. In Basmajian JV, editor: Manipulation, traction and massage, ed 3, Baltimore, 1985, Williams & Wilkins.
32. Grice A, Vernon H: Basic principles in the performance of chiropractic adjusting: historical review, classification, and objectives. In Haldeman S, editor: Principles and practice of chiropractic, ed 2, San Mateo, CA, 1992, Appleton & Lange.
33. Hass M, et al: Efficacy of cervical endplay assessment as an indicator for spinal manipulation, Spine 28:1091, 2003.
34. Bereznick D, Kim Ross KJ, McGill S: The frictional properties at the thoracic skin–fascia interface: implications in spine manipulation, Clin Biomech 17:297, 2002.
35. Lawrence D, et al: Chiropractic management of low back and low back-related complaints: a literature synthesis, J Manipulative Physiol Ther 31:659, 2008.
36. Bronforth G, et al: Efficacy of spinal manipulative therapy for low back and neck pain: a systematic review and best evidence synthesis, Spine J 4(3):335, 2004.
37. Bronforth G, Asendelft WJJ, Evans RL, et al: Efficacy of spinal manipulation for chronic headache: a systematic review, J Manipulative Physiol Ther 24(7):457, 2001.
38. Greenman PE: Principles of soft tissue and articulatory (mobilization with impulse) technique. In Principles of manual medicine, Baltimore, 1989, Williams & Wilkins.
39. Sheriff J: A flexible approach to traction. In Grieve's modern manual of therapy, ed 2, Edinburgh, UK, 1994, Churchill Livingstone.
40. Mennell JM: The musculoskeletal system differential diagnosis from symptoms and physical signs, Gaithersburg, MD, 1992, Aspen.
41. Kaltenborn FM: Mobilization of the extremity joints, ed 3, Oslo, Norway, 1980, Olaf Norlis Bokhandel.
42. Manek, NJ, MacGregor A: Epidemiology of back disorders: prevalence, risk factors and prognosis, Curr Opin Rheumatol 17(2):134, 2005.
43. Waddell G: 1987 Volvo award in clinical sciences. a new clinical model for the treatment of low-back pain, Spine 12(7):632, 1987.
44. Deyo RA, Weinstein JN: Low back pain, N Engl J Med 344(5):364, 2001.
45. Chou R, et al: Diagnosis and treatment of low back pain: a joint clinical practice guideline from the American College of Physicians and the American Pain Society, Ann Intern Med 147(7):478, 2007.
46. Van Tulder M, Becker A, Breen A: European guidelines for the management of acute nonspecific low back pain in primary care, Eur Spine J 15s:169, 2006.
47. McCarthy CJ, et al: The reliability of the clinical tests and questions recommended in international guidelines for low back pain, Spine 32(8):921, 2007.
48. Herbert J, Kippenhaver S, Fritz J: Clinical prediction for success of interventions for managing low back pain, Clin Sports Med 27:463, 2008.
49. Murphy DR, Hurwitz E: A theoretical model for the development of a diagnosis-based clinical decision rule for the management of patients with spinal pain, BMC Musculoskelet Disord 8:75, 2007.

50. Childs JD, Fritz JM, Flyn TW: A clinical prediction rule to identify patients with low back pain most likely to benefit from spinal manipulation: A validation study, Ann Intern Med 141(12):920, 2004.

51. Deyo R: Treatments for back pain: can we get past trivial effects, Ann Intern Med 141(12):957, 2004.

52. Herbert J, Kippenhaver S, Fritz J: Clinical prediction for success of interventions for managing low back pain, Clin Sports Med 27:463, 2008.

53. Grainger HG: The somatic component in visceral disease. In Academy of Applied Osteopathy 1958 Yearbook, Newark, OH, 1958, American Academy of Osteopathy.

54. Triano JJ: The subluxation complex: outcome measure of chiropractic diagnosis and treatment, J Chiro Tech 2(3):114, 1990.

55. Kirkaldy-Willis WH: The pathology and pathogenesis of low back pain. In Kirkaldy-Willis WH, editor: Managing low back pain, ed 3, New York, 1992, Churchill Livingstone.

56. Kirkaldy-Willis WH: The three phases of the spectrum of degenerative disease. In Kirkaldy-Willis WH, editor: Managing low back pain, ed 3, New York, 1992, Churchill Livingstone.

57. Murphy DR, Hurwitz E: A diagnosis-based clinical decision rule for spinal pain part 2: review of the literature, BMC Musculoskelet Disord 16:7, 2008.

58. Phillips RB, et al: Stress x-rays and the low back pain patient, J Manipulative Physiol Ther 13:127, 1990.

59. Haas M, et al: Lumbar motion trends and correlation with low back pain. I. A roentgenological evaluation of coupled lumbar motion in lateral bending, J Manipulative Physiol Ther 15:145, 1992.

60. Haas M, Nyiendo J: Lumbar motion trends and correlation with low back pain. II. A roentgenological evaluation of quantitative segmental motion in lateral bending, J Manipulative Physiol Ther 15:224, 1992.

61. Haas M, Peterson D: A roentgenological evaluation of the relationship between segmental mal-alignment and motion in lateral bending, J Manipulative Physiol Ther 15:350, 1992.

62. Peters RE: The facet syndrome, J Aust Chiro Assoc 13(3):15, 1983.

63. Yeomans SG, Liebenson C: Applying outcomes management to clinical practice, J Neuromusculoskelet Syst 5:1, 1997.

64. Deyo RA, et al: Outcome measures for low back pain research: a proposal for standardized use, Spine 23:1998, 2003.

65. Liebenson C: Rehabilitation of the spine: A practitioners manual, Baltimore, 1996, Williams & Wilkins.

66. Fairbank JCT, et al: The Oswestry low back pain disability questionnaire, Physiotherapy 66:271, 1980.

67. Roland M, Morris R: A study of the natural history of low back pain. II, Spine 8:141, 1983.

68. Vernon H: The neck disability index: a study of reliability and validity, J Manipulative Physiol Ther 14(7):409, 1991.

69. Alaranta H, et al: Reliability and normative data base, Scand J Rehab Med 26:211, 1994.

70. Yeomans S, Liebenson C: Quantitative functional capacity evaluation: The missing link to outcomes assessment, Top Clin Chiro 3(1):32, 1996.

71. Gatterman MI: Standards for contraindications to spinal manipulative therapy. In Vear HJ, editor: Chiropractic standards of practice and quality of care, Baltimore, 1992, Aspen.

72. Gatterman MI: Contraindications and complications of spinal manipulative therapy, J Am Chiro Assoc 15:75, 1981.

73. Shekelle PG, Adams AH: The appropriateness of spinal manipulation for low-back pain: Project overview and literature review, Santa Monica, CA, 1991, RAND.

74. Ladermann JP: Accidents of spinal manipulations, Ann Swiss Chiro Assoc 7:161, 1981.

75. Brewerton DA: Conservative treatment of painful neck, Proc R Soc Med 57:16, 1964.

76. Kleynhans AM: Complications of and contraindications to spinal manipulative therapy. In Haldeman S, editor: Modern developments in the principles and practice of chiropractic, East Norwalk, CT, 1980, Appleton-Century-Crofts.

77. Shekelle PG, et al: Spinal manipulation for back pain, Ann Intern Med 117:590, 1992.

78. Hurwitz EL, et al: Manipulation and mobilization of the cervical spine: a systematic review of the literature, Spine 21:1746, 1996.

79. Klougart N, Lebouef-Yde C, Rasmussen LR: Safety in chiropractic practice. In The occurrence of cerebrovascular accidents after manipulation to the neck in Denmark from 1978–1988, J Manipulative Physiol Ther 19:371, 1996.

80. Assendelft WJ, Bouter LM, Knipschild PG: Complications of spinal manipulation: a comprehensive review of the literature, J Fam Pract 42(5):475, 1996.

81. Terrett AGJ, Kleynhans AM: Complications from manipulation of the low back, Chiro J of Australia 4:129, 1992.

82. Dabbs V, Lauretti WJ: A risk of assessment of cervical manipulation vs. NSAIDs for the treatment of neck pain, J Manipulative Physiol Ther 18:530, 1995.

83. Dvorak J, et al: Musculoskeletal complications. In Haldeman S, editor: Principles and practice of chiropractic, Norwalk, CT, 1992, Appleton & Lange.

84. Oliphant D: Safety of spinal manipulation in the treatment of lumbar disk herniations: a systematic review and risk assessment, J Manipulative Physiol Ther 27:197, 2004.

85. Cassidy JD, Boyle E, Cote P: Risk of vertebrobasilar stroke and chiropractic care: results of a population-based case-control and case crossover study, Spine 33(4s):176, 2008.

86. Oppenheim JS, Spitzer DE, Segal DH: Nonvascular complications following spinal manipulation, Spine J 5:660, 2005.

87. Ernst E: Adverse effects of spinal manipulation: a systematic review, J R Soc Med 100:330, 2007.

88. Rubinstein SM, et al: The benefits outweigh the risks for patients undergoing chiropractic care for neck pain: A prospective, multicenter, cohort study, J Manipulative Physiol Ther 30(6):408, 2007.

89. Rubinstein SM: Adverse events following chiropractic care for subjects with neck or low-back pain: do the benefits outweigh the risks? J Manipulative Physiol Ther 31:461, 2008.

90. Chapman-Smith D: The chiropractic report 8(3):1994.

91. Henderson DJ, et al, editors: Clinical guidelines for chiropractic practice in Canada, Toronto, 1994, Canadian Chiropractic Association.

92. Terrett AGJ: Vascular accidents from cervical spinal manipulation: a report of 107 cases, J Aust Chiro Assoc 17:15, 1987.

93. Murphy DR, Beres JL: Cervical myelopathy: a case report of a "near miss" complication to cervical manipulation, J Manipulative Physiol Ther 31(7):553, 2008.

94. Haldeman S: Nonvascular complications following spinal manipulation (letter), Spine J 5:660, 2005.

95. Chapman-Smith D: Cervical adjustment, The chiropractic report 13(4):1999.

96. Haldeman S, Kohlbeck F, McGregor M: Risk factors and precipitating neck movements causing vertebrobasilar artery dissection after cervical trauma and spinal manipulation, Spine 24:785, 1999.

97. Triano J, Kawchuk G: Current concepts in spinal manipulation and cervical arterial incidents, Clive, IA, 2006, NCMIC Chiropractic Solutions.

98. Haneline MT, Croft AC, Frishberg BM: Association of internal carotid artery dissection and chiropractic manipulation, Neurologist 9:35, 2003.

99. Terrett AGJ: Vascular accidents from cervical spine manipulation: The mechanisms, J Aust Chiropractor's Assoc 17:131, 1987.

100. Bland JH: Disorders of the cervical spine, Philadelphia, 1987, Saunders.

101. Farris AA, et al: Radiographic visualization of neck vessels in healthy men, Neurol 13:386, 1961/1963.

102. Patten J: Neurological differential diagnosis, London, 1977, Harold Starke.

103. Haynes MJ, et al: Vertebral arteries and cervical rotation: modeling and magnetic resonance angiography studies, J Manipulative Physiol Ther 25(6):370, 2002.

104. Toole JF, Tucker SH: Influence of head position upon cerebral circulation: studies on blood flow in cadavers, Arch Neurol 2:616, 1960.

105. Hardesty WH, et al: Studies on vertebral artery blood flow in man, Surg Gynecol Obstet 116:662, 1963.

106. Licht PB, et al: Triplex ultrasound of vertebral artery flow during cervical rotation, J Manipulative Physiol Ther 21:27, 1998.

107. Licht PB, et al: Vertebral artery flow and spinal manipulation: a randomized, controlled and observer blinded study, J Manipulative Physiol Ther 21:141, 1998.

108. Licht PB, Christensen HW, Houlund-Carlsen PF: Vertebral artery volume flow in human beings, J Manipulative Physiol Ther 22:363, 1999.

109. Yi-Kai L: Changes and implications of blood flow velocity of the vertebral artery during rotation and extension of the head, J Manipulative Physiol Ther 22:91, 1999.

110. Symons BP, Leonard T, Herzog W: Internal forces sustained by the vertebral artery during spinal manipulative therapy, J Manipulative Physiol Ther 25(8):504, 2002.

111. Rubinstein SM, Haldeman S, van Tulder MW: An etiologic model to help explain the pathogenesis of cervical artery dissection: implications for cervical manipulation, J Manipulative Physiol Ther 29(4):336, 2006.

112. Terrett AGJ: Vertebrobasilar stroke following manipulation, West Des Moines, IA, 1996, National Chiropractic Mutual Insurance Company.

113. Terrett AGJ: It is more important to know when not to adjust, Chiro Tech 2(1):1, 1990.

114. Terrett AGJ, Kleynhans AM: Cerebrovascular complications of manipulation. In Haldeman S, editor: Modern developments in the principles and practice of chiropractic, ed 2, East Norwalk, CT, 1902, Appleton-Century-Crofts.

115. Bassi P, Lattuada P, Gomitoni A: Cervical cerebral artery dissection: A multicenter prospective study (preliminary report), Neurol Sci 24(Suppl 1):S4, 2003.

116. Ernst E: Manipulation of the cervical spine: a systematic review of case reports of serious adverse events, 1995–2001, Med J Aust 176:376, 2002.

117. Miley ML, et al: Does cervical manipulative therapy cause vertebral artery dissection and stroke? Neurologist 14:66, 2008.

118. Terrett AGJ: Current concepts in vertebrobasilar complications following spinal manipulation, West Des Moines, IA, 2001, National Chiropractic Mutual Insurance Company.

119. Gutman GG: Injuries to the vertebral artery caused by manual therapy, Manuelle Medizin 21:2, 1983 (English abstract).

120. Dvorak J, Orelli F: How dangerous is manipulation to the cervical spine? Manual Medicine 2:1, 1985.

121. Powell FC, Hanigan WC, Olivero WC: A risk/benefit analysis of spinal manipulation therapy for relief of lumbar or cervical pain, Neurosurgery 33:73, 1993.

122. Haldeman S, Chapman-Smith D, Peterson DM: Guidelines for chiropractic quality assurance and practice parameters, Gaithersburg, MD, 1993, Aspen.

123. Haynes MJ: Stroke following cervical manipulation in Perth, Chiro J Aust 23:42, 1994.

124. Terrett AGJ, Kleynhans AM: Cerebrovascular complications of manipulation. In Haldeman S, editor: Principles and practice of chiropractic, Norwalk, CT, 1992, Appleton & Lange.

125. Fries JF: Assessing and understanding patient risk, Scand J Rheumatol 92(Suppl):21, 1992.

126. Terrett AGJ: Misuse of the literature by medical authors in discussing spinal manipulative therapy injury, J Manipulative Physiol Ther 18:203, 1995.

127. Leboeuf-Yde C, Rasmussen LR, Klougart N: The risk of over-reporting spinal manipulative therapy-induced injuries: a description of some cases that failed to burden the statistics, J Manipulative Physiol Ther 19:5, 1996.

128. Haldeman S, et al: Clinical perceptions of the risk of vertebral artery dissection after cervical manipulation: the effect of referral bias, Spine J 2:334, 2002.

129. Rothwell DM, Bondy SJ, Williams JI: Chiropractic manipulation and stroke: a population-based case-control study, Stroke 32:1054, 2001.

130. Smith WS, et al: Spinal manipulative therapy is an independent risk factor for vertebral artery dissection, Neurology 67:1809, 2003.

131. Cote P, Cassidy JD, Haldeman S: Spinal manipulative therapy is an independent risk factor for vertebral artery dissection, Neurology 61:1314, 2003.

132. Lauretti B: Risk factors for vertebral artery dissection and stroke, ACA News 4(7):9, 2008.

133. Rubinstein SM, et al: A systematic review of the risk factors for cervical artery dissection, Stroke 36:1575, 2005.

134. Cote P, et al: The validity of the extension rotation test as a clinical screening procedure before neck manipulation: a secondary analysis, J Manipulative Physiol Ther 19:159, 1996.

135. Terrett AGJ: Importance and interpretation of tests designed to predict susceptibility to neurocirculatory accidents from manipulation, J Am Chiro Assoc 13(2):2, 1983.

136. Hulse M: Disequilibrium, caused by a functional disturbance of the upper cervical spine, Manual Med 1:18, 1983.

137. Bracher E, et al: A combined approach for the treatment of cervical vertigo, J Manipulative Physiol Ther 23:96, 2000.

138. Terrett AGJ: Importance and interpretation of tests designed to predict susceptibility to neurocirculatory accidents from manipulation, J Aust Chiro Assoc 13(2):29, 1983.

139. Ivancic JJ, Bryce D, Bolton PS: Use of provocational tests by clinicians to predict vulnerability of patients to vertebrobasilar insufficiency, Chiropr J Aust 23(2):59, 1993.

140. Bolton PS, Stick PE, Lord RSA: Failure of clinical tests to predict ischemia before neck manipulation, J Manipulative Physiol Ther 12(4):403, 1989.

141. George PE: Identification of the high risk pre-stroke patient, J Chiropr 15:S26, 1981.

142. Savoie SSM: The George's test: a review and update, ICA Int Rev Chiropr 42(3):18, 1986.

143. Ziegler DK, et al: Correlation of bruits over the carotid artery with angiographically demonstrated lesions, Neurology 21:860, 1971.

144. Nelson C, et al: The efficacy of spinal manipulation, amitriptyline and the combination of both therapies for the treatment of the prophylaxis of migraine, J Manipulative Physiol Ther 21:511, 1998.

145. Cassidy JD, Lopes AA, Yong-Hing K: The immediate effect of manipulation versus mobilization on pain and range of motion in the cervical spine: A randomized controlled trial, J Manipulative Physiol Ther 15:570, 1992.

146. Cassidy ID, et al: The effect of manipulation on pain and range of motion in the cervical spine: a pilot study, J Manipulative Physiol Ther 15:495, 1992.

147. Hviid H: The influence of the chiropractic treatment on the rotary mobility of the cervical spine: a kinesiometric and statistical study, Ann Swiss Chiropractors' Association 5:1, 1971.

148. Koes BW, et al: Spinal manipulation and mobilization for back and neck pain: a blinded review, Br Med J 303:1298, 1991.

149. Koes BW, et al: A randomized clinical trial of manual therapy and physiotherapy for persistent back and neck complaints: subgroup analysis and relationship between outcome measures, J Manipulative Physiol Ther 16:211, 1993.

150. Koes BW, et al: A blinded randomized clinical trial of manual therapy and physiotherapy for chronic back and neck complaints: physical outcome measures, J Manipulative Physiol Ther 15:16, 1992.

151. Koes BW, et al: Randomized clinical trial of manipulative therapy and physiotherapy for persistent back and neck complaints: Results of one year follow up, BMJ 304:601, 1992.

152. Koes BW, et al: The effectiveness of manual therapy, physiotherapy, and treatment by the general practitioner for nonspecific back and neck complaints: a randomized clinical trial, Spine 17:28, 1992.

153. Vernon H: Chiropractic manipulative therapy in the treatment of headaches: a retrospective and prospective study, J Manipulative Physiol Ther 5:109, 1982.

154. Vernon H: Spinal manipulation and headaches of cervical origin: a review of literature and presentation of cases, J Manual Med 6:73, 1991.

155. Vernon HT: Spinal manipulation and headaches of cervical origin, J Manipulative Physiol Ther 12:455, 1989.

156. Ferezy JS: Neural ischemia and cervical spinal manipulation: the chiropractic neurological examination, Rockville, MD, 1992, Aspen.

157. Bogduk N, Lambert G, Duckworth JW: The anatomy and physiology of the vertebral nerve in relation to cervical migraine, Cephalagia 1, 1981.

158. Senstad L, Leboeuf-Yde C, Borchgrevink C: Predictors of side effects of spinal manipulative therapy, J Manipulative Physiol Ther 19:441, 1996.

159. Darbert O, Freeman DG, Weis AJ: Spinal meningeal hematoma, warfarin therapy and chiropractic adjustment, JAMA 214:2058, 1970.

160. Triano J, Schultz AB: Loads transmitted during lumbosacral spinal manipulative therapy, Spine 22(17):1955, 1997.

161. Haldeman S, Rubenstein SM: Cauda equina syndrome in patients undergoing manipulation of the lumbar spine, Spine 17(12):1469, 1992.

162. Richard J: Disc rupture with cauda equina syndrome after chiropractic adjustment, NY State J Med 67:249, 1967.

163. Farfan HF, et al: Effects of torsion on the intervertebral joint: the roll of torsion in the production of disc degeneration, J Bone Joint Surg 52A:468, 1970.

164. Adams MA, Hutton WC: The relevance of torsion to the mechanical derangement of the lumbar spine, Spine 6(3):241, 1981.

165. Schultz AB, et al: Mechanical properties of the human lumbar spine motion segments. I. Response in flexion, extension, lateral bending and torsion, J Biomech Eng 101:46, 1979.

166. Skipor AF, et al: Stiffness, properties and geometry of lumbar spine posterior elements, J Biomech 18:821, 1985.

167. Bogduk N: Clinical anatomy of the lumbar spine and sacrum, ed 3, New York, 1997, Churchill Livingstone.

168. Adams MA, Hutton WC: The role of the apophyseal joints in resisting intervertebral compressive force, J Bone Joint Surg Br 62:358, 1980.

169. Adams MA, Hutton WC: 1981 Volvo Award in Basic Science. Prolapsed intervertebral disc: a hyperflexion injury, Spine 7(3):184, 1982.

170. Broberg KB: On the mechanical behavior of intervertebral discs, Spine 8(2):151, 1983.

171. Perry O: Fracture of the vertebral endplate in the lumbar spine, Acta Orthop Scand (suppl) 25, 1957.

172. Jagbandhansihgh MP: Most common causes of chiropractic malpractice lawsuits, J Manipulative Physiol Ther 20:60, 1997.

173. Garg A: Occupational biomechanics and low back pain, Occup Med 7(4):609, 1992.

174. Fiorini GT, McCammond D: Forces on the lumbo-vertebral facets, J Biomed Eng 4:354, 1976.

175. Christensen M, Morgan D: Job analysis of chiropractic, Greeley, CO, 1993, National Board of Chiropractic Examiners.

176. Kane RL, et al: Manipulating the patient: A comparison of the effectiveness of physician and chiropractor care, Lancet 1:1333, 1974.

177. Cherkin DC, MacCornack FA: Health care delivery: patient evaluations of low back pain care from family physicians and chiropractors, West J Med 150(3):351, 1989.

178. Cherkin DC, MacCornack FA, Berg AO: The management of low back pain: a comparison of the beliefs and behaviors of family physicians and chiropractors, West J Med 149:475, 1988.

179. Manga P, et al: The effectiveness and cost-effectiveness of chiropractic management of low-back pain, Ottawa, Ontario, 1993, Pran Manga and Associates.

180. Carey TS, et al: The outcomes and costs of care for acute low back pain among patients seen by primary care practitioners, chiropractors, and orthopedic surgeons, N Engl J Med 333(14):913, 1995.

181. Carey TS, et al: Acute severe low back pain: a population-based study of prevalence and care-seeking, Spine 21:339, 1996.

182. Verhoef MJ, Page SA, Waddell SC: The chiropractic outcome study: pain, functional ability and satisfaction with care, J Manipulative Physiol Ther 20:235, 1997.

183. Stano M, Smith M: Chiropractic and medical costs of low back care, Med Care 34:191, 1996.

184. American Chiropractic Association: Comparison of chiropractic and medical treatment of nonoperative back and neck injuries, 1976–77, Des Moines, IA, 1978, American Chiropractic Association.

185. Hertzman-Miller RP, et al: Comparing the satisfaction of low back pain patients randomized to receive medical or chiropractic care: results from the UCLA low back pain study, Am J Public Health 92(10):1628, 2002.

186. Brunarski DJ: Clinical trials of spinal manipulation: A critical appraisal and review of the literature, J Manipulative Physiol Ther 7(4):253, 1984.

187. Nyiendo J: Chiropractic effectiveness: Series no 1, Oregon Chiropractic Physicians Association Legislative Newsletter, April 1991. Portland, OR.

188. Anderson R, et al: A meta-analysis of clinical trials of spinal manipulation, J Manipulative Physiol Ther 15:181, 1992.

189. Coulter ID, et al: The appropriateness of manipulation and mobilization of the cervical spine, Santa Monica, CA, 1996, RAND.

190. Shekelle PG, Coulter ID: Cervical spine manipulation: summary report of a systematic review of the literature and a multidisciplinary expert panel, J Spinal Disord 10(3):223, 1997.

191. Bigos S, et al: Acute low back problems in adults, Clinical Practice Guideline No 14, AHCPR Pub No 95–0642, Rockville, MD, 1994, Agency for Health Care Policy and Research, Public Health Service, US Department of Health and Human Services.

192. Waagen GN, Haldeman S, Cook G: Short term trial of chiropractic adjustments for the relief of chronic low back pain, Manipulative Med 2:63, 1986.

193. Meade TW, Dyer SD, Brown W: Low back pain of mechanical origin: Randomized comparison of chiropractic and hospital outpatient treatment, BMJ 300:1431, 1990.

194. Vernon H, McDermaid CS, Hagino C: Systematic review of randomized clinical trials of complementary/alternative therapies in the treatment of tension-type and cervicogenic headache, Complement Ther Med 7:142–155, 1999.

195. Bronfort G, et al: Noninvasive physical treatments for chronic headache, Cochrane Database Syst Rev (3):CD001878, 2004.

196. Nilsson N, Christensen HW, Hartvigsen J: The effect of spinal manipulation in the treatment of cervicogenic headache, J Manipulative Physiol Ther 20:326–330, 1997.

197. Cherkin DC, et al: A review of the evidence for the effectiveness, safety, and cost of acupuncture, massage therapy, and spinal manipulation for back pain, Ann Intern Med 38:898–906, 2003.

198. Waddell G, et al: Clinical guidelines for the management of acute low back pain: 1996 low back pain evidence review, London, 1996, Royal College of General Practitioners.

199. Van Tulder M, et al: European guidelines for the management of acute nonspecific low back pain in primary care, Eur Spine J 15(S2):S169, 2006.

200. Airaksinen O, Brox JI, Cedrashi C: European guidelines for the management of chronic nonspecific low back pain, Eur Spine J 15(S2):S1192, 2006.

201. Chou R, Huffman L: Nonpharmacologic therapies for acute and chronic low back pain: a review of the evidence for an American Pain Society/American College of Physicians clinical practice guideline, Ann Intern Med 147(7):492, 2007.

202. Nyiendo J: Disabling low back Oregon workers' compensation claims. III. Diagnosing and treatment procedures and associated costs, J Manipulative Physiol Ther 14(5):287, 1991.

203. Greenwood JG: Work-related back and neck injury cases in West Virginia, Orthop Rev 14(2):51, 1985.

204. Stano M: The economic role of chiropractic: an episode analysis of relative insurance costs for low back care, J Neuromusculoskel Syst 1(2):64, 1993.

205. Stano M: A comparison of health care costs for chiropractic and medical patients, J Manipulative Physiol Ther 16(5):291, 1993.

206. Stano M: Further analysis of health care costs for chiropractic and medical patients, J Manipulative Physiol Ther 17(7):442, 1994.

207. Legorreta AP, et al: Comparative analysis of individuals with and without chiropractic coverage: patient characteristics, utilization, and costs, Arch Intern Med 11 164(18):1985, 2004.

208. UK BEAM Trial Team: United Kingdom back pain exercise and manipulation (UK BEAM) randomized trial: effectiveness of physical treatments for back pain in primary care, BMJ 329:1377, 2004.

209. UK BEAM Trial Team: United Kingdom back pain exercise and manipulation (UK BEAM) randomized trial: Cost effectiveness of physical treatments for back pain in primary care, BMJ 329:1381, 2004.

210. Shekelle PG, Markovich M, Louie R: Comparing the costs between provider types of episodes of back pain care, Spine 20(2):221, 1995.

211. Montgomery DP, Nelson JM: Evolution of chiropractic theories of practice and spinal adjustment, 1900–1950, Chiropr Hist 5:71, 1985.

212. Strasser A: The chiropractic model of health: A personal perspective, Dig Chiro Econ 13(2):12, 1988.

213. Nansel D, Szlazak M: Somatic dysfunction and the phenomenon of visceral disease simulation: A probable explanation for the apparent effectiveness of somatic therapy in patients presumed to be suffering from true visceral disease, J Manipulative Physiol Ther 18(6):379, 1995.

214. Balon J, et al: A comparison of active and simulated chiropractic manipulation as adjunctive treatment for childhood asthma, N Engl J Med 339(15):1013, 1998.

215. Wilson PT: Experimental work in asthma at the Peter Bent Brigham Hospital, J Am Osteopath Assoc 25:212, 1925.

216. Miller WD: Treatment of visceral disorders by manipulative therapy. In Goldstein M, editor: The research status of spinal manipulative therapy, Washington, DC, 1975, US Government Printing Office.

217. Hviid C: A comparison of the effect of chiropractic treatment on respiratory function in patients with respiratory distress symptoms and patients without, Bull Eur Chiropractic Union 26:17, 1978.

218. Jamison JR: Asthma in a chiropractic clinic: A pilot study, J Aust Chiropractic Assoc 16:137, 1986.

219. Nilsson N, Christiansen B: Prognostic factors in bronchial asthma in chiropractic practice, J Aust Chiropractic Assoc 18:85, 1988.

220. Wilson PT: Osteopathic cardiology. In Academy of Applied Osteopathy 1956 Year Book, Newark, OH, 1956, American Academy of Osteopathy.

221. Koch RS: A somatic component in heart disease, J Am Osteopath Assoc 60:735, 1961.

222. Fischera AP, Celander DR: Effect of osteopathic manipulative therapy on autonomic tone as evidenced by blood pressure changes and activity of the fibrinolytic system, J Am Osteopath Assoc 68:1036, 1969.

223. McKnight ME, DeBoer KF: Preliminary study of blood pressure changes in normotensive subjects undergoing chiropractic care, J Manipulative Physiol Ther 11:261, 1988.

224. Yates RG, et al: Effects of chiropractic treatment on blood pressure and anxiety: a randomized, controlled trial, J Manipulative Physiol Ther 11:484, 1988.

225. Wagnon RJ, et al: Serum aldosterone changes after specific chiropractic manipulation, Am J Chiropr Med 1:66, 1988.

226. Morgan JP, et al: A controlled trial of spinal manipulation in the management of hypertension, J Am Osteopath Assoc 85:308, 1985.

227. Downing WJ: Osteopathic manipulative treatment of non-surgical gallbladder, J Am Osteopath Assoc 39:104, 1939.

228. Denslow JS: Acute cholecystitis and colitis: report of a case, J Am Osteopath Assoc 32:285, 1933.

229. Mattern AV: Gastro-duodenal ulcer and its non-surgical treatment, J Am Osteopath Assoc 33:188, 1934.

230. Meyers TJ: Gastric ulcer: case histories, J Am Osteopath Assoc 30:474, 1931.

231. Wilson PT: Case history and discussion. III, J Am Osteopath Assoc 33:348, 1934.

232. Klougart N, et al: Infantile colic treated by chiropractors: a prospective study of 316 cases, J Manipulative Physiol Ther 12:281, 1989.

233. LeBoeuf C, et al: Chiropractic care of children with nocturnal enuresis: a prospective outcome study, J Manipulative Physiol Ther 14:110, 1991.

234. Olafsdottir E, et al: Randomized controlled trial of infantile colic treated with chiropractic spinal manipulation, Arch Dis Child 84:138, 2001.

235. Herzog W: Mechanical, physiologic, and neuromuscular considerations of chiropractic treatments, Adv Chiropr 3:269, 1996.

236. Stonebrink RD: Evaluation and manipulative management of common musculoskeletal disorders, Portland, OR, 1990, Western States Chiropractic College.

237. Grieve GP: Aetiology in general terms. In Common vertebral joint problems, Edinburgh, UK, 1988, Churchill Livingstone.

238. Kirkaldy-Willis WH: The pathology and pathogenesis of low back pain. In Kirkaldy-Willis WH, editor: Managing low back pain, ed 3, New York, 1992, Churchill Livingstone.

239. Salter RB: The biologic concept of continuous passive motion of synovial joints: The first 18 years of basic research and its clinical application, Clin Orthop 242:12, 1989.

240. Salter RB: Motion vs. rest: Why immobilize joints? J Bone Joint Surg Br 64:251, 1989.

241. Waddell G: A new clinical model for the treatment of low-back pain, Spine 12(7):632, 1987.

242. Gelberman R, Manske P, Akeson W: Kappa Delta award paper: flexor tendon repair, J Orthop Res 4:119, 1986.

243. Kellet J: Acute soft tissue injuries: A review of the literature, Med Sci Sports Exerc 18(5):489, 1986.

244. Fitz-Ritson D: Chiropractic management and rehabilitation of cervical trauma, J Manipulative Physiol Ther 13(1):17, 1990.

245. Mealy K, et al: Early mobilization of acute whiplash injuries, BMJ 292:656, 1986.

246. Akeson W, Amiel D, Woo S: Immobility effects on synovial joints: The pathomechanics of joint contracture, Biorheology 17:95, 1980.

247. Van Royen BJ, O'Driscoll SW, Wouter JAD: Comparison of the effects of immobilization and continuous passive motion on surgical wound healing in the rabbit, Plast Reconstr Surg 78:360, 1986.

248. Amiel D, Woo SL-Y, Harwood F: The effect of immobilization on collagen turnover in connective tissue: A biomechanical-biochemical correlation, Acta Orthop Scand 53:325, 1982.

249. Rubak JM, Poussa M, Ritsila V: Effects of joint motion on the repair of articular cartilage with free periosteal grafts, Acta Orthop Scand 53:187, 1982.

250. McDonough AL: Effects of immobilization and exercise on articular cartilage: A review of literature, J Orthop Sports Phys Ther 3:2, 1981.

251. Akeson WH, Amiel D, Mechanic GL: Collagen cross-linking alterations in joint contractures: Changes in the reducible cross-links in periarticular connective tissue collagen after nine weeks of immobilization, Connect Tissue Res 5:15, 1977.

252. Woo S.L.-Y., Matthews JV, Akeson WH: Connective tissue response to immobility: Correlative study of biomechanical and biochemical measurements of normal and immobilized rabbit knees, Arthritis Rheum 18(3):257, 1975.

253. Enneking WF, Horowitz M: The intra-articular effects of immobilization of the human knee, J Bone Joint Surg Am 54:973, 1972.

254. Mayer T, Gatchel R: Functional restoration for spinal disorders: The sports medicine approach, Philadelphia, 1988, Lea & Febiger.

255. Fordyce W, Roberts A, Sternbach R: The behavioral management of chronic pain: A response to critics, Pain 22:112, 1985.

256. Herzog W: Mechanical and physiological responses to spinal manipulative treatments, J Neuromuskuloskel Syst 3:1, 1995.

257. Kirstukas SJ, Backman JA: Physician-applied contact pressure and table force response during unilateral thoracic manipulation, J Manipulative Physiol Ther 22:269, 1999.

258. Herzog W, Kawchuk GN, Conway PJ: Relationship between preload and peak forces during spinal manipulative treatments, J Neuromuskuloskel Syst 1:53, 1993.

259. Herzog W, Kats M, Symons B: The effective forces transmitted by high-speed, low amplitude thoracic manipulation, Spine 26(19):2105, 2002.

260. Cramer G, et al: Basic science research related to chiropractic spinal adjusting: The state of the art and recommendations revisited, J Manipulative Physiol Ther 29(9):726, 2006.

261. Cohen E, et al: Biomechanical performance of spinal manipulation therapy by newly trained vs. practicing providers: Does experience transfer to unfamiliar procedures, J Manipulative Physiol Ther 18(6):347, 1995.

262. Gal JM, et al: Biomechanical studies of spinal manipulative therapy: Quantifying the movements of vertebral bodies during SMT, J Can Chiropr Assoc 38:11, 1994.

263. Ianuzzi A, Khalsa PS: Comparison of human lumbar facet joint capsule strains during simulated high-velocity, low-amplitude spinal manipulation versus physiological motions, Spine 5(3):277, 2005.

264. Cramer D, Tuck N, Knudsen JT, et al: Effects of side-posture positioning and side-posture adjusting on the lumbar zygapophyseal joints as evaluated by magnetic resonance imaging: A before and after study with randomization, J Manipulative Physiol Ther 23(6):380, 2000.

265. Cramer GD, et al: The effects of side-posture positioning and spinal adjusting on the lumbar Z joints: A randomized controlled trial with sixty-four subjects, Spine 27(2):2459, 2002.

266. Reggars JW, Pollard HP: Analysis of zygapophyseal joint cracking during chiropractic manipulation, J Manipulative Physiol Ther 18:65, 1995.

267. Beffa R, Mathews R: Does the adjustment cavitate the targeted joint? An investigation into the location of cavitation sounds, J Manipulative Physiol Ther 27(2): 118–122 2004.

268. Ross JK, Bereznick D, McGill S: Determining cavitation location during lumbar and thoracic spinal manipulation, Spine 29(13):1452, 2004.

269. Haas M, et al: Efficacy of cervical endplay assessment as an indicator for spinal manipulation, Spine 28:1091, 2003.

270. Haas M, et al: Dose response for chiropractic care of chronic cervicogenic headache and associated neck pain: A randomized pilot study, J Manipulative Physiol Ther 27(9):547, 2004.

271. Brodeur R: The audible release associated with joint manipulation, J Manipulative Physiol Ther 18:155, 1995.

272. Herzog W: On sounds and reflexes, J Manipulative Physiol Ther 19:216, 1996.

273. Harvey EN, McElroy WD, Whiteley AH: On cavity formation in water, J Appl Physics 18:162, 1947.

274. Gal JM, et al: Forces and relative vertebral movements during SMT to unembalmed post-rigor human cadavers: Peculiarities associated with joint cavitation, J Manipulative Physiol Ther 18(1):4, 1995.

275. Roston JB, Wheeler Haines R: Cracking in the metacarpophalangeal joint, J Anat 81:165, 1947.

276. Sandoz R: The significance of the manipulative crack and of other articular noises, Ann Swiss Chiropr Assoc 4:47, 1969.

277. Unsworth A, Dowson D, Wright V: Cracking joints, Ann Rheum Dis 30:348, 1971.

278. Meal GM, Scott RA: Analysis of the joint crack by simultaneous recording of sound and tension, J Manipulative Physiol Ther 9(3):189, 1986.

279. Herzog W: Biomechanical studies of spinal manipulative therapy, J Can Chiropr Assoc 35(3):156, 1991.

280. Conway PJW, et al: Forces required to cause cavitation during spinal manipulation of the thoracic spine, Clin Biomech 8:210, 1993.

281. Herzog W, et al: Cavitation sounds during spinal manipulative treatments, J Manipulative Physiol Ther 16:523, 1993.

282. Chen YL, Israelachvili J: New mechanism of cavitation damage, Science 252:1157, 1991.

283. Mireau D, et al: Manipulation and mobilization of the third metacarpophalangeal joint: A quantitative radiographic and range of motion study, Manual Med 3:135, 1998.

284. Cramer G, et al: Basic science research related to chiropractic spinal adjusting: The state of the art and recommendations revisited, J Manipulative Physiol Ther 29(9):726, 2006.

285. Pritsch M, et al: Adhesions of distal tibiofibular syndesmosis: A cause of chronic ankle pain after fracture, Clin Orthop (289):220, 1993.

286. Hagberg L, Wik O, Gerdin B: Determination of biomechanical characteristics of restrictive adhesions and of functional impairment after flexor tendon surgery: A methodological study of rabbits, J Biomech 24(10):935, 1991.

287. Schollmeier G, et al: Effects of immobilization on the capsule of the canine glenohumeral joint: A structural functional study, Clin Orthop 304:37, 1994.

288. Gillet H: The anatomy and physiology of spinal fixations, J Nat Chiro Assoc 33(12):22, 1963.

289. Schmorl G, Junghans H: The human spine in health and disease, ed 2, Orlando, FL, 1971, Grune & Stratton.

290. Maigne R: Orthopedic medicine: A new approach to vertebral manipulations, Springfield, IL, 1972, Charles C Thomas.

291. Giles LGF, Taylor JR: Innervation of lumbar zygapophyseal joint synovial folds, Acta Orthop Scand 58:43, 1987.

292. Giles LGF: Lumbar apophyseal joint arthrography, J Manipulative Physiol Ther 7(1):21, 1984.

293. Giles LGF: Lumbo-sacral and cervical zygapophyseal joint inclusions, Manipulative Med 2:89, 1986.

294. Kos J, Wolf J: Les menisques intervertebraux et leur role possible dans les blocages vertebraux, Ann Med Phys 15:203, 1972.

295. Kos J, Wolf J: Intervertebral meniscoids and their possible role in vertebral blockage (English translation of Kos J, Wolf J: Les menisques intervertebraux et leur role possible dans les blocages vertebraux, Ann Med Phys 15:203, 1972), J Orthop Sports Phys Ther 1:8, 1972.

296. Bogduk N, Engel R: The menisci of the lumbar zygapophyseal joints: A review of their anatomy and clinical significance, Spine 9:454, 1984.

297. Bogduk N, Jull G: The theoretical pathology of acute locked back: A basis for manipulative therapy, Man Med 1:78, 1985.

298. Bogduk N, Twomey LT: Clinical anatomy of the lumbar spine, ed 2, Melbourne, Australia, 1991, Churchill Livingstone.

299. Badgley CE: The articular facets in relation to low back pain and sciatic radiation, J Bone Joint Surg 23:481, 1941.

300. Hadley LA: Anatomico-roentgenographic studies of the spine, ed 5, Springfield, IL, 1964, Charles C Thomas.

301. Kraft GL, Levinthal DH: Facet synovial impingement, Surg Gynecol Obstet 93:439, 1951.

302. Farfan MF: Torsion and compression. In Mechanical disorders of the low back, Philadelphia, 1973, Lea & Febiger.

303. Cassidy DJ, Thiel HW, Kirkaldy-Willis WH: Side posture manipulation for lumbar disk intervertebral herniation, J Manipulative Physiol Ther 16(2):96, 1993.

304. Naylor A: Intervertebral disc prolapse and degeneration: The biomechanical and biophysical approach, Spine 1(2):108, 1976.

305. De Seze S: Les accidents de la deterioration structurale du disque, Semin Hop Paris 1:2267, 1955.

306. De Seze S: Les attitudes antalgique dans la sciatique discoradiculaire commune, Semin Hop Paris 1:2291, 1955.

307. Cyriax JH: Lumbago: Mechanism of dural pain, Lancet 1:427, 1945.

308. Bogduk N: Clinical anatomy of the lumbar spine and sacrum, ed 2, New York, 1991, Churchill Livingstone.

309. Herbst R: Gonstead chiropractic science and art: The chiropractic methodology of Clarence S. Gonstead, Mt Horeb, WI, 1968, SCI-CHI.

310. Hancock MJ, et al: Systematic review of tests to identify the disc, SIJ, or facet joint as the source of low back pain, Euro Spine J 2007 (doi:10.1007/s00586–007–0391–1).

311. Levernieux J: Les tractions vertebrales, Paris, 1960, L'Expansion.

312. Matthews JA, Yates DAH: Reduction of lumbar disc prolapse by manipulation, BMJ 3:696, 1969.

313. Christman OD, Mittnacht A, Snook GA: A study of the results following rotatory manipulation in the lumbar intervertebral-disc syndrome, J Bone Joint Surg Am 46:517, 1964.

314. Mensor MC: Non-operative treatment of, including manipulation for, lumbar intervertebral disc syndrome, J Bone Joint Surg 37A:925, 1995.

315. Nwuga VCB: Relative therapeutic efficacy of vertebral manipulation and conventional treatment in back pain management, Am J Phys Med 61:273, 1982.

316. Kuo PPF, Loh ZCL: Treatment of lumbar intervertebral disc protrusions by manipulation, Clin Orthop 215:47, 1987.

317. Cox JM: Mechanism, diagnosis and treatment of lumbar disc protrusion and prolapse, J Am Chiro Assoc 8:181, 1974.

318. Hubka MJ, et al: Lumbar intervertebral disc herniation: Chiropractic management using flexion, extension and rotational manipulative therapy, Chiropr Tech 3(1):5, 1991.

319. Beneliyahu DJ: Chiropractic management and manipulative therapy for MRI documented disc herniation, J Manipulative Physiol Ther 17:17785, 1994.

320. Stern PJ, Cote P, Cassidy DJ: A series of consecutive cases of low back pain with radiating leg pain treated by chiropractors, J Manipulative Physiol Ther 18:335, 1995.

321. Bergmann T, Jongeward BV: Manipulative therapy in low back pain with leg pain and neurological deficit: A case report and literature review, J Manipulative Physiol Ther 21(4):288, 1998.

322. Burton K, et al: A comparative trial of chemonucleolysis and manipulation in the treatment of symptomatic lumbar disc herniations. Paper presented at the Third International Forum for Primary Care Research on Low Back Pain, Manchester, UK, 1998.

323. Lisi AJ, Holmes EJ, Ammendolia C: High-velocity low-amplitude spinal manipulative for symptomatic lumbar disc disease: a systematic review of the literature, J Manipulative Physiol Ther 28(6):429, 2005.

324. Cassidy JD, Haymo WT, Kirkaldy-Willis WH: Manipulation. In Kirkaldy-Willis WH, editor: Managing low back pain, ed 3, New York, 1992, Churchill Livingstone.

325. Gatterman MI: Chiropractic management of spine related disorders, Baltimore, 1990, Williams & Wilkins.

326. McKenzie RA: The lumbar spine: Mechanical diagnosis and therapy, Waikanae, New Zealand, 1981, Spinal Publications.

327. Donelson R, et al: A prospective study of centralization of lumbar and referred pain, Spine 22(10):1115, 1997.

328. White AA, Panjabi MM: Clinical biomechanics of the spine, ed 2, Philadelphia, 1990, JB Lippincott.

329. Muhlemann D: Hypermobility as a common cause for chronic back pain, Ann Swiss Chiro Assoc (in press).

330. Paris SV: Physical signs of instability, Spine 10(3):277, 1985.

331. Gatterman MI: Chiropractic management of spine related disorders, Baltimore, 1990, Williams & Wilkins.

332. Barr KP, Grigs MCadby T: Lumbar stabilization: A review of core concepts and current literature, part 2, Am J Phys Med Rehabil 86:72, 2007.

333. Gitelman R: Spinal manipulation in the relief of pain. In Goldstein M, editor: The research status of spinal manipulative therapy, NINDCS Monograph No 15, DHEW Pub No 76–998, Washington, DC, 1975, US Government Printing Office.

334. Kirkaldy-Willis WH, Cassidy JD: Spinal manipulation in the treatment of low-back pain, Can Fam Physician 31:535, 1985.

335. Bernard TN, Kirkaldy-Willis WH: Recognizing specific characteristics of nonspecific low back pain, Clin Orthop 217:266, 1987.

336. Vernon HT, et al: Spinal manipulation and beta-endorphin: A controlled study of the effect of a spinal manipulation on plasma beta-endorphin levels in normal males, J Manipulative Physiol Ther 9(2):115, 1986.

337. Terrett A, Vernon H: Manipulation and pain tolerance: A controlled study of the effect of spinal manipulation on paraspinal cutaneous pain tolerance levels, Am J Phys Med 63(5):217, 1984.

338. Vernon HT, et al: Pressure pain threshold evaluation of the effects of spinal manipulation in the treatment of chronic neck pain: A pilot study, J Manipulative Physiol Ther 13:13, 1990.

339. Vicenzino B, et al: An investigation of the interrelationship between manipulative therapy-induced hypoalgesia and sympathoexcitation, J Manipulative Physiol Ther 21:448, 1998.

340. Roberts WJ, Gillette RG, Kramis RC: Somatosensory input from lumbar paraspinal tissues: Anatomical terminations and neuronal responses to mechanical and sympathetic stimuli, Soc Neurosci Abst 15:755, 1989.

341. Gillette RG: A speculative argument for the coactivation of diverse somatic receptor populations by forceful chiropractic adjustments, Manipulative Med 3:1, 1987.

342. Gillette RG, Kramis RC, Roberts WJ: Spinal neurons likely to mediate low back and referred leg pain, Soc Neurosci Abstr 16:1704, 1990.

343. Gillette RG, Kramis RC, Roberts WJ: Convergent input onto spinal neurons likely to mediate low back pain, 0000, 1991, 3rd IBRO World Congress of Neuroscience Abstracts Montreal, Canada.

344. Boal RW, Gillete RG: Central neuronal plasticity, low back pain and spinal manipulative therapy, J Manipulative Physiol Ther 27(5):314, 2004.

345. Korr IM: Proprioceptors and somatic dysfunction, J Am Osteopath Assoc 74:638, 1975.

346. Sandoz RW: Some reflex phenomena associated with spinal derangements and adjustments, Ann Swiss Chiropr Assoc 6:60, 1981.

347. Grice AS: Muscle tonus change following manipulation, J Can Chiro Assoc 18(4):29, 1974.

348. Watts DG, et al: Analysis of muscle receptor connection by spike-triggered averaging, spindle primary, and tendon organ afferents, J Neurophysiol 39(6):1378, 1976.

349. Zhu Y, Haldeman S, Hsieh C-YJ, et al: Do cerebral potentials to magnetic stimulation of paraspinal muscles reflect changes in palpable muscle spasm, low back pain, and activity scores? J Manipulative Physiol Ther 23:458, 2000.

350. Herzog W, et al: Reflex responses associated with manipulative treatments on the thoracic spine, J Manipulative Physiol Ther 18:223, 1995.

351. Suter E, et al: Reflex response associated with manipulative treatment of the thoracic spine, J Neuromusculoskel Syst 2:124, 1994.

352. Shambaugh P: Changes in electrical activity in muscles resulting from chiropractic adjustment: A pilot study, J Manipulative Physiol Ther 10:300, 1987.

353. Palmer BJ: The science of chiropractic: Its principles and philosophies, vol 1, Davenport, IA, 1906/1910, Palmer School of Chiropractic.

354. Stephenson RW: Chiropractic textbook, Davenport, IA, 1948, Palmer School of Chiropractic.

355. Haldeman S, Hammerich K: The evolution of neurology and the concept of chiropractic, ACA J Chiropr 7:S57, 1973.

356. Janse J: History of the development of chiropractic concepts: Chiropractic terminology. In Goldstein M, editor: The research status of spinal manipulative therapy, NINCDS Monograph No 15, DHEW Pub No 76–988, Washington, DC, 1975, US Government Printing Office.

357. Homewood AE: The neurodynamics of the vertebral subluxation, St Petersburg, FL, 1979, Valkyrie Press.

358. Leach RA, editor: In The chiropractic theories: A synopsis of scientific research, ed 2, Baltimore, 1986, Williams & Wilkins.

359. Crelin ES: A scientific test of the chiropractic theory, Am Sci 61:574, 1973.

360. Giles LG: A histological investigation of human lower lumbar intervertebral canal (foramen) dimensions, J Manipulative Physiol Ther 17(1):4, 1994.

361. Leach RA: Nerve compression hypothesis. In The chiropractic theories: A synopsis of scientific research, ed 2, Baltimore, 1986, Williams & Wilkins.

362. Coote JH: Somatic sources of afferent input as factors in aberrant autonomic, sensory and motor function. In Korr IM, editor: The neurobiologic mechanisms in manipulative therapy, New York, 1978, Plenum.

363. Kiyomi K: Autonomic system reactions caused by excitation of somatic afferents: Study of cutaneo-intestinal reflex. In Korr IM, editor: The neurobiologic mechanisms in manipulative therapy, New York, 1978, Plenum.

364. Sato A: The somatosympathetic reflexes: Their physiological and clinical significance, NINCDS Monograph No 15, DHEW Pub No 76–988, Washington, DC, 1975, US Government Printing Office.

365. Appenzeller O: Somatoautonomic reflexology: Normal and abnormal. In Korr IM, editor: The neurobiologic mechanisms in manipulative therapy, New York, 1978, Plenum.

366. Sato A, Swenson R: Sympathetic nervous system response to mechanical stress of the spinal column in rats, J Manipulative Physiol Ther 7(3):141, 1984.

367. Kunert W: Functional disorders of internal organs due to vertebral lesions, Ciba Symp 13:85, 1965.

368. Greenman PE: Principles of manual medicine, Baltimore, 1989, Williams & Wilkins.

369. Kellgren JH: The anatomical source of back pain, Rheumatol Rehabil 16:3, 1977.

370. Selye H: Stress and disease, New York, 1956, McGraw-Hill.

371. Selye H: The stress of life, New York, 1956, McGraw-Hill.

372. Selye H: Stress without distress, Philadelphia, 1974, JB Lippincott.

373. Thornton LM, Andersen BL: Psychoneuroimmunology examined: The role of subjective stress, J Cell Sci 2(4):66, 2006.

374. Cohen S, Herbert TB: Health psychology: Psychological factors and physical disease from the perspective of human psychoneuroimmunology, Ann Rev Psychol 47:113, 1996.

375. Chrousos GP, Gold PW: The concepts of stress and stress system disorders. Overview of physical and behavioral homeostasis, J Am Med Assoc 267:1244, 1992.

376. Glaser R, Kiecolt-Glaser JK: Handbook of human stress and immunity, San Diego, 1994, Academic Press.

377. McEwen BS, et al: The role of adrenocorticoids as modulators of immune function in health and disease: Neural, endocrine and immune interactions, Brain Res Rev 23(1–2):79, 1997.

378. Olff M: Stress, depression and immunity: The role of defense and coping styles, Psychiatry Res 85:7, 1999.

379. Rabin B: Stress, immune function, and health: The connection, New York, 1999, Wiley-Liss.

380. Reiche EMV, Nunes SOV, Morimoto HK: Stress, depression, the immune system, and cancer, Lancet Oncol 5(10):617, 2004.

381. Padgett DA, Glaser R: How stress influences the immune response, Trends Immunol 24(8):444, 2003.

382. Bellinger DL, et al: Psychoimmunology today: Mechanisms mediating the effects of psychological status on the immune function. In Lewis CE, O'Brien RM, Barraclough J, editors: The psychoimmunology of cancer, New York, 2002, Oxford University Press, pp 3–99.

383. Segerstrom SC, Miller GE: Psychological stress and the human immune system: A meta-analytic study of 30 years of inquiry, Psychol Bull 130(4):601, 2004.

384. Mason JW: A re-evaluation of the concept of non-specificity in stress theory, Psychol Res 8:323, 1971.

385. Stein M, Schiavi RC, Camerino M: Influence of brain and behavior in the immune system, Science 191:435, 1976.

386. Hess WR: Functional organization of the diencephalon, Orlando, FL, 1957, Grune & Stratton.

387. Pert C: Molecules of emotion, New York, 1997, Scribner's.

388. Leach RA: The chiropractic theories: A synopsis of scientific research, ed 3, Baltimore, 1994, Williams & Wilkins.

389. Fidelibus JC: An overview of neuroimmunomodulation and a possible correlation with musculoskeletal system manipulative function, J Manipulative Physiol Ther 12:289, 1989.

390. Wiberg JMM, Nordsteen J, Nilsson N: The short-term effect of spinal manipulation in the treatment of infantile colic: A randomized controlled clinical trial with a blinded observer, J Manipulative Physiol Ther 22(1):13, 1999.

391. Sanders GE, et al: Chiropractic adjustive manipulation on subjects with acute low back pain: Visual analog pain scores and plasma B-endorphin levels, J Manipulative Physiol Ther 13(7):391, 1990.

392. Christian GF, Stanton GJ, Sissons D: Immunoreactive ACTH, B-endorphin, and cortisol levels in plasma following spinal manipulative therapy, Spine 3(12):141l, 1998.

393. Whelan TL, et al: The effect of chiropractic manipulation on salivary cortisol levels, J Manipulative Physiol Ther 25(3):149, 2002.

394. Teodorezyk-Injeyan JA, Injeyan HS, Ruegg R: Spinal manipulative therapy reduces inflammatory cytokines but not substance P production in normal subjects, J Manipulative Physiol Ther 29:14, 2006.

395. Brennan PC, Kokjohn K, Kaltinger CJ, et al: Enhanced phagocytic cell respiratory burst induced by spinal manipulation: Potential role of substance P, J Manipulative Physiol Ther 14(7):399, 1991.

396. Brennan PC, et al: Immunologic correlates of reduced spinal mobility: Preliminary observations in a dog model. In Proceedings of the International Conference on Spinal Manipulation, Apr 12–13, 1991, Arlington, VA, 1991, Foundation for Chiropractic Education and Research, p 118.

397. Brennan PC, et al: Enhanced neutrophil respiratory burst as a biological marker for manipulation forces: duration of the effect and association with substance P and tumor necrosis factor, J Manipulative Physiol Ther 15(2):83, 1992.

398. Brennan PC, et al: Lymphocyte profiles in patients with chronic low back pain enrolled in a clinical trial, J Manipulative Physiol Ther 17(4):219, 1994.

399. Lohr GE, O'Brien JC, Nodine DL, et al: Natural killer cells as an outcome measure of chiropractic treatment efficacy. In Proceedings

of the International Conference on Spinal Manipulation, 1990 May 11–12, Washington, DC, Arlington, VA, 1990, Foundation for Chiropractic Education and Research, p 109.

400. Graham MA, Brennan PC: Functional ability of natural killer cells as an outcome measure for chiropractic treatment efficacy. In Proceedings of the International Conference On Spinal Manipulation, 1991 Apr 12–13, Arlington, VA, 1991, Foundation for Chiropractic Education and Research, p 84.

401. Kokjohn K, et al: The effect of spinal manipulation on pain and prostaglandin levels in women with primary dysmenorrheal, J Manipulative Physiol Ther 15(5):279, 1992.

402. Triano JJ, et al: Respiratory burst (RB) activity as a function of manipulation site. In Proceedings of the International Conference on Spinal Manipulation, 1994 Jun 10–11, Palm Springs, Calif, Arlington, Va, 1994, Foundation for Chiropractic Education and Research, p 117.

403. Kokjohn K, et al: Plasma substance P following spinal manipulation. In Proceedings of the 1990 International Conference on Spinal Manipulation, Arlington, VA, 1990, Foundation for Chiropractic Education and Research.

404. Hoag JM, Cole WV, Bradford SG: Osteopathic medicine, New York, 1969, McGraw-Hill.

405. Breeman NE: Decrease in blood volume after prolonged hyperactivity of the sympathetic nervous system, Am J Physiol 103:185, 1933.

406. Greenman PE: Principles of craniosacral (inherent force) technique. In Principles of manual medicine, Baltimore, 1989, Williams & Wilkins.

407. Gal J, et al: Movements of vertebrae during manipulative thrusts to unembalmed human cadavers, J Manipulative Physiol Ther 20(1):30, 1997.

408. Kaltenborn FM: The spine: Basic evaluation and mobilization techniques, ed 2, Minneapolis, 1993, OPTP.

409. Haas M: The physics of spinal manipulation. III. Some characteristics of adjusting that facilitate joint distractions, J Manipulative Physiol Ther 13(6):305, 1990.

410. Haas M: The physics of spinal manipulation. IV. A theoretical consideration of the physician impact force and energy requirements to produce synovial joint cavitation, J Manipulative Physiol Ther 13(7):378, 1990.

411. Maigne R: Localization of manipulations of the spine. In Orthopedic medicine, ed 3, Springfield, IL, 1979, Charles C Thomas.

412. Good J: An analysis of diversified (leg artis) type adjustments based upon assisted-resisted model of intervertebral motion unit prestress, Chiropr Tech 4:117, 1992.

413. Wells D: From workbench to high tech: The evaluation of the adjustment table, Chiropr Hist 7(2):35, 1987.

414. Bergmann TF, Davis PT: Mechanically assisted manual techniques: Distraction procedures, St Louis, 1998, Mosby.

415. Plaugher G, Lopes MA: The knee-chest table: Indications and contraindications, J Chiro Tech 2(4):163, 1990.

416. Holm SM, Rose KA: Work-related injuries of doctors of chiropractic in the United States, J Manipulative Physiol Ther 29:518, 2006.

417. Haas M: The physics of spinal manipulation. I. The myth of F = ma, J Manipulative Physiol Ther 13(4):204, 1990.

418. Haas M: The physics of spinal manipulation. II. A theoretical consideration of the adjustive force, J Manipulative Physiol Ther 13:253, 1990.

419. Bereznick DE, Kim Ross KJ, McGill SM: Where should forces be applied to produce cavitation. In Proceedings of the Association of Chiropractic Colleges and the Research Agenda Conference, Phoenix, 2006, 0000.

420. Schafer RC, Faye LJ: Motion palpation and chiropractic technic: Principles of dynamic chiropractic, ed 1, Huntington Beach, CA, 1989, Motion Palpation Institute.

421. Jackson RD: Thompson terminal point technique, Today's Chiropr 16(3):73, 1987.

422. Bergmann TF: Manual force, mechanically assisted articular chiropractic technique using long and/or short levers: A literature review, J Manipulative Physiol Ther 16:33, 1993.

423. Thompson JC: Thompson technique reference manual, Elgin, IL, 1984, Williams Manufacturing.

424. Taylor H: The McManis table: Professional papers, ACA J Chiropr 12:87, 1978.

425. Mennell JMcM: Joint pain, Boston, 1964, Little, Brown and Company.

CHAPTER 5

1. Ross JK, Bereznick D, McGill S: Determining cavitation location during lumbar and thoracic spinal manipulation, Spine 29(13):1452–1457, 2004.

2. Ianuzzi A, Khalsa PS: Comparison of human lumbar facet joint capsule strains during simulated high-velocity, low-amplitude spinal manipulation versus physiological motions, Spine 5(3):277, 2005.

3. Reggars JW, Pollard HP: Analysis of zygapophyseal joint cracking during chiropractic manipulation, J Manipulative Physiol Ther 18:65, 1995.

4. Beffa R, Mathews R: Does the adjustment cavitate the targeted joint? An investigation into the location of cavitation sounds, J Manipulative Physiol Ther 27(2):e2, 2004.

5. White AA, Panjabi MM: Clinical biomechanics of the spine, ed 2, Philadelphia, 1990, JB Lippincott.

6. Harrison DD: Ideal normal upright static spine. In Harrison DD, editor: Spinal Biomechanics: a chiropractic perspective, Evanston, WY, 1992, Harrision CBP Seminars, pp 33–42.

7. Panjabi M, et al: Three-dimensional movements of the upper cervical spine, Spine 13:726, 1988.

8. Harrison DL, Harrison DD: Chiropractic: Spinal mechanics and human biophysics, Sunnyvale, CA, 1980, Harrison Chiropractic Seminars.

9. Jackson R: The cervical syndrome, Springfield, IL, 1977, Charles C Thomas.

10. Pal GP, Sherk HH: The vertical stability of the cervical spine, Spine 13:447, 1988.

11. Pierce VW: Results, Dravosburg, PA, 1979, Chirp.

12. Jochumsen OH: The curve of the cervical spine, J Am Chiropr Assoc 7:549, 1970.

13. Suh CH: Computer model of the spine. In Haldeman S, editor: Modern developments in the principles and practice of chiropractic, East Norwalk, CT, 1980, Appleton-Century-Crofts.

14. Lysell E: Motion in the cervical spine, Acta Orthop Scand Suppl 126:1, 1969.

15. Rasch PJ, Burke RK: Kinesiology and applied anatomy, ed 5, Philadelphia, 1974, Lea & Febiger.

16. Krag MH, et al: Internal displacement: Distribution from in vitro loading of human thoracic and lumbar spinal motion segments—Experimental results and theoretical predictions, Spine 12:1001, 1987.

17. White AA, et al: Biomechanical analysis of clinical stability in the cervical spine, Clin Orthop 109:85, 1975.

18. MacRae JE: Roentgenometrics in chiropractic, Toronto, 1974, Canadian Memorial Chiropractic College.

19. Bernhardt M, Bridwell KH: Segmental analysis of the sagittal plane alignment of the normal thoracic and lumbar spines and the thoracolumbar junction, Spine 14:717, 1989.

20. Bradford S: Juvenile kyphosis. In Bradford DS, et al, editors: Moe's textbook of scoliosis and other spinal deformities, Philadelphia, 1987, WB Saunders.

21. Pratt NE: Clinical musculoskeletal anatomy, Philadelphia, 1991, JB Lippincott.

22. Kendall HO, Kendall FP, Boyton DA: Posture and pain, Huntington, NY, 1952.

23. Jahn WT, Griffiths JH, Hacker RA: Conservative management of Scheuermann's juvenile kyphosis, J Manipulative Physiol Ther 1:228, 1978.

24. Gatterman MI, Panzer DM: Disorders of the thoracic spine. In Gatterman MI, editor: Chiropractic management of spine related disorders, Baltimore, 1990, William's & Wilkins.

25. Panjabi MM, et al: Thoracic spine centers of rotation in the sagittal plane, J Orthop Res 1:387, 1984.

26. Panjabi MM, Brand RA, White AA: Three dimensional flexibility and stiffness properties of the human thoracic spine, J Biomech 9:185, 1976.

27. Miles M, Sullivan WE: Lateral bending at the lumbar and lumbosacral joints, Anat Rec 139:387, 1961.

28. Punjabi MM, et al: How does posture affect the coupling? Spine 14:1002, 1989.

29. Hollinsted WH, Cornelius R: Textbook of anatomy, ed 4, Philadelphia, 1985, Harper & Row.

30. Davis PR: The thoracolumbar mortise joint, J Anat 89:370, 1955.

31. Maigne R: Low back pain from thoracolumbar origin, Arch Phys Med Rehabil 61:389, 1980.

32. Bereznick D, Kim Ross KJ, McGill S: The frictional properties at the thoracic skin–fascia interface: Implications in spine manipulation, Clin Biomech 17:297, 2002.

33. King AI, Prassad P, Ewing CL: Mechanism of spinal injury due to caudocephalad acceleration, Orthop Clin North Am 6:19, 1975.

34. Adams MA, Hutton WC: The effects of posture on the role of the apophyseal joints in resisting intervertebral compression forces, J Bone Joint Surg Br 62:358, 1980.

35. Bernhardt M, Bridwell KH: Segmental analysis of the sagittal plane alignment of the normal thoracic and lumbar spines and the thoracolumbar junction, Spine 14:717, 1989.

36. Moe JH, Bradford DS: Kyphosis-lordosis: General principles. Scoliosis and other spinal deformities, Philadelphia, 1978, Saunders.

37. DeSmet AA: Radiographic evaluation. In DeSmet AA, editor: Radiology of spinal curvature, St Louis, 1985, Mosby.

38. Propst-Proctor SL, Bleck EE: Radiographic determination of lordosis and kyphosis in normal and scoliotic children, J Pediatr Orthop 3:344, 1983.

39. Pearcy M, Portek I, Shepard J: Three dimensional x-ray analysis of normal movement in the lumbar spine, Spine 9:294, 1984.

40. Pearcy MJ: Stereo radiography of normal lumbar spine motion, Acta Orthop Scand 56(Suppl):212, 1985.

41. Posner I, et al: A biomechanical analysis of the clinical stability of the lumbar and lumbosacral spine, Spine 7:374, 1982.

42. Miles M, Sullivan WE: Lateral bending at the lumbar and lumbosacral joints, Anat Rec 139:387, 1961.

43. Grice A: Radiographic, biomechanical and clinical factors in lumbar lateral flexion. I, J Manipulative Physiol Ther 2:26, 1979.

44. Cassidy JD: Roentgenological examination of the functional mechanics of the lumbar spine in lateral flexion, J Can Chiropr Assoc 20:13, 1976.

45. Bronfort G, Jochumsen OH: The functional radiographic examination of patients with low-back pain: A study of different forms of variations, J Manipulative Physiol Ther 7:89, 1984.

46. Dimnet J, et al: Radiographic studies of lateral flexion in the lumbar spine, J Biomech 11:143, 1978.

47. Dupuis PR, et al: Radiologic diagnosis of degenerative lumbar spinal instability, Spine 10:262, 1985.

48. Dvorak J, et al: Functional radiographic diagnosis of the lumbar spine, Spine 16:562, 1991.

49. Dvorak J, et al: Clinical validation of functional flexion-extension roentgenograms of the lumbar spine, Spine 16:943, 1991.

50. Frymoyer JW, et al: The mechanical and kinematic analysis of the lumbar spine in normal living human subjects in vivo, J Biomech 12:165, 1979.

51. Hanley EN, Matteri RE, Frymoyer JW: Accurate roentgenographic determination of lumbar flexion-extension, Clin Orthop Rel Res 115:145, 1976.

52. Korpi J, Poussa M, Heliovaara M: Radiographic mobility of the lumbar spine and its relation to clinical back motion, Scand J Rehabil Med 20:71, 1988.

53. Phillips RB, et al: Stress x-rays and the low back pain patient, J Manipulative Physiol Ther 13:127, 1990.

54. Sandoz RW: Technique and interpretation of functional radiography of the lumbar spine, Ann Swiss Chiro Assoc 3:66, 1965.

55. Shaffer WO, et al: The consistency and accuracy of roentgenograms for measuring sagittal translation in the lumbar vertebral motion segment: An experimental model, Spine 15:741, 1990.

56. Soini J, et al: Disc degeneration and angular movement of the lumbar spine: Comparative study using plain and flexion-extension radiography and discography, J Spinal Disord 4:183, 1991.

57. Stokes IAF, et al: Assessment of patients with low-back pain by biplanar radiographic measurement of intervertebral motion, Spine 6:233, 1981.

58. Tanz SS: Motion of the lumbar spine, Am J Roentgenol 69:399, 1953.

59. Van Akkerveeken PF, O'Brien JP, Park WM: Experimentally induced hypermobility in the lumbar spine, Spine 4:236, 1979.

60. Vernon H: Static and dynamic roentgenography in the diagnosis of degenerative disc disease: A review and comparison assessment, J Manipulative Physiol Ther 5:163, 1982.

61. Weitz EM: The lateral bending sign, Spine 6:388, 1981.

62. Haas M, et al: Lumbar motion trends and correlation with low back pain. I. A roentgenological evaluation of coupled lumbar motion in lateral bending, J Manipulative Physiol Ther 15:145, 1992.

63. Pearcy MJ, Tibrewal SB: Axial rotation and lateral bending in the normal lumbar spine measured by three-dimensional radiography, Spine 9:582, 1984.

64. Bereznick DE, Kim Ross KJ, McGill SM: Where should forces be applied to produce cavitation? In Proceedings of the Association of Chiropractic Colleges and the Research Agenda Conference, Phoenix, 2006.

65. Cramer D, et al: Effects of side-posture positioning and side-posture adjusting on the lumbar zygapophyseal joints as evaluated by magnetic resonance imaging: A before and after study with randomization, J Manipulative Physiol Ther 23(6):380, 2000.

66. Cramer GD, et al: The effects of side-posture positioning and spinal adjusting on the lumbar Z joints: A randomized controlled trial with sixty-four subjects, Spine 27(2):2459, 2002.

67. Grieve GP: Common vertebral joint problems, ed 2, Edinburgh, UK, 1988, Churchill Livingstone.

68. Cox HH: Sacroiliac subluxations as a cause of backache, Surg Gynecol Obstet 45:637, 1927.

69. Jessen AR: The sacroiliac subluxation, ACA J Chiro 7(Suppl):65, 1973.

70. Cyriax E: Minor subluxations of the sacroiliac joints, Br J Phys Med 9:191, 1934.

71. Dontigney RL: A review, Phys Ther 65:35, 1985.

72. Solonen KA: The sacroiliac joint in the light of anatomical, roentgenological and clinical studies, Acta Orthop Scand Suppl 26:9, 1957.

73. Bowen V, Cassidy JD: Macroscopic and microscopic anatomy of the sacroiliac joint from embryonic life until the eighth decade, Spine 6:620, 1986.

74. Otter R: Review study of differing opinions expressed in the literature about the anatomy of the sacroiliac joint, Eur J Chiro 33:221, 1985.

75. McGregor M, Cassidy JD: Post-surgical sacroiliac joint syndrome, J Manipulative Physiol Ther 6:1, 1983.

76. Grieve GP: The sacroiliac joint, Physiotherapy 62:384, 1976.

77. Frigerio NA, Stowe RR, Howe JW: Movement of the sacroiliac joint, Clin Orthop 100:370, 1974.

78. Grice AS, Fligg DB: Biomechanics of the pelvis: Denver conference monograph, Des Moines, IA, 1980, ACA Council of Technic.
79. Grice AS: Mechanics of walking, development and clinical significance, J Can Chiropr Assoc 16:15, 1972.
80. Schafer RC, Faye LJ: Motion palpation and chiropractic technic: Principles of dynamic chiropractic, Huntington Beach, CA, 1989, Motion Palpation Institute.
81. Hungerford BA, et al: Evaluation of the ability of Physical therapist to palpate intrapelvic motion with the stork test on the support side, Phys Ther 87(7):879, 2007.
82. Illi F: The vertebral column: Lifeline of the body, Chicago, 1951, National College of Chiropractic.
83. Greenman P: Principles of manual medicine, Baltimore, 1989, Williams & Wilkins.
84. Sturesson B, Selvik G, Uden A: Movements of the sacroiliac joints: A roentgen stereophotogrammetric analysis, Spine 14:162, 1989.
85. Gatterman MI: Chiropractic management of spine related disorders, Baltimore, 1990, Williams & Wilkins.
86. Dupuis PR, Kirkaldy-Willis WH: The spine: Integrated function and pathophysiology. In Cruess RL, Rennie WRJ, editors: Adult orthopaedics, New York, 1984, Churchill Livingstone.

CHAPTER 6

1. Palmer DD: The chiropractor's adjuster, Davenport, IA, 1910, Palmer School of Chiropractic.
2. Broome RT: The relevance of peripheral joints in clinical practice: An overview. In Broome RT, editor: Chiropractic peripheral joint technique, Oxford, UK, 2000, Butterworth-Heinemann.
3. Hertling D, Kessler RM: Management of common musculoskeletal disorders: Physical therapy principles and methods, ed 2, Philadelphia, 1990, JB Lippincott.
4. Pinto OF: A new structure related to temporomandibular joint and the middle ear, J Prosthet Dent 12:95, 1962.
5. Ermshar CB: Anatomy and neurology. In Morgan DH, et al, editors: Diseases of the temporomandibular apparatus, ed 2, St Louis, 1985, Mosby.
6. Farrar WB, McCarty WL: A clinical outline of the temporomandibular joint: Diagnosis and treatment, Montgomery, AL, 1983, Walter.
7. Curl D: Acute closed lock of the temporomandibular joint: Manipulative paradigm and protocol, J Chiro Tech 3(1):13, 1991.
8. Kraus SL, editor: TMJ disorders: Management of the craniomandibular complex, New York, 1987, Churchill Livingstone.
9. Schoenholtz F: Conservative management of temporomandibular joint dysfunction, J Am Chiro Assoc 12(Suppl):57, 1978.
10. Türp JC, Minagi S: Palpation of the lateral pterygoid region in TMD—Where is the evidence?, J Dent 29(7):475, 2001.
11. Stratmann U, et al: Clinical anatomy and palpability of the inferior lateral pterygoid muscle, J Prosthet Dent 83(5):548, 2000.
12. Long JH Jr: Occlusal adjustment as treatment for tenderness in the muscles of mastication in category patients, J Prosthet Dent 67(4):519, 1992.
13. Thomas CA, Okeson JP: Evaluation of lateral pterygoid muscle symptoms using a common palpation technique and a method of functional manipulation, Cranio 5(2):125, 1987.
14. Stelzenmüller W, et al: Is the lateral pterygoid muscle palpable? A pilot study for determining the possibilities of palpating the lateral pterygoid muscle, J Dent Oral Med 8(1): 325, 2006.
15. Wadsworth CT: Manual examination and treatment of the spine and extremities, Baltimore, 1988, Williams & Wilkins.
16. Kapandji IA: The physiology of the joints, ed 2, vol 1, Edinburgh, UK, 1970, Churchill Livingstone.
17. Nordin M, Frankel VH: Basic biomechanics of the musculoskeletal system, ed 2, Philadelphia, 1989, Lea & Febiger.
18. Donnatelli R, Wooden MJ, editors: Orthopedic physical therapy, New York, 1989, Churchill Livingstone.
19. Hoppenfeld S: Physical examination of the spine and extremities, Norwalk, CT, 1976, Appleton-Century-Crofts.
20. Upton ARM, McComas AJ: The double crush hypothesis in nerve entrapment syndromes, Lancet 2:359, 1973.
21. Kapandji IA: The physiology of the joints, vol 2, Edinburgh, UK, 1970, Churchill Livingstone.
22. Ferezy JS: Chiropractic management of meralgia paresthetica: A case report, J Chiro Tech 1(2):52, 1989.
23. Neumann DA: In Kinesiology of the Musculoskeletal System, St Louis, 2002, Mosby, p 435.
24. Kotwich JA: Biomechanics of the foot and ankle, Clin Sports Med 1:19, 1982.

CHAPTER 7

1. Cassidy JD, Lopes AA, Yong-Hing K: The immediate effect of manipulation versus mobilization on pain and range of motion in the cervical spine: A randomized controlled trial, J Manipulative Physiol Ther 15:570, 1992.
2. Kenna C, Murtagh J: Back pain and spinal manipulation, Sydney, Australia, 1989, Butterworths.
3. Grieve G: Mobilization of the spine, ed 4, Edinburgh, UK, 1984, Churchill Livingstone.
4. Bergmann TF: Various forms of chiropractic technique, Chiro Tech 5(2):53, 1993.
5. Haldeman S: Spinal manipulative therapy and sports medicine, Clin Sports Med 5(2):277, 1986.
6. Tuchin C, Mootz RD: Mobilization concepts and their application to mechanical dysfunction in the lower extremity, Chiro Tech 7(3):82, 1995.
7. Maitland GD: Vertebral manipulation, ed 3, London, 1973, Butterworths.
8. Paris SV: Mobilization of the spine, Phys Ther 59:988, 1979.
9. Eder M, Tilscher H: Chiropractic therapy, diagnosis and treatment, Rockville, MD, 1990, Aspen.
10. Kaltenborn FM: Mobilization of the extremity joints, ed 3, Oslo, 1980, Olaf Norlis Bokhandel.
11. Grieve GP: Common vertebral joint problems, New York, 1988, Churchill Livingstone.
12. Sheriff J: A flexible approach to traction. In Grieve GP, editor: Modern manual therapy, ed 2, Edinburgh, UK, 1994, Churchill Livingstone.
13. Taylor H: The McManis table: Professional papers, ACA J Chiropr 12:100, 1978.
14. McManis JV: A treating table innovation, J Am Osteopath Assoc 565, 1910 July.
15. Cox JM: Low back pain: Mechanism, diagnosis, and treatment, Baltimore, 1985, Williams & Wilkins.
16. Bergmann TF, Davis PT: Mechanically assisted manual techniques: Distraction procedures, St Louis, 1997, Mosby.
17. Donelson R: A prospective study of centralization of lumbar and referred pain, Spine 22(10):1115, 1997.
18. Donelson R, Silva B, Murphy K: Centralization phenomenon: Its usefulness in evaluating and treating referred pain, Spine 15(3):211, 1990.
19. McKenzie RA: A perspective on manipulative therapy, Physiotherapy 75:440, 1989.
20. Moss JM: Cervical and lumbar pain syndromes. In Boyling JD, Palastanga N, editors: Grieve's modern manual therapy, ed 2, New York, 1994, Churchill Livingstone.
21. Robinson MG: The McKenzie method of spinal pain management. In Boyling JD, Palastanga N, editors: Grieve's modern manual therapy, ed 2, New York, 1994, Churchill Livingstone.
22. Retzlaff E, Mitchell F: The cranium and its sutures, New York, 1987, Springer-Verlag.
23. Pritchard JJ: The structure and development of cranial and facial sutures, J Anat 90:73, 1956.
24. Frymann VM: A study of the rhythmic motions of the living cranium, J Am Osteopath Assoc 70:1, 1971.

25. Ebner JA: An overview of cranial manipulation. In Curl DD, editor: Chiropractic approach to head pain, Baltimore, 1994, Williams & Wilkins.

26. Sutherland W: The cranial bowl, Mankato, MN, 1939, Free Press.

27. Upledger J, Vredevoogd J: Craniosacral therapy, Seattle, 1983, Eastland Press.

28. DeJarnette M: Cranial technique, Nebraska City, NE, 1973, Author.

29. Meeker WC: Soft tissue and non-force techniques. In Haldeman S, editor: Principles and practice of chiropractic, Norwalk, CT, 1992, Appleton & Lange.

30. Lantz CA: Immobilization degeneration and the fixation hypothesis of chiropractic subluxation, Chiro Res J 1(1):21, 1988.

31. Rahlmann JF: Mechanisms of intervertebral joint fixation: A literature review, J Manipulative Physiol Ther 10(4):177, 1987.

32. Lewit K: Manipulative therapy in rehabilitation of the locomotor system, Boston, 1985, Butterworths.

33. Janda V: Muscle spasm: A proposed procedure for differential diagnosis, J Manual Med 6:136, 1991.

34. Liebenson C: Active muscular relaxation techniques. I. Basic principles and methods, J Manipulative Physiol Ther 12(6):446, 1989.

35. Bogduk N, Twomey LT: Clinical anatomy of the lumbar spine, ed 2, Melbourne, Australia, 1991, Churchill Livingstone.

36. Beal MC: Viscerosomatic reflexes: A review, J Amer Osteopath Assoc 85(12):53, 1985.

37. Wakim KG: The effects of massage on the circulation in normal and paralyzed extremities, Arch Phys Med 30:135, 1949.

38. Wolfson H: Studies on the effect of physical therapeutic procedures on function and structure, JAMA 96:2020, 1931.

39. Carrier EB: Studies on physiology of capillaries: Reaction of human skin capillaries to drugs and other stimuli, Am J Physiol 61:528, 1922.

40. Martin GM, Roth GM: Cutaneous temperature of the extremities of normal subjects and patients with rheumatoid arthritis, Arch Phys Med Rehab 27:665, 1946.

41. Ernst E, Matrai A, Magyarosy IE: Massage causes changes in blood fluidity, Physiotherapy 73(1):43, 1987.

42. Cuthbertson DP: Effect of massage on metabolism: A survey, Glasgow Med J 2:200, 1933.

43. Schneider EC, Havens LC: Changes in the contents of hemoglobin and red corpuscles in the blood of men at high altitudes, Am J Physiol 36:360, 1915.

44. Hernandez-Reif M, et al: High blood pressure and associated symptoms were reduced by massage therapy, J Body Mov Ther 4(1):31, 2000.

45. Barr JS, Taslitz N: The influence of back massage on autonomic functions, J Phys Ther 50(12):1679, 1970.

46. Tovar MK, Cassmere VL: Touch: The beneficial effects for the surgical patient, AORN J 49:1356, 1989.

47. Cassar M: Handbook of massage therapy, Oxford, UK, 1999, Butterworth-Heinemann.

48. Yu C: 55 cases of lumbar muscle strain treated by massage, Int J Clin Acupunct 10(2):189, 1999.

49. Goats GC: Massage: The scientific basis of an ancient art. I. The techniques, Br J Sports Med 28(3):149, 1994.

50. Morelli M, Sullivan SJ, Chapman CE: Inhibitory influence of soleus massage onto the medial gastrocnemius H-reflex, Electromyogr Clin Neurophysiol 38(2):87, 1998.

51. Goldberg J, Sullivan SJ, Seaborne DE: The effect of two intensities of massage on H-reflex amplitude, Phys Ther 72(6):449, 1992.

52. Field TM: Massage therapy effects, Am Psychol 53(12):1270, 1998.

53. Hofkosh JM: Classical massage. In Basmajian JV, editor: Manipulation, traction and massage, ed 3, Baltimore, 1985, Williams & Wilkins.

54. Beard G, Wood EC: Massage: Principles and techniques, Philadelphia, 1964, Saunders.

55. Fritz S: Fundamentals of therapeutic massage, St Louis, 1995, Mosby.

56. Ebner M: Connective tissue massage, Physiotherapy 64(7):208, 1978.

57. Cantu RI, Grodin AJ: Myofascial manipulation theory and clinical application, Gaithersburg, MD, 1992, Aspen.

58. Bischof I, Elmiger G: Connective tissue massage. In Licht S, editor: Massage manipulation and traction, Huntington, NY, 1976, Robert E Krieger.

59. Greenman PE: Principles of manual medicine, Baltimore, 1989, William's & Wilkins.

60. Jones LH, Kusunose R, Goering E: Jones' Strain-Counterstrain, Boise, ID, 1995, Authors.

61. D'Ambrogio KJ, Roth GB: Positional release therapy, St Louis, 1997, Mosby.

62. Barnes JF: Myofascial release. In Hammer WI, editor: Functional soft tissue examination and treatment by manual methods, ed 2, Gaithersburg, MD, 1999, Aspen.

63. Barnes JF: Why myofascial release is unique, Clin Bull Myofascial Ther 2(1):43, 1997.

64. Basmajian JV, Nyberg R: Rational manual therapies, Baltimore, 1993, Williams & Wilkins.

65. Loving JE: Massage therapy theory and practice, Stamford, CT, 1999, Appleton & Lange.

66. Leahy PM: Active release techniques: Logical soft tissue treatment. In Hammer WI, editor: Functional soft tissue examination and treatment by manual methods, ed 2, Gaithersburg, MD, 1999, Aspen.

67. Mitchell FL: Elements of muscle energy technique. In Basmajian JV, Nyberg R, editors: Rational manual therapies, Baltimore, 1993, Williams & Wilkins.

68. Sherrington CS: On plastic tonus and proprioceptive reflexes, Quart J Exp Physiol 109, 1909.

69. Chaitow L: Muscle energy techniques, New York, 1996, Churchill Livingstone.

70. Evjenth O, Hamberg J: Muscle stretching in manual therapy: A clinical manual, Alfta, Sweden, 1984, Alfta Rehab.

71. Voss DE, Ionta MK, Meyers BJ: Proprioceptive neuromuscular facilitation, ed 3, Philadelphia, 1984, Harper & Row.

72. Basmajian JV: Manipulation traction and massage, ed 3, Baltimore, 1985, Williams & Wilkins.

73. Travell J, Simons DG: Myofascial pain and dysfunction: The trigger point manual, Baltimore, 1983, Williams & Wilkins.

74. Cohen JC, Gibbons RW: Raymond Nimmo and the evolution of trigger point therapy, 1929–1986, J Manipulative Physiol Ther 21:167, 1998.

75. Schneider MJ, Cohen JH: Nimmo receptor tonus technique: A chiropractic approach to trigger point therapy. In Sweere JJ, editor: Chiropractic family practice, Gaithersburg, MD, 1992, Aspen.

76. Nimmo RL: The receptor and tonus control method defined, Receptor 1:1, 1957.

77. Cohen JH, Schneider MJ: Receptor-tonus technique: An overview, Chiro Tech 2(1):13, 1990.

78. Chaitow L: Soft-tissue manipulation, Rochester, VT, 1988, Healing Arts Press.

79. Wakim KG: Physiologic effects of massage. In Basmajian JV, editor: Manipulation, traction and massage, ed 3, Baltimore, 1985, Williams & Wilkins.

80. Birch S, Jamison RN: Controlled trial of Japanese acupuncture for chronic myofascial neck pain: Assessment of specific and nonspecific effects of treatment, Clin J Pain 14(3):248, 1998.

81. Abuaisha BB, Costanzi JB, Boulton AJ: Acupuncture for the treatment of chronic painful peripheral diabetic neuropathy: A long-term study, Diabetes Res Clin Pract 39(2):115, 1998.

82. Belluomini J, et al: Acupressure for nausea and vomiting of pregnancy: A randomized, blinded study, Obstet Gynecol 84(2):245, 1994.

83. Petrie JP, Hazleman BL: A controlled study of acupuncture in neck pain, Br J Rheumatol 25(3):271, 1986.

84. Ernst E: Acupuncture as a symptomatic treatment of osteoarthritis: A systematic review, Scand J Rheumatol 26(6):444, 1997.

85. Allison DB, et al: The randomized placebo controlled clinical trial of an acupressure device for weight loss, Int J Obs Relat Metab Disord 19(9):653, 1995.

86. Woolham CH, Jackson AO: Acupuncture in the management of chronic pain, Anesthesia 53(6):593, 1998.

87. Acupuncture, NIH Consens Statement 15(5):1–34, 1997.

88. Bosey J: Acupuncture and electro-therapeutic research, Acupunct Electrother Res 9(2):79, 1984.

89. Melzack R, Stillwell DM, Fox EJ: Trigger points and acupuncture points of pain, Pain 3:3, 1977.

90. Mannino R: The application of neurological reflexes to the treatment of hypertension, J Am Osteopath Assoc 79(4):225, 1979.

91. Bennett TJ: Dynamics of correction of abnormal function, Sierra Madre, CA, 1977, Ralph J Martin.

92. Nelson WA: Diabetes mellitus: Two case reports, Chiro Tech 1(2):37, 1989.

93. Grainger HG: The somatic component in visceral disease. In Academy of Applied Osteopathy 1958 Yearbook, Newark, OH, 1958, American Academy of Osteopathy.

94. Korr I: Spinal cord as organizer of disease process. In Academy of Applied Osteopathy 1976 Yearbook, Newark, OH, 1976, American Academy of Osteopathy.

95. Nelson WA: Rheumatoid arthritis: A case report, Chiro Tech 2(1):17, 1990.

96. Logan HB: Textbook of Logan basic methods, St Louis, 1950, Author.

97. Lawson DA: Logan basic technique: Short and long lever, mechanical assisted. In Proceedings of the 6th Annual CORE, Monterey, CA, 1991, CORE.

98. Janse JJ: Principles and practice of chiropractic, Lombard, IL, 1947, National College of Chiropractic.

99. Sato A: The somatosympathetic reflexes: Their physiologic and clinical significance. In Goldstein M, editor: The research status of spinal manipulative therapy, Washington, DC, 1975, US Government Printing Office.

100. Homewood AE: The neurodynamics of the vertebral subluxation, St Petersburg, FL, 1979, Valkyrie Press.

101. Gitelman R: The treatment of pain by spinal manipulation. In The research status of spinal manipulative therapy, NINCDS Monograph No 15, DHEW Pub No 76–988, Washington, DC, 1975, US Government Printing Office.

102. Gillette RG: A speculative argument for the coactivation of diverse somatic receptor populations by forceful chiropractic adjustments, Manipulative Med 3:1, 1987.

103. Sato A: Spinal reflex physiology. In Haldeman S, editor: Principles and practice of chiropractic, ed 2, Norwalk, CT, 1992, Appleton & Lange.

104. Zucker A: Chapman's reflexes: Medicine or metaphysics? J Am Osteopath Assoc 93(3):346, 1993.

索引